W0262544

DIE KLINIK DER TUBERKULOSE ERWACHSENER

VON

PROFESSOR DR. ALFRED FRISCH

VORSTAND DER II. MEDIZINISCHEN ABTEILUNG DES WILHELMINENSPITALES IN WIEN

MIT EINEM BEITRAG

DIE PATHOLOGISCHE ANATOMIE DER TUBERKULOSE

VON

PROFESSOR DR. RICHARD WIESNER

WIEN

MIT 154 TEXTABBILDUNGEN

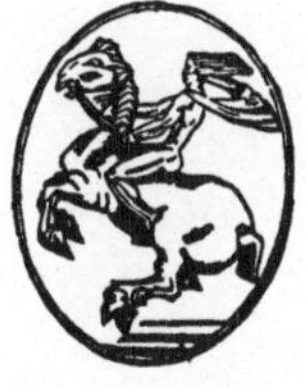

WIEN

SPRINGER-VERLAG

1951

ISBN-13: 978-3-7091-7786-0   e-ISBN-13: 978-3-7091-7785-3
DOI: 10.1007/978-3-7091-7785-3

Vorwort.

Es sind 20 Jahre verstrichen, seit im Wiener Springer-Verlag Wilhelm
N e u m a n n die 2. Auflage seiner „Klinik der Tuberkulose Erwachsener"
erscheinen ließ. Obwohl diese bald vergriffen, hat sich N e u m a n n nicht ent-
schließen können, eine 3. Auflage zu bearbeiten. Am Weihnachtstag des
Jahres 1944 hat den für sein Wissenschaftsgebiet so begeisterten Forscher der
Tod ereilt, ohne daß ihm, einem entschiedenen Gegner des damals herrschenden
Regimes, ein würdiger Nachruf gehalten worden wäre.

Als ich mich entschlossen hatte, selbst an die Abfassung eines Lehrbuches
der Lungentuberkulose heranzugehen, war es mir von vornherein klar, daß
dieses nicht einfach eine Neuauflage des N e u m a n n schen Buches werden
könne. Denn die von N e u m a n n aufgestellte Einteilung der verschiedenen
Formen der Lungentuberkulose, fußend auf den Arbeiten der französischen
Schule, in erster Linie von B a r d und P i é r y, hatte durch neuere Erkenntnisse
über ihre Pathogenese, vor allem durch ausgedehnte röntgenoloᵬische Untersuchungen vorwiegend deutscher Autoren nur teilweise eine Bestätigung gefunden. Allerdings sind ja auch seine Lehren von Anfang an vielfach schon auf
Widerspruch gestoßen. Obwohl selbst Schüler N e u m a n n s und mit ihm bis
zu seinem Lebensende befreundet, mußte auch ich mich im Laufe der Jahre
davon überzeugen, daß so manches von dem, was W. N e u m a n n gelehrt und
geschrieben hat, einer Kritik nicht standhalten kann.

Es möchte vielleicht überflüssig erscheinen, auf diese Monographie hier näher
zu verweisen und in den Zeilen meines Buches ihr einigen Raum zu gewähren,
wenn nicht heute noch von mancher Seite N e u m a n n s Lehre als unbestritten
hingestellt würde. Wenn H. W e b e r, N e u m a n n s letzter Assistent, noch 1948
in seiner Monographie der Lungentuberkulose die N e u m a n n sche Tuberkulose-
einteilung als „unübertrefflich" bezeichnet und sie kritiklos als Grundlage
seiner eigenen Ausführungen nimmt, so kann dies wohl nur als Ausdruck der
Dankbarkeit des Schülers gegenüber dem Lehrer, nicht aber vom wissenschaftlichen Standpunkt als vertretbar gewertet werden. Einer völligen Ahnungs-
losigkeit auf dem Gebiet der Lungentuberkulose aber scheint sich jener
Rezensent des W e b e r schen Buches zu erfreuen, der seiner Meinung Ausdruck
gibt, das W. N e u m a n n sche Einteilungsschema wäre allgemein anerkannt
und verwendet. Unter diesen Umständen erschien es mir richtig, in einem
Abschnitt meines Buches zusammenfassend aufzuzeigen, in welcher Hinsicht
das N e u m a n n sche Lehrgebäude einer Kritik nicht standhalten kann.
Andererseits war ich bemüht, vieles von dem, was N e u m a n n der Klinik der
Lungentuberkulose gegeben hat, entsprechend zu würdigen.

Die Schwierigkeiten, die sich der Fertigstellung dieses Buches entgegen-
gestellt haben, waren zeitbedingte. Einmal war es der Mangel an gutem Film-
material, der die Gewinnung entsprechender Röntgenfilme zeitweise überhaupt
unmöglich machte, dann wieder zu äußerster Sparsamkeit zwang. So mag
vielleicht ein Teil der Abbildungen nicht ganz jenen Anforderungen entsprechen, die ich an mein Werk stellen zu müssen glaube. Dem außerordent-
lichen Entgegenkommen und der verständnisvollen Unterstützung, die mir der
Vorstand des Zentral-Röntgen-Institutes im Wilhelminenspital, Prof. R. P a p e,

stets zuteil werden ließ, verdanke ich fast alle Röntgenbilder. Es ist mir eine besonders angenehme Pflicht, ihm hiefür meinen herzlichsten Dank auszusprechen. Wo nicht anders erwähnt, stammen alle Röntgenabbildungen aus seinem Institut und es schien mir daher nicht erforderlich, nähere Angaben über den jeweiligen Untersucher zu machen. Des weiteren will ich nicht verabsäumen, dem Chirurgen des Wilhelminenspitals, Herrn Prof. F. S t a r l i n g e r, der fast alle in diesem Buche beschriebenen Fälle, die einem kollapschirurgischen Verfahren unterzogen wurden, selbst operiert hat, für seine Unterstützung, die er mir stets angedeihen ließ und die enge Zusammenarbeit, die auch diesem meinem Werk zugute kommt, meinen aufrichtigen Dank auszusprechen. Nicht weniger verpflichtet bin ich den Prosektoren des Wilhelminenspitals, Herrn Prof. R. W i e s n e r, und nach dessen Pensionierung Herrn Dozent O. P e n d l, für ihre verständnisvolle Unterstützung, die sie bei Obduktionen und den zahlreichen bakteriologischen und sonstigen oft mühsamen Untersuchungen meinen Wünschen entgegengebracht haben, wofür ihnen mein herzlicher Dank gebührt.

Der zweite zeitbedingte Umstand, der eine Verzögerung im Erscheinen dieses Buches im Gefolge hatte, ist in der Entwicklung gelegen, die die die Therapie der Lungentuberkulose in den letzten Jahren genommen hat. Kannte ich doch, als ich mit seiner Abfassung begann, vom Streptomycin nicht viel mehr als seinen Namen. Erst im Frühjahr 1948 eröffnete sich mir die Möglichkeit, dieses Antibiotikum, das so grundlegend unser therapeutisches Handeln seither beeinflußt hat, selbst in ausgedehnterem Maße kennen zu lernen und darüber Erfahrungen zu sammeln. Sind auch drei Jahre nicht allzu viel, so hoffe ich doch, aus meinen eigenen Erfahrungen dem Leser dieses Buches einen entsprechenden Einblick in die Indikationsstellung zu geben, mag auch diese heute noch nicht ganz scharf umrissen sein. So manches Kapitel mußte ich mit zunehmender Erfahrung über die Wirkungsweise des Streptomycins einer Umarbeitung unterziehen.

Mit dem vorliegenden Buche möchte ich vor allem dem angehenden Lungenfacharzt einen Leitfaden zur Verfügung stellen, an dessen Hand er seine eigenen Beobachtungen und Erfahrungen mit meinen vergleichen soll. Aber darüber hinaus mag es vor allem dem Praktiker, ohne dessen Mitarbeit die rechtzeitige Erfassung der beginnenden Lungentuberkulose undenkbar ist, über den derzeitigen Stand unseres Wissens und vor allem auch der therapeutischen Möglichkeiten einen Überblick geben. Auch ich konnte mich der allgemein üblichen Gepflogenheit, die Differentialdiagnose der Lungentuberkulose nicht unberücksichtigt zu lassen, nicht entziehen. Ist doch die Kenntnis der einschlägigen Krankheitsbilder auch für den, der seltener mit ihnen zu tun hat, wie der Heilstättenarzt, ein unbedingtes Erfordernis. Es schien mir nicht angezeigt, bei der bewußt lehrbuchmäßigen Darstellung des Stoffes ein Literaturverzeichnis anzuschließen.

In dem Bewußtsein, daß die pathologische Anatomie die Grundlage der klinischen Diagnostik bleiben muß, habe ich Herrn Prof. R. W i e s n e r gebeten, dieses Thema zu behandeln und danke ihm für die Bereitwilligkeit, mit der er meinem Wunsche nachgekommen ist.

W i e n, im Oktober 1951.

A. Frisch.

Inhaltsverzeichnis.

Dritter Teil.

Formenkreis der Lungentuberkulose.

Vierter Teil.

Die Therapie der Lungentuberkulose.

Fünfter Teil.

Die Differentialdiagnose.

Erster Teil

Pathologische Anatomie der Tuberkulose.

Von

Prof. Dr. **R. Wiesner,** Wien.

1794 und 1810 sind die Jahre, in welchen unabhängig voneinander der Engländer M a t h e w   B a i l l i e und der Franzose G. L. B a i l y erstmalig anatomische Veränderungen bei Lungenschwindsucht beschrieben und damit die pathologische Anatomie der Tuberkulose begründet haben. 1819 erweiterte L a e n n e c diese Kenntnisse vor allem durch die Einbeziehung der käsig-exsudativen Prozesse. 1882 klärte R o b e r t   K o c h durch seine klassischen Untersuchungen die Ätiologie der Tuberkulose und 1907 fand durch C l. v. P i r - q u e t und S c h i c k der Allergiebegriff Eingang in die Tuberkuloseforschung, womit diese nach der biologischen Richtung geleitet wurde. Diesen drei Marksteinen auf dem Weg der theoretischen Tuberkuloseforschung entsprechend lag jeweils der Schwerpunkt der Arbeitsrichtung bald mehr auf morphologischem, ätiologisch-experimentellem oder auf immunbiologischem Gebiet. Doch behielt und behält auch heute die pathologische Anatomie ihre entscheidende Rolle selbst dort, wo durch die Röntgenoskopie neue Erkenntnismöglichkeiten gegeben sind.

Die pathologischen Veränderungen und Vorgänge der tuberkulösen Erkrankung beruhen auf infektiös-toxischen Einwirkungen, zum Teil — wie auch angenommen wird — auf Fremdkörperwirkung, auf dem Wechsel der Toxizität oder auf Giftausschwemmung, auf spezifischer (allergischer) und unspezifischer Disposition des Körpers und der Gewebe oder auf Konstitution, d. h. also auf der Summe von verschiedenen Momenten, die sowohl vom Erreger als auch vom Individuum abhängig zu jeweils abgestimmten Gegenäußerungen der Organgewebe führen. Mit einer derartigen Zahl von „Bedingungen" ist auch die Deutung des anatomischen Bildes und des komplizierten Krankheitsverlaufes der Tuberkulose belastet.

Für die Infektion kommen bekanntlich verschiedene Typen aus der Gruppe der säurefesten Bazillen in Frage: der *Typus humanus,* der *Typus bovinus* und wohl ganz vereinzelt und fraglich der *Typus gallinaceus* (L ö w e n s t e i n, S i e g m u n d bei Typhobazillose). Die hauptsächliche Rolle fällt dem Typus humanus zu, der in zirka 90% allgemeiner Tuberkulose nachgewiesen wird. Die restlichen 10% verteilen sich auf anderweitige Stämme, vor allem auf Typus bovinus. Wenn im Handbuch von P i r q u e t - E n g e l die Verteilung von Bovinusinfektionen mit 22% bei Kindern und mit 3% beim Erwachsenen angegeben wird, so ist dies wohl eher konditionell und ist auf äußere Umstände zurückzuführen, als wie auf eine größere Empfänglichkeit oder spezifische Altersdisposition des Kindes für den Typus bovinus. Dafür spricht unter anderem die Erfahrung, nach welcher bei Erwachsenen, die in der Milchwirtschaft beschäftigt und die berufsmäßig der Bovinusinfektion exponiert sind, eine solche häufig besteht, wobei perkutane Infektionen (48%) eine große Rolle spielen (Kondition!). Dies nur nebenbei; denn dies gehört zur Epidemiologie der Tuberkulose. Hingegen ist die Frage zu beantworten, ob zwischen der anatomischen Auswirkung humaner und boviner Infektionen ein Unterschied besteht, eine Frage, die bezüglich der pathologischen Veränderungen im *verneinenden* Sinn zu beantworten ist. Wenn B. L a n g e über 10% Bovinusbefunde unter 171 Fällen von tuberkulöser Leptomeningitis berichten kann, so liegt die Erklärung dafür nahe, daß die Leptomeningitis im Rahmen der Miliartuberkulose eine vorzügliche Erkrankung des Kindesalters ist. Auch gelegentliche Angaben über Bovinusinfektionen bei Knochentuberkulosen sprechen nicht für eine besondere Organaffinität, wenn man die relativ größere Zahl von Humanusinfektionen bei Knochentuberkulosen in Rechnung zieht und überdies die Annahme gelten läßt, daß die Knochentuberkulose häufig auf Frühgeneralisationen zurückzuführen sei. Eine Rücksichtnahme auf Humanus- oder Bovinusinfektion mit Bezug auf die pathologisch-anatomische Form der Tuberkulose kann somit im allgemeinen beiseite gelassen werden. Über Sonderfälle der Literatur kann hier nicht gesprochen werden.

Für das allgemeine Verständnis wichtig sind die Feststellungen, denen zufolge bei Leichenmaterial in 60 bis 70% (B e i t z k e, H a r t, O r t h, L u b a r s c h), nach A s c h o f f, S c h ü r m a n n und anderen selbst in 90 bis 100% der obduzierten Leichen Rückstände abgeheilter initialer tuberkulöser Herde nachweisbar sind, ohne daß sonstige tuberkulöse Organveränderungen bestünden. Daß rudimentäre Infektionen in so großer Zahl (nehmen wir das Mittel von 80% an) ohne Verallgemeinerung des Krankheitsprozesses anzutreffen sind, läßt den Schluß zu, daß eine hohe *natürliche Resistenz* des menschlichen Organismus gegenüber dem TB (Tuberkelbazillus) besteht, die wohl nicht gegenüber der Haftung der Infektion, hingegen gegenüber der Weiterausbreitung des Infektes zur Krankheit sich geltend macht. Inwieweit das „Durchseuchungsmoment" dabei in Frage kommt, soll nicht weiter erörtert werden. Andererseits ist die enorme *Vitalität* der an sich relativ wenig giftigen TB wohl bekannt, sobald sie im infizierten Körper Fuß gefaßt haben, selbst im obsoleten, verkalkten Herd. Diese Vitalität sowie die natürliche Resistenz bedingen in ihren Gegenwirkungen bereits Momente, welche dem Krankheitsprozeß einen exquisit chronischen Charakter verleihen. Und dieser ermöglicht weitgehende Reaktionsänderungen des Organismus, welche unter Berücksichtigung der vorher angedeuteten verschiedenartigen „Bedingungen" den komplizierten anatomischen und klinischen Verlauf erklärlich machen. Kleine Exazerbationsherde in der Umgebung alter, scheinbar ruhender tuberkulöser Herde (G h o n und P o t o t s c h n i g u. a.) führen zu dem sich stets wiederholenden Neuaufflackern der Infektion. Gegenäußerung und Gegenwirkung folgen sich fortlaufend, eventuell mit Wechsel der anatomischen Erscheinungsformen. Dieser Vorgang weicht schon durch diesen Wechsel der Form von dem landläufigen Begriff des Rezidivs ab; er wird durch die Bezeichnung „*Schub*" richtig unterschieden als ein weiteres Charakteristikum der Tuberkulose. (R e d e k e r, A s c h o f f u. a. sprechen von Reinfekten, worunter aber endogene Exazerbationen und exogene Superinfektionen subsumiert werden.) In dem verschiedenen anatomischen Ausfall der einzelnen Schübe, die qualitativ durch die Verbreitungswege der Keime und die Reaktionsart der Gewebe, quantitativ durch die Reaktionslage des Körpers beeinflußt sind, ist das polymorphe pathologisch-anatomische Bild der Tuberkulose begründet, welches E. K a u fm a n n mit Bezug auf die Lungenveränderungen so zutreffend charakterisiert, wenn er sagt, daß nicht zwei tuberkulöse Lungen sich gleichen.

Wenn wir bisher auf Umstände hinwiesen, welche den chronischen Charakter der Tuberkulose verständlich machen können, so sollten damit die Verhältnisse unter *normergischer Reaktion* gestreift werden. Daß auch gegenüber der tuberkulösen Infektion seitens des Organismus von Haus aus eine *Anergie* mit foudroyantem Verlauf bestehen kann, braucht wohl nicht weiter betont zu werden. Diese ist aber erst zu erfassen, wenn der durchschnittliche Ablauf unter normergischen Verhältnissen klar geworden ist und von diesem abgrenzbar wird.

I. Zur Histogenese und Histologie.

Die Tatsache, daß die makro- und mikroskopische Gewebsreaktion bei tuberkulöser Infektion teils als produktive Entzündung (Tuberkel), teils als exsudative Entzündung mit oder ohne Verkäsung auftritt, sowie die prinzipiellen Einzelheiten der Entzündungsformen können als bekannt angenommen werden. Inwieweit eine Trennung zwischen produktiver und exsudativer Tbc (V i r c h o w, O r t h u. a.) aufrecht zu erhalten oder abzulehnen (L a e n n e c, v. B a u m g a r t e n, F r a e n k e l, H ü b s c h m a n n u. a.) ist, gab den Anlaß zur mikroskopischen Prüfung des Entwicklungsganges des Tbc-Entzündungsprozesses womöglich von seinen Anfängen an unter Beachtung des Einflusses der verschiedenen „Bedingungen" auf die jeweiligen Gewebsreaktionen. Vorweg sei gesagt, daß diese, wie bei den meisten Entzündungsvorgängen, sich aus Gegenäußerungen und aus abwehrenden Gegenwirkungen zusammensetzen und auf Alteration des gereizten Gewebes, Hyperämie, Exsudation, eventuell Nekrobiose oder Proliferation (Produktion) beruhen.

Folgt man den eingehenden Darlegungen vor allem von S c h l e u s s i n g und H ü b s c h m a n n, so betonen die Autoren zunächst die öftere Flüchtigkeit der initialen Gewebsreaktion und die rasche Nacheinanderfolge der einzelnen Reaktionsphasen. Zur Erfassung der Anfangsstadien beginnen die Autoren mit der Prüfung von Lebern bei der stürmisch zum Tode führenden Typhobazillose-L a n d o u z y. Hier finden sich *intraazinöse*, d. h. im Leberparenchym gelegene und im *interstitiellen* (periportalen) Gewebe gelegene Herdchen, und zwar in ihrem akutesten faßbaren Stadium. Diese in der Leber *verschieden* lokalisierten Herde zeigen ein verschiedenes mikroskopisches Verhalten. Im Parenchym finden sich neben frischen miliaren Tuberkeln kleine autotoxische Nekroseherdchen (Alteration) mit wenigen Leukozyten und Monozyten. Es folgt eine Zunahme und Änderung dieser Zellformen und eine geringfügige Fibrinausscheidung im Zentrum des Herdchens. Die Leukozyten erweisen sich als oxydasepositiv, so daß im initialen Stadium des tuberkulösen Herdes neben Gewebsalteration Zeichen der Exsudation bestehen. Mit der Zunahme geht die Änderung der Rundzellformen einher, so daß von der Peripherie des Herdchens monozytäre (lymphozytäre) Rundzellen vordringen, welchen epitheloide Zellen, die von den Gefäßendothelien ausgehen, beigemengt sind. Es beginnt demnach der Prozeß nach der Alteration des autochthonen Gewebes mit einer initialen exsudativen Phase der eine produktive Phase nachfolgt. TB sind in derartigen primären Nekroseherdchen und im Frühstadium miliarer Tuberkel zumeist leicht nachweisbar, so daß die Alteration auf die direkte Einwirkung der Stoffwechselprodukte der Bazillen zurückzuführen ist. Neben solchen Herdchen trifft man im intraazinösen Gewebe auch Nekroseherdchen, gegen und in welche reichlich Epitheloidzellen vordringen und in welchen eine Faserbildung zu erkennen ist, die teils von erhalten gebliebenen, versilberbaren Fasern des Organgewebes innerhalb der Herdchen ausgeht, teils auch von solchen außerhalb der Herdchen und vermutlich auch von den Epitheloidzellen. Endlich mischen sich auch kollagene Fasern dem produktiven Gewebe zu. Gleiches geben die Autoren für einzelne intraalveolär gelegene Miliartuberkel der Lunge bei allgemeiner disseminierter Miliartuberkulose an, allerdings ohne erkennbare initiale Gewebsalteration (infolge Flüchtigkeit des Vorganges), hingegen mit stärker hervortretender Exsudation. Diese besteht hier aus reichlicherem Fibrin, Ödem und desquamiertem Alveolarepithel, wie dies schon von älteren Untersuchern angegeben worden ist. Aus dem Zusammenhalt derartiger Befunde bei Typhobazillose und akuter Miliartuberkulose stellen die Autoren ein initiales Stadium der Alteration und Exsudation auf, dem als zweite Phase jene der Produktion (Sprossung der Epitheloidzellen und L a n g h a n s - Zellen, Faserneubildung bzw. Hyperplasie) nachfolgt. H ü b s c h m a n n und A r n o l d halten diesen histogenetischen Entwicklungsgang für obligatorisch.

Anders liegen die Verhältnisse bei den *interstitiell* gelagerten Tuberkeln der gleichen Leberpräparate bei Typhobazillose, insofern der produktive Charakter der Herdchen von Anbeginn stärker ausgeprägt ist und die exsudative Komponente wesentlich zurücktritt. Das gleiche Verhalten besteht übrigens auch sonst bei anderwärts interstitiell gelegenen Tuberkeln.

Von der initialen Nekrose (Alteration) des Gewebes ist die *Verkäsung* zu trennen. Sie folgt, wie H ü b s c h m a n n meint, unter dem Einfluß der proteolytisch wirkenden oxydasepositiven Leukozyten. Vermutlich wohl eher infolge spezifischer Stoffwechselprodukte der TB. Der Verkäsung verfallen vor allem das Fibrin und vermutlich das fibrinoid entartete Fasergewebe (H ü b s c h m a n n), so daß die Verkäsung von der mehr weniger entwickelten Exsudation und Fasergewebsdegeneration abhängig ist. Die Verkäsung hat somit mit der ehedem angenommenen Gefäßlosigkeit der Tuberkel nichts zu tun. Mit Bezug auf eine Abhängigkeit der Verkäsung von dem Vorhandensein fibrinösen Exsudates meint H ü b s c h m a n n weiter, daß die Exsudatbildung vom Terrain abhängig sei, so daß auch Verkäsung dort besonders in die Erscheinung tritt, wo für reichliche Exsudatansammlung besonders günstige räumliche Verhältnisse vorliegen (z. B. seröse Höhlen, Lungenalveolen, Nierenbecken). Dieser Schlußfolgerung, daß die reichliche Exsudatbildung mit räumlichen Verhältnissen zusammenhänge, und daß weiters auch Verkäsung mit räumlich günstigen Verhältnissen zusammenfallen müßte (seröse Oberflächen), kann in solcher Form schwer zugestimmt werden. G r a e f f und K ü p f e r l e, die an der Unterscheidung einer produktiven und exsudativen tuberkulösen Reaktion festhalten, nehmen als Bedingung für diese den Zubringungsweg der Tuberkelbazillen an, je nachdem diese bronchogen oder hämatogen zugeführt werden. Bei hämatogener Zufuhr werden die TB im interstitiellen Gewebe abgesetzt, woselbst produktive Tuberkel entstehen, wie es ja auch H ü b s c h m a n n für die Leber gezeigt hat.

Ohne auf eine nähere Argumentation einzugehen, wäre die Deutung so zu fassen, daß der mehr proliferative oder mehr exsudative Reaktionserfolg von der Gewebsart abhängt, welche jeweils dem Reiz des Tuberkelgiftes ausgesetzt ist, was ja mit dem Zubringungsweg weitgehend zusammenfällt. *Die Gewebsempfindlichkeit und Reaktionsart der verschiedenen Gewebe und Gewebsstrukturen beeinflussen die lokale Gegenäußerung, wenn auch nicht allein.* Ob die Exsudation bei einer tuberkulösen Pneumonie katarrhalisch (Desquamativpneumonie) oder fibrinös-verkäsend ist, das hängt im weiteren wohl von der *Reizstärke* der Bazillen(-Gifte) ab, wie andererseits die käsig-eitrige Kanaltuberkulose oder die serös-fibrinöse Exsudation bei tuberkulöser Leptomeningitis von der *Örtlichkeit* (Gewebsreaktion) beeinflußt ist.

Zusammenfassend wäre zu sagen, daß der Entzündungsvorgang aus mehreren zusammentreffenden Komponenten zusammengesetzt ist, daß aber der endliche Ausfall der geweblichen Gegenäußerung qualitativ ganz wesentlich von der Gewebsempfindlichkeit bzw. Reaktionsart der Gewebe beeinflußt wird. Ohne es ausdrücklich auszusprechen, deutet auch H ü b s c h m a n n es an, daß an allen histogenetischen Vorgängen nicht nur ein einzelner Faktor beteiligt ist, sondern eine Reihe von Komponenten seitens des Erregers und seitens des Organismus, deren jeweilige Überlegenheit in ihrem gegenseitigen Verhältnis richtig abzuwägen uns zumindest zur Zeit nicht restlos möglich ist. Jedenfalls ändert auch eine unitaristische Auffassung des tuberkulösen Prozesses, wie sie von H ü b s c h m a n n energisch vertreten wird, nichts an der Unterscheidung einer spezifisch-produktiven und einer spezifisch-exsudativen Erscheinungsform der Tuberkulose.

Für die Histogenese und weiterhin für die eigenartigen Herdbildungen in den Lungen sind die Untersuchungen A s c h o f f s, N i c o l s, H u s t e n s und L ö s c h k e s über den Lungenazinus von besonderer Bedeutung. Darüber wird im anderen Zusammenhange noch zu sprechen sein. Eines muß im voraus gesagt werden, daß an den interstitiell produktiven Tuberkeln festgehalten werden sollte. Werden produktive Tuberkeln innerhalb von Alveolen angetroffen, so handelt es sich um interstitiell gelegene Knötchen, die sich gegen ein Alveolarlumen vorstülpen und in dasselbe einbrechen.

Zu den spezifisch-tuberkulösen Gewebsveränderungen zählt der degenerativ-nekrobiotische Vorgang der *Verkäsung*. Sie entspricht dem höchsten Grad von Reizschäden und wird als die Folge der Einwirkung besonderer Stoffwechselprodukte der Tuberkelbazillen angenommen. Fernwirkungen verursachen nach der Meinung H ü b s c h m a n n s einen Quellungszustand der im tuberkulösen Herd längere Zeit noch erhalten gebliebenen kollagenen und retikulären faserigen Gewebselemente. Auf Grund seiner histologischen Untersuchungen soll der Quellungsprozeß an die Anwesenheit von Exsudatmassen gebunden sein und diese sowie Fasergewebe und Gliafasergewebe zuerst eine *fibrinoide Umwandlung* erfahren, um endlich in den käsig-nekrobiotischen Zustand überzugehen. Der chemisch-physikalische Vorgang entzieht sich zur Zeit unserer genaueren Kenntnis. Die reichliche Anwesenheit von Leukozyten im verkästen Solitärtuberkel spricht dafür, daß ihre Mitwirkung am Verkäsungsprozeß an sich notwendig sei.

Das weitere Schicksal verkäster Massen oder Herde ist entweder unter Flüssigkeitsresorption die fibrös-kalkige Obsoleszierung oder der körnig-fettige Zerfall, die Erweichung (Verflüssigung). Leukozyten erscheinen in reichlichster Menge. Diese und vielleicht auch andere autolytisch wirkende Fermente wären bei reichlicher Bazillenmenge an dem Erweichungsprozeß beteiligt. Es ist anzunehmen, daß auch rein individuelle Momente, wie Konstitution, Disposition, Reaktionsänderung (Allergie), vor allem in quantitativer Richtung mitwirken. Diesbezüglich wäre unter anderem auf den stürmischen käsigen Zerfall bei intensiver Sonnenbestrahlung gewisser (exsudativer) Tuberkulosefälle zu verweisen. O r t h, R ö m e r u. a. vertreten die Meinung, daß die Erweichung die Folge einer allergisch-hyperergischen Reaktion sei und ein Antigen auf ein hochempfindliches Entzündungssubstrat neuerlich einwirke. Wie dem auch sei, die Rolle des konstitutionellen Momentes sollte nicht ganz außer acht gelassen werden, ganz abgesehen von der Rolle, die den toxischen Stoffwechselprodukten zuzumuten ist. Denn endlich muß man auch an das Gegenspiel der Erweichung, an die Obsoleszierung kleiner und großer Käseherde durch umwachsendes Fasergewebe denken, bei welchem fibrös-konstitutionelle Potenzen mit am Werke sind. Es ist auch auf die Tatsache hinzuweisen, daß die Frühgeneralisation beim Kleinkind unter dem ausgesprochenen Bild der exsudativ-verkäsenden Reaktion, die Tuberkulose des alten Individuums (sogenannter Altersphthise) vorherrschend als produktive Tuberkulose und, wenn mit Verkäsung, so doch nicht erweichend verläuft! Natürlich könnte man dafür auch die allergische Lage verantwortlich machen. Doch lehrt andererseits die Erfahrung im allgemeinen die an bestimmte Lebensalter gebundene exsudative und fibröse Diathese.

Die *perifokale* Entzündung ist insofern außerhalb der Reihe der spezifischen Gegenäußerungen zu stellen, als es sich bei dieser um eine toxische Fernwirkung handelt in Form kollateralen Ödems, Hyperämie und Epitheldesquamation, Veränderungen von wechselndem, gelegentlich lappeneinnehmendem Ausmaß (T e n d e l o o) um einen spezifisch-tuberkulösen Herd. Es ist ein Vorgang, der mit den kollateral-entzündlichen Veränderungen etwa um einen eitrigen Abszeß infolge Bakteriengiftdiffusion vergleichbar ist. Die perifokale Entzündung kann restlos zur Resorption kommen und sich damit dem anatomischen Nachweis entziehen. Charakteristisch aber unspezifisch sind auch die verschiedenen abschließenden Kapselbildungen um tuberkulöse Herde, wie sie um Primärherde, indurierte Tuberkel usw. als Endphasen des tuberkulösen Reizes wohl bekannt sind. Ihre mehr oder weniger reichliche und zeitliche Entwicklung dürfte als mesenchymale Gegenwirkung konstitutionell beeinflußt sein. Auf ihre mitunter selbst die Krankheitsform bestimmende Rolle wird bei der Besprechung der chronischen Lungentuberkulose Bezug genommen werden.

In der Zusammenfassung ergibt die Histogenese der Tuberkulose einen aus Alteration, Exsudation, Produktion und Nekrobiose kombinierten einheitlichen Entzündungsvorgang, dessen einzelne Komponenten in Abhängigkeit von Giftstärke und arteigener Gewebsempfindlichkeit der einzelnen Gewebe bald mehr, bald weniger zur Geltung kommen und dadurch zu verschiedenen spezifischen Gewebsreaktionen führen. Damit ist die Qualität der Entzündungsform hauptsächlichst bestimmt. Die an die spezifische Gewebsreaktion anschließenden Vorgänge, die bereits aus dem engeren Gebiet der Histogenese herausfallen, sowie die Intensität und Extensität der geweblichen Veränderungen stehen unter dem Einfluß spezifischer (allergischer) und unspezifischer (konstitutioneller usw.) Dispositionen. Histologischer Vorgang und makroskopisch-anatomische Erscheinungsform stehen im Zusammenhang, so daß man aus der Morphologie der letzteren Anhaltspunkte für die Pathogenese der Tuberkulose jeweils gewinnen kann.

II. Pathogenese.

Das Bestreben, den komplizierten Gang der Krankheitsentwicklung der Tuberkulose auf der Grundlage der Allergie in Gestalt eines Dreistadienprozesses (R a n k e) mit der dominierenden Rolle der Allergie zu erklären, wird von Pathologen vom Range M a r c h a n d s, L u b a r s c h s, B e i t z k e s, H ü b s c h m a n n s u. a. entgegen zustimmenden Meinungen, so von S c h m i n c k e, S c h ü r m a n n, P a g e l u. a., in seiner orthodoxen Form abgelehnt. Für den Entwicklungsgang der Tuberkulose sind so verschiedene Faktoren maßgebend, daß ein gesetzmäßiger Entwicklungsgang jederzeit durchbrochen werden kann und daß das kunstvolle Schema eines Dreistadienverlaufes in der von R a n k e gegebenen Fassung nicht durchführbar ist. Zu den Besonderheiten der tuberkulösen Erkrankung gehört, wie eingangs bereits gesagt wurde, der sich immer wieder dazwischen einschaltende „*Schub*", der in den chronischen Verlauf akute Stadien wahllos einschiebt und es nötig macht, je nach Notwendigkeit bald eine positive, bald eine negative Allergie anzunehmen. Nun ist es unzweifelhaft, daß der Entwicklungsgang der tuberkulösen Erkrankungen Etappen durchläuft, bis er zur vollen Entfaltung der chronischen Tuberkulose kommt, die, abgesehen von der allgemeinen Reaktionslage, soweit diese durch die Infektion geschaffen wird, auch von Konstitution, Alter, Verbreitungsweg der TB beeinflußt wird. Damit wird die Brauchbarkeit des R a n k e schen Systems zum Teil durchlöchert. L i e b e r m e i s t e r trennt zwischen Primärkomplex und chronischer Organtuberkulose. Zwischen diese beiden schob er ein sekundäres Stadium ohne scharfe Abgrenzung ein. H ü b s c h m a n n faßt den Entwicklungsgang vom pathologisch-anatomischen Standpunkt aus präziser und spricht von dem Stadium des Primärkomplexes, von Frühgeneralisationsformen und von isolierter chronischer Organtuberkulose. Ist auch diese Einteilung sprachmäßig nicht restlos zufriedenstellend, so bringt sie doch die prinzipiellen Etappen: initiale Erscheinungen der Infektion, Vertragung im Körper und frühe oder späte volle Krankheitsentwicklung, zum Ausdruck unter pathologisch-anatomischer Beweisführung.

Die erste anatomisch sicher feststellbare Manifestation der tuberkulösen Infektion ist, wenn wir von der aërogenen Infektion ausgehen, der primäre Lungenherd (P a r r o t, K u e s s) und die tuberkulöse Veränderung der zugehörigen regionären Lymphknoten (C o r n e t sches Lokalisationsgesetz). Diese Zusammengehörigkeit wurde später von R a n k e mit der allgemein geläufigen Bezeichnung *Primärkomplex* belegt. Die vorzüglichste Lokalisation des Primärherdes ist in der Lunge bei aërogener Infektion. Deren Auffindung im Darmtrakt stößt bei alimentärer Infektion oft auf Schwierigkeiten. Nach G h o n entfielen bei 750 tuberkulösen Kinderleichen nur ungefähr 2,5% auf einen extrapulmonalen Sitz des Primärherdes. Andere Autoren schätzen die Zahl extrapulmonaler Herde allerdings auf 15 bis 30%. Beobachtungsort der Krankheitsfälle, Beruf und ähnliches, also äußere Umstände dürften dies erklären. Von diesen extrapulmonalen Herden entfallen wieder 1,7 bis 28% auf den Verdauungstrakt, während für Haut, Tonsillen, Nase, Genitale und Mittelohr als ausnahmsweisen Eintrittpforten insgesamt 1% angenommen wird. Die Frage kryptogener Invasion ohne Bildung eines primären Herdes, der ja bei seiner Rückbildung ganz unscheinbar werden kann, findet eine annähernde Beantwortung in den Mitteilungen G h o n s, der erstmalig über 88,85% positive Nachweise von Primärherden, in einer späteren Veröffentlichung über 93,56% positive Befunde berichten konnte. Es dürfte dies mit einer verbesserten Untersuchungstechnik zusammenhängen. Als erste Manifestationsstelle tuberkulöser Infektion steht die Lunge unzweifelhaft obenan. Nach G h o n und L a n g e sind die Primärherde meistens in den mittleren und unteren Geschossen der Lungenlappen gelegen. Sie betreffen annähernd gleich häufig Ober- und Unterlappen (45% Oberlappen, 41,8% Unterlappen) und sind zumeist dorso-paravertebral gelegen. A. E. M a y e r hält die rechte Lunge für bevorzugt.

Die Studien über Primärherde sind an Kinderleichen, als dem dafür klassischen Material, durchgeführt worden. Zumeist ist nur *ein* Primärherd vorhanden. Multiple Primärherde sind nach K u e s s eine Seltenheit. G h o n stellte in 16,5% seiner Fälle mehrere Primärherde fest, die bemerkenswerterweise nach ihrer anatomischen Beschaffenheit gleichalterig waren. F i n d e l und R e i c h e n b a c h haben tierexperimentell gezeigt, daß für die Infektion von der Lunge her schon wenige TB genügen, während vom Darm her dafür eine weit größere Bazillenmenge notwendig ist. Es ist daher verwunderlich, daß bei der zumeist langdauernden Exposition der Individuen die Einzahl der Primärherde vorherrscht. Die Tatsache sollte ohne Kommentar betont werden. Daß eine *„infectio minima"* hinreicht, wurde tierexperimentell auch von B. L a n g e bestätigt. Frische primäre Lungenherde sind vom zweiten und dritten Lebensjahr an nachweisbar, nach dem 15. Lebensjahr zählen sie bereits zu den Seltenheiten.

Die Primärherde sind zumeist an der pleuranahen Lungenkonvexität gelegen. Die Haftung der Bazillen erfolgt an den periphersten Teilen der Luftbahn. Die Größe der Herde ist naturgemäß auch von ihrem Alter abhängig und kann in wenigen Wochen beim Kind Erbsengröße und darüber erreichen. Im abgeheilten Zustand werden sie durch Schrumpfung ganz unscheinbar, so daß ihre Auffindung selbst am Obduktionstisch schwer wird. Nach den Feststellungen G h o n s handelt es sich um die Bildung einer intraalveolär gelegenen, bazillenreichen, verkäsenden Exsudation, was von H ü b s c h m a n n bestätigt wird. *Azinös-pneumonische Herde bilden den Kern des Primärherdes als erste Reaktion des Organismus* auf den tuberkulösen Reiz. Dieser Kern ist in frischem Zustand von einer breiten, selbst lappenfüllenden perifokalen Entzündungszone umschlossen, so daß der Umfang des Primärherdes im Röntgenbild und am Sektionstisch ganz wesentlich auseinanderweicht. Perifokale Exsudate sind nach dem früher schon Gesagten resorbierbar, daher flüchtig, so daß sie sich dem anatomischen Nachweis ganz entziehen können. Der spezifische exsudative Prozeß schreitet konzentrisch über benachbarte Azini und Lobuli fort. Dazwischen sind längere Zeit noch elastische Fasern, ja selbst Bronchioli erhalten. An der Peripherie der Käsemassen entwickelt sich ein Wall von Epitheloidzellen mit L a n g h a n s schen Riesenzellen, dem sich lymphozytenartige Rundzellen beimengen, während die ursprünglichen granulierten Leukozyten zusehends zurücktreten. So entwickelt sich eine *innere spezifische* Grenzzone um den Käseherd, die später von einer *unspezifischen äußeren* fibrösen Kapsel umschlossen wird. Kollagene Fasern im Bereich der Epitheloidzellsprossung umwachsen oder durchwachsen den Käseherd, womit die Organisation desselben eingeleitet wird, welche unter Eindickung der käsigen Zerfallsmassen und Kalkablagerung zur hinreichend bekannten „anatomischen" Heilung und Schrumpfung des Primärherdes führt. Andererseits kann es bei reichlicher Leukozytenansammlung nach dem im Abschnitt über die Histogenese Gesagten zur Erweichung der Käsemassen, eventuell zum weiteren Übergreifen bzw. Durchbruch der Kapselbildungen kommen. Damit ist aber eine der Möglichkeiten gegeben, die zu einer Frühgeneralisation der Tuberkulose führt, zumal auch Exazerbation tuberkulöser Knötchen in der Kapsel zum Bilde des Primärherdes zählen. Erweichung eines Primärherdes kann auch zur Bildung einer „primären" Kaverne (G h o n) führen, die sich makroskopisch und mikroskopisch von einer Spätkaverne nicht unterscheidet. Ob und inwieweit bei dem kurz geschilderten Werdegang und dem Schicksal des Primärherdes die Nötigung besteht, die Veränderungsfolge durch Heranziehung der Allergie zu erklären, ist fraglich. Denn wir teilen durchaus den Standpunkt, daß *die Veränderungen bei der Primärherdbildung in ihrer Gänze der Ausdruck einer normergischen Reaktion der Gewebe auf das Tuberkelgift sind.* Ob dem mesenchymalen Gewebe, und dieses ist für den produktiven und den Obsoleszierungsvorgang sozusagen verantwortlich, die nötige Kraft innewohnt, ist Sache des Organismus, seiner Konstitution und ist wohl auch von unspezifischen Dispositionen abhängig. Letztere werden unter anderem durch vorangehende Masernerkrankung, Störung des physiologischen Gleichgewichtes in der Pubertät, Schwangerschaft usw. geschaffen. Daß die Infektion allgemeine Reaktionsänderungen hervorruft, wird damit nicht in Zweifel gezogen. Man muß sich aber

die Frage vorlegen, ob in diesem Zusammenhang sie sich bezüglich des End-
erfolges am Primärherd in qualitativer Richtung so ausschlaggebend geltend
macht, als dies zumeist angenommen wird. Daß der Gegenäußerung (verkäsende
Exsudation) die Gegenwirkung (Produktion) folgt oder daß letztere ausbleibt,
ist keine Sondererscheinung der Tuberkulose!

Das C o r n e t sche Lokalisationsgesetz besagt, daß im Abflußgebiet eines
Primärherdes gelegene Lymphknoten regelmäßig von der tuberkulösen Erkrankung mitergriffen werden (*Primärkomplex* R a n k e s). Die Lehre vom Primärkomplex hat allgemeine Anerkennung gefunden. Die Drüsen verfallen umfangreicher Verkäsung und Vergrößerung, so daß die Lymphknoten und Lymph-
knotenpakete im Abflußgebiet den primären Lungenherd an Größe ganz
wesentlich übertreffen und auch zur Abheilung weit länger bedürfen. Die
mikroskopischen Veränderungen verlaufen hier im wesentlichen in der gleichen
Weise wie im Lungenherd. Nur die Kapselbildung ist zarter. Ergriffen werden
zuerst die tracheobronchialen Lymphknoten; seltener erkranken zuerst die
intrapulmonalen Lymphknötchen. Gelegentlich wird die Lymphknotenfolge
übersprungen oder überkreuzt. Zwischen Herd und Lymphknoten besteht eine
katarrhalische, beide verbindende Lymphangitis. Im Abflußgebiet des Herdes
herrscht nach E. S c h u l z e Lymphstauung, die nach H ü b s c h m a n n für
längere Zeit erhalten bleiben kann. Für die Weiterentwicklung des Prozesses
ist die Störung des Flüssigkeitsstromes in mehrfacher Richtung wohl nicht
bedeutungslos (T e n d e l o o). Die stets umfangreiche Verkäsung der Lymphknoten des Primärkomplexes wird mit stärkerer Giftwirkung zusammengebracht.
H ü b s c h m a n n hält als Ursache dafür auch einen allergisch-hyperergischen
Zustand, vom Primärherd aus veranlaßt, für möglich.

Da die Lymphknotentuberkulose im weiteren Verlauf der Erkrankung eine
wichtige Rolle spielt oder spielen kann — sie bilden ja oft die Umschlagstelle zur
hämatogenen Verbreitung der Tuberkelbazillen — oder Knoten in Bronchien einbrechen und dadurch Anlaß zu bronchogener Verbreitung in späteren Krank-
heitsphasen geben, muß hier eine Einschaltung stattfinden. Es muß festgestellt
werden, daß das Lymphknotengewebe für die tuberkulöse Erkrankung ganz
besonders empfindlich ist, daß Lymphknotentuberkulose eventuell als selbständige Organerkrankung *(Skrofulose)* auftritt. Weiter soll darauf hingewiesen
werden, daß wir, abgesehen von den Verhältnissen beim Primärkomplex,
zweierlei Formen tuberkulöser Veränderungen der Lymphknoten zu unterscheiden haben: die diffuse, herdförmig verkäsende, von Tuberkelbildung freie
oder nahezu freie und die disseminierte, proliferativ knötchenförmige Form.
Die herdförmig verkäsende Form beginnt zumeist in den Randpartien der
Knoten und schreitet am Durchschnitt als flächenhafte Verkäsung landkarten-
artig sich verbreitend zentralwärts fort, um endlich die Lymphknoten in ihrer
Gänze einzunehmen. Sie beginnt also häufig im Bereich der Randsinusse der
Knoten und ist z. B. bei den Lymphknoten des Primärkomplexes unzweifelhaft
auf lymphogenem Weg entstanden, so daß das Retikuloendothel unmittelbar
betroffen worden ist. Es entspricht dies vermutlich der seinerzeit von
E. Z i e g l e r als tuberkulöse, großzellige Hyperplasie bezeichneten Lymphknotentuberkulose. Diese wäre der Vermehrung und Abstoßung der Alveolar-
epithelien bei der exsudativ verkäsenden Pneumonie an die Seite zu stellen.
Gelegentlich können in den großzellig hyperplastischen Lymphknoten vereinzelte, scharf begrenzte Tuberkel vorkommen. Dieser hier eingeschaltete Exkurs
sollte an dem günstigen Beispiel der Lymphknotentuberkulose als ein Nachtrag
zur Histogenese auf die Bedeutung der verschiedenen Gewebsreaktion in Abhängigkeit von der Art der Bazillenzufuhr neuerlich hinweisen, wenn wir noch hinzu-

fügen, daß die zweite Form der Lymphknotentuberkulose einer über das Organ verstreuten knötchenförmigen, mehr produktiven miliaren oder konglomerierenden Tuberkulose entspricht. Dieser letzteren begegnet man vor allem bei der generalisierenden hämatogenen Miliartuberkulose und auch unabhängig von einer solchen. Letztere Form ist unzweifelhaft hämatogen entstanden und die Bazillenablagerung erfolgt vom Gefäßsystem aus ins Interstitium. Die verschiedene Reaktionsart der Lymphknoten scheint somit eher mit der Art der Bazillenzufuhr bzw. mit dem Ort der Bazillenablagerung zusammenzuhängen. Spielt Allergie im Verkäsungsprozeß hinein, so stehen wir wieder vor der Frage, ob dies nicht mehr nach der quantitativen als in der qualitativen Richtung sich auswirkt. Es soll aber nicht verschwiegen werden, daß die verschiedene Reaktion mancherseits auch auf die geringere oder größere Menge von zugeführten Tuberkelbazillen bezogen wird, insoferne diese bei lymphogener Zuführung in reichlicher Zahl und mit großem Giftgehalt anzunehmen sei (Tendeloo).

Kehren wir zum eigentlichen Thema zurück, so soll nochmals festgestellt werden, *daß der Primärkomplex pathologisch-anatomisch eine scharf umrissene und als solche greifbare Erscheinung im Krankheitsgang der Tuberkulose ist.*

Die zweite pathologisch-anatomisch faßbare und charakteristische Erscheinung ist der sogenannte tuberkulöse *Spitzenherd.* Seine Geltung als Primärinfekt wird heute allgemein abgelehnt, soweit nicht ganz ausnahmsweise einmal ein wirklicher Primärherd im Spitzenbereich lokalisiert ist. Als Lungenspitze ist nach Hübschmann ein Areale von zirka 2 cm des Obergeschosses unterhalb des Oberlappenscheitels zu bezeichnen. Er schildert den Spitzenherd aus miliaren, oder linsen- bis kleinbohnengroßen Tuberkel von unregelmäßiger Gestalt zusammengesetzt, gelegentlich in azinusähnlicher Anordnung mit strahligen weißen Narbenbildungen und kappenartigen Pleuraschwielen über den intrapulmonalen Herden, welche teils farblos, teils anthrakotisch pigmentiert sind. Vorherrschend produktiver Charakter der Herde, rasche fibröse Vernarbung (günstige Allergielage?) und das Zurücktreten einer exsudativen Phase sind die Merkmale des Spitzenherdes. Sind käsige Massen vorhanden, so werden diese von einem Wall von Epitheloidzelltuberkeln mit Riesenzellen umgeben. Ein schmaler perifokaler Entzündungssaum vervollständigt den mikroskopischen Vorgang. Nach Puhl sind die maßgebenden Unterschiede eines solchen Reinfektionsherdes gegenüber Primärherden die Lage im Spitzenbereich, die Multiplizität der Herdchen, das Fehlen einer Lymphknotenmiterkrankung sowie die fehlende Verkalkung oder Verknöcherung. Endlich beschreibt er noch Unterschiede in der unspezifischen Kapselbildung. Es bestehen somit einschneidende feingewebliche und grobanatomische Unterschiede zwischen einem Primärherd und einem Spitzenherd (der bereits zum Teil die Eigenart eines Streuherdes erkennen läßt). *Es läßt sich somit wieder ein pathologisch-anatomisch wohl charakterisiertes Bild des Spitzenherdes definieren.* Klinischerseits wurde übrigens durch G. Simon die Feststellung von typischen Spitzenherden bereits bei Kleinkindern beobachtet.

In den Spitzenherden haben wir somit eine weitere anatomisch feststellbare Erscheinungsform im Werdegang der Tuberkulose anzuerkennen. Fraglich erscheint die Entstehungsart des Spitzenherdes, die einmal als endogener Reinfekt, das andere Mal als exogener Superinfekt aufgefaßt wird. Auch wird wieder die geänderte Reaktionslage in die Überlegungen einbezogen. Aschoff, Beitzke, Puhl u. a. halten die exogene Superinfektion für wahrscheinlich. Als Argument dafür führt z. B. Puhl das zeitliche Auseinanderliegen von Primärherd und Spitzenherd an, so daß nach ihm die Annahme einer aërogenen Neuinfektion näherliegend wäre als wie eine hämatogene vom alten Primärkomplex aus. Nun haben aber G h o n und P o t o t s c h n i g sowie S i e g e n gezeigt, daß eine solche doch vorstellbar ist, da sich in der Kapsel des Primärherdes oder der regionären Drüsen kleine Tuberkel finden, durch welche die Kapsel auseinandergesprengt wird. Exazerbationen dieser Art machen eine lympho-hämatogene oder hämatogene Metastasierung möglich. Histologische Beweisführung steht hier hypothetischer Schlußfolgerung gegenüber. Es fehlt auch nicht an Deutungsversuchen einer bronchogenen Entstehung der Spitzenherde. Hier stehen sich ebenso energische Ablehnung wie Überwertung einer solchen Annahme gegenüber. Als Ursache für die völlige Abweichung der Gewebsreaktion des Spitzenherdes gegenüber dem Primärherd wird eine geänderte Allergielage angenommen (H ü b s c h m a n n).

Die Erklärung der Lokalisation des Reinfektes in der Spitze ist vielfach. Aus der ansehnlichen Reihe der Deutungen sei nur jene angeführt, welche die Lokalisation mit Störungen der Flüssigkeitsströmung (T e n d e l o o, der Lymphzirkulation) in Zusammenhang bringt, worauf unter anderem auch die frühzeitige Ablagerung von anthrakotischem Pigment gerade in dem Spitzenbereich hinweise. L ö s c h k e meint, daß in der Spitze ungünstige Zirkulationsverhältnisse durch die Einzwängung der Spitzenpartien in die unelastische obere Brustappertur infolge der Zwerchfellsatmung geschaffen werden. So sollen durch das längere Verweilen der lympho-hämatogen verschleppten Tuberkelbazillen da selbst günstigere Haftungsbedingungen geschaffen werden, eine Erklärung, die übrigens auch für das apikokaudale Fortschreiten der Lungentuberkulose verwendbar wäre. Neigt man der endogenen Entstehung des Spitzenherdes zu, so ist derselbe als ein früher Streuherd anzusehen analog anderweitigen Frühstreuherden in verschiedenen Organen, welche nach längerer Latenzperiode zur entsprechenden Organtuberkulose führen oder aber anatomisch ausheilen, wie dies ja auch für den Spitzenherd zutrifft. H ü b s c h m a n n erklärt die Disposition der Spitze mit einer schwächeren Beatmung derselben, geringerer Blutversorgung (?) und mangelnder Lymphströmung. Die Rolle der Verknöcherung der ersten Rippe wäre, wenn auch unausgesprochen, in H ü b s c h m a n n s Erklärungsversuch miteinbezogen. Nach U l r i c i s Angabe kommt der Spitzenherd in 96% zum Stillstand, allerdings mit der wichtigen Einschränkung, daß der Spitzenherd abermals ein *Fokus* ist, von welchem die weitere Entwicklung des Krankheitsprozesses unmittelbar oder später ihren Ausgang nimmt. Es fehlt ja das Moment der Sterilisation selbst in verkalkten Herden.

Das von A s s m a n n beschriebene *infraklavikuläre Frühinfiltrat* soll einem exogenen Neuinfiltrat entsprechen. Dieses infraklavikuläre Frühinfiltrat als eine Etappe im Entwicklungsgang der Tuberkulose ist ein klinischer Begriff. Es entspricht nicht einer pathologisch-anatomischen und in jener Regelmäßigkeit als wie der Spitzenherd wiederkehrenden charakteristischen Erscheinung. Während R e d e k e r, v. R o m b e r g, U l r i c i dem A s s m a n n - Herd in der Pathogenese große Bedeutung beimessen, erklärte A s s m a n n selbst in einer späteren Mitteilung, daß die vorliegenden Beobachtungen noch nicht hinreichen, um die Lehre vom Spitzenherd als Irrlehre (R e d e k e r) zu bezeichnen. L ö s c h k e vertritt auf Grund anatomischer Studien die Ansicht, daß infraklavikuläre Herde, die klinisch, röntgenologisch sicher, aber *nicht regelmäßig* nachweisbar seien, von einem apikalen Herd her sekundär nach Einbruch eines Verkäsungsherdes auf bronchogen absteigendem Weg in dem Ramus subapikalis oder horizontalis entstanden sind. Als Substrat solcher Herde vermutet er perifokale Entzündung um abgesintertes Material gröberen Kornes aus dem Spitzenherd. So gesehen, fällt die Entwicklung des A s s m a n n - Herdes, wenn er vorhanden ist, zeitlich nach der Entwicklung des Spitzenherdes. A s c h o f f,

G r a e f f, L ö s c h k e vertreten die Ansicht, daß die postprimäre Ansiedlung der TB stets in der Lungenspitze gelegen ist, gleichgültig, ob diese endogen oder exogen entstünde (A s c h o f f). Und H ü b s c h m a n n schreibt: „Als pathologischer Anatom möchte ich kurz sagen, Spitzenaffektionen sind am Leichenmaterial in allen Stadien so überaus häufig, daß daran keine Kritik etwas ändern kann..."

Primärherd, Primärkomplex, Spitzenherd sind Herdbildungen, die zum Stillstand (anatomische Heilung) kommen können, oder aber sie bilden Zentren, von welchen der eigentliche Krankheitsprozeß, die Organtuberkulose, jederzeit ihren Ausgang nehmen kann. Denn sind diese initialen Herde makroskopisch scheinbar zur Ruhe gekommen, so können mikroskopisch in ihrem Umkreis auch weiterhin unscheinbare Veränderungen, wie länger anhaltende Lymphstauung, kleine, vereinzelte, interstitiell produktive Tuberkel usw., angetroffen werden. Es soll nochmals auf die Feststellung der Exazerbation im Bereiche der Primärherde und der Lymphknotenkette durch G h o n und P o t o t s c h n i g hingewiesen werden, von welchen aus jederzeit in Abhängigkeit von sonstiger Beschaffenheit des Organismus bei lympho-hämatogener Verbreitung der Tuberkuloseprozeß seinen Ausgang nehmen kann. Die Diskussion lymphogener oder hämatogener Verbreitung hinsichtlich ihrer Bedeutung kann nicht näher wiedergegeben werden. Daß sowohl die hämatogene, lymphogene, als auch die kanalikuläre (z. B. bronchogene) Verbreitung und eine solche per continuitatem möglich ist, steht außer Zweifel. Die Verbreitungsart bestimmt nicht nur das Ausmaß der Ausbreitung, sondern auch den Ort der Bazillenablagerung, welcher nach den vorausgegangenen Ausführungen die gewebliche Reaktionsart maßgebend beeinflußt. Unzweifelhaft steht der weitere Entwicklungsgang nun unter dem Einfluß der Allergie, die allerdings, wie es H ü b s c h m a n n sehr treffend sagt, durch unspezifische Dispositionen jederzeit *„überrannt"* werden kann. B. L a n g e schätzt die individuelle natürliche Widerstandsfähigkeit des Körpers für den ausschlaggebenden Gestaltungsfaktor. Die Vorstellung, dem konstitutionellen Faktor im Entwicklungsgang der Tuberkulose einen beachtlichen Einfluß einzuräumen, erscheint erlaubt.

Unter Berücksichtigung so vieler und so verschiedener Umstände wird es verständlich, daß der weitere Entwicklungsverlauf nach der Fußfassung der TB im Körper mit der initialen Bildung von Infektionszentren sich in recht verschiedener Weise als Organtuberkulose von akutem oder von chronischem (schubweisem) Charakter fortsetzt, d. h. als Generalisationsformen *in einem* (bevorzugten) oder *in mehreren* Organen. Die polymorphe Gewebsreaktion im Bild der chronischen Organtuberkulose wird auch auf lokale Allergie bezogen. W a s s e r m a n n z. B. nimmt eine solche im Anschluß an einen tuberkulösen Herd an (Herdreaktion), wobei Antikörper aus dem Herd diffundieren. Sie verursachen die Lyse der zugeführten TB mit positiver Allergie und der Folge produktiver Reaktion. H ü b s c h m a n n führt letztere wohl auf Fremdkörperwirkung der TB zurück[1], äußert sich andererseits, daß Giftwirkung und Fremdkörperwirkung der TB annähernd gleich wirksam seien, die Wirkung

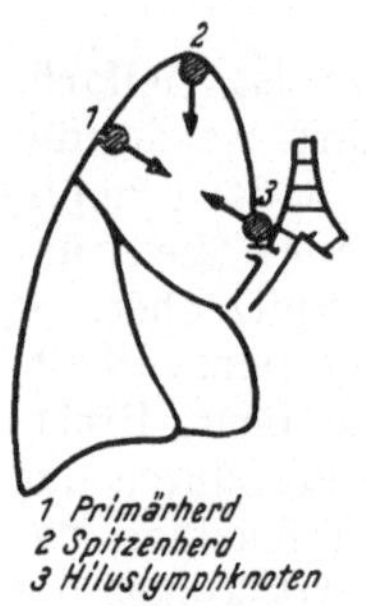

Abb. 1.

---

[1] Auf Grund tierexperimenteller Studien sollen giftarme TB produktive Vorgänge auslösen. Giftlose TB wirken wie Fremdkörper. Giftreiche TB erzeugen sowohl produktive als auch exsudative Veränderungen. Isoliertes TB-Gift in großer Masse erzeugt entzündliches Exsudat. v. B a u m g a r t e n erzeugte bei Kaninchen durch intratracheale Injektion von Suspensionsflüssigkeit sogenannte gelatinöse Pneumonie.

aber unter den allergischen Verhältnissen geändert würde und je nach der Allergielage eine der Wirkungen in den Vordergrund rückt. Auch ist er der Meinung, daß es eine örtlich beschränkte Allergielage gibt. Andererseits meint er, daß die Allergieverhältnisse bei der Tuberkulose mit „mannigfachen Differenzialen" belastet sind und in weitem Maße von unspezifischen Faktoren mitbestimmt werden. Für die Schwere der jeweiligen geweblichen Reaktion ist endlich auch die Massigkeit und Giftigkeit der Infektion neben der Allergie maßgebend, wozu nochmals auf die schicksalbestimmende Bedeutung der Qualität des Mesenchyms hingewiesen werden muß. Was seitens des Organismus bei der Tuberkulose in dieser Richtung der Abwehr oder Heilung geleistet wird, ist zum guten Teil dessen Werk.

III. Frühgeneralisationen.

Auf die Frühgeneralisationen übergehend, soll wieder im vorhinein festgestellt werden, daß Frühgeneralisation und akute Form der tuberkulösen Erkrankung sich nicht unbedingt decken müssen. Denn akute Formen, nach dem klinischen Verlauf beurteilt, können aus Exazerbationen auch in einer späteren Infektionsperiode einsetzen, wie dies z. B. für die generalisierte Miliartuberkulose zutrifft, vielleicht auch für einzelne Fälle von Phthisen in der Pubertätszeit.

Die Frühgeneralisation tritt als disseminierte, hämatogene Miliartuberkulose, knotig-azinöse Tuberkulose oder herdförmig-pneumonische, bronchogene Form auf. Sie betrifft vor allem, wenn auch nicht ausschließlich, das Kindesalter, Säuglingsalter, seltener spätere Lebensalter, vor allem die Entwicklungsperiode und gilt für eine Überempfindlichkeitsreaktion. Zumeist schließt sie sich an floride Primärherde an, welche durch kontinuierlich fortschreitende Weiterentwicklung zur pneumonischen Infiltration führen. Andererseits kommen die bei Jugendlichen oft anzutreffenden Einbrüche verkäster peribronchialer Lymphknoten in Bronchien in Frage. Auch Fortschreiten von Spitzenherden infolge von Einbrüchen verkäster Knoten in Bronchien, wie es L ö s c h k e für den Infraklavikularherd A s s m a n n beschrieben hat, können dabei eine Rolle spielen. Für die bronchogene Entstehung einzelner Frühinfiltrate kann der häufige Befund von käseerfüllten Bronchiolen angeführt werden, die in Frühinfiltraten in einem ganz besonderem Ausmaß angetroffen werden. Damit dürfte überdies auch die zumeist über die Läppchengrenze hinausgreifende Ausbreitung und Bildung umfangreicher, konfluierender, pneumonischer Herde zusammenhängen. Die rasche Ausbreitung wird aber auch mit Giftdiffusion (v. B a u m g a r t e n u. a.) erklärt. Massige Herdbildungen, eventuell mit Erweichung der Käsemassen und Bildung frischer Zerfallshöhlen *(Phthisis florida)*, sind vorzüglich in den Oberlappen gelegen, während in den Unterlappen häufiger kleeblattförmige oder gegabelte, d. h. azinöse Herdbildungen zu finden sind. Sie sind als Fortsetzung des pneumonischen Prozesses im Oberlappen, auf dem Aspirationsweg entstanden, anzusehen. Neben der Auffassung, daß diese Frühinfiltrate auf dem Weg des Kontinuitätswachstums oder des Einbruches verkäster Drüsen in Bronchien unter dem Einfluß eines hyperergischen Zustandes entstehen, findet sich auch die Anschauung vertreten, daß eine aërogene Reinfektion hierbei vorliege. Frühinfiltrate sind zu Beginn durch ihren exsudativen Charakter und zur Verkäsung führendes Wachstum gekennzeichnet, während das produktive Moment anfänglich in den Hintergrund gedrängt ist. Wohl kann auch hier unter Umständen nach den Untersuchungen von C e e l e n über die tuberkulöse Pneumonie eine einfache unspezifische oder tuberkulöse Karnifikation eintreten. Hingegen fehlt der Vorgang der Abkapselung, wie dies für den käsigen Primärherd beim normergischen Verlauf typisch ist. Kohlenpigmentanhäufungen im Bereich der veränderten Lungenpartien seien erwähnt. Es gehört auch die häufig apiko-kaudalwärts absteigende Ausbreitung zu den Eigentümlichkeiten derartiger pneumonisch-exsudativer Frühinfiltrate. Das Frühinfiltrat der geschilderten Art ist an sich kein Zwischenstadium der tuberkulösen Erkrankung und kann bezüglich Ausbreitung und Schwere dem Bild chronisch isolierter Lungentuberkulose gleichkommen. Die anatomischen Heilungsmöglichkeiten sind wesentlich ungünstiger. Die allgemeine Reaktionslage ist nach herrschender Ansicht nach der negativen Seite verschoben und die minderwertige konstitutionelle Selektion der Fälle führt zumeist zum primären Tuberkulosetod. Doch besteht auch hier noch, anatomisch betrachtet, die Möglichkeit des Stillstandes bzw. der natürlichen, relativen Heilung.

IV. Miliartuberkulose (M. T.).

Mit dem Begriff Miliartuberkulose ist zunächst die Vorstellung der hämatogenen Verstreuung von TB und die Bildung kleinster „miliarer" tuberkulöser Herdchen verbunden. Erfolgt die Verteilung solcher Herdchen über den gesamten Organismus, so erweitert sich der Vorgang zur *„generalisierten M. T."*. Der Vorgang erhebt sich damit zu einer besonderen Form der tuberkulösen Erkrankung im Gegensatz zu gelegentlichen örtlich beschränkten miliaren Streuungsbezirken. Im letzteren Fall handle es sich ja lediglich um eine Teilerscheinung im Rahmen einer chronischen, isolierten Organveränderung mit ihren verschiedenartigen, recht willkürlichen anatomischen Variationen.

Submiliare, miliare tuberkulöse Knötchen sind in unzählbarer Menge, vor allem innerhalb der Lungen, gleichmäßig im Zwischengewebe oder in den Alveolen verteilt (disseminiert). Es handelt sich um eine plötzliche, teils gleichzeitige, teils in knapp sich folgenden Schüben erfolgende Aussaat von TB, was aus der einmal gleichen Entwicklungsstufe, das andere Mal aus einer etwas differenten Größe der tuberkulösen Knötchen anzunehmen ist. Teils kommt es zur Bildung interstitiell gelagerter epitheloidzelliger Tuberkel, die sich auf benachbarte Alveolen ausdehnen, wobei der produktive Charakter der Gewebsreaktion erhalten bleibt, teils kommt es zu intraalveolären verkäsenden Exsudationen, welche ihrer Gestalt nach makroskopisch den Eindruck des Knötchens nachahmen (Miliarpneumonie). Im akutesten Stadium besteht Hyperämie und Ödem des Organs als kollaterale (perifokale) Entzündung, welche wohl die röntgenoskopische Erkennung der kleinen miliaren Knötchen fördert. Häufig verläuft der Prozeß so rasch letal, daß namhaftere Verkäsungen nicht zustande kommen. Wenn auch von einer apiko-kaudalwärts fortschreitenden M. T. gesprochen wird, so ist dies mehr in dem Sinne zu verstehen, daß die Herdchen in den oberen Lungenteilen größer sind, als wie in den unteren Lungenanteilen. O r t h, K a u f m a n n, T e n d e l o o u. a. sprechen diesbezüglich von besseren Entwicklungsmöglichkeiten in den oberen Lungenpartien. Es scheinen ja tatsächlich äußere Bedingungen auch auf die Entwicklung miliarer Disseminationen von Einfluß zu sein, wenn berichtet wird, daß in von außen gedrückten Lungenpartien die Entwicklung von Knötchen ausbleibt.

Die Mitbeteiligung der übrigen Organe bei der M. T. ist im Prinzip eine allgemeine mit Bildung von vorzüglich produktiven Tuberkeln. Bemerkenswert ist aber die mengenmäßig verschiedene Mitbeteiligung der einzelnen Organe. Am häufigsten und am reichlichsten sind nach den Lungen, Milz und Leber davon betroffen. Quantitativ schon weniger sind es die Nieren und der Darm. Auffällig ist diesbezüglich das Verhalten des Gehirns, in welchem die M. T. im

Vergleich zur Häufigkeit der Leptomeningitis tuberculosa im Rahmen der M. T. ganz zurücktritt. Gewebsdisposition drückt sich auch in der seltenen Beteiligung des Myokards und des Muskelgewebes aus. Hinsichtlich des Lymphknotengewebes meint K a u f m a n n, daß TB „zuweilen bei M. T. in die Lymphdrüsen gebracht werden". Eine häufige Lokalisation miliarer Tuberkel ist die Chorioidea (C o n h e i m, M a n z). Damit soll die Tatsache der *verschiedenen Gewebs-* bzw. *Organempfindlichkeit* selbst bei der generalisierten M. T. betont werden.

Die M. T. kann in jedem Alter auftreten. Bevorzugt aber sind die jüngeren Lebensjahrgänge. Aufschlußreich ist außer verschiedenen anderen übereinstimmenden Angaben eine Zusammenstellung, die H ü b s c h m a n n bringt und nach welcher unter 100 Fällen von tuberkulöser Leptomeningitis

6 Fälle im ersten Lebensjahr
38 Fälle im 2. bis 10. Lebensjahr
26 Fälle im 11. bis 30. Lebensjahr
21 Fälle im 31. bis 60. Lebensjahr
9 Fälle über dem 60. Lebensjahr

festgestellt wurden. H a m b u r g e r und S l u k a geben für 110 letale Tuberkulosefälle bei Kindern 80 Fälle mit M. T. oder Meningitis an. Im Pubertätsalter (11. bis 14. Jahr) nimmt die Häufigkeit nach den Autoren bereits wesentlich ab. Damit gewinnt die Einreihung der M. T. in die Frühgeneralisationsform ihre besondere Berechtigung.

Die ursprüngliche W e i g e r t sche Lehre erklärte die Entstehung der generalisierten M. T. mit massigen Einbrüchen erweichter Käseherde in den venösen Anteil des Körperkreislaufes, wobei die Einbrüche sehr verschieden gelegen sein können. B e n d a nimmt als Ausgang spezifische Wanderkrankungen der Gefäße (tuberkulöse Endangitis und Lymphangitis) und des Ductus thoracicus an. Der indirekte Einbruch über den letzteren erfolge von verkästen Lymphknoten aus. S c h m o r l findet bei M. T. in 95% Gefäßveränderungen. Wenn solches nicht zu bezweifeln ist, so muß man K a u f m a n n doch zustimmen, daß es schwer fällt, tuberkulöse Gefäßherde stets aufzufinden, welche hinreichen könnten, um eine so *massige* Bazillenausschwemmung annehmbar zu machen, die eben für eine generalisierte M. T. erwartet werden muß, selbst wenn die Aussaat in kurz aufeinanderfolgenden Schüben erfolgen sollte. Intimatuberkel sind wohl oft nachweisbar. Doch meint H ü b s c h m a n n, daß solche weit eher die Folge als die Ursache der M. T. seien. Wenn es fraglos arrosive Einbrüche in die Blutbahn gibt, so ist das schwer toxische Krankheitsbild der M. T. mit der W e i g e r t schen Theorie allein nicht befriedigend erklärt. Man darf auch nicht übersehen, daß hämatogene Vertragung von TB auch sonst im Verlauf chronischer Tuberkulosen vorkommt, ohne daß es zu dem wohl charakterisierten anatomischen und klinischen Krankheitsbild der generalisierten M. T. kommen würde. Auch vom Standpunkt der pathologischen Anatomie müssen für das Zustandekommen der generalisierten M. T. doch andere „Bedingungen" angenommen werden als wie grobe Einbrüche und besondere Toxinausschwemmung. H ü b s c h m a n n zieht in diesem Zusammenhang die Möglichkeit der Vermehrung der TB im strömenden Blute in Erwägung oder ein Freiwerden von in den Retikuloendothelzellen gespeicherten TB unter besonderen immunbiologischen Verhältnissen in Betracht.

Im vorausgehenden wurde erwähnt, daß nebst der Lunge die Milz und Leber am häufigsten und reichlichsten von der Generalisation betroffen werden. Es

sind das exquisite Speicherungsorgane, in welchen eben auch am reichlichsten
TB unter „besonderen Bedingungen" frei würden (oder zurückgehalten würden).

Dem Pathologen ist eine gelegentliche allerdichteste submiliare Tuberkulose
der Milz ohne allgemein generalisierter M. T. bei letal verlaufender chronischer
Organtuberkulose bekannt. Sie wird als ein Ereignis erklärt, welches erst sub
finem als Folge des vollkommenen Zusammenbruches eintritt. Bei dem Versuch,
diese lokal beschränkte, aber massigste M. T. der Milz zu erklären, kann man
an der Annahme einer Bazillenspeicherung in den Milzretikuloendothelien nicht
vorübergehen. Damit erscheint aber auch die angedeutete Vermutung bezüglich
der Entstehung der generalisierten M. T. zumindest nicht unmöglich. Die „besonderen Bedingungen", welche zur Aktivierung der TB angenommen werden,
sind natürlich wieder im Bereiche der Allergie zu suchen. H ü b s c h m a n n
machte unter anderem auf ein „Ausschließungsverhältnis" zwischen generalisierter M. T. und fortschreitender chronischer Organtuberkulose aufmerksam,
welches auf einer Umstimmung des Organismus beruhen soll. Er bringt dies
mit immunisatorischen und allergischen Vorgängen in Zusammenhang. Es muß
aber wieder darauf hingewiesen werden, daß bei einem Teil der Fälle generalisierter M. T. die P i r q u e t sche Hautreaktion teils negativ, teils aber auch
positiv ausfällt. Wenn also das Problem der generalisierten M. T. zwar nicht
als aufgeklärt bezeichnet werden kann, so hat die Deutung desselben eine ganz
wesentlich andere gedankliche Richtung notwendig gemacht. Endlich wäre
noch auf die zeitliche Häufung von Todesfällen an generalisierter M. T.
(H ü b s c h m a n n und H a r t w i c h) zu erinnern. Und endlich sei noch
B l u m b e r g erwähnt, der meint, daß bei der Entstehung der generalisierten
M. T. eben verschiedene Faktoren zusammentreffen müssen.

Eine besondere Art miliarer Tuberkulose ist die seltene, schon früher als
Typhobazillose-L a n d o u z y erwähnte Sepsis tuberculosa acutissima mit
foudroyantem, anatomischem und klinischem Verlauf. S i e g m u n d bezeichnet
sie als areaktive, generalisierte Tuberkulose bei spät erfolgter Erstinfektion
und bei Ausbleiben einer spezifischen Allergie. Erwähnenswert ist die wiederholte Beobachtung des Anstieges ausgereifter Granulozytenformen und Aus-
schwemmung auch unreifer Zellen aus der Myelozytenreihe, die bis zu dem Bild
einer akuten Leukämie ansteigen kann. Im Gegensatz zu dieser foudroyanten
tuberkulösen Sepsis stehen diskrete, in der Lunge bzw. in Lungenabschnitten
örtlich beschränkte miliare Aussaaten, für welch letztere wohl der Einbruch in
Lungen*arterienäste* unzweifelhaft ist. Sie gehören aber bereits in das Gebiet
der chronischen, lokalisierten Organtuberkulose.

Nicht jede generalisierte M. T. führt zum Tode. Sie kann in ein chronisches
Stadium übergehen mit sekundärer Bildung größerer produktiver Konglomerat-
tuberkel (sogenannte *chronische Miliartuberkulose*). Geringere Massigkeit der
Aussaat, geringere Giftwirkung, sowie eine negative Allergie werden als die
Ursachen dafür angenommen.

Zur mikroskopischen Beschaffenheit der miliaren Tuberkel ist anhangsweise
zu bemerken, daß H ü b s c h m a n n diese durchwegs intraalveolär (?) entstanden annimmt und daß solche von exsudativem Charakter jüngere Stadien
seien, welche nach acht bis zehn Wochen Dauer in ein produktives Stadium
übergingen. Im Falle geringerer Toxizität verlaufe der Krankheitsprozeß langsamer, so daß das produktive Stadium erreicht würde. Daß Miliartuberkel in
den anderen Organen bereits produktiv sind, während sie in der Lunge noch
exsudativen Charakter aufweisen, erklärt er aus der Gewebsstruktur der Organe,
wofür wir nach dem Vorausgehenden aber Gewebsempfindlichkeit setzen würden.

V. Leptomeningitis.

Die Leptomeningitis tuberculosa ist eine häufige Teilerscheinung der generalisierten M. T. und zählt zu den Frühgeneralisationsformen der Tuberkulose. Wenn auch seltener, tritt sie wohl auch als Späterscheinung isoliert oder mit allgemeiner Organerkrankung sozusagen interkurrent auf. Eine *teilweise* wiedergegebene Statistik von K a u f m a n n aus Basel berichtet unter 192 Fällen von

67 Fällen im ersten Lebensdezennium
41 Fällen im dritten Lebensdezennium
14 Fällen im fünften Lebensdezennium
9 Fällen im sechsten Lebensdezennium.

Es besteht somit eine weitgehende Parallelität mit der M. T. in der Verteilung in frühen Lebensperioden und vermutlich auch in den Bedingungen ihrer kausalen Genese, soweit es sich nicht um atypische Formen im Umkreis von Solitärtuberkeln des Gehirns oder einer tuberkulösen Caries eines Schädelknochens handelt. Gilt für letztere die Entstehung auf dem Kontinuitätsweg, so beruht die basale Meningitis tuberculosa auf der hämatogenen Zuführung der Keime. Bei spätem Auftreten kann die Infektionsquelle sehr verschieden sein, wobei die Urogenitaltuberkulose nicht allzuselten den Ausgangspunkt bilden kann. K a u f m a n n beschreibt bei 100 Fällen von Urogenitaltuberkulose 33mal eine tuberkulöse Meningitis, und zwar bei Individuen im dritten Lebensjahrzehnt. Die Bedeutung dispositioneller Momente für die Entwicklung der Meningitis geht unter anderem auch aus der Tatsache hervor, daß dem Ausbruch einer Meningitis ein Trauma (Schlag) unmittelbar vorausgehen kann. Über die Rolle von Bovinusinfektion bei Meningitis wurde bereits im einleitenden Abschnitt kurz gesprochen.

Die vorzügliche Lokalisation auf der Hirnbasis (Basalmeningitis) glaubt H ü b s c h m a n n mit dem Übertritt der Tuberkelbazillen aus dem Plexus chorioideus und mit der Ansammlung der Bazillen in den Zysternen zu erklären. Daß die Plexus' häufig die Stelle früher lokaler tuberkulöser Veränderungen sind, ist durch die oft reichliche Entwicklung produktiver Tuberkel daselbst anzunehmen.

Die gewebliche Reaktion bei der Meningitis setzt mit reichlicher und den Vorgang beherrschender Exsudation eines wechselnd fibrinhältigen serösen Exsudates in dem Maschenwerk der zarten Hirnhäute ein. Enge Beziehungen zu dem Gefäßsystem, welches im Bereich der kleinen Venen- und Arterienäste schwere Schädigungen wie Wandnekrose, Intimawucherungen, Obliteration und thrombotische Verschlüsse aufweist, sind insbesonders in dichten Rundzellenmänteln erkennbar, die die Gefäßchen umscheiden und mit diesen von der Pia her in die Hirnoberfläche eindringen. Die wohl zumeist von der Gefäßwand gelieferten Zellelemente bestehen anfänglich aus Monozyten und wenigen Leukozyten, später vorherrschend aus Monozyten verschiedener Art, über deren histologische Art die Meinungen geteilt sind. Es handelt sich um Zellen, die, dem Liquor beigemengt, in ihrem zeitlichen Wechsel und ihrer gestaltlichen Form in Punktaten wieder angetroffen werden. Der Exsudation folgt die Bildung produktiver Tuberkel erst nach. Mengenmäßig steht diese der Exsudatbildung stark nach, so wie auch die Verkäsung in den Hintergrund tritt. Hingegen kann besonders bei Kindern die leukozytäre Exsudation sich bis zur Eiterbildung steigern. Die meningeale Reaktion weicht von sonstigen tuberkulös-entzündlichen Veränderungen anderer Organe somit teilweise ab und muß wieder als gewebseigentümlich bezeichnet werden. Das Vordringen perivaskulärer Zellinfiltrate um krankhaft veränderte piale Gefäßchen in die Hirnrinde verursacht daselbst Ödem, Quellung der Nervensubstanz, ischaemische oder selbst hämorrhagische kleine Erweichungen. Diese, sowie auch das Aufsprossen einzelner miliarer produktiver Tuberkel in solchen Bereichen leitet je nach dem Ausmaß der Veränderungen zur tuberkulösen *Meningoencephalomalacie* bzw. *Meningoencephalitis über*. Endet die Meningitis nicht im akuten Stadium tödlich, so trifft man auf fibröse Umwandlung der Knötchen, fibröse Organisation der Exsudatmassen, Gefäßobliterationen, selten selbst auf schwartige Verdickungen. In der älteren Literatur finden sich Berichte über Ausheilung tuberkulöser Meningitiden (B r o o k s und G i b s o n, K r a u s e, H a r b i t z u. a.), die sich nicht wesentlich von den Befunden entfernen, die bei letal verlaufenden, mit Streptomycin behandelten Meningitisfällen beschrieben werden. Letztere entsprechen anscheinend im allgemeinen den Veränderungen bei protrahiert verlaufenden Fällen aus natürlichen Bedingungen.

Bei lokalisierter Meningitis über und um Solitärtuberkel des Gehirns treten die produktiv-tuberkulösen Veränderungen hingegen stärker und frühzeitiger hervor. H ü b s c h m a n n vermutet eine lokale Allergie oder Immunisierung durch den Solitärtuberkel und demnach eine weniger stürmische Reaktion. Die verschiedene Reaktionsform basaler hämatogener Meningitis und atypischer Meningitis um Solitärtuberkel, lokalisiert beispielsweise an der Konvexität, ist eine auffallende Erscheinung, die wohl verschiedene Erklärungen zuläßt.

Zum anatomischen Gesamtbild der tuberkulösen Leptomeningitis gehört noch der frühzeitig sich einstellende innere Hydrocephalus, der zu schweren Hirndruckerscheinungen führt. Er ist die Folge von Zirkulationsstörungen am Plexus, aber auch die Folge toxischer Einwirkungen, ausgehend von den spezifischen Veränderungen am Plexus und gelegentlich auch am Ventrikelependym.

Generalisierte M. T., Vergesellschaftung derselben mit tuberkulöser Leptomeningitis, dabei aber Freibleiben der Hirnsubstanz von M. T. in der weitaus überwiegenden Zahl der Fälle ist ein Zusammentreffen von Ereignissen unter unzweifelhaft „gleichen Bedingungen", welches die verschiedene Organdisposition, unabhängig von Allergie oder Immunität, wieder unzweideutig erkennen läßt.

VI. Isolierte chronische Organtuberkulose.

Die zahlenmäßige Beteiligung der einzelnen Organe oder Organsysteme am tuberkulösen Krankheitsprozeß ist möglicherweise von der Organstruktur (H ü b s c h m a n n) abhängig. Obenan steht diesbezüglich die Lunge, welcher die zarten Hirnhäute und als sekundäre Infektion von der Lunge her die Lymphknoten und dann erst Darm und die zuführenden Luftwege folgen. Als isolierte chronische Organtuberkulose kommen prinzipiell alle Organe in Betracht, sobald der erste Ansturm der initialen Vorgänge (Primärherd, Primärkomplex, Spitzenherd) abgelaufen ist und nach unbestimmbarer Latenz eine allgemeine Reaktionslage des Körpers geschaffen wird, die eine hemmungslose Entwicklung und Angriffsmöglichkeit der Bazillen gestattet. Die Unbestimmbarkeit dieser Zwischenzeit wird wohl durch die Summe unspezifischer günstiger und ungünstiger dispositioneller Momente, nicht zuletzt durch die individuelle Konstitution beeinflußt, gleichgültig, ob man mehr der endogenen Reinfektion oder der exogenen Superinfektion Gewicht beilegt oder beide gelten läßt, wie dies unter anderem A s c h o f f ausgesprochen hat. P u h l meint, daß der Keim zur isolierten Organtuberkulose überhaupt nur unmittelbar um die Primärherdperiode gelegt wird. In diesem Zusammenhang sei auch darauf hingewiesen, daß die Auslösung der Manifestation einer Knochentuberkulose zumeist mit der Wachstumsperiode zusammenfällt, jene der Geschlechtsorgane mit der Pubertätszeit oder einer Schwangerschaft.

Die Verbreitung der TB erfolgt vorzüglich auf dem Blutweg. Dafür spricht auch die in den verschiedenen Zeitpunkten der Erkrankung feststellbare Bakteriämie, auf welche schon frühzeitig W e i c h s e l b a u m aufmerksam gemacht hat und die später durch die systematischen Blutuntersuchungen L ö w e n s t e i n s verifiziert werden konnte. Neben der hämatogenen Vertragung kommt gelegentlich jede andere Möglichkeit der Keimverbreitung (lymphogen, kanalikulär, per continuitatem) in Betracht, worauf im einzelnen nicht eingegangen werden kann. Für die Verbreitungsart und die Morphologie der verschiedenen Tuberkuloseformen ist vielfach, wie wir hörten, die Organstruktur und Zusammensetzung maßgebend, was bei der Besprechung besonders der isolierten Tuberkulose der Lungen deutlich werden wird.

Vorausgeschickt muß noch werden, daß trotz der histogenetischen Analyse der tuberkulösen Entzündung durch S c h l e u s s i n g und H ü b s c h m a n n, die übrigens den Standpunkt vieler vorausgehender Untersucher aufgenommen und vervollständigt haben, man nicht umhin kann, schlechtweg von *produktiver und exsudativer Tuberkulose* zu sprechen. Damit soll nicht mehr ausgedrückt werden, als das besondere Hervortreten der einen Komponente in ihren anatomischen Endprodukten, welche letzten Endes für die klinische Krankheitsform maßgebend sind. Bei der chronischen Organtuberkulose — es gilt dies vor allem für die Lungentuberkulose — treten unspezifische Gewebsreaktionen mehr hyperplastischer Natur (Fibrosen) in wechselndem Ausmaße hinzu. Sie beeinflussen den anatomischen und den klinischen Verlauf. Damit verlieren die anatomischen Formen der Spätgeneralisationen jene morphologische Einheitlichkeit, welche den initialen Stadien der Tuberkulose und den Frühgeneralisationsformen eigentümlich sind. Es tritt zum exsudativen und knötchenförmigen produktiven Typus die Verhärtung *(Induration)* als weiteres unterschiedliches Moment der Gestaltung der Endprodukte, so daß neben exsudativ und produktiv (im engeren Sinne) noch *indurativ* und *ulcerös* als besondere Eigentümlichkeiten tuberkulöser Veränderung hinzukommt.

A. Isolierte Tuberkulose der Lunge.

Die Verteilung und Anordnung der tuberkulösen Herdbildungen in der Lunge ist nach den Feststellungen A s c h o f f s und N i c o l s durch den azinösen Feinaufbau der Lungen bestimmt. Unter Azinus versteht man einen Bronchiolus terminalis, seine zugehörigen, sich fächerförmig aufsplitternden feinsten Verzweigungen mit den Alveolargängen und den diesen seitlich aufsitzenden Alveolen (H u s t e n, L ö s c h k e). Der Azinus ist eine zusammengehörige Einheit, welche, in Massen zusammengedrängt, zu polyedrischen Lungenläppchen zusammengefaßt wird. Zwischen den Azini bestehen feinste Kommunikationen (L ö s c h k e), wodurch das Übergreifen entzündlicher Vorgänge von Azinus zu Azinus möglich ist. Parallel zu dem Bronchiolus und seinen Aufzweigungen verlaufen auch die zugehörigen Blutgefäßchen. Bei hämatogener Heranbringung von TB können dieselben im Azinusbereich intraalveolär oder interalveolär abgelagert werden, was entweder zur *intraalveolären Exsudation* mit eventuell nachfolgender Proliferation oder aber zur *interalveolären (= interstitiellen) Proliferation* mit Knötchenbildung führt. Letztere Möglichkeit wird von H ü b s c h m a n n zwar abgelehnt, ist aber unzweifelhaft feststellbar. Die

Knötchenanordnung folgt der traubenbeerenartigen Anordnung im Azinus, die sich durch appositionelles Wachstum und Fortsetzung auf benachbarte Azini, sowie durch Zusammenfließen der Knötchen zu kleeblattartigen Konglomeraten entwickelt. Zwischen solchen Konglomeraten gelegenes Lungengewebe verfällt der Atelektase und perifokalen Reizung mit Kollapsinduration, wozu noch die Speicherung anthrakotischen Pigments hinzukommt. Das Endergebnis ist der gezackte oder kleeblattartige tuberkulöse *azinöse Herd* bzw. bei fortgesetzter Weiterentwicklung des Prozesses der grobe *azino-nodöse Lungenherd* (A s c h o f f). Bei vorherrschend produktivem Typus der Reaktion ist er durch langsames Fortschreiten, bei vorherrschend exsudativem Typus durch rasches Fortschreiten ausgezeichnet. Die weitere Entwicklung ist zentrale Verkäsung oder Induration, letztere als Gegenwirkung des Mesenchyms. Die bronchogene Entwicklung kann dabei wohl nicht immer ausgeschlossen werden. Die lympho-gene Verbreitung wird von H ü b s c h m a n n nur für interstitielle Resorptions-tuberkel im Umkreis größerer Verkäsungsherde anerkannt. Dies wäre in groben Zügen die Genese dieser vorherrschenden Form der chronischen Lungentuber-kulose (azinös, azino-nodös). Die bekannte kranio-kaudal fortschreitende Aus-breitung soll angeblich mit der hämatogenen Vertragung zusammenhängen. Das Endergebnis der azino-nodösen Tuberkulose ist die Bildung fibrös-anthrakotisch-indurierter Knoten oder etwa erbsengroßer Verkäsungsherde, die von derben, unspezifischen, fibrösen Ringen umschlossen werden.

Eine Variante ist die luxurierende Hyperplasie des Bindegewebes mit Bildung von strang- und netzförmigen, oft sehr bedeutenden dichten Fasergewebs-wucherungen, die, von einem spezifischen, zumeist indurierten Knötchen als Zentrum ausgehend, das Lungengewebe durchsetzen, schrumpfen und zur soge-nannten *tuberkulösen Lungenzirrhose* führen. Ganz besonders reichliche Kohlen-staubablagerung ist für diese Form typisch. Bei starkem Zurücktreten der spezi-fischen Gewebsreaktionsformen ist die pathologische Zerstörung des normalen Organaufbaues auch bei dieser Form oft gewaltig. Auch hier ist das apiko-kaudale Fortschreiten charakteristisch (und ein brauchbares Differenzierungs-mittel gegenüber pneumonokoniotischen Prozessen). Das apiko-kaudale Fort-schreiten tuberkulöser Prozesse verschiedener Art ist auch dann zu verfolgen, wenn der Prozeß vom Oberlappen mit Verschonung der basalen Lappenpartien auf den Unterlappen überspringt und in letzterem den gleichen Weg einhält.

Die azinöse Tuberkulose setzt sich öfters auf die Bronchioli fort als hilus-wärts fortschreitende exsudativ-käsige, ulzerierende oder unspezifische, defor-mierende Bronchiolitis und Bronchitis. Bronchiolitis kann andererseits auch selbständig vom Hilus aufsteigen und zu den gleichen Veränderungen führen. Chronisch deformierende Bronchitis (S c h m o r l) im Gefolge chronischer Lungentuberkulose mit Verengung des Bronchiallumens, Narbenschrumpfung bronchialer Ulzera, Bindegewebsschrumpfungen im Lungenparenchym, anderer-seits Ektasien der Bronchien, Emphysem, Lymphstauung, obliterierende Endarteriitis und Endophlebitis, Atelektasen im Umkreis und im Gebiete spezifisch-tuberkulöser Herde sind allerschwerste Organschäden, die dem Fort-gang des tuberkulösen Prozesses Vorschub leisten.

Die vom Hilus aufsteigende *spezifische, tuberkulöse Bronchitis* entspricht teils einer produktiven knötchenbildenden Form, teils einer seichte Geschwüre bildenden Form. Sie tritt andererseits auch als exsudativ-käsige, das Lumen verlegende Kanaltuberkulose auf mit Einbeziehung der Bronchialwand in den Verkäsungsprozeß im Bereich der mittleren Bronchien. Greift dieser auf das umgebende Lungengewebe über, so führt dies zur *peribronchialen käsigen Pneumonie* (mit der Möglichkeit der Kavernenbildung). Über die unspezifischen

Folgen der Obturation von Bronchien durch käsige Exsudatpfröpfe braucht wohl nicht weiter berichtet zu werden.

In jedem Stadium der Tuberkulose kann es zur Entwicklung herdförmiger exsudativer Veränderungen *(Pneumonien)* von sublobulärem, lobulärem oder großherdförmigem Ausmaß kommen. Nach der mikroskopischen Beschaffenheit, die ·wohl mit der jeweiligen Reizstärke zusammengebracht werden muß, entsprechen die pneumonischen Formen einer *gelatinösen* (glatten, Desquamations-) *Pneumonie,* welche auf Kongestion, Ödem, Epithelproliferation und Epitheldesquamation hauptsächlich beruht. Bald bazillenreich, bald bazillenlos, wird sie öfters auf reichliche Giftausschwemmung bezogen (v. B a u m g a r t e n, A. F r a e n k e l, T r o j e). Bei den bazillenlosen Fällen glaubt man eine volle Resorption derselben erwarten zu können. Diese Form dürfte wohl nicht mit der *Epituberkulose* des Klinikers zusammenzuwerfen sein, insoweit R ö s s l e letztere mit Atelektase und Kongestion infolge Bronchusverlegung erklärt. Aus der gelatinösen Pneumonie oder ohne einem solchen Vorstadium entwickelt sich bei reichlicher Fibrinausscheidung in die Alveolen die *käsige Pneumonie.* Poly- und mononukleäre Rundzellen und abgestoßene Alveolarepithelien und wohl nur in den peripheren Zonen des Herdes reichliche TB entsprechen dem mikroskopischen Befund dieser Form. Damit sind die Voraussetzungen für eine Verkäsung bzw. für die Erweichung der verkästen Massen gegeben (cf. Histogenese, Verkäsung). Die Elemente des Alveolar- und Läppchengerüstes bleiben lange erhalten. Verfallen diese endlich auch der Nekrobiose, so lösen sich die erhaltenen elastischen Fasern aus dem Gewebsgefüge und bleiben ·eine charakteristische Beimengung zu den ausgehusteten erweichten Käsemassen. Die relativ lange Resistenz des Stützgewebes ermöglicht in selteneren Fällen eine Karnifikation solcher Pneumonien (C e e l e n). Für diese verschiedenen Möglichkeiten pneumonischer Prozesse Deutungen aus der Immunitätslage herauszuholen, hat zunächst wenig Wert. Über Exsudation, Verkäsung, Erweichung, Produktion wurde bereits mehreres anläßlich der Histogenese gesprochen. Der Umfang käsiger Pneumonien, vom submiliaren Herd angefangen, kann unter rascher Konfluenz oder aus gleichzeitiger diffuser Ausbreitung ein mächtiger sein (unter anderem berichtet K a u f m a n n über eine tuberkulöse Pneumonie mit einem Lungengewicht von 2570 g). Die großherdigen Formen sind häufig in den zentralen Partien der Oberlappen gelegen, die kleinen lobulären Formen wieder häufiger in den Unterlappen. Letztere sind, wohl nicht immer, auf Aspiration aus höher gelegenen Herden (so aus Blutaspiration bei Hämoptoe) oder aufsteigend am Bronchialweg oder aus azino-nodösen, verkäsenden und auf Bronchien übergreifenden Herden entstanden. Die Häufigkeit bronchialer Einbrüche verkäster Drüsen dürfte mancherseits beim Erwachsenen überschätzt werden. Häufiger begegnet man solchen bei Kindern, aber auch hier nicht unbedingt mit Pneumonie vergesellschaftet. So berichtet neuerdings N e h l i n g e r, daß fistulöse Einbrüche besonders von hilusnahen verkästen Tbc-Bronchiallymphknoten beachtliche Streuquellen für die zugehörigen Lungenteile sein können und daß frontale Einbrüche der Ausgangspunkt für charakteristisch lokalisierte herdförmige Aspirationspneumonien sind. P h. S c h w a r t z hebt im gleichen Zusammenhang die Bedeutung von Bronchialdrüseneinbrüchen für die Bildung umfangreicher „radiergummiartiger" Reinfektionsherde hervor.

Für die Entwicklung pneumonischer Formen dürfte das Erliegen der allgemeinen Abwehrkräfte (= Änderung der Allergielage) des Organismus von Bedeutung sein. Dafür sprächen die Verhältnisse bei der Frühgeneralisation, bei der Pubertäts- und Schwangerschaftstuberkulose und die mitunter terminale Entwicklung spezifisch-tuberkulöser pneumonischer Herdbildungen. Terminal sind wohl auch hämatogene miliare Streuherdbildungen, die in Keilform angeordnet sind mit hiluswärts gerichteter Keilspitze und die auf gröbere Einbrüche in Pulmonalarterienästchen beruhen.

So entwickelt sich allmählich ein derartig vielfältiges Erscheinungsbild wirr durcheinander gewürfelter Reaktionsarten jüngeren, älteren und alten Datums, daß es schwer fällt, für jede derselben eine gesonderte allergische Reaktionslage verantwortlich zu machen, was hier wieder im besonderen mit Bezug auf die exsudativ-pneumonische Reaktion eingefügt sei.

Die pneumonische Form ist eine Voraussetzung für die *Kavernenbildung,* wenn wir die bronchiektatische Höhlenbildung beiseite lassen, von welcher aus ebenfalls verkäsende Kavernenbildungen ihren Anfang nehmen können. Die Kavernenbildung ist die Folge des Einschmelzungsvorganges verkäster Massen, welche nach H ü b s c h m a n n auf die massenhafte Anwesenheit und die proteolytische Wirkung der oxydasepositiven Leukozyten, die daselbst ange- troffen werden, zurückzuführen sei. Das Erscheinen der Leukozyten und daher auch die Einschmelzung der Käsemassen durch erstere beurteilt er als den Erfolg einer hyperergischen Reaktion (sagen wir des Gesamtorganismus, wo- gegen kaum etwas einzuwenden ist). In der Einschmelzung und Zerfallshöhlen- bildung einen Vorgang zum Zweck der Ausstoßung, d. h. einen zweckdienlichen Vorgang anzunehmen, wie man solches auch lesen kann, soll der Beurteilung des einzelnen überlassen bleiben. Konfluenz benachbarter Zerfallshöhlen führt zur Bildung eines verzweigten Kavernensystems oder einer einheitlich großen Höhlenbildung, die im extremen Fall einen ganzen Lungenlappen einnehmen kann. Die „Heilung" einer echten tuberkulösen Kaverne erfolgt zunächst durch einen epitheloidzelligen Saum, weiters durch Bildung eines davon nach außen gelegenen derben Granulationsgewebes, welches bei umfangreicheren Kavernen dickwandig, knorpelhaft ist und dadurch dem Kollaps der Höhle einen Wider- stand entgegensetzt. Die Umgebung solcher Höhlen wird von atelektatischem Lungengewebe gebildet. Bei kleinen Höhlen ist die Begrenzung derselben dünn- wandig, so daß die Höhlen nach Entleerung der erweichten Massen kollabieren können, insoweit nicht Stränge oder Verwachsungen der Umgebung dies ver- hindern. Alte Kavernen werden oft von derben Strängen durchquert. Diese bestehen aus verengten oder obliterierten, außen fibrös verdickten Bronchien und Blutgefäßen, die dem Verkäsungsprozeß nicht unterworfen sind. Sie haben wegen der Bildung kleiner Aneurysmen oder wegen Arrosion einer Gefäßwand, letzteres als Folge von Sekundärinfektionen, Bedeutung. Kleine, sich wieder- holende Blutungen sollen übrigens aus Gefäßchen des die Kavernenwand aufbauenden Granulationsgewebes erfolgen.

Mischinfektionen sind primär an dem kavernösen Zerfall unbeteiligt. Kommu- niziert aber eine Zerfallshöhle später mit einem Bronchus, dann kann es durch Aspiration wohl zu Mischinfektionen kommen, die bei Anwesenheit von Fäulnis- erregern in ihrer Art den Zerstörungsprozeß weiterführen können oder auch zu unspezifischen Pneumonien usw. Anlaß geben. Greift der Zerfall der Höhle infolge tuberkulöser Exazerbationen in der Kavernenwand weiter, so nehmen die hinzutretenden Kavernen fast stets eine rundliche Gestalt an. In der Bildung einer derben, fibrösen Wand trotz Anwesenheit von TB soll ein hoher Grad „lokaler Immunität" anzunehmen sein (H ü b s c h m a n n). Die alte, geglättete Kaverne ist ein günstiger Ort zur Ansammlung einer reichen Bakterienflora. Sie unterhält einen Eiterungsprozeß, der unter Umständen zu Durchbrüchen der Kavernen, eventuell zur Entwicklung eines Empyems führt.

Der Sitz der Kavernen fällt mit dem Sitz der großherdförmigen Verkäsungen zusammen. Bevorzugt sind, solange der Prozeß nicht zu weit fortgeschritten ist, somit die Obergeschosse der Ober- und Unterlappen. Die Unterscheidung von Frühkavernen (Rundkavernen) und Spätkavernen entspricht mehr einem klinischen Bedürfnis. Der Unterschied in der jeweiligen Beschaffenheit der Kavernenwand soll mit der spezifischen Empfindlichkeit des Organismus zusammenhängen. *Pseudokavernen,* ebenfalls ein klinischer Begriff, erweisen sich pathologisch-anatomisch unter anderem als bullöse Emphysemblasen insbesonders bei fibrös-zirrhotischen Tuberkuloseformen.

Über „Heilungsvorgänge" sollen am Ende des Referates kurze Bemerkungen noch folgen. Daß die Konstitution vor allem nach der Potenz des Mesenchyms dabei ausschlaggebend ist, sei schon hier bemerkt. Und endlich noch einige Worte zur mitunter ungeheuren Pigmentablagerung in den Lungen und den Lymphknoten, besonders bei den torpid verlaufenden Fällen. Das schwarze Pigment ist zum allergrößten Teil Kohlenpigment und nur ganz verschwindend veränderter Blutfarbstoff. Die massige, oft enorme Pigmentaufspeicherung wird mit der Verödung der Lymphwege erklärt. K l o t z und H a y t h o n meinten, daß Verstopfung der Lymphbahnen durch das Pigment und Fibrose die Weiterverbreitung des TB verhindere. Trotz dieser angeblichen Verstopfung findet das Pigment aber bis in die entfernten Lymphknoten in reichlichen Ausmaßen den Weg. Nun ist diese Anthrakose für die Tuberkulose einmalig. Sie fehlt z. B. vollkommen bei der sklerösen Lungensyphilis, die histologisch hinsichtlich der fibrösen interstitiellen Verödungen weitgehend übereinstimmt (weiße Narbenzüge!). In der Anthrakose bei Tuberkulose ist wohl nicht nur eine einfache Speicherung, sondern vielmehr ein adsorptiver Vorgang zu vermuten, der zur Adsorption des tuberkulösen Giftes führt. So könnte man in der Kohlenstaubanhäufung einen natürlichen Heilfaktor sehen und die gewöhnliche Reihung von Ursache und Folge (weil viel fibröse Sklerosierung, deshalb viel Kohlenpigmentanhäufung) umstellen, so daß es hieße: wo viel Kohlenpigment, dort Mitigierung der Toxinwirkung und mesenchymale Gegenreaktion, worauf bereits C e s i - B i a n c h i hingewiesen haben. An der Tatsache der mächtigen Pigmentablagerung bei Tuberkulose kann man bei der Suche nach Gegenwirkungen wohl nicht achtlos vorübergehen.

B. Tuberkulose der Schleimhäute.

1. Larynx, Trachea.

Die Trachea ist vornehmlich sekundär am tuberkulösen Prozeß beteiligt. An der Hinterwand besonders kommt es zur Bildung seichter runder Geschwürchen *(Lentikulärgeschwüre),* seltener zu tiefgreifenden Geschwüren, welche mitunter die ganze Trachea und den Larynx einnehmen. Diese Geschwürsbildungen sind bei chronisch-ulzeröser Lungentuberkulose aus Kontaktinfektion entstanden. Die Form beruht auf oberflächlicher exsudativer Infiltration mit rasch folgender Verkäsung, während produktive Tuberkelbildung hier ganz zurücktritt. Ein anderer Typus konfluierender, zackiger Geschwürsbildung im Bereiche der *Plattenepithel* führenden Partien beruht auf der Bildung produktiver Tuberkel in der Tiefe der Innenwand, über welchen das Epithel ohne Verkäsung zerfällt (M a n a s s e) bei hämato- oder lymphogener Zufuhr der TB. Eine dritte Form, die sich über den Larynx hinaus bis auf den Zungengrund fortsetzen kann, ist die sogenannte *hypertrophische Tuberkulose* mit Bildung glasiger, grobknotiger Wucherungen zwischen zackigen Ulzerationen, wobei exsudative und produktive tuberkulöse Veränderungen, Ödem, Rundzelleninfiltrationen und Epithelwucherungen nebst Bindegewebswucherung vorliegen. Als *Fibrotuberkulom* (P o r t m a n n) wird diese Form bezeichnet, wenn sie begrenzt ist und gestaltlich Ähnlichkeit mit Schleimhautpolypen oder Fibromen annimmt (cf. hypertrophische Tuberkuloseformen, später). Ulzeröse Veränderungen der zuführenden Luftwege sind zumeist Begleiterscheinungen fortgeschrittener Lungentuberkulose, die zumeist bereits in den Bronchien beginnen können. Sie können sich in die Tiefe der Wand fortsetzen und unter Mitbeteiligung von Mischbakterien zur Zerstörung des Knorpels (Perichondritis, Nekrose usw.) führen. Es gibt im Anschluß an Hautlupus auch *lupöse* Veränderungen des Larynx in Form polypöser Wucherungen, verkäsungsfreier, flacher Geschwürsbildung und Narbenbildung. Diese seltene Erkrankung ist zumeist von der Nase fortgeleitet.

2. Tuberkulose des Darmes.

Der Darm soll nach B o n o m e als Eintrittpforte bei Kindern bis zum 15. Lebensjahr in 24% der Fälle, nach H. A l b r e c h t kaum in 1% in Frage kommen. Diese verschiedenen Beobachtungsergebnisse sind möglich, wenn man unter anderem bedenkt, daß die alimentäre Infektion aus dem Vorhandensein isoliert verkäster Mesenterialdrüsen erschlossen wird. Und dies mangels einer Primärherdbildung im Darm und mangels einer lokalen Weiterentwicklung des tuberkulösen Prozesses von einem Primärherd aus innerhalb des Darmes. In Übertragung tierexperimenteller Ergebnisse (B a r t e l u. a.) auf die Verhältnisse beim Menschen besteht mancherseits die Annahme, daß der TB die unveränderte Darmschleimhaut passieren könne, eine Annahme, die allerdings nicht unwidersprochen geblieben ist (T a k e y a und D o l d u. a.). Die Bedeutung der intestinalen Tuberkulose erstreckt sich somit vorzüglich auf die sekundäre Organerkrankung. Sie kommt hauptsächlich durch Verschlucken, wenn auch seltener durch hämatogene Zufuhr zustande. Bei Erwachsenen ist sie in 90% der Lungenphthisen (v. B a u m g a r t e n , O r t h) zu finden, bei Kindern ist sie weit seltener, kann aber auch hier ebenso wie bei Erwachsenen sich über den gesamten Intestinaltrakt ausdehnen. Die charakteristische anatomische Erscheinungsform ist hier das tuberkulöse Geschwür mit der Bevorzugung des lymphatischen Gewebes der Darmschleimhaut und der geläufigen vorherrschenden Ausbreitung im unteren Dünndarm, Coecum, und im aufsteigenden Dickdarm. Mikroskopisch beginnt der Prozeß auch hier wie in der Trachea das eine Mal mit der Gewebsalteration, Exsudation in die Mucosa und folgender Nekrose oder mit rasch einsetzender Verkäsung. Banale Entzündungsvorgänge bilden eine wulstige Demarkationszone. Außerhalb dieses Granulationswalles entwickeln sich neue Nekrosen und produktive Tuberkel, d. h. die produktive Phase soll der exsudativ-ulzerösen erst folgen. Bei Geschwürsbildungen, die außerhalb des lymphadenoiden Gewebes verstreut gelegen sind, erfolgt submukös primäre Tuberkelbildung mit sekundärer Verkäsung und Ulzeration. Es lägen so zwei Möglichkeiten vor, die mit der exsudativen Pneumonie oder dem interstitiellen produktiven Tuberkel der Lunge in Parallele gestellt werden können, was vielleicht wieder mit der Art der Bazillenzubringung zusammenfällt. Aus fortgesetzten Exazerbationen in den Randgebieten der Geschwüre und Konfluenz benachbarter Verkäsungsgebiete ergeben sich die zackigen zirkulären tuberkulösen Geschwüre. Späterhin setzt reichliche Vernarbung bei gleichzeitiger Fortsetzung des zur Ulzeration führenden spezifisch-tuberkulösen Prozesses ein. Daraus ergibt sich eine Konkurrenz von Komplikationen (Narbenstenose, Perforation, Peritonitis, Verwachsungen). Das unaufhaltsame Fortschreiten destruktiver und vernarbender Vorgänge deckt sich mit den chronischen Vorgängen in der phthisischen Lunge weitgehend, auch nach der Art der vorherrschenden Natur der Veränderungen beim gleichen Fall. Die Darmmiterkrankung ist der Ausdruck der darniederliegenden Widerstandskraft des

Gesamtorganismus und fraglicher lokaler hyperergischer Reaktionslage der Gewebe (H ü b s c h m a n n). Die reizauslösende Wirkung der mit dem tuberkulösen Prozeß zusammenhängenden Stoffwechselvorgänge auf die Darmschleimhaut ist in den gelegentlich bedeutenden polypösen Schleimhauthyperplasien zu erkennen, die zwischen chronisch-tuberkulösen Geschwüren zur Ausbildung kommen (cf. hypertroph. Tuberkulose).

Aus der Reihe von Zufällen durch das Tiefenwachstum ist auf die *Mastdarmfistel* (äußere inkomplette Fistelbildung) zu verweisen, die bei Hartnäckigkeit gegenüber der Therapie stets den Verdacht auf die tuberkulöse Ätiologie wachrufen muß. Und endlich wäre wohl auch noch auf die unspezifische *amyloide Entartung* in der Darmwand hinzuweisen, die, am Gefäßapparat und dem submukösen Stützgewebe entwickelt, bei chronischer Knochentuberkulose, gelegentlich auch Lungentuberkulose, infolge langandauernder Gewebseinschmelzungen und Störung des Eiweißstoffwechsels sich im Rahmen allgemeiner Amyloidose einstellt. Die Darmamyloidose führt zu Störung des Flüssigkeitswechsels in der Darmmukosa und diese zu den für den Zustand typischen reichlichen flüssigen Stuhlentleerungen.

3. Kanaltuberkulose.

Eine eigenartige Erscheinungsform ist weiters die sogenannte Kanaltuberkulose. Sie betrifft röhrenförmige oder sackförmige Gebilde, die mit Schleimhaut ausgekleidet sind, wie die intrahepatischen Gallengänge, die Tuben, Samenbläschen, Nebenhodenkanälchen, Prostata, Bronchien, Harnleiter und auch das Nierenbecken und im weiteren Sinne wohl auch die Nierenkanälchen im Rahmen der Nierenphthise. Es besteht eine überreichliche, oft obturierende Ansammlung trockenen Käsebreies oder eitrig-bröckeliger Massen neben Wandzerstörung der betreffenden Gebilde. Nach S i m m o n s handelt es sich um einen *„bazillären Katarrh"*, welcher mit Epithelproliferation, Epitheldegeneration und eitriger Exsudation beginnt und in Verkäsung der Massen übergeht. Später mischen sich von der Wand her Epitheloidzellwucherungen mit Riesenzellenbildungen hinzu und endlich tritt produktive Tuberkelbildung, Wandzerstörung sowie fibröse Wandverdickung ein. Die fortlaufende Exsudation und Desquamation in abgeschlossenen Räumen bei zurücktretender produktiver Reaktion führt zu Anstauung käsig-eitriger Exsudatmassen, eben zu dem typischen Bild der Kanaltuberkulose. Sie entspricht wohl einer mitigierten Form der Tuberkulose bei gleichzeitiger Überempfindlichkeit des gereizten Gewebes, sie erklärt sich zum Teil aus einer Arteigentümlichkeit der Reaktion des gereizten Gewebes. Für die Entstehung der Kanaltuberkulose wird die hämatogene Zufuhr und die Ausscheidung der TB auf die Innenfläche der Schleimhäute zumeist angenommen. Die Kanaltuberkulose der Tuben ist die häufigste Form der weiblichen Genitaltuberkulose (90%). Die kanalikuläre Form der Nierentuberkulose und des Nierenbeckens ist bezüglich des Endresultates die schwerste Form der Nierentuberkulosen. Denn sie führt zur Nierenphthise. Narbige Ausheilungen usw. sind möglich.

C. Serosatuberkulose.

Auch die tuberkulösen Veränderungen der serösen Häute und serösen Höhlen zeigen weitgehende Gemeinsamkeiten. Teils handelt es sich um einfache Mitbeteiligung an anderweitigen tuberkulösen Organerkrankungen, teils um selbständige Organerkrankungen. Als orientierendes Beispiel soll zunächst die Erkrankung der Pleura dienen. Die lokal beschränkte *Pleuritis fibrinosa (sicca)* ist eine über oberflächennahe gelegenen tuberkulösen Herden häufige Erscheinung. Sie ist eine toxische (perifokale) Reizung der Serosa ohne spezifische Veränderungen, welche fibrös organisiert zu den bekannten synechialen, strang- oder flächenhaften Verwachsungen zwischen Lunge und Rippenfell führt. Vom oberflächlich gelegenen Primärherd bis zur chronischen an die Oberfläche grenzenden Kaverne sind diese Residuen abgeheilter Pleuritis anzutreffen. Die fibröse Lungenspitzenverwachsung oder schwielige Verdickung der Lungenspitzenpleura wird zumeist als die Folge eines initialen tuberkulösen Herdes angesehen.

Die spezifisch-tuberkulösen Pleuraveränderungen treten als reine *Pleuratuberkulose (Serositis tuberculosa)* oder als *verkäsende tuberkulöse Pleuritis* in Erscheinung. Sie entsprechen einer selbständigen Organtuberkulose oder einer Fortleitung des Prozesses von einer tuberkulösen Erkrankung der Brustorgane (Lunge, Lymphknoten, Wirbelsäule). Letzteres gilt besonders für die Pleuratuberkulose. Miliare und submiliare Knötchenbildung in den Pleurablättern, eventuell reichliche seröse Exsudation sind die Veränderungen, die der Pleuratuberkulose entsprechen, sowie der *Polyserositis tuberculosa*, bei welcher alle serösen Häute mehr weniger gleichzeitig betroffen sind. Für sie wird eine lympho-hämatogene Vertragung von einem oft unscheinbaren oder okkulten Herd angenommen. Bei der *Pleuritis tuberculosa* besteht anfänglich eine ergiebige fibrinreiche Exsudation mit Verkäsung unter reichlicher Leukozytenbeteiligung, in welche nachfolgend unspezifisches, faserreiches Granulationsgewebe einwächst. In der Grenzschicht der Käsemassen und des gefäßreichen Granulationsgewebes besteht eine reichliche Bildung produktiver Tuberkel. Die fibrös-käsige Exsudation ist überaus reichlich. Sie kann ebenso wie das sich endlich zu derben Schwarten umbildende Granulationsgewebe die Lungen als ein dicker Mantel umgeben bzw. durch Organisation einmauern. Dabei kann auch die Bildung abgesackter Pleurakammern erfolgen. Ein seltenes Vorkommnis sind grobknotige, tumorartige, verkäsende Exsudatbildungen in den serösen Häuten, die an die Perlsucht der Rinder erinnern, ohne daß aber eine Bovinusinfektion vorliegt. Die Exsudatform und die Exsudatmenge bei Serosatuberkulosen ist sehr variabel. Sie kann selbst rein eitrig sein und weist dann auf drohenden Kavernendurchbruch hin. So meint W e i c h s e l b a u m, daß ein eitriges Pleurapunktat ohne Eiterbakteriennachweis stets den Verdacht auf Tuberkulose erwecken müßte.

Ähnliche Verhältnisse, wie sie für die Pleura angegeben wurden, gelten auch für alle anderen serösen Häute und serösen Höhlen (Herzbeutel und Peritoneum). Auch hier unterscheidet man vom gleichen anatomischen Gesichtspunkte aus eine *Serositis tuberculosa peritonei* und eine *Peritonitis tuberculosa*. Beide unterscheiden sich ja auch klinisch durch ihre Heilbarkeit bzw. nach ihren Folgen insoweit, als die Serositis tuberculosa punkto Heilung ja eine günstige Voraussage erlaubt. Erwähnt sei das gelegentliche Zusammentreffen atrophischer Leberzirrhose und tuberkulöser Serositis. Die dabei stets jungen Tuberkeleruptionen lassen auf eine postzirrhotische (!) Entstehung der Serosatuberkel schließen.

Die Infektion des Peritoneums erfolgt durch Fortleitung vom Darm her, vom Genitale oder einer sonstigen abdominellen tuberkulösen Organerkrankung. Doch gibt es auch Fälle, für welche eine hämatogene Entstehung angenommen werden muß. Die Knötcheneruption bei der Serositis des Peritoneums kann ganz ungeheuer sein, insbesonders am großen Netz, so daß das Vorliegen umfänglicher Geschwulstmetastasen vorgetäuscht werden kann. Fraglich ist der Zusammenhang der chronischen *fibroplastischen Polyserositis* (Linite plastique) mit der Tuberkulose der serösen Häute (W i e t z k o w s k i). Erwähnenswert ist endlich noch die Neigung alter Leute für tuberkulöse Serositiden. Sie ist offenbar auf eine unspezifische Disposition infolge Abnahme der allgemeinen Abwehrkräfte des alternden Organismus zu beziehen. Endlich wäre auf die experimentellen Studien von T a k e d a K a t u a zu verweisen, welcher bezüglich der tuberkulösen Serosaerkrankung eine spezifische Allergie des Gewebes für solche annimmt.

Die Art der Gewebsreaktion aller Schleimhäute, so auch jene aller serösen Häute, wiederholt sich, ungeachtet der Örtlichkeit, ob Bronchial-, Darm- oder Konjunktivalschleimhaut, ob Peritoneum, Pleura oder Herzbeutel. Ob die primär produktive oder die primär exsudative Form erfolgt, steht auch hier unter dem Einfluß des Zubringungsweges der Tuberkelbazillen, so daß die verschiedenen Reaktionsarten noch immer als normergische Reaktionen gelten müssen.

D. Lymphknotentuberkulose.

Anläßlich der Bemerkungen zur Pathogenese wurde bereits auf die verschiedene gewebliche Reaktionsart der Lymphknoten hingewiesen und die Auffassung wiedergegeben, daß die primäre diffuse Verkäsung mit der lymphogenen Bazillenablagerung und die disseminierte knötchenförmige, mehr produktive Form mit einer hämatogenen Zufuhr in Zusammenhang steht. Dazu wäre ergänzend noch zu sagen, daß in den Randpartien verkäster Lymphknoten eine wohl nur dünne Lage von Epitheloidzellen und vereinzelten Riesenzellen sich findet, sowie Exazerbationen in Form kleiner produktiver Tuberkel (G h o n, K u d l i c h und S c h m i e d l haben dies im Abflußgebiet der bronchialen Lymphknoten hinreichlich nachgewiesen). Diese sowie der mögliche Ausgang der Lymphknotenverkäsung mit gelegentlichem Einbruch erweichter Knoten in einen Bronchus haben für den Fortgang des tuberkulösen Prozesses große Bedeutung. Besonders bei Kindern, aber auch beim Erwachsenen ist bei Durchbrüchen eventuell die Überschwemmung der dazugehörigen Lungenpartien mit infektiösem Material möglich und kann so selbst zum akuten Tod führen. Mannigfach sind die sekundären unspezifischen Veränderungen als Folgen großer verkäster oder geschrumpfter tracheobronchialer Lymphknoten, wie Kompression des Bronchus und Atelektase oder Einbruch in den Ösophagus, Vaguskompression, um nur die Verschiedenartigkeit komplizierender Möglichkeiten anzudeuten. Über die Bedeutung von Einbrüchen in den Bronchus wurde bereits früher gesprochen. Daß verkäste Lymphknoten auch fibrös-hyalin veröden oder verkalken können, ist allgemein bekannt. Perifokale Entzündungen und folgende fibröse Verwachsungen mit der Umgebung. Anthrakose mit Einschluß von Käsemassen bedeuten aber wieder ein weiteres Gefahrenmoment, da auch dann noch Einbrüche und Bazillenverschleppung möglich ist. Besonders gilt dies für die intrapulmonalen, peribronchialen und tracheobronchialen Lymphknoten.

Verfolgt man die Lymphknotenkette beim Primärkomplex vom Primärherd aus, so sind die intrapulmonalen Knoten, wenn sie verkäsen, klein, die tracheobronchialen Lymphknoten groß und die paratrachealen wieder kleiner. Es besteht auch hinsichtlich der qualitativen Reaktion in der angeführten Reihenfolge der Knotenkette insofern ein Unterschied, als die entfernter liegenden Knoten öfters nur mehr partiell verkäsen und die produktive Tuberkelbildung zunimmt. Daß dafür die Bazillen- und Giftmenge sowie der Wechsel eines hyperergischen Zustandes als Erklärung herangezogen wird, ist naheliegend.

Ein anderer Befund beim Kind ist die gleichmäßige Vergrößerung und Verkäsung der ganzen Lymphdrüsenkette bis an den Hals mitunter von recht mächtigem Umfang. Hier ist der Prozeß wohl bereits als eine Frühgeneralisation anzusprechen, d. h. es handelt sich um eine Erkrankung der Lymphknoten, die nicht mehr dem Stadium des Primärkomplexes, sondern einem Reinfekt zugehört bzw. als isolierte Organerkrankung angesehen werden kann.

Im Gegensatz zu den schweren Reaktionen der Lymphknoten in den Frühstadien des Primärkomplexes und der pneumonischen Frühinfiltrate bestehen die Lymphknotenveränderungen bei den chronischen Organtuberkulosen in einem Sinuskatarrh, produktiv-konglomerierender Knötchenbildung, hyalin-fibrösen Einsprengungen, während die Verkäsung zurücktritt. Eine Ausnahme bilden öfters die stark verkästen mesenterialen Lymphknoten bei Darmtuberkulose (Tabes mesenterica).

Ist man im allgemeinen geneigt, für diese differenten Lymphknotenveränderungen die Ursachen in dem Bazillengehalt, der Giftmenge und allergisch-hyperergischen Reaktionen anzunehmen, so gilt für eine weitere Form der Drüsentuberkulose bei *Skrofulose* ziemlich allgemein die konstitutionelle Grundlage als das ausschlaggebende Moment. Die Symptomengemeinschaft der Skrofulose entspricht Erscheinungen, die in das Bild der exsudativen Diathese fallen; die Erkrankung betrifft das Kindesalter mit den Stigmen der Minderwertigkeit (E s c h e r i c h, M o r o).

Das Gebiet bevorzugter tuberkulöser Lymphknotenerkrankung sind die Hals-, mediastinalen und mesenterialen Lymphknoten. Mit Ausnahme einer seltenen Form, der *universellen Lymphknotentuberkulose* mit Bildung von faustgroßen Lymphknotenpaketen ohne faßbarer anderweitiger Organerkrankung bzw. kryptogener Primärerkrankung, sind tuberkulöse Lymphknoten stets eine regionäre Sekundärerkrankung.

Die Lymphknoten spielen somit die Rolle eines Auffangorgans, eines Vermittlers der Weiterverbreitung der Infektion im Körper (lympho-hämatogene Schranke) und eines Keimlagers mit langdauernder Latenz der Infektionstüchtigkeit der Keime. Bei dieser Sachlage wären die wohl nicht allerseits anerkannten tierexperimentellen Ergebnisse von B a r t e l und S p i e l e r, G a f f k y u. a. noch anzuführen, die bei Fütterungsversuchen von Kaninchen TB auch in tuberkulosefreien, hyperplastischen Lymphknoten nach Verlauf von 104 Tagen nachgewiesen haben. Die Möglichkeit retrograder Infektion von Lymphknoten aus wird verschieden beurteilt. B e i t z k e meint dazu, daß eine Umkehr des Lymphstromes nur unter besonderen Bedingungen und nur auf kurze Strecke vorkommt.

E. Großherdförmige trockene Verkäsung.

Die großherdförmige trockene Verkäsung tritt als Solitärtuberkel, und zwar des Gehirns, seltener der Leber, Milz, Nieren, des Hodens oder als infarktähnliche Verkäsungsherde der Milz und endlich als diffuse Nebennierentuberkulose auf. Es handelt sich in all den angeführten Organen um eine besondere Form hämatogen entstandener, chronischer, isolierter Organtuberkulose. Runde, auch kantig scharfbegrenzte und trocken verkäste Knoten können Graupen- bis Walnußgröße erreichen. Ihre Entstehung (Herdsetzung) ist auf weit zurückliegende Zeit, vielleicht in und um die Zeit des Primärkomplexes zurückzuverlegen, insoferne Solitärtuberkel des Gehirns öfters bereits im frühen Kindesalter angetroffen werden, eventuell als Nebenbefund einer interkurrenten anderweitigen Krankheit oder als Ausgangspunkt einer atypischen Leptomeningitis tuberculosa. Trockene, oft konzentrisch fortschreitende Verkäsung, ganz geringfügige produktive Reaktion mit untergeordneter Knötchenbildung in den Randgebieten, äußere Begrenzung durch eine zarte unspezifische Kapsel, im Inneren erkennbare Blutgefäße, Nerven und Gliafasern als aufgequollenes Netzwerk, Kernschatten und reichlich Tuberkelbazillen besonders in den Randgebieten sind ein Befund, der eine weitgehende Übereinstimmung mit den Primärherden zeigt. Diese könnte annehmen lassen, daß die Ausbildung solcher Herde unter gleichen reaktiven Bedingungen verläuft wie jene beim Primärherd. Die Entstehung der Solitärtuberkel, die übrigens auch in der Mehrzahl vorhanden sein können, muß auf hämatogenem Weg erklärt werden. Ihr Wachstum geht nur sehr langsam vor sich, so daß sie lange Zeit symptomlos bleiben und eventuell erst durch Exazerbationen in den Randgebieten mit Übergreifen auf die Hirnsubstanz oder die Leptomeningen und Bildung lokalisierter und teilweiser fortschreitender Leptomeningitis oder durch perifokale Veränderungen in der Hirnsubstanz je nach der Lage der Solitärtuberkel zu den klinischen (Herd-)Erscheinungen führen. Die vorzüglich produktive tuberkelbildende Reaktion solcher um Solitärtuberkel entstehender Meningitiden ist im Gegensatz zur ausgesprochen exsudativen Basilarmeningitis bemerkenswert. In dem Streben nach Erklärungen hält H ü b s c h m a n n einen allergisierenden Einfluß vom Solitärtuberkel aus für denkbar. Wenn auch Solitärtuberkel im vorgerückten Lebensalter angetroffen werden, so ist bei dem torpiden Verlauf derartiger tuberkulöser Herdbildungen daraus nichts für den Zeitpunkt ihres Beginnes abzuleiten. Zumeist sind sie in Fällen zu finden, in welchen eine wenig progrediente Tuberkuloseform besteht. Zentrale partielle Erweichung ist mitunter anzutreffen. Es wäre zu überlegen, ob nicht auch mit dieser und mit den Exazerbationen die klinischen Erscheinungen seitens des Gehirnes einsetzen. Die solitären Tuberkel und großherdigen trockenen Verkäsungen der Milz, Leber, Nieren sind zumeist Zufallsbefunde mit oder ohne anderweitigen chronischen Organerkrankungen. Sie haben aber ein gewisses Interesse infolge ihrer Ähnlichkeit mit der nachfolgend zu besprechenden verkäsenden Nebennierentuberkulose.

Histologisch und histogenetisch stimmt eben die trockene, eventuell totale Verkäsung der Nebennieren mit dem vorbesprochenen Solitärtuberkel überein. Sie ist bekanntlich die häufigste Ursache des A d d i s o n schen Symptomenkomplexes. Die Doppelseitigkeit des Prozesses hält H ü b s c h m a n n in einer konstitutionell bedingten Krankheitsbereitschaft, Überempfindlichkeit (Hyperergie des Organs), begründet. Doch ist es merkwürdig, daß gerade hier trotz Überempfindlichkeit eine ausgesprochene Tendenz zur Induration, Schrumpfung, ja zur totalen Vernarbung besteht. Uns scheint, daß es sich auch hier um eine besondere Reaktionsart von Geweben (Gehirn und Nebennieren) neuroektodermaler Herkunft handelt, worauf die volle Übereinstimmung der Verhältnisse hier mit jenen bei Solitärtuberkel des Gehirns hinweist. Dafür wäre vielleicht auch geltend zu machen, daß die Verkäsung vorzüglich in der Marksubstanz einsetzt (T e n d e l o o, L ö f f l e r). Handelt es sich bei den großherdförmigen trockenen Verkäsungsformen um seltenere Vorkommnisse auf dem klinischen Gebiete, so vermögen sie wiederum unsere Aufmerksamkeit auf gewisse Abhängigkeiten von Tuberkelbazillus, Tuberkelbazillengiften und gereizter Gewebsart oder Organstruktur zu lenken, womit natürlich auch wieder nicht alles, aber so manches zu erklären geht und erklärt werden soll.

F. Hypertrophische Tuberkuloseformen.

Darunter sind verschiedene fibrös-granulomatöse unspezifische, oft tumorartige Bildungen zusammenzufassen, bei welchen vorherrschend hyperplastische Gewebsbildungen mit spärlicher Untermengung typischer produktiver Tuberkeln vorliegen. Hierher zählen hypertrophische Larynxtuberkulose, von welcher schon vorher kurz gesprochen wurde, polypöse Wucherungen der Schleimhaut der Nase, Stimmbänder, des Darmes und der sogenannte Ileocoecaltumor. Gemeinsam ist die luxurierende Wucherung des Bindegewebes und der epithelialen Elemente. Die spezifischen Veränderungen treten oft so stark in den Hintergrund, daß sie beispielsweise bei Probeexzisionen leicht übersehen werden können. Die Beantwortung der Frage, wie diese Reaktionsart zu erklären wäre, beantwortet H ü b s c h m a n n damit, daß möglicherweise der spezifisch-tuberkulöse Anteil erst sekundär entstehe. Andererseits zieht er einen stark positiv allergischen Zustand des Organismus und eine vorher hyperplastische Schleimhaut in Erwägung. Doch ist dies wohl nur eine Vermutung. An und für sich ist zu betonen, daß derartige Gewebsbildungen auch auf Grund anderweitiger, vornehmlich infektiöser Reizwirkungen zustande kommen (Kondylome!), so daß der primäre tuberkulöse Reiz dafür auch anzunehmen ist.

Der *Ileocoecaltumor,* der zu Verwechslungen mit Neoplasmen Anlaß geben kann, entspricht in seiner Zusammensetzung hyperplastischem, narbigem Gewebe, reichlich unspezifischen entzündlichen Gewebsveränderungen, Schleimhauthyperplasie und nur geringfügiger Beimischung spezifisch-tuberkulöser Gewebsveränderungen. Er wirkt zumeist stenosierend. Öfters ist er eine isolierte chronische Organtuberkulose und ein alter primärer Herd der einzige sonstige Befund tuberkulöser Veränderungen des Körpers. In diese Gruppe hypertrophischer Tuberkulosen wären auch Lymphknotenerkrankungen, besonders der Hals-Axillar- und Inguinalknotenpakete, zu zählen, die Hühnerei-, ja Nierengröße erreichen, sich nur langsam vergrößern und durch Jahre stationär bleiben und verhärten. Auch hier steht fibrös-hyaline Wucherung im Vordergrund, Verkäsung ist selten, Erweichung fehlt (*Typus* B e s n i e r - B o e c k). D r e ß l e r hält diese Form für konstitutionell bedingt.

Das Ergebnis einer Rückschau auf unsere Kenntnisse und Ansichten ist nochmals kurz zusammengefaßt, daß pathologisch-anatomisch gleiche, aber quantitativ jeweils verschieden beteiligte Grundvorgänge in Abhängigkeit von gewebs- und organeigentümlicher Reaktion sowie von immunbiologischen Einflüssen das morphologisch-differente anatomische Bild der Tuberkulose formen. Die *Bezeichnung Tuberkulose* ist eine altüberbrachte und eingewurzelte, die nach A s c h o f f s Vorschlag gegen die Bezeichnung *Phthise* ausgetauscht werden sollte. Phthise (von φθίνω abgeleitet = ich vernichte) ist aber ein *Endergebnis,* welches diesfalls, wie wir wissen, ebenso durch exsudative wie durch produktive Vorgänge endlich herbeigeführt wird. Bei der Unmöglichkeit, alle die Reaktionsart bestimmenden Momente mit einem Wort zusammenzufassen, sollte die altübliche Bezeichnung Tuberkulose als Allgemeinbezeichnung des Krankheitsvorganges beibehalten werden und in leichter Abänderung die von G r a e f f gegebene Unterteilung empfohlen werden, die dem Anatomen und dem Kliniker in gleicher Weise dient, rasch den jeweils vorliegenden Prozeß in seinen wesentlichen anatomischen Zügen zu erkennen.

Darnach wären zu unterscheiden der

> Primärkomplex,
> die generalisierte Miliartuberkulose,
> lobäre und lobuläre exsudative (verkäsende) Tuberkulose,
> käsig-kavernöse Phthise,
> azino-nodöse Tuberkulose,
> azino-nodöse Phthise (kavernös),
> zirrhotische Tuberkulose.

Damit sind alle typisch wiederkehrenden Verlaufsformen und ihre Dignität gekennzeichnet. Was die sonst von Klinikern und Röntgenologen eingeführten Sonderbezeichnungen, wie etwa Epituberkulose, Frühinfiltrat, Frühkaverne usw., anbelangt, so handelt es sich sicher um brauchbare Kurzbezeichnungen im klinischen Verkehr. Doch entsprechen sie nicht pathologisch-anatomisch gut umgrenzten und feststehenden Erscheinungsformen, so daß sie für eine Aufnahme in ein Krankheitsschema nicht in Betracht kommen.

Die letzte Frage lautet: Wann können, sollen oder dürfen wir pathologisch-anatomisch betrachtet bei der Tuberkulose von *Heilung* sprechen? Die Frage ist von diesem Gesichtspunkt aus kaum zu beantworten. Denn Überleitung zu lokalem Stillstand und Heilung decken sich nicht. Wo oder wann produktive Fibrose noch als Reaktionsart auf die schädigende Noxe anzusehen ist oder bereits der reparatorische Vorgang beginnt, ist bei der Sachlage schwer entscheidbar. In der unspezifischen Kapselbildung um Primärherde oder um sekundäre Verkäsungsherde, in der bindegewebigen Substitution einfacher oder konglomerierter Tuberkeln kann man wohl relativ vorteilhafte Vorgänge sehen, doch schließen sie die Möglichkeit der lokalen Exazerbation nicht aus, so daß sie nicht biologische Heilung (Sterilisation) bedeuten. Der „Heilungsvorgang", der unzweifelhaft, soweit das Mesenchym dazu beiträgt, unter konstitutionellem Einfluß steht und zur Fibrose, sklerosierenden Narbe oder Schwiele, Verkreidung, Verkalkung oder Verknöcherung führt, erweitert oft das pathologische Krankheitsbild. Vesikuläres und interstitielles Emphysem bei kindlicher Miliartuberkulose, schweres substantielles Emphysem beim Erwachsenen, Narbenschrumpfungen im Lungenparenchym oder im Bronchiallumen, Narbenstenose des Darmes, Schwielenbildungen und Verwachsungen bei Serosatuberkulosen, Aneurysmabildung in der tuberkulösen Kaverne, anthrakotische Verhärtungen und Durchbrüche und ähnliche Veränderungen sind die unmittelbaren Folgen der „Ausheilungsvorgänge". Sie steigern aber die Mannigfaltigkeit des anatomischen Krankheitsbildes oder ändern es, ja sie werden auch direkt oder indirekt Ursache des sekundären Tuberkulosetodes, so daß sich die Zweckmäßigkeit solcher Ausheilungen nicht unbedingt behaupten läßt. Der Beitrag, welchen anatomische Vorgänge zur Heilung liefern können, ist gering, ja zum Teil problematisch. Auch Resorption perifokaler Ausschwitzungen ist noch nicht Heilung, sowie Einschmelzung von Käsemassen und Entleerung durch drainierende Bronchien nicht Heilung im anatomischen Sinn bedeuten. Über *Reparation* kommt die natürliche Abwehr nicht hinaus. Die Exazerbation droht eben auch bei sogenannter anatomischer Heilung. Fragt man, was daran Schuld trägt, so ist es wohl der Mangel der Bildung einer wirklichen Immunität und andererseits die Erscheinung der richtig verstandenen Allergie. So bleibt in der Abwehr der Organismus auf seine (vorhandene oder fehlende) natürliche Resistenz angewiesen, die letzten Endes in der individuellen Konstitution inbegriffen ist. Die therapeutischen Möglichkeiten einer Heilung der Tuberkulose zu entscheiden, ist aber nicht die Sache der pathologischen Anatomie.

Der Gang der Untersuchung.

I. Die Anamnese.

Die anamnestischen Angaben des Patienten sind für die Diagnose der Lungentuberkulose fast in allen Fällen von außerordentlicher Wichtigkeit. Jeder erfahrene Phthisiologe wird mir beistimmen, wenn ich behaupte, daß bei einem erheblichen Teil der Kranken, die wir in der Sprechstunde zu sehen Gelegenheit haben, oft nach einer kurzen Schilderung, die der Patient von seinen Beschwerden gibt, für uns das Urteil, ob wir es mit einer ernsten tuberkulösen Erkrankung, einer solchen geringfügiger und gutartiger Natur, oder einem banalen Katarrh der oberen Luftwege zu tun haben, so ziemlich schon feststeht. Ich nehme hier etwa die so vielfältigen Beschwerden der an einer chronisch-rezidivierenden Pleuritis oder gar nur einer rheumatischen oder neuritischen Erkrankung im Bereich des Thorax leidenden Kranken gegenüber der manchmal fast negativen Anamnese der beginnenden Phthise vorweg. Es wäre aber völlig falsch, aus dieser Bemerkung etwa den Schluß ableiten zu wollen, daß nicht eine exakte Anamnese auf jeden Fall von größter Wichtigkeit für die Diagnose, insbesonders auch für die Differentialdiagnose gegenüber nichttuberkulösen Erkrankungen ist. Zweckmäßigerweise wird man sich an ein bestimmtes Schema halten.

1. Familien-Anamnese: Bekanntlich spielt die Infektion innerhalb der Familie eine eminente Rolle bei der Erwerbung einer tuberkulösen Erkrankung. Wir werden daher genaue Angaben über die Todesursache und etwaige Lungen- oder sonstige tuberkulöse Erkrankungen der Vorfahren und Geschwister der Erkrankten verlangen müssen, natürlich auch über Ehegatten und Kinder. Gar nicht so selten deckt erst der letale Verlauf einer kindlichen Meningitis tuberculosa die Infektionsquelle innerhalb der Familie auf und nicht immer werden die Kinder von den Eltern angesteckt, auch erwachsene Söhne und Töchter, die auswärts ihre Tuberkulose akquiriert haben, können dann ihre Eltern damit anstecken. Vielfach wird man auch auf die im gemeinsamen Haushalt lebenden Großeltern und sonstigen Verwandten sein Augenmerk richten müssen. Gerade die Großeltern sind oft unerkannte Infektionsquellen, wenn sich hinter ihrem, auf einer vermeintlichen Emphysembronchitis beruhenden Altershusten eine Greisentuberkulose verbirgt. Bei der Aufnahme der Familienanamnese ist das Alter des Patienten zur Zeit des Todes oder des vermutlichen Zeitpunktes des Auftretens eines offen-tuberkulösen Prozesses dieses Familienmitgliedes festzustellen, denn es ist für die Beurteilung eines Falles durchaus nicht gleichgültig, ob eine massive Infektion im Kindesalter oder etwa erst nach der Pubertät stattgefunden hat. Auch soll womöglich festgestellt werden, ob der Kontakt mit dem Infektionsträger ein inniger oder loser war, etwa langdauernde

Pflege eines schwerkranken Elternteiles, gemeinsame Schlafzimmer und anderes. Daß die Anamnese aber auch bei familiärer Infektion ganz im Stiche lassen kann, das zeigen ja die Erfahrungen der Tuberkulose-Fürsorgestellen, deren Aufgabe es ist, bei Bekanntwerden eines Falles von offener Lungentuberkulose die Umgebung des Kranken zu untersuchen. Da zeigt sich ja nun nicht so selten, daß das Bestehen einer offenen Tuberkulose nicht nur den Familienmitgliedern, sondern auch dem Kranken selbst bisher verborgen geblieben sein kann.

2. Ergibt die Familien-Anamnese keinen Anhaltspunkt für die Eruierung der Infektionsmöglichkeit, wird man nicht verabsäumen, einerseits auf sonstige Wohngenossen wie Untermieter, in wohlhabenderen Kreisen auch an das Dienstpersonal, zu denken, andererseits aber auch an jenen Personenkreis, mit denen der Erkrankte in näheren Kontakt zu kommen pflegt, wie Braut und Bräutigam, Freund oder Freundin und Arbeitskollegen.

3. Die Schädlichkeiten des Berufes erfordern unsere Aufmerksamkeit in der gleichen Weise wie jene der sonstigen Lebensgewohnheiten: Einatmen von Staub und Rauch allerlei Art (Metall, Stein, Kohle, Säure, Dämpfe, Straßenstaub, Tabak), Exzesse in baccho et venere; übermäßige Sportausübung, Unterernährung, psychische Traumen, schlechte Wohnverhältnisse.

4. Tuberkulöse Antecedentien besonders in der Kindheit: hieher gehört ein Zurückbleiben in der Entwicklung, Schwächlichkeit, Blässe, mangelnde Eßlust, besonders aber Erscheinungen von Conjunctivitis ekzematosa, Drüsenschwellungen besonders am Hals, skrofulöse Hauterscheinungen.

5. Frühere Erkrankungen: Infektionskrankheiten in der Kindheit, sonstige Infektionskrankheiten wie Malaria, Typhus, Lues. Ein besonderes Augenmerk ist natürlich den Erscheinungen der Lunge, auch denen nichtspezifischer Natur, zuzuwenden. Freilich darf man sich da nicht begnügen, einfach die vom Patienten genannte Diagnose kritiklos zu übernehmen, denn nur zu oft verbirgt sich hinter einer Grippe, Influenza oder einer Lungenentzündung bereits die erste Manifestation der tuberkulösen Erkrankung. Man darf sich die Mühe nicht verdrießen lassen, auf die Symptomatologie der genannten Erkrankungen näher einzugehen und durch Fragen herauszubringen, ob etwa die angebliche Lungenentzündung wirklich die Zeichen des typischen Verlaufes, Beginn mit Schüttelfrost und hohem Fieber, Herpes labialis, rubiginöses Sputum, kritische Entfieberung, relativ schnelle Rekonvaleszenz, oder etwa schleichend begonnen hat und einen sehr protrahierten Verlauf aufwies. In letzterem Fall wird man berechtigte Zweifel an der Diagnose Pneumonie hegen und eine spezifische Erkrankung in den Bereich der Möglichkeit ziehen dürfen. Besonders gilt das von der so ungemein häufig angegebenen Erkrankung „Lungen- und Rippenfellentzündung mit Exsudat", da handelt es sich wohl meistens nicht um eine Pneumonie mit begleitendem unspezifischen Exsudat oder gar Empyem, es wäre denn, daß eine Thorakozentese-Narbe die Empyemdiagnose sehr wahrscheinlich annehmen ließe, sondern um eine exsudative Pleuritis spezifischer Natur. Gerade jede Angabe über Rippenfellentzündung oder Reizung bedarf einer genaueren Beschreibung bzw. Fragestellung, insbesondere ob trockener oder feuchter, ob fieberhafter oder afebriler Verlauf, ob eine Punktion bzw. Probepunktion vorgenommen wurde. Letztere vorzunehmen wird wohl bei einem Spitalsaufenthalt kaum je verabsäumt werden, wenn es sich um ein Exsudat handelt. Mit einigem Mißtrauen muß man allerdings der Diagnose „trockene Rippenfellentzündung oder Reizung" schon begegnen, denn erfahrungsgemäß wird diese Diagnose nur allzuleicht gestellt, wenn Schmerzen im Rücken beklagt werden; denn nur zu leicht kann ein Atelektaseknistern oder eine kardiale Stauung im kleinen Kreislauf und anderes mit pleuralem Reiben verwechselt werden. Daß eine

Grippe oder Influenza nur allzuoft mit einer beginnenden Phthise verwechselt wird, sei schon jetzt bemerkt, worauf später noch zurückgekommen wird.

Natürlich sind auch sonstige Erkrankungen zu berücksichtigen, so besonders angeblich nervöse Beschwerden, hinter denen sich nicht selten relativ gutartige tuberkulöse Manifestationen verbergen. Man soll nicht verabsäumen, auch der Stimmungslage des Patienten einige Beachtung zu schenken, denn es ist nicht so selten, daß sonst ausgeglichene Menschen unter dem Einfluß der Erkrankung reizbar werden und ein verstimmtes Wesen aufweisen, das in äußeren Ursachen keine rechte Erklärung findet, mögen auch die Veranlassungen heute hierzu dicht gesät sein.

6. Bei Erhebung der Anamnese ist naturgemäß auf die vom Patienten angegebenen tuberkulösen Erkrankungen pulmonaler und extrapulmonaler Natur genau einzugehen. Man begnüge sich da nicht mit der so häufigen Diagnose „Lungenspitzenkatarrh", sondern forsche nach, ob es sich um einen fieberhaften, subfebrilen oder afebrilen Verlauf gehandelt hat, ob eine Sputumuntersuchung stattgefunden hat und wie deren Ergebnis war, wie die Senkungsreaktion ausgefallen ist, welche Therapie eingeleitet wurde. Diese Angaben wird man von Patienten, deren Leiden schon länger zurückliegen und die in Spitälern oder Heilstätten waren, meist recht vollständig bekommen, ja vielfach sind sie auch über das Ergebnis der Röntgenuntersuchungen ziemlich genau im Bilde, bzw. verfügen sie über Abschriften der betreffenden Befunde. Bei solchen Patienten wäre es oft sehr wünschenswert, nicht nur die Röntgenbefunde, sondern auch alle aufgenommenen Lungenfilme zur Beurteilung des Weiterschreitens des tuberkulösen Prozesses zur Hand zu haben; das ist leider nur bei einem kleinen Teil, meist bemittelter Kranker, der Fall, während sich bei der Mehrzahl unserer Patienten die aufgenommenen Filme teils beim Röntgenologen, teils beim praktischen oder Facharzt, teils in Krankenabteilungen oder Heilstätten verstreut befinden. Es wäre anzustreben, daß dieser Zustand in irgend einer Form durch einen solchen abgelöst werde, bei dem sämtliche Filme, sei es in der Verwahrung des Kranken selbst, oder einer Zentralstelle, z. B. der Tuberkulosenfürsorgestelle, aufbewahrt, zur Verfügung des jeweils behandelnden Arztes oder der Anstalt ständen.

Keines der subjektiven Symptome, die wir bei der Lungentuberkulose anzutreffen pflegen, kann als für diese Erkrankung ausschließlich pathognomonisch gewertet werden. Die Erscheinungen einer gestörten vegetativen Regulation wie Appetitlosigkeit, Nachtschweiße, Mattigkeit, Atemnot, Schmerzen verschiedenster Art, Störungen des Allgemeinbefindens, insbesondere auch die Gewichtsabnahme können selbstverständlich bei einer ganzen Reihe von sonstigen Erkrankungen gefunden werden. Das gleiche gilt auch vom Husten, dem Auswurf und auch von der Hämoptoe; darüber später noch mehr. Alle diese Symptome sind natürlich für die Beurteilung der Aktivität eines spezifischen Prozesses ebenso wie die Temperatur von Wichtigkeit. Aber man wird aus einem Symptom allein nicht ohne weiteres auf die Aktivität eines Prozesses schließen dürfen. Das Vorliegen einer anderen Erkrankung schließt natürlich das Auftreten eines tuberkulösen Prozesses keineswegs aus. Doch bestehen zweifelsohne Beziehungen in der Anfälligkeit gegenüber Tuberkulose. Man bezeichnet jene Erkrankungen, die sozusagen in einem Schrittmacherverhältnis zur Tuberkulose stehen, als *Syntropiekrankheiten*. Zu diesen zählen kongenitale Vitien, der Diabetes, die Silikose, die Schizophrenie, auch das Ulcus ventriculi et duodeni, im Kindesalter Masern und Keuchhusten. Als *Dystropiekrankheiten* aber gelten jene, bei denen ein gleichzeitiges Vorkommen mit der Tuberkulose zu den Ausnahmen gehört. An die Spitze möchte ich hier die perniciöse Anämie stellen; ich konnte wenigstens noch niemals ein gleichzeitiges Vorkommen beider Erkrankungen zu Gesicht bekommen. Das Heer der Dystropiekrankheiten ist weitaus größer als das der Syntropiekrankheiten, das Ausschließungsverhältnis allerdings kein absolutes, überdies die Ansicht der Autoren hier durchaus keine einheitliche. So möchte ich nach eigener Erfahrung Mitralvitien, septische Prozesse einschließlich der Endokarditis, Gefäßerkrankungen wie Hypertonie, Angina pectoris, dann die Steinerkrankungen (Galle, Niere), die Gicht als wichtigste anführen, während ich den allergischen Erkrankungen, wie Gelenksrheumatismus, Heuasthma, Asthma bronchiale, nicht die gleiche Rolle zusprechen möchte.

II. Inspektion.

Bekommen wir erstmalig einen Patienten zu sehen, der an einem tuberkulösen oder tuberkuloseverdächtigen Leiden erkrankt ist, so wird schon der Umstand, ob sich der Kranke in unserer Sprechstunde einfindet, oder ob wir zu ihm gerufen werden, ihn daheim im Bette liegend finden, oder doch in nicht ausgangsfähigem Zustand, einen gewissen Anhaltspunkt für die Art der Erkrankung geben. Ich will von jenen Fällen absehen, bei denen eine schon weit fortgeschrittene Phthise der Grund der Bettlägerigkeit ist, da werden Diagnose und Prognose kaum nennenswerte Schwierigkeiten bieten. Freilich mag da auch gelegentlich die Differentialdiagnose gegenüber dem Bronchuscarcinom und anderem in Frage kommen. Allerdings gibt es auch überängstliche Naturen, die sich von der Harmlosigkeit ihres Leidens nicht überzeugen lassen wollen; so behandelte ich einst einen jungen Mann mit einer chronisch-rezidivierenden Pleuritis sicca, der sich nicht entschließen wollte, das Bett zu verlassen und schon gar nicht seine Wohnung, da er einige Zehntelgrade über 37 der Thermometerablesung entnahm. Solchen Kranken müßte man eigentlich die Temperaturmessungen überhaupt verbieten, sowie man sich von der Gutartigkeit des Prozesses mit Sicherheit überzeugt hat.

Was nun beginnende Lungenprozesse anbelangt, so ist es bemerkenswert, daß Grippe und Pneumonie viel mehr das Allgemeinbefinden beeinträchtigen und den Patienten ans Bett fesseln, als mit gleich hohem Fieber einhergehende phthisische Prozesse, eine Regel, die natürlich nicht ohne Ausnahme bleibt, denn wer hätte nicht schon öfters in der Sprechstunde bei ambulanten Kranken das Bestehen eines pneumonischen Prozesses feststellen müssen? Bei dieser Gelegenheit möchte ich auf einen in praxi wichtigen Umstand aufmerksam machen, der gelegentlich den Arzt mit der mehr weniger vorhandenen Ängstlichkeit des Patienten in Konflikt bringen kann. Zur Klärung eines fieberhaften Zustandes bei Verdacht auf pulmonale Erkrankung ist eine Röntgenuntersuchung vielfach unerläßlich. Können wir nun einen fiebernden Phthisiker veranlassen, sein Krankenbett zu verlassen, um die Ordination des Röntgenologen aufzusuchen, oder ist dies für den Krankheitsprozeß gefahrvoll? Meiner Überzeugung nach ist hier eine allzu große Ängstlichkeit nicht am Platze, ich kann mich nicht erinnern, durch Außerachtlassung des Grundsatzes, daß ein fiebernder Kranker das Bett nicht zu verlassen habe, wie dies insbesonders Laien vielleicht bedenklich erscheinen mag, jemals ernstlichen Schaden angerichtet zu haben. Freilich wird man es vermeiden müssen, den Kranken zu starken Temperaturschwankungen oder besonders widrigen Wetterunbilden auszusetzen, wozu zu bemerken wäre, daß man ihn auch nicht aus übertriebener Vorsicht so warm bekleiden lassen soll, daß er unvermeidlich in stärkere Transpiration gerät.

Bei der Betrachtung des Kranken wenden wir unser Augenmerk zuerst seiner *allgemeinen Konstitution* zu. Daß konstitutionelle Momente neben dem Erreger, seiner Menge und Virulenz bei der Entwicklung der Tuberkulose im Organismus eine bedeutende Rolle spielen, steht ja wohl außer Zweifel, wenn wir auch hier noch nicht allzutief in die Zusammenhänge eingedrungen sind. Am wertvollsten haben sich hier auf erbbiologischem Gebiet die Untersuchungen von V e r s c h u e r und D i e h l erwiesen, die das Verhalten des Verlaufes der Tuberkulose vergleichsweise bei eineiigen und zweieiigen Zwillingen untersuchten. Während bei eineiigen Zwillingen sehr häufig das gleiche pathologische Erscheinungsbild in Gruppen der Tbc-Spätformen anzutreffen war, ließen zweieiige Paare solches oft vermissen. Auch bezüglich der Erkrankung an Tuberkulose überhaupt konnte bei eineiigen Zwillingen insoferne ein viel konstanteres Verhalten aufgezeigt werden, als diese zu zwei Drittel ein solches zeigten, zweieiige hingegen nur in 25% Übereinstimmung aufwiesen. Auch die Tierversuche von D i e h l an Kaninchensippen ließen erkennen, daß bestimmte Verlaufsformen von Tuberkulose offenbar erblich bedingt sind. Durch diese Untersuchungen scheint es erwiesen, daß eine erbliche Veranlagung nicht nur für Erkrankungen an Tuberkulose überhaupt, sondern auch für eine bestimmte Verlaufsform derselben gegeben ist.

Es erhebt sich nun die Frage, inwieweit die Konstitution eines Menschen für den Verlauf einer akquirierten Tuberkulose eine entscheidende Rolle spielt. Betrachten wir die verschiedenen Konstitutionstypen, so mag vorerst die S i g a u d sche Einteilung in den respiratorischen, den digestiven, zerebralen und muskulären Typ zur Betrachtung für unsere Zwecke herangezogen werden. Unter diesen sind es vorzugsweise der respiratorische und zerebrale, die bei Lungentuberkulose vorwiegend angetroffen werden; ersterer durch ein besonderes Hervortreten des mittleren Gesichtsdrittels zwischen Nasenwurzel und Nasenbasis, eine mächtige Entwicklung des bis nahe an den Darmbeinkamm herantretenden Thorax, der andere durch ein Überwiegen des oberen Gesichtsdrittels, wobei der Kopf Pyramidenform mit der Basis am Scheitel und der Spitze am Kinn aufweist, der muskelschwache Körper aber zart ist. Im Gegensatz zu diesen beiden Typen sind die Träger des digestiven Typus charakterisiert durch ein besonders mächtiges unteres Gesichtsdrittel und breitausladende kräftige Unterkiefer, so daß das Gesicht eine umgekehrte Pyramide mit der Spitze am Scheitel und der Basis am Kinn darstellt, wobei ein langes und breites Abdomen mit kurzem Brustkorb und stumpfem epigastrischem Winkel bei reichlichem Fettpolster vorwaltet, der muskuläre Typ aber zeigt ein proportional gebautes Individuum mit quadratischem Gesicht und mächtiger Muskulatur. Diese beiden letzteren erkranken ungleich seltener an Lungentuberkulose.

Eine andere Einteilung der Konstitutionstypen nach ihrer Körperform verdanken wir K r e t s c h m e r. Er teilt die Menschen in cyklothyme und schizothyme ein. Während die erste Gruppe mit pyknischem Habitus weitaus seltener an Lungentuberkulose erkrankt, weisen die schizothymen mit ihrem häufig asthenischen Habitus einen viel größeren Anteil an dieser Erkrankung auf.

Sehr eingehend hat sich K l a r e mit den Erscheinungen konstitutioneller Eigenschaften und ihrer Beziehung zum Ablauf der Tuberkulose befaßt und hat vor allem dem lymphatisch-exsudativen Reiztyp eine Abwehrbereitschaft gegen Tuberkulose zugesprochen. K l a r e betrachtet das Vorhandensein bestimmter Anfälligkeiten, wie Migräneneigung, Asthma, Heuschnupfen, rheumatische und allergische Erkrankungen, dann manche Erkrankungen der Haut und Schleimhäute als Begleiterscheinungen der reizbaren Konstitution und ihr

Vorhandensein als prognostisch günstig für den Verlauf tuberkulöser Erkrankungen, sowie etwa auch häufige Anginen. Unter den konstitutionellen Eigenschaften des Körpers sollen nach K l a r e s Auffassung Menschen mit blonden Haaren, blauen Augen und zarter Haut, hyperplastischen Lymphknoten und vergrößerten Tonsillen und bestehender Vasolabilität (Dermographismus) der Tuberkuloseinfektion mehr Widerstand entgegensetzen.

Daß auch dem vegetativen Nervensystem eine Rolle in den konstitutionellen Merkmalen hinsichtlich des Tuberkuloseablaufes zukommt, dürfte wohl nicht von der Hand zu weisen sein. Im allgemeinen finden wir unter den Tuberkulosekranken mehr Sympathikotoniker als Vagotoniker. Aber hier erhebt sich schon gleich die Frage, ob wir dieses Moment, das Vorliegen einer Vagotonie oder Sympathikotonie als konstitutionell betrachten dürfen, ob wir nicht vielmehr die tuberkulöse Erkrankung, die ja besonders schon in ihren Anfängen sich im Mediastinum abzuspielen beginnt, die Erkrankung der tracheobronchialen Lymphknoten und das Übergreifen des Prozesses auf den Vagus als das primäre und die Symptome der Vagotonie bzw. Sympathikotonie als sekundäre Erscheinungen zu betrachten haben. Und eine ähnliche Überlegung möchte ich auch bezüglich der Erscheinung des asthenischen Habitus angestellt sehen. Es ist ja auf Grund vielfacher Untersuchungen erwiesen, daß Menschen mit asthenischem Körperbau in größerer Anzahl an Tuberkulose sterben, aber es ist nicht erwiesen, daß diese Körperform auch wirklich das primäre Moment darstellt, daß sie nicht etwa bedingt ist durch eine in der Jugend akquirierte Tuberkulose, die in der Folge der Entwicklung des Skeletts ihren Stempel aufgedrückt hat. Beweisend wären Untersuchungen an jugendlichen Asthenikern durch Feststellung ihrer Tuberkulosefreiheit mit Hilfe von Tuberkulin und Eruierung des Prozentsatzes der später an Tuberkulose erkrankten im Verhältnis zu tuberkulosefreien Nichtasthenikern der gleichen Altersstufe. Meines Wissens sind aber derartige Untersuchungen bisher nicht angestellt worden. Daß Erkrankungen an Tuberkulose sehr wohl auch das Knochenwachstum beeinflussen können, dafür sprechen die Beobachtungen A b e l s, daß bei in frühester Jugend einsetzenden tuberkulösen Infekten die ständige Toxinreizung der Appositionslinien der kindlichen Epiphysen zu einem vermehrten Längenwachstum führt, eine Auffassung, die auch P e i s e r vertritt. Daß der asthenische Habitus die Folge der tuberkulösen Infektion sei, hat übrigens schon C o r n e t, auch K u t h y geäußert, auch von H a y e k und F. v. M ü l l e r wurde einer gleichen Auffassung Ausdruck gegeben.

Ich habe 1926 mit K. P. v. E i s e l s b e r g in einer Untersuchungsreihe darauf hingewiesen, daß man diese Körperform gerade bei jenen Tuberkulösen antreffen kann, die eine frühe Tbc-Infektion akquiriert haben, ohne daß dieselbe sogleich zur Ausheilung gelangt wäre, so daß auch wir uns dieser Auffassung anschließen mußten. Allerdings darf nicht übersehen werden, daß der asthenische Habitus keine einheitliche Erscheinungsform etwa in pathogenetischem Sinne ist, vielmehr auch ein einfaches Rassenmerkmal. Wie W e n c k e b a c h nämlich gezeigt hat, unterliegen Völkerstämme wie die Friesen mit asthenischem Habitus weniger der Tuberkulose als die breitbrüstigen Elsässer. Es ist nicht immer einfach zu entscheiden, ob bei vorgeschrittener Phthise mit höhergradiger Abmagerung der nun als schmalbrüstig zu bezeichnende Thorax vor Akquisition der Erkrankung als asthenischer anzusehen war. Aus Vorstehendem geht wohl hervor, mit welcher Reserve man das Vorliegen einer asthenischen Thoraxform, als deren charakteristischestes Merkmal sich der spitze epigastrische Winkel ansehen läßt, für Diagnose und Prognose der Lungentuberkulose zu bewerten hat.

„Tuberculosis hereditaria pessima." Diese aus alter Zeit stammende Auffassung muß wohl heute als völlig abwegig angesehen werden. Daß eine echte intra-uterine Übertragung von Tuberkulose vorkommt, ist ja bekannt, aber derartige Säuglinge sind nicht als lebensfähig zu betrachten und erliegen bald ihrer Infektion. Will man bei dem Begriff hereditär bleiben, so muß man also die von den Eltern durch Infektion nach der Geburt akquirierte Tuberkulose in Kauf nehmen. Da ist es freilich richtig, daß massive Infektionen, die den Säugling befallen, eine üble Prognose geben. Vielfach wird es darauf ankommen, wie massiv diese Infektion, die das Kind in seinen späteren Lebensjahren trifft, ist. Eine geringgradige oder sogenannte paucibacilläre Infektion, die sich auf längere Zeiträume erstreckt, kann zu einer entsprechenden Abwehr des Organismus und einer relativen Immunität gegen weitere nicht zu massive Infektionen führen. Wir wissen ja, daß Großstädter aus durchseuchtem Milieu einer auch massiveren Infektion mehr Widerstand entgegenzusetzen haben, daß bei ihnen die Tuberkulose als chronische Infektionskrankheit verläuft, während Personen, die aus völlig tuberkulosefreiem Milieu stammen und die einer massiven Infektion ausgesetzt sind, unter den Erscheinungen der mehr akuten Tuberkulose rasch dahinsiechen können. Es ist auch nach meiner Erfahrung die sogenannte hereditäre Belastung durchaus nicht als ein prognostisch ungünstiges Moment zu betrachten. Inwieweit dem gesund geborenen Säugling tuberkulöser Eltern bereits gewisse immunisatorische Eigenschaften als angeboren mit in die Wiege gelegt werden, ist ein durchaus ungeklärtes Problem.

Um weiterhin beim S k e l e t t zu bleiben, so ist natürlich dem Thorax das vorzüglichste Augenmerk zuzuwenden. Nebst seiner Form, ob normal, asthenisch oder faßförmig, sind besonders die Asymmetrien zu berücksichtigen, zumal diese den Perkussionsbefund nennenswert beeinflussen können. Wir werden hier am besten vorerst die Wirbelsäule betrachten, um Abweichungen derselben im Sinne der Kyphose und Lordose einerseits, der Skoliose andererseits, festzustellen. Diese können bekanntlich durch rhachitische Veränderungen in der Jugend hervorgerufen werden, während es im höheren Alter Gelenksveränderungen sind, die zur stärkeren Kyphose der Wirbelsäule den Grund geben; aber auch traumatische Veränderungen durch Fraktur der Rippen oder der Clavicula durch Luxationen derselben. Jedes Abweichen der Wirbelsäule von der Geraden beeinflußt die Konfiguration der Rippenkrümmung in dem Sinne, daß auf der konvexen Seite einer Skoliose es zu einer stärkeren Krümmung, auf der konkaven zu einer Abflachung derselben kommt. Diese Asymmetrie an der hinteren Thoraxwand wird kompensiert durch eine gegenläufige Änderung der Rippenkrümmung an der vorderen Brustwand, die der Inspektion aber viel weniger leicht zugänglich ist als an der Hinterwand, sich aber bei der vergleichenden Perkussion zwischen links und rechts zu erkennen gibt. Wir werden also bei einer sinistro-konvexen Skoliose im Bereich der oberen Brustwirbelsäule eine Dämpfung links hinten oben und rechts vorne oben finden. Wird diese Skoliose — wie häufig — durch eine dextrokonvexe Skoliose im Bereich der unteren Brustwirbelsäule ausgeglichen, so werden wir rechts hinten unten eine hiedurch bedingte Schallverkürzung feststellen können, während links vorne unten die normale Herzdämpfung deren Nachweis nicht gestattet. Daß geringe Abweichungen der Wirbelsäule von der Geraden in den Bereich des Physiologischen gehören und hiedurch auch kaum Dämpfungen verursachen, ist ja wohl bekannt und findet zwanglos seine Erklärung durch den Umstand, daß die stärker entwickelte Muskulatur der rechten Seite (Rechtshänder) die Konfiguration der Wirbelsäule beeinflussen kann. Nicht übersehen werden dürfen gelegentlich vorkommende Halsrippen, die, insbesondere wenn sie einseitig sind, unser Perkussionsergebnis durch Vortäuschung einer Dämpfung beeinflussen können.

Ebenso wichtig sind zumindest auch jene Asymmetrien des Thorax, die durch pathologische Prozesse innerhalb der Brusthöhle verursacht werden. Nicht nur schrumpfende pleurale Prozesse führen zu einer Einengung des Thorax und Verziehung der Mediastinalorgane in die kranke Seite, sondern auch destruktive Lungenprozesse haben denselben Effekt; erstere mehr in den basalen, letztere in den Spitzenpartien. Aber auch atelektatische Erscheinungen der Lunge, wie sie durch Druck mediastinaler Drüsenprozesse auf die Bronchien, oder im Bronchus sich entwickelnder Carcinome verursacht werden, führen zu Schrumpfungserscheinungen des Thorax, die sich wieder rückbilden können, wenn die Bronchusstenose und damit die Atelektase verschwindet, sei es, daß die mediastinalen Drüsen abschwellen, oder das Carcinom in Zerfall übergeht. Freilich muß nicht immer die stärker vorgewölbte Seite die normale und die scheinbar geschrumpfte die kranke sein, denn ein frisches pleurales Exsudat oder ein Spontanpneumothorax, ja auch manchmal ein künstlicher Pneumothorax wird zu einer Ausweitung der betreffenden Thoraxhälfte führen. Man wird sich unschwer Rechenschaft darüber geben können, welche Seite nun die pathologisch veränderte ist, indem man den Patienten tief atmen läßt und nachsieht, welche Seite nun bei der Atmung zurückbleibt, wobei man zweckmäßigerweise beide Hände von hintenher an den unteren Thorax flach anlegt. Denn das Zurückbleiben einer Seite bei der Atmung wird bei der Palpation oft viel deutlicher als bei der Inspektion wahrgenommen.

Die Haut. Bekommt man einen Tuberkulosekranken erstmalig zu Gesicht, so hat es immer etwas Mißliches an sich, wenn dies bei künstlicher Beleuchtung und nicht bei Tageslicht erfolgt, denn das Kolorit der Haut ist oft ein so charakteristisches, daß aus ihm allein schon mit großer Wahrscheinlichkeit die Diagnose eines phthisischen Lungenprozesses gestellt werden kann. Und das ist oft bei künstlicher Beleuchtung viel schwerer zu erkennen als bei natürlichem Licht. Zu der für die beginnende Phthise so charakteristischen Blässe des Gesichtes, vereint mit einer leicht hektischen Wangenröte, gesellen sich auch Symptome von seiten der Behaarung, wie auffallend lange Wimpern, ein üppiges Haupthaar, stark entwickelte Augenbrauen, die in ihrer Gesamtheit als Beauté phthisique bekannt sind. Die stärkere Rötung der Wangen wie auch die der Lippen, zu welch letzterer die gerade um den Mund so ausgeprägte Blässe in charakteristischem Gegensatz steht, ist wohl nicht als echte Cyanose aufzufassen, wofür der Umstand spricht, daß sie auch einseitig anzutreffen ist, und zwar auf der von der Phthise vorzugsweise befallenen Seite. Wir finden dieses Bild der Beauté phthisique mit der alabasterfarbenen Haut besonders bei der beginnenden Phthise. Bei länger bestehenden Prozessen gesellt sich zu diesem Hautkolorit ein bräunlicher Ton hinzu, der an die Farbe des Pfirsichs gemahnt, wobei die Haut allmählich etwas von ihrem der beginnenden Phthise eigenen Turgor einzubüßen beginnt und etwas schlaffer und welker wird. Auch wird nun allmählich die Cyanose durch den leicht violetten Ton an Wangen und Lippen unverkennbar. Man bemerkt auch bei aufmerksamer Beobachtung als Symptom derselben ein geringgradiges Nasenflügelatmen. N e u m a n n hat diesen so charakteristischen Gesichtsausdruck als *phthisischen Aspekt* bezeichnet. Es hat dies natürlich nichts mit dem phthisischen Habitus zu tun. Nicht so selten sehen wir bei weiter fortgeschrittenen phthisischen Prozessen den bräunlichen Hautton an Intensität zunehmen, den man allerdings nicht mit jenem verwechseln darf, wie wir ihn bei Hochgebirgs- und Skisportlern anzutreffen pflegen und der lediglich der stärkeren Wirkung des Ultraviolettspektrums der Sonnenstrahlung zuzuschreiben ist. Desgleichen sehen wir einen solchen auch bei lungenkranken Patienten, die längere Zeit, besonders im Winter, in einem Höhenkurort verweilten. In ähnlicher Weise sehen wir solche Veränderungen der Haut auch unter dem Einfluß künstlicher Lichtquellen, wie der Höhensonne, und es ist nicht von der Hand zu weisen, daß im allgemeinen prognostisch günstig verlaufende Fälle besser „abbrennen" als solche mit ungünstiger Prognose. Die Braunfärbung der Haut, die sich bei vorgeschrittenen Phthisen findet, im Verein mit einer leicht schmutzig-grauen Verfärbung derselben, erinnert mehr an den Morbus Addison, wenn wir auch typische Pigmentationen vor allem an der Schleimhaut des Mundes meist zu vermissen pflegen. Diese prognostisch recht ungünstige Erscheinung beruht nun zweifelsohne auf einer Insuffizienz der Nebennieren. Man findet in solchen Fällen bei der Obduktion entweder einen Schwund des Lipoids oder eine diffuse Sklerose, oder einzelne Solitärtuberkeln in den Nebennieren. Solche Fälle leiten über zum echten Morbus Addison, bei denen dann der autoptische Befund eine totale Verkäsung beider Nebennieren erkennen läßt.

Ein recht häufiges Symptom bei der Lungentuberkulose ist die *Pityriasis versicolor,* die zwar nicht durch Tuberkelbazillen bedingt ist, sondern durch die starke Schweißabsonderung der so leicht schwitzenden Tuberkulosekranken hervorgerufen wird. Auch die Pityriasis tabescentium, welche durch eine schmutzig-trockene, stark kleinschuppig-abschilfernde Haut gekennzeichnet ist, ist bei vorgeschrittener Tuberkulose nicht so selten anzutreffen, wenn sie auch keineswegs für diese Erkrankung beweisend ist.

Eine sehr umstrittene Frage stellen die Beziehungen zwischen der *Psoriasis* und der Tuberkulose dar. Ein Zusammentreffen beider Leiden ist gewiß nicht so selten zu beobachten. Als einziges Moment, das die Tuberkulose als pathogenetisch verantwortlich für diese Hauterkrankung erscheinen lassen kann, ist die Beobachtung jener Autoren anzuführen, die durch Tuberkulininjektionen eine Heilung derselben beobachtet haben wollen. Mangels eigener Erfahrungen kann ich mich zu dieser Frage nicht weiter äußern.

Im Gegensatz zu den bisher erwähnten Hauterkrankungen aber kann ein pathogenetischer Zusammenhang zwischen *Erythema nodosum* und Tuberkulose, für das vor allem klinische Beobachtungen sprechen, heute wohl kaum mehr geleugnet werden. Diese Hauterkrankung ist vor allem ein Frühsymptom der Tuberkulose; wir finden es besonders bei Erstinfekten. Ich verfüge aber immerhin schon über einige Beobachtungen, wo ein Erythema nodosum im Verlaufe einer schon längere Zeit bestehenden Phthise aufgetreten ist. Zweifelsohne scheint die Erkrankung in verschiedenen Ländern in nicht überall der gleichen Häufigkeit aufzutreten. Insbesonders in den skandinavischen Ländern kommt sie häufiger vor, als etwa bei uns oder in Deutschland, oder in den USA. Ganz allgemein ist sie unter den Frauen häufiger anzutreffen als unter den Männern. S c h e e l (Oslo) beobachtete unter 229 Erstinfekten 202 Fälle von Erythema nodosum. L e i t n e r (Schweiz) ein solches etwa unter einem Drittel seiner Fälle von Primärtuberkulose. Andere skandinavische Autoren, wie M a l m r o s und H e d v a l l, hingegen fanden unter 49 Fällen nur neunmal ein Erythema nodosum. Die Auffassungen über die Pathogenese sind durchaus nicht ganz einheitlich. Es kommt gelegentlich auch bei nicht tuberkulösen Erkrankungen zur Beobachtung. So sind Fälle beschrieben, wo sie als Begleiterkrankung bei Trichophytie, bei Lymphogranuloma inquinale, bei Rheumatismus, Scharlach und Focalinfekten beobachtet wurden.

Eine Reihe von Autoren, wie L a n d o r f, T r o i s i e r und B a r i é t y, K ö n i g s b e r g e r und L e s n é, untersuchten ihre Fälle auf Tuberkulinallergie und fanden so ziemlich einheitlich etwa 5% darunter tuberkulinnegativ. Allerdings weisen B e z a n c o n, G e n e v r i e r und M a c l o u f darauf hin, daß die Tuberkulinreaktion oft erst Monate später positiv werden kann.

Von den verschiedenen Theorien über die Pathogenese des Erythema nodosum kann jene, die es als ein spezifisches Tuberkulid betrachtet, deswegen ausgeschaltet werden, da der histologische Befund keinen spezifischen Bau erkennen läßt, sondern aus Leukozyten, Lymphozyten und Bindegewebszellen besteht, manchmal mit Gewebsblutungen vergesellschaftet. E r n b e r g sowie W a l l g r e n sehen in der histologischen Struktur des Erythema nodosum eine spontane Tuberkulinreaktion; andere Untersucher wollen das Erythema nodosum als hämatogene tuberkulöse Metastase erklären, doch haben die diesbezüglichen Untersuchungen nur in einem kleinen Prozentsatz der Fälle in den Effloreszenzen des Erythema nodosum Tuberkelbazillen nachweisen können, auch die Blutkulturen ließen zumeist im Stich. Man darf wohl der Theorie von der allergischen Entstehung am meisten Vertrauen schenken, für die auch das Vorkommen von Eosinophilen im histologischen Bau eine Stütze bildet. Fließende Übergänge finden sich vom Erythema nodosum zum Erythema induratum (B a z i n), dem nodösen indurativen Tuberkulid. Bei diesem ist die subkutane Infiltration derber, knotenförmig, auch hier zumeist an Unterschenkeln und oberen Extremitäten. Nur ausnahmsweise schmerzhaft mit unscharfer Begrenzung imponieren sie manchmal als plattenartige Gebilde mit livid-roter Verfärbung mit glänzender Oberfläche. Der Verlauf ist meist ein sehr chronischer, nur selten erfolgt ein Durchbruch nach außen mit Ulcusbildung; dabei besteht Neigung zu Rezidiven.

Daß auch den sonstigen Formen der Hauttuberkulose ein besonderes Augenmerk zugewandt werden muß, ist selbstverständlich. Ich erwähne hier die weiteren Tuberkulide, wie den *Lichen skrophulosorum* und das *papulonekrotische Tuberkulid*. Erstere treten unter Bildung nadelspitz- bis hirsekorngroßer follikulärer, kegelförmiger Knötchen auf, die die Neigung haben, in unregelmäßig kreisförmigen Gruppen verschiedener Größe zusammengefaßt zu sein. Sie sind meist von blaßroter bis rötlich-bräunlicher Farbe, ihre Lokalisation meist die Vorderseite des Rumpfes und der Oberschenkel. Diese Hauterscheinung wird allerdings weniger bei Erwachsenen als bei Kindern mit skrophulösem Habitus anzutreffen sein.

Das papulo-nekrotische Tuberkulid kann in oberflächlichen und tiefer gelegenen Formen mit Bildung von bräunlichroten, etwa linsen- bis erbsengroßen Knötchen auftreten, die im Zentrum nekrotisieren, wodurch sodann scharfe, mit Krusten bedeckte Ulcera entstehen. Sie sind mit Vorliebe an der Streckseite der Extremitäten lokalisiert. Die tiefer gelegenen Knoten sind bläulich verfärbt und hinterlassen nach Eintritt der Nekrose entsprechende Narben. Ihr Lieblingssitz ist das Gesicht, die Ohrmuscheln, der Handrücken.

Kommt es bei Bildung tuberkulöser Lymphome oder spezifischer Knochenprozesse zu einem Durchbruch nach außen durch die Haut und greift der tuberkulöse Prozeß auf diese über, so entsteht das Bild der *colliquativen Tuberkulose* oder des *Skrophuloderms*. Hierbei sind die Fistelgänge von einem Mantel tuberkuloiden Gewebes begleitet, der sich an der Oberfläche dann zu dem typischen Bild des Skrophuloderms ausbreiten kann; nach Abheilung des primären Prozesses kann die Hautaffektion weiterbestehen.

Seltener ist die Entwicklung dieser Form aus kleinen Knötchen, die in der Subcutis primär entstehen, sich allmählich vergrößern und nach außen durchbrechen. Nach Abheilung des Skrophuloderms entstehen die bekannten „gestrickten" Narben, wie wir sie so häufig am Halse finden.

Zu erwähnen ist weiterhin die *Tuberculosis verrucosa cutis,* der Leichentuberkel, bei dem blau-braunrote Infiltrate der Haut eine starke Neigung zu warzenähnlicher Hyperkeratose aufweisen. Da er durch Inokulation von bazillenhaltigem Material in die Haut entsteht, ist seine Lokalisation hauptsächlich die Hand; sei es, daß körpereigenes, bazillenhaltiges Material, wie Sputum oder Fisteleiter, als ursächliches Moment in Frage kommt, sei es, daß berufliche Betätigung mit solchem die Erkrankung verursacht, so bei Pathologen, Leichendienern, Tierärzten, Melkern, Schlächtern.

Ihm reiht sich der prognostisch viel ungünstigere *Lupus vulgaris* an, der in der Mehrzahl der Fälle in der Nase die ersten Erscheinungen setzt. Eine seltenere und prognostisch ungünstige Erscheinungsform einer Hauttuberkulose ist die *Tuberculosis ulcerosis miliaris* und *disseminata,* die nur im Verlaufe von Miliartuberkulose beobachtet wird. Letztere fast nur bei Kleinkindern und Säuglingen. Im allgemeinen besteht ja ein Antagonismus zwischen tuberkulöser Haut- und Lungenerkrankung. Damit hat es sicher seine Richtigkeit. Wir finden selten bei tuberkulösen Häuterkrankungen schwerere Lungenprozesse, ebensowenig wie etwa bei tuberkulösen Augenerkrankungen. Aber es wäre durchaus falsch, sich auf diese Regel verlassen zu wollen und bei Vorliegen etwa eines Lupus sich in Sicherheit zu wiegen, es könne keine phthisische Lungenerkrankung vorhanden sein. Das ist durchwegs nicht immer der Fall. Das Gesetz von P i e r y und A r b e z, wonach die verschiedenen Tuberkulosemanifestationen des gleichen Individuums einen weitgehenden Parallelismus in ihrer Entwicklung und Prognose aufweisen, kennt doch nicht so wenige Ausnahmen. Bei den Hauttuberkulosen finden wir im allgemeinen eine reiche Bindegewebsentwicklung über Destruktion und Verkäsung vorherrschend, und so wird auch bei gleichzeitig bestehendem Lungenprozeß dieser fibrös gutartiger Natur sein. Aber als unumstößliche Regel läßt sich das durchaus nicht aufstellen. Wohl kann man mit Recht annehmen, daß im allgemeinen den verschiedenen tuberkulösen Herden im Organismus mehr weniger die gleiche Tendenz zu fibröser Abheilung bzw. Verkäsung und Progredienz zukommt und damit erklärt sich auch, daß wir mit tuberkulösen Hauterkrankungen meist keine progrediente Lungenphthise vergesellschaftet finden. Die nun vielfach vertretene Auffassung, daß der in der Haut ablaufende tuberkulöse Prozeß durch Bildung von Immunstoffen einen unmittelbaren Einfluß auf den pulmonalen Prozeß habe und seinen Übergang in einen exsudativen, zur Kavernenbildung führenden verhindere, ist rein hypothetischer Natur und unbewiesen. Hierauf aber gründen sich verschiedene therapeutische Verfahren, durch eine möglichst weitgehende Heranziehung der Haut zur spezifischen Therapie die Erfolge letzterer erhöhen zu wollen. Ich erwähne hier die K u t s c h e r a sche Impfung mit lebenden Tuberkelbazillen, die P o n n d o r f sche Tuberkulinbehandlung und deren Modifikation nach F r o e w i s, worauf im Kapitel Therapie noch näher eingegangen werden soll. Wichtig erscheint mir, auf Hautnarben zu achten, so besonders am Hals, wo solche strahliger Natur auf vereiterte Lymphome schließen lassen, aber auch an sonstigen Stellen des Körpers gefunden werden können. Wichtig sind Narben am Thorax hinten basal nach vorgenommener Thorakozentese nach Pleuraempyem, die die Natur einer überstandenen Rippenfellentzündung vermutlich als unspezifisch-postpneumonisch anzunehmen erlaubt.

Unter den konstitutionellen Momenten, die für die Entwicklung der Tuberkulose zweifelsohne eine gewisse Rolle spielen, gebührt der menschlichen *Behaarung* einige Beachtung. Daß diese mit der Funktion der Keimdrüsen in Korrelation steht, ist ja bekannt. Wir finden im allgemeinen beim Phthisiker meist ein dichtes Haupthaar, auch in älteren Jahren, Glatzenbildung ist im allgemeinen selten anzutreffen, läßt aber durchaus nicht mit Sicherheit eine Phthise ausschließen. Doch die sekundären Geschlechtsmerkmale sind, was das Haarkleid betrifft, nicht in gleicher Weise so ausgeprägt, offenbar als Ausdruck eines gewissen Hypogenitalismus. Auch die Persistenz der fetalen Lanugohaare am Rücken jugendlicher Phthisiker sei erwähnt. Hetero-sexuelle Behaarungstypen — feminin beim Mann, maskulin bei der Frau — finden wir meistens nur bei gutartigen Tuberkuloseformen und selten bei der progredienten Phthise.

Über die Anfälligkeit von Menschen mit *Erythrismus* — Trägern von roten Haaren — gegenüber der Tuberkulose herrscht durchaus keine einheitliche Auffassung. Meine eigenen Beobachtungen in dieser Hinsicht haben mir gezeigt, daß dieses Symptom prognostisch nicht recht brauchbar ist. Man kann ja wohl sagen, daß Rothaarige mit heller Gesichtsfarbe, Neigung zu Sommersprossenbildung, im allgemeinen keine besondere Anfälligkeit zu schweren Tuberkuloseformen zeigen. Eine besondere Rolle kann ich jenen Fällen, die nur Rotfärbung der Behaarung der sekundären Geschlechtsmerkmale, also roter Bart, roter Schnurrbart, rote Achsel- und Schamhaare, nicht zubilligen, weil ich die Beobachtung machte, daß Individuen mit normal gefärbtem Haupthaar und rotgefärbten Pubertätshaaren nicht wirklich nur einen partiellen Erythrismus aufweisen, es vielmehr nicht so selten der Fall ist, daß das in der Kindheit rötlich gefärbte Haupthaar im Laufe der Jahre diese seine Eigenschaft verloren hat.

Die Osteoarthropathie hypertrophiante pneumique von M a r i e , die in Wien gleichzeitig von E. B a m b e r g e r als *Trommelschlegelfinger* beschrieben wurde, ist bekanntlich ein in seiner Pathogenese bis heute noch ungeklärtes Symptom, das wir bei verschiedenen Lungenprozessen, darunter auch solchen mit kardialer Stauung wie bei der Endocarditis lenta, in erster Linie bekanntlich bei Bronchiektasien, vorfinden. In weniger ausgesprochener Form finden wir es als Keulenfinger, in einer Forme fruste als Uhrglasnägel bezeichnet. Was nun die Lungentuberkulose betrifft, sind ausgesprochene Trommelschlegelfinger mit kolbiger Auftreibung und Cyanose der Endphalangen selten zu finden, aber geringgradige Veränderungen in dieser Hinsicht gar nicht so selten. Wir beobachten sie besonders bei länger bestehenden tuberkulösen Prozessen und ich glaube mit der Annahme nicht fehlzugehen, daß es auch hier Bronchiektasienbildungen sind, die als pathogenetisches Moment zu betrachten sind. Sind doch diese bei schrumpfenden cirrhotischen Prozessen in der Lunge eine häufige Begleiterscheinung der Tuberkulose. Sehr oft ist ja auch der Röntgenologe, selbst mit Zuhilfenahme der Tomographie, durchaus nicht in der Lage, bronchiektatische von kavernösen Hohlräumen eindeutig zu unterscheiden. Daß das Vorliegen von derartigen Veränderungen an den Fingern auch nicht gestattet für die Differentialdiagnose gegenüber dem Bronchuscarcinom herangezogen zu werden, möchte ich nicht unerwähnt lassen.

Bei der Untersuchung des *Kopfes* sind es, abgesehen von den schon besprochenen Anomalien im Hautkolorit, die Augen und die Mundhöhle, die uns besonders interessieren. Bei der Untersuchung der Augen beobachten wir vorerst einmal die Weite der *Pupillen*. Eines der Symptome des phthisischen Aspektes, besonders bei Kindern, sind unverhältnismäßig große Pupillen. Sehr häufig finden wir ungleich weite Pupillen, allerdings nicht, wenn wir die Untersuchung bei grellem Licht vornehmen. Auch bei äußerster Akkommodation pflegt sie meist zu verschwinden. Wenn man aber bei gedämpftem Licht untersucht, wird man das Symptom sehr häufig finden, ohne allerdings allzu weitgehende Schlüsse daraus ziehen zu dürfen. Als Ursache hiefür kann ein Druck auf das oculopapilläre Bündel des Sympathicus angesehen werden. Hiefür werden naturgemäß

Lymphknotenschwellungen im hinteren Mediastinum, aber auch entzündliche Veränderungen der Pleura mediastinalis in Betracht kommen. Selbstverständlich kommen hiefür ebensogut auch nichttuberkulöse Prozesse im Mediastinum in Frage. Die vollkommen erhaltene Reaktionsfähigkeit auf Licht und das Fehlen einer Verengerung der Pupillen werden kaum je eine derartige Anisokorie von einer luetischen zu unterscheiden Schwierigkeiten machen. Nicht vergessen werden darf, daß es auch angeborene Anisokorien ohne greifbaren pathologischen Befund gibt.

Wenn auch die Akten über die Pathogenese der *Conjunctivitis ekzematosa* nicht völlig geschlossen sind, so kann doch als feststehend angenommen werden, daß sie als Zeichen einer bestehenden Tuberkulose zu werten ist, demnach auch ihre Folgezustände, die Maculae corneae. Vermutlich ist sie ebenso wie das Erythema nodosum Ausdruck einer anaphylaktisch-allergischen Reaktion. Das geht schon daraus hervor, daß sie mit der Tuberkulinallergie kommt und vergeht. Sie ist Zeichen einer starken Abwehrbereitschaft des Organismus und es steht durchaus im Einklang damit, daß wir sie, ebenso wie die nach ihrer Abheilung zurückbleibenden Narben, meist bei gutartigen Tuberkuloseformen sehen können. Wir können aus den anamnestischen Angaben über die in der Kindheit durchgemachte Conjunctivitis ekzematosa einen exakten Schluß über den ersten Beginn der tuberkulösen Erkrankung ziehen. Auch bei ihr kommt es, wenn auch selten, vor, daß sie im Verlaufe einer tertiären Tuberkulose auftritt.

Natürlich sind die verschiedenen tuberkulösen Erkrankungen des Auges stets zu berücksichtigen. Vor allem die Iritis und Iridozyklitis, Glaskörpertrübungen, Chorioiditis, tuberkulöse Skleritiden usw. Wir finden gerade bei der Augentuberkulose meist nur sehr wenig ausgesprochene Symptome von seiten der Lunge oder Pleura, worüber später noch des nähern zu berichten sein wird. Doch können wir mit Sicherheit annehmen, daß sie durchwegs als hämatogen entstanden betrachtet werden müssen.

Bei der Untersuchung der *Ohren* wird uns gelegentlich die spezifische Natur einer chronischen Otitis media einen wertvollen Fingerzeig abgeben können.

Die Untersuchung der *Nase* kommt vor allem bei Verdacht auf Lupus vulgaris in Frage, während der Lupus erythematodes, in seiner Ätiologie durchaus noch ungeklärt, wahrscheinlich nichts mit der Tuberkulose zu tun hat.

Bei der Untersuchung des *Mundes* werden wir etwaigen Erscheinungen eines Herpes labialis stets unser Augenmerk zuwenden müssen, läßt doch dieses Symptom meiner Erfahrung nach so gut wie sicher eine tuberkulöse Erkrankung als auslösende Ursache ausschließen und stets eine unspezifische, meist in erster Linie eine pneumonische Erkrankung der Lunge annehmen. Ich kann mich diesbezüglich der gegenteiligen Auffassung S a t t l e r s durchaus nicht anschließen. In der *Mundhöhle* selbst ist es einmal die Zunge, die unsere Aufmerksamkeit verdient. Es kann als Regel hingestellt werden, daß bei der Tuberkulose auch bei ganz akuten, hoch fieberhaften Prozessen die Zunge feucht und nicht belegt bleibt, im Gegensatz etwa zur Grippe, Pneumonie, Sepsis und anderen akuten Infekten. Freilich können auch diese einmal, ohne charakteristische Erscheinungen auf der Zunge aufzuweisen, einhergehen. Man wird also nicht so sehr eine reine Zunge für die Diagnose Tuberkulose verwerten können, wie vielmehr eine belegte Zunge gegen die Diagnose Tuberkulose. Natürlich können bei einer bestehenden Tuberkulose andere Erkrankungen nichtspezifischer Natur, wie solche von seiten des Magens oder Darmes, gelegentlich zu einem Zungenbelag Veranlassung geben.

Die Untersuchung des *Zahnfleisches* erfordert aus zwei Gründen unsere Aufmerksamkeit. Einmal kann eine bestehende Gingivitis oder Alveolarpyorrhoe die Ursache von Zahnfleischblutungen sein, die zu dem Symptom der *Hämo-sialemesis* führt. Eine solche aber wird häufig mit einer Hämoptoe verwechselt und erweckt in dem Träger die Furcht, an einer Lungentuberkulose erkrankt zu sein. Charakteristisch für dieses Erscheinungsbild ist ein mehr weniger stark hämorrhagisch imbibierter Speichel, homogen und gerinnbar, der bezeichnenderweise meist nur des Morgens kurz nach dem Erwachen ausgehustet wird. Das Blut stammt aus dem aufgelockerten Zahnfleisch oder einer Zahnfistel, das während des Schlafes, insbesonders in den Morgenstunden, durch saugende Bewegungen der Muskulatur des Mundes hervortritt, nach hinten gegen den Pharynx zu rinnt und nun Hustenreiz verursacht, so den Patienten glauben macht, es käme aus der Lunge. Bei der objektiven Untersuchung sehen wir dann oft das Zahnfleisch etwas blutig imbibiert, oder wo das nicht der Fall ist, wird ein leichter Druck mit dem Spatel gegen den Zahnhals zu alsbald eine blutende Stelle aufzeigen.

Auch septische Erscheinungen können durch das Bestehen eines infektiösen Prozesses im Bereiche der gingivalen Schleimhaut verursacht sein. Subfebrile Temperaturen werden dann fälschlicherweise den Verdacht auf eine Lungentuberkulose hervorrufen können. Zu diesem als Oralsepsis bekannten Symptomenkomplex gehören bekanntlich auch infektiöse Prozesse an den Zahnwurzeln, sogenannte Spitzengranulome, über deren Vorhandensein man sich gegebenenfalls durch eine Röntgenuntersuchung des Gebisses wird orientieren müssen. Und in den gleichen Symptomenkreis gehören wohl auch die Tonsillen, die bei chronisch-infektiöser Erkrankung zu leicht septischen subfebrilen Zuständen und damit zu differentialdiagnostischen Erwägungen gegenüber einer Tuberkulose Veranlassung geben können. Bei ihrer Untersuchung ist nicht zu verabsäumen, die Drüsen am Kieferwinkel zu palpieren und nachzusehen, wie weit sich solche nach abwärts zu am Halse feststellen lassen. Doch gibt dies meist allein keinen Anhaltspunkt über die Natur der Tonsillitis. Wissen wir doch aus histologischen Reihenuntersuchungen des Tonsillektomiematerials, daß ein nicht so kleiner Prozentsatz von Tonsillentuberkulose gefunden wird. So fand W e l l e r unter 9000 Fällen 2,35%, M c G r e a d y und C r o w e unter 3260 Fällen 4,18%, Z ö l l n e r aber nur 2 bis 3⁰/₀₀. Wir müssen hier unterscheiden, ob es sich um eine hämatogene, meist in einem frühen Stadium der Tuberkulose, oder um eine Ausscheidungstuberkulose handelt, wobei das bazillenhältige Sputum von außen her zur Infektion der Tonsillen geführt hat. Vereinzelt sind auch Fälle beschrieben, wo der tuberkulöse Primärinfekt in der Tonsille selbst gefunden wurde. Welche Rolle die Tonsillen für die Halsdrüsentuberkulose spielt, geht aus den Untersuchungen von M c G r e a d y und C r o w e hervor, die bei Cervicaldrüsentuberkulose in 50% tuberkulöse Veränderungen in den Tonsillen feststellen konnten, während G r a ß m a n n sowie D m o c h o w s k y noch viel höhere Werte fanden. Man wird sich daher klar darüber sein müssen, daß man mit der Auffindung einer chronischen Tonsillitis die Frage, ob in einem gegenständlichen Fall eine solche oder eine Tuberkulose vorliegt, diese keineswegs schon geklärt hat. Ich möchte hier auf Beobachtungen hinweisen, die ich gelegentlich im Laufe von Tuberkulinkuren zu machen Gelegenheit hatte. Während einer Behandlung mit Tuberkulin sah ich mehrmals unter fieberhaften Erscheinungen eine Schwellung und Rötung der Tonsillen auftreten, die nach 2 bis 3 Tagen wieder abklang. Es scheint mir nicht unwahrscheinlich, daß solche, unter dem Bild einer Angina verlaufende Erscheinungen als Herdreaktionen bei bestehender Tonsillentuberkulose zu deuten sind. Ich kann dies allerdings nicht beweisen, da in den von mir beobachteten Fällen eine unmittelbare Indikation zur Tonsillektomie nicht bestand.

Recht schwierig ist gerade in der Mundhöhle die Unterscheidung ulceröser Veränderungen in der Schleimhaut zwischen tuberkulösen und unspezifischen Prozessen. Freilich gibt es solche, die auch eindeutig die tuberkulöse Natur solcher Geschwüre erkennen lassen, in der Mehrzahl der Fälle allerdings treffen wir ulceröse spezifische Veränderungen der Mundschleimhaut bei vorgeschrittenen, schon lang dauernden kavernösen Lungenprozessen, und da wird die Diagnose kaum wesentliche Schwierigkeiten bereiten. Und ein gleiches gilt auch von der Zungentuberkulose. Fehlt aber ein eindeutiger, auf Tuberkulose hinweisender Lungenbefund, so wird eine Probeexcision aus dem fraglichen Geschwür meist die Diagnose in Kürze klären lassen.

Bei beginnenden, aber auch schon vorgeschrittenen Phthisen kann gelegentlich ein Blick in den Mund die Diagnose schon fast mit Sicherheit erhärten, so charakteristisch kann die Färbung vor allem des harten Gaumens mit einem blaß-bläulichen, porzellanartigen Ton sein. Hiebei erscheint der weiche Gaumen normal gefärbt, so daß er sich ziemlich scharf gegen den harten in seiner Färbung absetzt. Auch dort, wo die charakteristische Beschaffenheit der Färbung des harten Gaumens fehlt, wird ein ausgesprochener Unterschied im Farbton zwischen hartem und weichem Gaumen stets unseren Verdacht auf Tuberkulose erwecken müssen.

Was die Inspektion des *Halses* betrifft, so wird sich diese in erster Linie auf das Vorhandensein einer Struma erstrecken, da ja bekanntlich die Erscheinungen der Hyperthyreose mit ihren Schweißen, subfebrilen Temperaturen, Abmagerung differentialdiagnostisch mit einer beginnenden Tuberkulose in Konkurrenz treten. Wir werden aber auch deswegen einer eventuellen Struma unser Augenmerk zuwenden, weil sie bei einseitiger Ausbildung unser Perkussionsergebnis über den Spitzen zu beeinflussen in der Lage ist, und dasselbe bei substernaler Ausdehnung im vorderen Thoraxbereich tut. Daß Schwellungen der Halsvenen durch schwielige Veränderungen im Bereich des Mediastinums und an der Spitzenkuppel bedingt sein können, ebenso wie durch den Druck endothoracaler Drüsen, muß uns veranlassen, auch auf dieses Symptom zu achten. Manchmal findet sich bereits bei der Inspektion sichtbar ein Abweichen des Kehlkopfs nach einer Seite bei hochgradiger Verziehung der Trachea durch schrumpfende Prozesse im Thorax.

Selbstverständlich werden wir auch das Abdomen, ebenso wie den Hodensack einer Inspektion unterziehen, um nicht eine tuberkulöse Peritonitis, sei sie exsudativer oder plastischer Natur, eine Epididymitis, zu übersehen. Schließlich kann durch die Besichtigung der Analgegend das Bestehen einer periproktitischen Fistel, die ja so häufig tuberkulöser Natur ist, ja oft die erste Manifestation einer Tuberkulose darstellen kann, festgestellt und so ein wertvoller Fingerzeig gewonnen werden.

III. Die Palpation.

Im Gegensatz zur Inspektion, Perkussion und Auskultation ist die Palpation eine Untersuchungsmethode, die bei Erkrankungen der Lunge keine sehr ergiebigen Resultate liefern kann. Ein großer Teil der von verschiedenen Autoren als charakteristisch für Tuberkulose angegebenen Schmerzpunkte und sonstiger palpatorischer Befunde haben sich als wenig zuverlässig erwiesen und wurden daher vielfach abgelehnt. Da wäre z. B. die leichte Tastpalpation, wie sie P o t t e n g e r als Slight-touch-Palpation beschrieben hat. Nach der Auffassung dieses Autors soll es bei der Tuberkulose zu einer sekundären Atrophie gewisser Muskeln im Bereiche des Schultergürtels kommen, insbesonders des Musculus trapezius und des Musculus pectoralis major, von der Vorstellung ausgehend, daß tuberkulöse Affektionen der Lunge und der Pleura auf dem Wege von Nervenreflexen die Muskulatur des Halses und des Schultergürtels in einen erhöhten Kontraktionszustand versetzen, als dessen Folge durch konstante Reizung mit der Zeit eine Degeneration der betreffenden Muskeln sich einstellt. Derartige Atrophien findet man bei Lungentuberkulose tatsächlich recht häufig, und zwar eher, wenn man sich der leichten Tastpalpation, wobei die Hand Geburtshelferstellung einnimmt, bedient, als wenn man den Muskel selbst zwischen den Fingern walkt bzw. rollend palpiert, um sich über die vergleichsweise Dicke und den Tonus einen Eindruck zu verschaffen. Aber man wird meistens bei der Feststellung von Differenzen im unklaren bleiben, ob nun die vermehrte oder verminderte Resistenz das Pathologische sei. Denn bei frischen Prozessen der Spitzen, insbesonders pleuraler Natur, wird man eine vermehrte Rigidität der Muskulatur manchmal feststellen können, bei schon alten, lange bestehenden Prozessen aber die schlaffere Seite als die pathologisch veränderte finden. Nicht mit Unrecht wirft S o r g o die Frage auf, ob denn tatsächlich die Muskeln es sind, die in erster Linie die Ursache für die zweifellos bestehenden palpatorischen Differenzen im Bereiche des Thorax darstellen. Es ist ja auch bemerkenswert, daß man niemals von Kranken und auch solchen, die schwer arbeiten, Klagen über eine Beeinträchtigung der Funktion derartig angeblich atrophisch gewordener Muskeln zu hören bekommt. S o r g o weist mit Recht darauf hin, daß es P o t t e n g e r und seine Nachprüfer unterlassen haben, den Zustand der Haut und des Unterhautzellgewebes in den Kreis ihrer Überlegungen zu ziehen und mißt der von ihm aufgezeigten Lymphstauung im Bereiche der Thoraxwand die dominierende Rolle für alle palpatorischen Eindrücke in diesem Bereiche zu. Die größeren abführenden Lymphstämmchen, welche die Lymphe aus der Haut und der Subcutis des Thorax, aus dem Fettgewebe der Mamma, aus den intercostalen Muskeln und zum Teil auch aus anderen Muskeln des Thorax sammeln, verlaufen dem Intercostalraum entsprechend direkt unter der parietalen Pleura. Diese engen topographischen Beziehungen bedingen, daß alle pathologischen Zustände der parietalen Pleura, akute und chronische Entzündungszustände und ihre Folgen, wie Fibrosen und Verschwartungen, dann auch Druckerhöhungen im intrapleuralen Raum durch Exsudate, Pneumothorax eine Erschwerung des Lymphabflusses bewirken und zu einer Lymphstauung in der Thoraxwand führen, die im Bereich der Haut und der Subcutis durch bestimmte Symptome sich auswirken, die erkennbar sind, wenn man bei erschlaffter Körperhaltung des Kranken an symmetrischen Stellen des Thorax gleichmäßig und ohne größere Gewaltanwendung mit den Fingern gefaßte Hautfalten auf Dicke, Konsistenz und Abhebbarkeit, d. h. Stärke der Anheftung an die Unterlage, prüft. Die Lymphstauung führt zunächst zu einer Zunahme des Wassergehaltes des Gewebes, insbesondere der lockeren Subcutis, zu einer erhöhten Quellung des Gewebes, einer stärkeren *Succulenz*, wie S o r g o diesen Zustand nennt, die sich in einer Dickenzunahme der Hautfalte äußert, ein- oder beiderseitig, eindrucksvoller bei gut erhaltenem Panniculus adiposus, unter pathologischen Verhältnissen fast nie symmetrisch, weil eben der pathologische Zustand an der parietalen Pleura fast nie vollkommen symmetrisch ausgebildet ist. Bei längerer Dauer einer solchen Stauung nimmt die Konsistenz der Hautfalten zu, sie wird derber, offenbar infolge einer reaktiven Bindegewebswucherung. In diesem Stadium macht sich eine stärkere Anhaftung der Haut an die Unterlage, eine schwerere Abhebbarkeit, eine größere *Adhärenz* derselben bemerkbar, meist mit erkennbarem Schwund des Fettgewebes. Adhärente Hautfalten sind weniger dick als die entsprechenden nicht oder weniger adhärenten. Ich möchte mich dieser Erklärung S o r g o s für das von P o t t e n g e r beschriebene Phänomen verschiedener Tasteindrücke bei der leichten Tastpalpation anschließen. Hiedurch scheint mir auch, teilweise wenigstens, die Ursache für die schon der Inspektion auffallenden Unterschiede in der Konfiguration des äußeren Thorax gegeben zu sein, das stärkere Einsinken der Fossa supraspinata und der Fossa infraclavicularis, bei dem allerdings echte Schrumpfungserscheinungen des apicalen Lungengewebes als zweites Moment in Betracht kommen.

Diese von S o r g o angegebenen Symptome der Succulenz und Adhärenz ermöglichen es bis zu einem gewissen Grad, sich über pathologische Prozesse der Pleura parietalis ein Bild zu machen. Freilich besagt an und für sich das Vorliegen einer entzündlichen Erkrankung der Pleura parietalis noch nicht, daß der Prozeß auch auf das viscerale Blatt übergegriffen hat, doch ist es erfahrungsgemäß bei der Tuberkulose die Regel, daß entzündliche Veränderungen an der Pleura zu einer Verlötung der beiden Pleurablätter führen. Die Feststellung dieses Zustandes ist begreiflicherweise für die Aussichten, einen künstlichen Pneumothorax anzulegen, von großer Wichtigkeit und in diesem Sinne scheinen mir diese Untersuchungsmethoden S o r g o s von Wert zu sein. Freilich wird man sich im gegenständlichen Fall nicht abhalten lassen dürfen, trotz Vorliegens eines positiven Adhäsiv-Phänomens den Versuch der Anlegung doch zu bewerkstelligen.

Ein Muskelsymptom ist deren gesteigerte Übererregbarkeit, bekannt als sogenannter *idiomusculärer Wulst,* auch Myoödem bei höhergradiger Ausbildung. Man erzeugt es durch leichtes Beklopfen des Musculus pectoralis oder auch des Biceps und findet es bei allen kachektischen Zuständen. Es ist also nicht für die Tuberkulose besonders pathognomonisch, ist aber doch am häufigsten bei den chronischen Fällen vorgeschrittener Natur, die sich aus einer hämatogenen Streuung entwickeln, anzutreffen.

Manche auskultatorisch zu erfassenden Rasselgeräusche sind auch palpatorisch wahrnehmbar; so kann man beim Auflegen der Hand grobe schnurrende bronchitische Geräusche einerseits, knarrende pleurale Reibegeräusche andererseits wahrnehmen; es ist aber nicht so einfach, diese beiden palpatorisch auseinanderzuhalten, das bleibt der Auskultation vorbehalten.

Bei der Palpation des Halses sind es hauptsächlich die Lymphknoten, die unser Interesse erregen. Insbesonders eine Kette kleiner indolenter, kaum linsengroßer Knötchen hinter dem Musculus sternocleidomastoideus, von L e g r o u x als *Micropolyadenopathie* bezeichnet, scheint für die Tuberkulose recht charakteristisch zu sein. Größte Unsicherheit herrscht hinsichtlich der Verwertung von Lymphknotenschwellungen in der Achselhöhle. Der Pathologe P r y m hat sie an Leichen bei manifester Tuberkulose untersucht und in der Hälfte der Fälle tuberkulöse Herde in den Lymphknoten nachweisen können. Bemerkenswerterweise waren in allen diesen Fällen Verwachsungen zwischen Pleura parietalis und visceralis festzustellen. Es scheint daher, daß das Vorliegen von Pleuraschwielen eine Voraussetzung dafür ist, daß sich Lymphwege zwischen der Lunge und dem subpleuralen Gewebe bilden. Pleuraschwielen sind ja ein außerordentlich häufiges Vorkommen, über ihre Natur aber besteht unter den pathologischen Anatomen keine Einigkeit, soweit es sich nicht um Fälle von manifester Lungentuberkulose handelt. B o e h n e hält die sogenannten umschriebenen adhäsiven Pleuranarben in ihrer Mehrheit als für nicht tuberkulös bedingt, eine Auffassung, die von H ü b s c h m a n n und F o c k e nicht geteilt wird. Im Laufe der Untersuchungen von auf Tuberkulose verdächtigen

Augenerkrankungen hatte ich noch als Assistent der Klinik O r t n e r Gelegenheit, Fälle zu untersuchen, die einen durchaus negativen klinischen und röntgenologischen Befund aufwiesen, bei denen ich aber gelegentlich als einziges Symptom Lymphome in der Axilla einer Seite feststellen konnte. Meist war in diesen Fällen die Auswertung mit Tuberkulin positiv. Ob aber solche Lymphome als tuberkulös bedingt anzusehen wären, das konnte ich letzten Endes nur durch die Vornahme der Probeexcision entscheiden. So ließ ich denn bei verschiedenen Fällen mit geringfügiger gutartiger Tuberkulose oder Spitzenpleuraschwielen die histologische Untersuchung der excidierten Lymphknoten vornehmen und fand in keinem einzigen Fall eindeutige Zeichen von Tuberkulose. Ich messe daher den vergrößerten axillaren Lymphknoten keinerlei erheblichen Wert für die Tuberkulosediagnostik bei, wohl aber habe ich gelernt, bei Vorhandensein derselben nach entzündlichen Prozessen im Bereiche der oberen Extremität, wie Paronychien, Panaritien, Verletzungen der Hände anamnestisch zu fahnden und glaube, daß bei der großen Häufigkeit und Möglichkeit auch geringgradiger Verletzungen und Infektionen von den Händen aus entzündliche Schwellungen der axillaren Lymphknoten sehr häufig verursacht sein können.

Hingegen scheint mir das Auftreten der Z e b r o w s k i schen Lymphknoten, das sind kleine, linsengroße, manchmal besser sicht- als tastbare Knötchen im vierten oder fünften Intercostalraum in der vorderen oder mittleren Axillarlinie meist nur bei tuberkulösen Affektionen vorzukommen.

Neben dem Schildknorpelrand tastbare Lymphknoten sprechen für das Vorliegen einer meist schweren Larynxphthise, deren Diagnose auch ohne Spiegelbefund durch die Schmerzhaftigkeit bei leichtem Zusammenpressen der Schildknorpelplatten eine Unterstützung findet. Ein Griff mit dem Finger in das Jugulum läßt oft rasch das Abweichen der Trachea von der Mittellinie erkennen und damit die Annahme der Schrumpfung einer Lungenseite zu.

Es erübrigt sich, noch auf einige von einer Reihe von Autoren beschriebene Druckpunkte hinzuweisen, die für die Diagnostik der Lungentuberkulose eine Rolle spielen sollen. Sie haben praktisch kaum eine Bedeutung erlangt und ich möchte da nur auf ein Symptom näher eingehen, das unter dem Namen der M u s s y schen *Druckpunkte* für die Diagnose der Pleuritis diaphragmatica von Wert sein kann. Die Empfindlichkeit derselben soll durch eine Neuritis des Nervus phrenicus bedingt sein. Eine Pleuritis diaphragmatica findet sich nach Ansicht mancher Autoren als entzündliche Reaktion eines an der Basis liegenden tuberkulösen Herdes oder im Rahmen einer Pleurite à répétition, vor allem aber einer Aspiration von Blut in den Unterlappen bei Hämoptoe. Man untersucht die Druckempfindlichkeit folgender Stellen:

1. Zwischen beiden Köpfen des Sternocleidomastoideus,

2. den Schnittpunkt der Parasternallinie mit der Verlängerung der zehnten Rippe,

3. neben der Wirbelsäule im elften Intercostalraum (Bouton diaphragmatique posterieur von H u c h a r d),

4. Druckpunkt im zweiten und dritten Intercostalraum neben dem Sternum.

Sowohl entzündliche Veränderungen im Verlaufe des Nervus phrenicus, sei es im Mediastinum oder am Diaphragma selbst, sollen die Ursache für die Druckempfindlichkeit an den genannten Stellen sein, wobei zu bemerken ist, daß dieselben auch am peritonealen Überzug des Zwerchfelles ihren Sitz haben können, somit auch durch abdominelle subphrenische Affektionen wie Cholangitis, Abszesse, Peritonitis und andere verursacht sein können. Es darf nicht übersehen werden, daß exakte Beweise pathologisch-anatomischer Natur in dieser

Frage fehlen. Wenn W. N e u m a n n als wichtigstes diagnostisches Hilfsmittel die Diagnose einer vorliegenden Pleuritis diaphragmatica für die Feststellung, auf welcher Seite eine Hämoptoe ihren Sitz hat, hinstellt, so kann ich diese Behauptung auf Grund langjähriger Beobachtung und Nachprüfung nicht bestätigen. In der Mehrzahl der Fälle von Hämoptoen sind die M u s s y schen Druckpunkte entweder überhaupt nicht feststellbar, oder auf beiden Seiten gleichmäßig ausgeprägt, so daß ich es aufgegeben habe, dieses Phänomen als diagnostisches Hilfsmittel zu verwerten.

Alle anderen palpatorischen Untersuchungsmethoden an Wert überragend ist die Prüfung des *Stimmfremitus.* Zur Technik derselben sei bemerkt, daß es sich nicht empfiehlt, beide Hände gleichzeitig, die eine links, die andere rechts dem Thorax aufzulegen, sondern mit der gleichen Hand links und rechts abwechselnd zu palpieren, während man den Kranken laut 99 sprechen läßt. Auch möchte ich der Vollständigkeit halber anführen, daß der Stimmfremitus bekanntlich bei Frauen entsprechend der hohen Stimmlage über den apicalen Partien stärker ausgeprägt ist als über den basalen, wo er auch normalerweise vollkommen fehlen kann; anders beim Manne, entsprechend dem Gesetz der H e l m h o l t z schen Resonatoren über den basalen Partien stärker als in den Spitzenpartien. Bei infiltrativen Veränderungen der Lunge ist der Fremitus erhöht. Er erreicht also bei der Pneumonie sein Maximum. Er fehlt vollkommen bei Flüssigkeitsergüssen, ist aber an der oberen Grenze derselben infolge Kompression der Lunge verstärkt; dies stellt man am besten in der Weise fest, daß man mit der ulnaren Kante der Hand schrittweise von unten nach oben zu palpierend, die hintere Thoraxwand abtastet. So kann man ziemlich genau die obere Grenze des Flüssigkeitsergusses feststellen. Der Fremitus fehlt natürlich auch bei Pneumothorax; doch ist er bei einem solchen an manchen Stellen vorhanden, so spricht das für die Insertion pleuraler Stränge, die ihn durch die komprimierte Lunge an die Thoraxwand weiterleiten, oder für flächenförmige Adhäsionen der Lunge an der Pleura parietalis. Auch Pleuraschwarten schwächen den Stimmfremitus ab. Es ist daher begreiflich, daß ein infiltrativer Prozeß, der durch eine pleurale Schwiele an die Thoraxwand grenzt, ihn ebensosehr verstärken, als die Schwiele ihn abschwächen kann, somit ein normaler Stimmfremitus trotz des Vorliegens einer ziemlich ausgesprochenen Dämpfung gefunden werden kann. Auch wird der Stimmfremitus im Gegensatz zur Kompressionsatelektase dann abgeschwächt sein, wenn die Dämpfung durch eine Obturationsatelektase, wie beim Bronchialcarcinom oder durch Lymphknotenschwellung, verursacht ist (Leitungsunterbrechung).

Die Palpation des *Abdomens* wird für die Lungentuberkulose an und für sich keinen wesentlichen Aufschluß geben. Manchmal findet sich ein *Milztumor,* der meist derb und scharfrandig als Begleiterscheinung von hämatogenen Tuberkuloseformen, aber durchaus nicht regelmäßig beobachtet werden kann. Zur Differentialdiagnose Typhus oder Typhobacillose wird uns der festgestellte Milztumor, da bei beiden Erkrankungen anzutreffen, kaum viel nützen. Daß Resistenzen verschiedenster Art bei einer plastischen Peritonealtuberkulose oder Mesenterialdrüsentuberkulose vorkommen, sei ebenso kurz vermerkt wie die Fluktuation bei exsudativer Tuberculosis peritonei.

Nicht ganz unwichtig erscheint gelegentlich die Palpation der *Prostata.* Eine reine Prostatahypertrophie läßt meiner Erfahrung nach eine Lungenphthise mit großer Wahrscheinlichkeit ausschließen — Antagonismus zwischen Hypergenitalismus und Lungenphthise. Finden wir bei bestehender Phthise die Prostata vergrößert, so wird dies immer den Verdacht auf Prostatatuberkulose erwecken müssen.

IV. Die Perkussion.

Wenn es auch nicht die Absicht dieses Buches ist, dem Mediziner oder jungen Arzt über die physikalische Krankenuntersuchung ein Repetitorium zu halten, so muß ich mich doch auf ihre Methodik etwas näher einlassen, weil sie für die Untersuchung Lungenkranker von einschneidender Wichtigkeit ist. Gerade Veränderungen tuberkulöser, aber auch nichttuberkulöser Natur sind vielfach nur mit einer sehr subtilen Technik der Perkussion zu erkennen, deren Beherrschung bei systematischer Übung nicht so schwer zu erlernen ist.

Gerade auf diesem Gebiet scheinen mir die von W. Neumann aufgestellten Grundsätze besonders beherzigenswert, und ich will mich daher im folgenden an seine Ausführungen halten. Man wird nie zu einem richtigen Resultat seiner Perkussion gelangen, wenn man, wie so vielfach üblich, diese damit beginnt, die linke und rechte Lungenspitze über der Fossa supraspinata vergleichend zu beklopfen. Denn wir müssen uns klar sein, daß es kein absolutes Maß für die Intensität des Lungenschalles gibt, daß dieser bei den verschiedenen Individuen, abhängig von der Entwicklung des Thorax, des Luftgehalts und der Blutfülle der Lunge sowie anderer Faktoren, durchaus verschieden ist. Wenn wir daher eine Lungenspitze perkutieren, und dieselbe ergibt nicht eine ausgesprochene Abschwächung des Perkussionsschalls, so haben wir von vornherein kein Recht, zu behaupten, hier wäre ein normaler oder abgeschwächter Lungenschall. Dasselbe gilt von der vergleichenden Perkussion beider Spitzen, da wir nicht wissen, ob nicht ein pathologischer Prozeß von gleicher Ausdehnung in beiden Spitzen vorhanden ist. Es ist ja bekannt, daß bei der vergleichenden Perkussion auch erfahrene Untersucher zu differenten Resultaten gelangen können, so daß einer die linke, der andere die rechte als schallverkürzt bezeichnet. Es hat dies wohl darin seine Ursache, daß die Perkussion der pathologisch veränderten Seite zufolge eines bestehenden Tympanismus einen helleren Schall vortäuschen kann. Wie fast alle Internisten pflegen auch wir die Finger-Finger-Perkussion zu benützen.

Eine physikalische Ableitung der Perkussionswirkung ist bei der Inhomogenität der betreffenden Medien, welche die Ausbildung von reinen Kugelwellen unmöglich macht, und auch die Gestalt der einhüllenden Kurve für eine mathematisch-physikalische Betrachtung kaum geeignet erscheinen läßt, nicht möglich. Man kann sich wohl die Verhältnisse am besten anschaulich machen, wenn man sich an die Begriffe der Stoßsphären hält, die Sahli aufgestellt hat.

Die beifolgenden zwei Schemen (Abb. 2) sollen erklären, wie es für eine solche topographische Abgrenzung lufthältiger oder luftleerer Organe oder Teile im Körper unerläßlich erscheint, so zu perkutieren, daß möglichst langgestreckte Stoßsphären entstehen. Denn bei einer Perkussion mit quergestellten

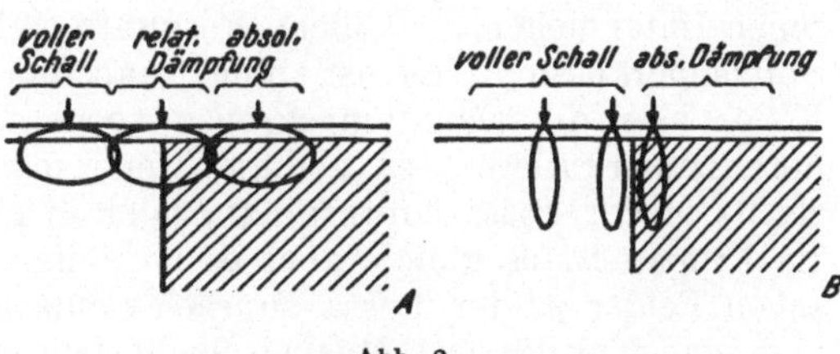

Abb. 2.

Stoßsphären entsteht zwischen der Zone vollen Schalls und der absoluten Dämpfung an der Berührungsfläche beider eine verschieden breite, intermediäre Zone relativ gedämpften Schalls, die die Abgrenzungen verwischt und um so breiter ausfällt, je breiter diese quergestellten Stoßsphären sind. Je besser es also gelingt, durch die Perkussion längsgestellte und möglichst schmale Ellipsen als Stoßsphären hervorzurufen, um so schärfer müssen sich die Organgrenzen bestimmen lassen, um so leichter und eindeutiger werden die Ergebnisse einer derartigen Perkussion sein. Wie können wir also möglichst schmale Stoßsphären hervorrufen? Da weist S a h l i mit Nachdruck darauf hin, daß hierbei das Aufsetzen des Plessimeterfingers eine entscheidende Rolle spielt. Er soll nicht, wie in den meisten Perkussionskursen gelehrt wird, recht fest aufgesetzt oder angedrückt werden, denn das bedingt eine größere Berührungsfläche, hierdurch werden an allen Berührungspunkten Kugelwellen, also quergestellte Ellipsen, hervorgerufen, wie in der ersten Abbildung ersichtlich ist. Legt man aber den Finger nur ganz leicht auf und berührt man nur die zu perkutierende Stelle, nicht mit dem ganzen Finger, sondern nur mit dem Endphalangen, so werden die Stoßsphären zu längsgestellten Ellipsen (siehe Abb. B). Auch auf die Handhabung des Perkussionsfingers kommt es an. Und da ist es wichtig, daß zwar mit ziemlicher Kraft der Schlag des perkutierenden Fingers erfolgt, aber dieser muß kurz sein und rasch wieder zurückschnellen, nicht etwa längere Zeit auf dem Plessimeterfinger verweilen. Hierdurch wird eine Ausdehnung der Stoßwirkung auf eine größere Fläche vermieden und ein Teil derselben auf die Tiefe übertragen. Wenn N e u m a n n verlangt, man soll immer nur aus dem Fingergelenk und nicht aus dem Handgelenk perkutieren, so mag das theoretisch wohl seine Richtigkeit haben, wird allerdings vielen zur Erlernung recht schwer fallen, wenn sie nicht geübte Pianisten sind. Immer wieder mache ich, besonders bei Abhaltung von Rigorosen, die Beobachtung, daß der ungeübte Untersucher, der die Finger an die Thoraxwand anpreßt, die hintere Lungengrenze zu tiefstehend findet. Mit dieser Methode der Perkussion findet man bei der Untersuchung der Lungen sein Auslangen. Doch nicht immer dort, wo es gilt, gedämpften Schall oder hellen Lungenschall gegen tympanitischen abzugrenzen, wie im T r a u b e schen Raum oder bei der perkutorischen Feststellung der unteren Leber- oder Milzgrenze gegenüber dem Darmtympanismus. Nach meiner Erfahrung kann man sich mit Erfolg der „hüpfenden" Perkussion, wie sie N e u m a n n nennt, bedienen, diese besteht darin, daß man den Plessimeterfinger auf die zu perkutierende Stelle kaum aufsetzt, sondern eben erst mit dem Perkussionsschlag auf diese bringt und sofort wieder von der Unterlage zurückschnellen läßt.

Wie bei jedem Organ, so haben wir auch bei der Lunge vorerst festzustellen, ob sie sich in normalen Grenzen befindet, also die topographische Perkussion vorzunehmen. Hierbei beginnen wir mit der Perkussion der Lungenspitzen. Es gibt deren ja eine ganze Reihe verschiedener Methoden, G o l d s c h e i d e r, K r ö n i g, nach J a g i č mit dem Hilfsdreieck, jede derselben gibt dem erfahrenen Untersucher verläßliche Resultate. Wir bedienen uns der K r ö n i g schen Spitzenperkussion. Es ist nicht unbedingt notwendig, nach den Angaben K r ö n i g s die Dämpfungsgrenze vorne und hinten als Schulterband exakt herauszuperkutieren, es genügt, wenn man die Breite des Feldes links und rechts in der Fossa supraspinata oder in der Fossa supraclavicularis feststellt. Im Prinzip ist es gleich, aber es ist einfacher und verläßlicher, die K r ö n i g schen Felder in der Fossa supraclavicularis, also vorne, festzustellen, da sich hier eine viel dünnere Muskelschicht zwischen dem perkutierenden Finger und der Lunge befindet als hinten. So wenig, wie es ein absolutes Maß für die Höhe des Lungenschalls gibt, so wenig läßt sich ein Maß für die Breite der K r ö n i g schen Felder feststellen. Diese hängt naturgemäß von der Ausbildung des Thorax ab; so kann ein K r ö n i g sches Feld von 3 cm Breite bei einer grazilen Frau durchaus normal sein, bei einem kräftigen Mann tatsächlich aber verschmälert sein. Werte unter 3 cm sind wohl immer als pathologisch zu betrachten, solche von 5 bis 6 cm wären als normal zu werten. Es kommt ja bei der Untersuchung der K r ö n i g schen Felder nicht so sehr auf die Breite der einzelnen Felder, sondern auf die Differenz zwischen links und rechts an.

Man wird zweckmäßigerweise das linke K r ö n i g sche Feld, vorausgesetzt, daß man auf der rechten Seite des sitzenden Patienten steht und Rechtshänder ist, von vorne oberhalb der Clavicula parallel zu dieser perkutieren, das rechte hingegen, indem man den Mittelfinger der linken Hand von hinten her in die Fossa supraclavicularis legt. Trotzdem ja die Perkussion eine, objektiv betrachtet, ziemlich primitive und unexakte Methode darstellt, so sind doch die Ergebnisse der K r ö n i g schen Spitzenperkussion in der großen Mehrzahl der Fälle gut verwertbar. Freilich wird man Differenzen von einigen Millimetern nicht als Beweis für das Vorliegen eines pathologischen Prozesses ansehen dürfen, erst Differenzen von 1 cm kann man mit einiger Sicherheit als verwertbar betrachten. Es muß besonders darauf hingewiesen werden, daß gerade bei pathologischen Fällen es oft schwieriger ist, die Breite eines K r ö n i g schen Feldes festzustellen, als bei Gesunden. Bei diesen gibt der Perkussionsschall in der ganzen Ausdehnung den gleichen akustischen Eindruck. Anders bei vielen tuberkulösen Spitzenprozessen, wo wir von innen nach außen zu eine allmähliche Abnahme der Intensität des Klopfschalls feststellen können und es ist nicht immer leicht festzustellen, wo die äußere Grenze des K r ö n i g schen Feldes liegt. Diesen Befund, sei es mit oder ohne Verschmälerung, bezeichnet man als *Verschleierung*. Und sie findet sich gerade bei frischen Veränderungen in den Lungenspitzen und erscheint in diesem Sinne diagnostisch verwertbar.

Anschließend untersuchen wir die unteren Lungengrenzen hinten. Wollen wir exakt vorgehen, so zählen wir an der Wirbelsäule die Dornfortsätze ab, um festzustellen, ob sich die Grenzen tatsächlich an normaler Stelle, d. h. in Höhe des zehnten bis elften Dornfortsatzes befinden, da ja kaum die Faustregel, handbreit unterhalb des Angulus scapulae, im Hinblick auf die recht verschiedenartige Ausbildung dieses Knochens, ein exaktes Resultat liefern kann. Freilich ist das nicht immer so ganz einfach, weil wir durchaus nicht immer sagen können, daß der meist prominierende Wirbel auch sicher dem siebenten Halswirbel entspricht. Anschließend bestimmen wir die Verschieblichkeit der unteren Lungengrenzen, wobei man sich nicht begnügen soll, den Plessimeterfinger unterhalb der gefundenen Lungengrenze liegen zu lassen und wenn bei tiefem Atmen guter Lungenschall gefunden wird, eine normale Verschieblichkeit anzunehmen. Denn die Verschieblichkeit der unteren Lungengrenzen beträgt im allgemeinen 3 bis 5 cm und es ist wertvoll, etwaige Differenzen zwischen links und rechts festzustellen.

Gerade bei der Perkussion der Verschieblichkeit sieht man nicht so selten den Fehler begehen, daß der Plessimeterfinger gleichzeitig mit der Aufforderung an den Patienten, „tief atmen", unterhalb der Lungengrenze fest angepreßt wird. Durch diese falsche Perkussionsmethode wird eine Verschieblichkeit vorgetäuscht, wo sie gar nicht besteht. Ich muß in diesem Zusammenhang auf ein gelegentlich zu beobachtendes Vorkommen hinweisen, das, wie mir scheint, bisher keine Berücksichtigung gefunden hat. Man findet gelegentlich bei der ersten Untersuchung der unteren Lungengrenzen — und dieser Moment ist auch die erste Veranlassung, an den Patienten die Aufforderung zu richten, tief zu atmen — eine mangelhafte Verschieblichkeit bei etwas höher stehenden Lungengrenzen. Man denkt an eine pleurale Adhäsion oder einen kleinen Erguß, beendet dann die Untersuchung, wobei der Patient aufgefordert wird, während der Auskultation wiederholt tiefe Atemzüge zu machen. Schließt man nun eine Röntgendurchleuchtung der physikalischen Untersuchung an, so erscheint deren Ergebnis in einem gewissen Widerspruch zu dem physikalischen Befund zu stehen. Das Zwerchfell zeigt normale Verschieblichkeit, auch die Sinus phrenico-costales sind durchaus spitz entfaltbar. Wenn auch dieser Befund keineswegs pleurale Adhäsionen, ja sogar einen geringen pleuralen Erguß nicht ausschließen läßt, so hat er mich doch veranlaßt, in solchen Fällen neuerdings die Perkussion der unteren Lungengrenzen und deren Verschieblichkeit zu überprüfen. Und siehe da, nun fand ich zwar wieder einen etwas höheren Lungenstand, als der Norm entspricht, aber eine ganz normale Verschieblichkeit. Die Erklärung für dieses Verhalten möchte ich in einer Atelektase der basalen Unterlappenpartien sehen, die sich beim ersten Atemzug noch nicht so weit gelöst hat, daß es zu einer normalen Luftfüllung des Unterlappens mit einem entsprechenden Tiefertreten der unteren Lungengrenze im Inspirium gekommen ist. Ich fand nämlich dieses Vorkommnis bei Fällen von Zwerchfellhochstand infolge Adipositas.

Daß die untere Lungengrenze bei Emphysem tiefer steht und dann manchmal eine Verschieblichkeit vermissen läßt, ist bekannt. Daß aber ein ganz normales Verhalten bei der Perkussion derselben durchaus ein Emphysem nicht aus-schließen läßt, dürfte nicht so selten übersehen werden, nämlich dann, wenn bei erhöhtem intraabdominellem Druck, z. B. bei Meteorismus, ein Zwerchfell-hochstand entsteht, der den der emphysematösen Lunge adäquaten Zwerchfell-tiefstand entsprechend kompensiert. Eine Klärung dieser Verhältnisse ist möglich durch Berücksichtigung des Umstandes, daß die untere Lungengrenze je nach der Lage des Patienten sich verschieden einstellt. Bringen wir einen Menschen mit normalen Lungen in die Knie-Ellenbogenlage, oder fordern wir ihn auf, den Oberkörper nach vorn rechtwinkelig abzubiegen, wobei er sich mit den Händen auf eine Unterlage stützen kann, so sehen wir, daß normalerweise die Lungengrenze 3 bis 4 cm tiefer tritt. Lassen wir ihn nunmehr tief atmen, so zeigt sich, daß sich immer noch eine Verschieblichkeit von 3 bis 4 cm fest-stellen läßt. Es hat dies seine Ursache darin, daß in der geschilderten Körper-lage der intraabdominelle Druck, wie er sich gegen die hinteren Zwerchfell-schenkel auswirkt, nunmehr absinkt, das Zwerchfell in diesen Partien tiefer sinkt und die Lunge in den Sinus hinein vorrückt. Vorne rückt die untere Lungengrenze nach oben. Bei Emphysem nun sehen wir ebenfalls bei Ausschal-tung des erhöhten intraabdominellen Druckes im Bereich der hinteren Zwerch-fellschenkel ein Tiefertreten der unteren Lungengrenze, die aber weiter nun-mehr keine Verschieblichkeit zeigt, da sich die Lunge bereits im Zustand maxi-maler Blähung befindet. Wir können übrigens dieses Phänomen bei Festhaltung des Perkussionsganges in der mittleren Axillarlinie, beim Sitzen bzw. Stehen einerseits, bei Seitenlage andererseits in gleicher Weise beobachten. Aber auch für die Feststellung pleuraler Adhäsionen erscheint die perkutorische Unter-suchung in Knie-Ellenbogenlage oft recht wertvoll. Denn wir finden dann bei pleuralen Adhäsionen einer Seite eine auffallende Differenz im Stande der unteren Lungengrenze, ohne auf die Mitwirkung des Patienten angewiesen zu sein, der ja gelegentlich bei frischer, trockener Pleuritis durch Schmerzhem-mung tief zu atmen nicht in der Lage ist. Eine wertvolle Unterstützung für das Vorliegen eines pleuralen adhäsiven Prozesses oder eines wenn auch gering-fügigen pleuralen Exsudats bringt uns die Untersuchung nach T u r b a n. Dieser Autor hat gezeigt, daß man auch bei ganz leiser Perkussion unter normalen Verhältnissen denselben Stand der unteren Lungengrenzen ermitteln kann, wie bei der üblichen etwas stärkeren. Sind aber Verdickungen der Pleura vorhanden oder ein geringer lamellärer Erguß, so findet man bei leiser Perkussion die Lungengrenze höher stehend und meist unscharf feststellbar. Die Erklärung für dieses Phänomen ist darin zu suchen, daß die Stoßsphäre unseres Perkussionsschalls um so tiefer in das Lungenparenchym hineinreicht, je kräftiger wir perkutieren. Es wird also bei ganz leiser Perkussion die Stoßsphäre unseres Perkussionsschlages, die über normaler Lunge und Pleura gerade ausreicht, um einen, wenn auch geringen Lungenschall zu erzeugen, in gleicher Intensität nicht hinreichen, die dämpfende Wirkung eines Ergusses oder einer Pleuraschwiele zu durchschlagen. Solche Dämpfungsbezirke — N e u m a n n nennt sie T u r b a n sche *Verschleierung* — können je nach Ausdehnung des Prozesses, manchmal nur zwei Querfinger betragen, manchmal Handbreit hoch sein, ja gelegentlich bis zur Spitze hinaufreichen.

Nicht immer, wenn auf einer Seite die Dämpfungsgrenze höher steht und keine Verschieblichkeit besteht, muß dies seine Ursache in einem pleuralen Prozeß haben. Auch bei Lähmung des Zwerchfells tritt dieses Phänomen auf. Hier aber fehlt die T u r b a n sche Verschleierung. Die paradoxe Verschieblichkeit des Zwerchfells kann hie und da auch perkutorisch festgestellt werden, in dem Sinne, daß im Exspirium die Lungengrenze etwas tiefer gefunden wird als im Inspirium. Aber verläßlich ist dies nicht, überdies sind die Unterschiede meist sehr gering und überschreiten kaum einen Querfinger Breite.

Auf die Wichtigkeit eines freien Pleuraraumes wird im Kapitel Pneu-Anlegung noch zurückgekommen werden. Es soll bereits hier betont werden, daß der Röntgen- und physikalische Befund durchaus nicht immer übereinzustimmen brauchen. Trotz bestehender pleuraler Adhäsion, auch in großem Umfang, braucht die Zwerchfellverschieblichkeit nicht eingeschränkt zu sein und auch der Sinus kann sich als spitz entfaltbar erweisen. Besonders wertvoll scheinen mir in dieser Hinsicht die Untersuchungen von A s c h o f f zu sein, der in besonderen Obduktionsbefunden dartun konnte, daß bei vollkommen adhärenter Pleura die Sinus phrenico-costales von Verwachsungen frei sein können. Er erklärt dies damit, daß durch kleinere und mittlere Ergüsse die Zwerchfellsinus nicht auseinandergedrängt und ausgefüllt werden.

Finden wir die Lungengrenze rechts und links in differenter Höhe, so wird dies fast immer auf einen pathologischen Zustand schließen lassen. Eine Ausnahme hiervon möchte ich lediglich jenem Vorkommnis zubilligen, das wir manchmal bei Skoliose der unteren Brustwirbelsäule finden, wo wir auf der Seite der Konvexität das Zwerchfell etwas tiefer stehend finden als auf der konkaven Seite. Es ist klar, daß im allgemeinen die höher stehende Lungenseite als die pathologisch veränderte anzusehen ist, auf der sich ja eine fehlende Verschieblichkeit finden wird. Bei bestehendem Pneumothorax aber wird die höherstehende Lungengrenze mit ihrer guten Verschieblichkeit als die normale zu betrachten sein. Haben wir es nicht mit den Erscheinungen einer Zwerchfelllähmung dieser Seite zu tun, so werden wir an eine Infiltration, einen pleuralen Erguß oder an eine Pleuraschwarte denken müssen, bzw. an das gleichzeitige Vorkommen eines Infiltrates mit Erguß oder Schwarte. Freilich braucht ein Infiltrat, wenn es nicht zu ausgedehnt ist, die Verschieblichkeit der unteren Lungengrenzen nicht zu beeinträchtigen. Es ist nicht immer leicht, bei geringfügigen Differenzen zwischen links und rechts, zwischen Erguß und Schwarte einen Unterschied zu treffen, soweit es sich nicht um frei verschiebliche Ergüsse, also Transsudate, handelt. Diese sind ja zumeist doppelseitig und können durch ihre Lageverschieblichkeit unschwer als solche erkannt werden. Hier muß allerdings erwähnt werden, daß wir nicht so selten auch einseitige Transsudate, als Ausdruck einer Stauung im kleinen Kreislauf, finden können, und zwar auch dann, wenn pleurale Adhäsionen auf einer Seite der Entwicklung eines Transsudates entgegenstehen. Aber auch dann, wenn ein Herzkranker dauernd eine Seitenlage einnimmt, kann ein Transsudat nur auf dieser Seite sein.

Erreicht ein entzündlicher Erguß eine stärkere Ausdehnung, so ist er einerseits durch ein Grocco-Rauchfuß sches Dreieck, andererseits durch den Verlauf der Ellis-Damoiseau schen Kurve wohl charakterisiert. Bei der Untersuchung des paravertebralen Dämpfungsdreiecks auf der gesunden Seite sind einige Momente zu berücksichtigen. Normalerweise ist nämlich an der Lungenbasis unmittelbar neben der Wirbelsäule der Lungenschall etwas abgeschwächt infolge der mächtigen Ausdehnung der dort befindlichen Muskulatur des Erector trunci: man kann daher auch bei normaler Lunge irrtümlicherweise ein paravertebrales Dreieck finden, das sich von einem echten dadurch unterscheidet, daß es eben nur eine Schallabschwächung und nicht einen absolut leeren Schall aufweist. Man wird dieser Fehlerquelle leichter entgehen, wenn man seine Perkussion so vornimmt, daß man aus dem leeren Schall des Exsudats über die Wirbelsäule hinaus nach der gesunden Seite hin perkutiert und feststellt, wo denn der leere Schall in einen, wenn auch gedämpften Lungenschall, übergeht. Kommt es durch die Schrumpfung einer pleuralen Schwarte zur Verziehung des unteren Mediastinums in die erkrankte Seite, so finden wir auf dieser neben der Wirbelsäule eine Aufhellung des Perkussionsschalls in Dreieckform, also einen sogenannten negativen Grocco-Rauchfuß. Die Frage, was denn die Ursache des Auftretens des paravertebralen Dreiecks sei, ist durchaus noch nicht geklärt worden. Es stehen sich hier zwei Meinungen gegenüber, die einen begründen dies mit einer Verlagerung des Mediastinums nach der gesunden Seite hin, teilweise auf Grund von Leichenuntersuchungen, wie Goldscheider, Leenderts und Rauchfuß, hingegen wollen jene Autoren, die auch bei reinen Pneumonien einen positiven Grocco finden, dies auf eine Flächenwirkung der Perkussion zurückführen, so Hamburger, Matthes, Hochhaus und Marko. Ich kann mich auf Grund eigener Erfahrung dem Vorkommen des positiven Grocco bei Pneumonien nicht anschließen.

Nur wenn ein Exsudat schon eine beträchtliche Ausdehnung erreicht hat, wird man eine typische Ellis-Damoiseau sche Kurve finden, charakterisiert durch ein Ansteigen der Dämpfungsgrenzen des Exsudats von der Wirbelsäule hin gegen die Axilla zu und mehr weniger steilem Abfall nach vorne zu, wobei die Dämpfungsgrenze vielfach in der vorderen Axillarlinie die Lungenbasis erreicht. Gelegentlich wird man zur Feststellung der Kurve zwecks Abgrenzung pleuritischer Exsudate von Pneumonien greifen. Meist aber wird der absolut leere Schall des Exsudats gegenüber der noch immer etwas Lungenschall aufweisenden Dämpfung bei der Pneumonie diagnostisch die Hauptrolle spielen, ganz abgesehen vom Ergebnis der Untersuchung des Stimmfremitus bzw. der Auskultation. Doch nicht immer finden wir die Kurve bei pleuralen Ergüssen in so typischer Weise ausgebildet. Wenn nämlich der Patient während der Entwicklung eines Exsudats sich nicht in Bettruhe befindet, sondern umhergeht, so zeigt die obere Lungengrenze vielfach eine horizontale Begrenzungslinie. Diese Ansicht wird allerdings nicht von allen Autoren geteilt. Ich muß hier zu der Frage der Verschieblichkeit pleuraler Ergüsse kurz Stellung nehmen. Bekanntlich sehen wir die Ursache der Unverschieblichkeit pleuraler Ergüsse darin, daß sich an ihrer oberen Begrenzungslinie Verklebungen einstellen, die ein freies Fluktuieren der Flüssigkeit wie beim Transsudat verhindern. Wenn nun von röntgenologischer Seite festgestellt wurde, daß auch entzündliche pleurale Ergüsse bei Lagewechsel nachweisbare Verschieblichkeit aufweisen, so soll durchaus nicht bestritten werden, daß die Hauptmasse eines Exsudats innerhalb des Pleuraraumes in verschiedenen Körperstellungen Schwankungen unterworfen ist. Die Begrenzung des Ergusses apicalwärts aber bleibt nichtsdestoweniger unverändert.

Sind geringfügige pleurale Ergüsse insbesondere rechts von Schwartenbildung oft kaum zu differenzieren, so gelingt es linkerseits durch eine exakte Untersuchung der perkutorischen Verhältnisse im T r a u b e schen Raum oft eine Klärung herbeizuführen. Perkutieren wir bei einem Lungengesunden aus dem vollen Lungenschall heraus in den Tympanismus des T r a u b e schen Raumes, so sind wir nicht in der Lage, eine scharfe Grenze zwischen tympanitischem und vollem Lungenschall festzustellen. Besteht nun ein geringes Exsudat links, das etwa zwei bis drei Finger hoch ist, so wird dieses den T r a u b e schen Raum in der Weise einengen, daß er in seinem oberen Abschnitt eine deutliche Dämpfung aufweisen wird, wobei die hinteren Lungengrenzen durchaus in normaler Höhe gefunden werden oder nur wenig höherstehend. Handelt es sich aber um eine Schwarte, so werden wir ebenfalls bei dieser Art der Perkussion auf einen Dämpfungsstreifen stoßen, der aber nun nicht im T r a u b e schen Raum liegt, sondern an dessen oberer Begrenzung, somit an der Lungenbasis. Man kann sich die Grenze der Lungenbasis gegenüber dem T r a u b e schen Raum sehr einfach in der Weise konstruieren, daß man vom Spitzenstoß eine Horizontale an die obere Grenze der Milzdämpfung zieht. Geringe pleurale Ergüsse liegen unterhalb dieser Linie, ausgedehntere überschreiten sie begreiflicherweise nach oben hin, reine Pleuraschwielen aber schließen scharf mit dieser Grenze ab, in Resorption begriffene Exsudate werden nach beiden Richtungen die Linie überschreiten. Es muß darauf hingewiesen werden, daß nur bei leiser Perkussion des T r a u b e schen Raumes kleinere Ergüsse und Schwielen durch diese Untersuchungsmethode festgestellt werden können.

Haben wir somit hinten die topographischen Verhältnisse der Lunge geklärt, so beginnen wir die vergleichende Perkussion, nicht ohne uns vorher vergewissert zu haben, ob nicht Abweichungen der Thoraxkonfiguration vom Normalen bestehen; denn solche können unsere Untersuchungsergebnisse wesentlich beeinflussen. Wir werden, wie schon im Kapitel Inspektion erwähnt, so vor allem den kyphotischen und skoliotischen Anomalien der Wirbelsäule unser Augenmerk zuwenden, weiterhin etwaige sonstige abnorme Zustände im Bereich des Skeletts, Halsrippen, Callusbildungen an den Rippen, Atrophien bestimmter Muskelgruppen, etwaige Geschwulstbildungen der Haut, Fibrome, Lipome und andere der Inspektion und Palpation zugängliche Abweichungen berücksichtigen müssen. Wir beginnen in der Weise, daß wir in einer Linie, die von der Lungenbasis ungefähr in der Mitte des Halbthorax, also in der Scapularlinie, sich allmählich nach oben zu der Wirbelsäule nähernd, in den Interscapularraum führt und von diesem wieder von der Wirbelsäule sich entfernend in der Mitte der Fossa supraspinata endet, in kurzen Abständen perkutieren. Hierbei werden wir normalerweise keinen Unterschied in der Höhe des Perkussionsschalles zwischen den jeweils nahe gelegenen Perkussionsstellen finden, obwohl ja seine Höhe von der Basis gegen die Spitze zu kontinuierlich etwas abnimmt. Es empfiehlt sich, den Plessimeterfinger in horizontale Lage zu geben. Finden sich nun in der Lunge infolge pathologischer Veränderungen weniger lufthaltige Stellen, so werden wir bei dieser Methode der Perkussion an den Grenzen eine deutliche Abschwächung unseres Perkussionsschalles wahrnehmen. Ich pflege dies eine *Stufe* zu nennen. Die Lokalisation derartiger Dämpfungsgrenzen pflegen wir nach den Brustwirbeldornen zu bezeichnen.

Erst wenn so auf beiden Seiten das Vorhandensein oder Fehlen von Dämpfungen festgestellt ist, wie sie sich durch das Auftreten von Stufen manifestieren, wird man in der Folge durch eine vergleichende Perkussion der korrespondierenden Stellen auf dem Rücken links und rechts etwaige Differenzen des Lungenschalls feststellen. Denn es ist klar, daß man bei gleichmäßigen pathologischen Veränderungen beider Lungenseiten anscheinend normale Verhältnisse vorfinden kann, wenn sie gleichmäßig den Schall abschwächen, sofern man nur zwischen links und rechts vergleichend perkutiert.

Mit den bisher aufgezeigten Untersuchungsergebnissen darf die Perkussion noch nicht als beendet angesehen werden, denn wir müssen uns ein Bild darüber machen, welche Ausdehnung die gefundenen Verdichtungserscheinungen nach lateral zu aufweisen. Da können wir nunmehr recht verschiedene Verhältnisse im Bereich des Oberlappens antreffen.

Nehmen wir an, wir hätten bei der Perkussion in Höhe des vierten Brustwirbels eine Stufe gefunden und der Lungenschall weist apicalwärts eine gleichmäßige Dämpfung bis zur Spitze auf, so wird dies in der Mehrzahl der Fälle für einen Infiltrationsprozeß im Oberlappen sprechen, wenn nicht angenommen werden muß, daß es sich um eine pleurale Spitzenschwiele allein ohne Beteiligung des Lungenparenchyms handelt. Die Begrenzung einer solchen Dämpfung lateralwärts kann ganz verschieden sein:

1. Sie kann einmal genau der Oberlappengrenze folgen, und auch vorne horizontal sich scharf gegen den Mittellappen absetzen, ohne daß wir aus dem Perkussionsergebnis einen Schluß ziehen können, ob es sich um einen spezifischen oder unspezifischen Prozeß handelt.

2. Sie kann hinten der Oberlappengrenze folgen, ist also eine absteigende Dämpfung, verliert sich aber dann in der Axilla oder der vorderen Brustwand allmählich, wie wir dies bei spezifischen Prozessen, und zwar sogenannten marginalen Infiltraten, die eben nicht den ganzen Oberlappen einnehmen, sondern nur hinten zu einer mehr pneumonischen oder atelektatischen Verdichtung des Oberlappens geführt haben, finden.

3. Die Dämpfungsgrenze verläuft horizontal, das sehen wir besonders bei hämatogen sich entwickelnden Spitzenprozessen und auch bei stärkerer Mitbeteiligung der Spitzenpleura bei tuberkulösen Prozessen. Hier kann auch manchmal die Dämpfungsgrenze nach lateral zu eine leicht aufsteigende Linie aufzeigen.

4. Eine sehr umstrittene Deutung kommt jenen Dämpfungen zu, die sich in Hilushöhe paravertebral finden und nach seitlich zu einem normalen Lungenschall weichen. Sie sind unter dem Namen der K r e m e r schen Dämpfung bekannt und sollen der Ausdruck einer Vergrößerung der tracheo-bronchialen Lymphknoten sein. Während K r e m e r, wie N e u m a n n und H a u s m a n n diesen Standpunkt auf das entschiedenste verfechten, insbesondere H a u s m a n n auf Grund autoptischer Befunde Beweismaterial hiefür erbringen konnte, sprechen andere Autoren, allen voran U l r i c i, der K r e m e r schen Dämpfung jeden diagnostischen Wert ab. Auf Grund eigener Erfahrung will ich den Wert der K r e m e r schen Dämpfung für die Diagnose tracheo-bronchialer Lymphknotenschwellung durchaus nicht abstreiten, er scheint mir aber von den erstgenannten Autoren etwas überbetont worden zu sein. Hingegen muß ich darauf hinweisen, daß sich derartige paravertebrale Dämpfungen recht häufig ohne Mitbeteiligung der Lungenspitzen bei beginnenden infiltrativen Prozessen, sogenannten Frühinfiltraten, finden. Wir sehen also bei solchen Fällen, daß sich etwa beim vierten Brustwirbeldorn eine eindeutige Stufe befindet, die Intensität der Dämpfung aber dann gegen die Spitze zu allmählich abnimmt, so daß ein Vergleich zwischen links und rechts überhaupt keine einseitige Spitzendämpfung erkennen läßt. Es ist dies ja durchaus verständlich, wenn man be-

denkt, daß gerade bei einer beginnenden Phthise der A s s m a n n - Herd die Lungenspitze freiläßt und in der mittleren oder der basalen Partie des Oberlappens lokalisiert ist und daß dieser Herd eben in der Mehrzahl der Fälle der hinteren Thoraxwand anzuliegen pflegt, und wir daher meistens vorne oder an der Lungenspitze perkutorische Erscheinungen durchaus nicht erwarten dürfen.

5. Ähnliche Verhältnisse, nämlich ein Lauterwerden des Lungenschalls an der Spitze, gegenüber den Verhältnissen in Hilushöhe, finden wir aber auch gelegentlich dann, wenn infolge des Bestehens einer Spitzenkaverne ein ausgesprochener Tympanismus auftritt, der den Ungeübten dazu veranlassen kann, bei Vergleich zwischen links und rechts die normale Lungenspitze als die krankhaft veränderte gegenüber der tympanitisch klingenden anzusehen. Auch die Ausbildung eines vikariierenden Spitzenemphysems bei narbigen Spitzenprozessen kann zu einer Aufhellung mit tympanitischem Beiklang des Lungenschalls führen.

Obzwar ich die isolierte, paravertebrale Dämpfung in Hilushöhe, wie eben erwähnt, nur mit einiger Skepsis als Symptom einer Schwellung der tracheobronchialen Lymphknoten ansehe, möchte ich nicht verabsäumen, auch hier jetzt die sonstigen Symptome für diesen pathologischen Befund anzuführen. Es sind dies einmal die K o r a n y sche Dämpfung der Wirbeldorne; man findet bei Perkussion der Wirbelfortsätze eine Schallabschwächung über dem vierten bis sechsten Brustwirbeldorn. In der gleichen Höhe findet sich auch eine Klopfempfindlichkeit dieser Dorne, wie sie von P e t r u s c h k y als *Spinalgie* beschrieben wurde und als Zeichen der tracheo-bronchialen Lymphadenitis gewertet wird. Ihre Erklärung findet sie durch die Annahme einer Lymphadenitis und Perilymphadenitis im hinteren Mediastinum, die auf das Periost der benachbarten Wirbelkörper übergreift. Natürlich dürfen wir nicht vergessen, daß auch unspezifische Prozesse derartige Erscheinungen verursachen können. Da in das Kapitel Auskultation gehörig, wird über das D'E s p i n e sche Symptom später Näheres ausgeführt werden. Aber nicht nur in Hilushöhe finden wir solche „suspendierte" Dämpfungen, sondern auch etwas tiefer gelegen, etwa zwischen fünftem und achtem Brustwirbeldorn, die sich bei nicht ganz exakter Untersuchung nur allzuleicht dem Nachweis entziehen. Es sind dies infiltrative Prozesse, die als erstes Symptom einer Unterlappenphthise aufzutreten pflegen. Handelt es sich um Prozesse, die in der Unterlappenspitze liegen, so kann sich perkutorisch manchmal eine scharfe Abgrenzung an der Lappengrenze zeigen, während sich basalwärts zu nicht immer eine deutliche Stufe nachweisen läßt. Daß lobäre Pneumonien perkutorisch genau der Lappengrenze folgen, wird ihre Abgrenzung gegenüber pleuralen exsudativen Prozessen meist dann zulassen, wenn das Fehlen des G a r l a n d schen Dreiecks nicht an das Vorhandensein einer E l l i s - D a m o i s e a u schen Kurve denken läßt. Natürlich wird auch hier das Fehlen des G r o c c o schen Dreiecks die Diagnose der Pneumonie stützen.

Bei der Perkussion des Thorax vorne müssen wir vor allem des Umstandes eingedenk sein, daß unser Perkussionsschall normalerweise in den Intercostalräumen einen volleren Schall gibt als über den Rippen; daß wir also Intercostalraum mit Intercostalraum und Rippe mit Rippe vergleichen müssen. Eine gewisse Schwierigkeit, die vorne die Clavicula der Perkussion der Lungenspitzen hervorruft, ist nicht zu übersehen, da die Fossa supraclavicularis andere perkutorische Verhältnisse gibt, als die knöcherne Thorakalwand. Schließlich kann bei Frauen eine stärker ausgebildete Mamma die Ergebnisse der Perkussion wesentlich beeinträchtigen, und das der Thoraxwand anliegende Herz macht eine ver-

gleichende Perkussion zwischen links und rechts im basalen Thorax überhaupt
unmöglich. Es empfiehlt sich unter allen Umständen, die Perkussion des vorderen
Thorax nur im Liegen durchzuführen.

Wir beginnen die Perkussion vorne mit Feststellung der unteren Lungengrenzen rechts und prüfen die Verschieblichkeit, indem wir den Finger in den
sechsten Intercostalraum legen. Findet man vorne und hinten eine deutliche
Differenz in Höhe der Lungengrenze, so soll man nicht verabsäumen, diese
auch in der mittleren Axillarlinie festzustellen, desgleichen die respiratorische
Verschieblichkeit der Lungenränder. Es ist schon im Hinblick auf die möglicherweise sich ergebende Notwendigkeit zur Anlegung eines künstlichen Pneumothorax
unerläßlich, daß man sich vergewissert, ob wirklich die Lungenbasis in ihrer
ganzen Zirkumferenz frei verschieblich bzw. als adhärent anzusehen ist. Wir
untersuchen dann von unten nach oben fortschreitend den Lungenschall in den
Intercostalräumen, auch hier nach einer Stufe suchend und wenn sich eine
solche gefunden hat, vergleichen wir perkutorisch auch die einzelnen Rippen.
So wird es gelingen, die Ausdehnung einer Dämpfung exakt festzustellen.

Linkerseits müssen wir uns bei den innigen Beziehungen, die insbesonders
bei der physikalischen Untersuchung zwischen Herz und Lunge bestehen,
unbedingt über Lage und Größe des Herzens informieren, wollen wir nicht
unliebsamen Täuschungen anheimfallen in dem Sinne, daß pathologische Veränderungen, die durch eine Herzerkrankung bedingt sind, irrtümlicherweise auf
solche der Lunge bezogen werden oder umgekehrt, wie beispielsweise atelektatische Veränderung der linken Lungenspitze durch Vergrößerung des linken
Vorhofes bei Mitralfehlern, pleurale Trans- und Exsudate u. a. Wir werden
also vorerst die Ausdehnung des Herzens durch Bestimmung der relativen Herzdämpfung feststellen, auf die hier nicht weiter eingegangen werden soll. Aber
soviel mag hier betont werden, daß gerade bei pleuralen und pulmonalen spezifischen Veränderungen die Bestimmung der relativen Herzgrenze nicht so selten
auf große Schwierigkeiten stößt, oft unmöglich ist, wenn sich pleurale Ergüsse
oder dicke Schwarten dem Herzen anlagern. Denn frische pleurale Ergüsse
pflegen bei einiger Ausdehnung das Herz nach der gesunden Seite hin zu ver-
drängen, bei schrumpfenden Prozessen aber finden wir es nach der kranken
Seite hin verzogen. Für die Beurteilung pulmonaler Prozesse ist freilich die
Untersuchung der absoluten Herzdämpfung, der Herz-Lungengrenze, von großer
Bedeutung. Ihre Feststellung soll mit leiser Perkussion erfolgen. Am einfachsten
ist es, wenn man unmittelbar neben dem linken Sternalraum im fünften Intercostalraum beginnt, wo ja normalerweise immer leerer Schall zu finden ist.
Von hier aus perkutiert man zuerst einmal über das Sternum nach rechts hinüber, und wird, normale Verhältnisse vorausgesetzt, über dem ganzen Sternum
bereits Lungenschall feststellen können. Ebenso wird man nach oben hin perkutieren und am oberen Rand der vierten Rippe auf Lungenschall treffen und
sehen, daß bei tiefem Inspirium die Verschieblichkeit der Lunge auch über
dem Herzen festzustellen ist. Unter pathologischen Verhältnissen können nunmehr von Normalen abweichende Befunde in folgender Hinsicht erhoben werden:

1. Eine absolute Herzdämpfung ist überhaupt nicht vorhanden, wie beim
Emphysem. Oder sie ist wesentlich verkleinert, gerade nur im Ausmaß einer
Fingerkuppe.

2. Wir finden die Herzdämpfung von rechts her überlagert, so daß die
Grenze der absoluten Herzdämpfung einen Querfinger breit den linken Sternalrand überschreitet. Derartige partielle Blähungszustände der Lunge sind der
Ausdruck eines vikariierenden Emphysems, wie wir es bei beginnenden phthisischen Infiltrationserscheinungen des rechten Lungenoberlappens sehen können.

Wir finden in diesen Fällen sonst keinerlei Zeichen des Emphysems als diese Überblähung des rechten Mittellappens.

3. Eine Überlagerung der absoluten Herzdämpfung von links und oben her, so daß sie nicht wie normalerweise bis zum Spitzenstoß nach links reicht und auch nach oben hin nicht bis zum oberen Rand der vierten Rippe, ist charakteristisch für frische phthisische Prozesse im linken Oberlappen. Bei beiderseitigen Prozessen kann es nun zu einer recht beträchtlichen Verkleinerung der Incisura cardiaca von links und rechts kommen, so daß sie der des allgemeinen Lungenemphysems ähnlich wird.

Der Überlagerung des Herzens durch ein kompensatorisches Emphysem steht die Denudation des Herzens gegenüber. Hier sind es pleurale Prozesse, die sich an der Herz-Lungengrenze abspielen und zu charakteristischen physikalischen Symptomen Veranlassung geben, die meiner Erfahrung nach vielfach zu wenig beachtet werden. Haben wir eine pleurale Schwartenbildung rechts, so kommt es oft zu einer Denudation des Herzens von rechts her. Wir stellen dann nicht nur eine Unverschieblichkeit der unteren Lungengrenze vorne fest, sondern können auch die Grenze der absoluten Herzdämpfung am rechten Sternalrand finden. Die Feststellung derartiger Verhältnisse kann diagnostisch wertvoll sein und kardiale Beschwerden, die unter dem Bild einer oft gestellten Diagnose „Herzneurose" auftreten, unschwer klären. Es ist aber durchaus möglich, daß solche an der Grenze zwischen Pleura und Pericard rechts ablaufende trockene pleurale Prozesse beispielsweise als kollaterale Entzündung über einen im Mittellappen gelegenen primären G h o n schen Herd zu den früher genannten Erscheinungen führen, ohne daß eine exsudative Pleuritis rechts vorgelegen haben muß, somit auch eine gute Verschieblichkeit der unteren Lungengrenzen rechts gefunden wird.

Häufiger und wichtiger sind aber pleurale Prozesse links. Da muß vor allem darauf hingewiesen werden, daß bei Bestehen einer vorne gelegenen, nicht zu dünnen pleuralen Schwiele eine exakte Abgrenzung des Herzens nach obenzu vielfach unmöglich ist. Wir können a priori nicht sagen, ob eine Dämpfung im zweiten Intercostalraum auf eine Vergrößerung des linken Vorhofes oder eine pleurale Schwiele zu beziehen ist. Finden wir auch die absolute Herzdämpfung nach oben zu vergrößert, so kann sie durch eine Dilatation des linken Vorhofes bedingt sein. Finden wir nun eine gute Verschieblichkeit der Lungengrenze, so ist letztere Annahme als zutreffend aufzufassen. Anders natürlich bei fehlender Verschieblichkeit. Hier werden wir in erster Linie an die Pleuraschwielen denken müssen und das um so mehr, wenn sie sich auch an den übrigen Abschnitten der linken Lungenbasis nachweisen lassen. Freilich besteht die Möglichkeit, daß hinter einer solchen Schwarte der linke Vorhof vergrößert sein kann. Dann müssen eben andere Symptome eines Mitralvitiums die Sachlage klären, Auskultation und Röntgenuntersuchung. Die physikalischen Untersuchungsergebnisse werden, wie ich in einer Arbeit über die Pathologie akzidenteller Herzgeräusche dartun konnte, manchmal vieldeutig bleiben. Wir hören in solchen Fällen ein systolisches Geräusch mit dem Punctum maximum im zweiten Intercostalraum links. Auch einen akzentuierten zweiten Pulmonalton, also Symptome, die der N a u n y n schen Mitralinsuffizienz entsprechen. Gelegentlich hat das Geräusch nicht den weichen, blasenden Charakter eines endocarditischen, sondern nicht so selten einen sehr rauhen, kratzenden, dem pericarditischen ähnlichen. Hierbei ist bemerkenswert, daß solche Geräusche sich mit der Respiration zu ändern pflegen. Sie können im tiefen In- oder Exspirium lauter oder leiser werden, ja selbst ganz verschwinden, sich somit durch dieses Verhalten als extrapericardiale Geräusche kennzeichnen. Die Erklärung für dieses Verhalten ist wohl durch den Umstand gegeben, daß in den verschiedenen Phasen der Respiration die Pleura pulmonalis der Lingula mehr oder weniger stark an das äußere Blatt des Pericards angepreßt wird.

Wir finden solche Erscheinungen vielfach bei gesunden jungen Menschen, bei denen wir anamnestisch keinerlei Anhaltspunkte für eine überstandene Pleuritis finden. Ich konnte mich in zahlreichen Fällen überzeugen, daß bei der Röntgenuntersuchung das Herz stets die für ein Mitralvitium charakteristischen Erscheinungen vermissen ließ. Es ließ sich auch nachweisen, daß sich in derartigen Fällen ein auffallend schmales, retrosternales Feld als Symptom für das Vorliegen einer pleuro-pericardialen Adhäsion findet. Wenn man sich der Mühe unterzieht, der Originalarbeit N a u n y n s über dieses Thema nachzugehen und ersieht, daß er keinerlei autoptische Kontrollen für die von ihm beschriebenen besonderen Formen der Mitralinsuffizienz gebracht hat, und soweit ich sehe, auch von keinem der spärlichen Nachuntersucher jemals versucht wurde, kann man einen Zweifel nicht ganz unterdrücken, ob diese Form des Mitralvitiums tatsächlich zu Recht besteht, oder ob nicht vielmehr die überragende Bedeutung dieses Internisten, dem ja noch kein Röntgenapparat zur Verfügung stand, schuld daran ist, daß sich die Lehre von der N a u n y n schen Mitralinsuffizienz mehr oder weniger kritiklos von Lehrbuch zu Lehrbuch weiterschleppt. Ich muß mich durchaus der Meinung N e u m a n n s anschließen, wenn er die Lehre P o l l i t z e r s vom Volumen pulmonis diminutum in Frage stellt, der bei Chlorose und Basedow eine Denudation des Herzens als Folge einer Oligämie der Lungen beschrieb. Ich konnte mich niemals überzeugen, daß dieser Symptomenkomplex zu Recht besteht, sondern eine Vergrößerung der absoluten Herzdämpfung nur entweder bei pleuralen Adhäsivprozessen oder bei gleichzeitiger Vergrößerung des Herzens selbst bzw. pericardialen Ergüssen sich findet. Auch bei Hochdrängung des Herzens infolge Zwerchfellhochstand finden wir meiner Erfahrung nach keine Verbreiterung der Herzdämpfung, weder der relativen noch der absoluten.

Nicht unerwähnt möge das Verhalten des E b s t e i n schen Winkels bleiben, dessen Abschrägung bekanntlich als Zeichen eines pericardialen Ergusses zu werten ist. Allerdings finden wir diese Abschrägung auch bei Vergrößerung des rechten Vorhofes. Sie kann aber auch durch eine pleurale Schwarte rechts vorne vorgetäuscht werden. Liegt aber beides nicht vor, so können wir ihn für die Diagnose eines pericardialen Ergusses mit Nutzen verwerten. Bei der tuberkulösen Polyserositis finden wir gelegentlich dieses Symptom, wenn es zu einer Exsudation in das Pericard gekommen ist. Allerdings werden wir nur dann die Möglichkeit haben, die tuberkulöse Pericarditis nachzuweisen, wenn nicht gleichzeitig eine rechtsseitige exsudative Pleuritis besteht, es wäre denn, daß der Auskultationsbefund, über dem Herzen den typischen Lokomotivrhythmus aufweist. Denn gerade die tuberkulösen Veränderungen am Pericard, insbesondere die Exsudation, sind bei der Polyserositis meist nicht sehr ausgeprägt.

Gerade differentialdiagnostisch ergeben sich bei der Untersuchung des Thorax vorne oft wichtige Anhaltspunkte; so wäre auf Dämpfungen Rücksicht zu nehmen, die eine substernale Struma verursacht, deren Charakteristikum ihre Abgrenzung vom Herzschatten durch den dazwischen liegenden hellen Lungenschall darstellt. Wir müssen an die Verbreiterung der mediastinalen Dämpfung, verursacht durch die Atheromatose oder an ein Aneurysma der Aorta oder Lymphknotenschwellungen im Mediastinum denken. Ganz besonders wichtig scheint mir der für das Bronchuscarcinom des Oberlappens so charakteristische perkutorische Befund zu sein, gekennzeichnet durch eine oft brettharte

Dämpfung unmittelbar neben dem Sternum, die nach außen zu an Intensität abnimmt. Manchmal überragt die Dämpfung die Mittellinie, reicht ein bis zwei Querfinger in die gegenüberliegende Seite. Die maximale Dämpfungsintensität ist gerade vorne ein für das Carcinom so typischer Befund, daß sie allein schon mit großer Sicherheit die Annahme dieser Diagnose rechtfertigen kann. Es kann natürlich auch eine Phthise das Maximum an Dämpfungsintensität vorne aufweisen, aber dann wird es nicht parasternal, sondern seitlich in der M o h r e n h e i m schen Grube liegen und kaum den brettharten Charakter aufweisen wie ein Bronchuscarcinom. Nur sehr selten wird eine pleurale Schwiele oder ein anderer Lungentumor an dieser Stelle differentialdiagnostisch in Frage kommen. Die unter der Clavicula liegenden Partien der Lungenspitzen untersucht man am besten, indem man den Knochen als Plessimeter benützt und korrespondierende Stellen vergleicht. Will man nun die Perkussionsverhältnisse links und rechts vergleichen, so empfiehlt es sich, den Plessimeterfinger parallel dem Sternum aufzulegen und korrespondierende Stellen zu beklopfen. Bei der Perkussion von links nach rechts hinüber wird man auf das Vorhandensein von Dämpfungen und deren Begrenzung in sagittaler Richtung zu achten haben, da gelegentlich schrumpfende Erscheinungen einer Seite Verziehung des Mediastinums in diese hinein bewirken und es dadurch zu einer Überblähung der gesunden Lunge über die Mittellinie hinaus kommt.

Besser als in der Fossa supraspinata manifestiert sich manchmal der tympanitische Beiklang eines gedämpften Lungenschalls in der M o h r e n h e i m schen Grube. Auch das Geräusch des gesprungenen Topfes — bruit de pot felé — ist bei größeren Kavernen an dieser Stelle am besten feststellbar. Weiters sind hier auch Schallwechselphänomene, die der Kavernendiagnose dienen, nachweisbar. Sie werden im allgemeinen nur dann gefunden, wenn die Kavernen mit dem Bronchus kommunizieren. Ihre Bedeutung ist heute praktisch nicht mehr sehr groß, und ihr Vorhandensein wird uns niemals auf eine Röntgenaufnahme verzichten lassen, ihr Fehlen niemals die Kaverne ausschließen lassen. Sie mögen daher nur sehr kurz abgehandelt werden.

1. W i n t r i c h scher Schallwechsel: Bei offenem Mund ist ein höherer Tympanismus feststellbar als bei geschlossenem.

2. G e r h a r d scher Schallwechsel: Hier findet sich ein Unterschied in der Höhe des Tympanismus, je nachdem, ob sich der Patient in liegender oder stehender Stellung befindet. Man findet dieses Symptom bei Kavernen, die zum Teil mit Sekret gefüllt sind. In verschiedenen Körperstellungen ist der Durchmesser des Luftraumes dieser Kavernen verschieden groß. Dem Hohlraum mit kurzem Durchmesser kommt ein höherer Tympanismus zu als dem Hohlraum mit dem langen Durchmesser. Ähnliche Verhältnisse kann man über einem Hydropneumothorax feststellen, wobei man von B i e r m e r schem Schallwechsel spricht.

3. F r i e d r i c h scher Schallwechsel: Bei tiefem Inspirium infolge der stärkeren Spannung der Kavernenwände wird der Tympanismus höher und schwächer, im Exspirium etwas ausgeprägter. Es ist allerdings zu bedenken, daß im Gegensatz hierzu über einer normalen Lunge im tiefen Inspirium der Lungenschall etwas voller ist als im Exspirium. Nach meiner Erfahrung ist von all diesen Schallwechselphänomenen der F r i e d r i c h sche Schallwechsel bei Kavernen noch am verläßlichsten feststellbar.

Schließlich versäume man nicht, auch die Axillargegend perkutorisch zu untersuchen, da wir gerade hier bei Vorliegen eines interlobären serösen Ergusses eine meist nicht sehr breite, der Lappengrenze folgende, suspendierte Dämpfung finden können, die uns die Stellung dieser Diagnose ermöglicht.

Über die Technik der Perkussion der Leber soll hier nicht näher eingegangen, sondern nur betont werden, daß die Vergrößerung dieses Organs bei der Untersuchung von Lungentuberkulösen einen diagnostischen Hinweis bietet. Finden wir nämlich Erscheinungen, die den Verdacht auf das Vorliegen einer Darmtuberkulose erwecken, so können wir eine vergrößerte Leber als Zeichen einer Fettleber bzw. Amyloidose dieses Organs deuten, damit der vielfach so schwer faßbaren Diagnose der Darmtuberkulose ein sie unterstützendes Symptom hinzugesellen.

Die Perkussion der Milz soll dort, wo die Palpation das Bestehen eines Milztumors nicht erkennen läßt, Platz greifen. Sie ist auch bei Tuberkulose wertvoll schon im Hinblick darauf, daß wir gerade bei dieser Erkrankung recht häufig eine mangelnde Beweglichkeit des Zwerchfells links infolge pleuraler Prozesse vor uns haben und dadurch die Palpation der Milz erschwert ist, wenn sie im tiefen Inspirium nicht herunterrückt. Daß der Vergrößerung der Milz nicht die Bedeutung zukommt, die ihr N e u m a n n für die Diagnose des hämatogenen Formenkreises der Lungentuberkulose einräumt, werde ich an anderer Stelle näher ausführen.

Was die Perkussion des Abdomens betrifft, so wird sie in erster Linie der Feststellung von Flüssigkeitsergüssen, der Peritonitis tuberculosa, eventuell im Rahmen einer Polyserositis tuberculosa zu dienen, insbesondere also Aufhellung der Flankendämpfung bei Lagewechsel festzustellen haben.

V. Die Auskultation.

Fast noch wichtiger als die Perkussion ist für die Erkennung tuberkulöser Lungenerkrankungen die Auskultation. Es muß auch hier einiges über die Technik dieser Untersuchungsmethode vorausgeschickt werden. Es hat den Anschein, daß sich mehr und mehr die Verwendung binauriculärer Schlauchstethoskope einbürgert, meines Erachtens durchaus nicht zum Vorteil der Methodik. Es besteht gar kein Zweifel, daß man mit der heute kaum mehr geübten Auskultation durch direktes Auflegen des Ohres an die Brustwand die einwandfreiesten Resultate erhält. Aber auch zwischen den verschiedenen Stethoskoparten bestehen Unterschiede. Ich muß auf Grund eigener Erfahrung W. N e u m a n n durchaus beipflichten, wenn er dem von ihm empfohlenen Hartgummistethoskop, dessen Länge nicht über 13 cm sein soll, den Vorrang vor anderen Stethoskopen gibt. Freilich kann es jeder durch Übung mit einem ihm vertrauten Stethoskop zum Meister bringen, aber es gibt Auskultationsbefunde, die nur mit dem bloßen Ohr erkannt werden können, auch nicht, und hier pflichte ich N e u m a n n nicht bei, mit einem kurzen Stethoskop, nämlich manches Bronchialatmen, insbesondere ein Kompressionsatmen hinter einem pleuralen Erguß, seltener ein durch ein pneumonisches Infiltrat verursachtes Bronchialatmen. Wenn wir trotzdem uns im allgemeinen des Stethoskops bedienen, so hat dies seine Ursache darin, daß man sich ungern entschließt, ungewaschene Kranke mit bloßem Ohr zu untersuchen und daß schließlich die Untersuchung bestimmter Körperstellen, wie der Supraclaviculargruben, der oberen Axillargegend und sonstiger Partien des Thorax, dem bloßen Ohr ja nicht zugänglich sind. Bei stark behaarter Brust kann man leicht ein Knistern hören, das durch die Reibung des Stethoskops an den Haaren erzeugt wird, eine Fehlerquelle, die durch Auskultation mit dem bloßen Ohr vermindert werden kann. Während des letzten Krieges war die Beschaffung von Hartgummistethoskopen oft nicht möglich und es mußten solche aus Holz gebraucht werden, die meines Erachtens ebenso gut verwendbar sind.

Man muß sich bei der Auskultation an ein gewisses Schema halten, welche Stellen des Thorax man zu untersuchen hat, da man begreiflicherweise nicht die ganze Lungenoberfläche auskultatorisch erfassen kann. Gerade bei der Tuberkulose sind die wichtigsten Stellen die Mitte der Fossa supraspinata einerseits, die sogenannte Hilusgegend, also in Höhe des dritten bis vierten Brustwirbeldorns, andererseits. Weiters wird man in der Höhe des sechsten Brustwirbeldorns etwas medialwärts vom Angulus scapulae und schließlich an der Basis in der Scapularlinie auskultieren. Vorne werden wir in der Fossa supraclavicularis, im Mohrenheimschen Dreieck unterhalb der Clavicula, aber auch etwas medialwärts davon im ersten Intercostalraum, im dritten und vierten Intercostalraum in der Medioclavicularlinie untersuchen. Schließlich empfiehlt sich auch noch die Untersuchung in der Axilla möglichst hoch oben, aber auch in haarfreier Partie, sowie an der Basis in der mittleren Axillarlinie. Es ist klar, daß man über Dämpfungsbezirken, oder dort, wo ein eindeutig pathologischer bzw. verdächtiger Auskultationsbefund erhoben wurde, auch die in seiner Nähe gelegenen Partien einer genauen Untersuchung unterzogen wird.

Bei der Auskultation der Lunge haben wir vorerst einmal den Typus des Atemgeräusches von den Nebengeräuschen auseinanderzuhalten und gesondert für sich zu betrachten. Wir sind ja bei der Untersuchung der Auskultation auf die Mitwirkung des Patienten angewiesen und es ist bekanntlich nicht immer leicht, ihn zu veranlassen, so zu atmen, wie es zum Zweck der Auskultation am vorteilhaftesten ist. Ich ziehe es vor, den Patienten durch die Nase bei geschlossenem oder doch nur wenig geöffnetem Mund ein- und ausatmen zu lassen und nur dort, wo die Nasenatmung infolge Behinderung derselben nicht möglich ist, durch den Mund.

Über einer normalen Lunge ist bekanntlich Vesikuläratmen zu hören, über einem in toto infiltrierten Lungenlappen Bronchialatmen. Diese beiden Extreme werden zumeist eindeutig festzustellen sein. Es ist klar, daß zwischen diesen beiden eine Unsumme von Zwischenstufen vorgefunden werden können, da ja gerade die Lungentuberkulose, aber ebenso auch unspezifische pneumonische Prozesse in ihrer Intensität und Ausdehnung außerordentlich verschieden sein können. So wie es von einem normalen oder sogar hypersonoren Lungenschall bis zum absolut leeren Schall, z. B. über einem pleuralen Exsudat, eine kontinuierliche Kette von Abstufungen in der Höhe des Lungenschalls gibt, so muß es natürlich auch vom reinen Vesikuläratmen zum reinen Bronchialatmen eine kontinuierliche Kette verschiedenster Atemgeräusche geben. Man wird im allgemeinen damit auskommen, wenn man neben dem Vesikulär- und Bronchialatmen als Zwischenstufe das Bronchovesikuläratmen in seine Nomenklatur einschaltet. Es ist daher ganz klar, daß verschiedene Untersucher ein und dasselbe Atemgeräusch mit verschiedenen Namen belegen, so wird einer als Bronchovesikuläratmen bezeichnen, was ein anderer als verschärftes Vesikuläratmen ansieht, während ein dritter es aber schon als Bronchialatmen auffaßt.

Auskultieren wir über dem Kehlkopf oder unterhalb desselben in jugulo über der Trachea, so hören wir bei normalem Kehlkopfbefund stets ein reines Bronchialatmen. Dieses wird nun durch den Luftgehalt der Alveolen so verändert, daß es dem auskultierenden Ohr als Vesikuläratmen erscheint. Kommt es nun nicht zur Entfaltung der Alveolen, weil das Lungengewebe in toto von Exsudat erfüllt ist, so wird das im Kehlkopf entstandene Bronchialatmen unverändert an die Thoraxwand fortgeleitet und als solches bei der Auskultation wahrgenommen. Die Entstehung des Bronchialatmens im Kehlkopf muß man sich als Stenosengeräusch vorstellen, bedingt durch Passieren des Luftstromes an der Glottisenge. Liegen nun Verhältnisse vor, die die Entstehung eines derartigen Stenosengeräusches nicht zulassen, wie Destruktion der Stimmbänder bei Larynxphthisen, dann Rekurrenslähmung, so kann es nicht zur Entstehung eines Bronchialatmens kommen, auch wenn starre Infiltrationen einzelner Lungenabschnitte vorliegen. Auch bei Menschen mit offener Tracheotomiekanüle werden wir eine pneumonische Infiltration nicht von dem gewohnten Bronchialatmen begleitet sehen, aber auch bei alten marantischen Leuten, deren Stimmbänder schlaff und nicht mehr spannbar sind, werden wir trotz Vorliegens einer Pneumonie vielfach den Befund eines Bronchialatmens vermissen.

Zur Unterscheidung des Charakters der Atemgeräusche ist folgendes zu beachten:

1. Der Klangcharakter. Dieser ist beim Vesikuläratmen im Inspirium durch den Ton F charakterisiert, beim Bronchialatmen aber durch Ch, ebenso auch im Exspirium, während das vesikuläre Exspirium sich durch ein W dokumentiert. Die Dauer des Inspiriums ist beim Vesikuläratmen länger als die des Exspiriums, umgekehrt beim Bronchialatmen oder doch gleich lang.

2. Die Tonhöhe. Der Ton des Bronchialatmens liegt um zwei bis drei Oktaven höher als der des Vesikuläratmens.

3. Die Art der Akzentuation. Diese liegt beim Vesikuläratmen ausgesprochenermaßen auf dem Inspirium, beim Bronchialatmen hingegen auf dem Exspirium. Beim Vesikuläratmen gehen In- und Exspirium fast ohne Unterbrechung ineinander über, während beim Bronchialatmen eine deutlich wahrnehmbare Cäsur festzustellen ist.

Es ist nun nicht der Fall, daß wir stets alle Kriterien, die für das Vesikulär- und Bronchialatmen hier aufgestellt wurden, immer vereint finden, es gibt eine Unzahl von Variationen, die es begreiflicherweise dem einzelnen Untersucher oft sehr erschweren, ein bestimmtes Atemgeräusch in diese oder jene Gruppe einzureihen. Man kann aber auch nicht alles, was nicht vollkommen typisch ist, in den Sammeltopf des unbestimmten oder Bronchovesikuläratmens werfen, sondern man muß die einzelnen Phasen und ihre charakteristischen Auskultationserscheinungen einer speziellen Beschreibung unterziehen und somit Akzentuation, Klangcharakter und Tonhöhe für In- und Exspirium gesondert bezeichnen. Es muß auch hier schon darauf hingewiesen werden, daß es ebenso wie bei den Nebengeräuschen auch kein für die Lungentuberkulose unbedingt pathognomonisches Atemgeräusch gibt, wohl aber werden wir immer wieder bestimmte Typen antreffen, die wir erfahrungsgemäß bei bestimmten pathologischen Veränderungen tuberkulöser Natur vorfinden.

In der Folge sollen nun einige Qualitätsänderungen des Atemgeräusches, die für bestimmte Zustandsänderungen charakteristisch sind, besprochen werden: Eine Verlängerung des Exspiriums beim normalen Vesikuläratmen, wenn es über der ganzen Lunge gleichmäßig hörbar ist, spricht für einen Verlust der Elastizität des Lungengewebes und eine dadurch bedingte Erschwerung des Exspiriums, wird also die Annahme eines Emphysems oder einer spastischen Bronchitis unterstützen. Ist es aber nur an umschriebener Stelle wie über den Spitzen hörbar, so spricht dies ebenfalls für einen Elastizitätsverlust lokaler Natur und kann damit für die Diagnose einer beginnenden Lungentuberkulose, die ja nicht so selten mit umschriebener kompensatorischer Lungenblähung einhergeht, verwertet werden. Allerdings ist gerade über der rechten Spitze der pathognomonische Wert dieses Symptoms ein recht bedingter, weil der rechte Bronchus eparterialis mit seinen Verzweigungen gegen die Lungenspitze hinzieht, seine Äste übrigens weiter sind und durch diese anatomischen Verhältnisse allein die Veränderung des Atemgeräusches bedingt sein kann. Dies trifft besonders bei flachem phthisischem Thorax mit seiner dünneren Lungenschichte zu. Letztere Verhältnisse finden sich auch, wie N e u m a n n gezeigt hat, bei skoliotisch verändertem Thorax über der flacheren rückwärtigen Partie entsprechend der Konkavität der gekrümmten Wirbelsäule.

Abschwächung des Atemgeräusches: Dieselbe kann durch sehr verschiedene Zustände bedingt sein. Vorerst muß darauf hingewiesen werden, daß sie besonders bei alten Leuten oft nur durch ein bloß oberflächliches Atmen bedingt ist, sei es wegen allgemeiner Muskelschwäche, sei es aus Ungeschicklichkeit, um nicht zu sagen senilem Eigensinn. Ist über beiden Lungen das Atemgeräusch gleichmäßig abgeschwächt, hierbei auch das Exspirium in typischer Weise verlängert, so wird dies die Diagnose eines Emphysems erlauben. Mein Lehrer O r t n e r pflegte dieses Emphysematmen sehr treffend als atrophisches Atmen zu benennen. Fehlt das Atemgeräusch nur einer Seite oder ist es sehr leise, so muß man an eine Stenose des Hauptbronchus denken, die eine Atelektase der betreffenden Lunge bewirkt. Aber ebenso müssen wir an das Vorliegen eines Pneumothorax denken. Nur wenn es bei letzterem zu einer stärkeren Spannung in der Pleurahöhle kommt, wird das Atemgeräusch einen amphorischen oder sogar metallischen Beiklang annehmen. Ist das Atemgeräusch aber nur an einzelnen Abschnitten des Thorax abgeschwächt, während sonst die Atmung überall gut hörbar ist, so wird auch dieses Symptom seine besondere Wertung finden müssen. Ganz besonders wichtig kann es für die Diagnose des Bronchuscarcinoms werden, bei dem Stenoseerscheinungen einzelner Bronchialäste schon in einem recht frühen Stadium den physikalischen Befund in diesem Sinne entscheidend beeinflussen können (stumme Dämpfung). Aber auch tuberkulöse Prozesse bewirken oft eine Abschwächung des Atemgeräusches, sei es durch vicariierendes Emphysem, sei es durch Atelektasebildung. Weiters kann ein stark abgeschwächtes oder fast fehlendes Atemgeräusch über pleuralen Ergüssen gefunden werden, sei es, daß dieselben durch einen tuberkulösen oder neoplastischen Prozeß hervorgerufen werden.

Ein verschärftes Atmen finden wir normalerweise über der kindlichen Lunge; wir bezeichnen es als pueriles Atmen, wenn wir es bei Erwachsenen hören. Wir finden es pathologischerweise dort, wo infolge Destruktion durch tuberkulöse Prozesse ein Teil des Lungenparenchyms von der Atmung ausgeschaltet ist, über jenen noch gesunden Anteilen als Zeichen der übermäßigen Inanspruchnahme derselben. Häufig hat ein derartig kompensatorisches Atmen einen rauhen, scharfen Charakter.

Schon als Übergang zum Bronchovesikuläratmen ist das hauchende Atmen anzusehen, gekennzeichnet durch seinen weichen, blasenden Charakter, sei es nur im In- oder Exspirium oder in beiden Respirationsphasen. Wir finden es gerade bei nicht so ausgedehnten tuberkulösen Prozessen der Spitzen fibrösproduktiver Natur.

Ein amphorisches Atmen finden wir als Zeichen einer Höhlenbildung, sei diese innerhalb der Lunge gelegen, also einer Kaverne oder Bronchiektasien, sei es im Pleuraraum, also eines Pneumothorax; bei größeren Kavernen kann dieses amphorische Atmen auch einen leicht metallischen Charakter annehmen, was vielfach nur mit dem bloßen Ohr, nicht mit dem Stethoskop festzustellen ist. Beim Pneumothorax ist der metallische Charakter des amphorischen Atmens gewöhnlich nur dann vorhanden, wenn es sich um einen Überdruckpneumothorax handelt, somit eines der wichtigsten Symptome für die Erkennung des Spontanpneumothorax. Gelegentlich allerdings finden wir ein metallisches Atmen auch bei starrer Pneumothoraxwand infolge exsudativer Pleuritis, ohne daß ein Überdruck bestehen muß.

Einen Übergang zu geringfügigen, meist nicht klingenden Rasselgeräuschen stellt das unreine Inspirium dar, das wir bei kleinherdig-disseminierten Spitzenprozessen nicht so selten antreffen, aber auch bei Spitzenbronchitiden, die sich infolge Bronchiektasienbildung auf tuberkulöser Basis einstellen. Wohl aber mag ein derartiges unreines Inspirium auch als Folge von pleuralen Prozessen zu werten sein, die sich über den Spitzen abspielen, wo es bekanntlich nicht zu einer ähnlichen Verschiebung von Pleura pulmonalis und parietalis wie über den basalen Lungenabschnitten kommt. Hier soll noch des s a k k a d i e r t e n A t m e n s Erwähnung getan werden. Es ist dadurch charakterisiert, daß das inspiratorische Atemgeräusch nicht in continuo, sondern absatzweise erfolgt. Findet sich dieses über der ganzen Lunge gleichmäßig, so ist es nur der Ausdruck einer stoßweisen Inspiration, die vielleicht durch eine Schmerzhemmung bedingt und pathognomonisch wertlos ist. Ist es aber nur an umschriebener Stelle hörbar, so ist seine Entstehung durch eine unregelmäßige Ausdehnung des betreffenden Lungenteils infolge partieller Verdichtungen, oder aber durch Erschwerung der inspiratorischen Spitzenfüllung infolge vorhandener Pleuraadhäsionen verursacht. In diesem Sinne wird es für die Diagnose einer Spitzentuberkulose verwertet werden können. Eine Abart des sakkadierten Atmens findet sich auch im Exspirium, und zwar in der Nähe des Herzens, an der Lingula und dieses herzsynchrone Sakkadieren, verursacht durch Kompression und Zurückschnellen der Lunge infolge Pulsation des Herzens, wird gelegentlich zur Vermutungsdiagnose einer Accretio cordis herangezogen werden dürfen.

Das m e t a m o r p h o s i e r e n d e A t m e n ist dadurch charakterisiert, daß sich der Beginn des Inspiriums vesikulär anläßt, in der Folge aber in einen lauten und hauchenden Bronchialklang übergeht. Man findet es hauptsächlich in der Fossa infraclavicularis als Zeichen einer bestehenden Kaverne.

Nebengeräusche: Wir unterscheiden Geräusche, die entweder in der Lunge selbst entstehen oder aber an der Pleura und schließlich solche, die von außerhalb dieser Organe bei der Auskultation wahrgenommen werden, sogenannte akzessorische Geräusche, die als Fehlerquellen nicht unerwähnt bleiben dürfen. Die für uns wichtigsten Geräusche sind die intrapulmonalen Rasselgeräusche, sie haben das Vorhandensein von Sekret in der Lunge zur Voraussetzung. Es ist bekannt, daß Rasselgeräusche vielfach oft nur nach Husten hörbar sind. Es hat dies seine Ursache darin, daß pathologisch veränderte Lungenpartien durch einen Schleimpfropf in einem Bronchiolus von der Atmung ausgeschaltet sind und daher auch keine Auskultationserscheinungen produzieren können. Nach Entfernung dieses Schleimpfropfes durch einen oder zwei Hustenstöße nehmen nun die erkrankten Lungenpartien an der Atmung teil und können dann Rasselgeräusche erkennen lassen, die vorher nicht hörbar waren. Es darf aber nicht außer acht gelassen werden, daß durch wiederholtes Husten alles Sekret aus den krankhaft veränderten Partien der Lunge entfernt wurde und in der Folge sodann nichts mehr zu hören ist. Solche Beobachtungen macht man besonders beim Unterricht, wenn eine größere Zahl von Hörern einen Kranken auskultiert, so daß die zuletzt Untersuchenden die ihnen vom Vortragenden angekündigten auskultatorischen Symptome nicht mehr wahrnehmen können. Zur Technik des Hustenlassens sei folgendes bemerkt: Man auskultiere vor allem auch den Husten als solchen. Während bei einer normalen Lunge derselbe ziemlich tonlos klingt, kann er über infiltrierten Partien außerordentlich deutlich, ja geradezu bellend klingen. Weiters findet man nicht so selten während des Hustens außerordentlich deutlich Rasselgeräusche, die bei folgendem Tiefatmen nicht mehr zu hören sind. Der Husten soll, wie U l r i c i empfiehlt, nach einem Exspirium nur mit der Residualluft kräftig, aber tonlos erfolgen und sich sofort daran ein tiefes Inspirium anschließen. A. W i n k l e r konnte zeigen, daß die Ausprägung der Atemgeräusche bei einer bestimmten Beschleunigung des Atemluftstromes am besten ist. Mit A. S a t t l e r konnte er den Nachweis erbringen, daß auch die optimale Differenzierbarkeit der Rasselgeräusche an die Beschleunigung des Atemluftstromes und an ein Hustenlassen an den gewählten Auskultationsstellen gebunden ist. Durch diese beschleunigte Lüftung des Lungenorgans wird das in den Atmungswegen vorhandene Sekret mobilisiert und während der dem Hustenstoß folgenden, mit Reserveluft durchgeführten vertieften Inspiration die Durchmischung des Sekrets mit Luft bewirkt, die akustisch das Geräusch in Erscheinung treten läßt. W i n k l e r und S a t t l e r haben ein Kavernenphänomen beschrieben, das eine spezielle Untersuchungstechnik erfordert. Hierbei wird der Kranke angewiesen, im Anschluß an den Hustenstoß den Atem anzuhalten, was man durch Schließenlassen des Mundes und Zuhalten der Nase in sicherer Weise herbeiführen kann. In Fällen, in denen die elastische Kavernenwand infolge der intrathorakalen Hustendrucksteigerung komprimiert wird, um mit Nachlassen des Druckes selbsttätig in die Ausgangslage zurückzukehren, wird durch diese Größenschwankung der Kaverne ein begrenztes Strömen von Atemluft bewirkt, das — scheinbar paradox — bei Stillstand der Atmung des Kranken pathologische Phänomene, wie ein distinktes Rasseln oder bronchiales Atmen, häufig metamorphosierend, hörbar werden läßt. Es soll dies ein untrügliches Kavernenphänomen und bei käsiger Einschmelzung gelegentlich als Frühsymptom verwertbar sein.

So wie es nach längerem Hustenlassen und Auskultieren durch mehrere Untersucher häufig vorkommt, daß auskultatorische Phänomene infolge Expektoration allen Sekretes nicht mehr wahrnehmbar sind, so kann ceteris paribus folgendes sich ereignen: Rasselgeräusche sind manchmal recht gut hörbar, wenn man den Kranken des Morgens untersucht, ehe er noch ausgehustet hat und noch nicht aufgestanden und herumgegangen ist, nicht aber wenn er schon längere Zeit auf war. Man kann manchmal dieselben wieder hervorrufen, wenn man den Kranken anweist, einige Minuten flach auf dem Rücken zu liegen und ganz oberflächlich zu atmen; dann läßt man ihn plötzlich aufsetzen und muß schon den ersten Atemzug über der fraglichen Lungenpartie auskultieren.

Die in der Lunge bzw. im Bronchialbaum entstehenden *Rasselgeräusche* bezeichnen wir als endopulmonale, eine Differenzierung derselben in bronchogene und pneumogene vorzunehmen, wie es N e u m a n n. tut, erscheint mir überflüssig. Wenn er unter letzteren lediglich das Krepitieren bei pneumonischen Infiltrationen verstanden wissen will, so dürfte es kaum möglich sein, dasselbe von bronchopneumonischen tuberkulösen Prozessen, von Atelektaseknistern scharf abzugrenzen. Auch ist es fraglich, ob man eine Kaverne, in der Rasselgeräusche entstehen, sozusagen zum Bronchialbaum und nicht zur Lunge zu rechnen hat.

Bekanntlich werden die Rasselgeräusche in trockene und feuchte eingeteilt. Beide entstehen durch die Bewegung eines Sekrets in den luftführenden Wegen oder Alveolen durch den Luftstrom der Respiration.

a) *Trockene Rasselgeräusche:* Ein lautes, tief schnurrendes Geräusch wird als Schnurren oder Brummen bezeichnet und spricht für eine teilweise Verlegung eines größeren Bronchus mit Sekret. Giemen und Pfeifen, die Rhonchi sibilantes, entstehen ebenso wie das Schnurren, aber in höherer Tonlage, in schmäleren und kleineren Luftwegen, doch auch in größeren bei zähflüssiger, fadenziehender Beschaffenheit des Sekrets. Manchmal ist der akustische Eindruck so, daß man ihn ebensogut als Schnurren wie als Giemen bezeichnen könnte. Dieses trockene Rasseln kann sowohl in beiden Respirationsphasen hörbar sein, wie auch nur im In- oder Exspirium. Letzteres finden wir vorzugsweise bei der Emphysembronchitis und manchmal auch bei Bronchialasthma. Es ist wichtig, darauf zu achten, ob diese bronchitischen Geräusche über der ganzen Lunge gleichmäßig hörbar sind oder nur über bestimmten Partien. Es ist dies deswegen wichtig, weil bronchitische Geräusche über den Spitzen bei Freisein der übrigen Lunge den Verdacht erwecken müssen, daß ein tuberkulöser Prozeß vorliegt. Meist allerdings wird es sich um eine alte fibröse Tuberkulose handeln, die zu Bronchiektasien im Oberlappen geführt hat. Aller

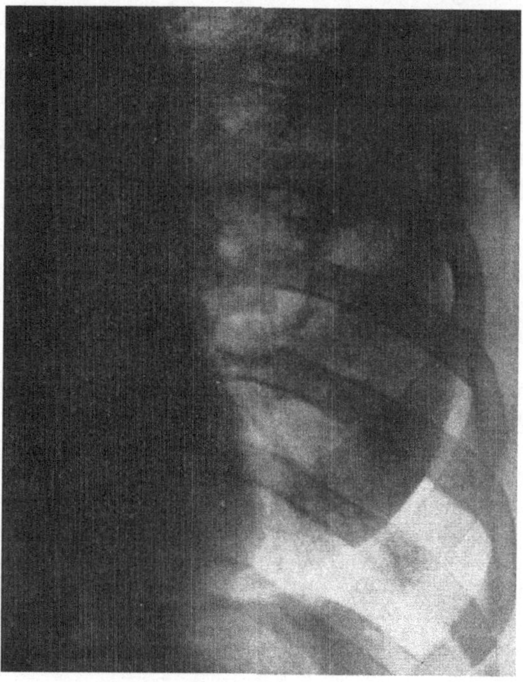

Abb. 3. Im Inspirium.

dings darf man nicht übersehen, daß bei Vorliegen einer diffusen Bronchitis das Giemen und Pfeifen bei Rückgang des Prozesses nicht immer gleichzeitig über allen Lungenpartien feststellbar ist, sondern auch manchmal über den Spitzen zuletzt verschwindet. Kennt man daher den Anfangsbefund nicht, so läßt es sich nicht entscheiden, ob wir es mit einer Restbronchitis zu tun haben; die Sachlage wird sich nach einigen Tagen klären, wenn auch dieses Giemen und Pfeifen verschwunden ist. Die Regel allerdings ist es, daß bronchitische Geräusche basal oder am Hilus zuletzt zu verschwinden pflegen. Über den Basen dauernd hörbares Giemen und Pfeifen wird naturgemäß in erster Linie an bronchiektatische Veränderungen denken lassen müssen.

Das als Stridor bekannte rauhe Pfeifen, das meist schon auf weite Entfernung hin hörbar ist, ist nur im Inspirium anzutreffen, bedingt durch eine Verengerung der großen Luftwege und inspiratorische Verstärkung der Stenose durch inspiratorische Ansaugung der Tracheal- und Bronchuswand. Sitzt die Verengerung im Kehlkopf oder in der Trachea, hört man dieses stridoröse Geräusch über beiden Lungen, sitzt sie in einem Hauptbronchus, nur einseitig. Da kann dieses Symptom manchmal zur Diagnose einer Bronchusstenose herangezogen werden.

Neumann beschreibt ein schnurrendes Geräusch, das an ein Taubengurren erinnert und fand es stets dort, wo eine gelatinöse Pneumonie vorlag. Er konnte die Richtigkeit seiner Beobachtungen autoptisch kontrollieren. Auch ich konnte in einschlägigen Fällen gelegentlich dieses eigenartige Phänomen bei spezifisch-pneumonischen Prozessen, wenn auch sehr selten, feststellen und halte es daher für diagnostisch wertvoll.

Guyon beschreibt ein trockenes, in den Bronchien entstandenes Geräusch, das er „bruit de grelottement ou de soupape" nennt. Es ist dies ein kurzer hörbarer Ton, den das onomatopoetisch gebildete deutsche Wort Flop widergibt und bei dem man ganz deutlich den Eindruck hat, daß irgend etwas an die Wand der Trachea oder eines großen Bronchus anschlägt. W. Neumann glaubt es dort gefunden zu haben, wo kalkige Konkremente oder schalige Reste von Bronchialdrüsen vor dem Aushusten in größeren Luftwegen sich aufhalten. Er hat es hauptsächlich über der Trachea gehört. Ich konnte es nur einmal in eindeutiger Weise bei einem sehr bemerkenswerten Fall feststellen, der größere bronchiektatische Höhlen aufwies, mit der Merkwürdigkeit, daß diese beträchtliche Größenschwankungen im In- und Exspirium zeigten.

Fall 1: Am 24. März 1947 gelangte die 40jährige M. H. an der Abteilung zur Aufnahme, aus deren Anamnese nur zu ersehen war, daß sie seit drei Wochen an stechenden Schmerzen in der linken Brustseite litt, mit etwas trockenem Husten. Auf Grund einer Röntgenuntersuchung wurde sie ins Spital überwiesen.

Bei der nur leicht subfebrilen Patientin fand sich basal eine Unverschieblichkeit der Lungengrenzen beiderseits mit Turbanscher Verschleierung, sowie eine leichte Einengung des Krönigschen Feldes links mit geringer Spitzendämpfung bis zum fünften Brustwirbeldorn. Auskultatorisch fanden wir über der rechten Lunge disseminiert ein fein bis mittelblasig klingendes Rasseln und unreines Exspirium über der linken Spitze.

Über dem linken Unterfeld war das Atemgeräusch bronchovesikulär mit hauchendem Exspirium. In der Höhe des sechsten Brustwirbeldorns neben der Wirbelsäule hörte man nun ein ausgesprochenes Flopgeräusch jeweils am Ende des Exspiriums.

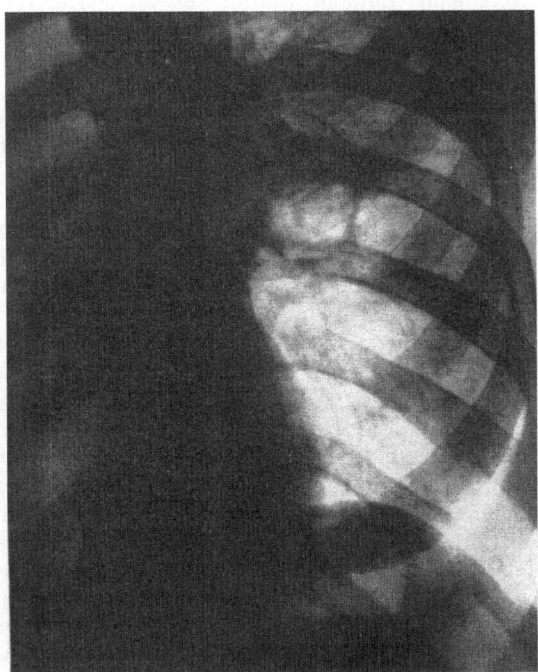

Abb. 4. Im Exspirium.

Die Senkung betrug 16 mm, das Sputum war dauernd negativ.

Sehr bemerkenswert war nun das Ergebnis der Röntgenuntersuchung: „In beiden Obergeschossen waren geringe fibröse Verdichtungen zu finden, links mehr als rechts. Der linke Hilus war stärker induriert, neben ihm mehrere Ringschatten von Kirschkern- bis Pflaumengröße. Der größte von diesen sehr dünnwandig, zeigte ebenso wie die benachbarten kleineren eine ungewöhnlich ausgiebige respiratorische Größenschwankung fast bis zum völligen Verschwinden in der Exspiration. Die Pleura apicalis links verdickt, am Zwerchfell geringe Adhäsionszacke, Steilherz." (Abb. 3 und 4.)

Es ist wohl sehr wahrscheinlich, daß die Entstehung des Flopgeräusches hier auf das Zusammenklappen der bronchiektatischen, besonders nachgiebigen Höhlen zurückzuführen ist, die abnormen respiratorischen Größenschwankungen durch einen vermutlich peripher von den Höhlen im Bronchus oder den Bronchien gelegenen Ventilmechanismus sich erklären lassen. Eine Entscheidung, wie weit der offenbar geringe fibröse spezifische Prozeß damit zusammenhängt, ließ sich wohl mit Rücksicht auf das Fehlen anamnestischer Anhaltspunkte kaum treffen.

Sehr ähnlich einem giemenden Geräusch sind jene auskultatorischen Phänomene, die wir gelegentlich über Kavernen hören können und die man am besten als schluchzend bezeichnen kann. Erfahrungsgemäß sind sie meist bei älteren Kavernen mit starrer Wand zu finden, ihr Klangcharakter kann auch manchmal einen mehr quietschenden Schalleindruck hervorrufen — U l r i c i bezeichnet das als Kavernenquietschen — und schließlich kann über alten Kavernen ein isoliertes Knarren mit oft leicht musikalischem Timbre gehört werden, man spricht von Kavernenknarren.

Die feuchten Rasselgeräusche, die man vielleicht besser als blasige bezeichnen sollte, entstehen im Gegensatz zu den sogenannten trockenen dann, wenn das Sekret nicht zäh, sondern mehr dünnflüssig ist und durch die durchstreichende Luft in Blasen zerteilt wird. Wir nehmen an, daß diese Rasselgeräusche dort, wo das Lumen des Bronchiolus ein weiteres ist, als grobblasige, dort, wo es ein sehr enges ist, als feinblasige entstehen. Man kann also daraus über die Größe der Hohlräume, in der die Flüssigkeit angesammelt ist, einen Schluß ziehen. Im allgemeinen werden in der gleichen Zeiteinheit relativ wenig grobblasige und zahlreiche kleinblasige Rasselgeräusche zu verzeichnen sein. Dieses Unterscheidungsmerkmal ist aber nicht immer zuverlässig. Wir finden gelegentlich auch feinblasige Rasselgeräusche von geringer Dichte. Es ist klar, daß wir keine scharfen Grenzen ziehen können und es ist ebenso selbstverständlich, daß ein gleiches auch für ihren Klangcharakter gelten muß. Bekanntlich unterteilen wir die feuchten Rasselgeräusche in klingende und nichtklingende. Welche dieser Eigenschaften ihnen zukommt, hängt von der Umgebung ihres Entstehungsortes ab. Bei Fortleitung durch lufthältiges, normales Lungengewebe sind die Rasselgeräusche nicht klingend; ist aber eine infiltrierte Lungenpartie z. B. um eine kleine Kaverne herum vorhanden, so nehmen die Rasselgeräusche klingenden Charakter an. Wie ich immer wieder betonen muß, kann dank dieses Umstandes eine scharfe Trennung zwischen klingendem und nichtklingendem Rasseln naturgemäß gar nicht immer vorgenommen werden, denn auch hier liegt natürlich in praxi eine kontinuierliche Übergangsreihe vom normalen Lungengewebe etwa zu einer käsigen Pneumonie mit Zerfallserscheinungen vor. So werden wir außerordentlich häufig in die Lage versetzt, keineswegs sicher sagen zu können, dieses oder jenes Rasseln sei klingend oder nichtklingend. Der Schalleindruck liegt eben in der Mitte zwischen beiden typischen akustischen Eindrücken. Man wird daher nicht umhin können, solche gerade bei der Tuberkulose häufig zu findende Rasselgeräusche als halbklingend zu bezeichnen. Wir finden sie dort, wo Verdichtungserscheinungen innerhalb der Lunge in geringerem Maße und disseminiert vorliegen. Gibt es nun ein Rasseln, das für Tuberkulose unbedingt charakteristisch ist? Ich muß die Frage mit nein beantworten. Allerdings ist das von den Franzosen als craquement humide = feuchtes Knacken, von den Engländern als clicking sounds bezeichnete auskultatorische Phänomen charakteristisch für verkäsende Prozesse bei Tuberkulose. Es ist ein schwach klingendes, mittelblasiges Rasselgeräusch, das an das Gackern einer Henne erinnert, von etwas knackendem Charakter und dadurch besonders ausgezeichnet, daß die einzelnen Rasselgeräusche nicht dicht aufeinander folgen, sondern voneinander getrennt, so daß sie zählbar sind. N e u m a n n nennt es *Käserasseln*. Ich kann mich seiner Auffassung, daß es nur bei verkäsenden Prozessen vorkommt, nicht restlos anschließen, da ich es gelegentlich auch bei nicht verkäsenden Infiltrierungen — wenn auch sehr selten — hören konnte.

Wir unterscheiden somit kleinblasiges, mittel- und grobblasiges, nichtklingendes Rasseln als Ausdruck bronchitischer Erscheinungen, wobei ersteres bei kapillärer Bronchitis und Lungenödem hörbar ist, während die letteren in größeren Luftwegen entstehen.

Die klingenden und halbklingenden Rasselgeräusche sprechen für das Vorliegen einer Verdichtung des Lungenparenchyms, ohne daß ihre Eigenart irgend einen Schluß auf die Natur derselben ermöglicht. Das feinstblasige als Krepitation bekannte klingende Rasseln ist bekanntlich für pneumonische Infiltrate charakteristisch, seien sie nun spezifischer oder unspezifischer Natur. Auch das atelektatische Entfaltungsknistern gibt das gleiche auskultatorische Phänomen. Charakteristisch für die echte Krepitation ist ihre Lokalisation in der zweiten Hälfte des Inspiriums. Nicht immer ist dieses feinblasige Rasseln so dicht und fein wie bei einer lobären Pneumonie und auch nicht so gleichmäßig. Wir sprechen dann von Subkrepitieren. Und gerade dieses subkrepitierende Rasseln finden wir bei frischen tuberkulösen Infiltraten, die noch nicht zum Zerfall geführt haben. Wir finden es aber ebensogut über unspezifischen, bronchopneumonischen Herden, über kardialen Stauungsindurationen, kurz über allen Verdichtungsprozessen in der Lunge. Auch bei der Lösung einer lobären Pneumonie geht das anfänglich hörbare feine Krepitieren allmählich in ein Subkrepitieren und später in ein mehr weniger klingendes mittel- und grobblasiges Rasseln über. Mittel- und grobblasig klingendes Rasseln findet sich bei der Tuberkulose außerordentlich häufig. Es wäre irrig, aus seinem Vorhandensein allein einen Schluß auf die Aktivität des tuberkulösen Prozesses zu ziehen, wenn auch natürlich sehr häufig mittelblasig klingende Rasselgeräusche Ausdruck der Zerfallstendenz tuberkulöser Infiltrate und der Kavernenbildung sind, grobblasige Rasselgeräusche für das Vorliegen einer Kaverne sprechen, so können ganz die gleichen auskultatorischen Phänomene auch bei Bronchiektasienbildung im cirrhotischen Lungengewebe gehört und jahrelang unverändert gefunden werden.

Besonders charakteristisch für Höhlenbildung ist der gurgelnde Charakter klingender Rasselgeräusche, wobei ich auch wieder betonen muß, daß er ebensogut wie bei der Tuberkulose bei Bronchiektasien, auch bei der Lues der Lunge zu finden ist.

Ich kann mich der Auffassung, daß gurgelndes Rasseln auch ein Charakteristikum einer Abszeß- oder Gangränbildung auf dem Boden einer Pneumonie sei, nicht so restlos anschließen. Wenn ich auch nicht leugnen kann, daß gelegentlich über Abszeß- oder Gangränhöhlen klingendes Rasseln zu hören ist, so scheint dies meiner Erfahrung nach doch relativ selten zu sein. Und es gelingt auskultatorisch nur selten, die Abszedierung einer Pneumonie zu erfassen. Finde ich über einem röntgenologisch eindeutig festgestellten intrapulmonalen Hohlraum gurgelndes Rasseln, so spricht dieser Umstand meiner Erfahrung nach für tuberkulöse Kavernen und gegen unspezifische Abszesse.

Bei größeren Kavernen, meist solchen mit glatter Wand, können die Rasselgeräusche auch einen etwas metallischen Beiklang aufweisen. Er ist aber auch manchmal bei bestehendem Pneumothorax zu finden, solange die Kaverne noch nicht entsprechend kollabiert ist. Vielfach haben wir es bei der Tuberkulose mit einzelnen Rasselgeräuschen zu tun, die weniger einen blasigen als knackenden Charakter aufweisen. Oft finden sich nur ein oder zwei solcher kurzer knackender Geräusche, die sowohl als fein-, mittel- oder grobknackend unterschieden werden können, manchmal erst nach Husten hörbar und denen man den gleichen Wert wie den typischen Rasselgeräuschen zuerkennen muß, die nicht in die Gruppe des Käserasselns gehören.

Schließlich wäre noch jenes Rasseln zu erwähnen, das schon auf Distanz hörbar ist, und zwar einmal das grobe Trachealrasseln der Sterbenden, dann das orale Rasseln bei größeren Kavernen durch Fortleitung im Bronchialbaum und Resonanz in der Mundhöhle, so daß man den akustischen Eindruck gewinnen könnte, es entstünde im Munde, häufiger bei Kindern als bei Erwachsenen feststellbar.

Die pleuralen Geräusche. Wenn die glatten, spiegelnden Pleurablätter Fibrinauflagerungen durch Entwicklung einer trockenen Pleuritis bekommen, entsteht bei der Auskultation das typische pleurale Reiben. Da die Voraussetzungen für seine Entstehung die Dislokation von Pleura parietalis und pulmonalis während der Respiration ist, ist es begreiflich, daß es im allgemeinen nur in den unteren zwei Dritteln des Brustkorbes zu hören ist, da im Oberfeldbereich eine Verschiebung der Pleurablätter bei der Atmung nicht stattfindet. Eine frische Spitzenpleuritis wird sich daher meistens der physikalischen Untersuchung entziehen, sich höchstens durch ein etwas unreines Atmen vermuten lassen, gelegentlich auch ein feinblasiges, nichtklingendes Rasseln hervorrufen, das im Sinne der vermuteten Diagnose dann verwertet werden kann, wenn der Röntgenbefund Herdsymptome in der Spitze vermissen läßt.

Neben dem Reiben finden wir bei pleuritischen Prozessen auch ein pleurales Knarren. Es wird dann zu finden sein, wenn die Auflagerungen auf der Pleura nicht mehr den zarten Charakter einer frischen fibrinösen Pleuritis haben, sondern bereits dicker geworden sind. Man liest besonders in den Lehrbüchern der Perkussion und Auskultation, daß das pleurale Knarren Zeichen einer Pleuraschwarte sei. Ich kann mir nicht recht vorstellen, in welcher Weise bei fester Verlötung von Pleura parietalis und pulmonalis durch die Respiration ein pleurales Geräusch entstehen soll. Meiner Auffassung nach kann ein pleurales Reibegeräusch, sei es nun ein feines pleurales Reiben oder das grobe Lederknarren, nur entstehen, so lange es noch nicht zu einer Verklebung zwischen den beiden Pleurablättern gekommen ist. Als Beweis für die Richtigkeit dieser meiner Auffassung kann ich nun die Tatsache anführen, daß es mir bei Vorliegen des pleuralen Lederknarrens immer gelungen ist, einen künstlichen Pneumothorax anzulegen, womit bewiesen erscheint, daß eben in diesen Fällen eine Schwartenbildung noch nicht eingetreten ist. Wenn man bedenkt, wie außerordentlich häufig pleurale Schwarten sind, und daß man über ihnen doch kaum je ein Knarren hören kann, wird man meiner Auffassung wohl beipflichten. Ich glaube daher auch nicht, daß das früher erwähnte Kavernenknarren überhaupt pleurogener Natur ist, zumal wir es ja auch über den Spitzenanteilen der Lunge wahrnehmen können, wo typisches pleurales Reiben und Knarren gar nicht entstehen kann.

Der Schalleindruck eines pleuralen Reibens und der eines feinen Krepitierens ist nicht sehr verschieden. Es nimmt manchmal das pleurale Reiben einen Charakter an, der an ein feinblasiges, halbklingendes Rasseln mahnt. Wir sprechen in solchen Fällen von Reiberasseln und es obliegt uns nun festzustellen, ob dieses auskultatorische Phänomen pleuraler oder endopulmonaler Natur ist; das ist durchaus nicht immer so einfach. Für den pleuralen Charakter wird es sprechen, wenn stärkerer Druck mit dem Stethoskop den auskultatorischen Eindruck verstärkt erscheinen läßt, wenn sich beim Hustenlassen keine Änderung im Auskultationsbefund zeigt, wenn das Rasseln nur am Ende des Inspiriums zu hören ist. Man kann pleurale Geräusche besonders in den rückwärtigen basalen Partien und auch an den Lappengrenzen oft besser wahrnehmen, wenn man den Kranken bei stark nach rückwärts gebeugtem Körper, wobei die Lunge mit ihrer Pleura visceralis in voller Schwere auf die Pleura parietalis drückt, untersucht. Ein besonderes Augenmerk ist jenen pleuralen Phänomenen zuzuwenden, die sich in unmittelbarer Nähe des Herzbeutels abspielen. Greift der pleuritische Prozeß auf das äußere Blatt des Pericards über, so können auskultatorische Erscheinungen entstehen, die von einer echten Pericarditis abgegrenzt werden müssen, zumal da ja auch bei der Tuberkulose echte spezifische Pericarditiden zur Beobachtung kommen. Das extrapericardiale Reiben ist ein durchaus nicht seltenes Symptom. Wir finden hierbei selten den typischen Lokomotivrhythmus der echten Pericarditis. Das extrapericardiale Reiben verschwindet oft auf der Höhe des Inspiriums und ist gerade im Exspirium deutlicher hörbar, ja oft nur in dieser Atmungsphase überhaupt. Ein weiteres Charakteristikum für das extrapericardiale Reiben ist, daß es nicht über dem ganzen Herzen hörbar ist. Meistens nur linkerseits, entsprechend der Herz-Lungengrenze, nicht aber im Bereiche der nicht von Lunge bedeckten Incisura cardiaca. Manchmal ist es nur im zweiten Intercostalraum links entsprechend der Auskultationsstelle der Pulmonalis als etwas kratzendes systolisches Geräusch hörbar, auch dieses mit der Respirationsphase weitgehenden Veränderungen unterworfen, worauf ich schon früher bei meiner kritischen Auseinandersetzung mit der N a u n y n schen Mitralinsuffizicnz hingewiesen habe.

Akzessorische oder extrapulmonale Geräusche. Nicht alles, was vom normalen Befund abweichend bei der Auskultation über dem Thorax zu hören ist, hat seine Ursache in pathologischen Veränderungen der Lunge oder Pleura. Neben vermeidbaren Fehlerquellen, wie etwa schiefes Aufsetzen des Stethoskopes, wodurch das Atemgeräusch einen hauchenden amphorischen Charakter annehmen kann, oder etwa Auskultieren über dem Hemd, wäre auf folgende Momente zu achten:

1. Haarrasseln: Setzt man das Stethoskop auf einen behaarten Teil der Brust, so hört man ein klingendes, feinblasiges Rasseln, ein Subkrepitieren, wie es ebensogut einer beginnenden Tuberkulose zukommen kann. Man kann dieser Fehlerquelle begegnen, indem man mit bloßem Ohr auskultiert. Am besten ist es freilich, man rasiert die betreffende Hautpartie. Auch Einseifen ist hier ein nützlicher Behelf, aber nicht völlig zuverlässig.

2. Ebenfalls ein Krepitieren hört man, wenn sich im Unterhautzellgewebe der Thoraxwand Luft befindet, also ein Hautemphysem, wie dies — selten nach Pneumothoraxanlegung, häufig aber nach einer Jakobäus-Operation — zu beobachten ist. Dabei muß dieses Hautemphysem dem palpierenden Finger durchaus nicht als solches imponieren. In diesen Fällen wird man wohl selten unter Kenntnis der vorangegangenen therapeutischen Maßnahmen zu einer Fehldiagnose gelangen. Ein ähnliches Phänomen kann auch über einem supraclaviculären Emphysempolster gelegentlich anzutreffen sein.

3. Sehr ähnlich einem subkrepitierenden Rasselgeräusch sind auskultatorische Phänomene, die über den Spitzenpartien der Lunge hörbar sind, wenn der Patient etwas Speichel in seinem Munde ansammelt, im Munde zu feinem Schaum verteilt und hinunterschluckt. Man wird im Verdachtsfalle durch Anlegen einer Hand an den Larynx jede Schluckbewegung durch das Hinaufsteigen des Kehlkopfes kontrollieren und dadurch diese Fehlerquelle vermeiden lernen. Auch im Rachen angesammelter Schleim, etwa bei akuter Pharyngitis, kann zu Bläschenbildung und Blasenspringen während der Atmung Veranlassung geben und fortgeleitet über den Lungenspitzen hörbar werden, das sogenannte Pharynxrasseln.

4. Eine nicht so seltene Fehlerquelle in der Spitzenauskultation wird durch das sogenannte Scapularkrachen hervorgerufen, das an ein pleurales Knarren erinnert, manchmal auch an ein bronchitisches Schnurren. Man kann sich davor schützen, wenn man den Arm der betreffenden Seite so halten läßt, daß die Schulter fixiert erscheint, also die betreffende Hand auf die gegenüberliegende Schulter legen läßt. Dann verschwindet das durch das Reiben der Scapula auf ihrer Unterlage entstehende Geräusch.

Auskultation der Flüsterstimme. B a c e l l i hat diese Untersuchungsmethode bekanntlich zur Unterscheidung seröser von eitrigen Exsudaten in die Klinik eingeführt. Sie gibt darüber hinaus aber auch sonst manch brauchbaren Fingerzeig über die Natur vorliegender pathologischer Verhältnisse. Man läßt den Kranken irgend ein Wort flüstern, z. B. 33, und auskultiert, wobei man das andere Ohr zuhält. Hierbei muß man nicht nur auf die Verstärkung oder Abschwächung achten, sondern auch auf den Klangcharakter des fortgeleiteten akustischen Eindruckes.

Normalerweise hört man nur ein ganz undeutliches Geräusch und die geflüsterten Worte als solche nicht vernehmbar. Hört man das Flüstern fast so deutlich durch und vom selben Klangcharakter, wie unmittelbar in der Nähe des Mundes, so spricht man von *Bronchophonie* der Flüsterstimme. Eine solche findet man bei schütterer Infiltration einzelner Lungenbezirke, wie disseminierten Tuberkulosen oder bronchopneumonischen Herden. Sie kann auch physiologischerweise infolge der Lage des Bronchus über der rechten Spitze zu finden sein.

Ist das Flüstern scharf und hoch, ja sogar lauter als das Flüstern vor dem Munde, so sprechen wir von *Pektoriloquie* der Flüsterstimme. Dieses ist vorzugsweise bei ganz dichten, also lobärpneumonischen bzw. konfluierenden bronchopneumonischen Prozessen spezifischer sowie unspezifischer Natur zu finden. Es findet sich auch über pleuralen Exsudaten dann, wenn eine stärkere Kompressionsatelektase der darunter liegenden Lunge besteht. Aber, wie schon B a c c e l l i gezeigt hat, nicht, wenn das Exsudat sehr zellreich ist, also eitrig oder hämorrhagisch oder auch viele Fibrin- oder Cholesterinkristalle enthält. Man kann es daher zur Differentialdiagnose verwenden, ob ein Erguß serös oder eitrig sein dürfte.

Die *Amphorophonie* der Flüsterstimme mit ihrem hohen hohlen Klang, der oft etwas musikalischen Charakter aufweist, findet man einerseits bei größeren Kavernen oder Bronchiektasien, andererseits auch beim Pneumothorax. Nimmt die Flüsterstimme einen etwas metallischen Beiklang an, so sprechen wir von *Metallophonie*, wie wir sie seltener über großen glattwandigen Kavernen, hauptsächlich aber beim Überdruck- oder Ventilpneumothorax, finden können.

Als D'E s p i n e sches Zeichen wird das besondere Verhalten der Flüsterstimme über den Brustwirbeldornen bezeichnet. Wenn man bei einem lungengesunden Menschen die Flüsterstimme über den Wirbeldornen auskultiert, so hört man je nach dem Alter eine laute Pektoriloquie über den Halswirbeldornen, woselbst noch die Trachea unmittelbar den Wirbelkörpern anliegt. Bei kleinen Kindern ist das Flüstern schon vom ersten Brustwirbeldorn an nach abwärts ganz undeutlich, bei Kindern bis zu acht Jahren vom zweiten Brustwirbeldorn nach unten, bei älteren über 15 Jahren vom vierten Brustwirbeldorn angefangen. Es reicht tiefer herunter, wenn sich zwischen die nach vorne von der Wirbelsäule abweichende Trachea bzw. die großen Bronchien ein solider, das Flüstern gut fortleitender Tumor eingelagert hat, sei es eine tuberkulöse oder neoplastische Bronchialknotenschwellung, sei es ein Aneurysma oder auch nur eine infiltrierte Lunge. Seine Brauchbarkeit zur Diagnose der Bronchialknotentuberkulose beim Erwachsenen erscheint mir ebenso wie die der P e t r u s c h k yschen Spinalgie problematisch.

Besondere Auskultationsmethoden. Läßt man einen Lungengesunden den Vokal U aussprechen, so wird derselbe abgeschwächt, aber unverändert über der ganzen Lunge bei der Auskultation derselben gehört. Ganz anders aber klingt dieses U, wenn man über einer dichten Infiltration, in erster Linie über einer lobären Pneumonie, auskultiert. Hier hat man den oft verblüffenden Eindruck, daß der Kranke nicht U, sondern A intoniert, allerdings ist dem A-Laut ein mehr weniger leiser O-Ton beigesellt. Ist die Infiltration keine komplette, also bei Lobulärpneumonie oder dichteren, konfluierenden tuberkulösen Prozessen, so wird der Schalleindruck mehr der eines AO bis AU. Es ist dieses Phänomen nach meiner Erfahrung eines der verläßlichsten zur Diagnose der Pneumonie, da es sich weder bei einem pleuralen Erguß, noch einer pleuralen Schwarte findet.

Unter *Aegophonie* oder Meckerstimme bezeichnen wir jenes Phänomen, das sich bei Auskultation der Sprechtöne mit normaler Stimme über pleuralen Ergüssen mit ausgesprochener Kompression der darunter liegenden Lunge findet. Die gesprochenen Worte erscheinen abgehackt, meckernd. Die Natur des Ergusses, ob eitrig oder serös, spielt hierbei keine Rolle.

Der französische Autor P i t r e hat ein Auskultationsphänomen unter dem Namen *„signe de sous"* angegeben, das pleurale Ergüsse von Schwarten zu unterscheiden gestattet. Hierbei wird im Bereiche der absoluten Dämpfung mit einer Metallmünze auf eine zweite dem Thorax angelegte Münze geklopft und die Fortleitung dieses so erzeugten Metallklangs durch den Thorax hindurch an einer zweiten Stelle im Bereich der Dämpfung auskultatorisch untersucht. Normalerweise wird der Metallklang über gesundem Lungengewebe so verändert wahrgenommen, daß man den Eindruck gewinnt, nicht einen metallischen Klang, sondern den des Aufeinanderschlagens zweier Holzstücke zu hören (signe de bois). Dasselbe gilt bei pleuralen Schwarten, anders aber bei Ergüssen. Hier hört man den Metallklang unverändert fortgeleitet. Mit Hilfe dieses Phänomens ist es möglich, pleurale Ergüsse hinter Schwarten festzustellen, für welche Diagnose uns sonst kaum ein anderes physikalisches Symptom zur Verfügung steht.

Vollkommen unberechtigterweise wird von einer Reihe von Autoren, so auch von W. N e u m a n n, das P i t r e sche signe de sous mit dem Stäbchenplessimeterphänomen in einen Topf geworfen, denn bei ersterem wird die Fortleitung eines primär erzeugten metallischen Klanges untersucht, bei letzterem aber ein jedes metallischen Beiklanges entbehrender Schall durch Beklopfen eines Plessimeters mit einem Holzstück (Bleistift) hervorgerufen und seine Veränderung bei der Durchleitung durch den Thorax untersucht. Als H e u b n e r in den 70er Jahren des vergangenen Jahrhunderts das Stäbchenplessimeterphänomen zur Diagnose des Pneumothorax angegeben hatte, war es noch kaum möglich, einen Pneumothorax klinisch exakt zu diagnostizieren, der nicht als Spannungs- oder Überdruckpneumothorax angesehen werden konnte. Zu dieser Zeit gab es ja noch keine Röntgenuntersuchung und auch keinen therapeutischen Pneumothorax arteficialis. Es hat sich erst in der Folge gezeigt, daß der nicht unter Spannung stehende Pneumothorax, insbesondere der abgesackte Pneumothorax, das Stäbchenplessimeterphänomen nicht gibt, also im allgemeinen auch der künstliche Pneumothorax nicht. Es kommt allerdings noch ein Moment hinzu, nämlich der Spannungszustand der Pleura parietalis und visceralis. So sehen wir gelegentlich auch beim künstlichen Pneumothorax nach exsudativer Pleuritis, die eine Starre der Pleurablätter verursacht, ein positives Stäbchenplessimeterphänomen auch dann, wenn der Druck im Pleuraraum kein positiver ist, wie wir das ja anläßlich der Pneunachfüllung unschwer feststellen können. Ist im Pleuraraum Luft und Flüssigkeit, letztere nicht in zu geringer Menge oder zu dickflüssig, vorhanden, so hört man bei auf der betreffenden Thoraxseite angelegtem Ohr und ruckweisem Schütteln des Patienten ein plätscherndes Geräusch mit mehr oder weniger metallischem Beiklang, das bekanntlich schon dem alten Hippokrates bekannt war und daher den Namen *Succussio Hippocratis* führt.

VI. Sonstige Untersuchungsmethoden.

1. Röntgenuntersuchung.

Über die Stellung der Röntgenologie in der Medizin mich hier näher aus-
zulassen, kann nicht meine Aufgabe sein. Daß sie bei ihrem Umfang und ihren
speziellen Aufgaben als eigenes Fach gewertet zu werden mit Recht bean-
spruchen kann, steht außer Zweifel. Ebensogut aber auch, daß sie sozusagen
nicht allein für sich bestehen kann, sondern auf die Zusammenarbeit mit dem
Kliniker angewiesen ist. Beide Teile werden nur davon Nutzen ziehen, wenn
sie diese Zusammenarbeit zu einer möglichst engen gestalten. Ich darf mit Be-
friedigung auf die im Wilhelminenspital eingeführten Röntgenbesprechungen
hinweisen, wie sie zwischen dem Vorstand des Zentralröntgeninstituts (Professor
P a p e) und seinen Ärzten und jenen der Abteilungen 14tägig oder je nach
Bedarf abgehalten werden, bei denen alle fraglichen oder interessanten Fälle
einer gemeinsamen Besprechung unterzogen werden.

Wie kaum in einem anderen Fach, ist der Lungenfacharzt heute nicht nur
genötigt, etwas von der Röntgenologie der Lunge zu verstehen, Lungenfilme
richtig zu bewerten, sondern er muß vor allem auch vor dem Durchleuchtungs-
schirm selbständig seinen Mann stellen. Denn einerseits ist er auf Posten tätig,
wo ihm ein röntgenologisch ausgebildeter Facharzt nicht zur Seite steht und
er daher alles Röntgenologische selbst erledigen muß, wie z. B. in Heilstätten,
andererseits muß der Lungenfacharzt, dessen Tätigkeit ja zu einem nicht
unerheblichen Teil in der Pneumothoraxbehandlung besteht, die Röntgenkontrollen auch in einer Großstadt in seiner Ordination durchführen und auch
orientierende diagnostische Durchleuchtungen sonstiger Fälle vornehmen können.
Mit Recht werden daher für die Ausbildung des Lungenfacharztes entsprechende
röntgenologische Kenntnisse verlangt. Auch in größeren Spitälern, die über
eigene Zentralröntgeninstitute verfügen, ist für die Tuberkuloseabteilungen
der Besitz eines Durchleuchtungsgerätes fast unumgänglich erforderlich, soll
nicht der Betrieb des ersteren übermäßig belastet werden. Auch manche
diagnostische und therapeutische Eingriffe — ich denke hier vor allem an
die Kavernenpunktion, Tumorpunktion und ähnliches — erfordern ihre Vornahme unter Röntgenkontrolle.

Es ist nicht zu verkennen, daß sich heute vielfach das Bestreben geltend
macht, dem Röntgenfilm die dominierende Rolle in der Diagnosestellung und
damit auch in der Indikationsstellung zu therapeutischen Eingriffen zuzuer-
kennen. Ich möchte durchaus nicht leugnen, daß dies sicher bis zu einem
gewissen Grad seine Berechtigung hat, glaube aber, daß darin etwas zu weit
gegangen wird. Wenn wir speziell in der amerikanischen Literatur lesen, daß
die Beurteilung von tuberkulös erkrankten Lungen, von therapeutischen Erfolgen usw. durch Lungenfachärzte in der Weise erfolgt, daß diese lediglich
die aufgenommenen Röntgenfilme einer Beurteilung unterziehen, ohne den
Patienten auch nur gesehen zu haben, so kann ich gegen ein solches Verfahren
ernsthafte Bedenken nicht unterdrücken; denn der Röntgenfilm kann immer nur
eines der diagnostischen Hilfsmittel sein, das im Verein mit den übrigen, einer
exakten Anamnese, einem genauen physikalischen Befund, den verschiedenen
Laboratoriumsuntersuchungen wie Sputum, morphologisches Blutbild, Senkungsreaktion, weiters dem Temperaturverlauf, eine exakte Differentialdiagnose
ermöglicht. Freilich gibt es gelegentlich Fälle, wo der Röntgenbefund allein
das einzig positive Symptom für die Diagnose aufzeigt, aber das trifft nur in
einer Minderzahl der Fälle zu. Erst unlängst hatte ich im Obersten Sanitätsrat

das Referat über einen Vorschlag der World Health Organisation zu erstatten über die Einführung eines sogenannten Klassifikationsformulars der Lungentuberkulose, das aus einem Code von vier Buchstaben mit neun Ziffern bestehen soll, von denen der erste T den Bazillennachweis beinhaltet, der zweite C über den Kavernennachweis im Röntgenfilm und der dritte L (Läsionen) ebenso über die sichtbaren Herde Aufschluß gibt, während der vierte P die Hauptsymptome, das sind Temperatur, Gewichtsabnahmen und Mattigkeit beinhaltet. Alles andere bleibt in diesem Schema völlig unberücksichtigt, wie physikalischer Befund, Senkungsreaktion, Dauer des Leidens und sonstige anamnestische Angaben. Es ist klar, daß aus einem derartigen Torso von Befunden im Einzelfall vielfach kein klares Bild über Prognose- und Heilungsaussichten eines Falles gewonnen werden kann. Zumal, da auch die Art der sogenannten Läsionen, ob exsudativ oder produktiv, ob pneumonisch oder cirrhotisch, völlig außer Betracht bleibt. Ein Beispiel möge meinen ablehnenden Standpunkt zu diesem Entwurf, der wieder ad acta gelegt worden zu sein scheint, beleuchten. Nehmen wir zwei Fälle, die beide etwa die gleiche Menge von Bazillen im Auswurf haben, die weiter im Oberlappen jeweils einige kleine Kavernen innerhalb eines tuberkulösen Infiltrationsfeldes von genau dem gleichen Aussehen darbieten und die schließlich auch die gleichen Erscheinungen hinsichtlich Temperatur, Gewicht und Mattigkeit angeben, zwei Fälle also, die genau die gleiche Zahl dieses Klassifikationsformulars zeigen müssen. Der eine der beiden sei ein 20jähriger junger Mann, der andere ein 60jähriger, der vor längerer oder kürzerer Zeit eine exsudative Pleuritis durchgemacht hat, was bekanntlich auf dem Röntgenfilm durchaus nicht zum Ausdruck kommen muß. Dieser muß, da er seines Alters oder eines begleitenden Myocardschadens oder Emphysems wegen nicht mehr einem kollapschirurgischen Eingriff unterzogen werden kann — eine Pneuanlegung aber infolge der adhäsiven Pleuritis nicht gelingen wird —, als unheilbar angesehen werden, während der junge Mann durch einen künstlichen Pneumothorax in wenigen Monaten bazillenfrei und wieder arbeitsfähig sein kann.

Gerade das angezogene Beispiel mag gleich dazu verhelfen, darauf hinzuweisen, daß wir uns nicht allein mit dem Film der Lunge begnügen dürfen, sondern daß uns auch die Durchleuchtung wichtige Anhaltspunkte gibt, die speziell für die kollapstherapeutischen Eingriffe notwendig sind. In dem angeführten Beispiel wird wahrscheinlich die abgelaufene Pleuritis durch das Bestehen einer Verlötung des Sinus der betreffenden Seite zum Ausdruck kommen. Es ist daher im allgemeinen daran festzuhalten, daß eine Röntgenuntersuchung der Lunge nicht mit einer Durchleuchtung oder einem Film, sondern mit Durchleuchtung *und* Film ihre Erfüllung findet. Aber wir müssen uns ja im alten Europa leider noch immer in vielem nach der Decke strecken und können uns nicht beliebig viele Filme in jedem Fall, manchmal überhaupt keinen, aufzunehmen gestatten. Es läßt sich natürlich schwer scharf umreißen, wann wir auf einen Röntgenfilm verzichten können, denn zweifelsohne können uns bei der Durchleuchtung kleinere, besonders frische Herdbildungen entgehen, die auf dem Film zur Darstellung kommen. Ich halte mich bei der Erstuntersuchung von Patienten an folgende Grundsätze: finde ich physikalisch über den Lungen nichts Eindeutiges, ergibt auch der Durchleuchtungsbefund nichts Verdächtiges, so pflege ich noch eine Senkungsreaktion anzustellen. Zeigt auch diese einen normalen Wert, so glaube ich, auf einen Röntgenfilm verzichten zu können. Anders aber, wenn die Anamnese im Gegensatz zu den erhobenen Befunden den begründeten Verdacht auf einen spezifischen Prozeß aufscheinen läßt, oder wenn bei der Röntgendurchleuchtung ein verdächtiger Befund erhoben wurde, oder wenn schließlich die Senkung eine Beschleunigung erkennen läßt, dann bestehe ich auf der Vornahme einer Filmaufnahme der Lunge. Ich glaube mir mit den hier dargelegten Gesichtspunkten bisher keine Fehldiagnose zuschulden kommen lassen und, soweit mir bekannt geworden ist, keinen tuberkulösen Lungenprozeß übersehen zu haben.

Gerade für uns „Auchröntgenologen", die wir entweder im Laufe der vormittägigen Visite auf der Krankenabteilung, oder aber in der nachmittägigen Ordination die Patienten vor den Röntgenschirm stellen, erscheint die Forderung besonders mahnend, bei der Untersuchung genügend adaptiert zu sein; da darf man die Geduld nicht verlieren, auch wenn sich die Assistenten ärgern, daß der Chef infolge seines höheren Alters länger braucht, bis er adaptiert ist.

Ich möchte mich hier nicht über Technik und Methode der Röntgenologie der Lunge weiter auslassen, geschweige denn eine zusammenfassende Darstellung der bei den verschiedenen Erkrankungen derselben gefundenen typischen Befunde geben. Darauf wird ja fallweise im klinischen Teil hingewiesen werden müssen.

Ich verweise in diesem Zusammenhang auf die ausgezeichnete, 1949 erschienene Monographie E. Z d a n s k y s über die Entwicklung der Lungentuberkulose im Röntgenbild, die einen vorzüglichen Einblick in dieses Thema vermittelt. Ganz besonders möchte ich auf die dort gebrachten kritischen Bemerkungen hinsichtlich der Beurteilung von Herdbildungen in der Lunge hinweisen, die nach meiner Erfahrung nicht so selten Diskrepanzen in der Auffassung über die Aktivität und Natur gefundener Veränderungen zwischen Kliniker und Röntgenologen zeitigen. Insbesondere sind es wolkige, unscharf begrenzte Verschattungen, denen der Röntgenologe — vielfach allein auf seine Befunde ohne Kenntnis der übrigen angewiesen — nur zu leicht die Diagnose frischer exsudativer Herd zuspricht. Wir sehen aber derartige Herdbildungen nicht so selten, wo wir auf Grund aller sonstigen Befunde ihr Vorhandensein als ganz unwahrscheinlich annehmen dürfen. So können indurative Verdichtungsfelder diesen scheinbar akut-exsudativen Charakter, wie er sich im Röntgenbild darbietet, oft lange Zeit unverändert behalten, wo von Aktivität des Prozesses längst nicht mehr die Rede sein kann. Die Summation einzelner atelektatischer Alveolarbezirke mit fibrösen Verdichtungen können eben dieses Bild machen. Auch sonst mögen für manchen als exsudativ beschriebenen Lungenherd mit homogener, unscharf begrenzter Verschattung Resorptionsatelektasen und atelektatische Anschoppungen bei der sicher nicht geringen Rolle, die sie in der Lungentuberkulose spielen, in Betracht kommen. Dann sind es manchmal umschriebene pleurale Schwarten nebst geringfügiger Exsudation, die solche weiche, strukturlose Verschattungen hervorrufen.

Im Gegensatz hierzu sehen wir aber auch exsudative Herdbildungen, die eine durchaus scharfe Begrenzung aufweisen. Freilich werden wir bei solchen Prozessen annehmen dürfen, daß sie sich bindegewebig abzukapseln und damit ihren rein exsudativen Charakter zu verlieren beginnen. Auch dort, wo exsudative Herdbildungen an die Lappengrenze heranreichen, werden sie sich scharf gegen diese abgrenzen.

So wie der Röntgenbefund allein die Diagnose des exsudativen Charakters einer Herdbildung nicht zuläßt, kann dasselbe von den produktiven Herdbildungen gesagt werden. Auch hier kann die als charakteristisch angegebene scharfe Begrenzung des weichteildichten Schattens der einer wolkigen mit unscharfer Begrenzung dann Platz machen, wenn es zu einer perifokalen Reaktion des Lungenparenchyms gekommen ist. Auch in dem Bestreben, eine Korrelation der gefundenen röntgenologischen Symptome herbeizuführen, soll man sich möglichster

Zurückhaltung befleißigen und nicht durch bestimmte Ausdrücke etwas präjudizieren, was nicht streng bewiesen werden kann.

Ein Beispiel möge dies erläutern. Wir finden etwa in einem Lungenoberlappen einen Infiltrationsprozeß mit einer Kaverne, im anderen Oberlappen einige kleinere, disseminierte Herde. Wenn es nun im Befund heißt: Infiltrationsprozeß im linken Oberlappen mit Streuherden im rechten, so ist damit bereits gesagt, daß der kavernöse Zerfallsprozeß das Primäre sei, von dem aus es zu einer bronchogenen oder hämatogenen Aussaat in den anderen Oberlappen gekommen ist. Das kann sich so verhalten haben, aber es muß nicht so sein. Aus einem Befund allein können wir mit Sicherheit diese Diagnose nicht stellen und es ist durchaus möglich, daß die Herde rechterseits bereits bestanden haben, ehe noch der infiltrative Prozeß links aufgetreten und zum Zerfall gekommen ist. Anders, wenn wir über eine zeitlich auseinanderliegende Serie von Beobachtungen verfügen. Dort mögen wir berechtigt sein, von Streuung zu sprechen, wenn wir nachweisen können, daß die entsprechenden Schattenbildungen erst nach der Entwicklung des Zerfallsprozesses aufgetreten sind.

Die Beachtung dieser Umstände muß bei der Abgabe des zusammenfassenden Befundes, der sogenannten Röntgendiagnose, in Betracht gezogen werden. Es erhebt sich die Frage, inwieweit es überhaupt wünschenswert ist, daß der Röntgenologe eine solche stellt. Ob er nicht manchmal besser daran täte, sich ausschließlich auf die Beschreibung der gefundenen Veränderungen zu beschränken und es dem Kliniker zu überlassen, im Zusammenhalt mit den erhobenen Röntgenbefunden zu einer klinischen Diagnose des Falles zu gelangen.

Als kaum mehr zu missenden Fortschritt in der Röntgenologie der Lunge muß die *Tomographie*, die Körperschichtdarstellung, bezeichnet werden. Sie bezweckt die isolierte Betrachtung einer schmalen Schicht im Körperinnern. Bildmäßig störend wirkende Körperteile diesseits oder jenseits der untersuchten Schichtebene werden „verwischt". Mit dieser Methode lassen sich also z. B. versteckt liegende Kavernen deutlich erkennen, aber auch in ihrer Tiefe genau lokalisieren. Das Prinzip der Tomographie beruht auf einer entgegengesetzten Bewegung von Röntgenröhre und Röntgenfilm, wobei in der Drehpunktebene alle bildgebenden Elemente auf die gleiche Stelle des Filmes projiziert werden; mit anderen Worten, sie bilden sich scharf ab. Bildgebende Objekte, die außerhalb dieser Drehachsenebene liegen, projizieren sich während der Filmbewegung stets an einer anderen Stelle des Filmes und erscheinen deshalb „verstrichen", d. h. vollständig unscharf; man kann auf diese Weise z. B. eine Schicht in einer Tiefe von 5 cm hinter dem Sternum aus dem Körper herausschneiden und isoliert betrachten, ohne daß man auf diesem Tomogramm durch die detaillosen verwischten Streifenschatten des Brustbeins oder der Wirbelsäule in der Betrachtung der „herausgeschnittenen Schicht" wesentlich beeinträchtigt wäre. Auch in der Diagnostik des Bronchialcarcinoms leistet die Tomographie Wesentliches durch genaue Darstellung der Verzweigung des Bronchialbaumes und etwaiger Stenosenbildung desselben durch blastomatöses Gewebe.

Wenn man nicht über ein entsprechendes tomographisches Gerät verfügt, so kann man auch mit Hilfe harter Buckyaufnahmen sonst schlecht darstellbare Kavernen zur Darstellung bringen. Die so gewonnenen Bilder werden unter hoher Spannung mit Zuhilfenahme der Buckyblende oder der Feinrasterblende (zur Herabsetzung der Streustrahlenmenge) angefertigt. Durch diese harten Aufnahmen werden die Knochen, störende dicke Schwielen, große Ergußschatten „durchschlagen", ebenso isolierte Lungenpartien. Als Apparaturen stehen sowohl Tomographieapparate, wie Planigraphen, zur Verfügung. Letztere haben den Vorteil, daß Untersuchung und Aufnahme im Stehen gemacht werden können, während die tomographischen Aufnahmen im Liegen durchgeführt werden, wobei auf die oft so charakteristische Spiegelbildung, die durch Sekrete in den Kavernen zustande kommen, Verzicht geleistet werden muß. Auch Bronchiektasien lassen sich durch Schichtaufnahmen oft sehr gut darstellen; so kann man von der für den Patienten ja nicht gerade angenehmen Bronchographie Abstand nehmen. Für die Indikationsstellung zu größeren kollapschirurgischen Eingriffen muß die Schichtaufnahme heute als kaum entbehrlich betrachtet werden.

Schließlich muß noch auf das Schirmbildverfahren hingewiesen werden, das es ermöglicht, Reihendurchleuchtungen großer Gruppen gesunder Menschen vorzunehmen, um so unerkannte Lungenkrankheiten zu entdecken. Es unterliegt keinem Zweifel, daß dieses Verfahren in der Tuberkulosebekämpfung einen nennenswerten Fortschritt darstellt und seine Allgemeinverwendung auf das wirksamste zu fördern wäre.

Für die Differentialdiagnose der Lungentuberkulose gegenüber dem Carcinom einerseits, den Bronchiektasien andererseits stellt die Bronchographie eine wertvolle Untersuchungsmethode dar. Sie besteht in der Kontrastfüllung des Bronchialbaumes mittels eines Jodöles — Jodipin oder Lipiodol, in neuester Zeit auch des wasserlöslichen Joduron. Allerdings erscheint die Harmlosigkeit dieses Präparates durch neuere Untersuchungen V i s c h e r s doch etwas in Frage gestellt, der nachweisen konnte, daß das Vehikel für das Jod, Celluloseglykolsäureäther, nicht unerhebliche Gewebsschädigungen hervorrufen kann. Da sie für den Patienten mit weit mehr Unannehmlichkeiten verbunden ist als etwa die Tomographie, vermeiden wir es, sie anzuwenden, wenn wir die diagnostische Sachlage bereits genügend geklärt haben, das ist allerdings nicht immer der Fall; insbesondere zur Diagnose der Bronchiektasien und Bronchusstenosen ist sie manchmal unentbehrlich. Bei phthisischen Prozessen galt ihre Anwendung als kontraindiziert, doch scheint dies etwas übertrieben zu sein, wie Z u i d e m a gezeigt hat, der ihre Gefahrlosigkeit auf Grund ausgedehnter Untersuchungen betont. Besonders bemerkenswert scheinen mir seine Beobachtungen in der Hinsicht zu sein, daß es nicht gelingt, tuberkulöse Kavernen im Gegensatz zu Bronchiektasien bronchographisch zur Darstellung zu bringen. Selbstverständlich wird man hochfieberhafte oder gar zu Hämoptoe neigende Fälle nicht dieser Untersuchung unterziehen.

Es empfiehlt sich, vor jeder Bronchographie stets vorher auf Überempfindlichkeit gegenüber Jod zu prüfen, um vor unangenehmen Überraschungen gefeit zu sein (Jodlösung peroral und Hautanstrich mit Tinctura jodii).

Vorausgehen muß jeder Bronchographie eine exakte Anästhesie mittels 2%iger Pantocainlösung. Unter den verschiedenen hierbei in Betracht kommenden Methoden hat sich uns die transglottische Einführung einer Kanüle oder Gummisonde durch den Mund oder die Nase am besten bewährt. Die Unter- und Mittellappenfüllung erfolgt bei stehenden Patienten durch Neigen des Oberkörpers, die Oberlappenfüllung in Kopftieflage. Sehr nützlich für die Jodfüllung der verschiedenen Bronchialäste haben sich die M e t r a s schen Sonden erwiesen.

2. Temperaturmessung.

Über die Notwendigkeit einer exakten Temperaturmessung braucht kein weiteres Wort verloren zu werden. Im allgemeinen wird man mit einer viermaligen Messung am Tage das Auslangen finden. Es ist im wesentlichen gleich, welcher Methode der Temperaturmessung man sich bedient, wenn die einzelne nur gewissenhaft durchgeführt wird. Am wenigsten zu bewußten Täuschungen führt die rektale Messung, bei der es dem Kranken nicht so leicht möglich ist, durch künstliche Manipulationen erhöhte Temperatur vorzutäuschen; denn das ist leider kein so seltenes Ereignis, daß Kranke aus irgend welchen Gründen ihren Zustand als ernster darstellen wollen, als er tatsächlich ist, z. B. die Entlassung aus dem Spital mit diesen Mitteln hinausschieben zu können versuchen. In der Mehrzahl der Fälle werden aufmerksame Krankenpflegerinnen solche Fälle zu entlarven verstehen. Die Flucht in das Fieber stellt eine Teilerscheinung jenes neurotischen Symptomenkomplexes, der als Flucht in die Krankheit bekannt ist, dar. Aber auch das Gegenteil darf man nicht ganz aus dem Auge verlieren, daß Kranke tatsächlich bestehende Temperaturen verheimlichen wollen. Da ist es oft schwieriger, geringere Temperatursteigerungen nachzuweisen, weil es viel weniger auffällt, wenn etwa eine chronisch-kavernöse Phthise normale Temperaturen aufweist, als wenn ein Kranker, bei dem wir physikalisch und röntgenologisch keinerlei Befunde erheben können, die uns das Fieber erklären läßt, und der auch eine normale Senkung aufweist, immer wieder Temperaturen etwa über 38° vorweist.

Im allgemeinen können wir annehmen, daß Temperaturen, die bei der Achselmessung 37° C, bei der Mund- und Rektalmessung 37,5° überschreiten, als abnormal anzusehen sind. Aber es gibt nach meiner Erfahrung Zustände, die auch physiologischerweise zu einer geringen Subfebrilität führen können; ich habe hier vor allem die Gravidität im Auge. Ich stütze mich in dieser Auffassung nicht nur auf ein recht großes eigenes Material von Schwangeren, die ich wegen vermeintlicher oder bestehender Lungentuberkulose auf die Indikationsstellung zur Unterbrechung der Gravidität zu untersuchen hatte, sondern auch auf die Untersuchungen B o e r n b e r g s, der die Gravidität ebenfalls als alleinige Ursache für Temperatursteigerungen über die Norm ansieht. Wie ist nun die Sachlage bei Patienten, die eine geringgradige Erhöhung der Temperatur über 37° als einziges Symptom aufweisen und darüber oft nicht wenig besorgt sind. Selbstverständlich werden wir alle irgendwie in Frage kommenden Organe zu untersuchen haben, alle Untersuchungsmethoden zur Anwendung bringen, ehe wir sagen dürfen, daß wir keinerlei organische Ursache für die bestehende Subfebrilität festzustellen in der Lage wären. Über die Auffassung, ob normalerweise manche Menschen eine erhöhte Körperwärme zeigen, so wie bekanntlich manche Menschen dauernd abnormal niedere Temperaturwerte aufweisen, liegen in der einschlägigen Literatur, auf die hier nicht näher eingegangen werden soll, keineswegs einheitliche Auffassungen vor. Ich möchte mich der Auffassung jener, wie R a u c h m a n n, anschließen, die die subfebrile Temperatur nicht unbedingt als pathologisch ansehen, wobei ich freilich die Frage, ob in solchen Fällen zentral bedingte Störungen der Wärmeregulation eine Rolle spielen, dahingestellt sein lassen muß. Daß Temperatursteigerungen nach körperlicher Anstrengung auch beim Gesunden auftreten können, ist durch verschiedene Beobachtungen erhärtet, so kann besonders nach einem Spaziergang die rektale Temperatur erhöht sein, weil in der Nähe des Afters Muskelgruppen liegen, die beim Gehen in Aktion treten; die Achseltemperatur kann nach manueller, insbesonders ungewohnter Arbeit ebenfalls erhöhte Werte aufweisen. Aber diese werden beim Gesunden nach einer halbstündigen Ruhepause wieder zur Norm zurückkehren. Der zur Differenzierung zwischen tuberkulösem und nichttuberkulösem Fieber angegebene *Pyramidonversuch* erscheint mir durchaus nicht verläßlich. Ihm zufolge sollen auch kleine Dosen von Pyramidon durch Tuberkulose hervorgerufene Temperatursteigerungen im Gegensatz zu andersartig bedingten beeinflussen. Aber gerade die bei der hämatogenen Tuberkulose auftretenden Fiebererscheinungen oder Subfebrilitäten erweisen sich gegenüber dem Pyramidon zumeist refraktär. Ebensowenig kann man behaupten, daß jede Temperatursteigerung, die sich durch Pyramidon beeinflussen läßt, durch Tuberkulose bedingt sein muß.

3. Funktionsprüfung der Lunge.

Es ist das Verdienst von B r a u e r und seiner Schule, vor allem A n t h o n y, K n i p p i n g u. a., durch spirometrische Untersuchungen weitgehende Klärungen zur exakten Feststellung der Leistungsfähigkeit erkrankter Lungen, wie sie durch zerstörende und schrumpfende Prozesse, Verwachsungen, Verziehungen und Emphysembildungen herabgesetzt wird, die sekundär aber auch zu einer Schädigung des Herzens führen, aufgezeigt zu haben.

Die Bestimmung des respiratorischen Gasaustausches erfolgt in der Regel an Hand der K n i p p i n g schen Apparatur. Da bei diesem die Luft durch eine Rotationspumpe in Bewegung gebracht wird, fehlen hierbei alle mechanischen Hindernisse, die die Atmung des Patienten beeinflussen könnten. Es können mit ihr die in Betracht kommenden Werte ermittelt werden. Die Luftmenge, die bei gewöhnlicher Atmung ventiliert wird, wird als *Atemvolumen* bezeichnet, die darüber hinaus bei maximaler Inspiration noch zur Einatmung gelangende Luft bezeichnet man als *Komplementärluft,* während die über eine normale Exspiration bis zur maximalen Ausatmung exspirierte Luft als *Reserveluft* bezeichnet wird. Jene Menge Luft, die dann noch in der Lunge verbleibt, wird *Residualluft* genannt. Zur Bestimmung der letzteren hat sich die von A n t h o n y angegebene Wasserstoffmischmethode am besten bewährt. Atemvolumen, Komplementärluft und Reserveluft zusammen ergeben die *Vitalkapazität,* rechnet man die Residualluft noch hinzu, so erhält man die *Totalkapazität.* Die Normalwerte schwanken nach Größe, Alter, Gewicht und Geschlecht, ebenso wie beim Grundumsatz, und es hat sich aus den Untersuchungen R a i n o f f s gezeigt, daß ein bestimmtes Verhältnis vom Soll-Grundumsatz zur Vitalkapazität besteht, das ungefähr $1 : 2,3$ bis $1 : 2,4$ beträgt. Normalerweise beträgt das Atemvolumen nach den Untersuchungen von A n t h o n y 17%, während auf die Residualluft 20% und die Komplementärluft 63% der Vitalkapazität entfallen. Diese Mittelwerte gelten für die Untersuchung im Liegen. Als Normalwert für die Residualluft ist ein Drittel der Vitalkapazität anzusehen.

Alle intra- und extrapulmonalen Erkrankungen im Bereiche des Brustkorbs, wie Infiltrationen, Schwarten, pleurale Ergüsse, Pneumothorax, wirken sich in einer Herabsetzung der Komplementär- oder Reserveluft aus. Die sekundären Veränderungen innerhalb der Lunge, also die Emphysembildung aber führt zu einer Vermehrung der Residualluft, die schon in mittelschweren Fällen über das Doppelte betragen kann. Einen weiteren Einblick über die Atemreserven, die dem Organismus zur Verfügung stehen, gewinnt man durch die Gegenüberstellung von *Minutenvolumen* und *Atemgrenzwert.* Unter ersterem ist jene Luftmenge zu verstehen, die bei völliger Ruhelage zum Leben notwendig ist. Der Atemgrenzwert stellt jene Luftmenge dar, die bei schnellster und tiefster Atmung in einer Minute verbraucht werden kann. Er wird von der Größe der Vitalkapazität und der äußerstmöglichen Atemfrequenz abhängig sein. B o r g e r s und H e r m a n n s e n halten einen Atemgrenzwert bei Männern im Mittel von 80 Litern, bei Frauen von 50 Litern als normal, während das Soll-Minutenvolumen im Mittel 7 Liter beträgt. Als Maß für die vorhandene Atemreserve ist die Differenz von Atemgrenzwert und Minutenvolumen anzusehen; je mehr die Atemreserven erschöpft sind, desto geringer wird diese Verhältniszahl sein, um so näher wird sich der Kranke dem Auftreten einer Dyspnoe gegenübergestellt sehen, sei es auch schon bei geringer körperlicher Anstrengung oder gar schon in Ruhe. Eine weitere Klärung bringt der Vergleich des Sauerstoffverbrauches, einmal bei Luft- und sodann bei reiner Sauerstoffatmung. Hier bestehen Differenzen bei Gesunden und Lungenkranken, wobei letztere im Gegensatz zu Gesunden eine erhöhte Sauerstoffaufnahme bei reiner Sauerstoffatmung aufweisen. Oft zeigt sich die Insuffizienz des respiratorischen Gasstoffwechsels noch nicht in Ruhelage, sondern erst im Arbeitsversuch in dem Sinn, daß Gesunde hinsichtlich ihres Sauerstoffverbrauches ungleich viel rascher zur Norm zurückkehren als Lungenkranke.

Naturgemäß spielt bei der Lungenfunktionsprüfung auch der Zustand des Herzens eine wesentliche Rolle. Geben uns auch die spirometrischen Untersuchungen einige Anhaltspunkte für das kardialbedingte Sauerstoffdefizit im Blut, so muß doch für eine exakte Prüfung auch die Vornahme von Gasanalysen aus dem arteriellen Blut verlangt werden. Derartige Untersuchungen aber überschreiten wohl das Ausmaß des in einem normalen Spitalsbetrieb laboratoriumsmäßig Erreichbaren. So wertvollen Einblick in die Pathophysiologie der Atmung die spirometrischen Untersuchungen geleistet haben, allgemein durchgesetzt haben sie sich nicht. Wenn auch die Bestimmung der einzelnen Komponenten der Vitalkapazität, des Minutenvolumens und des Atemgrenzwertes mehr sagen als die Bestimmung der Vitalkapazität allein, so gibt doch letztere immerhin recht brauchbare Anhaltspunkte für das Ausmaß der bestehenden Atemreserven. Wir bedienen uns zu ihrer Feststellung eines Trockenspirometers. Man läßt den Kranken maximal inspirieren und durch den Schlauch des Apparates die gesamte Luft seiner Lunge bis zur äußersten Exspiration in das Spirometer hineinblasen. Vielfach wird man die ersten Resultate nicht verwerten können und es bedarf manchmal wiederholter Versuche, ehe der Patient wirklich richtig und vollständig exspiriert. Wie schon früher erwähnt, hängt die Vitalkapazität von den gleichen Faktoren, die den Soll-Grundumsatz bestimmen, ab, aber auch von der Kraft der Thoraxmuskulatur und dem sportlichen Training des Körpers. So können sportlich gut trainierte Menschen der gleichen Körpergröße eine weit höhere Vitalkapazität aufweisen als ganz untrainierte. Männer weisen durchschnittlich um 50% höhere Werte auf als Frauen von der gleichen Körperlänge. So wird ein Mann von 175 cm Körpergröße normalerweise die doppelte Vitalkapazität haben, wie eine Frau von 160 cm Länge. D i s s m a n n konnte in Untersuchungen an meiner Abteilung nachweisen, daß die Vitalkapazität bei den meisten Menschen, vor allem auch tuberkulösen, im Laufe von 24 Stunden gewissen Schwankungen unterworfen ist, als deren Ursache der wechselnde Füllungszustand des kleinen Kreislaufes mit Blut anzusehen sein dürfte. Neben der Körpergröße und dem sportlichen Training spielt natürlich auch das Alter bei der Wertung der Vitalkapazität eine Rolle, denn bekanntlich nimmt nicht nur die Elastizität des Thorax mit zunehmendem Alter ab, sondern in gleicher Weise nimmt die Neigung der Lunge zur Emphysembildung zu. Wir werden somit das Ergebnis der Bestimmung der Vitalkapazität stets nur individuell bewerten dürfen. Das Hauptanwendungsgebiet dieser Untersuchung dient vor allem der Indikationsstellung zur Kollapstherapie, hier wieder in erster Linie der doppelseitigen; denn bevor wir uns entschließen, auf beiden Seiten der Lunge einen künstlichen Pneumothorax anzulegen, oder auf einer eine Spitzenplastik oder eine extrapleurale Pneumolyse bei bestehendem Pneumothorax der anderen Seite, müssen wir uns ein Bild über das Ausmaß des noch funktionstüchtigen Lungengewebes machen. Aber auch bei einseitig gesunden Lungen werden wir, insbesonders bei älteren Leuten, die Bestimmung der Vitalkapazität mit Nutzen vornehmen, um die Frage zu klären, ob nicht ein zu weit vorgeschrittenes Emphysem auf der von Tuberkulose noch freien Lunge oder pleurale Schwielen auf dieser Seite die Pneuanlegung auf der tuberkulös erkrankten Seite verbieten. Unter Berücksichtigung von Körpergröße und Geschlecht, wie natürlich auch aller sonstigen für die Indikationsstellung zur Kollapstherapie in Betracht kommenden Faktoren, sehen wir einen Wert von 2500 ccm als Minimum dessen an, was wir durchschnittlich von einer Lunge verlangen, bei der eine beiderseitige Kollapstherapie in Frage kommt. Dieser Wert läßt sich bei grazilen weiblichen Personen ohne Bedenken auf 2000 ccm herabsetzen, er wird bei großen Männern kaum mehr als genügend betrachtet werden dürfen.

4. Laboratoriumsmethoden.

a) Die Sputumuntersuchung.

Über ihre dominierende Stellung in der Diagnostik der Lungenkrankheiten besteht wohl nicht der geringste Zweifel, ist doch der Tuberkelbazillennachweis die einzig sichere Methode, um einen Lungenprozeß als tuberkulös bedingt zu verifizieren. Denn alle anderen Stigmen können täuschen, wie der physikalische Befund oder der Röntgenbefund, denn eine Kaverne muß nicht tuberkulöser Natur sein, ein Abszeß kann im Röntgenbild sich von ihr in nichts unterscheiden, eine miliare Carcinose für eine Tuberkulose gehalten werden — von sehr namhafter internistischer Seite habe ich solche Fälle zur Streptomycinbehandlung überwiesen bekommen —, ich sah chronisch-pneumonische Prozesse mit Bronchiektasienbildung in den Oberlappen, bei denen ich nach dem physikalischen Befund und ebenso der Röntgenologe nicht einen Moment zweifelte, daß wir es mit einer vorgeschrittenen Phthise zu tun haben. Auch der weithin vernehmbare Gestank einer Lungengangrän enthebt uns nicht von der Verpflichtung, nach Tuberkelbazillen zu fahnden, denn nicht nur pneumonische, sondern auch phthisische Prozesse können zur Gangrän eines Lungenabschnittes führen. Wir können es als eine nur wenige Ausnahmen kennende Regel betrachten, daß das Vorhandensein von Bazillen im Auswurf auf einen verkäsenden Destruktionsprozeß im Bereiche der Lunge hinweist. Im allgemeinen gibt ja der Röntgenbefund über das Bestehen von Zerfallsprozessen entsprechende Aufklärung. Ich muß allerdings bemerken, daß wir dies nicht so selten bereits eindeutig durch den physikalischen Befund feststellen können und die Röntgenuntersuchung in dieser Hinsicht manchmal nachhinkt. Wenn aber beide Untersuchungsmethoden im Stich lassen, dann sind wir verpflichtet, durch Vornahme einer tomographischen Untersuchung nach Kavernen zu fahnden. Erhalten wir auch hiedurch keinen positiven Anhaltspunkt für das Bestehen von Kavernen, so ist der Schluß gerechtfertigt, daß eine verkäsende Tuberkulose der Bronchialschleimhaut vorliegt. Allerdings besteht eine solche ja nur selten für sich allein. In der Mehrzahl der Fälle etabliert sich dieses Symptom in dem Abflußbronchus einer Kaverne. Gegebenenfalls wird eine Bronchoskopie die Sachlage klären. Aber wir dürfen uns nicht einbilden, daß jeder Zerfallsprozeß eines tuberkulösen Herdes in der Lunge auch röntgenologisch nachweisbar sein muß. Denn ganz kleine Herde, insbesondere solche hämatogener Entstehungsart entziehen sich der röntgenologischen Untersuchung und das sind nun jene Fälle, wo bei Fehlen einer Kaverne oder einer Bronchustuberkulose Bazillen im Auswurf, meist nicht in großer Zahl, gefunden werden können. Andererseits muß nicht jeder verkäsende Prozeß einen positiven Sputumbefund im Gefolge haben, denn nur dann, wenn eine Kommunikation mit dem Bronchialbaum besteht, werden die verflüssigten Massen der verkästen Gewebspartien heraus befördert. Ist aber der zu einer Kaverne führende Bronchiolus obliteriert, so können wir, wie recht häufig, Bazillen im Auswurf vermissen. In solchen Fällen kann die Differentialdiagnose gegenüber einem Lungenabszeß oft auf nicht unbeträchtliche Schwierigkeiten stoßen.

Und schließlich müssen wir uns klar sein, daß auch ein positiver Sputumbefund durchaus nicht dafür beweisend ist, daß ein tuberkulöser Zerfallsprozeß oder eine tuberkulöse Bronchitis vorliegen muß. Kommt es nämlich zu Destruktionsprozessen der Lunge durch eine unspezifische Entzündung, wie Lungenabszeß, Lungengangrän oder Pneumonie, so können bei der Destruktion und Erweichung von Lungenpartien auch alte, fibröse tuberkulöse Herde, die zwar völlig inaktiv, aber doch noch Tuberkelbazillen enthalten, sequestriert werden und so einen positiven Sputumbefund verursachen, damit ebenfalls wieder ihrerseits die Diagnose des Abszesses oder der Lungengangrän in Frage stellen. Wie später noch gezeigt werden wird, können ja auch phthisische Prozesse in Gangrän übergehen, so daß der eine Prozeß den anderen keineswegs auszuschließen braucht. Es kommt meiner Erfahrung nach gar nicht so selten vor, daß man bei Gangrän oder Lungenabszeß, aber auch bei Bronchiektasien einmal einen Sputumausstrich findet, der einige spärliche, säurefeste Stäbchen enthält. Hierzu wäre eben zu bemerken, daß nicht unbedingt alles, was sich in einem Gangrän- oder Bronchiektasiesputum als säurefest erweist, unbedingt auch Tuberkelbazillen sein müssen. Ich kann mich allerdings den in der neuesten russischen Literatur enthaltenen Beobachtungen eines sehr häufigen Vorkommens von säurefesten Saprophyten (Smegma-, Timothee-Bakterien) im Sputum nicht anschließen.

Ein gewisses Mißtrauen darf man positiven Befunden entgegenbringen, wenn unter einer Serie negativer Befunde ein positiver mit einigen wenigen Bazillen erhoben wird. Denn an die Fehlerquelle, die bei Benutzung nicht gut gereinigter Objektträger, Zentrifugengläser oder durch Abklatschpräparate gebrauchten Fließpapiers unterlaufen, muß gedacht werden. Man wird in solchen Fällen natürlich wiederholt das Sputum auf säurefeste Stäbchen untersuchen und dann meistens den einmal erhobenen positiven Befund nicht wieder verifizieren können. Ist auch die Untersuchung mittels Antiformin negativ, so bleibt in solchen Fällen die Sputumkultur bzw. der Tierversuch als Methode der Wahl übrig, um Klarheit in die Frage zu bringen. Welch folgenschwere Konsequenzen ein einmal als positiv erhobener Sputumbefund für Diagnostik und Behandlung eines Falles im Gefolge haben kann, das möchte ich an zwei Fällen zur Darstellung bringen, bei denen es sich offenbar nicht um Tuberkelbazillen gehandelt hat. Es ist ja begreiflich, daß die Angabe eines Kranken oder auch der ärztlich niedergelegte Befund über Bazillengehalt des Sputums spätere Untersucher nur selten veranlassen wird, an der sozusagen mit 100%iger Sicherheit verifizierten Diagnose Tuberkulose zu rütteln.

Fall 2. Die damals 41jährige Patientin S. M., Stepperin, kam erstmals unter meinem Vorgänger in der Leitung der II. medizinischen Abteilung Prof. W. N e u m a n n im Juli 1938 zur Aufnahme.

Aus ihrer Anamnese ist bemerkenswert, daß sie mit 12 und 16 Jahren eine Pneumonie durchgemacht hat. Im Alter von 25 Jahren erstmals Bluthusten, dessentwegen sie sieben Monate im Spital gelegen ist; der Versuch einer Pneumothoraxanlegung scheiterte an Verwachsungen, daher ATK-Behandlung. Ein Jahr später neuerlich Hämoptoe, deswegen drei Monate im Jubiläumsspital (Lainz), daran anschließend fünf Monate Heilstätte Steinklamm. Dann Besserung durch fünf Jahre, es folgt eine Pleuritis. Im Jubiläumsspital wird eine rechtsseitige Phrenicusexhairese durchgeführt, sodann zwölf Monate Baumgartnerhöhe, ebenso in den folgenden Jahren bis 1935 jährlich einige Monate in dieser Heilstätte, wo unter anderem auch Goldinjektionen gegeben wurden. Seit März 1938 bestehen Magendrücken, Erbrechen, Stechen in der Brust, Temperaturen bis 38,2, Gewichtsabnahme und Symptome eines Gelenksrheumatismus, der reichliche Auswurf war von eitriger Beschaffenheit.

Der damals erhobene Lungenbefund ließ einen infiltrativen Prozeß im Bereiche des rechten Unterlappens bei Zwerchfellhochstand erkennen. In zwei Sputumuntersuchungen wurden säurefeste Stäbchen gefunden, der Prozeß als postpleuritische Phthise gedeutet, die rheumatische Erkrankung als Poncet-Rheumatismus angesehen. Es wurde eine Tuberkulinkur eingeleitet, die ohne jede Temperaturreaktion bis 6/II geführt wurde. Die Temperatur blieb hierdurch unbeeinflußt subfebril, die Sputummengen gleich groß. Der damalige Röntgenbefund ließ eine dichte inhomogene Verschattung des medialen

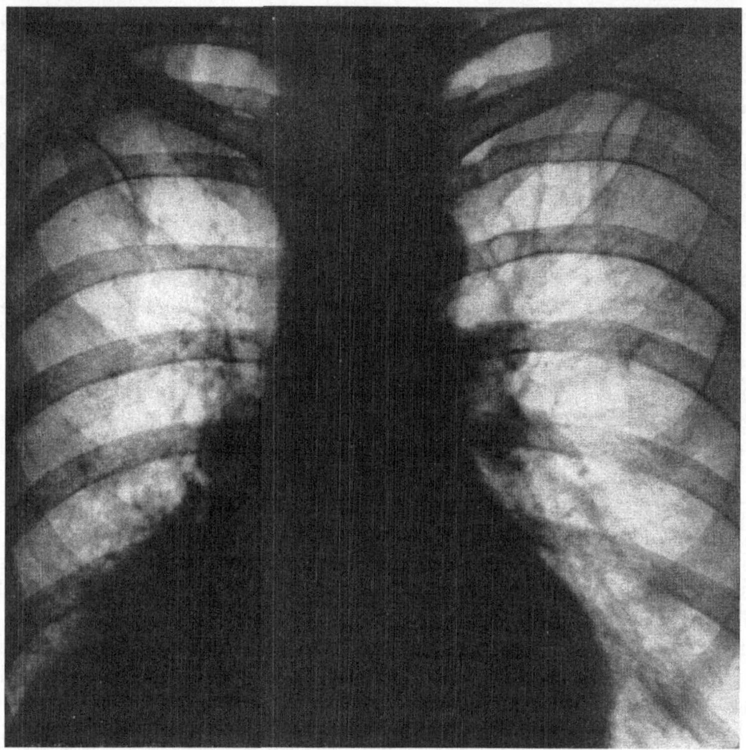

Abb. 5. Induration im rechten Unterlappen mit Bronchiektasien.

rechten Unterfeldes erkennen, in der undeutliche, nicht ganz regelmäßig begrenzte Aufhellungen zu sehen waren. Rechtes Zwerchfell paradox beweglich, zwei Querfinger höherstehend als links. Bemerkenswerterweise spricht sich der Röntgenologe für das Vorliegen von Bronchiektasien aus. Patientin fühlte sich nach ihrer Entlassung im Jahre 1938 ziemlich gut bis zum Jahre 1945. Im Jänner dieses Jahres wiederholt Blutstürze. Im Juli des gleichen Jahres gelangte sie wieder an der Abteilung zur Aufnahme, da sich Temperaturen, neuerliche Hämoptoen und Stechen im ganzen Körper eingestellt hatten. Der physikalische Lungenbefund ist dürftig. Über der Basis Dämpfung, rechts sind nur vereinzelte bronchitische Geräusche hörbar. Die anfangs bis 38,9 steigende Temperatur klingt bald auf subfebrile Werte ab, bleibt aber während der fast zweimonatlichen Dauer des Spitalsaufenthaltes auf Werten bis 37,5.

Der Röntgenbefund (Abb. 5) läßt im Bereiche des rechten Unterlappens eine ziemlich dichte, teils scharf begrenzte pulmonale Infiltration erkennen, die sich gegen das Zwerchfell nicht abgrenzen läßt. Der rechte Hilus verbreitert und verdichtet, von ihm ziehen vermehrte Streifen gegen das Unterfeld. Auch die paratrachealen Drüsen rechts sind vergrößert. In der rechten Lunge überdies ziemlich reichliche, kleinfleckige Herde in netzartiger Struktur. Der Röntgenologe, dem offenbar die früheren Befunde unbekannt waren, äußert den Verdacht auf das Vorliegen eines malignen Prozesses im rechten Unterlappen mit Drüsenmetastasen und einer Lymphangitis carcinomatosa.

Ohne Besserung ihres Zustandes verließ die Patientin die Abteilung und mußte des Fiebers, der ständigen Gewichtsabnahme und der starken fötid gewordenen Expektoration wegen dauernd das Bett hüten. Erst im April 1947 wurde sie einer neuerlichen Hämoptoe wegen ins Elisabethspital aufgenommen, wo die Diagnose auf Infiltrationsprozeß im rechten Unterlappen mit gangräneszierendem Zerfall mit multiplen kleinen Infiltrationsherden im rechten Mittelfeld und einem fibrös-interstitiellen Prozeß im linken Oberfeld gestellt wurde. Unter Alkoholinjektionen und einer Penicillinkur sank das Fieber ab, so daß sie nach viermonatigem Aufenthalt gebessert entlassen werden konnte. Aber schon eine Woche später stellte sich wieder Fieber ein, das Sputum bekam wieder fötiden Charakter und nahm an Menge zu, so daß sie am 21. Oktober 1947 wieder an meiner Abteilung Aufnahme fand.

Trotz des sehr schlechten Allgemeinzustandes, des hohen Fiebers, der großen fötiden Sputummengen konnte noch eine Röntgenuntersuchung vorgenommen werden, die folgenden Befund ergab:

Mehrfache Bildung rundlicher, etwa kirschgroßer, sich überlagernder Schattenherde rechts basal, mehr dorsal im Unterlappen. An mehreren dieser Schatten zeigt die Aufnahme Spiegelbildungen im Zusammenhang mit erweiterten Bronchialästen. Auch in den lufthältigen Teilen des rechten Ober- und Mittelgeschosses erscheint jetzt die Lungenstruktur ausgesprochen wabig und retikuliert.

Im Auswurf waren vereinzelt elastische Fasern, aber keine Tuberkelbazillen nachweisbar. Der physikalische Lungenbefund läßt über dem gedämpften rechten Unterfeld Bronchovesikuläratmen mit grobblasigem, halbklingendem Rasseln und bronchitischen Geräuschen erkennen.

Auch eine Penicillinbehandlung konnte den nach wenigen Tagen erfolgten Exitus der Patientin nicht verhindern.

Bei der von Prof. W i e s n e r vorgenommenen Obduktion wurde folgender Befund erhoben: Reichliche synechiale Verwachsungen des Lungenunterlappens mit der Thoraxwand und dem Zwerchfell, spärlichere im Bereiche des Oberlappens. Zwerchfellhochstand rechts. Genetzte Narbenbildung im rechten Bronchus an der Teilung des Mittel- und Unterlappenbronchus. Verengerung des Bronchiallumens mäßigen Grades. Schwerste chronisch-deformierende Bronchitis und Bronchiektasienbildung peripher der obigen Stelle im rechten Unterlappen. Dilatation feinerer Bronchialverzweigungen in den übrigen Lungenpartien beiderseits und Erfüllung dieser mit dickem Eiter. Eine blasse Narbe im rechten Oberlappen. Bröckeliger Eiter in den bronchiektatischen Höhlen. Unspezifische Hyperplasie der gesamten mediastinalen Lymphdrüsen. In der rechten Nebenniere eine linsengroße, glattwandige Höhle mit wenig käsigem Inhalt. Daneben ein graupengroßer, kalkhältiger, fibröser Schrumpfungsherd. Die Diagnose lautete auf ausgedehnte Bronchiektasien mit multiplen Abszessen im rechten Unterlappen (vereiterte Wabenlunge?).

Es konnte somit bei der Obduktion keinerlei Anhaltspunkt für das Bestehen eines tuberkulösen Prozesses gefunden werden, auch die histologische Untersuchung der in der Nebenniere angetroffenen Höhlenbildung ergab das Vorliegen einer Zyste, keine Tuberkulose.

Bemerkenswert in dieser Krankengeschichte ist vor allem der Befund säurefester Stäbchen im Sputum, wie er 1938 an der II. medizinischen Abteilung erhoben wurde. Er zeigt eindeutig, daß nicht alles, was als säurefeste Stäbchen unter dem Mikroskop feststellbar ist, auch Tuberkelbazillen sein müssen. Es war natürlich nicht mehr zu eruieren, welcher Natur diese säurefesten Stäbchen damals waren. Das völlige Fehlen von Tuberkulose im Obduktionsbefund und auch von Residuen einer tuberkulösen Erkrankung darf wohl als Beweis dafür angesehen werden. Es ist unter diesen Umständen begreiflich, daß derartige Fälle jahrelang unter der Diagnose Lungentuberkulose höchst überflüssigerweise Heilstättenbetten in Anspruch nehmen und nicht entsprechenden therapeutischen Maßnahmen zugeführt werden. Es war im späteren Verlauf der Erkrankung ja nicht schwierig, die richtige Diagnose Bronchiektasien zu stellen, zumal da es sich um einen ausgesprochenen Unterlappenprozeß gehandelt hat.

Der zweite Fall findet sich im Kapitel Chronische Pneumonie unter Nr. 73.

Zur Methodik der Sputumuntersuchung sei vorerst bemerkt, daß es sich immer empfiehlt, das Sputum auf sein Aussehen, seine Menge, seinen Geruch zu untersuchen. Vor allem muß man sich auch von der Vorstellung freimachen, daß ein anscheinend ganz unverdächtig rein schleimiger Auswurf keine Tuberkelbazillen enthalten kann. Manchmal gestattet ja schon das Aussehen des Sputums die Diagnose mit großer Wahrscheinlichkeit zu stellen, das gilt vor allem für das typisch rostbraune Sputum der Pneumonie, den himbeergelee-artigen Auswurf des Bronchuscarcinoms, den rein eitrig-flüssigen des Abszesses, der Bronchiektasien oder der fötiden Bronchitis, wobei der süßlich fade Geruch für den Abszeß, der faulig-stinkende Geruch für die fötide Bronchitis oder Gangrän charakteristisch ist. Manchmal allerdings kann bei stark sezernierenden Kavernen der reichlich eitrige, mehr dünnflüssige Auswurf an einen Lungenabszeß erinnern. Daher kann auch die für Bronchiektasien, putride Bronchitis und Gangrän als charakteristisch angegebene Beschaffenheit des Sputums sich zu schichten, auch bei Lungentuberkulose nicht so selten angetroffen werden. Auch hier sehen wir oft bei Verbringen des Sputums in einen Zylinder, daß sich oben die lufthältigen und daher schwimmenden Sputumpartien ansammeln, in der Mitte eine serös-schleimige Flüssigkeit, als Bodensatz aber die morphotischen Elemente, also Eiter, Leukozyten. Häufig werden wir in die Lage versetzt, bei einem unter der Erscheinung einer Hämoptoe eingelieferten Kranken zur Differentialdiagnose Infarkt oder spezifischer Prozeß, Stellung zu nehmen. Manchmal erlaubt die dunkelrote Verfärbung des schleimig-blutigen Auswurfs der Infarktdiagnose eine Stütze zu bieten, während die Hämoptoe der Lungentuberkulose eine etwas hellere Rotfärbung mit Beimengung von Luft charakterisiert. Ähnlich dem rostbraunen Auswurf der Pneumoniker in seiner Farbe, hingegen keineswegs so zähschleimig, sondern im Gegenteil flüssig-serös, ist der Auswurf bei Lungenödem einer „Zwetschkenbrühe" vergleichbar. Gelegentlich kann man einen solchen Auswurf bei plötzlicher Entlastung durch Ablassen eines serösen Exsudates beobachten, die sogenannte Expectoration albumineuse, ganz selten wird ein spontaner Durchbruch eines serösen Pleuraexsudats in den Bronchialbaum zur Bildung eines serösen Sputums Veranlassung geben. Ähnlich wie das Lungenödem kann ein manifester Stauungszustand im Bereiche des kleinen Kreislaufes ein etwas blutig-gefärbtes, meist aber mehr hellbräunliches Sputum auch durch längere Zeit zur Folge haben. Eine weitere Braunfärbung des Sputums findet sich bei der Lungensiderose, wie sie bei Eisenoxydarbeitern zur Beobachtung gelangt, manchmal durch einen mehr ockergelben oder rötlichbraunen Ton sich auszeichnend. Auch andere Staubinhalationsschädigungen können dem Sputum besondere Eigenschaften verleihen, so sehen wir bei Bäckern und Müllern das Sputum manchmal kleisterähnlich weiß, bei Pneumokoniosen durch Steinstaub oft kleinste Steinsplitter enthaltend. Der Vollständigkeit halber sei erwähnt, daß in kohlenreichen Gegenden die schwärzliche Verfärbung des Sputums durch Anthrakose verursacht ist. Charakteristisch für die fibrinöse Bronchitis kann die Expektoration von Fibringerinnseln sein, die baumförmige Ausgüsse der feineren Bronchialverzweigungen darstellen und durch Aufschütteln des Sputums im Wasser am leichtesten isoliert werden können. Ein ähnlicher Befund ist manchmal beim Asthma bronchiale zu finden, das zur Expektoration der von C u r s c h m a n n beschriebenen spiraligen Gebilde von zirka 1 mm Dicke und ungefähr 1 bis 2 cm Länge und weißlich-trübem Aussehen, meist in schleimiger Grundsubstanz enthalten und von zäher Konsistenz, führt.

Als seltene Befunde mögen noch Lungensteine, sogenannte Broncholithen, erwähnt werden, die entweder als verkalkte tuberkulöse Herde oder als Verkalkungen, die sich in Hohlräumen kavernöser oder bronchiektatischer Natur um ein organisches Gerüst gebildet haben, zu erklären sind. Aber auch Fremdkörper können verkalken und in der Form von Lungensteinen ausgehustet werden. Hier ist eine Verwechslung mit aus den Tonsillen stammenden Konkrementen, sogenannten Mandelsteinen, im Auge zu behalten. Sollte man das Glück haben, im Sputum Echinococcen-Tochterblasen oder etwa gar Haare und Zähne vorzufinden, so wird dies gegebenenfalls die Diagnose eines Lungen-Echinococcus bzw. eines in den Bronchialbaum durchgebrochenen Dermoids des Mediastinums ungemein erleichtern.

Mikroskopische Untersuchung des Sputums.

Bei den meisten Lungenerkrankungen, mit denen wir es zu tun haben, wird es sich ja darum handeln, Tuberkelbazillen im Auswurf nachzuweisen, und es kann daher zumeist die Laboratoriumsuntersuchung des Sputums allein auf diesen Gesichtspunkt beschränkt bleiben. Wir werden daher zuerst einmal einen einfachen Ausstrich aus einer eitrigen Partie des wirklich aus der Lunge expektorierten Sputums, nicht etwa von Speichel- oder Nasensekret, auf den Objektträger vornehmen und nach der Methode von Ziehl-Neelsen färben. Nach Trocknen desselben wird der Objektträger dreimal durch eine Flamme gezogen und hierdurch der Ausstrich fixiert. Nach Begießen des Objektträgers mit einer Karbol-Fuchsinlösung wird diese über einer Gasflamme bis zum Sieden erhitzt, hierauf spült man mit Wasser ab und entfärbt in einem 5%igen Salzsäurealkoholgemisch, spült wieder mit Wasser ab und färbt mit Löfflerschem Methylenblau kurz, worauf man wieder mit Wasser abspült. Unter den sonstigen Färbemethoden zum Nachweis von Tuberkelbazillen im Sputum sei nur die von Halberg angeführt, da sie nach dem Urteil der meisten Nachprüfer der Ziehl-Neelsen-Färbung überlegen erscheint. Sie wird analog der letzteren mit dem Unterschiede ausgeführt, daß man statt des Karbolfuchsins eine gesättigte alkoholische Nachtblaulösung, die mit einer phenolhaltigen, wässerigen Kalilauge verdünnt wird, verwendet, wobei als Gegenfärbemittel am besten Bismarckbraun zur Anwendung gelangt.

Bei der mikroskopischen Betrachtung des Präparates unter der Immersionslinse sieht man nun die Tuberkelbazillen intensiv rot gefärbt, während alles andere beim Ziehl-Neelsen-Präparat blau, beim Halberg-Präparat braun erscheint, die TB aber hier blauschwarz. Es erfordert oft sehr viel Geduld, ein oder noch besser mehrere Präparate durchzusehen, ehe man berechtigt ist, das Urteil: „im Sputum Tuberkelbazillen negativ", abzugeben. Meist ist die Form eine ziemlich charakteristische. Kurze, leicht gekrümmte Stäbchen, häufig mehrere in Gruppen vereint. Aber man soll nicht nur feststellen, ob überhaupt Bazillen vorhanden sind, sondern auch deren unterschiedliches Verhalten beachten. Denn wir sehen kürzere und längere, mehr fadenförmige Formen und gerade die letzteren bei meist mehr bösartig verlaufenden Fällen von Tuberkulose. Auch ihre Gestalt ist nicht immer von gleichmäßiger Dicke, neben homogenen Typen finden wir auch perlenschnurartige Formen, auch diese sind wieder Zeichen eines frischeren, manchmal auch bösartigen Prozesses.

Fluoreszenzmikroskopie. Einen Fortschritt im Bazillennachweis brachte die Verwendung des Fluoreszenzmikroskopes mit sich. Bei dieser Methode werden die Ausstriche, sei es direkt oder nach einem Anreicherungsverfahren, mit Auramin gefärbt und im Fluoreszenzmikroskop untersucht. Im abgedunkelten

Untersuchungszimmer zeigen sich dann die Tuberkelbazillen als leuchtend helle Stäbchen auf dunklem Hintergrund und entgehen so weniger leicht dem Auge des Untersuchers.

Gelingt bei spärlichem Bazillengehalt der Tuberkelbazillennachweis im direkten Ausstrich nicht, so bedient man sich mit Vorteil des sogenannten Anreicherungsverfahrens. Diese sinnreiche Methode ermöglicht es, die in einem Sputum vorhandenen Bazillen durch Sedimentierung im Bodensatz zu vereinigen. Man kann dies dadurch erreichen, daß man alle sonst im Sputum vorhandenen organischen Stoffe und morphologischen Elemente, auch die nicht säurefesten Bakterien, zur Auflösung bringt, also das Sputum homogenisiert, was eben dadurch gelingt, daß die Tuberkelbazillen dank ihrer Wachshülle diesem Auflösungsprozeß widerstehen. Man verwendet allgemein hierzu Antiformin, das aus Natrium hypochlorosum und einem Alkalihydrat besteht. Zu gleichen Teilen mit 50%iger Antiforminlösung versetztes Sputum wird nach Durchschütteln mehrere Stunden im Brutschrank stehen gelassen, die nunmehr homogenisierte Lösung mit 60%igem Alkohol verdünnt und mit sehr hoher Tourenzahl zentrifugiert. Nach Abgießen der überstehenden Flüssigkeit wird der nunmehr spärliche Bodensatz auf Objektträger, die nötigenfalls mit Eiweißglyzerin beschickt sein können, aufgestrichen und einer der üblichen Färbemethoden unterzogen. So gelingt es auch bei spärlichem Bazillengehalt des Sputums diese nachzuweisen. Manche Kranke, vor allem auch Kinder, haben die schlechte Gewohnheit, das Lungensputum nicht auszuhusten, sondern zu schlucken, manchmal genügt allerdings die Drohung mit dem Magenschlauch oder aber die Verabreichung eines Expektorans, ein zur Untersuchung brauchbares Sputum zu erlangen. Gelingt dies aber nicht, dann stehen uns zwei Wege offen, den Bazillennachweis doch zu führen, nämlich die *Mageninhaltsuntersuchung* und der *Kehlkopfabstrich*. Hierbei wird der Magen des nüchternen Patienten durch eine Sonde mit 200 bis 300 ccm sterilen Wassers durchgespült und dieses wieder ausgehebert und zentrifugiert, das Zentrifugat mit Antiformin angereichert und in der üblichen Weise mikroskopisch untersucht. Die Vorstellung, daß ein positiver Befund im Mageninhalt stets nur durch verschlucktes Sputum seine Aufklärung zu finden habe, scheint allerdings nicht ganz zutreffend zu sein, denn es konnte auch experimentell nachgewiesen werden, daß das Vorhandensein von Bazillen im Mageninhalt auf hämatogenem Wege zustande kommt. Auf eine Fehlerquelle in der Untersuchung des Magenspülwassers sei hingewiesen: Säurefeste Stäbchen können auch von genossener Milch herrühren, die ja Tuberkelbazillen oder apathogene Säurefeste enthalten kann. Am Tage vor der Untersuchung darf daher keine Milch genossen werden. Die Magensaftuntersuchung ist erfolgreicher als die Antiforminuntersuchung des Stuhles auf Tuberkelbazillen. Diese wird selten ein verläßliches Ergebnis zur Diagnose Darmtuberkulose zeitigen; denn bei positivem Sputumbefund beweist das Vorhandensein von Bazillen im Stuhl natürlich nicht, daß im Darmlumen ein exulcerierender tuberkulöser Prozeß sich befindet. Aber auch der negative Befund läßt einen solchen erfahrungsgemäß nicht ausschließen. Praktisch hatte das bisher keine sehr wesentliche Bedeutung, weil die ulceröse Darmtuberkulose nur äußerst selten als isolierte Erkrankung, sondern als Begleiterscheinung einer meist vorgeschrittenen Lungenphthise für eine therapeutische Indikationsstellung kaum eine Rolle spielte, vielmehr nur symptomatisch zu behandeln war. Nun aber, da die Streptomycintherapie gerade auch bei der Darmtuberkulose ausgezeichnete Erfolge aufweist, macht sich die Schwierigkeit einer exakten Diagnosestellung doch recht unangenehm bemerkbar.

Der Kehlkopfabstrich erfolgt unter Kontrolle des Spiegels mittels eines gebogenen, angefeuchteten Stieltupfers. Die Tupfer werden sodann 5 bis 10 Minuten in eine 6%ige Schwefelsäure gegeben, anschließend mit 1 cmm 4%iger Natriumlauge neutralisiert und der eventuell sich absondernde Schleim sedimentieren gelassen. Das Sediment ist zum Ausstrich zu verwenden. Lassen alle färberischen Maßnahmen im Stich, so stehen uns noch zwei Methoden zur Verfügung, den Tuberkelbazillennachweis zu führen, einmal die Kultur, zum anderen der Tierversuch.

Das Kulturverfahren.

Der Tuberkelbazillus vermehrt sich in der Kultur nur langsam, das Wachstumsoptimum liegt bei 37° C und erfordert eine Sauerstoffatmosphäre. Zur Technik der im Pathologischen Institut des Wilhelminenspitals (Vorstand Dozent Dr. O. Pendl) geübten Methodik sei folgendes bemerkt:

Die Züchtung des Tuberkelbazillus kann in flüssigen und auch festen Medien erfolgen. Die heute am häufigsten angewandten festen Nährböden sind die von Petragnani, Löwenstein und Hohn (sogenannte Amino-Eier-Nährböden) angegebenen, von flüssigen Nährböden kommen die Glyzerinbouillon und die von Lockemann, Sauton und Dubos in Betracht. Nach unserer Erfahrung kann ein Nährboden, der sich aus folgenden Substanzen zusammensetzt, empfohlen werden:

A.   0,3 Kal. phosphat. (2 basisch),
      0,3 Natr. citrat.,
      0,3 Magn. sulfat.,
      1,0 Asparagin,
  300,0 Aqua dest.,
   22,4 Glyzerin,
   12,0 Kartoffelzucker.

Diese Substanzen mischen und unter dauerndem Rühren 15 Minuten kochen lassen, nachher eine Stunde bei 50 bis 60° C stehen lassen.

B. Den ganzen Inhalt von zehn Eiern gut in einem sterilen Schüttelkolben 30 Minuten schütteln. Eier und Mischung A zusammenschütten, 7 bis 10 ccm 2%ige Malachitgrünlösung hinzufügen, das Gemisch zirka 30 Minuten gut schütteln und durch einen sterilen Gazefilter in Röhrchen abfüllen. Schräggelegte Röhrchen im Trockensterilisator zweimal je eine Stunde bei 80 bis 85° C koagulieren lassen. Röhrchen abkühlen lassen und kühl aufbewahren. Nährboden nur bis 14 Tage aufheben. Bei älteren Nährböden Wachstum der Tuberkelbazillen weniger günstig.

Das zu untersuchende Material ist nicht direkt auf den Nährboden aufzutragen, sondern einer Vorbehandlung zu unterziehen, da das Gelingen der Tuberkelbazillenkultur in hohem Maße von der Ausschaltung der Begleitkeime abhängt. Es ist daher das Sediment des zu untersuchenden Substrates aus den verschiedenen Materialien zu gewinnen und āā mit 10- bis 20%iger Schwefelsäure 15 bis 20 Minuten lang — Prozentstärke und Dauer der Einwirkung je nach Menge und Gehalt von Begleitbakterien verschieden — zu versetzen. Hernach wird mit einer Phosphatpufferlösung am besten nach Getreuer das Sediment bis zum Neutralpunkt durch mehrmaliges, 5 bis 10 Minuten langes Zentrifugieren bei etwa je 1500 Touren pro Minute gewaschen, zuletzt die überstehende Flüssigkeit abgegossen und das Sediment über mehrere Nährböden mit einer unten weit offenen Pipette verteilt. Die Kulturröhrchen werden hierauf versiegelt und für ein bis zwei Tage schräg im Brutschrank gehalten, um ein besseres Eindringen des Sediments zu ermöglichen.

Bei der Blutkultur auf Tuberkelbazillen sind 10 ccm Blut in 2 ccm Zitronen-Saponinlösung aufzufangen und auf 30 ccm mit sterilem Aqua dest. aufzufüllen. Die Flüssigkeit ist zu zentrifugieren und das Sediment so lange mit Zitronen-Saponinlösung zu waschen, bis die Aufschwemmung nahezu farblos ist. Hierauf schließt sich die Säuerung mit Schwefelsäure durch 3 bis 5 Minuten und Pufferung wie bei anderem Material an.

Bei der Verwendung H o h n scher Eiernährböden kann die Auswaschung der Säure unterbleiben und das Sediment direkt auf den Nährboden übertragen werden.

Ein Angehen der Kulturen ist frühestens nach acht Tagen zu erwarten. Doch gibt es Stämme, deren Kolonien oft erst nach vier Wochen sichtbar werden. Möglicherweise sind mit der Lupe am fünften Tage kleinste Kolonien zu bemerken, von denen man durch Anlegung eines Ausstrichpräparates Tuberkelbazillen nachweisen kann. Auf festen Nährböden wachsen die Tuberkelbazillen als gelbliche, selten graue, trockene Kolonien, mit warzenartiger Oberfläche. Die Kulturform und Größe, sowie auch die Wachstumsgeschwindigkeit sind jeweils verschieden, vielfach durch Typenunterschiede bedingt.

Auf flüssigen Medien wächst der Tuberkelbazillus als oberflächliches, krümmeliges Häutchen. Im D u b o s - Nährboden erfolgt bei Anwesenheit von Tuberkelbazillen eine diffuse Trübung. Dies ist besonders günstig zur Bestimmung der Keimdichte. Außerdem ist im zuletzt genannten Nährboden ein Bazillenwachstum meist schon vom vierten Tage an festzustellen.

Die Ergiebigkeit der Tuberkelbazillenkultur wird zum großen Teil von der exakten Durchführung der Anreicherung, der Sterilität bei der Verarbeitung und der Güte der Nährmedien bzw. von ihrem Herstellungsverfahren abhängig sein. Bei der richtigen Behandlung des Materials ist heute der kulturelle Erregernachweis nicht mehr allzu schwierig.

Trotzdem kann es möglich sein, daß die Kultur ein negatives Ergebnis aufweist. Für diesen Fall, aber auch z. B. zur Differentialdiagnose gegen andere alkohol- und säurefeste Stäbchen und gegen die Pseudotuberkulose, steht uns zur Identifizierung der Tuberkelbazillen noch der Tierversuch zur Verfügung. Dieser ist heute noch immer der sicherste Nachweis der Tuberkelbazillen, obwohl von manchen Autoren keine größere Ergiebigkeit gegenüber dem Kulturverfahren beobachtet worden sein soll.

Es wäre noch über die Methode der Resistenzbestimmung des Tuberkelbazillus einiges anzufügen, da die Feststellung derselben für die Streptomycintherapie vielfach unentbehrlich ist. Hierzu sind feste Nährböden weniger geeignet, da es 4 Wochen dauert, bis die primäre Kultur genügendes Wachstum zeigt, und die sodann angelegte Subkultur mit Zusatz verschiedener Streptomycinmengen ebenso lang benötigt. Die Bestimmung der Streptomycinresistenz ist ja insofern keine ganz einfache Angelegenheit, weil wir da nicht einfach mit positiv und negativ zu rechnen haben, sondern zumeist sensible und resistente Keime nebeneinander in sehr verschiedenen quantitativen Abstufungen finden und diese auch möglichst genau festzustellen haben. Die Kultur auf flüssigen Nährböden erlaubt aber nicht, diesen häufig dissoziierten Anteil der sensiblen und resistenten Keime zu trennen.

Eine Methode der Streptomycinresistenzbestimmung, mit der man innerhalb längstens einer Woche ein verwertbares Resultat erhält, ist jene der Mikrokulturen auf Objektträgern (P r y c e) in flüssigen Nährmedien mit abgestuften Streptomycinmengen. Wir halten uns hier an die von D i s s m a n n angegebenen Vorschriften.

Methodik: Gründliches Vermischen des Sputums, danach Herstellung gleichmäßiger Ausstriche auf gut entfetteten Objektträgern vom Format 13 × 76 mm. Trocknen im Dunkeln eine Stunde. Danach Überführung in 6% Schwefelsäure für 6 Minuten und zweimaliges Waschen in sterilem destilliertem Wasser je 2 Minuten, hierauf Einlegen der Ausstriche in Eprouvetten mit vorbereiteten flüssigen Kulturmedien mit und ohne Streptomycinzusatz.

Herstellung der Basalnährlösung:

I.   Sekundäres Natriumphosphat + 12 H₂O . . . . 2,5 g

           Kaliumphosphat . . . . 1,5 g

           Magnesiumsulfat . . . . 0,5 g

           Natriumcitrat neutral . . . . 1,5 g

           Ferriammoncitrat . . . . 0,05 g

           Asparagin . . . . 2,00 g

           Glycerin bidestill. . . . . 25,00 g

           Alanin . . . . 0,15 g

           Malachitgrün 0,2% wäßrige Lösung . . . . . 1 ccm

           Aqua bidest. ad 1000,0

II. Steriler Ascites bei 56⁰ durch 1 Stunde inaktiviert. Auf 900 ccm Lösung I hinzufügen von 100 ccm Lösung II (Ascites) unter sterilen Bedingungen. Herstellung einer Streptomycinreihe unmittelbar vor Ansetzen des Versuches mit 16 γ, 4 γ, 1 γ und 0,25 γ pro Kubikzentimeter Basalnährlösung. — Abfüllen von je etwa 8 ccm Nährmedium in sterile Röhrchen. Nach Einlegen der Objektträgerkulturen Brutschrankaufenthalt bei 37⁰ durch 7 Tage. Nach dieser Zeit werden die Objektträger vorsichtig mit der Pinzette aus den Kulturröhrchen herausgenommen, wobei wegen des hochinfektiösen Materials besondere Vorsicht notwendig ist. Nach Lufttrocknen und Fixierung in der Flamme Färbung nach Ziehl-Neelsen. Die Ablesung der Resultate wird mikroskopisch, durch Auszählung der einzelnen, je nach dem Wachstumsgrad verschieden großen Mikrokolonien auf ihren Bazillengehalt mit der Ölimmersion durchgeführt. Es werden hierbei die in den verschiedenen Konzentrationen gewachsenen Gruppen mit dem Wachstum der Kontrolle ohne Streptomycin verglichen, wobei sich die Heranziehung des ursprünglich zur Kultur verwendeten Ausstriches hinsichtlich Verteilung und Gruppenbildung der TB als notwendig erweist.

Es hat sich gezeigt, daß die meisten TB eine Sensibilität gegenüber Streptomycin aufweisen, die unter 1 γ/ccm liegt. Nach H o w l e t gelten als hochsensible Stämme solche, deren Wachstum bei 0,5 γ/ccm gehemmt wird. Eine mittlere Sensibilität bzw. Resistenz liegt bei einer Hemmung von 5 bis 10 γ/ccm, während man als hochresistente Stämme jene bezeichnet, die durch mehr als 10 γ/ccm im Wachstum gehemmt werden.

In den hier beschriebenen Flüssigkeitskulturen werden Abstufungen im Streptomycinzusatz von 0,25, 1,4 und 16 γ je Kubikzentimeter verwendet, wobei fehlende Wachstumshemmung in 16 γ als hochresistent, in 4 γ als mittlere Resistenz, bei 0,25 aber als fehlende Resistenz bzw. ausgesprochene Sensibilität angesehen wird. Dabei müssen die mengenmäßigen Wachstumsgrade bei den verschiedenen Streptomycinkonzentrationen und die dissoziierten in sensible und resistente Bazillen innerhalb der zu prüfenden Kulturen berücksichtigt werden.

Ein Mangel der Methodik gegenüber der Bestimmung auf festen Nährböden besteht darin, daß sie nur dort anwendbar ist, wo die Menge der TB nicht zu gering ist.

Der Tierversuch.

Für ihn werden vor allem Meerschweinchen verwendet, die 300 bis 450 g schwer sein sollen. Im Notfalle können auch Mäuse, die aber nicht unter 25 g schwer sein dürfen, herangezogen werden. Daß Mäuse auch zum Tierversuch auf Tuberkelbazillen geeignet sind, beweisen die an diesen Tieren durchgeführten Streptomycinuntersuchungen.

Das zum Tierversuch verwendete Material soll vor der Verimpfung auf den Gehalt der Begleitkeime geprüft werden. Sind solche nicht vorhanden, kann das Material bzw. sein Sediment direkt, in Kochsalzlösung aufgeschwemmt, dem Tier einverleibt werden. Bei Anwesenheit von Begleitkeimen ist das Sediment am besten mit 15%iger Schwefelsäure zu versetzen, nachher durch Auswaschen mit steriler physiologischer Kochsalzlösung zu neutralisieren und dem Tier zu verimpfen. H a u d u r o y lehnt die Vorbehandlung mit Schwefelsäure ab, da er nachweisen konnte, daß dadurch zirka 20% der Tuberkelbazillen abgetötet wurden. Er schlägt vor, unbehandeltes Material zu verabreichen und eventuell gleichzeitig Sulfonamide zu geben.

Vom Material werden je nach seiner Dichte 0,5 bis 2,0 ccm subkutan oder intraperitoneal eingespritzt. Die erstere Methode hat den Vorteil, daß es leicht zu subkutanen Lymphknotenschwellungen kommt und man durch Exstirpation eines Lymphknotens und Untersuchung desselben auf Tuberkelbazillen bzw. morphologisch tuberkulöse Veränderungen den Tuberkulosenachweis früh erbringen kann, ohne das Tier zunächst töten zu müssen. Die subkutane Verabreichung hat aber den Nachteil, daß die Infektion meist langsamer angeht als bei der intraperitonealen Einimpfung. Letztere wird von mancher Seite wegen der Gefahr der Mischinfektion weniger empfohlen. Demgegenüber konnte P e n d l eine Mischinfektion nach intraperitonealer Verabreichung von entsprechend von Begleitkeimen befreitem Material nicht beobachten. Bei der intraperitonealen Injektion spricht die Infektion rascher an, die Veränderungen sind schwerer und das Allgemeinbefinden ist mehr gestört. Die Gewichtsabnahme tritt meist schon nach zwei Wochen ein. Findet man bei wöchentlich zweimal durchgeführten Gewichtskontrollen keine Zunahme oder nach anfänglicher Zunahme einen Gewichtsstillstand mit folgender Abnahme, dann kann man die Tiere — falls sie nicht vorher eingehen — schon am Ende der dritten oder in der vierten Woche töten und die inneren Organe inspizieren. Auch durch die intrakutane Tuberkulinimpfung kann unter Umständen schon früher festgestellt werden, ob das Tier tuberkulös geworden ist.

Bei der subkutanen Injektion werden sich vorwiegend lokal und regionär in den Lymphknoten Veränderungen in Form von verkäsender Tuberkulose und in der Leber und Milz miliare Tuberkel bei positivem Ausfall finden. Bei der intraperitonealen Injektion treten vor allem im großen Netz verkäsende Knoten auf, in der Milz und Leber ist eine dichte miliare Aussaat mit zum Teil konfluierenden Verkäsungen sichtbar. Auch in der Lunge sind oft miliare glasige Tuberkel zu erkennen. Bei positivem Befund ist aus den verdächtigen Bezirken Material zur histologischen Untersuchung und zur Kultur zu entnehmen. Das Kulturmaterial muß steril entnommen werden, wird nach Zertrümmerung mit Zitrat-Saponinlösung versetzt, angesäuert und bis zur Übertragung auf das Nährmedium weiterbehandelt.

Der Bazillennachweis nach den drei angegebenen Möglichkeiten wird sowohl im Färbepräparat, in der Kultur und im Tierversuch verschiedenes morphologisches, kulturelles und pathogenes Verhalten zeigen, je nachdem, ob wir es mit Typus humanus, bovinus oder gallinaceus zu tun haben. Letzterer wird beim Menschen nur selten angetroffen, der zweite manchmal in Lymphknoten, Knochen- oder Gelenkherden, oder bei Darmtuberkulose vorwiegend im Kindesalter vorgefunden. Am häufigsten kommt der Typus humanus vor. Die Typendifferenzierung soll wohl speziellen Laboratorien vorbehalten bleiben und es wird diesbezüglich auf die einschlägige bakteriologische Fachliteratur verwiesen.

Besteht hinsichtlich des Vorliegens einer Tuberkulose ein Zweifel und müssen wir andere Erkrankungen in den Bereich unserer diagnostischen Erwägungen ziehen, so wird es natürlich keinen Sinn haben, die Untersuchung des Sputums lediglich auf den Bazillennachweis auszurichten, sondern wir müssen vom Anfang an das Sputum auch nach anderen Gesichtspunkten hin untersuchen. Da ist vorerst einmal die Untersuchung des nativen Präparates angezeigt. So läßt dies aus dem zelligen Element einmal erkennen, woher das Sputum stammt, denn breite Plattenepithelien und eine reichliche Mundflora werden uns zeigen, daß wir es hier nicht allein mit einem Lungensputum zu tun haben und es wird sich empfehlen, einzelne eitrige Sputumballen im sterilen Wasser aus-zuwaschen und neuerlich der mikroskopischen Nativuntersuchung zu unter-ziehen, denn ein aus den tieferen Luftwegen stammendes Sputum zeigt entweder Zylinderzellen, eventuell mit erhaltenem Flimmersaum, oder sogenannte Alveolar-epithelien. Auch auf Schimmelpilze ist Rücksicht zu nehmen. Herzfehlerzellen, deren Nachweis durch Ferrozyankali sichergestellt werden kann, C h a r c o t-L e y d e n sche Kristalle, Echinococcenmembranen, Haare aus Dermoidzysten, Tumorzellen und anderes können oft überraschende Aufklärung bringen.

Ein spezieller Hinweis soll hier auf den Nachweis von *Geschwulstelementen* im Sputum und vorwegnehmend auch im Pleurapunktat erfolgen. An und für sich schwierig und mit einer gewissen Unsicherheit behaftet, was besonders vom Sputum gilt, erfordert die Verarbeitung des Materials, wie sie im Pathologischen Institut des Wilhelminenspitals erfolgt, die Einhaltung bestimmter Vorschriften. Wichtig für eine gute Zelldarstellung ist vor allem die rasche Verarbeitung. Für Sputum erweist sich daher die Einsendung einer Morgenportion oder eines sogenannten Reizsputums als günstig. Am besten aber gelingt sie aus dem bei der Bronchoskopie abgesaugten Bronchialschleim. Aus dem erhaltenen Material wird mit Präpariernadeln eine Gewebsflocke vom Schleim be-freit und auf einem reinen Objektträger, der vorher mit 1%igem Eiweiß-glyzerin bestrichen wurde, wie ein Blutausstrich ausgebreitet. Das feuchte Präparat ist durch 15 bis 30 Minuten mit 70%igem Alkohol zu fixieren und nachher zu färben. Der Rest des Sputums wird in ein Fläschchen mit gleichen Teilen 70%igen Alkohols gegeben, 30 Minuten stehen gelassen, dann zentri-fugiert und vom Sediment ein Ausstrich angefertigt, bzw. das Sediment in Paraffin eingebettet. Die Paraffinschnitte werden nach der üblichen Vorbehand-lung gefärbt. Bei Pleurapunktaten ist das Material so rasch als möglich der Untersuchung zuzuführen. Ist dies aus äußeren Gründen nicht möglich, so muß man versuchen, ein Sediment zu gewinnen und dieses nach Abgießen der über-stehenden Flüssigkeit mit der dreifachen Menge von Ätheralkohol āā ver-setzen und mindestens 30 Minuten stehen lassen. Bei diesem Vorgang bleiben die Zellen erhalten. Die Färbung erfolgt entweder mit Hämatoxylin-Eosin, oder nach der wesentlich komplizierteren Methode von P a p a n i c o l a o u.

Folgende Abänderungen der Zellen können für die Herkunft aus einem malignen Tumor sprechen: unterschiedliche Zellengröße und -Form, irreguläre Zell- und Kernform, Plasma meist wechselnd breit, dünkler gefärbt als gewöhn-lich, Fettröpfchen und Vakuolen enthaltend. Der Kern ist meist hyperchroma-tisch, dunkel, plump, die Kernmembran undeutlich, das Kernkörperchen groß und zu zweit oder mehreren vorhanden. Die Kernplasmarelation ist zugunsten des Kernes verschoben (Abb. 6).

Neuerdings hat sich auch die von W a n d a l l angegebene Modifikation der D u d g e o n schen Färbung auf Tumorzellen im Sputum gut bewährt, sie ist vor allem wesentlich einfacher als die Methode von P a p a n i c o l a o u. Die flächenhaft auf den Objektträger gebrachten Sputumteile werden in folgender Lösung fixiert:

Alkohol-Sublimat-Eisessiglösung:

I. Ein Teil absoluter Alkohol, zwei Teile gesättigte wäßrige Mercurchloridlösung. Vor Gebrauch auf 25 ccm Lösung einen Tropfen Eisessig. 20 Minuten fixieren.

II. Darnach in: Methylalkohol mit einigen Tropfen Sol. jod. spirit. 15 Minuten.

III. Darnach in Lösung von: Natriumthiosulfat 7,5 g, Alkohol, 96%ig 100 g, Aqua destillata 450 g. Dauer 5 Minuten.

IV. Darnach eine halbe Stunde in fließendem Wasser wässern.

V. Färbung: Hämatoxylin Hansen 2 Minuten, Wasser eine halbe Stunde, Eosin 0,1%ige Lösung 5 bis 10 Minuten.

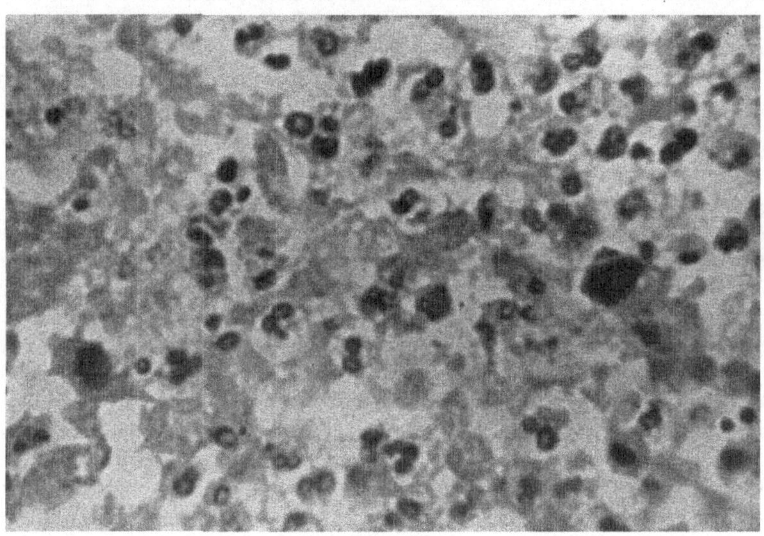

Abb. 6. Tumorzellen im Sputum. Nahe dem rechten und linken Bildrand je eine große Zelle mit zugunsten des Kerns verschobener Kern-Plasmarelation.

VI. Darnach über 96%igen, 99%igen Alkohol, Xylol, Kanadabalsam unter Deckglas einbetten.

Herstellung von sechs Präparaten von jedem Sputum.

Insbesondere, wenn der klinische Befund einen Zerfallsverdacht ergibt, oder der Röntgenbefund gar einen solchen bestätigt, im Auswurf aber ·Tuberkelbazillen nicht gefunden wurden, besteht die Verpflichtung, das Sputum auf das Vorhandensein *elastischer Fasern* zu untersuchen. Dies kann im Nativpräparat geschehen, wird aber nur dort, wo sie sehr zahlreich sind, zu einem Erfolg führen. Eine bessere Ausbeute erhält man, wenn man eine größere Menge Sputum mit der gleichen Menge 10%iger Kalilauge vermischt, bis Lösung eingetreten ist. Man verdünnt dann mit etwa der vierfachen Menge Wasser, schüttelt gut durch und zentrifugiert oder läßt in einem Spitzglas spontan sedimentieren. Vom Bodensatz bringt man nun mittels Pipette eine Probe auf den Objektträger und unter das Mikroskop. Die elastischen Fasern zeichnen sich durch ihr starkes Lichtbrechungsvermögen, den welligen Verlauf und manchmal auch durch die noch bestehende Form des Alveolargerüstes aus. Nach meiner Erfahrung unterlaufen dem Anfänger gerade bei dieser Untersuchung nicht so selten Fehler durch Verwechslung mit Fasern pflanzlicher Herkunft, die aus der Mundhöhle dem Sputum beigemischt sein können. Hievor kann man sich schützen, indem man den zu untersuchenden Bodensatz mit 1 ccm Orzeinlösung beschickt, einige Tropfen Salzsäure hinzufügt, das Röhrchen in ein Wasserbad gibt und mit salzsäurehältigem Alkohol entfärbt. Durch die braunrotviolette Färbung der elastischen Fasern können diese von anderen unterschieden werden. Bei gewissenhafter Anstellung der Untersuchung auf Tuberkelbazillen und elastische Fasern läßt das alleinige Vorkommen der letzteren einen phthisischen Prozeß mit großer Sicherheit ausschließen, einen Zerfallsprozeß anderer Natur, in erster Linie Abszeß oder zerfallenden Tumor, mit großer Wahrscheinlichkeit annehmen.

b) Blut.

Morphologische Untersuchung.

Die so vielfach bei Tuberkulose beobachtete Blässe, die nicht gar so selten bei einem fehlenden oder dürftigen physikalischen Lungenbefund zu der sehr oberflächlichen Diagnose Anämie Veranlassung gibt, ohne daß eine morphologische Blutuntersuchung oder eine Röntgenuntersuchung vorgenommen wird, läßt nach Erkennen der wahren Diagnose, des Vorliegens eines spezifischen Lungenprozesses, immer wieder die Frage aufscheinen, ob nicht eine begleitende Anämie besteht. Das ist im allgemeinen nicht der Fall, wenn es sich nicht um länger dauernde Prozesse handelt, oder solche, wo ein starker Blutverlust infolge Hämoptoen eingetreten ist. Man darf freilich nicht übersehen, daß die subjektiven Anfangssymptome einer perniciösen Anämie und einer Tuberkulose, vor allem die Mattigkeit, gelegentlich die Differentialdiagnose zwischen diesen beiden Leiden, die so gut wie immer in einem Ausschließungsverhältnis stehen, recht ähnliche sind und zur Vornahme einer morphologischen Blutuntersuchung gebieterisch auffordern.

Wesentlich wichtiger ist insbesonders für die Differentialdiagnose, aber auch für die Prognose des einzelnen Falles von Tuberkulose das weiße Blutbild. Ganz im allgemeinen läßt die Tuberkulose, die sonst bei fieberhaften Infekten so häufig beobachtete Leukocytose vermissen. Wir werden daher eine hochgradige Leukocytose für die Differentialdiagnose Tuberkulose oder Pneumonie zumeist mit großem Vorteil diagnostisch verwerten können. Es wäre aber irrig anzunehmen, daß die Tuberkulose stets mit normalen Leukocytenzahlen einhergeht. Gerade akut verlaufende, mehr exsudative Formen, bei denen ja die Differentialdiagnose gegenüber nichtspezifischen Prozessen zur Diskussion steht, zeigen nicht so selten eine mäßige Leukocytose von etwa 10.000 bis 12.000 Zellen, eine Zahl, die wir ebensogut bei einem bronchopneumonischen Prozeß vor uns haben können. Vergesellschaftet ist mit diesem Befund eine Linksverschiebung im Sinne der relativen Vermehrung der Stabkernigen, manchmal auch toxische Granulationen zeigend. Im allgemeinen muß ein solcher Befund als prognostisch ungünstig bewertet werden, zumal wenn auch die Lymphocyten einen normalen oder gar verminderten Wert aufweisen. Diese Zellen erfordern mit Recht unsere Beachtung, läßt sich doch aus ihrer Zahl ein allseits anerkannter Rückschluß auf den Verlauf und die Prognose des Falles ableiten. Eine ausgesprochene Lymphocytose kann als Zeichen einer erhöhten Abwehr gegenüber den Tuberkelbazillen angesprochen werden. Wir finden sie demnach im allgemeinen bei den benignen tuberkulösen Prozessen, sowie bei exsudativen Prozessen seröser Häute und solchen phthisischen, die eine Tendenz zum Übergang in das produktiv-cirrhotische Stadium erkennen lassen. Auch der Rückgang der Linksverschiebung der Neutrophilen darf in diesem Sinne mit Vorsicht bewertet werden. Widerspruchsvoller sind die Auffassungen hinsichtlich ihrer prognostischen Rolle, die den Monocyten zugeschrieben werden. Vor allem S c h i l l i n g glaubte die Monocytenvermehrung als ein prognostisch günstiges Symptom hinstellen zu sollen und sprach von einer monocytären Abwehr- und Überwindungsphase. Gegen diese Auffassung haben verschiedene Beobachter Stellung genommen, die auch bei bösartig verlaufenden Prozessen eine Monocytenvermehrung feststellen konnten. Ich möchte mich dieser Auffassung anschließen und den Monocyten eine gesicherte Rolle zur prognostischen Verwertung nach meiner Erfahrung absprechen.

Was die eosinophilen Neutrophilen betrifft, so ist ihr völliges Fehlen im Blutbild prognostisch eher ungünstig zu bewerten, ihr Vorhandensein in normalen Werten nicht allzuviel besagend, eine ausgesprochene Eosinophilie kommt bei der Tuberkulose kaum je vor und geringe Vermehrung, bei Frühinfiltraten (allergisch!) nichts Ungewöhnliches, wird stets an eine andere Ursache denken lassen müssen, wie eosinophile Lungeninfiltrate, Asthma bronchiale, Echinococcus, Eingeweidewürmer und anderes.

Läßt vielfach ein einzelner Blutbefund bei einer Lungentuberkulose keinen besonders brauchbaren Schluß auf die Prognose oder die Art der Erkrankung zu, so darf doch nicht übersehen werden, daß die wiederholte Vornahme einer morphologischen Blutuntersuchung im Verlauf der Behandlung doch einen recht verwertbaren Fingerzeig in dem Sinne abgeben kann, daß die Zunahme der Lymphocytenzahl und der Eosinophilen, sowie der Rückgang einer Linksverschiebung des Blutbildes prognostisch günstig, das Ausbleiben dieser Veränderung im Blutbild im gegenteiligen Sinne zu bewerten ist.

Kolloidchemisch. — Die Senkungsreaktion der roten Blutkörperchen.

Kaum eine andere Laboratoriumsmethode, wenn wir von der Sputumuntersuchung absehen, hat sich im Laufe der letzten drei Jahrzehnte als so unentbehrlich für die Diagnose und Prognose der Lungentuberkulose, sowie für die Indikationsstellung für therapeutische Eingriffe erwiesen, als die Senkungsreaktion, obwohl sie bekanntlich vollkommen unspezifischer Natur ist. Schon bald nach ihrer Wiederentdeckung durch F a h r a e u s wurde festgestellt, daß ihr differenter Ausfall auf der geringeren oder stärkeren Agglutinationstendenz der Erythrozyten beruht, die von sehr verschiedenen Faktoren beeinflußt werden. Der wichtigste unter diesen ist die Beschaffenheit des Plasmas; je reicher dessen Gehalt an Fibrinogen, der niederst dispersen Eiweißfraktion und — parallel damit gehend — je labiler sein kolloider Zustand ist, um so rascher wird die Senkung vor sich gehen; in weit geringerem Maße ist der senkungsbeschleunigende Einfluß des Globulins zu bewerten, noch geringer jener des Albumins. Die Senkung gibt uns also einen Maßstab für die Menge des im Blut befindlichen Fibrinogens, das als erste Abbaustufe des Zelleiweißes zu betrachten ist. Seine Menge zeigt uns also die Intensität des Zellzerfalls im Organismus an. Neben dem Kolloidzustand des Plasmas spielt praktisch nur noch ein Faktor für den Ausfall der Senkungsreaktion eine Rolle, nämlich die Zahl der roten Blutkörperchen. Ist ihre Zahl erhöht, wie bei der Polyzythämie, so kann eine außerordentlich verzögerte Senkungsreaktion gefunden werden, andererseits kann eine Anämie, die auf einer Verminderung der Zahl der Erythrozyten beruht, allein eine Senkungsbeschleunigung hervorrufen. Auf die Senkungsverzögerung bei Hypoproteinämie, wie sie durch Lebererkrankungen verursacht wird, sei kurz hingewiesen, auf die auf der gleichen Ursache beruhende Erscheinung bei hochgradiger Kachexie verwiesen, wie wir sie sub finem vitae antreffen können. Man darf sich da natürlich nicht täuschen lassen, wenn die Senkungsreaktion bei solchen vor dem Ende stehenden Kranken „auf einmal eine Besserung" aufzuweisen scheint, ebensowenig wie etwa durch das gleichzeitige Absinken der Temperatur einige Tage vor dem letalen Ende.

Daß die Senkungsreaktion durch eine Gravidität eine Beschleunigung erfährt, darf ich wohl als bekannt voraussetzen; abgesehen von diesem physiologischen Zustand kann eine erhöhte Senkungsreaktion wohl immer auf einen pathologischen Zustand zurückgeführt werden. Freilich sehen wir gelegentlich auch Fälle, bei denen eine eingehende Untersuchung irgend einen krankhaften Befund vermissen läßt. Diese sind allerdings sehr selten, man wird dann gut daran tun, die Senkungsreaktion neuerdings anzustellen, um sich zu überzeugen, daß dieses Symptom als konstant zu betrachten ist. Denn sehr häufig mag es als Residuum irgend einer Noxe oder eines Infektes, von dem wir klinisch nichts mehr nachweisen können, zu deuten sein, mit deren Abklingen die Senkungsreaktion wieder zu ihren normalen Werten zurückkehrt. Tut sie es aber nicht, so verabsäume man nicht, eine Erythrozytenzählung vorzunehmen und eine Wassermannreaktion anzustellen. Findet man auch hierdurch keine Erklärung für die Beschleunigung, so wird naturgemäß eine weitere Beobachtung des betreffenden Falles angezeigt erscheinen.

Der Umstand, daß der Senkungsreaktion kein spezifischer Charakter zukommt, läßt ihren Wert für die Abgrenzung tuberkulöser Erkrankungen der Lunge gegenüber anderen, wie Pneumonie, Carcinom, Bronchiektasien, Lues usw., sehr gering erscheinen, hingegen gegenüber funktionellen Beschwerden und neuropathischen, die uns so häufig zu schaffen machen, sehr wertvoll. Der Hauptwert aber der Senkungsreaktion in der Differentialdiagnostik der verschiedenen Formen der Lungentuberkulose liegt eben darin, daß ihr Ausfall uns einen wertvollen Indikator für das Vorliegen entzündlicher und verkäsender Prozesse, wie sie die Tuberkulose mit sich bringt, gibt. Gerade die große Ausschlagsbreite dieser Reaktion ist es, die der so außerordentlich großen klinischen Mannigfaltigkeit der Verlaufsform der Tuberkulose entspricht und mit ihr parallel geht, vom Normalwert bis zur fünfzigfachen Beschleunigung, von der inaktiven Spitzenfibrose zur galoppierenden Phthise. Eine normale Senkungsgeschwindigkeit läßt einen tuberkulösen Prozeß, auch einen solchen mit Kavernen- und positivem Sputumbefund keineswegs ausschließen, aber wir können behaupten, daß eine Progredienz, ein exsudativer Charakter, oder gar ein käsig-pneumonischer Prozeß im Zeitpunkt der Untersuchung als unwahrscheinlich erscheint. Eine besonders wichtige Rolle spielt die Senkungsreaktion in der Beurteilung der Heilungsaussichten, insbesonders bei der Kollapstherapie. Und mit Recht muß verlangt werden, daß bei jedem Lungenkranken in periodischen Zwischenräumen immer wieder die Senkungsreaktion angestellt wird. So werden wir beim künstlichen Pneumothorax, der gute Heilungsaussichten zeigt, fast immer ein Normalwerden der Senkungsreaktion feststellen können, und stets wird uns das Gegenteil Sorge machen und uns dazu auffordern müssen, die Ursache für das Ausbleiben der Normalisierung der Senkungsreaktion aufzuklären, etwa ein ungenügender Kavernenkollaps, eine Streuung in die gesunde Lunge, oder was viel schwieriger festzustellen sein wird, in die kollabierte. Auch das Auftreten eines pleuralen Exsudates kann die Senkungsreaktion rasch wieder zu beträchtlicher Höhe hinaufschnellen lassen.

Noch mehr als in der internen Medizin spielt die Senkungsreaktion bei der Abgrenzung tuberkulöser von nichttuberkulösen Prozessen in der Chirurgie eine Rolle, und zwar auf dem Gebiete tuberkulöser und nichttuberkulöser Knochen- und Gelenkserscheinungen. Kann man ganz im allgemeinen sagen, daß der Senkungsreaktion an und für sich insofern ein hoher prognostischer Wert bei der Differentialdiagnose der verschiedenen Formen der Lungentuberkulose zukommt, als gutartige Formen einen niederen Wert, die bösartigeren phthisischen einen hohen Wert aufweisen, so muß in einem Punkt eine Ausnahme statuiert werden und das sind die tuberkulös entzündlichen Erkrankungen der serösen Häute, wie die tuberkulöse Pleuritis exsudativa und ebenso die Peritonitis, die bei unkompliziertem Verlauf trotz ihrer meist sehr hohen Senkungsgeschwindigkeit prognostisch als günstig anzusehen sind.

Was die Technik der Senkungsreaktion betrifft, so wird dieselbe beim Erwachsenen stets so vorgenommen, daß das durch Venaepunctio gewonnene Blut im Verhältnis 4 : 1 mit einer 3,8%igen Natrium-Citratlösung versetzt wird, um seine Gerinnung zu vermeiden. Man nimmt die Mischung bereits in der Spritze, in die man das Blut aspiriert, vor. Man vermeide die Senkungsröhrchen einer größeren Wärme auszusetzen, wie zu große Nähe an Heizkörpern, Öfen oder gar im Sonnenschein stehen zu lassen. Es gibt verschiedene Methoden, nach denen man die Geschwindigkeit, mit der die roten Blutkörperchen sedimentieren, feststellen und bezeichnen kann. Die früher viel gebrauchte L i n z e n m e i e r sche Methode bestimmt die Zeit, die zur Erreichung der Marken 6, 12 und 18 mm erforderlich ist. Sie ist als unbequem aufgegeben worden, da eine stundenlange Beobachtung der Röhrchen erforderlich war. Es haben sich daher die viel bequemeren Methoden durchgesetzt, bei denen nach einer bestimmten Zeit der zurückgelegte Weg der Blutkörpersäule bestimmt wird. In erster Linie die W e s t e r g r e e n sche Methode. Noch einfacher ist die in Wien weitverbreitete Methode nach P o i n d e c k e r - S i e s s, die breitere Röhrchen verwendet mit einer Länge von 50 mm bis zum oberen Nullpunkt bei einem Inhalt von 1,7 ccm. Nach 45 Minuten wird abgelesen und die Zahl der Millimeter, die die von Erythrozyten freie Plasmasäule erreicht hat, vermerkt. In jahrelanger Beobachtung hat sich mir diese Methode, die praktisch so einfach und verläßlich ist, durchaus bewährt. Ich sehe keinen Vorteil darin, zwei oder mehr Werte zu gewinnen, wie dies vielfach bei der W e s t e r g r e e n schen Methode geübt wird, bei der der Halbstunden-, Einstunden- und Zweistundenwert abgelesen wird. Auch bei der P o i n d e c k e r schen Methode wird von manchen Autoren der Viertel-, Halb- und Dreiviertelstundenwert separat festgestellt, aber ich konnte mich nicht überzeugen, daß dies einen besonderen Vorteil hätte, obzwar ja bekanntlich die Senkung nicht immer mit der gleichen Schnelligkeit vor sich geht, sondern am Beginn etwas langsamer verläuft, dann ihren Höhepunkt erreicht, um gegen Schluß wieder einem etwas langsameren Tempo Platz zu machen. Bei stark beschleunigter Senkung wird naturgemäß der Ein- und Zweistundenwert der W e s t e r g r e e n schen Methode näher beieinander liegen als unter normalen Verhältnissen. Aber nicht nur die Feststellung der Senkungsbeschleunigung können wir aus den Röhrchen ablesen, sondern auch noch manche andere Beobachtung wird uns von Nutzen sein können, wenn wir am nächsten Tag noch einen Blick auf die Röhrchen werfen. So kann die leicht gelbgetönte Färbung das Vorliegen einer geringen Bilirubinämie aufzeigen, vor allem aber die Relation zwischen der Höhe der Plasma- und der Erythrozytensäule das Vorliegen einer Anämie bzw. Polyglobulie gegebenenfalls aufzeigen. Auch eine bestehende Leukozytose wird sich durch eine dünne grauweißliche Schicht, die auf der Erythrozytensäule liegt, manifestieren. Kommt es zur Gerinnung, so muß die Reaktion als unbrauchbar verworfen werden. Die vielfach aufgestellte Forderung, die Senkungsreaktion im nüchternen Zustand vorzunehmen, halte ich durchaus nicht für erforderlich, da die Nahrungsaufnahme einen nur unwesentlichen Einfluß auf den Ablauf der Reaktion hat. Eine geringfügige Erhöhung kann der Ausfall der Senkungsreaktion während der Menstruation erfahren.

c) Punktionsflüssigkeiten.

Das so häufige Befallensein der Pleura, aber auch des Peritoneums durch einen tuberkulösen Prozeß, wobei es zu Exsudation in diesen Körperhöhlen kommt, versetzt uns naturgemäß häufig in die Lage, die bei der Probepunktion gewonnene Flüssigkeit einer genauen Untersuchung unterziehen zu müssen, deren Ergebnis oft für Diagnose und Therapie sehr wertvolle Anhaltspunkte abgibt.

Es scheint mir nicht unwichtig zu sein, einige kurze Bemerkungen zur Technik der Punktion einzuschalten. Die Menge der Flüssigkeit, die aspiriert werden kann, ist oft recht gering, und wenn man die Spritze, die ja im Wasser ausgekocht wurde, nicht gut ausgespritzt hat, so kann man oft im Zweifel sein, ob das, was man aspiriert zu haben glaubt, nicht nur Reste des in der Spritze enthaltenen Wassers sind. Nimmt man aber die aufbewahrte Spritze aus dem Alkohol und entfernt diesen nicht vorher durch Aufziehen und Ausspritzen einer physiologischen Kochsalzlösung, so kann der zurückgebliebene Alkohol in dem eiweißreichen Punktat Fällungen und damit Trübungen hervorrufen, die zu Irrtümern Veranlassung geben können. Gelingt es nicht, bei der Punktion Flüssigkeit zu aspirieren, so verabsäume man doch nicht, etwa in der Nadelspitze befindliche aspirierte Gewebsbestandteile oder dicke Flöckchen Eiter auf den Objektträger zu bringen und dieses so gewonnene Material der mikroskopischen Untersuchung zu unterziehen. Man wird gelegentlich auf diese Weise eine Tumordiagnose weitgehend verifizieren können. Zu berücksichtigen ist auch, daß die zelligen Bestandteile eines Exsudates häufig auch in vivo sedimentieren können und es daher nicht gleichgültig ist, ob man einen pleuralen Erguß an der Basis oder höher oben punktiert. Das letztere Punktat kann hiedurch viel zellärmer ausfallen. Punktiert man zu tief, so läuft man leicht Gefahr, in den bereits verschwarteten Sinus zu gelangen und daher nicht auf Flüssigkeit zu stoßen. Hat man ein Pneumothoraxexsudat vor sich, so empfiehlt es sich, die obere Grenze des Exsudates perkutorisch oder röntgenologisch anzuzeichnen und sodann den Patienten auf die gesunde Seite legen zu lassen, um perkutorisch festzustellen, wie weit nunmehr der Pneumothorax nach kaudalwärts zu reicht. So wird man es vermeiden, zu tief einzustechen. Andererseits ist ja dann, wenn man das Exsudat vollkommen absaugen will, ein Einstich an möglichst tiefer Stelle wünschenswert.

Eitrige Ergüsse zu punktieren ist keineswegs so ganz gefahrlos, weil man mit der Ausbreitung der Infektion durch den Stichkanal rechnen muß. Vorsicht ist auch bei der Punktion interlobärer Ergüsse am Platz, weil hierbei eine Verletzung der Lunge nicht von der Hand zu weisen ist. Besonders muß ich auf die immer wieder zu beobachtenden Infektionen des Stichkanals bei tuberkelbazillenhältigen Exsudaten hinweisen, wie sie besonders im Verlauf der Pneumothoraxtherapie aufzutreten pflegen. Da kommt es recht häufig vor, daß sich nach mehreren Wochen an der Punktionsstelle ein kleines Knötchen bildet als Ausdruck der Bildung von Granulationsgewebe im Stichkanal. In der Folge kann dieses tuberkulöse Gewebe zur Erweichung gelangen und es bildet sich eine therapeutisch nur schwer beeinflußbare Fistel, aus der nun eine dauernde Sekretion erfolgt. Man kann diese mißlichen Punktionsfolgen dadurch vermeiden, daß man beim Zurückziehen der Nadel den Stichkanal mit einer Jodlösung infiltriert, als welche Jod-Jodkalium, Pregl, oder $1/4$- bis $1/2$%ige Yatrenlösungen sich mir bewährt haben. Heute ziehe ich eine Streptomycin- oder PAS-Lösung dem Jod vor. Man soll daher solche Lösungen in Vorbereitung halten, wenn in einem Fall der Verdacht auf ein tuberkulöses Empyem besteht.

Schon die Betrachtung des gewonnenen Punktates allein gibt einige Fingerzeige. Oft läßt der physikalische Befund die Entscheidung, ob Transsudat oder Exsudat, keineswegs immer zu. Da kann manchmal schon die auffallend helle Färbung für das Vorliegen eines Transsudates sprechen, während Exsudate einen mehr satteren, gelblichen Ton aufweisen. Aber auch die Trübung des Punktates kann oft, besonders bei erst kurz bestehenden Exsudaten, einen wertvollen Fingerzeig geben. Denn frische tuberkulöse Exsudate sind so gut wie immer ganz klar, während pleurale Ergüsse, die als Begleiterscheinung einer Pneumonie auftreten, häufig ein leicht getrübtes Aussehen haben. Besteht allerdings eine tuberkulöse Pleuritis schon längere Zeit, so ist dieses Moment nicht mehr differentialdiagnostisch verwertbar. Ein reichlicher Blutgehalt eines Exsudates wird vorerst immer den Verdacht auf die karzinomatöse Natur des Prozesses lenken müssen. Das gilt allerdings nur mit einer gewissen Einschränkung, denn wenn auch selten, so finden wir doch gelegentlich tuberkulöse Ergüsse bluthaltig. Besteht ein blutiger Erguß bereits längere Zeit, so kommt es zur Hämolyse der roten Blutkörperchen, was wir dadurch erkennen, daß beim Sedimentierenlassen des Punktates die überstehende Flüssigkeit rötlichbraun gefärbt bleibt, während bei intakten roten Blutkörperchen die erstere klar wird. Sehr alte hämorrhagische Ergüsse können dann einen direkt schokoladefarbenen Ton aufweisen. Jauchige Empyeme können durch ihren fötiden Geruch den klinischen Verdacht, daß sie infolge eines Durchbruches einer Gangränhöhle in die Pleura entstanden sind, bekräftigen.

Die Bestimmung des spezifischen Gewichtes wird uns die Differentialdiagnose Transsudat oder Exsudat meist unschwer zu fällen gestatten. Ist dieses geringer als 1012 bis 1015, so werden wir ein Transsudat, ist es höher, ein Exsudat annehmen dürfen. Eine der einfachsten Methoden, den Eiweißgehalt von Exsudaten, der zwischen 4 bis 6% liegt, während Transsudate nicht mehr als 3% zu enthalten pflegen, zu bestimmen, stellt die Rivaltaprobe dar. Man läßt in eine verdünnte, wässerige Lösung von Essigsäure einen Tropfen der zu untersuchenden Flüssigkeit fallen. Enthält die Flüssigkeit erhebliche Mengen von Globulin oder Fibrinogen, so sinkt der Tropfen in Form eines an Zigarrenrauch erinnernden trüben Wölkchens in der sauren Flüssigkeit zu Boden. Bei Transsudaten aber tritt eine Trübung gar nicht auf, oder löst sich schnell wieder.

Neben der physikalisch-chemischen Untersuchung spielt in diagnostischer Hinsicht die Cytodiagnostik eine wichtige Rolle. Hierbei ist zu berücksichtigen, daß Exsudate oft bald zu gerinnen pflegen und man diese sofort nach der Punktion zentrifugieren soll. Das Zentrifugat wird nun sowohl nativ wie Ausstriche desselben gefärbt untersucht. Die mikroskopische Betrachtung wird sich in erster Linie auf die Natur der vorhandenen Zellen zu erstrecken haben. Es wird festzustellen sein, ob etwa vorhandene Erythrozyten von normaler Beschaffenheit und Tinktion oder geschrumpft bzw. gequollen und hämoglobinarm (Schatten) sind. Auch eosinophile Zellen werden sich durch ihr starkes Lichtbrechungsvermögen schon als solche im Nativpräparat erkennen lassen, während die sonstigen weißen Blutzellen als einkernige (Lymphozyten, Monozyten) oder polynukleäre identifiziert werden können. Schwieriger ist das Auseinanderhalten von Geschwulstzellen einerseits und pleuralen Endothelzellen andererseits. Bei alten serösen Ergüssen, insbesondere wenn sie pseudochylöse Beschaffenheit haben, kann man Cholesterinkristalle finden, weiters auch Hämatoidinkristalle. Bei aktinomykotischen Ergüssen kann man die charakteristischen Drusen im Eiter erkennen, im wasserklaren Probepunktat von Echinococcen können Häkchen, Scolices, Brutkapseln und geschichtete

Membranreste die Diagnose sichern. Das gefärbte Trockenpräparat wird einmal nach G i e m s a oder L e i s h m a n n zur genauen Differenzierung der zelligen Elemente gefärbt, weiters nach G r a m und Z i e h l - N e e l s e n zwecks Feststellung der darin enthaltenen Bakterien. Gegebenenfalls wird sich die Anlegung einer Kultur empfehlen, um die gefundenen Erreger genau differenzieren zu können. Erweisen sich derartig untersuchte Ergüsse steril, so wird dies im allgemeinen für ihre tuberkulöse Natur sprechen. Aber auch karzinomatöse Exsudate lassen Erreger vermissen.

Im allgemeinen finden wir bei tuberkulösen Ergüssen vorwiegend Lymphozyten, bei unspezifischen polynukleäre Leukozyten. Doch kann diesem Lehrsatz eine Allgemeingültigkeit nicht zugesprochen werden. Denn wir müssen feststellen, daß auch die Akuität des Prozesses hierbei eine Rolle spielt. Und so

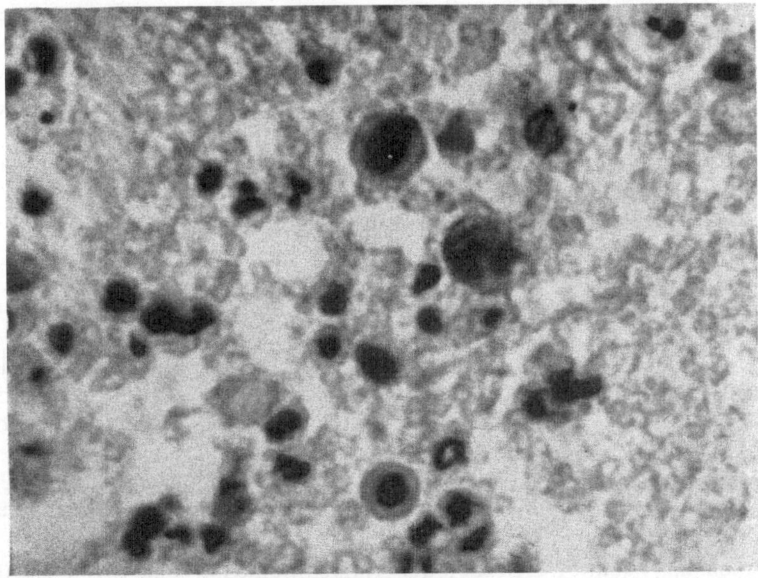

Abb. 7. Tumorzellen in einem Pleurapunktat. Annähernd in der Mitte mehrere große dunkelkernige Zellen. Der Kern auffallend groß im Verhältnis zum Plasma.

finden wir auch bei ganz frischen tuberkulösen Exsudationen manchmal die neutrophilen Leukozyten über die Lymphozyten überwiegen und erst, wenn er etwas älter ist, gewinnt dann sein cytodiagnostisches Aussehen das typische Verhalten, indem die Lymphozyten die überwiegende Mehrheit darstellen. Auch nichttuberkulöse, länger bestehende Ergüsse lassen oft das Überwiegen der neutrophilen Leukozyten vermissen. Wenn aber ein tuberkulöser Erguß sich allmählich zu einem Empyem entwickelt, so läßt er wiederum ein Ansteigen der polynukleären Leukozyten erkennen, die sich allerdings von solchen, wie sie bei akuten, nichttuberkulösen, eitrigen Exsudaten auftreten, dadurch unterscheiden, daß sie zu einem körnigfettigen Detritus zerfallen und sowohl Kern als auch Zelle gequollen und schwer färbbar erscheinen lassen.

Ergüsse bei malignen Neoplasmen charakterisieren sich meist durch reichlichen Endothelzellengehalt. Die Endothelzellen sind mononukleäre Zellen, die häufig noch polyedrischen Bau aufweisen. Oft sind sie aber durch Schrumpfung oder Quellung in ihrer Form und Größe verändert, so daß sie rundlich erscheinen. Außerdem können wir daneben noch Geschwulstelemente (Abb. 7) finden, die recht ähnlich sind. Auf die Eigentümlichkeiten der Geschwulstzellen wurde bereits im Kapitel Sputumuntersuchung hingewiesen.

d) Untersuchung des Liquor cerebrospinalis.

Das Auftreten einer Meningitis tuberculosa, sei es als primäre tuberkulöse Erkrankung, sei es als Begleiterscheinung einer allgemeinen Miliartuberkulose, oder als Folgeerscheinung einer schon längere Zeit bestehenden pulmonalen oder extrapulmonalen Tuberkulose, zwingt uns, dem bei der Lumbalpunktion gewonnenen Liquor unser Augenmerk zuzuwenden. Auch hier wird die makroskopische Betrachtung des gewonnenen Untersuchungsmaterials schon gewisse Anhaltspunkte ergeben. Kommt es bei der Punktion zur Verletzung eines Gefäßes, so wird der Liquor unschwer als trüb und bluthaltig erkannt werden und man wird aus der Untersuchung eines solchen kaum diagnostische Schlüsse ziehen können. Anders, wenn der Blutgehalt nicht durch eine traumatische Läsion bedingt ist, sondern bei klarer Beschaffenheit des Liquors diesem eine rötlichgelbe Farbe zukommt, also einem xanthochromen Liquor. Da auch die tuberkulöse Cerebrospinal-Meningitis mit Veränderungen der Gefäße einhergeht und zu Blutungen in den Liquor führt, bildet die Xanthochromie desselben gegenüber andersartigen Prozessen keinerlei differentialdiagnostisch verwertbares Symptom. Ist der Liquor ausgesprochen milchigtrüb, so wird dies mit Vorsicht gegen die Diagnose einer tuberkulösen Meningitis verwertet werden können.

Läßt man einen auch klaren Liquor stehen, so kommt es bei erhöhtem Eiweißgehalt zu einer Gerinnselbildung, die entweder an den Rändern der Eprouvette inseriert oder aber zu Boden sinkt. Beim Schütteln der Flüssigkeit wird dieser Niederschlag aufgewirbelt und zeigt dann ebenso wie die noch haftenden Fibrinfäden die Gestalt einer im Liquor flottierenden Membran, das sogenannte Spinnwebgerinnsel. Dieses Symptom findet sich sehr häufig bei Meningitis tuberculosa, kann aber nicht als unbedingt pathognomonisch für diese Erkrankung betrachtet werden, da ja auch andere cerebrospinale Erkrankungen zu einer Fibrinogenvermehrung führen.

Es erscheint wichtig, sich bei der Lumbalpunktion ein Urteil darüber zu bilden, inwieweit der Lumbaldruck erhöht ist. Dies kann mit Hilfe eines Quecksilbermanometers nach K r ö n i g oder mittels Steigrohres nach Q u i n c k e erfolgen, zumeist aber wird die Intensität, mit der der Liquor abfließt, einen genügenden Anhaltspunkt dafür geben, ob ein gesteigerter Druck vorliegt. Freilich besagt ein normaler Lumbaldruck nicht, daß nicht innerhalb der Schädelhöhle eine Hirndrucksteigerung bestehen kann, da ja durch Verklebungen und Verwachsungen infolge meningitischer Prozesse, oder durch Einpressen der Medulla oblongata in das Foramen occipitale die Kommunikation zwischen den Hirnventrikeln und dem Wirbelkanal unterbrochen bzw. eingeengt sein kann.

Die chemische Untersuchung des Liquors.

Hier ist es in erster Linie die Globulinvermehrung, zu deren Bestimmung vorzugsweise die N o n n e - A p e l t sche und die P a n d y sche Reaktion herangezogen werden. Bei ersterer wird der Liquor (es genügen 0,3 bis 0,4 ccm) mit der gleichen Menge heißgesättigter Ammoniumsulfatlösung unterschichtet, nach 3 Minuten wird abgelesen, ob Ringbildung aufgetreten ist. Dann wird durch Schütteln des Reagensglases die Flüssigkeit gemischt und wiederum nach 3 Minuten abgelesen. Bei positivem Ausfall der Phase I tritt Trübung ein, die von schwacher Opaleszenz bis zu milchiger Trübung reichen kann und dementsprechend mit +, ++, +++ bezeichnet wird.

Zur P a n d y schen Reaktion werden 100 g Acid. carbolic., liquefact. mit 1 Liter destilliertem Wasser kräftig geschüttelt, dann wird die Flüssigkeit für einige Stunden in Thermostaten von 37° gebracht, hierauf einige Tage bei Zimmertemperatur stehen gelassen. Am Boden der Flasche setzt sich die übriggebliebene Karbolsäure ab, von welcher vorsichtig abgegossen wird. Einige Kubikzentimeter von dieser Flüssigkeit gießt man in ein Uhrschälchen und läßt am Rande der Flüssigkeit einen Tropfen Liquor einfließen. Bei positivem Ausfall tritt sofort eine wolkige Trübung auf. Die laufende Kontrolle des Liquors bei der Meningitis tuberculosa erfordert die jeweilige quantitative Bestimmung des Eiweißgehaltes.

Für die Differentialdiagnose gegenüber sonstigen Formen von Meningitis, darunter auch die luetischen, kommen natürlich auch die hierfür besonders wichtigen W a s s e r m a n n-, G o l d s o l-, M a s t i x - Reaktionen in Betracht, auf die hier nicht weiter eingegangen werden soll. Für die tuberkulöse Meningitis wichtiger erscheint die Bestimmung des Zuckers im Lumbalpunktat, da bei dieser Erkrankung eine Verminderung desselben zu den regelmäßigen Erscheinungen gehört.

Mikroskopische Untersuchung.

Für die Diagnose der tuberkulösen Meningitis ist ebenso wie für manche andere Meningitisformen die Bestimmung der im Liquor enthaltenen Zellen unerläßlich. Sie wird im Prinzip ebenso vorgenommen wie die Leukozytenzählung des Blutes, nur mit dem Unterschied, daß man zuerst die Zählflüssigkeit bis zur Marke 1 aufzieht und sodann mit dem Liquor bis zur Marke 11 verdünnt. Die Mischung wird in die F u c h s - R o s e n t h a l - Zählkammer gebracht. Hat man alle vorhandenen Zellen gezählt, so entspricht dies einer Menge, die in 3 ccm Liquor enthalten sind. Man gibt daher gewöhnlich die so gefundene Zahl in einem Bruch an, dessen Nenner 3 beträgt, also z. B. $^{20}/_3$. Insbesondere ist bei der Verwendung von Streptomycin die laufende Kontrolle der Liquorzellen für die Beurteilung des Erfolges von großer Wichtigkeit.

Für die Differentialdiagnose der tuberkulösen Meningitis, insbesondere gegenüber der eitrigen und der Meningokokkenmeningitis, spielt die qualitative Untersuchung der im Liquor enthaltenen Zellen eine Rolle. Allerdings stellt das Überwiegen der Lymphozyten gegenüber den neutrophilen Leukozyten kein für erstere charakteristisches Symptom dar, da ja auch die lymphozytäre Meningitis und die Meningitis serosa überwiegend einkernige Zellen enthalten. Gelingt es nicht, bereits in der Zählkammer eine Differenzierung der Blutzellen herbeizuführen, so zentrifugiert man den Liquor und streicht das Sediment auf den Objektträgern aus und färbt es nach L e i s h m a n n oder G i e m s a.

Bakteriologische Untersuchung.

Beweisend für die Diagnose Meningitis tuberculosa ist das Vorhandensein von Tuberkelbazillen im Liquor. Sie sind meist nur in einer Minderzahl von Fällen auffindbar. Man geht am besten so vor, daß man das auftretende Spinnwebgerinnsel auf einen Objektträger bringt und nach Z i e h l - N e e l s e n färbt, bzw. einen Teil desselben auch nach G r a m, um etwaige andere Erreger nachweisen zu können. Da es bei der tuberkulösen Meningitis sehr darauf ankommt, möglichst frühzeitig mit der Streptomycinbehandlung auch intralumbal zu beginnen, wird man kaum in die Lage versetzt, das Ergebnis des Kultur- oder gar des Tierversuches abzuwarten.

e) Harn.

Selbstverständlich wird auch bei jedem Tuberkulosekranken der Harn auf Eiweiß und Zucker zu untersuchen sein, wobei man gelegentlich einen bisher nicht erkannten Diabetes aufdecken wird. Sonst wird die chemische Untersuchung kaum wichtige Anhaltspunkte liefern; nur auf die Diazo- und Urochromogen-Reaktion sei hingewiesen, die bei schwer toxischen Fällen positiv ausfallen kann. Wichtiger ist manchmal der Nachweis von Tuberkelbazillen im Urin, der das Vorliegen einer Blasen- oder Nierentuberkulose in der großen Mehrzahl der Fälle beweist. Allerdings können Tuberkelbazillen, wenn sie im Blut kreisen, und das ist ja nach unserer heutigen Anschauung durchaus nichts Ungewöhnliches, vielleicht auch durch die intakte Niere ausgeschieden werden, doch gilt dies als durchaus strittig.

Dritter Teil.

Formenkreis der Lungentuberkulose.

Einteilung der Lungentuberkulose, zugleich eine Kritik des W. Neumannschen Schemas.

Seit durch die Entdeckung des Tuberkelbazillus durch Robert Koch die pathologische Anatomie der Lungentuberkulose auf einwandfreien Grundlagen zu fußen in der Lage war und damit auch die Klinik dieser Erkrankung sich gesicherter Grundlagen bedienen konnte, mußte es deren Bestreben sein, die so außerordentlich vielgestaltige Form, in der sich die Lungentuberkulose manifestiert, in ein mehr weniger fixes Einteilungsschema zu bringen. Diese Forderung ergab sich schon zwingend aus dem Wunsch, aus der Form des erhobenen Befundes eine Prognose des Falles zu gestalten. Denn mit der Diagnose Lungentuberkulose oder der so beliebt gewesenen „Apicitis" allein ist nicht viel anzufangen, wenn es sich um Therapie und Prognose handeln soll. Sehen wir doch auf der einen Seite Fälle, wo auch die sorgfältigste Behandlung eine beginnende Erkrankung nicht vor dem schon nach wenigen Monaten erfolgenden tödlichen Ende bewahren kann, wie bei der akuten tuberkulösen Bronchopneumonie, der galoppierenden Phthise, denen wieder Fälle gegenüber stehen, die selbst ganz ohne jede Behandlung spontan ausheilen, oder selbst nach einigen Rezidiven niemals Zerfallserscheinungen aufweisen oder gar ein tödliches Ende im Gefolge haben, wie manche fibrös-produktive Spitzenerkrankungen vorwiegend hämatogener Proliferation.

Als die ersten diesbezüglichen Versuche, eine Einteilung der Lungentuberkulose zu treffen, gemacht wurden, standen weder Röntgenapparate zur Verfügung, noch war es möglich, den pathologisch-anatomischen Charakter der verschiedenen Tbc-Manifestationen einwandfrei durch den physikalischen Befund zu erkennen. Letzteres ist ja wohl auch heute nur bis zu einem gewissen Grad der Fall. Es ist zweifellos ein Verdienst von Turban und Gerhardt gewesen, in dieser Hinsicht den ersten Schritt getan zu haben. Sie nannten ihr Einteilungsschema Stadieneinteilung. Die in dieser Bezeichnung liegende Auffassung war nun zweifellos eine irrige, denn sie geht von der Vorstellung aus, daß der Tuberkuloseablauf vom ersten über das zweite zum dritten Stadium vor sich geht, was durchaus nicht immer der Fall ist. Denn wir sehen sehr häufig, daß eine Kavernenbildung, die den Fall bereits in das dritte Stadium einzureihen nötigt, schon ganz frühzeitig festgestellt werden kann. Im wesentlichen nimmt das Turban-Gerhardtsche Schema auf die Ausbreitung der Tuberkulose und die Intensität der Infiltration Rücksicht, ohne die Natur der gefundenen Veränderungen allzusehr zu berücksichtigen und auch die Aktivität des Prozesses nicht genügend in Rechnung zu stellen. Trotzdem hat sich dieses Einteilungsschema bis zu einem gewissen Grad bewährt. Es ist heute nicht mehr gebräuchlich und ich will daher auf seine eingehendere Beschreibung verzichten. Es wurde in der Folge von verschiedenen Seiten verbessert, indem man auf die Aktivität, wie insbesondere die Temperaturverhältnisse, vor allem aber auf den Sputumbefund Rücksicht nahm, wodurch es zweifellos für die Prognosestellung an Wert gewonnen hat. Erst im ersten Jahrzehnt dieses Jahrhunderts setzten die Versuche ein, die pathologisch-anatomische Natur der tuberkulösen Lungenveränderungen als Grundlage für ein Einteilungsschema heranzuziehen. Sie knüpfen sich an die Namen A l b r e c h t, R o s t h o r n und F r ä n k e l, die die Tuberkulose in eine indurierende, cirrhotische, knotige und eine pneumonische Form einteilen. In der Folge ist es A s c h o f f, der in dieser Hinsicht der Klinik weitere Grundlagen schafft, indem er bei der Tuberkulose eine miliare Form, und zwar einerseits eine lokale, andererseits eine generelle, dann eine fokale Form mit acinöser bzw. lobulär-käsiger Ausbreitung und eine diffuse, und zwar einerseits eine cirrhotische, andererseits käsig-pneumonische Form unterscheidet. Auch hatte sich unterdessen die Röntgenologie (G r ä f f und K ü p f e r l e) in ausgedehntem Maße der Lungendiagnostik bemächtigt und die Begriffe der produktiv-acinös-nodösen und der cirrhotischen Form dem der exsudativen gegenübergestellt, die wieder in zwei Gruppen, die lobär- und lobulär-exsudative zerfällt. Es war dann B a c m e i s t e r, der den Aktivitätsbegriff betonend zwischen progredient, stationär, zur Latenz neigend und latent als charakteristisch für die Verlaufsart des Prozesses vorschlug.

Diese Prinzipien der Einteilung gehen fast durchwegs auf Arbeiten deutscher Gelehrter zurück. Andere Gesichtspunkte für die Einteilung der Lungentuberkulose entwickelten französische Autoren, in erster Linie B a r d und sein Schüler P i e r y. Diese unterscheiden zunächst vier Gruppen von Tuberkulose der Lungen, je nach der befallenen Gewebsart. Sind die Lungenläppchen selbst ergriffen, so sprechen sie von parenchymatöser Form, ist das interstitielle Bindegewebe Sitz der tuberkulösen Läsionen, so haben wir es mit der interstitiellen Form zu tun, sind die Bronchien der Sitz der Erkrankung, mit der bronchitischen Form und schließlich, wenn eine gleich zu Beginn einsetzende exsudative Pleuritis den Lungenveränderungen einen besonderen Charakter verleiht, mit der postpleuritischen Form. Jede dieser Gruppen zerfällt wieder in verschiedene Unterteilungen und so haben wir ein recht kompliziertes Einteilungsschema, das sich folgendermaßen darstellt:

I. Parenchymerkrankungen der Lunge.

A. Abortiv verlaufende: Tuberculosis abortiva.

B. Progressiv verlaufende:

1. Käsige Form: Phthisis caseosa.
    a) Lobär: Pneumonia caseosa;
    b) sich verbreiternd: Galoppierende Phthise.

2. Fibrös-käsige Form: Phthisis fibrocaseosa.
    a) Sich verbreiternd: Phthisis fibrocaseosa communis;
    b) Kongestiv: zum Teil Splenopneumonie;
    c) Lokalisierte, ulceröse, kavernöse Phthise: Phthisis cavitaria ulcerosa;
    d) Lokalisierte, stationäre, kavernöse Phthise: Tuberculosis cavitaria stationaria;
    e) Kachektisierende, ulcero-fibröse Phthise: Phthisis ulcerofibrosa cachectisans.

3. Fibröse Form:

    a) Hyperplastische tbc Pneumonie: Lungencirrhose;
    b) Dichte Sklerose: Tuberculosis fibrosa densa;
    c) Diffuse Sklerose mit Emphysem: Tuberculosis fibrosa diffusa.

II. Interstitielle Knötchenform:

    a) Allgemeine Miliartuberkulose;
    b) Vereiternde Miliartuberkulose;
    c) Wandernde Miliartuberkulose;
    d) Gutartige, abgegrenzte Miliartuberkulose: Miliaris discreta;
    e) Typhotuberkulose von L a n d o u z y.

III. Bronchitische Form:

    a) Tbc Capillarbronchitis (asphyktische Form der akuten Miliartbc);
    b) Tbc Bronchopneumonie;
    c) Chronische tbc Bronchitis mit Peribronchitis und Bronchiektasien;
    d) Oberflächliche, chronische tbc Bronchitis mit Emphysem (Pseudo-asthma).

IV. Postpleuritische Form:

    a) Rezidivierende tbc Pleuritis (Pleurite à répétition);
    b) Corticale fibröse Phthise: Tuberculosis postpleuritica fibrosa;
    c) Pleurogene, chronisch-tbc Pneumonie: Pleuropneumonia tuberculosa,
    d) Corticale, fibrös-käsige Form: Phthisis fibrocaseosa corticalis.

N e u m a n n hat in der zweiten Auflage seiner Klinik der Tuberkulose den Versuch gemacht, das B a r d - P i é r y sche Schema mit der Stadieneinteilung der Tuberkulose, wie sie R a n k e aufgestellt hat, in Einklang zu bringen und jeweils bestimmte Formen des ersteren dem R a n k e schen Schema einzugliedern, ohne dabei die verwirrende Mannigfaltigkeit des von ihm übernommenen Einteilungsschemas zu ändern. Ich habe selbst als Schüler N e u m a n n s mich jahrelang bemüht, mich dieses Einteilungsschemas zu bedienen und kann wohl ruhig behaupten, daß ich alle seine Feinheiten und Details beherrsche. Ein großer Teil meiner klinischen Publikationen aus dem Gebiet der Lungentuberkulose basiert auf diesem Einteilungsschema. Es unterliegt keinem Zweifel, daß es dem, der sich damit eingehend befaßt, nicht so schwer fallen wird, die Mehrzahl seiner Fälle so ziemlich einwandfrei in eine der Formen einzureihen. Aber ich glaube, daß es jedem, der vorurteilsfrei sich desselben bedient, ebenso wie mir ergehen wird, daß er einen doch nicht so unerheblichen Prozentsatz von tuberkulösen Lungenerkrankungen antreffen wird, die entweder überhaupt sich nicht zwanglos in dieses Schema einordnen lassen, oder aber von solchen, deren Einordnung in diese oder jene Form als strittig angesehen werden muß, weil der betreffende Fall Symptome verschiedener Formen aufweist. So mag es begreiflich erscheinen, daß bei aller Anerkennung, die wir den zahlreichen ausgezeichneten Beobachtungen dieses Forschers zollen müssen, dieses sein Lebenswerk eine allgemeine Anerkennung nicht gefunden hat und, abgesehen von einzelnen kritiklosen Nachbetern aus der Reihe seiner Schüler, wie H. W e b e r, heute kaum mehr als aktuell bezeichnet werden darf. Aber es hat bisher an einer zusammenfassenden Kritik dieses Themas gefehlt und es scheint mir daher mit Rücksicht auf die Verbreitung, die die Lehre N e u m a n n s gerade in der Stadt seines Wirkens gefunden hat, erforderlich, eine solche im folgenden zu geben, trotzdem bereits 20 Jahre seit dem Erscheinen der zweiten Auflage des N e u m a n n schen Buches verstrichen sind und vor allem in diesem ersten Dezennium unsere Kenntnisse über den Entwicklungsgang

der Tuberkulose durch die Arbeiten R e d e k e r s, U l r i c i s, B r ä u n i n g s
u. a. durch Serienröntgenuntersuchungen an lange Zeit beobachteten Fällen
wesentlich bereichert wurden.

Vor allem muß dem N e u m a n n schen Einteilungsschema zur Last gelegt
werden, daß es einer gesicherten pathologisch-anatomischen Grundlage für eine
ganze Reihe verschiedener Formen ermangelt. Aber dasselbe gilt vielfach auch
von den Röntgenbefunden, insbesondere hinsichtlich der seltener anzutreffenden
Formen. Das, was aber mir am schwierigsten zu überwinden scheint, ist
die Starre dieses Schemas. Die Lungentuberkulose verläuft eben in so
ungemein mannigfaltiger Form, daß sie sich in ein solches nicht hinein-
pressen läßt, kein Fall ist dem anderen wirklich vollkommen gleich. Auch der,
der sich jahrzehntelang mit diesen Fragen beschäftigt, sieht doch immer wieder
gelegentlich ganz ungewohnte Verlaufsformen und muß die Beobachtung machen,
daß hierdurch Gesetzmäßigkeiten, die er bisher für gegeben angesehen hat,
über den Haufen geworfen werden. Es soll damit nicht gesagt werden, daß es
nicht möglich wäre, eine brauchbare Nomenklatur und Einteilung der verschiedenen Formen der Lungentuberkulose überhaupt zu geben. Aber sie muß sich
völlig elastisch gestalten und auf wenige pathologisch-anatomische, exakt fun-
dierte Grundbegriffe unter Berücksichtigung der Akuität bzw. Chronizität des
Verlaufes beschränken.

Ich muß allerdings auch darauf hinweisen, daß so manche von N e u m a n n
als typisch bezeichnete Befunde einer Kritik nicht standhalten können und
nicht nur von mir, sondern auch von einer Reihe namhafter Phthisiologen nicht
bestätigt werden konnten. Besonders hervorheben muß ich in dieser Hinsicht
den von N e u m a n n bei allen hämatogenen Tbc-Formen gefundenen scharf-
randigen Milztumor, den ich durchaus in Übereinstimmung mit U l r i c i nur
in einer Minderzahl von Fällen feststellen konnte. Ich verweise diesbezüglich
auch auf die Ausführungen der Redner in der fünften Tagung der Deutschen
Tuberkulose-Gesellschaft in Bad Harzburg, wo das Thema hämatogene Lungentuberkulose behandelt wurde. Und das gleiche gilt für die Sklerose der peripheren Arterien bei dieser Tbc-Form. Damit aber scheinen die Grundpfeiler
der klinischen Symptomatologie der hämatogenen Tbc-Formen beträchtlich
ins Wanken geraten zu sein. Auf weitere Unstimmigkeiten werde ich bei der
Besprechung der verschiedenen Formen der Tbc noch einzugehen haben. Man
findet solche aber auch bei eingehender Lektüre der N e u m a n n schen Monographie selbst, so etwa, wenn man sich das Kapitel abortive Spitzentuberkulose
vornimmt. Schon aus N e u m a n n s Ausführungen selbst geht hervor, daß es
sich hier nicht um eine einheitliche Tbc-Form mit eindeutigem pathologisch-
anatomischem Befund handelt, wenn auch auf dem Obduktionstisch eine
Narbe einer Spitze mit sekundärem Emphysem gefunden wird. Derartige
Spitzenfibrosen aber können offenbar pathogenetisch sehr differente Zustände
als Voraussetzung haben, wie ich im Kapitel „Spitzenfibrose" näher ausführen
werde. Als ein wesentliches Symptom der Gruppe der abortiven Tuberkulose
ist nach N e u m a n n die Hämoptoe anzusehen und es erhebt sich hier die
Frage, ob denn eine solche so ohneweiters als tuberkulös bedingt aufzufassen
ist, auch wenn ein physikalischer Befund über einer Spitze nachweisbar ist.
Von Infarkthämoptoen oder anderen kardial bedingten soll hier vorerst Abstand
genommen werden. Es erscheint wenig überzeugend, wenn N e u m a n n in
seiner Beobachtung 19 einen Fall mit normalem Röntgenbefund der Lunge als
Beweis für das Bestehen einer abortiven Spitzentuberkulose anführt, denn jedem
sind derartige Fälle von Hämoptoe wohlbekannt, bei denen der Röntgenbefund
gar nichts erkennen läßt. Aber ich muß die Frage zur Diskussion stellen, ob

es sich da nicht um Bronchiektasien handelt, die nicht nur als Residuen einer ausgeheilten Spitzentuberkulose, sondern ebensogut einer überstandenen pneumonischen Erkrankung der Lunge ihre Entstehung verdanken können. Daß derartige, zur Hämoptoe neigende Formen eine durchaus gute Prognose geben, erscheint mir daher recht begreiflich, weil es sich entweder um eine ausgeheilte Tbc handelt, oder aber überhaupt nicht um eine solche, die Hämoptoe sohin nicht als Aktivitätssymptom einer Tuberkulose, sondern als Teilerscheinung einer Bronchiektasie zu deuten ist.

Am anfechtbarsten im ganzen Formenkreis der Tuberkulose scheinen mir wohl die bronchitischen Formen zu sein.

Die oberflächliche spezifische Bronchitis soll vor allem dadurch charakterisiert sein, daß bei negativem physikalischem Befund im Auswurf Tuberkelbazillen zu finden sind. Dabei soll es sich um ein relativ gutartiges Leiden handeln, das sich über viele Jahre unverändert erstrecken kann. Manchmal findet man dabei Emphysem, gelegentlich mit asthmatischen Zuständen im Sinne eines Bronchialasthmas. Nach P i e r y soll es auch zu einer Beteiligung des Pharynx und des Kehlkopfes an dem tuberkulösen Prozeß kommen. Es sollen ihm pathologisch-anatomisch eine käsige Bronchitis und Peribronchitis zugrunde liegen.

Daß bei der Tuberkulose auch die Bronchien mitbeteiligt sind und käsige Bronchitiden bei einer großen Zahl von zur Obduktion kommenden Leichen gefunden werden, ist ja eine Selbstverständlichkeit, daß aber die Tuberkulose ausschließlich in der Bronchialwand ihren Sitz hat, dort zu Verkäsungserscheinungen und positivem Sputumbefund führt, muß wohl als große Seltenheit bewertet werden. Vor allem aber kann die Bronchustuberkulose, die ja heute im Brennpunkt wissenschaftlicher Forschung steht, nicht als gutartig bezeichnet werden. Im Gegenteil gilt sie als prognostisch überaus ernst und außer durch Streptomycin nur durch Lobektomie oder Pneumektomie, nicht aber durch Kollapstherapie heilbar. Ich habe einige Jahrzehnte lang nach einem solchen Fall gutartiger Tuberkulose gesucht, aber ihn bisher nie gefunden. Unterzieht man die von N e u m a n n gebrachten Fälle einer kritischen Durchsicht, so fällt vor allem einmal auf, daß keiner seiner Fälle eigentlich die Zeichen einer Bronchitis dargeboten hat. Der erste Fall ist überhaupt nicht verwertbar, weil ein Röntgenbefund fehlt. Beim zweiten Fall läßt sich in der linken Spitze eine erbsengroße Aufhellung röntgenologisch nachweisen und dichtstehende Fleckschatten, die als frischer exsudativer Prozeß in der Lingula gedeutet werden. Auch im dritten Fall zeigen sich im Röntgenbefund beiderseits fleckige Verschattungen, die links anscheinend frischer Natur sind. Bei diesem kommt es durch Aspiration nach Hämoptoe zu einer tuberkulösen Pneumonie in allen Lappen und bei der Obduktion werden in beiden Oberlappen eingedickte Käseherde gefunden, in der linken Spitze eine bohnengroße, käseerfüllte Kaverne. Die Verkäsungsprozesse haben sich hier zum Teil in die Bronchien fortgesetzt.

Wie die von N e u m a n n selbst gebrachten Fälle zeigen, liegen hier offenbar verkäsende Lungenprozesse vor, die sich der physikalischen Erkenntnis entziehen, im Röntgenbild eindeutige Kavernen nicht aufscheinen lassen, die aber keineswegs den Schluß rechtfertigen, daß eine oberflächliche tuberkulöse Bronchitis als eigenes Krankheitsbild eine Existenzberechtigung hat, wenn auch manchmal käsige Bronchitiden in ausgedehnterem Maße an dem pathologischen Geschehen ihren Anteil haben.

Ein gleiches läßt sich wohl auch von der tuberkulösen Peribronchitis sagen. Daß tuberkulöse Prozesse im Stadium der Ausheilung Bronchiektasien hervorrufen können, werde ich an Hand einiger Fälle später aufzeigen. Aber es dürfte nicht immer möglich sein, nachzuweisen, ob wirklich ein tuberkulöser oder ein unspezifischer Prozeß die Ursache für die Entstehung der Bronchiektasien abgegeben hat. Ich muß N e u m a n n nur beipflichten, wenn er auch der Lues hier ihre Rolle als pathogenetisches Moment zubilligt. Es muß aber doch etwas befremden, wenn N e u m a n n als Beweis für das Vorliegen einer tuberkulösen Peribronchitis einen von Prof. W i e s n e r obduzierten Fall anführt, bei dem zwar die Lues mit Rücksicht auf das Bestehen einer Tabes sichergestellt ist, im sonstigen Obduktionsbefund aber überhaupt kein einziges auf Tbc hindeutendes Symptom zu finden ist.

Was die tuberkulöse Kapillarbronchitis betrifft, so habe ich einen derartigen Fall noch nicht zu sehen Gelegenheit gehabt. Sie soll allerdings auch äußerst selten sein. Nach der pathologisch-anatomischen Beschreibung durch F e y r t e r kann ich an ihrer Existenz keine Zweifel hegen.

Bleibt schließlich noch die akute tuberkulöse Bronchopneumonie. Sie ist an und für sich keine reine bronchitische Form und es erscheint mir bis zu einem gewissen Grade willkürlich, sie von den akuten phthisischen Formen, insbesondere der galoppierenden Phthise, scharf abzugrenzen, worauf ich in der Folge noch zurückkommen werde.

Im B a r d - P i é r y schen Schema finden sich als eigene Gruppe des Formenkreises der Tuberkulose die sogenannten postpleuritischen Tuberkulosen. Es unterliegt keinem Zweifel, daß das Auftreten einer tuberkulösen Pleuritis den Verlauf der Tuberkulose entscheidend beeinflussen kann. Jeder kennt die schrumpfenden cirrhotischen Phthisen hinter einer dichten Pleuraschwarte, die oft zu sehr beträchtlichen Verziehungen der Trachea, des Mediastinums, ja selbst zu Verkrümmungen der Wirbelsäule und enormen Einziehungen im Bereiche des Thorax führen können, zweifellos ein klinisch wohl charakterisiertes Krankheitsbild. Geht man aber der Pathogenese jener Fälle von Lungentuberkulose, bei denen gleichzeitig eine Pleuraschwarte besteht, kritisch zu Leibe, so gelangt man zur Überzeugung, daß man hier offenbar zwei verschiedene Gruppen unterscheiden muß, nämlich eine, bei der die tuberkulöse Pleuritis die erste Manifestation des tuberkulösen Prozesses darstellt, die dann scheinbar oder auch wirklich zur Ausheilung gekommen ist. Nun ist es ja bekannt, daß etwa ein Drittel dieser ausgeheilten exsudativen Pleuritiden in der Folge an einer Phthise erkrankt, somit also die Ausheilung der exsudativen Pleuritis tatsächlich nur eine scheinbare war, mag auch ein Zeitraum oft von mehreren Jahrzehnten dazwischen liegen. Nehmen wir allerdings eine exogene Reinfektion an, die sicher gelegentlich vorkommen kann — meiner Überzeugung nach nur selten —, dann darf der alte pleurale Prozeß nicht für das Wiederauftreten verantwortlich gemacht werden. Auf der anderen Seite aber stehen jene Fälle von Lungentuberkulose, seien sie nun offen oder geschlossen, in deren Verlauf sich eine exsudative Pleuritis entwickelt hat, bei denen also der Lungenprozeß das Primäre, die exsudative Pleuritis das Sekundäre oder bestenfalls Gleichzeitige darstellt. Da ist jedenfalls die Bezeichnung postpleuritisch für den Lungenprozeß keineswegs am Platze, eher müßte es heißen präpleuritisch. Diese Fälle sind es nun, die zu dem Bild der schrumpfenden Cirrhose hinter einer Pleuraschwarte führen. Zweifelsohne darf einer Exsudation in die Pleura auf den tuberkulösen Prozeß ein günstiger Einfluß zugesprochen werden, und zwar in dreierlei Hinsicht. Einmal kommt der Entwicklung eines mächtigen pleuralen Ergusses ein ähnlicher Effekt zu wie einer Kollapstherapie, Kompression der phthisisch erkrankten Lunge und der Möglichkeit der Ausheilung frischer phthisischer Prozesse. Zum zweiten stellt die Pleuraschwarte eine Ruhigstellung der erkrankten Seite dar und wirkt sich in dieser Hinsicht günstig auf den tuberkulösen Prozeß und seine Heilungstendenz aus. Und schließlich drittens wissen wir aus zahlreichen Beobachtungen, daß Exsudationen in serösen Höhlen einen günstigen immunisatorischen Einfluß auf den Ablauf tuberkulöser Prozesse haben. Diesen positiven Seiten im Sinne der Heilung der Tbc steht als negatives Moment die totale Obliteration des Pleuraspaltes gegenüber, die es verhindert, bei erforderlicher Kollapstherapie sich an den künstlichen Pneumothorax zu halten, daher gegebenenfalls die Vornahme einer Pneumolyse oder Thorakoplastik erforderlich erscheinen läßt.

Wie steht es aber nun mit jenen tuberkulösen Erkrankungen der Lunge, die vor Zeiten eine exsudative Pleuritis mit scheinbarer Ausheilung durchgemacht haben, also den wirklichen postpleuritischen Tuberkulosen? Bieten diese ein wohlcharakterisiertes von sonstigen Tbc-Formen gut abgrenzbares Bild dar? Die Frage muß ich auf Grund meiner Erfahrungen ganz entschieden verneinen, denn wir sehen alle möglichen Formen der Tuberkulose auftreten, die sich genau so verhalten, als ob diese exsudative Pleuritis niemals abgelaufen wäre. Frühinfiltrate mit und ohne Zerfall, fibrös-käsige Phthisen chronischer, subakuter und akuter Natur, hämatogene Tbc-Formen mit und ohne spätere Zerfallserscheinungen, ebenso auch tuberkulös-pneumonische Prozesse.

Und nun noch eine Bemerkung zur Symptomatologie der beiden von N e u m a n n differenzierten Formen, der fibrös-käsigen und der fibrösen postpleuritischen Tuberkulosen. Die kortikale Natur der postpleuritischen Fibrocaseosa, der die Vorstellung zugrunde liegt, daß die tuberkulöskavernösen Veränderungen unmittelbar unter der Schwarte liegend von der Spitze bis zur Basis herabreichen, hat N e u m a n n in der zweiten Auflage seines Buches offenbar nicht mehr besonders betont, obwohl die von ihm beschriebenen Symptome darauf hinweisen. Der von ihm als Beispiel gebrachte Fall läßt nicht erkennen, in welche Gruppe nach den von mir früher entwickelten Gesichtspunkten er einzuteilen wäre.

Fragt man sich, was man sich unter einer Tuberculosis postpleuritica fibrosa vorzustellen hat, so muß man nach N e u m a n n s eigenen Ausführungen zu dem Schluß gelangen, daß diese Bezeichnung eine durchaus irreführende ist. Hier handelt es sich ja lediglich um eine Pleuraschwarte, nicht etwa um eine Lungentuberkulose fibröser Natur, die sich als Folge einer abgelaufenen Pleuritis exsudativa entwickelt hat. Hinter einer solchen Schwarte können sich gewiß unspezifische Prozesse entwickeln, deren Diagnose manchmal Schwierigkeiten machen kann, insbesondere Stauungserscheinungen im kleinen Kreislauf bei kardialer Dekompensation.

Daß sich eine Einteilung der verschiedenen Formen der Lungentuberkulose nur auf dem Boden unserer gesicherten pathologisch-anatomischen Kenntnisse bewegen darf, erscheint selbstverständlich. Es ist andererseits aber wieder klar, daß uns über so manches, was wir klinisch im Verlaufe und insbesondere im Beginn der Lungentuberkulose zu sehen gewöhnt sind, die pathologische Anatomie eine hinreichende Auskunft zu geben nicht immer in der Lage ist, weil ja der Obduzent nur selten Gelegenheit hat, Frühformen der Lungentuberkulose zu sezieren, ausgenommen etwa, wenn ihre Träger durch einen Unfall oder eine interkurrente Erkrankung ums Leben kommen. Wir sind daher in der Erforschung über den Entwicklungsgang in mancher Hinsicht nur auf klinische, vor allem röntgenologische Befunde angewiesen, die ja vielfach ein typisches Bild aufweisen, dem mit Recht eine einheitliche klinische Bezeichnung gegeben werden darf, mag dieselbe auch nicht von pathologisch-anatomischer Seite als verifiziert angesehen werden.

Haben wir nun einen tuberkulösen Prozeß einzureihen, so müssen wir folgende Gesichtspunkte beachten:

1. Die lokale Ausdehnung des Prozesses, z. B. in einem handtellergroßen Areal eines Oberlappens, oder in beiden Lungenspitzen,

2. die Natur der gefundenen Herde, z. B. disseminierte miliare Herdchen, oder acinös-nodöse Knoten unter Berücksichtigung ihrer Dichte, lobuläre Herde, cirrhotische Herdbildungen oder lobäre pneumonische Herde, wobei auch der physikalische und röntgenologische Befund hinsichtlich Kavernenbildung zu berücksichtigen ist.

3. Soweit möglich eine Beurteilung der Entstehungsweise der gefundenen Herdbildungen, ob lymphogen, bronchogen oder hämatogen, und schließlich

4. die Intensität des Verlaufes, ob akut, subakut oder chronisch, ob zur Progredienz neigend oder etwa als stationär bzw. klinisch geheilt zu betrachten.

Sind wir hinsichtlich der Herdbildungen weitgehend, aber doch nicht ausschließlich auf den Röntgenbefund angewiesen, so wird bezüglich des letzten Punktes der Akuität bzw. Chronizität des Falles die Inspektion, der Temperaturverlauf, Senkung, Blutbefund und Bazillenauswurf die führende Rolle spielen. Aber immer muß die Koordination aller erhobenen Befunde der speziellen Diagnostik des Falles dienen. Unter Berücksichtigung dieser Punkte sollen nun im folgenden die typischen Verlaufsformen der Lungentuberkulose, aber auch einige seltenere aufgezeigt werden. Es sind eine ganze Reihe von Faktoren, wie aus Vorstehendem ersichtlich ist, die jeweils bei der Beurteilung eines Falles in Betracht zu ziehen sind und die Möglichkeit der Kombination derselben ist eine so große, daß es verständlich erscheinen muß, daß sich die Einteilung der Lungentuberkulose nicht in ein starres Schema pressen läßt. Hierzu kommt noch, daß wir nicht verabsäumen dürfen, extrapulmonal gelegene tuberkulöse Erkrankungen zu berücksichtigen, wie eine Larynx- oder Darmtuberkulose, oder die auf hämatogenem Wege entstandenen sogenannten chirurgischen Tuberkulosen, oder eine trotz Streptomycin doch prognostisch wenig hoffnungsvoll zu beurteilende Meningitis usw. Aber auch den nichttuberkulösen Folgezuständen einer Lungentuberkulose, wie dem Herzen, der Emphysembildung und anderem muß Beachtung geschenkt werden.

In Kürze möchte ich nur noch auf die in der Klinik gebräuchlichen Begriffe „*Phthise*" einerseits und *Tuberkulose* andererseits kurz eingehen. Wir bezeichnen natürlich alle durch den Tuberkelbazillus hervorgerufenen Erkrankungen als Tuberkulose, wir sind aber gewohnt, den Begriff Phthise (Schwindsucht) für jene Formen der Tuberkulose zu gebrauchen, bei denen es zu Verkäsung, Zerfall und Destruktion von Gewebe kommt. Soweit es sich um die Lunge handelt, verbinden wir daher in weitem Umfang mit dem Begriff Phthise den der offenen Tuberkulose.

I. Primärtuberkulose.

Eine systematische Beschreibung der verschiedenen klinischen Bilder, die die Lungentuberkulose macht, muß folgerichtig mit der primären Infektion, also dem tuberkulösen Primäraffekt oder R a n k e schen Primärkomplex, beginnen. Da wir nur die Tuberkulose des Erwachsenen im Auge haben, spielt dieser eine relativ untergeordnete Rolle. Ist doch in unseren Gegenden die primäre Infektion gewöhnlich schon vor dem Pubertätsalter feststellbar und auch hier kann sie in der großen Mehrzahl der Fälle im klinischen Sinne nicht als Erkrankung aufgefaßt werden, da sie völlig symptomlos zu verlaufen pflegt, und das gilt auch für jene, die erst in einem späteren Lebensalter mit Tuberkulose infiziert werden. Doch gibt es auch nach der Pubertät klinische Erscheinungsformen als unmittelbaren Ausdruck der Primärinfektion, die wir als Primärtuberkulose zu bezeichnen pflegen. Vor kurzem hat J. L e i t n e r der Klinik derselben eine Monographie gewidmet.

Subjektive Erscheinungen können vollkommen fehlen; wo sie vorhanden sind, gehen sie nicht immer mit den objektiv feststellbaren Symptomen, vor allem dem Röntgenbefund parallel, sind in der Regel nicht übermäßig charakteristisch, unterscheiden sich nicht nennenswert von den initialen Symptomen sonstiger tuberkulöser Manifestationen: Müdigkeit, Appetitlosigkeit und Abgeschlagenheit, vereint mit Temperaturerhöhung sind die üblichen Symptome. Neben ausgesprochenem Fieber kommt aber auch Afebrilität zur Beobachtung. Manchmal wird schon über Husten geklagt, der aber auch völlig fehlen kann. Auch Schmerzphänomene im Bereiche des Thorax sind nichts Ungewöhnliches, sei es, daß es zu einer Reizung der Pleura, sei es zu einer Affektion der im Mediastinum liegenden Organe durch Vergrößerung der tracheo-bronchialen Drüsen kommt. Der physikalische Nachweis der Primärtuberkulose gestaltet sich schwierig, ja oft unmöglich. Der primäre Lungenherd macht weder perkutorische noch auskultatorische Phänomene, ein gleiches gilt von der Schwellung der bronchopulmonalen Drüsen. Hingegen kann bei stärkerer Vergrößerung der tracheobronchealen Drüsen ein entsprechender klinischer Symptomenkomplex erhoben werden, wobei allerdings nach meiner Erfahrung dieser als unsicher bezeichnet werden muß. Wie schon früher bemerkt, ist die paravertebrale Dämpfung in Hilushöhe, das sogenannte K r e m e r sche Dämpfungsfeld, von infiltrativen Verdichtungen des Lungenparenchyms nicht sicher abzugrenzen, wie sie insbesonders bei inzipienten Phthisen beobachtet werden, doch will ich ihm keineswegs, so wie es U l r i c i tut, jeden diagnostischen Wert absprechen. Und ein gleiches gilt von der K o r a n y i schen Dämpfung über den Wirbeldornen, der P e t r u s c h k y schen Spinalgie und dem D'E s p i n e schen Zeichen. Gelegentlich wird man auch den primären G h o n schen Herd vermutungsweise annehmen dürfen, wenn neben dem Zeichen der Hilusdrüsenschwellung an irgend einer Stelle der Lunge Zeichen einer pleuralen Reaktion, sei es im Sinne einer zirkumskripten trockenen Pleuritis, sei es einer umschriebenen Adhäsion, feststellbar sind.

Alle diese klinischen Symptome werden uns allerdings selten weiter als bis zu einer Vermutungsdiagnose bringen; ohne den charakteristischen Röntgenbefund werden wir nicht zu einer exakten Klärung des Falles gelangen.

Der frische tuberkulöse Primärkomplex setzt sich aus einem meist peripher gelegenen Schatten, nämlich dem primären G h o n schen Herd mit unspezifischer perifokaler Reaktion von wechselnder Größe, einer Lymphangitis tuberculosa, die im Röntgenbild als Strangzeichnung imponiert, und der am Hilus gelegenen tuberkulösen Lymphadenitis, wobei auch hier wieder eine perifokale Reaktion als Begleiterscheinung zu beobachten ist, zusammen. Hierdurch gewinnt das Röntgenbild Hantelform, auch als Bipolarität bezeichnet. Als Beispiel einer derartigen Primärtuberkulose sei der Fall 3 aufgezeigt.

Fall 3. Am 5. März 1949 gelangte der 15jährige Mittelschüler H. H. an der Abteilung zur Aufnahme, der anfangs Jänner 1949 mit einem als Grippe gedeuteten subfebrilen Zustand unter Schmerzen im Rücken erkrankt war. Nach einer kurzen Remission Temperaturen bis 40,5, alsbald Auftreten von etwa kirschengroßen, dunkelroten Knoten an den Unterschenkeln, die nach Behandlung mit essigsaurer Tonerde violett wurden. Es stellte sich auch eine Bindehautentzündung ein. Er wird ins Krankenhaus Floridsdorf aufgenommen, wo das Bestehen einer Conjunctivitis ekzematosa festgestellt wird.

Aus dem Status des gutgenährten Patienten sei folgendes angeführt:

Lunge: Krönig beiderseits gleich breit, Basen gut verschieblich, Kremersches Dämpfungsfeld links in Höhe des dritten und vierten BWD., Spinalgie dritter und vierter BWD., ebenso Koranyi und D'Espine bis zum vierten BWD. positiv. Auskultatorisch o. B.

Die Senkungsreaktion, die im Krankenhaus Floridsdorf noch deutlich erhöht war (41 nach W.), war bei uns bereits auf 9 mm nach P. abgesunken, auch war Patient bereits afebril. Auch eine Linksverschiebung im Blutbild, die im Krankenhaus Floridsdorf noch 10% Stabkernige aufgewiesen hatte, konnte bei uns mit 1% normalisiert gefunden werden. Der Röntgenbefund der Lunge (Abb. 8) lautete: Links im Mittelfeld

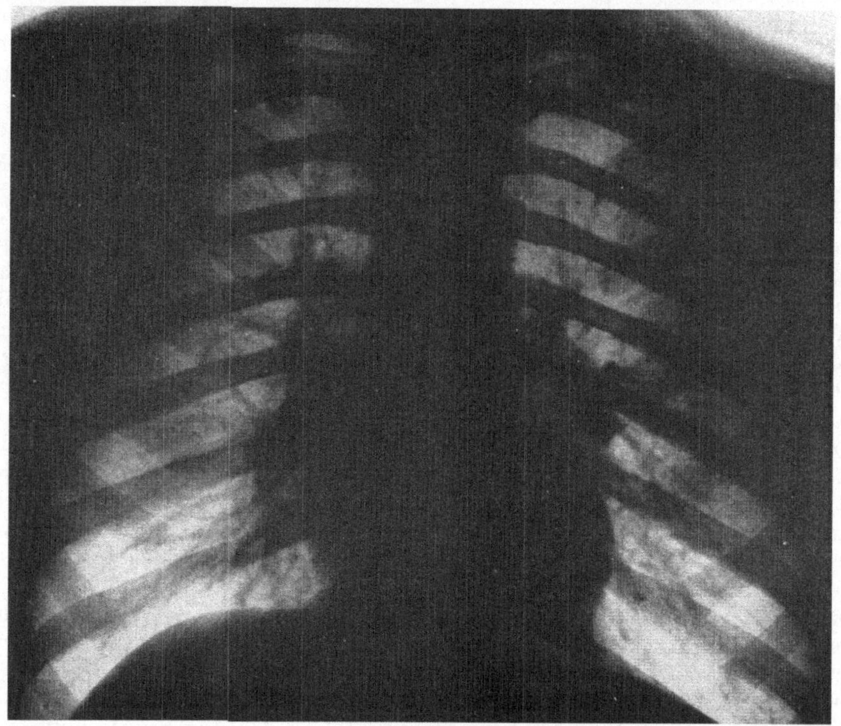

Abb. 8. Primärtuberkulose links.

eine Gruppe unscharf begrenzter, konfluierender mittelgroßer Herde mit etwas größerer Strahlendichte im Zentrum. Mäßig ausgeprägte zarte Bahnen zum Hilus. Der letztere insbesondere in seinem unteren Abschnitt stark geschwollen.

Unter Streptomycinsalbe kam es zu einem raschen Abklingen der Conjunctivitis ekzematosa. Der sich ganz beschwerdefrei fühlende Patient konnte nach 14 Tagen entlassen werden.

Der klinische Befund eines linksseitigen Hilusdrüsenprozesses im Verein mit dem typischen Röntgenbild läßt hier die Diagnose einer Primärtuberkulose eindeutig feststellen. Durchaus in den Rahmen dieser Erkrankung paßt die offenbar als Erythema nodosum anzusprechende Hautaffektion neben der Conjunctivitis ekzematosa.

Liegt aber der primäre G h o n sche Herd hilusnahe, so kann ein einheitliches parahiläres Infiltrat entstehen, das von einer unspezifischen Pneumonie kaum zu unterscheiden ist. Nur selten tritt der primäre G h o n sche Herd multipel auf; dann sehen wir mitunter die typische Lymphknotenschwellung am Hilus beiderseits. Erst nach Resorption der perifokalen Infiltrate können die lymphadenitischen

Erscheinungen am Hilus durch Wurst- oder Knollenbildung ihr typisches Aussehen gewinnen. Stehen die Schwellungen der tracheobronchialen Lymphknoten gegenüber den bronchopulmonalen im Vordergrund, so können sie sich bei der üblichen a. p. Untersuchung bzw. in dem so gewonnenen Film der Erkenntnis entziehen, weil sie gänzlich hinter den Mittelfeldschatten fallen. Manchmal wird es hier durch Drehung des Patienten gelingen, sie doch zur Darstellung zu bringen. Bildet sich wie gewöhnlich der Primärkomplex völlig zurück, so bleibt nur mehr ein kleiner, harter Fleckschatten, der sich

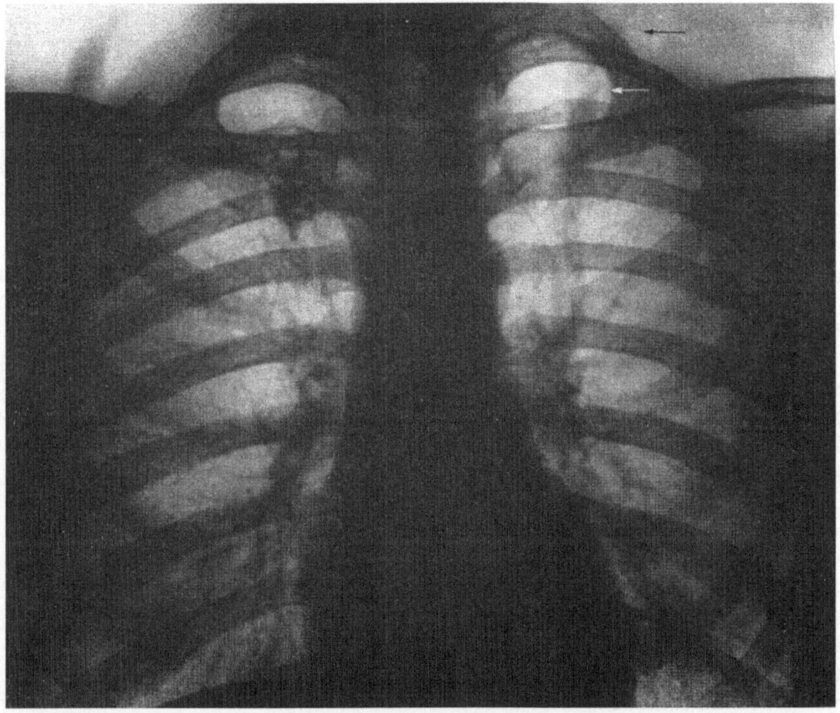

Abb. 9. Verkalkter Primärkomplex im rechten Oberlappen. Streifige Verschattung (◄—) in der linken Spitze durch herabhängenden Zopf vorgetäuscht.

durch Aufnahme von Kalksalzen schließlich als sogenannter Kalkherd deklariert. Und ein ähnliches gilt von den Lymphknotenschwellungen am Hilus, die ebenfalls als dichte, manchmal kalkige Herde nachweisbar sind. Zwischen beiden lassen sich einige harte Schattenstränge als Reste der bestehenden Lymphangitis nachweisen. Als Beispiel hierfür das Röntgenbild einer Patientin, das überdies eines technischen Fehlers bei der Aufnahme wegen ganz lehrreich ist.

Fall 4. Zur Klärung der Diagnose wurde die 14jährige Hausgehilfin K. L. am 15. Jänner 1948 an der Abteilung aufgenommen. Ihr Vater ist nachweislich seit vier Monaten lungenkrank und Patientin wurde daher der Kontrolluntersuchung in der Lungenfürsorge unterworfen. Schon mit acht Jahren wurde bei ihr ein positiver Pirquet festgestellt und auch röntgenologisch im rechten Oberlappen eine Verschattung gefunden. Subjektiv war sie immer vollkommen beschwerdefrei.

Der Röntgenbefund (Abb. 9) zeigte nun eine grobe Verkalkung am rechten Schlüsselbein mit einem Strang zum indurierten rechten Hilus, also Residuen eines verkalkten Primärkomplexes, der vermutlich schon vor sechs Jahren in gleicher Weise bestanden hat. Die Senkung der Patientin betrug 3 mm.

Die streifige Verschattung, die im linken Spitzenfeld zu sehen ist, rührt vom Zopf der Patientin her, der unachtsamerweise bei der Röntgenuntersuchung nicht am Kopf befestigt worden war.

Liegt der Primärherd etwa infraclaviculär, so kann manchmal seine Abgrenzung gegen ein zur Rückbildung gelangtes Frühinfiltrat in Frage kommen.

Wie der früher beschriebene Fall 3 zeigt, kann schon die primäre Tuberkulose gewisse Fernwirkungen im Gefolge haben, wie hier ein Erythema nodosum und eine Conjunctivitis ekzematosa, wobei es dahingestellt bleiben muß, ob diese nach heutiger Auffassung als rein allergisch oder als Ausdruck einer hämatogenen Dissemination aufzufassen sind, ohne daß es allerdings zur Bildung eines typischen tuberkulösen Granulationsgewebes, sondern eher zu Erscheinungen entzündlicher Tuberkulose im Sinne Poncets kommt. Das klinische Symptomenbild des tuberkulösen Primärkomplexes aber wird andererseits hauptsächlich durch die Drucksymptome, die die tracheobronchialen Drüsenschwellungen hervorrufen, charakterisiert. Auch können zwerchfellnahe Herde durch ausstrahlende Schmerzen Symptomenbilder hervorrufen, die an infradiaphragmale Erkrankungen denken lassen müssen, wie Appendicitis, Nephrolithiasis, Ulcus ventriculi und duodeni oder an eine Cholecystitis. Handelt es sich um einen Sitz des Primärherdes in der Nähe des Pericards mit entzündlicher Reizung an der Umschlagstelle von Pleura und äußerem Pericardialblatt, so können dadurch Herzbeschwerden, wie Palpitationen und lästige, schmerzhafte Sensationen entstehen. Neumann hat diese Symptomenbilder nach einem Vorschlag Sokolowskys als tuberkulöse Masken oder larvierte Tuberkulosen bezeichnet.

Daß eine beginnende Tuberkulose unter dem Bild einer Magenerkrankung verlaufen kann, ist eine bekannte Erscheinung. Man findet nicht so selten Fälle, die nach der Anamnese an ein Ulcus ventriculi oder duodeni denken lassen. Untersucht man aber nach allen Richtungen hin — Magenausheberung, Stuhl auf okkulte Melaena, Röntgendurchleuchtung —, so läßt sich die Diagnose nicht beweisen. Da handelt es sich oft um ausstrahlende Schmerzen, die durch einen vielfach nur geringfügigen tuberkulösen Prozeß, etwa einen Primärkomplex oder eine Pleuritis sicca chronica, hervorgerufen sind. Das sind Fälle, die durch Tuberkulin oft sehr gut zu beeinflussen sind. Aber damit scheint mir das Problem Ulcus pepticum und Tuberkulose noch keineswegs erschöpft zu sein. Schon während meiner Assistentenzeit an der Klinik Ortner drängten sich mir und dem damaligen Assistenten der Klinik Eiselsberg, A. Winkelbauer, Beobachtungen auf, die wir an Kranken machen konnten, die wegen eines bestehenden Ulcus operiert werden mußten. In einer Reihe von Fällen traten bei diesen mehr weniger akute Erscheinungen von seiten der Lunge auf, deren Auslösung durch die Operation bzw. Narkose nicht von der Hand zu weisen war. Wir haben damals in einer Publikation darauf hingewiesen, wie notwendig es ist, die Lunge vor einer Ulcusoperation einer Untersuchung zu unterziehen. Auch konnten wir nachweisen, wie ungünstig sich das Auftreten eines Ulcus auf den weiteren Verlauf der Tuberkulose auswirken kann.

In den letzten Jahren nun, wo mir ein größeres klinisches Material von Lungentuberkulosefällen zur Verfügung steht, ist mir die große Häufigkeit aufgefallen, mit der das Ulcus ventriculi oder duodeni in der Anamnese insbesondere älterer Patienten männlichen Geschlechts figuriert. Diese Beobachtungen drängen naturgemäß zu der Vermutung eines kausalen Zusammenhanges. Ich will hier nicht auf die beträchtlich angeschwollene Literatur und die verschiedenen Hypothesen über die Pathogenese des peptischen Ulcus näher eingehen, sondern nur auf die ja vielfach diskutierte Rolle des Vagus und Sympathicus hinweisen. Bei der weiten Verbreitung tuberkulöser Affektionen und der Mitbeteiligung der tracheobronchialen Drüsen sowie spezifischer Prozesse an der Pleura mediastinalis ist die Vorstellung nicht von der Hand zu weisen, daß der Tuberkulose in der Pathogenese peptischer Ulcera durch Affektion der genannten Nerven möglicherweise eine gewisse Rolle zufällt. Mir erscheint in diesem Sinne die Meinung französischer Autoren bemerkenswert, man könne das Ulcus vom Carcinoma ventriculi durch den positiven Pirquet auseinanderhalten. Es wäre daher durchaus irrig, wollte man unklare Magenbeschwerden bei nachgewiesener tuberkulöser Erkrankung der Lunge als Teilerscheinung letzterer betrachten. Man muß vielmehr das Ulcus im Verhältnis zur Lungentuberkulose als syntropes Leiden ansehen.

II. Rudimentäre Tuberkuloseformen.

1. Die Spitzenfibrose.

Ein in seiner Pathogenese sicherlich durchaus nicht einheitliches Bild stellen jene nichtphthisischen Erkrankungsprozesse tuberkulöser Natur dar, die auf eine Spitze beschränkt sind. Wenn ich sie unter dem Namen „Spitzenfibrose" zusammenfasse, so geschieht dies, weil die klinischen Erscheinungen es erlauben, ein mehr weniger einheitliches Gesamtbild herauszustellen. Es entspricht vielleicht noch am ehesten dem Begriff der „Apicitis", dessen Ablehnung mit Recht von allen Autoren, die sich mit der Klinik der Lungentuberkulose befaßt haben, erfolgt ist. Das Gemeinsame des unter diesen Begriff fallenden klinischen Bildes läßt sich folgendermaßen beschreiben. Wir finden eine nicht sehr ausgeprägte Dämpfung über einer Spitze bei etwas verengtem Krönigschen Feld bei entweder ganz normalem Auskultationsbefund darüber, oder doch höchstens unreinem Vesikuläratmen. Meist sind es magere Patienten, in deren Anamnese vor oft schon längerer Zeit ein „Lungenspitzenkatarrh", oder aber anläßlich einer Röntgenuntersuchung irgend eine Verschattung in der Lunge festgestellt worden war. Manchmal hat dies zu einem Heilstättenaufenthalt Veranlassung gegeben, meist aber hören wir, daß die Erscheinungen in kürzerer oder längerer Zeit verschwunden sind, ohne in der Folge nennenswerte Symptome von seiten der Lunge zu zeigen. Vielfach machen sich hypochondrische Beschwerden bemerkbar, der Kranke klagt über Müdigkeit, manchmal Abmagerung, Schmerzen im Rücken, doch besteht kein Fieber, nur selten etwas trockener Husten. Es ist durchaus das klinische Bild, das N e u m a n n als abortive Spitzentuberkulose bezeichnet, doch möchte ich seiner Auffassung über die Pathogenese nur bedingt zustimmen, wenn er meint, daß es im Prinzip eine abgeschwächte Reinfektionsphthise sei. Sicher fallen unter diese Spitzentuberkulosen Infiltrate, die sich spontan rückgebildet haben und von denen wir jetzt nur mehr das Stadium der cirrhotischen Ausheilung zu sehen bekommen. Es fallen unter diesen Begriff, wie ja N e u m a n n selbst meint, auch Primärtuberkulosen, bei denen der primäre G h o n sche Herd in der Spitze zu liegen kommt und die das Bronchialdrüsensyndrom aufweisen. Wie weit es von solchen Herden aus zu einer Ausbreitung der Tuberkulose in der Spitze per continuitatem oder zum Auftreten der P u h l schen bzw. S i m o n schen Spitzenherde kommt, und ob diese Überbleibsel frühsekundärer hämatogener Streuung sind, entzieht sich dem exakten klinischen und röntgenologischen Nachweis.

Zweifelsohne kann auch eine einseitige hämatogene Streuung in die Spitze pathogenetisch für die Entstehung einer Spitzenfibrose herangezogen werden.

Auch der Einbruch eines verkäsenden Lymphknotens in einen Bronchiolus muß nach den Untersuchungen von Ph. S c h w a r t z in Betracht gezogen werden. Wie wir ja immer wieder sehen, verwischt sich das röntgenologische Bild nach längerem Bestehen eines hämatogenen Prozesses ebenso wie das der bronchogenen Aussaat und wir sehen die streifige cirrhotische Induration als Endzustand der Ausheilung, ohne mehr ihre Pathogenese erkennen zu können.

Schließlich gehört unter diesen Begriff der Spitzenfibrose auch die Spitzenpleuraschwiele. Über deren Pathogenese sind ja die Ansichten der pathologischen Anatomen durchaus geteilt. Während H ü b s c h m a n n und F o c k e geneigt sind, die tuberkulöse Pathogenese für die Mehrzahl derartiger Schwielenbildungen anzunehmen, bestreitet sie B o e h n e und läßt sie nur für Fälle von chronischer Phthise zu. Die Streitfrage ist klinisch gewiß nicht von größerer Wichtigkeit, weil schließlich die Pleuraspitzenschwiele nicht als Ausgangspunkt einer weiteren Dissemination des tuberkulösen Prozesses gelten kann. Wir werden sie vom klinischen Standpunkt aus wohl dort als tuberkulös bedingt annehmen dürfen, wo wir Spitzenherde röntgenologisch nachweisen können, sie werden uns ein wertvoller Hinweis dafür sein, Spitzendämpfungen zu erklären, für die der auskultatorische Befund ebenso wie der Röntgenbefund infiltrative Veränderungen vermissen lassen.

Schließlich gibt den gleichen physikalischen Befund auch die ausgeheilte Phthise des Oberlappens ab, also die sekundärfibröse Phthise, wie wir sie nach gelungener Pneumothoraxbehandlung einer wenig ausgedehnten kavernösen Tuberkulose sehen. Hier läßt der Röntgenbefund ja oft nur mehr eine streifige Verschattung erkennen und das frühere Bestehen eines kavernösen Prozesses ohne Kenntnis des abgelaufenen Krankheitsgeschehens aus dem Bild allein nicht ableiten.

Daß die hämoptoische Form der sogenannten Spitzentuberkulose meines Erachtens vielfach auf Bronchiektasienbildung beruht, habe ich an anderer Stelle ausgeführt.

Wie aus Vorstehendem hervorgeht, ist die Pathogenese der Spitzenfibrose demnach eine durchaus verschiedene. Ihr wesentliches Merkmal besteht wohl darin, daß es sich um Restzustände nach einer ausgeheilten oder in Ausheilung begriffenen Tuberkulose handelt. Wir verbinden daher auch mit ihr den Begriff der Benignität, der günstigen Prognose, doch kann dies nicht absolut gelten. Ich befinde mich mit dieser Auffassung in einem gewissen Widerspruch mit W. N e u m a n n. Gewiß werden in der großen Mehrzahl der Fälle derartig alte Spitzenherde inaktiv bleiben und den Träger davor bewahren, an einer phthisischen Form seiner Lungentuberkulose zu erkranken, aber verlassen kann man sich nicht darauf. Es haben ja auch die genauen Untersuchungen B r ä u n i n g s an lange beobachteten Patienten einer Fürsorgestelle ergeben, daß derartige Spitzenschwielen doch — wenn auch in einem relativ kleinen Prozentsatz — in der Folge eine phthisische Entwicklung aufweisen können, somit im allgemeinen wohl als gutartig angesehen werden dürfen. Aber so ausnahmslos, wie es N e u m a n n annimmt, ist es eben doch nicht der Fall. Wenn auch nicht häufig, so konnte ich doch schon einige Male derartige gegenteilige Beobachtungen machen. Auch einem noch so harmlos aussehenden Tbc-Herd ist nicht unbedingt zu trauen!

2. Pleuritis sicca chronica.

Es gibt zweifelsohne Manifestationen der Tuberkulose, die von allem Anfang an einen durchaus gutartigen Verlauf nehmen, was zwar für den Träger derselben erfreulich ist, für den exakten Wissenschaftler aber den Nachteil hat, daß er auf den schlüssigen Beweis für seine diagnostische Annahme, nämlich den Befund des pathologischen Anatomen, verzichten muß, es wäre denn, daß ein Zufall einen an einer derartigen Krankheit leidenden Patienten durch einen Unfall oder eine interkurrente, tödlich verlaufende Erkrankung auf den Obduktionstisch bringt. Was nun die chronisch-rezidivierende Pleuritis betrifft, so scheint dieser Zufall sich bisher nicht eingestellt zu haben und wir ermangeln jeglichen pathologisch-anatomischen Beweises über das tatsächliche Vorkommen dieser Erkrankung. Und doch möchte ich, ebensowenig wie ihr erster Beschreiber P i e r y, wie später H o l l o, N e u m a n n und andere, an ihrem Vorkommen nicht zweifeln. Es handelt sich da um eine trockene Pleuritis, von P i e r y „Pleurite à répétition" genannt. Wie sie entsteht, scheint mir durchaus nicht ganz geklärt zu sein. Ob es sich um eine direkte lymphogene Ausbreitung in den Pleuraraum oder um hämatogene Schübe in die Pleura handelt, ist meist nicht feststellbar.

Schon die Anamnese dieses Zustandes ist ziemlich charakteristisch. Vor allem steht sie in einem gewissen Gegensatz zu der oft so symptomarmen Anamnese der incipienten Phthise. Denn im Vordergrund der Beschwerden stehen die Schmerzen von seiten des Thorax, die der Kranke sehr heftig beklagt. Dieses Stechen steigert sich beim tiefen Atmen, es wechselt im Laufe der Erkrankung oft seine Lokalisation, stets wird über auffallende Müdigkeit und Schwäche geklagt, desgleichen über Temperatursteigerungen, die jedoch keine höheren Werte erreichen. In einem gewissen Gegensatz zu den mannigfachen Beschwerden des Patienten steht die Dürftigkeit des physikalischen Befundes. Gelegentlich sind wir genötigt, uns mit einer Vermutungsdiagnose zu begnügen, wenn nämlich der physikalische und röntgenologische Befund ganz im Stiche läßt und nur die Anamnese darauf hinweist, da kann dann nur die spezifische Diagnostik mit Tuberkulin die Sachlage klären. Freilich müssen wir versuchen, eine Abgrenzung gegenüber andersartigen, in der Thoraxwand ablaufenden Prozessen, wie Myalgien, Neuritiden, Neuralgien, Bursitiden, herbeizuführen.

In vielen Fällen aber finden sich typische, vor allem auskultatorische Symptome. In erster Linie pleurales Reiben, meist nur an einzelnen Stellen, sei es an der Basis, sei es irgendwo an den Lappengrenzen. Dann finden wir zirkumskripte Adhäsionen, also fehlende Verschieblichkeit an verschiedenen Stellen der unteren Lungengrenze, hier ist besonders die Gegend über dem Herzen nicht zu vernachlässigen. Gelegentlich kann auch die Lungenbasis in toto sich als unverschieblich erweisen. Ist dies beiderseits der Fall, so wird allerdings schon der Verdacht auf eine abgelaufene Polyserositis entstehen, von der ja dieses Krankheitsbild nicht scharf abzugrenzen ist. Sind die pleuralen Veränderungen nur über den Spitzen stärker ausgeprägt, so finden wir kein typisches Reiben, sondern ein feinblasiges, nicht klingendes Rasseln. Vielfach ergibt der Röntgenbefund das Bestehen einzelner kleiner Herdschatten in den Spitzen, die wir als S i m o n sche oder als hämatogen entstandene Herde von geringer Größe und Ausdehnung ansprechen dürfen. Die Erkrankung zieht sich meist über längere Zeit hin, wobei auch die physikalischen Erscheinungen ihren Ort wechseln und sie führt erfahrungsgemäß zu einer gewissen Hypochondrie und Phthiseophobie des Kranken.

Als Beispiel möchte ich eine Patientin anführen, die ich schon in meiner Assistentenzeit an der Klinik O r t n e r in Behandlung hatte und die sich jetzt wieder wegen ihrer Augentuberkulose zur Streptomycinbehandlung an meiner Abteilung befindet.

Fall 5. Ich sah die heute 46jährige Pensionistin M. F. erstmalig in der ersten Hälfte der 20er Jahre, als sie auf meine Station an der Klinik O r t n e r mit einer typischen chronisch-rezidivierenden Pleuritis zur Beobachtung kam. Damals klagte sie schon über Stechen, Fieber und Husten. Sie war mit 17 Jahren bereits an der Klinik M e l l e r gelegen, wo schon eine positive Wassermann- und Luetinreaktion festgestellt wurde. 1921 lag sie an der Klinik C h v o s t e k wegen Lungenspitzenkatarrh und Gelbsucht nach einer Salvarsankur. Sie hatte auch später mehrere Kuren, darunter auch eine Malariakur, absolviert. Wegen ihrer Chorioretinitis disseminata steht sie dauernd ohne wesentlichen Erfolg in augenärztlicher Behandlung. 1934 wird sie auf die Abteilung aufgenommen, da sie subfebril war, eine hohe Tuberkulinallergie bis VIII zeigte bei normaler Senkung (6 mm). Eine Tuberkulinbehandlung ändert an dem Zustand nichts Wesentliches.

Röntgenologisch sind außer geringgradigen Spitzenpleuraschwielen keine Veränderungen in der Lunge feststellbar. Der Wassermann ist wieder positiv. Über beiden Lungen ziemlich reichliches pleurales Reiben bei schlecht verschieblichen Basen beiderseits.

Als sie 1935 neuerdings an der Abteilung wegen Gewichtsabnahme und Temperatursteigerung aufgenommen wird, ist der Befund ziemlich unverändert. Ihrer dauernden Beschwerden wegen, Stechen, subfebrilen Temperaturen und trockenem Husten verbringt sie sechs bis sieben Monate jährlich in den Jahren 1938 bis 1942 auf der Baumgartnerhöhe, wobei mehrfache Tuberkulinkuren durchgeführt wurden. Allmählich ist das rechte Auge völlig erblindet. Im Jahre 1947 findet sie sich wieder an der Abteilung ein mit unverändertem Befund. Die Beschwerden sind die gleichen, subfebrile Temperaturen, normale Senkung bei fast negativem Röntgenbefund. Von pleuralen Reibegeräuschen ist jetzt nichts mehr zu hören, da offenbar der entzündliche Prozeß an der Pleura einem adhäsiven gewichen ist. Nach der Entlassung am 26. September 1947 fühlt sie sich halbwegs wohl, aber bereits zu Weihnachten 1947 treten Schwindel- und Schwächezustände auf, es wird im Hanusch-Krankenhaus eine Anämie festgestellt, die durch Leberinjektionen und Ce-ferro-Medikation gebessert wird. Fast ein volles Jahr, vom März 1948 bis 1949, verbringt sie in der Heilstätte Judendorf-Straßengel. Wegen Verschlechterung des Visus kommt sie im März 1949 an der Abteilung zur Aufnahme. Wieder sind die Temperaturen subfebril, die Senkung normal, außer den Pleura-Spitzenschwielen zeigt sich nunmehr ein Emphysem der Lunge. Es besteht kein Husten mehr und kein Stechen. Zur Rettung des noch halbwegs sehfähigen linken Auges wird eine Streptomycinbehandlung durchgeführt, die tatsächlich einigen Erfolg bringt. Wie der behandelnde Ophthalmologe Dozent U r b a n e k mitteilt, ist durch die Streptomycinbehandlung eine wesentliche Besserung herbeigeführt worden. Die früher derartig dichten Glaskörpertrübungen, daß der Augenhintergrund nicht deutlich gesehen werden konnte, sind beträchtlich zurückgegangen, desgleichen auch die entzündlichen Erscheinungen an der Aderhaut. Die Wassermannreaktion im Blut ist jetzt negativ.

Der Fall zeigt den ungemein chronischen Verlauf einer chronisch-rezidivierenden Pleuritis durch Jahre hindurch, bis es schließlich zur totalen Pleuraobliteration kommt und damit zum Schwinden der subjektiven Beschwerden von seiten der Lunge. Nicht zur Ausheilung aber kamen die hämatogenen Streuungen dieser Tbc im Auge.

Schwierigkeiten bereitet die Diagnose dieser Form manchmal deswegen, weil sie gerade mit Rücksicht auf die oft unbestimmten Beschwerden, die Ausstrahlung der Schmerzen ins Abdomen, Krankheitsbilder vortäuscht, die N e u m a n n als tuberkulöse Masken bezeichnet. In erster Linie ist hier das Bild der Herzneurose anzuführen, dann Erscheinungen von seiten des Magens, wie Ulcus, aber auch eine Appendicitis oder Cholecystitis kann vorgetäuscht werden. Nicht unwichtig scheint mir der Hinweis darauf zu sein, daß wir diese Form bei Menschen antreffen, die einer mehr weniger dauernden Exposition gegen tuberkulöse Infektion ausgesetzt sind. So fand auch ich sie nicht so selten bei jungen Kollegen, die seit einiger Zeit auf Tuberkulosestationen tätig sind. Entfernung aus dem tuberkulösen Milieu bringt dann oft rasch ein Verschwinden aller Beschwerden mit sich. In diesem Zusammenhang möchte ich die Beobachtung 22 N e u m a n n s aus seiner Monographie wiedergeben:

„So kenne ich einen jungen Mann von 18 und seine Schwester von 16 Jahren in einer Hietzinger Villa, die mit subfebrilen Temperaturen in meine Beobachtung kamen und bei denen die Untersuchung neben einer trockenen Spitzenpleuritis noch eine interlobäre trockene Pleuritis aufdeckte. Ein Aufenthalt in Montana brachte einen vollen Erfolg. Kaum waren aber die jungen Leute wieder einige Wochen zu Hause, als sich neuerlich die gleichen Temperaturen einstellten. Darum dachte ich sofort an eine Infektionsquelle in der häuslichen Umgebung, konnte aber nichts Positives erfahren. Erst ein halbes Jahr später wurde mir das Stubenmädchen wegen einer akuten Tonsillitis zugeführt. Sie war schon jahrelang im Hause bedienstet. Zu meiner Überraschung fand ich bei ihr eine stationäre Spitzenkaverne rechts mit positivem Sputum, obwohl die Kranke davon keine Ahnung hatte. Sie war also die gesuchte und nicht gefundene Infektionsquelle. Seit Entfernung dieses Stubenmädchens und seit ihrer Heilung durch einen jahrelangen künstlichen Pneumothorax hat sich bei den jungen Leuten kein neuer Schub mehr eingestellt."

Die Pleurite à répétition zeigt aber auch häufig wenig Tendenz zur spontanen Rückbildung, auch wenn der Patient nicht dauernd den Infekten ausgesetzt ist, so z. B. auf einem sogenannten negativen Zimmer des Spitals in Pflege steht. Ich halte die Tuberkulintherapie bei diesen Patienten, die meist eine höhere Allergie aufweisen, für die zweckmäßigste Methode der Behandlung. Freilich darf man sich nicht der Meinung hingeben, daß die subjektiven Erscheinungen sehr bald verschwinden werden, oft im Gegenteil; die Herdreaktionen verursachen oft stärkere Beschwerden und man darf nicht erwarten, daß während der Behandlung sich allzuviel an den subjektiven Erscheinungen ändert, das tritt meist erst einige Zeit nach Beendigung der Behandlung ein. Geht nun der Patient, unzufrieden mit dem Erfolg der Behandlung, sodann zu einem Kurpfuscher oder Heilpraktiker, so wird dieser dann unschwer einen glänzenden Heilerfolg zu seinen Gunsten buchen können, der eben der Tuberkulintherapie zugeschrieben werden darf.

Als Beispiel eines hier einschlägigen Falles sei die Beobachtung 6 mitgeteilt:

Fall 6. Am 18. Oktober 1947 gelangte die 27jährige Hilfsarbeiterin M. S. an der Abteilung zur Aufnahme. In ihrer Familienanamnese sind sichere tuberkulöse Erkrankungen nicht nachweisbar. 1939 wurde sie wegen häufiger eitriger Tonsillitiden tonsillektomiert. 1943 wurde bei einer Appendektomie wegen vermeintlicher Appendizitis eine Adnexitis festgestellt. Vom Dezember 1946 bis Jänner 1947 akute Polyarthritis. Seither 11 kg Gewichtsabnahme, Stechen in beiden Schultern, Mattigkeit, Nachtschweiß, Kopfschmerzen, trockener Husten. Mehrere auswärts vorgenommene Röntgenuntersuchungen ergaben wechselnde Befunde, bald einzelne spärliche kleinste Herdchen in der Lunge, dann wieder die Lunge frei von Veränderungen. Wegen der genannten Beschwerden wird sie an der Abteilung aufgenommen, wo sich folgender Befund zeigt:

Die etwas blasse und abgemagerte Patientin wies eine geringe Dextroskoliose der Brustwirbelsäule auf. Der Krönig links um 1 cm enger als rechts. Rechts basal die Verschieblichkeit herabgesetzt, mit zwei Querfinger hoher Turbanscher Verschleierung. Linke Spitze andeutungsweise schallverkürzt, darüber etwas unreines Atmen mit pleuralen Reibegeräuschen. Auch rechts am Hilus und an der Basis pleurales Reiben. Der sonstige Status o. B. Temperatur subfebril bis 37,7, Leukozyten 5900, Senkung 6 mm. Von der Adnexitis objektiv nichts mehr nachweisbar.

Eine in unserem Zentralröntgeninstitut vorgenommene Untersuchung (Abb. 10) ergab in beiden Spitzen, vor allem rechts, zarte fleckige Herde in geringer Zahl. Rechts infraclaviculär in den peripheren Lungenpartien inhomogene, gleichfalls sehr zarte, fleckige Infiltration mit Bahnen zum Hilus. Rechts neben dem Herzen ein kleiner Kalkherd.

Kontrolluntersuchungen am 23. August und 26. September 1947 ließen keine Veränderungen erkennen. Auch spätere Röntgenkontrollen zeigten keine wesentlichen Veränderungen der geringfügigen Herdbildung in der Lunge. Während aber anfänglich die Zwerchfelle gut verschieblich waren, zeigten sich am 19. Jänner 1948 Adhäsionen am rechten Zwerchfell und äußeren Sinus. Eine bei der Patientin vorgenommene Tuberkulintherapie ließ bereits bei der Dosis 3/IV eine deutliche Allgemeinreaktion bis 38,7° erkennen. Die subjektiven Beschwerden ließen charakteristischerweise während der Tuberkulinbehandlung kaum an Intensität nach, doch wurde Patientin allmählich afebril.

Wir haben es also hier mit einem tuberkulösen Prozeß zu tun, der durch einzelne, vorwiegend in der rechten Spitze lokalisierte, fibrös-produktive Herdchen röntgenologisch gekennzeichnet ist, dessen klinisch hervorragendstes Merkmal aber Zeichen einer trockenen Pleuritis sind, auch subjektiv einher-

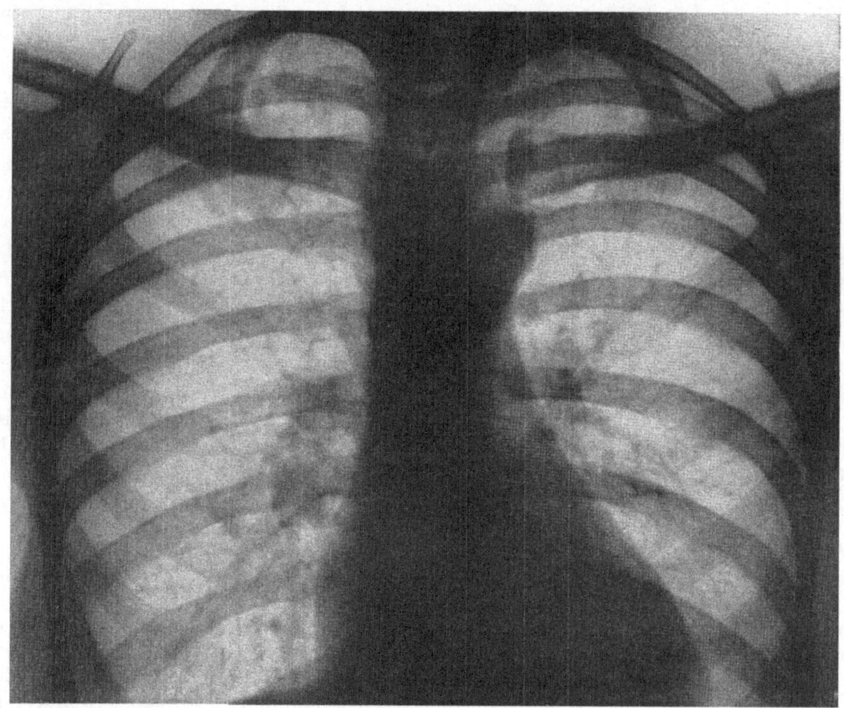

Abb. 10. Pleuritis sicca chronica.

gehend mit starken stechenden Schmerzen. Ohne eindeutige Zeichen eines pleuralen Ergusses zeigen sich nach einigen Monaten die Zeichen eines pleuralen Adhäsivprozesses rechts.

III. Hämatogene Tuberkulose.

1. Chronische Formen.

Der Ausbreitung der Tuberkulose auf dem Blutwege kommt in der Pathogenese der Lungentuberkulose sicherlich eine außerordentliche Bedeutung zu. Man muß sich aber wohl von der Vorstellung frei machen, daß allein die miliare Aussaat in den Lungen hierfür das klinische bzw. pathologisch-anatomische Korrelat darstellt. Denn einerseits können wir feststellen, daß es durch Konfluenz bzw. Appositionswachstum von miliaren Lungenherden aus zur acinös-nodösen Knotenbildung kommt, die dann im Röntgenbild nicht mehr den Charakter der typischen miliaren Streuung erkennen läßt, andererseits bilden sich um derartig hämatogen entstandene Lungenherde perifokale Entzündungen, die das Bild exsudativer Herdbildungen verursachen und vielfach auch die Tendenz zur Verkäsung und zum Zerfall aufweisen. Akute und chronische Verlaufsformen können wir hier beobachten, die natürlich keine scharfen Grenzen erkennen lassen und sich unserem Bestreben nach einer Einteilung der verschiedenen Formen auch hier widersetzen. Schon das wohlcharakterisierte Bild der akuten Miliartuberkulose ist kaum scharf abzugrenzen gegenüber dem der chronischen, grobmiliaren und das gleiche gilt von der akutphthisischen Form hämatogener Streuungstuberkulose, der maladie D'I s a m-

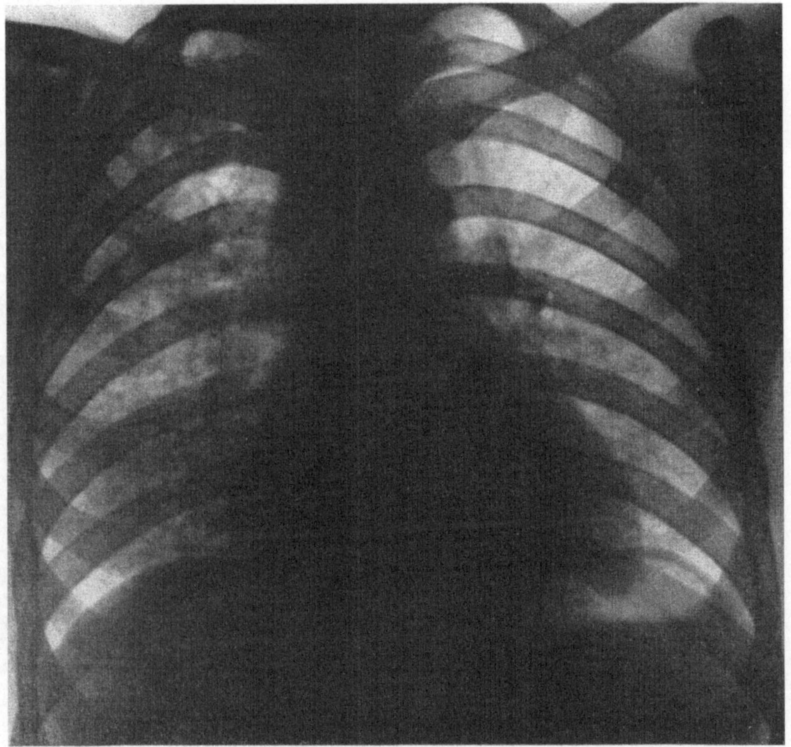

Abb. 11. Hämatogene, mehr exsudative Streuungstuberkulose.

b e r t, charakterisiert durch das Prävalieren der Larynxtuberkulose, von den mehr subakut oder chronisch verlaufenden, zerstreutherdigen Phthisen im Pubertätsalter. Diese wiederum lassen nicht immer eine scharfe Grenze gegenüber den vorzugsweise fibrös-produktiv verlaufenden Tuberkuloseformen ohne primäre Zerfallserscheinungen erkennen, die unter dem Bild der Tuberculosis fibrosa densa und diffusa charakteristische klinische Bilder aufweisen.

Man bezeichnet vom klinischen Standpunkt aus jene Formen der Tuberkulose, bei denen es nicht zur Verkäsung und nachfolgender Erweichung kommt, bei denen also die produktive Komponente im Ablauf der Entwicklung der tuberkulösen Herdbildung die Oberhand gewinnt, als fibrös-produktiv. Man muß sich nur klar darüber sein, daß es eine rein fibrös-produktive Tuberkulose gar nicht gibt, daß stets der beginnende entzündliche Prozeß als exsudativ zu betrachten ist, und daß stets erst sekundär durch Wucherung der

Epitheloid- und Riesenzellen die produktive Phase beginnt. Nur bei kleinen
Herden wird eine Durchwachsung mit Epitheloidriesenzellen den verkäsenden
Prozeß davor bewahren, der Kolliquation anheimzufallen. Aber auch bei der chronischen Phthise mit Kavernenbildung ist eine fibrös-produktive Komponente
in der Bildung einer fibrösen Membran um diese herum zu erkennen, so daß
streng genommen mehr weniger alle Tuberkuloseformen, mit Ausnahme der
ganz akut verlaufenden, als gemischte produktiv-exsudative zu bezeichnen
wären. Des weiteren ist zu berücksichtigen, daß wir weder klinisch noch
röntgenologisch in der Lage sind, entzündliche Veränderungen, wie sie sich im

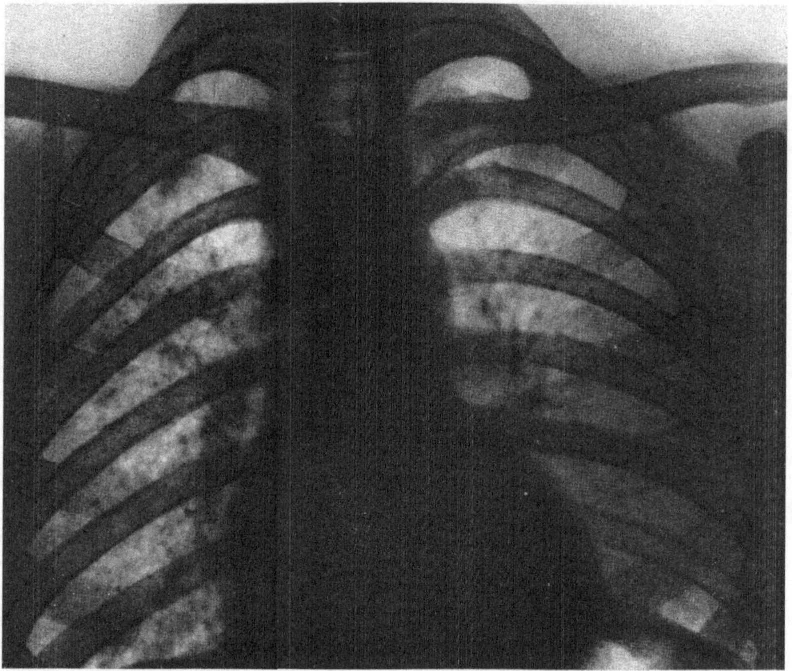

Abb. 12.   Weitere zwei Wochen später wesentliche Rückbildung.

Röntgenbild als weiche Verschattungen und damit üblicherweise als „exsudative Herde" zu erkennen geben, in der Folge als der Verkäsung anheim-
fallend oder als rückbildungsfähig zu unterscheiden. Daß solche „exsudative
Herde" spontan weitgehend rückbildungsfähig sind, soll der Fall 7 aufzeigen.

Fall 7. Am 11. März 1948 gelangte der 19jährige Verkäufer G. D. an der Abteilung
zur Aufnahme, dessen Eltern beide an Lungentuberkulose gestorben waren. Außer
einer Grippe 1945 immer gesund gewesen, erkrankte er vor elf Tagen unter den Erscheinungen einer leichten Hämoptoe, die tags darauf durch eine etwas stärkere abgelöst
wird. Einige Tage später wieder eine leichte Lungenblutung, auf Grund derer Patient
ins Spital eingewiesen wird.

Der in gutem Allgemein- und Ernährungszustand befindliche Kranke weist ein etwas
eingeengtes Krönigsches Feld rechts auf. Verschieblichkeit beiderseits schlecht. Dämpfung
der Spitze bis zum fünften Brustwirbeldorn rechts, auch die linke Spitze leicht schallverkürzt. Rechts sowohl hinten wie vorne infraclaviculär spärliches Krepitieren, vorne
auch etwas Reiben. Links auskultatorisch o. B.

Der Temperaturverlauf weist nur vereinzelt subfebrile Zacken auf, Pulszahl normal,
Sputum negativ, Senkung 21 mm.

Der Röntgenbefund (Abb. 11) zeigt die rechte Lunge in großer Ausdehnung von verwaschenen, konfluierenden Infiltraten, die gegen die Basis an Dichte zunehmen, durchsetzt. Eine sichere Höhle nicht abgrenzbar. Auch links, im Anschluß an den Hilus neben und hinter dem Herzen, zarte, verwaschene Trübungen. Die Leukozyten weisen anfangs einen Wert von 11.300 bei 6% Stabkernigen und 24% Lymphozyten auf. Allergielage bis III positiv. Lediglich auf Bettruhe und Schonung kommt es zu einem Rückgang der Infiltrationen.

Wie der Röntgenbefund vom 2. April (Abb. 12) zeigt, sind die Infiltratschatten links nahezu ganz geschwunden, rechts wesentlich zurückgegangen, hier ist jedoch die Lunge fein-

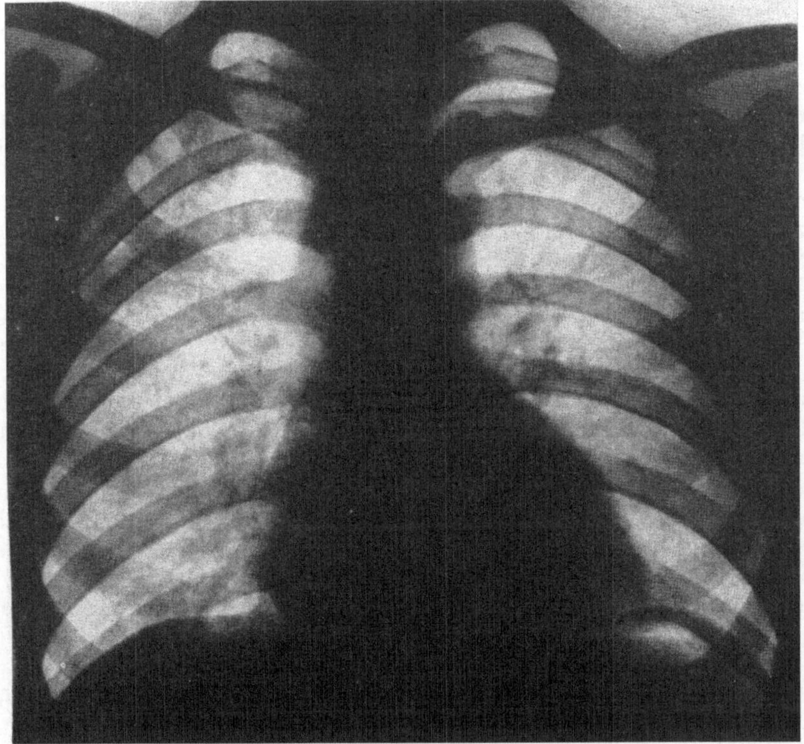

Abb. 13. Drei Wochen später spontane Rückbildungstendenz.

körnig strukturiert mit vermindertem Luftgehalt. Eine geringe Verbreiterung des rechten oberen Mediastinalrandes läßt an Drüsenschwellung denken. Zwei Wochen später (Abb. 13) ergibt die Röntgenuntersuchung einen weiteren Rückgang der beschriebenen Veränderungen. Die Infiltrate weisen allmählich einen mehr streifigen Charakter auf. Parallel damit geht auch eine Normalisierung der Senkung einher, die am 11. April bereits einen Wert von 5 mm zeigt. Die Temperaturen überschreiten nicht mehr 37°, doch bestehen noch immer einzelne nichtklingende Rasselgeräusche über dem rechten Oberlappen, aber auch diese schwinden schließlich vollkommen.

Wir sehen also hier einen offenbar hämatogen sich entwickelnden Prozeß überwiegend der rechten Lunge mit disseminierten Herden, die als mehr exsudativ anzusprechen sind. Entsprechend dem klinischen Verlauf — fast ohne Temperatursteigerung — zeigen sie eine ausgesprochene Tendenz zur Rückbildung in ein fibrös-cirrhotisches Stadium bei Fehlen jeglicher Tendenz zur Verkäsung.

Im allgemeinen kann man sich ja an die Regel halten, daß beim Vorliegen von Erweichungsherden Bazillen im Auswurf gefunden werden, ihr Fehlen aber solche abzulehnen gestattet.

Man kann daher mit einer gewissen Berechtigung die geschlossene Tuberkulose als fibrös-produktive bezeichnen, wobei man sich freilich immer die Frage vorlegen muß, ob der Prozeß in seinem bisherigen Verlauf stets denselben Charakter hatte, bzw. ob nicht Anzeichen dafür bestehen, daß er in seinem weiteren Verlauf zu Zerfallserscheinungen führen kann. Denn es ist natürlich ein Unterschied, ob eine derzeit im Röntgenbild als streifige Verschattung sichtbare und daher als fibrös-produktive Herdbildung angesprochene Veränderung ein Restzustand nach einer ausgeheilten Kaverne ist, oder ein solcher etwa nach einer hämatogenen Streuung in eine Lungenspitze.

Als pathogenetisches Moment für die fibrös-produktive Tuberkulose ist die hämatogene Aussaat eine der wichtigsten Ursachen. Von ihrer Ausdehnung wird die Schwere des Krankheitsbildes abhängen. Auch eine Trennung zwischen akuter und chronischer Tuberkulose ist hierdurch insoferne bedingt, als bekanntlich die Miliartuberkulose als akute Tuberkuloseform, die unbehandelt meist zum Tode führt, aufgefaßt werden muß, während geringfügige Streuungen eine günstige Prognose geben; mögen auch wiederkehrende neue Schübe die Form als progredient erkennen lassen, so muß sie doch als chronisch bewertet werden. Es ist klar, daß eine scharfe Trennung auf diesem Gebiet unmöglich ist, weil es eine kontinuierliche Reihe im Ausmaß der Streuung in die Lunge geben muß. Doch sind immerhin bestimmte klinische Formen mit ziemlich scharf umrissenem Krankheitsbild zu beobachten, wie etwa die Tuberculosis miliaris discreta und die Tuberculosis fibrosa densa und diffusa nach dem Einteilungsschema von B a r d und P i e r y.

Das klinische Bild der weniger ausgedehnten kleinherdigen Streuungstuberkulose ist kein besonders charakteristisches. Meist haben wir es mit einem schleichenden Beginn zu tun. Die Temperatur ist fast immer erhöht, aber selten 38° übersteigend. Besonders charakteristisch für dieses tuberkulöse Fieber ist, daß es auffallend wenig subjektive Erscheinungen macht, durch Pyramidon kaum beeinflußt wird, daß es vielfach erst bei systematischer Messung gefunden wird. Müdigkeit, Abmagerung, etwas Hüsteln, fast immer ohne Auswurf, sind Begleiterscheinungen, die aber auch ganz in den Hintergrund treten können. Gelegentlich führt eine leichte Hämoptoe den Kranken zum Arzt.

Der objektive Untersuchungsbefund kann ein durchaus negativer sein, wie nicht weiter zu verwundern. Die relativ spärlichen Herde im Interstitium der Lunge machen weder eine Dämpfung, noch verursachen sie sekretorische Erscheinungen im Bronchialsystem, die Rasselgeräusche auslösen könnten. Gelegentlich findet man ganz spärliches, meist nichtklingendes feines Rasseln über einer oder beiden Spitzen, manchmal irgendwo etwas pleurales Reiben, wenn es zu einer trockenen Pleuritis durch Aussaat in die Pleura gekommen ist. Nur in einer Minderzahl von Fällen ist ein Milztumor feststellbar. Ohne eine Röntgenaufnahme der Lunge, wobei vielfach die Durchleuchtung allein im Stiche läßt, ist die Diagnose ebenso wie bei der Miliartuberkulose kaum zu erhärten. Eine klare Abgrenzung dieser hämatogenen Streuungen in die Lunge und Pleura von den Formen, die N e u m a n n als proliferierenden Primärkomplex, als Polyserositis sicca, oder als virulente Pleurite à répétition bezeichnet, erscheint mir nicht angängig.

Das Röntgenbild dieser Fälle zeigt nun meistens in beiden Spitzen wenig dichtstehende, kleine Herdschatten von meist geringer Schärfe, so lange der Prozeß noch frischer Natur ist. Einzelne solcher Herde können sich in der Folge weitgehend zurückbilden und sind auf dem Film nicht mehr darstellbar, andere konfluieren und werden härter. Nach längerem Bestehen verliert das Bild den Charakter des kleinherdig-disseminierten Prozesses und zeigt einen mehr streifigen Charakter, imponiert dann im Röntgenbild als vermehrte Streifenzeichnung in beiden Oberfeldern, wobei die Abgrenzung zwischen normalem und pathologischem Befund keineswegs scharf umrissen ist.

Die Prognose dieser kleinherdigen Streuungstuberkulose ist im allgemeinen eine günstige. Doch kann es von diesen Herden aus oft noch nach Jahren zu einem Aufflackern des tuberkulösen Prozesses kommen, insbesondere zu hämatogenen Schüben in den großen Kreislauf, zur Bildung extrapulmonaler tuberkulöser Herde in den Knochen, Gelenken, in der Niere, in der Haut.

Eine recht typische Form der geschlossenen fibrös-produktiven Lungentuberkulose stellt die Tuberculosis fibrosa densa dar. Hier ist die Herdbildung in beiden Spitzen eine dichtere als in der früher beschriebenen Verlaufsform, gegen die naturgemäß keine scharfe Abgrenzung besteht. Ob nun der erste hämatogene Schub in die Spitzen ein dichter war, oder ob immer wiederkehrende Schübe allmählich zu stärkerem Befallensein der Spitze geführt hat, es kommt zur Konfluenz der einzelnen Herde, zur acinös-nodösen Knotenbildung. Sind aber die Herde mehr gleichmäßig in der Lunge verteilt und nicht so sehr auf die Spitze beschränkt, so spricht B a r d von Tuberculosis fibrosa diffusa. Eine Abgrenzung der beiden Formen ist durchaus nicht immer möglich.

Das klinische Bild der Tuberculosis fibrosa densa ergibt einen ziemlich charakteristischen Lungenbefund. Die Krönigschen Felder sind beiderseits etwas eingeengt, oft keine Differenz zwischen rechts und links aufweisend. Ein gleiches gilt auch von der Intensität der Spitzendämpfung. Wenn man sich da nur auf die vergleichende Perkussion zwischen links und rechts beschränkt, kann man recht leicht solche Dämpfungen übersehen. Wichtig ist der Verlauf der Dämpfungsgrenze nach lateral hin, der nicht, wie bei der chronischen Phthise, der Lappengrenze folgt, sondern horizontal oder nach lateral ansteigend gefunden wird. Gewöhnlich ist der Stimmfremitus über den Spitzen verstärkt, die Flüsterstimme kann Bronchophonie aufweisen. Das Atemgeräusch hat meist bronchovesikulären Charakter, Rasselgeräusche können vollkommen fehlen, häufig aber ist spärliches, feinblasiges, meist halbklingendes Rasseln, das sich als ziemlich konstant erweist und nicht wie bei der verkäsenden Phthise seinen Charakter in relativ kurzer Zeit ändert, zu hören. Fast regelmäßig kommt es nach kürzerem oder längerem Bestand einer derartigen Tuberkulose zur Emphysembildung, die ja auch das Bild der sogenannten Tuberculosis fibrosa diffusa charakterisiert und geeignet ist, den physikalischen Lungenbefund derartiger Tuberkuloseformen von dem eines gewöhnlichen Emphysems mit chronischer Bronchitis oft schwierig unterscheidbar zu machen. Denn hier können ausgesprochene Dämpfungen fehlen. Meist ist allerdings die Einengung des Krönigschen Feldes ein auffallendes Symptom, das an die Tuberkulose wird denken lassen müssen. Dasselbe gilt von pleuralen Adhäsivprozessen. Auskultatorische Erscheinungen, die auf die Tuberkulose hinweisen, wie spärliches, feinblasiges Rasseln, gehen oft unter in den trockenen, lauten Geräuschen der begleitenden Bronchitis, deren Giemen und Schnurren alles andere übertönt. Die stationäre Form dieser Erkrankung verläuft zumeist fieberlos oder nur leicht subfebril. Auch bei frischen hämatogenen Streuungen können oft höhere Temperaturen fehlen. Nicht so selten sind hier auch profusere Hämoptoen zu verzeichnen, die im Gegensatz zu jenen der chronischen oder akuten Phthise afebril oder subfebril verlaufen.

Viel häufiger als bei der chronischen Phthise finden wir bei dieser Tuberkuloseform eine „hereditäre" Belastung angegeben. Oft läßt eine genaue Anamnese den gesicherten Rückschluß auf den frühzeitigen, in die Kindheit reichenden Beginn der ersten tuberkulösen Manifestationen erkennen: Conjunctivitis ekzematosa, Halslymphknoten. Diese Kranken sind es auch, bei denen wir vorzugsweise den typischen asthenischen Habitus antreffen, die meist mager sind und trotz Bemühens nicht an Gewicht zunehmen wollen. Die morphologische Blutuntersuchung ergibt meist nichts Auffälliges, es sei denn eine Vermehrung der Lymphozyten als Zeichen der guten Abwehrbereitschaft. Die Senkungsreaktion ist, solange der Prozeß als aktiv zu werten ist, etwas beschleunigt, doch erreicht sie kaum je die exzessiven Werte der zerfallenden oder akuten Phthise. Sie ist uns hier gerade ein besonders wichtiges Indiz für die Beurteilung der Aktivität des Prozesses. Der Sputumbefund pflegt in der Mehrzahl der Fälle negativ zu sein, doch ist dies nicht unbedingt die Regel. Nicht so selten sind spärliche Bazillen auffindbar, ohne daß deshalb schon eindeutige kavernöse Befunde zu erheben wären. Es ist wohl anzunehmen, daß es bei positivem Sputumbefund in einzelnen Herden zum Zerfall und zur Verkäsung kommt, womit der Prozeß den ausgesprochen produktiven Charakter einbüßt und zur Tendenz neigt, sich auf dem Wege der bronchogenen Streuung auszubreiten. Es ist nicht unberechtigt, dann von einer Phthisis fibrosa densa statt von einer Tuberculosis fibrosa densa zu sprechen. Demgemäß muß die Prognose dieser Tuberkuloseform nicht als unbedingt günstig gestellt werden. Ein großer Teil gelangt ja zur völligen Ausheilung. Selbst nach jahrelangem, völlig inaktivem Verhalten des Prozesses aber kann es zur Progredienz und zum Zerfall kommen, zum Übergang in jene Form, die als Phthisis fibro-ulcerosa bezeichnet wird.

Der Röntgenbefund ist in typischen Fällen durch das Befallensein beider Spitzenfelder in mehr weniger gleichem Ausmaß charakterisiert, wobei die Intensität des Prozesses kaudalwärts zu abnimmt. Bei rezenten Prozessen sind die einzelnen Herde ziemlich scharf voneinander abgegrenzt. Die Größe schwankt von miliaren bis zu größeren, unregelmäßig gestalteten Flecken, die anfänglich eher eine weichere, später eine härtere Struktur aufweisen. Über längere Zeiträume sich erstreckende Beobachtungen ermöglichen es manchmal, die Zunahme der Herdbildung durch frische hämatogene Schübe festzustellen. Bei älteren Prozessen tritt die streifige Verschattung neben den dann schon mehr härteren und vielfach konfluierenden Herdschatten in den Vordergrund. Die zwischen den Verschattungen liegenden Lungenpartien erscheinen oft vermehrt hell, als Ausdruck des hier in beträchtlichem Grade sich entwickelnden vicariierenden Emphysems. Abweichend von diesem typischen Bild und ohne scharfe Grenze übergehend findet man auch Zustandsbilder, in denen die hämatogen gesetzten Herdschatten mehr gleichmäßig auf die ganze Lunge verteilt sind. Das ist die schon früher als Tuberculosis fibrosa diffusa gekennzeichnete Form. Es ist klar, daß diese Form der hämatogenen Aussaat wiederum keine scharfe Grenze aufweist gegenüber der Miliartuberkulose, vor allem der mehr chronisch verlaufenden mit meist gröberer Streuung.

Bei der Ausheilung dichter Prozesse kann es zu starken Schrumpfungserscheinungen im Bereiche der Spitzen mit Bronchiektasienbildung kommen, so daß das Bild dieser Obergeschoßcirrhosen demjenigen ähnelt, das wir bei der Ausheilung kavernöser phthisischer Prozesse zu sehen Gelegenheit haben. Ist der Prozeß beidseitig, so fehlt naturgemäß die Verziehung der Mediastinalorgane und nur die Hochziehung des Hilus, gegebenenfalls solche einer interlobären Schwarte, lassen die Schrumpfung des Oberlappens erkennen. Derartige, auf der Basis einer Tuberculosis fibrosa densa sich entwickelnde cirrhotische Prozesse mit Bronchiektasienbildung lassen dann oft jahrelang klingende Rasselgeräusche an zirkumskripter Stelle erkennen, die dann eben durchaus nicht als Zeichen der Aktivität des Prozesses gewertet werden dürfen.

Fall 8. Die 22jährige Schlossergehilfensgattin F. Sch. gelangte am 9. Jänner 1948 an der Abteilung zur Aufnahme. Während ihre Eltern gesund sind, leidet eine Schwester an einem Lungenprozeß, dessentwegen sie vor sechs Jahren in der Heilstätte Alland war. Vor zwei Jahren litt Patientin an einer fieberhaften, als Grippe bezeichneten, kurz dauernden Erkrankung, sie suchte aber keinen Arzt auf. Seither zeitweilig Stechen im Thorax rechts oben, etwas Hüsteln ohne Auswurf, kein Fieber, aber leichte Nachtschweiße. Partus am 9. Juli 1947. Zwei Monate später beginnt Patientin an Gewicht abzunehmen, es traten subfebrile Temperaturen auf, Anorexie, die Nachtschweiße wurden etwas stärker. Nunmehr sucht sie einen Arzt auf, der eine Einweisung auf die Abteilung veranlaßt.

Die grazile Patientin ist in leicht reduziertem Zustand. Der Lungenbefund zeigt die Krönigschen Felder normal breit, geringgradige Spitzendämpfung hinten bis zum vierten Brustwirbeldorn beiderseits bei Vesikuläratmen, nach Husten etwas spärliches, halbklingendes, feinblasiges Rasseln in der Fossa supraspinata und am Hilus. Milz nicht vergrößert. Bei einer Senkung von 8 mm war der Sputumbefund negativ. Der Röntgenbefund, Abb. 14, läßt in beiden Oberfeldern mäßig reichliche Streifen- und Fleckschatten erkennen.

Die Vornahme einer Tuberkulinauswertung zeigte eine recht beträchtliche Allergie bis VIII.

Zeigte diese Patientin als Beispiel einer hämatogen-fibrös-produktiven Tuberkulose trotz des normalen Senkungsbefundes das Bild einer frischeren hämatogenen Streuung mit Bildung fibrös-produktiver Herde in beiden Oberlappen, so läßt der folgende Fall einen schon älteren Prozeß erkennen, bei dem es offenbar in letzter Zeit zu einer frischen hämatogenen Streuung gekommen war.

Fall 9. Die 58jährige Bankbeamtensgattin K. H. kam am 20. April 1948 an der Abteilung zur Aufnahme. Ihre Erkrankung datiert aus dem Beginn der 20er Jahre, wo sie zweimal an trockener Rippenfellentzündung gelitten und sich auch 1922 zwei Monate in der Heilstätte Alland befunden haben soll. Am 13. April 1948 verspürte die Patientin starke stechende Schmerzen in der rechten Thoraxseite, Temperaturanstieg über 39°. Schon mehrere Tage vorher fühlte sie sich körperlich gar nicht in Ordnung, Müdigkeit, Nachtschweiße und Appetitlosigkeit hatten sich eingestellt, desgleichen Husten mit gelblichem Auswurf. Sie kam am 14. April in das Elisabethspital, von wo sie wegen Sperrung der dortigen Lungenstation zu uns transferiert wurde.

Bei der in mäßigem Ernährungszustand befindlichen Patientin fand sich eine geringe Cyanose der Lippen, am Hals links eine Gruppe derber, erbsengroßer, indolenter Lymphknoten, die bis in die Fossa supraclavicularis herabreichen. Derbe Lymphknoten auch in axilla links tastbar. Die Lungengrenzen beiderseits tiefstehend, mäßig gut verschieblich. Die Krönigschen Felder beiderseits auf 3 cm eingeengt. Beiderseitige Spitzendämpfung bis zur Höhe des dritten Brustwirbeldorns, rechts etwas intensiver als links. Über der rechten Spitze etwas hauchendes Exspirium. Über beiden Spitzen reichlich fein- bis mittelblasige, nichtklingende Rasselgeräusche, die sich in ganz der gleichen Weise auch vorne infra- und supraclaviculär nachweisen lassen.

Gerade dieser gleiche Klangcharakter der Rasselgeräusche an verschiedenen Stellen des Thorax ist charakteristisch für die hämatogen entstandene, meist produktive Tuberkulose, während bei phthisischen Prozessen ähnliches nicht zu finden ist und nur selten ventral und dorsal über dem Thorax die Auskultationsphänomene gleichartig zu sein pflegen. Es ist dies ja auch ganz begreiflich, weil eben bei der hämatogen entstandenen Tuberkulose die Lunge ziemlich gleichmäßig von Herden der gleichen anatomischen Beschaffenheit durchsetzt ist, bei der bronchogen sich ausbreitenden Phthise finden wir an einer Stelle

Kavernen, an einer anderen ein verkäsendes Infiltrat und an anderer schließlich
eine frische Streuung, Befunde, die durchaus verschiedene Auskultationsphänomene verursachen.

Der Temperaturverlauf war afebril, die Senkung mit 16 mm etwas beschleunigt,
im Sputum keine Tuberkelbazillen nachweisbar.

Wie die Röntgenaufnahme, Abb. 15, zeigt, handelt es sich hier um eine recht alte
Tuberkulose. Da fallen vor allem die Kalkschatten der Drüsen am Hals und der Axilla
links auf. Die tiefstehenden Zwerchfelle und vor allem die Lungenhelligkeit lassen das

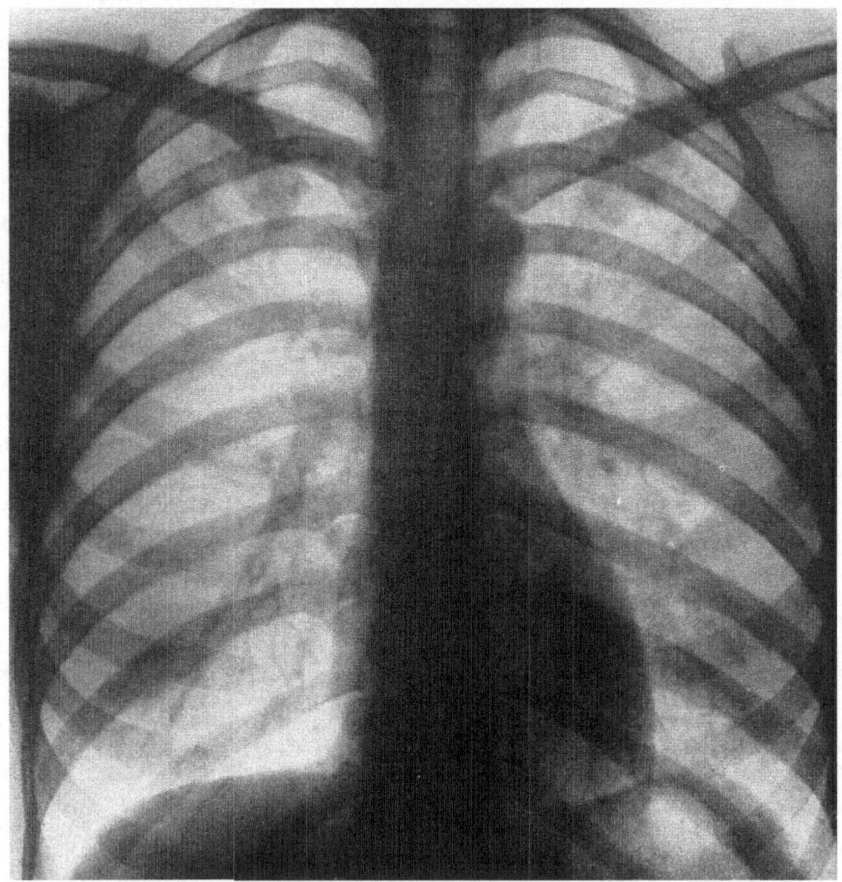

Abb. 14.   Hämatogene fibrös-produktive Oberfeldtuberkulose.

bestehende Emphysem erkennen. Es besteht eine beiderseitige Spitzenschwiele und in
beiden Spitzen und Oberfeldern reichlich streifig-fleckige Verdichtungen. Die Hili
sind hochgezogen, wobei links Kalkeinlagerungen zu erkennen sind. Außerdem aber
erkennt man einzelne disseminierte weichere Fleckschatten, stellenweise konfluierend,
als Zeichen einer frischeren, vermutlich hämatogenen Streuung.

Bei der großen Mehrzahl der hämatogen sich entwickelnden fibrös-produktiven Lungentuberkulosen darf man sich die Entwicklung wohl in der gleichen
Weise wie bei der akuten allgemeinen Miliartuberkulose vorstellen, nämlich
durch Einbruch eines tuberkulösen Herdes in eine Vene des großen Kreislaufes
oder über den Ductus thoracicus. Wie weit dies auch für jene Fälle gilt, wo

der Prozeß streng einseitig ist, muß wohl dahingestellt bleiben und wir finden solche rein einseitige Streuungstuberkulosen nicht gar so selten. Wir sind bezüglich der Annahme, ob eine Streuung als hämatogen oder bronchogen aufzufassen ist, im wesentlichen auf den Röntgenfilm angewiesen. So sehen wir gelegentlich Bilder, die durchaus den Eindruck einer hämatogenen Streuung machen, obzwar sie nur auf einen Lappen beschränkt sind. Die Erklärung eines solchen Geschehens stößt begreiflicherweise auf Schwierigkeiten, wollen wir

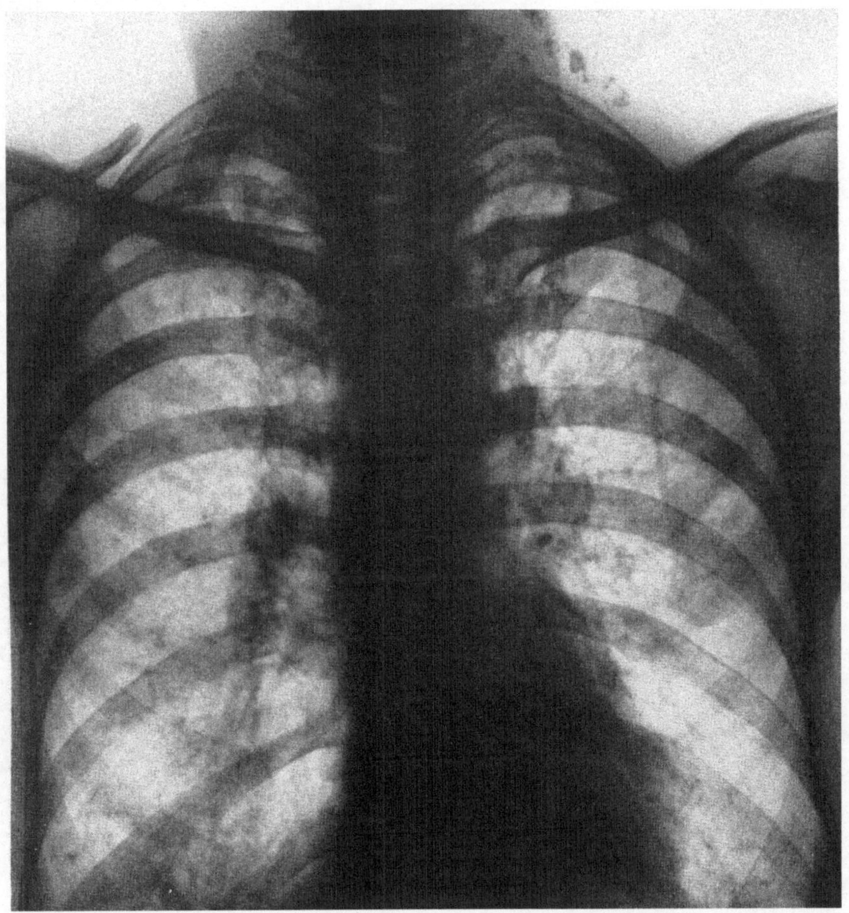

Abb. 15. Ältere fibrös-produktive Oberfeldtuberkulose mit frischeren Streuherden.

nicht annehmen, daß es sich um einen Einbruch in einen Ast der Lungenarterie gehandelt hat. Da erhebt sich nun die Frage, ob wir wirklich in der Lage sind, röntgenologisch zwischen hämatogener und bronchogener Streuung eindeutig zu unterscheiden. Auch die Annahme einer streng lokalisierten Streuung aus irgendeiner Kaverne ausschließlich in einen fernabliegenden Lungenabschnitt kommt unserer Vorstellung nicht gerade entgegen. Viel plausibler wäre wohl die Annahme des Durchbruchs eines verkästen Lymphons in den Bronchialbaum und disseminierte Herdsetzung im zugehörigen Segment.

Es gehört zur Regel, daß bei der hämatogenen Aussaat die Spitze bevorzugt befallen wird, eine Tatsache, über die schon reichlich viel geschrieben und diskutiert wurde. Man nimmt an, daß die schlechtere Durchlüftung und geringere Lymphströmung in den Spitzenpartien das Haften der hämatogenen, ebenso wie der bronchogenen Aussaat erleichtert. Daneben dürften wohl auch anatomische Momente in der Konfiguration der Verzweigung der Pulmonal-arterienäste eine Rolle spielen. Und eben dieses Moment wird man auch wohl zur Erklärung heranziehen müssen, wenn man die allerdings seltenen Fälle pathogenetisch deuten will, bei denen die hämatogene Aussaat nicht in die

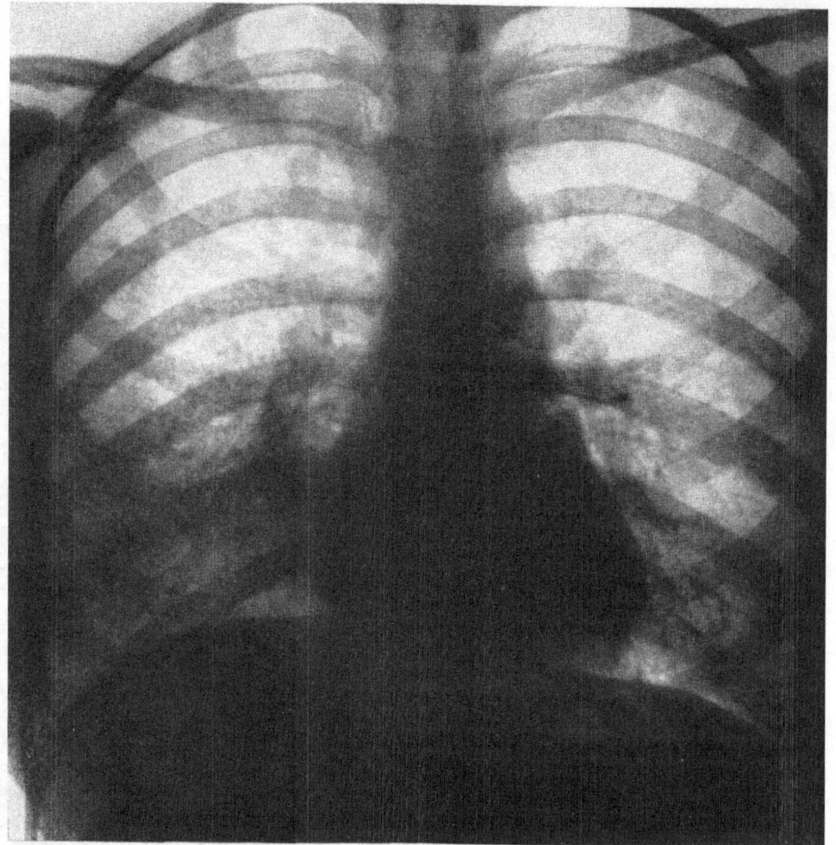

Abb. 16. Hämatogene Streuungstuberkulose vorwiegend der Unterlappen.

Oberlappen, sondern in die Unterlappen erfolgt. Als Beispiel hierfür mögen die beiden folgenden Krankengeschichten herangezogen werden.

Fall 10. Das 17jährige Modistenlehrmädchen C. W. gelangte am 31. Jänner 1948 an der Abteilung zur Aufnahme. Ihre Mutter war an Lungentuberkulose gestorben und deren Schwester leidet noch immer an derselben Krankheit. Sie selbst ist seit dem sechsten Lebensjahr in Beobachtung der Lungenfürsorge. Bis zum 15. Lebensjahr wurde nie etwas bei ihr festgestellt.

Im April 1946 aus bestem Wohlbefinden Hämoptoe, ohne daß ein pathologischer Lungenbefund nachher erhoben werden konnte. Im Oktober 1946 Temperatursteigerung bis 39°, nunmehr wurde im rechten Oberfeld ein zirka pflaumengroßes Infiltrat ge-funden, das in streifiger Verbindung mit dem verbreiterten rechten Hilus steht. Sie war daraufhin zwei Monate auf der Baumgartnerhöhe, wo dieser Befund bestätigt

wurde. Wir entnehmen den im November und Dezember 1946 aufgenommenen Röntgen-
filmen, daß in beiden Oberfeldern kleine Schattenfleckchen feststellbar waren. Sie fühlte
sich nach der Entlassung aus der Heilstätte wohl bis zum Tage der Aufnahme, an dem
eine Hämoptoe aufgetreten war.

Die fieberhafte Kranke, deren Temperatur in den ersten Tagen 38,5 erreichte,
vorübergehend später bis 39,5 anstieg, bot einen guten Kräfte- und Ernährungszustand.
Über der Lunge fanden sich normal breite Krönigsche Felder, die linke Basis
unverschieblich mit Turbanscher Verschleierung, kein eindeutiger Dämpfungsbezirk
außer links basal. Auskultatorisch konnte nur über der rechten Fossa supraspinata

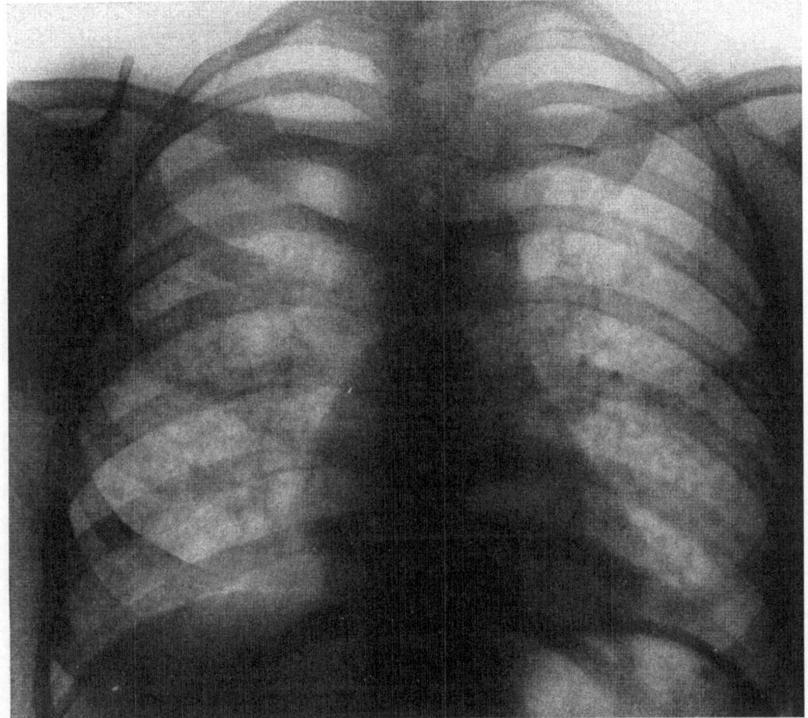

Abb. 17. Hämatogene Streuungstuberkulose mit auffallendem Freibleiben der Lungenspitzen.
(Aufnahme vom 9. 10. 1946.)

geringfügiges, feinblasiges, nichtklingendes Rasseln gefunden werden, über dem linken
Hilus etwas unreines Inspirium mit feinem pleuralem Knarren.

Mit dem Abklingen der Hämoptoe nach etwa zwei Wochen wurde auch die Temperatur normal. Leukozyten 8900 bei 10% Stabkernigen, 11% Lymphozyten und 14%
Monozyten. Die Senkung betrug 10 mm. Der Röntgenbefund der Lunge zeigt eine
disseminierte, kleinfleckige Streuung in beiden Lungen, und zwar rechts mehr als links,
mit auffallender Bevorzugung der Unterlappen.

Wir sind in der Lage, auf Grund der früheren Röntgenbefunde festzustellen, daß
der hier vorliegende, zweifellos hämatogene Streuungsprozeß seinen Beginn in den
Oberlappen genommen hat. Zuerst bestand ein Infiltrat, von dem es sich nicht entscheiden läßt, ob es als Primärtuberkulose oder als Frühinfiltrat zu deuten ist. Von
ihm ausgehend kam es zu einer kleinherdigen Dissemination in beide Spitzen. Erst
fünfviertel Jahre später entwickelte sich eine frische Streuungstuberkulose. Der dauernd
negative Sputumbefund muß neben dem so charakteristischen Röntgenbild (Abb. 16) die
Annahme rechtfertigen, daß hier eine hämatogene Streuung und nicht etwa eine bronchogene Aspiration im Anschluß an die Hämoptoe in die Unterlappen stattgefunden hat.

Fall 11. Am 17. Oktober 1946 gelangte die damals 29jährige Schneiderin M. K. an der Abteilung zur Aufnahme, aus deren Anamnese wir erfuhren, daß ihr Vater an Lungentuberkulose leidet, 1928: Polyarthritis nach vorhergehenden öfteren Anginen. Nach Tonsillektomie Rückgang der Erscheinungen. Seit vier Wochen Husten ohne Auswurf. Auf Grund eines in der Lungenfürsorge aufgenommenen Röntgenbefundes wird die Patientin eingewiesen.

Die etwas blasse und magere Patientin weist einen sehr dürftigen physikalischen Befund auf. Während der der Spitzen normal ist, insbesondere die Krönigschen Felder gleich breit sind, findet sich im Mittelfeld hinten eine geringe Schallabschwächung,

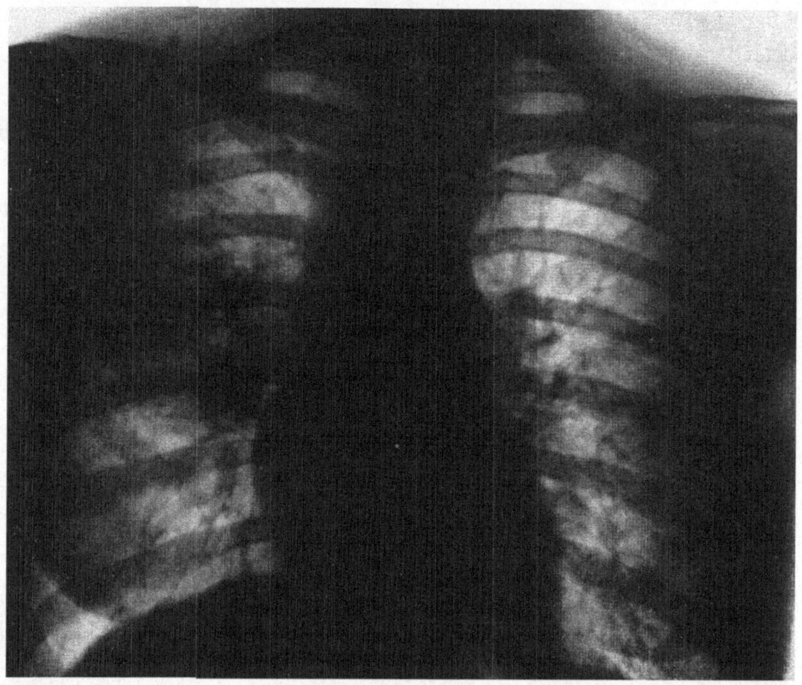

Abb. 18. Dichtere konfluierende Herde im rechten Mittelfeld (2. 1. 1947).

die sich nicht scharf begrenzen läßt. Auskultatorisch findet sich über der ganzen Lunge normales Vesikuläratmen. Die Temperaturen sind dauernd subfebril bis 37,5, die Senkung 21 mm. Die Leukozyten betrugen 7200 mit 8% Stabkernigen und 30% Lymphozyten. Das Sputum bei wiederholten Untersuchungen negativ. Erst der Röntgenbefund (Abb. 17) bringt hier eine Klärung. Er zeigt bei freien Spitzen und Oberfeldern im rechten Mittelfeld, der Basis des Oberlappens angehörend, eine nicht sehr dichte, mehr netzartige Infiltration bis zum Hilus ohne Zerfallserscheinungen. Auch links ist eine fleckige Verdichtung der perihilären Lungenpartien feststellbar, bei vermehrter Struktur im Unterlappen.

Dieser an und für sich für Tuberkulose keineswegs typische Befund blieb durch mehr als drei Monate, während der sich die Kranke auf der Abteilung befand, vorerst unverändert, nur stiegen die Temperaturen in der Folge eher etwas an. Eine Auswertung mit Tuberkulin zeigte eine Reaktion bei IV.

Bei einer am 20. Dezember vorgenommenen Durchleuchtung zeigte sich eine Zunahme weicher, wolkiger Herde beiderseits. Unter Bettruhe wurde die Temperatur allmählich gegen Anfang Februar normal und die Patientin verließ die Abteilung mit dem unverändert hohen Senkungswert von 20 mm.

Elf Tage später ließ sie sich wieder aufnehmen. Nunmehr zeigte sich parahilär rechts die Infiltratbildung dichter, Abb. 18, auch waren jetzt deutlich fein- und mittelblasige Rasselgeräusche in der Gegend des rechten Hilus und am Angulus scapulae hörbar. Obzwar weder röntgenologisch Zerfallserscheinungen nachweisbar waren, noch das Sputum positiv war, entschlossen wir uns mit Rücksicht auf die offenkundige Progredienz des tuberkulösen Prozesses zur Anlegung des künstlichen Pneumothorax, der einen guten Lungenkollaps zur Folge hatte.

Wenige Wochen später war die Senkung auf 15 mm abgesunken. Wegen Aufnahme in die Heilstätte verläßt Patientin die Abteilung. Wie die drei nebenstehenden Röntgen-

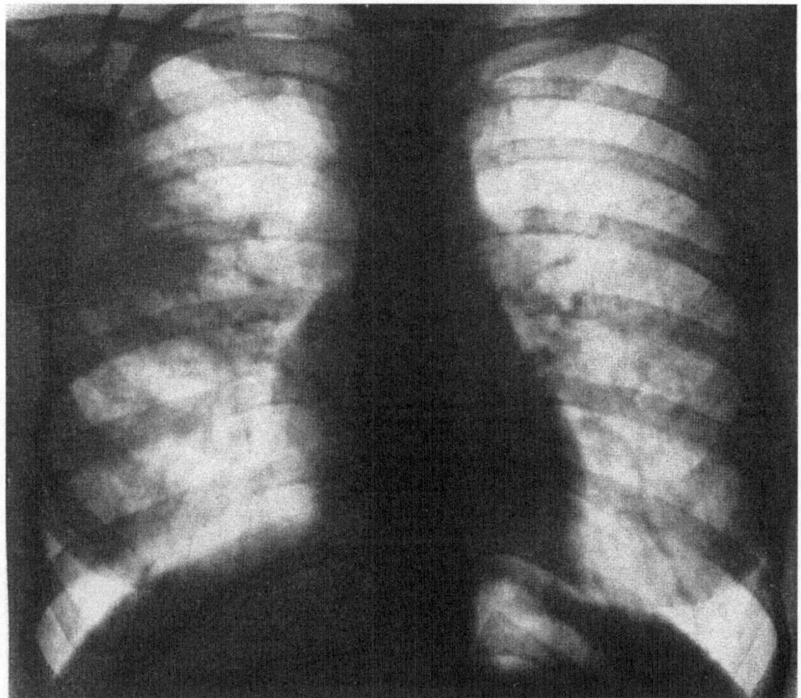

Abb. 19. Weitgehende Rückbildung der hämatogenen Streuherde und Dichterwerden der Infiltration im rechten Mittelfeld (26. 2. 1947).

bilder zeigen, hatte es sich also bei dieser Patientin zweifellos um eine hämatogene Dissemination des tuberkulösen Prozesses in beide Lungen mit Bevorzugung der basalen Partien gehandelt. Der hämatogene Charakter des Prozesses kommt auf dem ersten am 9. Oktober aufgenommenen Röntgenfilm (Abb. 17) gut zur Ansicht. Die am 2. Jänner 1947 verfertigte Aufnahme (Abb. 18) läßt besonders die Infiltration im rechten Mittelfeld dichter erscheinen und zeigt nicht mehr so eindeutig den ursprünglich hämatogenen Charakter. Und dieser tritt noch mehr zurück in dem Röntgenfilm vom 26. Februar 1947 (Abb. 19), der ebensogut als ein ausgedehnteres Frühinfiltrat mit einzelnen Streuherden gedeutet werden könnte. Wir sehen auch aus diesem Fall, daß bei älteren, zur cirrhotischen Induration neigenden Prozessen ihre Pathogenese röntgenologisch durchaus nicht eindeutig geklärt werden kann, wenn man nicht in der Lage ist, die Entwicklung des Prozesses durch entsprechende Röntgenserien zu verfolgen.

Die hämatogene Entwicklung der kleinherdig-disseminierten, fibrös-produktiven Lungentuberkulose bringt es mit sich, daß wir bei ihr auch extrapulmonale tuberkulöse Herde, somit sogenannte chirurgische Tuberkulosen, als Komplikation finden, wie eine Knochen- oder Gelenkstuberkulose, dann die Nierentuberkulose, eine solche des Genitales, eine Nebennierentuberkulose mit A d d i s o n schem Symptomenkomplex. Oft treten die chirurgischen Manifestationen der Tuberkulose in den Vordergrund und der Lungenbefund wird vielfach erst gefunden, wenn der Verdacht auf die spezifische Natur des vorliegenden Gelenks- oder Knochenprozesses zur Vornahme einer Lungenuntersuchung drängt. Wie bei der Tuberkulose überhaupt, so sehen wir auch bei der Tuberculosis fibrosa densa, daß das A r b e z - P i e r y sche Gesetz, demzufolge alle tuberkulösen Herde im Organismus die gleiche Tendenz zur Pro- oder Regression besitzen, durchaus keine Allgemeingültigkeit hat, denn nur allzuoft ist der Lungenbefund ein durchaus stationärer und inaktiver, während der extrapulmonale, tuberkulöse Prozeß fortschreitende Verkäsung aufweist. So wie das Vorliegen einer chirurgischen Tuberkulose dazu zwingt, nach einem vermutlich hämatogenen spezifischen Lungenprozeß Ausschau zu halten, so verpflichtet dieser, stets daran zu denken, daß periphere Herde irgendwo im Organismus lokalisiert sein können und man wird daher rechtzeitig auch scheinbar unbedeutende Klagen der Patienten genau überprüfen müssen, um beginnende Knochentuberkulosen oder andere chirurgische Manifestationen der Tuberkulose möglichst frühzeitig zu erfassen.

Phthisis fibro-ulcerosa.

Ein in seiner typischen Verlaufsform ziemlich klar umrissenes Krankheitsbild stellen jene Fälle von Phthise dar, die sich aus einer primär hämatogen entstandenen fibrös-produktiven Tuberkulose in der Weise entwickeln, daß es zu Zerfallserscheinungen innerhalb der meist dichtstehenden Herde kommt. Meist sind es Kranke schon in etwas höherem Alter, fünftes oder sechstes Lebensjahrzehnt, aus deren Anamnese wir erfahren, daß sie in jüngeren Jahren an einem Lungenspitzenkatarrh oder auch an einer exsudativen Pleuritis gelitten haben, in deren Gefolge dann ein Lungenprozeß festgestellt wurde, der aber stets geschlossen war und in der Folge keine nennenswerten Beschwerden mehr verursachte. Manchmal hören wir aber auch, daß der Patient niemals subjektive Beschwerden von seiten seiner Lunge hatte, wohl aber sei gelegentlich einer Röntgenuntersuchung oder etwa anläßlich des Eingehens einer Lebensversicherung ein eher alter und ausgeheilter Prozeß in den Lungenspitzen gefunden worden. Gelegentlich, aber durchaus nicht immer, finden wir in der Anamnese Momente, die eine Allgemeinschädigung des Organismus im Gefolge hatten, wie besonders typischerweise ein Ulcus des Magens oder Zwölffingerdarms, dann zeitlich bedingte Unterernährung, wie das nach beiden Weltkriegen so häufig als auslösende Ursache festzustellen war. Und schließlich ist es wohl das herannahende Alter, in dem die Vitalität des Organismus physiologischerweise nachzulassen pflegt und damit die Widerstandskraft gegenüber endogenen Reinfekten. Dies sei in der Beobachtung 12 dargestellt, die auch an Hand der Röntgenaufnahmen recht eindeutig den Übergang von der fibrösproduktiven Tuberkulose in die verkäsende Form der Phthise aufzeigen läßt, den Übergang der Tuberculosis fibrosa densa in den der Phthisis fibro-ulcerosa.

Fall 12. Am 20. März 1950 gelangte die 55jährige Oberadjunktenswitwe L. P. an der Abteilung zur Aufnahme. Ihre beiden Eltern waren an Lungentuberkulose gestorben, als sie selbst 6 bzw. 26 Jahre alt war. Auch ein Stiefbruder erlag dieser Erkrankung. Schon mit 16 Jahren begann ihre Lungenerkrankung mit einer initialen Hämoptoe, die sich in den nächsten Jahren häufig wiederholte. 1918 befand sie sich das erstemal in Spitalspflege, wobei sie Tuberkulin erhielt. Auch in den Jahren 1920 und 1928 machte sie eine Heilstättenkur mit. 1945 wurde sie wegen eines perforierten Ulcus ventriculi operiert. 1946 trat neuerdings eine Hämoptoe auf.

Der damalige Röntgenbefund lautete: Fibrös-produktive Tuberkulose in beiden Oberlappen mit frischeren Herden rechts infraclaviculär. Kein Anhaltspunkt für Zerfall. Vom Februar bis Mai 1948 hielt sie sich auf der Baumgartnerhöhe auf, der Sputumbefund war immer negativ. Als sich im Februar 1950 wiederum Blut im Sputum zeigte, wurde sie von der Lungenfürsorgestelle, die wieder einen negativen Sputumbefund erhoben hatte, auf die Abteilung eingewiesen.

Die in mäßig gutem Ernährungszustand befindliche, eher magere Patientin ist nicht nennenswert blaß, afebril. Ihr spärlicher Auswurf ist vorerst negativ. Die Trachea ist etwas nach rechts verzogen, das Krönigsche Feld rechts auf 1 cm eingeengt, links 3 cm. Basal beiderseits unverschieblich. Ziemlich ausgeprägte Dämpfung rechts bis zum vierten Brustwirbeldorn, links eine sichere Stufe nicht erkennbar. Über der rechten Spitze sehr reichliche, mittelblasige, klingende Rasselgeräusche, stellenweise von leicht gurgelndem Charakter bei bronchovesikulärem Atmen. Über dem Hilus rechts Krepitieren. Über der linken Spitze verschärftes Atmen mit vereinzeltem, feinblasigem, halbklingendem Rasseln. Das Herz denudiert. Die Senkung betrug 12 mm, es bestand eine auffallend hohe Tuberkulinallergie bis zur Verdünnung X.

Dieser seit 39 Jahren bestehende tuberkulöse Prozeß ist als hämatogen zu qualifizieren mit ausgesprochener Tendenz zur Cirrhosebildung, wobei die reichlichen Rasselgeräusche in der rechten Spitze hier für das Vorliegen von Bronchiektasien zu sprechen scheinen. Inwieweit die wiederholt beklagten Hämoptoen durch den tuberkulösen Prozeß selbst oder durch Bronchiektasienbildung zu erklären sind, mag dahingestellt sein.

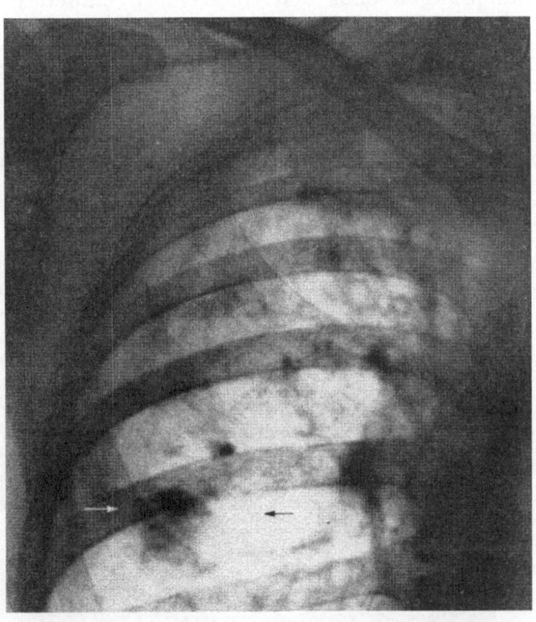

Abb. 20. Alter Herd im rechten Oberlappen (Aufnahme der Heilstätte Baumgartnerhöhe aus dem Jahre 1948).

Das in Abb. 20 gezeigte Röntgenbild stammt aus dem Jahre 1948 und wurde mir in liebenswürdiger Weise von der Heilstätte Baumgartnerhöhe überlassen. Wir sehen hier einen kirschengroßen Infiltrationsherd, der wohl nicht mehr als ganz frisch anzusehen ist, aber keinerlei Zerfallserscheinungen aufweist. Eine nunmehr bei uns vorgenommene Röntgenuntersuchung, Abb. 21, läßt an der Stelle dieses Herdes ein größeres, flächig-wolkiges Areal erkennen, das den Eindruck einer frischen exsudativen Herdbildung macht. Eine bei der Durchleuchtung nur undeutlich erkennbare Aufhellungszone innerhalb desselben läßt sich durch die Tomographie (Abb. 22) eindeutig als kleines Cavum verifizieren. Einige Wochen nach der Aufnahme wurde nunmehr erstmalig bei der Patientin ein positiver Sputumbefund erhoben.

Meist sind es eher magere Kranke, die über stärkeren Gewichtsverlust in den letzten Monaten zu klagen haben, die uns da begegnen. Die Haut ist meist etwas fahl, trocken und spröde, eine leichte Cyanose der Lippen, doch seltener ein typischer phthisischer Aspekt zeichnet sie aus. Nicht selten zeigen sich Zeichen muskulärer Übererregbarkeit, wie idiomuskuläre Wülste, nicht so selten sind geringere Grade von Trommelschlegelfingern oder doch Uhrglasnägel gerade bei dieser Form anzutreffen. Der physikalische Befund dieser Erkrankung ist vielfach kompliziert durch das Bestehen eines mehr minder hochgradigen

Emphysems, auch dort, wo wir diese Erkrankungsform schon in jüngeren Jahren antreffen, etwa im vierten Lebensjahrzehnt. Es ist ja eine bekannte Erfahrungstatsache, daß das Emphysem vor allem der auskultatorischen Erfassung phthisischer Veränderungen in der Lunge Schwierigkeiten in den Weg legt; weniger leidet darunter der Perkussionsbefund. Wir finden trotz des Emphysems selten einen faßförmigen Thorax, im Gegenteil, meist weisen diese Kranken einen asthenischen Habitus auf mit einem langen Brustkorb und spitzem epigastrischem Winkel. Die Krönigschen Felder sind meist beiderseits eingeengt, die Dämpfungen über den Oberfeldern eindeutig feststellbar, manchmal auch nur

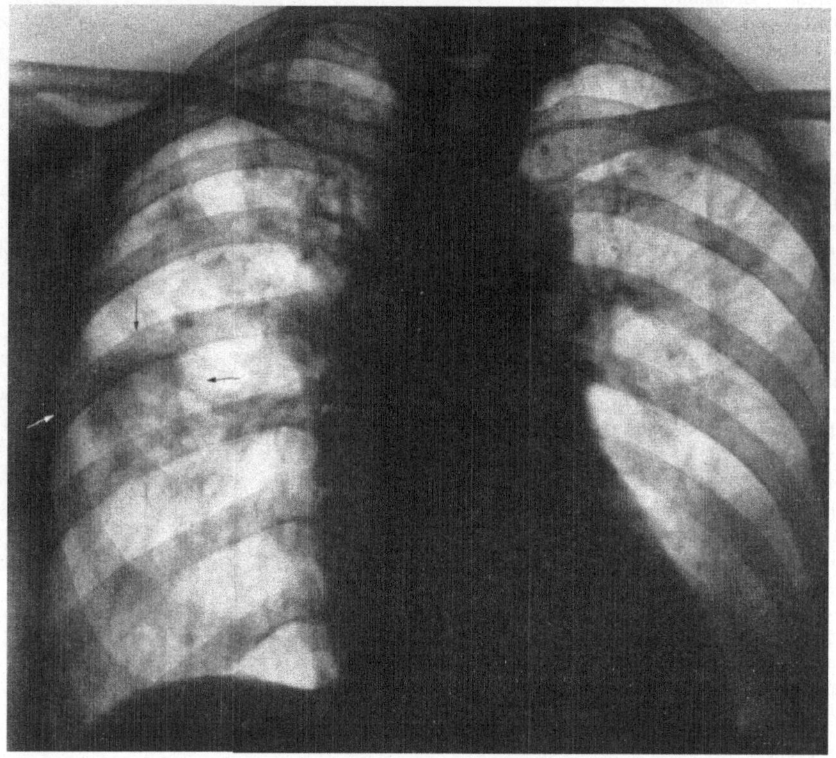

Abb. 21. Exacerbation im März 1950.

einseitig, charakterisiert durch die horizontalen oder leicht nach oben ansteigenden Grenzen. Der auskultatorische Befund kann sehr wechselnd sein. Vielfach finden wir ganz eindeutige Zeichen der Infiltration und Kavernenbildung: klingende Rasselgeräusche fein- und mittelblasiger Natur, Kavernenquietschen und gurgelndes Rasseln bei bronchovesikulärem und manchmal auch amphorisch betontem Atmen. Aber nicht so selten ist der Auskultationsbefund sehr dürftig; oft nur ein abgeschwächtes Atmen mit hauchendem Charakter über den Spitzen, über der übrigen Lunge die Zeichen des Emphysems, der hypersonore Schall basal, gelegentlich bronchitische Geräusche. Je nachdem, in welchem Stadium wir die Krankheit erfassen, zeigt sich die Temperatur fieberhaft, subfebril oder afebril. Der Sputumbefund ist wohl immer positiv, der Blutbefund meist wenig charakteristisch. Geringgradige Leukozytose mit Linksverschiebung neben durchaus normalen Blutbildern. Fast immer ist die Senkung nicht unerheblich beschleunigt.

Insbesondere bei den anauskultatorischen Formen sind wir in weitgehendem Maße auf die Röntgenuntersuchung angewiesen. Wir finden da in typischen Fällen vorerst einmal die Zeichen des disseminierten, fibrös-produktiven Lungenprozesses neben Zerfallserscheinungen. Die Kavernenbildung kann hier insoferne charakteristisch sein, als sogenannte Lochkavernen, das sind ringförmige Kavernen mit sehr dünner Wand, manchmal in der Mehrzahl, gefunden werden. Gelegentlich liegen diese Kavernen in fast normalem bzw. emphysematösem Gewebe, und es mag verständlich erscheinen, daß ein solches Loch in der Lunge ohne perikavernöses Infiltrat und ohne wesentliches Sekret auskultatorisch keine Erscheinungen macht. Manchmal fehlen auch die bei bronchogenen Kavernen sich findenden drainierenden Bronchien. Doch wäre es irrig anzunehmen, daß jede Kaverne mit dünnem Saum der hämatogenen Entwicklungsreihe ihre Entstehung verdankt. Wir finden gar nicht so selten nach zerfallenden Frühinfiltraten auch dünnwandige Kavernen. Neben dieser Form der ulcerösen Phthise mit größeren dünnwandigen Kavernen aber sehen wir auch wieder Fälle, wo in dichter disseminierten, meist mehr hartfleckigen Infiltrationsbezirken hellere Stellen auftreten, deren Identifizierung als Kavernen insofern nicht ganz leicht ist, da ja Emphysemblasen bei derartig

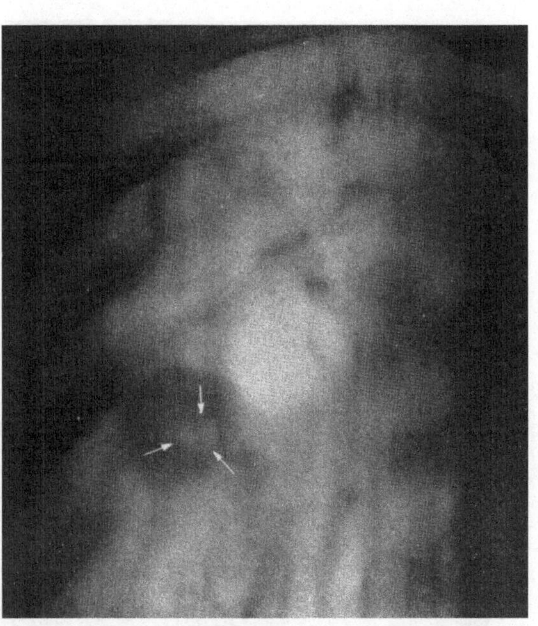

Abb. 22. Tomogramm: Kleine Kaverne im Infiltrat.

alten Tuberkulosen anzunehmen sind; da entscheidet oft eindeutiger der Sputumbefund über den Zerfallscharakter des Prozesses als der Röntgenbefund. Neben den hartfleckigen und streifigen fibrös-produktiven Herdbildungen finden sich zumeist auch weichere Fleckschatten als Zeichen frischer exsudativer Herdbildung, die als bronchogene Streuung aus den vorhandenen Zerfallsprozessen gewertet werden müssen. Es ist klar, daß dadurch das röntgenologische Bild sich recht vielgestaltig zeigt und es wirft sich die Frage auf, ob es nun immer möglich ist, die Pathogenese des tuberkulösen Geschehens aus dem Röntgenbild zu erkennen. Ich möchte diese Frage ganz entschieden verneinen. Und das gilt auch für den sonstigen klinischen Befund. Mag auch in einer nicht so geringen Zahl von Fällen die Entscheidung, ob ein phthisischer Prozeß sich aus einem Infiltrat in der Folge auf bronchogenem Wege entwickelt hat oder aus einer hämatogenen Verlaufsform, in typischen Fällen oft unschwer gelingen, so gilt dies nicht, wenn wir einmal einen ausgedehnteren Prozeß mit seinen Kavernen, alten und frischeren Herdbildungen, Streifenschatten vor uns haben, zumal da ja jeder kavernöse Prozeß die weitere bronchogene Streuung zwangsläufig in sich birgt. Ich halte es daher auch nicht für möglich, die Phthisis fibroulcerosa von der kommunen chronischen Phthise scharf abzugrenzen. Denn alle die Symptome, die für die eine und die andere Form als typisch angegeben

werden, lassen da vielfach im Stich. Wir finden die Zeichen der Kachexie bei
jeder chronischen Tuberkulose. Auch der Aspekt des Kranken gibt keinen
Aufschluß. Und das gleiche gilt vom physikalischen Befund, vom Temperaturverlauf, Blutbefund und Senkung, von Akuität und Chronizität des Verlaufes
und hat schließlich auch praktisch keine allzu große Bedeutung. Als Beispiel
einer derartigen Form sei Fall 13 angeführt.

Fall 13. Der 53jährige Straßenbahnschaffner I. R. kam am 4. Jänner 1949 an der
Abteilung zur Aufnahme. Seine Erkrankung reicht auf den ersten Weltkrieg zurück,

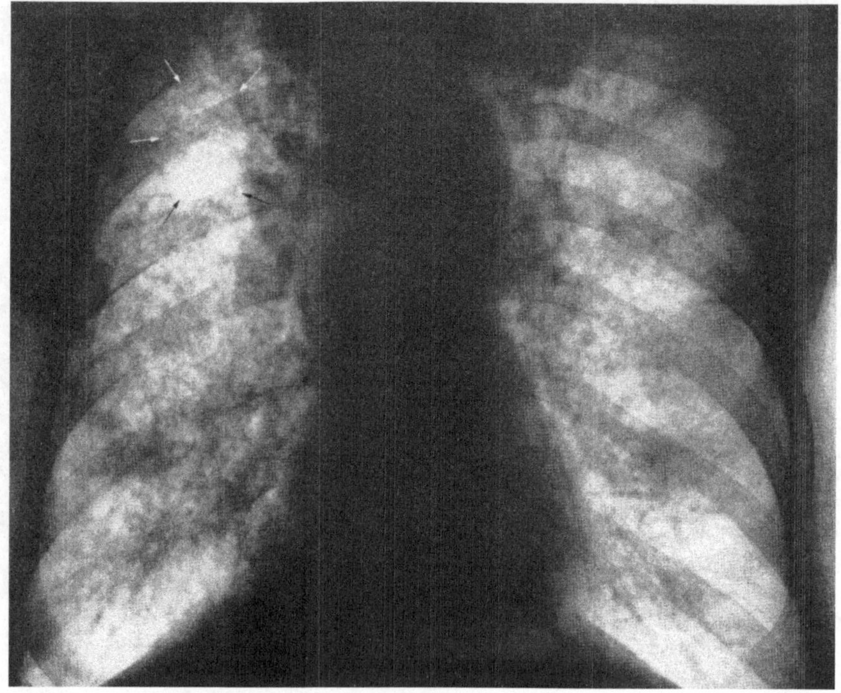

Abb. 23. Phthisis fibroulcerosa mit Kaverne im rechten Oberlappen (durch Pfeile bezeichnet).

seitdem er an katarrhalischen Erscheinungen von seiten der Lunge litt. 1927 befand
er sich durch drei Monate in der Heilstätte Strengberg und neuerlich für ebenso lange
Zeit im Jahre 1933. 1938 machte er eine Blinddarmoperation durch. 1941 Hernien-
operation. Im Juli 1945 mußte er wegen Verschlechterung seines Lungenbefundes im
Lainzer Krankenhaus aufgenommen werden, wo im rechten Oberlappen eine kirschgroße Kaverne festgestellt und ein Pneumothorax angelegt wurde. Dieser aber war
insuffizient und wurde nach zwei Monaten wieder aufgelassen. Im Anschluß daran
war Patient zwei Monate in der Heilstätte Grimmenstein. Seit zwei Jahren bestehen bei
ihm Beschwerden von seiten des Dickdarms mit zeitweise auftretenden Durchfällen.
Vor drei Tagen traten nun stechende Schmerzen in der linken Thoraxhälfte, Nachtschweiße und Fieber bis 38,2 auf, Erscheinungen, denen sich auch noch Atemnot zugesellte. Auch waren wieder stärkere Durchfälle zu verzeichnen, Gewichtsverlust, Appetitlosigkeit und Kopfschmerzen.
    Der abgemagerte und etwas blasse Patient zeigt deutliche Cyanose, die Haut schlaff
und trocken, auf Beklopfen idiomuskuläre Wülste. Der Thorax lang, flach, epigastrischer
Winkel spitz, Supra- und Infraclaviculargruben beiderseits eingesunken, Krönig rechts
$1^1/_2$, links $2^1/_2$ cm breit, Lungengrenzen tiefstehend, rechts unverschieblich, links mäßig
gut verschieblich. Beide Oberfelder schallverkürzt, rechts beim sechsten, links beim

fünften Brustwirbeldorn undeutliche Stufe. Über dem rechten Oberlappen Broncho-vesikuläratmen mit spärlichem klingendem und halbklingendem, feinblasigem Rasseln, am Hilus etwas Knacken. Über dem linken Oberfeld unreines Atmen mit spärlichem Subkrepitieren nach Husten. Über beiden Basen abgeschwächtes Atmen mit verlängertem Exspirium. Auch vorn Schallverkürzung in beiden Mohrenheimschen Gruben, rechts mehr als links mit spärlichem, feinblasigem, halbklingendem Rasseln nach Husten beiderseits. Herz vom Emphysem überlagert. Die Leber überragt den Rippenbogen um zwei Querfinger. Sonst im Abdomen kein palpatorischer Befund.

Der Temperaturverlauf war vorerst ein intermittierend febriler, 38° übersteigender. Die Senkung betrug 25 mm, das Sputum war positiv, der Blutbefund wies keine Besonderheiten auf.

Der Röntgenbefund (Abb. 23) zeigt nun ein sehr charakteristisches Bild. Schon die Anordnung der über die ganze Lunge zerstreuten Herde von wechselnder Größe und verschiedenem Alter mit stärkster Konfluenz in den Obergeschossen läßt die primär hämatogene Entstehung des Prozesses unschwer erkennen. Im rechten Oberfeld nun findet sich eine zirka walnußgroße Höhle mit dünnem Saum, die bei der Durchleuchtung allerdings viel besser zu sehen ist als auf dem Film. Desgleichen auch der abführende, drainierende Bronchus. In der linken Spitze aber bestehen einzelne kleine Aufhellungsherde und ebenso im rechten Untergeschoß, verdächtig auf kleinkavernösen Zerfall. Im Zusammenhalt mit der Anamnese sehen wir also hier sich ein tuberkulöses Krankheitsbild entwickeln, das auf Jahrzehnte zurückreicht. Vermutlich im ersten Weltkrieg seinen Beginn nehmend und bis zum Jahre 1933 Heilstättenbehandlung erfordernd. Dann scheint der Prozeß stationär geblieben zu sein und den Patienten nicht ernstlich behindert zu haben. Im Alter von 50 Jahren aber kam es zur Exacerbation der alten Tuberculosis fibrosa densa bzw. diffusa. Wir können hierfür sowohl die Ernährungsschäden des Krieges als auch das natürliche Alter, wahrscheinlich aber beides zusammen als auslösende Ursache betrachten.

Neben dem Lungenbefund stand auch das Darmleiden des Patienten im Vordergrund der subjektiven Erscheinungen. Selbstverständlich mußte in erster Linie an eine Darmtuberkulose gedacht werden. Doch konnte der Röntgenbefund keinerlei eindeutigen Nachweis einer ulcerösen Enterophthise erbringen. Auch im Stuhl konnten keine Bazillen nachgewiesen werden.

Nachdem das Fieber 14 Tage lang unverändert geblieben war und die Durchfälle auf eine Tannalbintherapie und Diät keine Besserung zeigten, wurde mit einer Streptomycinbehandlung von 1 g täglich begonnen. Nach zirka 12 g war die Temperatur zur Norm abgesunken, die Stühle hatten sich normalisiert. Nach 30 g Streptomycin wurde wegen stärkerer Schwindelerscheinungen die antibiotische Therapie abgebrochen und Patient verließ am 2. März auf eigenen Wunsch die Abteilung, ohne daß die Streptomycinbehandlung am Lungenbefund irgend etwas geändert hätte.

Wie wir in Erfahrung brachten, ist er im August seinem Leiden erlegen.

Der Fall ist nicht nur wegen seines typischen Verlaufes für das Krankheitsbild der Phthisis fibro-ulcerosa sehr charakteristisch, er zeigt daneben die auch sonst wiederholt von uns gemachte Beobachtung, daß Durchfälle bei Phthisikern auf Streptomycin sehr prompt reagieren, mag auch der exakte Nachweis der Darmtuberkulose nicht gelingen.

Die früher geschilderte Verlaufsform des hämatogen sich entwickelnden, anfangs als fibrös-produktive Tuberkulose imponierenden Prozesses darf aber nicht als strenge Regel hingestellt werden in dem Sinn, daß jede Phthisis fibro-ulcerosa in der Jugend ihren tuberkulösen Spitzenprozeß akquiriert, der dann jahrelang stationär bleibt, um erst im beginnenden Alter unter den Zeichen des Zerfalls Rezidiverscheinungen aufzuweisen. Vielfach ist die Entwicklung eine mehr kontinuierliche, wir sehen auch schon in jüngeren Jahren, bald nach dem Auftreten der ersten disseminierten Herde, das Sputum positiv werden, ohne daß noch eindeutige Kavernensymptome nachweisbar wären. Neumann nannte diese Form Phthisis fibrosa densa. Die weitere Entwicklung solcher Prozesse kann sich natürlich sowohl auf hämatogenem Wege, wie auf dem der bronchogenen Streuung vollziehen. Wie schon früher betont, ist die Abgrenzung der bronchogenen von der hämatogenen Phthise nicht immer aus dem klinischen wie auch dem Röntgenbefund eindeutig durchführbar. Sie ist aber insofern von einem gewissen Interesse, als die Entwicklung des tuberkulösen Prozesses unsere Indikationsstellung zur Kollapstherapie, vor allem aber die Aussichten derselben beeinflußt. Denn meistens wird ein älterer hämatogener, tuberkulöser Prozeß der Oberlappen stärkere pleurale Verwachsungen im Gefolge haben und demgemäß die Aussichten, einen genügenden Kollaps durch den künstlichen Pneumothorax zu erzielen, stark vermindern. Weiters ist ja die Einseitigkeit bei diesen Formen von vornherein nicht gegeben. Und wenn auch Kavernen auf der sogenannten besseren Seite nicht nachweisbar sind, so ist es meist recht schwierig, die Inaktivität der vorhandenen Herdbildungen als gegeben anzunehmen. Und schließlich müssen wir uns klar sein, daß ein künstlicher Pneumothorax in gar keiner Weise hämatogene Streuungen aus einem Lymphknoten unterbinden kann. Trotzdem kann ich mich der Auffassung K u t s c h e r a s nicht anschließen, der jede Form der „multizentrischen" (= hämatogenen) Tuberkulose als für die Pneuanlegung ungeeignet erklärt. Dort, wo wir wirklich nur auf einer Seite Zerfallserscheinungen haben, ist auch bei der hämatogen entstandenen Phthise die Anlegung des künstlichen Pneumothorax indiziert, wobei der hämatogenen Streuungstendenz des Prozesses durch gleichzeitige Streptomycinbehandlung zu begegnen ist. Daß bei diesen vielfach schon in höherem Alter befindlichen Patienten auch des begleitenden Emphysems wegen der künstliche Pneumothorax oft nur schlecht vertragen wird, darüber wird im Kapitel Kollapstherapie noch nachzulesen sein.

2. Akute hämatogene Tuberkulose.

a) Miliartuberkulose.

Ein Krankheitsbild, das klinisch gut charakterisiert und im allgemeinen in seinem Verlaufe ein ziemlich einheitliches Gepräge erkennen läßt, ist die akute Miliartuberkulose. Freilich muß man pathogenetisch verschiedene Möglichkeiten der Entstehung in Betracht ziehen, je nachdem, wo der Einbruch der Tuberkelbazillen in die Blutbahn erfolgt. Sitzt der Herd fernab der Lunge, etwa in einem tuberkulösen Lymphom oder in einer Caries oder in der Niere, so wird bei Einbruch in die Vene die Masse der Bazillen in den rechten Vorhof und von hier durch die Arteria pulmonalis in die Lungen erfolgen und in dieser eine ziemlich gleichmäßige Aussaat in den Kapillaren zur Folge haben. Ein gleiches Bild wird der Einbruch in den Ductus thoracicus machen. Diese Gruppe stellt die häufigste Erscheinungsform der Miliartuberkulose dar. Seltener ist der Einbruch in ein arterielles Gefäß. Handelt es sich etwa um die Aorta, so wird es darauf ankommen, ob dies vor dem Abgang der Anonyma oder der Carotis sinistra erfolgt, da in diesem Fall eine Einschwemmung von Bazillen in das Gehirn eine meist rasch tödlich verlaufende Meningitis tuberculosa zur Folge haben wird. Ist dies nicht der Fall, so wird das Krankheitsbild oft schwer zu deuten sein, da jetzt natürlich die Hauptmenge der Bakterien im großen Kreislauf abgefangen wird und nur ein Teil nach Passieren des Kapillarnetzes in die Lungen gelangt. Auch bei Einbruch von Bazillen in einen Ast der Vena pulmonalis besteht natürlich die Gefahr des Auftretens einer tuberkulösen Meningitis. Kommt es aber zu einem Einbruch in einen Ast der Pulmonalarterie, so wird meist keine allgemeine Miliartuberkulose entstehen, sondern eine auf das Versorgungsgebiet dieses Gefäßes sich beschränkende hämatogene Streuungstuberkulose. Auch kommen konstitutionelle Momente bei der Entwicklung der Miliartuberkulose ebenso in Frage wie individuelle Verschiedenheiten in der Gefäßweite und Gefäßverteilung. Ein ganz wesentliches Moment stellt natürlich die Intensität des Einbruches dar, ob wir es mit einem massiven oder nur spärlichen Einbruch, der sich über längere Zeit erstreckt, zu tun haben. Damit ist es auch klar, daß wir hier wie überall bei der Tuberkulose mit ganz unscharfen Grenzen zwischen den einzelnen Krankheitsbildern zu rechnen haben. So bemerkenswert es ist, daß die akute allgemeine Miliartuberkulose — wenn wir

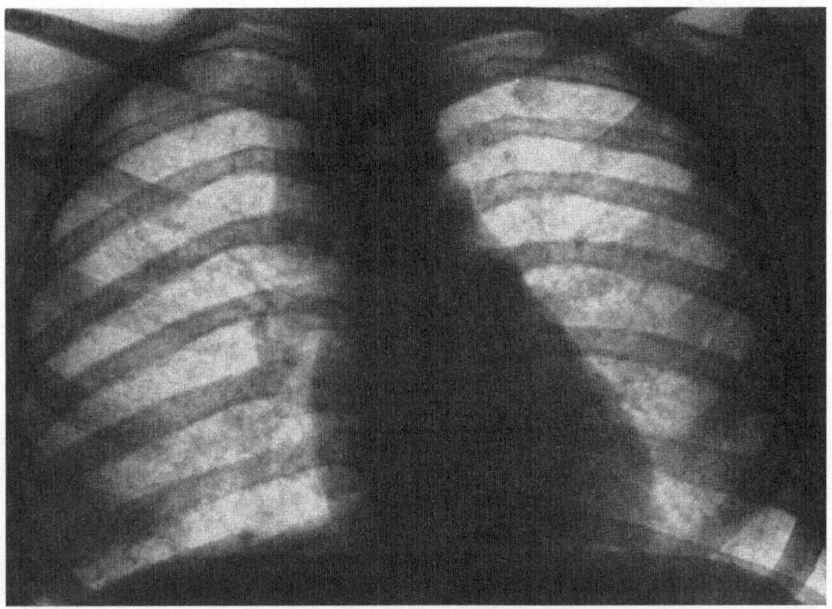

Abb. 24. Miliartuberkulose.

vorläufig von der Streptomycintherapie absehen wollen — ein fast immer tödlich verlaufendes Leiden ist, so unklar bleibt die Feststellung der Grenze, wo die Intensität der hämatogenen Aussaat nicht tödlich verlaufen muß, sondern einer spontanen Ausheilung befähigt ist. Denn daß auch röntgenologisch einwandfrei als Miliartuberkulose feststellbare hämatogene Streuungen in den Lungen in seltenen Fällen auch ohne Streptomycintherapie einer Ausheilung fähig sind, ist eine wiederholt beschriebene Erscheinung. So möchte ich glauben, daß der nachfolgende Fall 14 zu der Zeit, als mit einer Streptomycinbehandlung begonnen wurde, sich bereits in einem Zustand der Remission befand, eine Spontanheilung auch ohne das Antibiotikum hätte erfolgen können.

Fall 14. Die 16jährige Hilfsarbeiterin M. M. kam am 31. Mai 1948 mit der Angabe zur Aufnahme, daß sie an Müdigkeit, Mattigkeit, Appetitlosigkeit und zeitweisem Stechen auf beiden Brustseiten leide. Nach 14tägigem Krankenstand aber versuchte sie wieder zur Arbeit zu gehen, doch schickte man sie nach Hause, da vor allem die Blässe ihres Gesichtes auffiel. Nun stellte sich Fieber ein und an den Unterschenkeln traten kleine, kirschkerngroße, rote Flecke auf, die zehn Tage anhielten.

Ende April gesellte sich hierzu eine Rötung und Schwellung im Bereiche der Sprunggelenke, die bei Bewegung schmerzten. Nachdem die Gelenkserscheinung und auch die Temperatur nach drei Wochen abgeklungen waren, wurde sie zur Röntgenuntersuchung geschickt und in der Folge auf die Abteilung eingewiesen.

10*

Die etwas blasse Patientin wies bei der physikalischen Untersuchung einen so gut
wie negativen Befund auf. Auch war ihre Temperatur normal. Die Leukozyten betrugen
10.300 bei normalem Differentialblutbild, die Senkung 28 mm. Nur der Röntgenbefund
ließ hier das Vorliegen einer Miliartuberkulose erkennen, wie das Röntgenbild, Abb. 24,
zeigt. Die paratracheale Drüsenschwellung läßt vermuten, daß die Miliartuberkulose
gleichzeitig mit einem Erythema nodosum sich im unmittelbaren Anschluß an die
Primärtuberkulose entwickelt hat. Vom 4. Juni bis 17. Juli erhielt Patientin nun täglich
1 g Streptomycin, im ganzen 42 g. Ein am zehnten Behandlungstag auftretendes
Exanthem von kleinfleckigem Charakter im Bereiche des Abdomens, der Ober- und

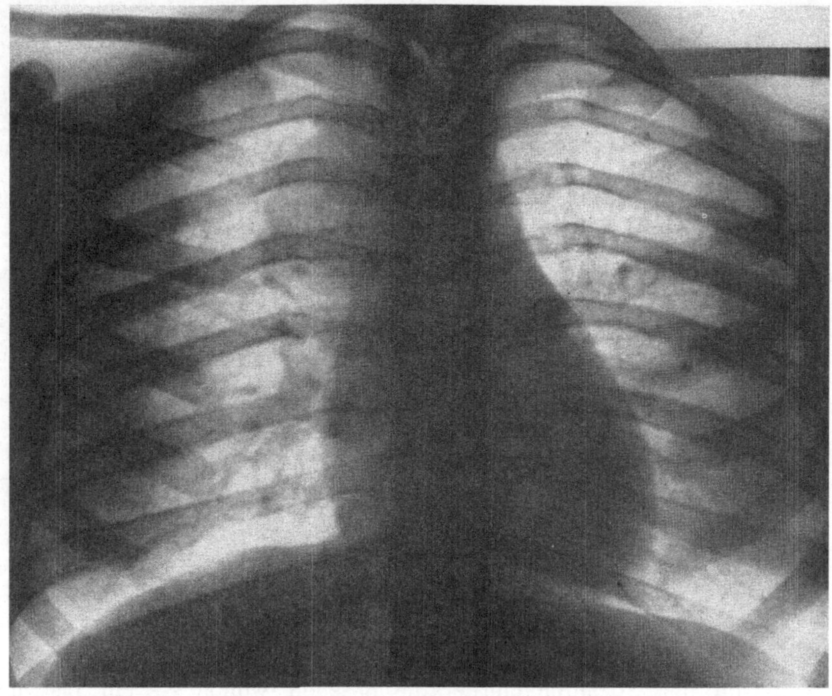

Abb. 25.   Nach 51 g Streptomycin.

Unterschenkel, das nach vier Tagen wieder abgeklungen war, veranlaßte uns, die Behandlung abzubrechen. Nach Beendigung derselben war bereits ein wesentlicher Rückgang in der Granulierung der Lunge festzustellen, doch war die Senkung erst auf
19 mm abgesunken. Patientin blieb vorerst ohne Therapie. Als anfangs September die
Senkung wieder 25 mm zeigte, obwohl um diese Zeit ein weiterer Rückgang der miliaren
Streuung im Röntgenbild eindeutig feststellbar war, wurde durch neun Tage neuerdings
je 1 g Streptomycin gegeben.

Als Patientin am 15. Oktober die Abteilung verließ, waren auf dem Röntgenbild
(Abb. 25) die miliaren Herde nicht mehr erkennbar, wohl aber noch die knotige Drüsenschwellung rechts paratracheal. Derselbe Befund wurde im Februar 1949 und im Juli
1949 bei einer Kontrolluntersuchung erhoben.

Im allgemeinen ist der Beginn der Miliartuberkulose meist ein schleichender,
doch kann mitunter auch ein plötzlicher Fieberanstieg das klinische Bild einleiten. Meist gehen Müdigkeit, Kopfschmerzen, Schwindel, Appetitlosigkeit und
Abmagerung mit den sich bald einstellenden Temperatursteigerungen einher.
Es kommt zu einem typhusähnlichen Bild, manchmal mit einer Continua,
manchmal aber mit stark remittierendem Fiebertypus. Stets ist der Puls stark

beschleunigt und so gut wie immer die Frequenz der Respiration erhöht. Alsbald macht sich eine mehr weniger starke Cyanose bemerkbar, die mit der zunehmenden Blässe des Gesichtes kontrastiert. Auch ohne meningeale Symptome werden intensive Kopfschmerzen häufig beklagt. Manchmal besteht Lichtscheu, gelegentlich eine Hauthyperästhesie an der Thoraxwand.

Der physikalische Lungenbefund ist bei typischer Miliartuberkulose nach meiner Erfahrung ein vollkommen negativer, so lange eben wirklich nur kleinste miliare Herdchen in der Lunge vorhanden sind. Auch kann ich mich der Auffassung von Jousset und Neumann nicht anschließen, daß geringgradige pleurale Ergüsse als Teilerscheinung einer Miliartuberkulose häufig zu finden wären. Und ein gleiches gilt vom Milztumor. Er kann wohl als derb und scharfrandig gelegentlich gefunden werden, wird aber doch in der Mehrzahl der Fälle vermißt. Auch nur selten sind die Erscheinungen einer trockenen Pleuritis, charakterisiert durch feines pleurales Reiben und verursacht durch die Aussaat von miliaren Tuberkelknötchen in die Pleura, feststellbar.

Ein weiteres Symptom, das die Diagnose gerade gegenüber dem Typhus zu erschweren in der Lage ist, ist die Erscheinung der Leukopenie, die recht häufig bei Miliartuberkulose zu finden ist. Hier wird das Negativbleiben der Gruber-Widalschen Reaktion und der negative Züchtungsbefund aus dem Blut, sofern nicht der Röntgenbefund die Sachlage früher klärt, entscheidende Bedeutung gewinnen. Häufig findet sich im Harn eine geringe Albuminurie mit spärlichen Erythrozyten und gelegentlich einigen renalen Elementen. Der Sputumbefund ist negativ.

Der weitere Verlauf pflegt unbehandelt in typischen Fällen nach wenigen Wochen unter Bestehenbleiben der hohen Temperaturen, Zunahme der Dyspnoe, Kräfteverfall und zunehmender Blässe zum Tode zu führen. Nicht so selten tritt eine Meningitis hinzu, die dann oft in wenigen Tagen dem Leiden des Kranken ein Ende setzt.

Größere Schwierigkeiten kann die Diagnose bei älteren Leuten machen, zumal hier die Temperatur oft nur subfebrile Werte zeigt, die subjektiven Erscheinungen weniger ausgeprägt sind. Hierzu kommt, daß das kardiale Zustandsbild mit Stauungsinduration in der Lunge und pleuralem Transsudat bei Herzschwäche die Diagnose in andere Richtung zu leiten scheint. Erst die zunehmende Schwäche, Blässe und Abmagerung als Zeichen der schweren Intoxikation läßt im Verein mit den gelegentlichen Temperatursteigerungen den Verdacht auf das Bestehen einer Miliartuberkulose aufkommen.

Zu dem ja so typischen Röntgenbefund der akuten Miliartuberkulose möchte ich nur zwei Bemerkungen einschalten. Es ist mir nicht so selten aufgefallen, daß die als typisch beschriebene dichteste Aussaat der Herde in den apikalen Lungenpartien keineswegs immer anzutreffen ist, manchmal sind gerade die Spitzen die am schüttersten befallenen Partien. Von großer praktischer Wichtigkeit ist die Kenntnis des Zeitpunktes, in dem miliare Streuherde im Röntgenbild erkennbar werden. Daß in diesen Fällen stets nur ein sehr guter Film erforderlich ist und die Durchleuchtung allein im Stiche läßt, scheint mir zu betonen fast überflüssig. Eigene Erfahrungen, die mit denen in der Literatur verzeichneten durchaus übereinstimmen, ließen erkennen, daß es einige Zeit braucht, bis die miliare Aussaat im Lungenröntgenfilm erkennbar wird. Oft beginnt ja der Fieberanstieg bei der Miliartuberkulose ganz akut und damit ist die Dauer der Erkrankung auch exakt feststellbar; da braucht es nun mindestens drei Wochen, bis der Röntgenbefund das typische Bild erkennen läßt. Man darf sich also in seinen differentialdiagnostischen Erwägungen etwa gegenüber einem Typhus auf Grund eines in der ersten bis dritten Woche erhobenen negativen

Lungenröntgenbefundes noch nicht an der Diagnose Miliartuberkulose irre machen lassen, sondern muß die Röntgenuntersuchung eben wiederholen.

Neben der typischen Form der feinmiliaren Streuungstuberkulose zeichnet sich von dieser vor allem auch im physikalischen Befund ziemlich eindeutig das Bild der grobmiliaren Streuungstuberkulose ab. Dieses ist es, bei dem wir die von den verschiedensten Autoren beschriebenen auskultatorischen Erscheinungen finden, wie feinste krepitierende bis fein- und mittelblasige, klingende Rasselgeräusche oder aber bronchitische Geräusche, sei es trockener Natur, wie feines Giemen oder feuchte, aber nichtklingende Rasselgeräusche. Auch der Röntgenbefund dieser Fälle ist ein recht charakteristischer. Da sehen wir über die Lunge verstreut hämatogene Herde von verschiedener Größe, angefangen von den typischen, hirsekorngroßen miliaren Herden bis zu solchen von etwa Kirschkerngröße. Auch bei dieser Form kommt es natürlich auf die Ausdehnung des Prozesses an. Je dichter er ist, um so ungünstiger die Prognose. Auch ein Teil dieser Fälle ist einer spontanen Ausheilung fähig bzw. kann in eine mehr chronisch verlaufende Form übergehen und unter Zerfallserscheinungen einen phthisischen Charakter des Prozesses annehmen. Die Pathogenese der grobmiliaren Streuungstuberkulose erscheint mir durch die Feststellung H ü b s c h m a n n s, daß eine Frühgeneralisation zu einer grobmiliaren, eine Spätgeneralisation aber zu einer feinmiliaren führt, klinisch nicht ganz eindeutig geklärt. Beobachtungen bei Streptomycinfällen scheinen nämlich dafür zu sprechen, daß sich unter dem Einfluß dieser Behandlung aus einer feinmiliaren das Bild der grobmiliaren Streuung entwickeln kann.

Ist die allgemeine Miliartuberkulose eine ausgesprochen akute Form einer Tuberkulose, so stellt die grobmiliare Streuungstuberkulose in den Lungen bereits einen Übergang zu mehr chronisch verlaufenden Formen dar, ich möchte sie als subakute Tuberkulose bezeichnen. Auch dieses klinische Krankheitsbild ist durch einen meist länger dauernden fieberhaften Beginn gekennzeichnet, der manchmal eine gute Tendenz zur Normalisierung und einem Stationärbleiben des Prozesses aufweist. In anderen Fällen aber verläuft der Prozeß progredient, freilich nicht so rasch wie die akute Miliartuberkulose. Es kommt zur allmählichen Verkäsung und zum Zerfall der konfluierenden Herde und damit zur Bildung eines disseminierten phthisischen Prozesses subakuter Natur, der schließlich zum Exitus führt. Wie bei so vielen tuberkulösen Prozessen, verwischen sich dann auch hier die Grenzen zwischen hämatogen und bronchogen entstandenen Formen der Lungentuberkulose und wir haben bei weiter vorgeschrittenen Fällen, wenn es zum Zerfall der exsudativen Herde kommt und damit zur bronchogenen Ausbreitung, oft nicht mehr die Möglichkeit, die ursprüngliche Pathogenese des einzelnen Falles mit Sicherheit festzustellen, weil ja andererseits auch bei der akut bronchogen sich entwickelnden Phthise hämatogene Streuungen vorkommen.

Als Beispiel einer mehr chronisch verlaufenden grobmiliaren Streuungstuberkulose verweise ich auf den Fall 15.

Fall 15. Die 48jährige Hausbesorgerin M. T. kam am 26. Mai 1948 auf der Abteilung zur Aufnahme. Sie war bis anfangs Mai dieses Jahres stets gesund. Da traten Fiebersteigerungen auf, die die Patientin stark hernahmen, insbesondere sie nachmittags zwangen, das Bett aufzusuchen. Es machen sich heftige Kopfschmerzen bemerkbar, Schwächegefühl und Mattigkeit nehmen zu. Da sich auch Anorexie und Nachtschweiße einstellen, wird sie zur Röntgenuntersuchung geschickt und ihre Einweisung an die Abteilung veranlaßt.

Wir entnehmen dem am 20. Mai in der Wiener Gebietskrankenkasse aufgenommenen Röntgenbefund, daß beide Lungen von miliaren Herden durchsetzt sind ohne ausgesprochene Infiltratbildung.

Die im mäßigen Ernährungszustand befindliche Patientin zeigt deutliche Blässe, mäßige Dyspnoe und Andeutung von Nackensteifigkeit. Kopf nicht klopf- und druckempfindlich. Auch kein Kernig. Zunge feucht, nicht belegt. Patientin ist seit längerer Zeit schwerhörig. Thorax etwas faßförmig, eine eindeutige Dämpfung nicht feststellbar, leicht hypersonorer Tympanismus über beiden Lungen. Auskultatorisch: spärliches, feinblasiges, nichtklingendes und halbklingendes Rasseln disseminiert beiderseits. Die Temperatur überschreitet 39°, nur geringe Remissionen des Morgens. Leukozyten

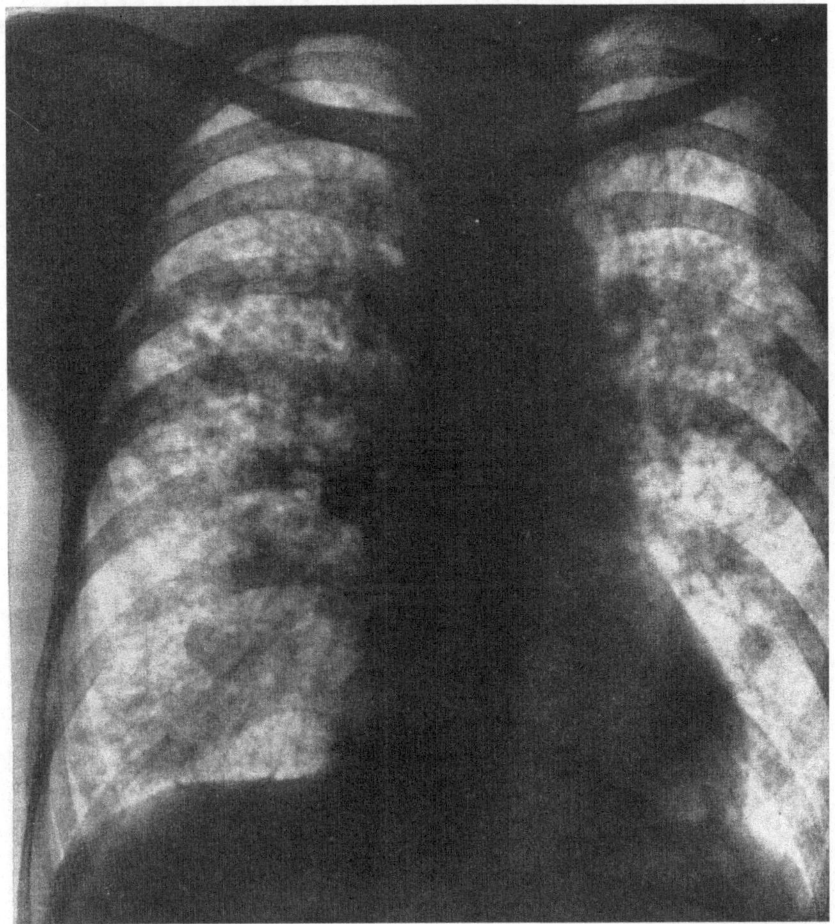

Abb. 26. Grobmiliare Streuungstuberkulose.

6300 bei 25% Lymphozyten. Senkung 27 mm, Augenhintergrund o. B. Wie der Röntgenbefund, Abb. 26, der Lunge zeigt, besteht eine grobmiliare Streuungstuberkulose. Der am 9. Juni angefertigte Film läßt die Konfluenz einzelner Herde deutlich erkennen. Der Sputumbefund ist vorerst negativ. Am 4. Juni wird mit einer Streptomycintherapie von 1 g täglich begonnen, der Temperaturverlauf wird hierdurch kaum beeinflußt. In den nächsten zwei Monaten erreichen die Temperaturen bis zum 12. August noch wiederholt 39°, doch wird das subjektive Befinden relativ rasch günstig beeinflußt. Da wir mit 1 g Streptomycin täglich so gar keinen Einfluß auf die Temperatur herbeiführen können, werden vorübergehend wieder 2 g täglich gegeben, doch bleibt auch dies ohne Wirkung. Am 2. August werden erstmalig Tuberkelbazillen im Sputum gefunden, ein Befund, der in der Folge anhält. Am 12. August wird nach 94 g Strepto-

T. Marie
Streptomycin, 2g.
Streptomyzin, 1g.

Streptomycin, 2g.
Streptomycin, 1g.

Streptomycin, 1g.
Streptomycin, 1g.

Streptomycin, 1g.

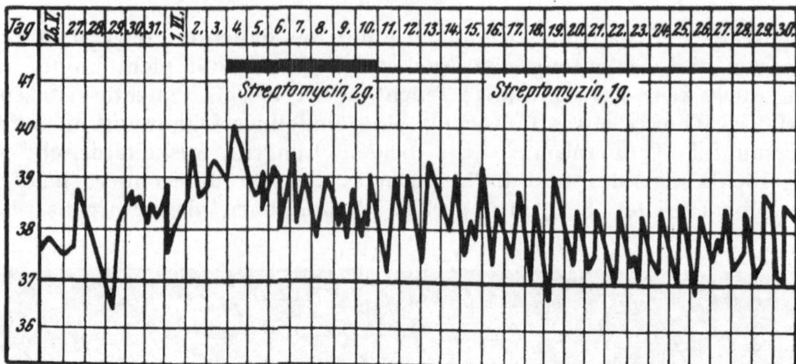

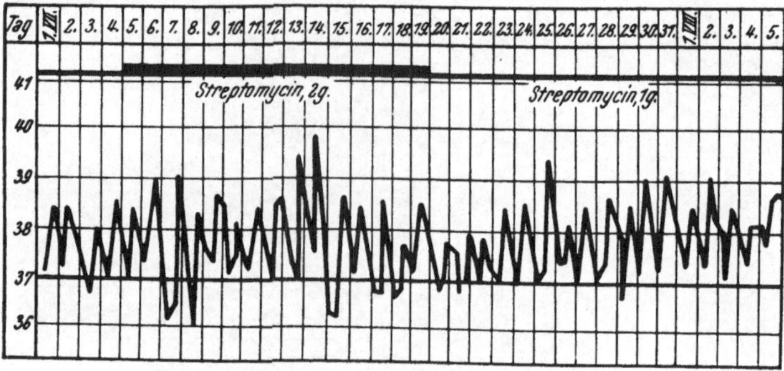

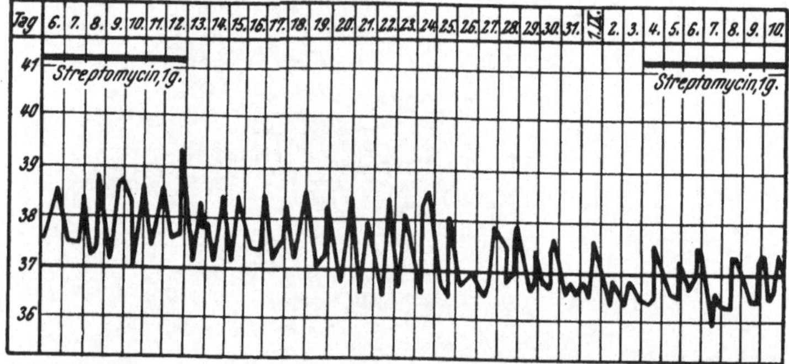

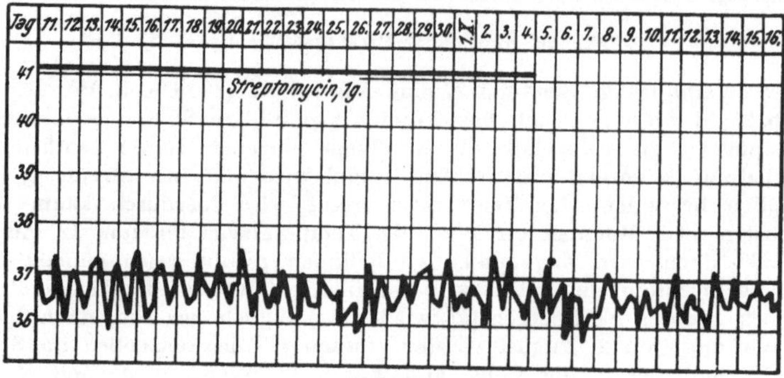

Abb. 27.

mycin diese Medikation vorläufig ausgesetzt. Der Röntgenbefund läßt einerseits eine gewisse Rückbildung der Herde erkennen, andererseits ist eine stärkere Konfluenz derselben zu einzelnen größeren Infiltraten nachweisbar. Der auskultatorische Befund hat sich nicht nennenswert verändert, doch nehmen die feinblasigen Rasselgeräusche nach Husten etwas klingenden Charakter an. Nach Aussetzen der Streptomycintherapie sind

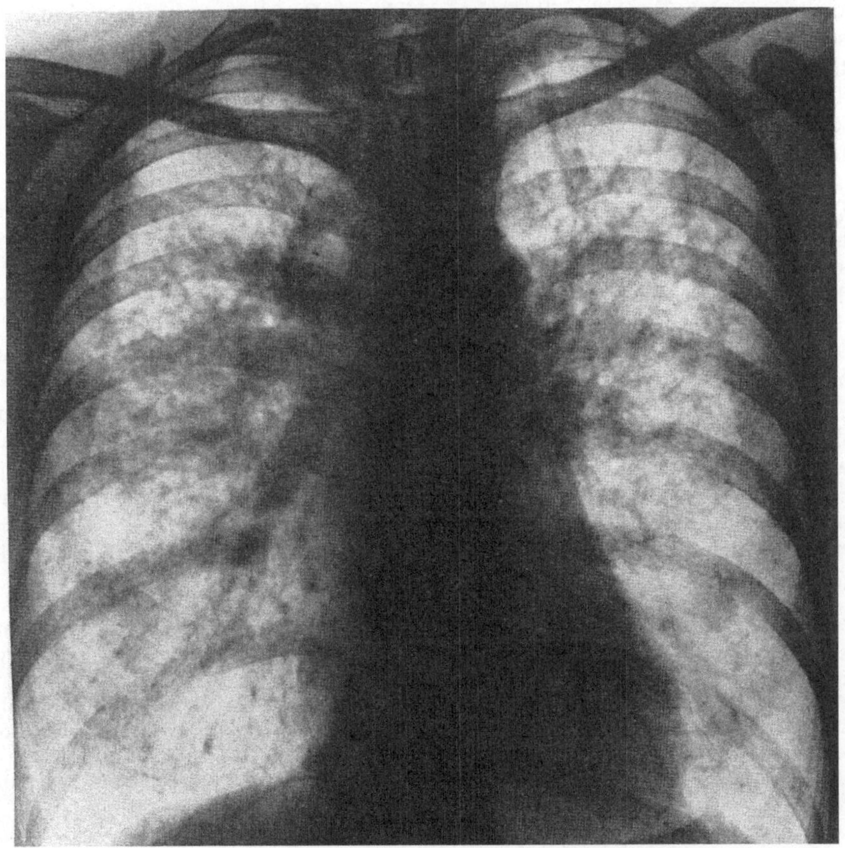

Abb. 28. Nach 4 Monaten Streptomycinbehandlung.

die Temperaturen vorerst nicht wesentlich anders, übersteigen vorerst noch 38,5, um dann allmählich abzuklingen und anfangs September an manchen Tagen nicht mehr 37⁰ zu überschreiten. Am 4. September wird wieder mit 1 g Streptomycin täglich begonnen. Der Temperaturverlauf ist in der Folge ein subfebriler. Am 4. Oktober wird die Streptomycinbehandlung eingestellt. Die Temperaturen überschreiten nunmehr nicht mehr 37,1. Das Sputum bleibt positiv, die Senkungsreaktion schwankt zwischen 20 und 27 mm. Am 16. Oktober ergibt die Auswertung mit Tuberkulin eine beträchtliche Allergie 1 : 10,000.000 intrakutan positiv. Es wird nunmehr eine Tuberkulinbehandlung angeschlossen. Patientin bleibt noch bis 19. Februar an der Abteilung. Die Temperaturen sind normal, das Körpergewicht hat von 47 auf 62 kg zugenommen. In der Folge ist auch das Sputum negativ. Die Temperatur blieb dauernd afebril, doch hatte Patientin bei der Entlassung noch eine Senkung von 22 mm. Einige Monate später hörten wir, daß in der Heilstätte Strengberg noch immer vereinzelt Bazillen im Auswurf gefunden wurden und die Senkung auf 18 mm abgesunken war. Den Röntgenbefund nach Abschluß der Streptomycinbehandlung gibt Abb. 28, die eine weitgehende Rückbildung der seinerzeit dicht disseminierten Herde aufzeigt.

b) Typhotuberkulose.

Im Zusammenhang mit der akuten hämatogenen Tuberkulose muß ein Krankheitsbild besprochen werden, das zwar klinisch eine Sonderform darstellt, wenn ihm auch pathologisch-anatomisch vermutlich kein einheitlicher Befund zugrunde liegen dürfte. Es ist dies die von L a n d o u z y als Typhotuberkulose oder auch Typhobacillose beschriebene. Durchaus mit Recht kann man dieser Namensgebung zustimmen; denn wir haben es hier mit einem Krankheitsbild zu tun, bei dem der Kliniker in erster Linie an das Vorliegen eines Abdominaltyphus zu denken hat. Ein hohes Fieber, meist als Continua beginnend, begleitet von einem Milztumor bei normalem Leukozytenbefund oder einer Leukopenie zwingt dieser Symptomenkomplex zur Anstellung der Untersuchung des Blutes auf Typhusbazillen sowie Vornahme der G r u b e r - W i d a l schen Reaktion, zumal da auch das schwere Zustandsbild des typhösen Charakters nicht entbehrt. Erst wenn in der ersten und zweiten Woche der W i d a l immer wieder negativ ist, müssen Zweifel an der Diagnose auftauchen und den Verdacht auf eine Typhotuberkulose oder eine Miliartuberkulose erwecken. Ergibt der Röntgenbefund das Bestehen miliarer Herde in der Lunge, so ist die Sachlage ja bald geklärt. Ist dies nicht der Fall, so muß an jene seltenen Formen der Miliartuberkulose gedacht werden, bei denen es durch Einbruch von Bazillen in den großen Kreislauf, etwa aus einem verkästen Lymphknoten in die Aorta, nicht zu einer Überschwemmung der Lunge und zur miliaren Streuung daselbst gekommen ist. Daß es sich hier um eine tuberkulöse Sepsis mehr weniger akuter Natur handelt, das zeigt der weitere Verlauf der Erkrankung, der nach kürzerer oder längerer Zeit irgendwo das Auftreten eines tuberkulösen Herdes klinisch wird feststellen lassen. Ein typisches Beispiel einer derartigen Erkrankung zeigt Fall 16.

Fall 16. Am 28. November 1947 gelangte ein ungarischer Flüchtling, der 24jährige Artist B. H., an der Abteilung zur Aufnahme. Aus seiner Familien- und Kindheitsanamnese nichts Bemerkenswertes.

Vor drei Wochen erkrankte er an den Erscheinungen einer Verkühlung mit hohem Fieber, mit geringen Schmerzen in der linken Brustseite, flüssige Stühle, Appetitlosigkeit, Gewichtsabnahme. Patient wies ein remittierendes Fieber bis 39,5 auf, machte einen schwerkranken Eindruck, doch war das Sensorium frei, Haut und sichtbare Schleimhäute blaß, die Zunge stark bräunlich belegt.

Der physikalische Lungenbefund ergab außer einer fehlenden Verschieblichkeit beiderseits mit handbreiter Turbanscher Verschleierung sonst normale perkutorische Verhältnisse. Auch der Auskultationsbefund war normal. Es bestand ein ziemlich derber, den Rippenbogen gerade überragender Milztumor. Die Leukozytenzählung ergab 5600 mit 8% Stabkernigen und Fehlen der Eosinophilen. Die Senkung betrug 28 mm. Der Röntgenbefund der Lunge ergab bis auf geringe Hilusverdichtungen normale Verhältnisse.

Der geschilderte Befund mußte naturgemäß in erster Linie an einen Abdominaltyphus denken lassen. Wenn auch keine ausgesprochene Leukopenie bestand, so waren doch die Diarrhoen, der Milztumor, die schwerbelegte Zunge in diesem Sinne verwertbar. Lediglich der Verdacht auf geringe pleurale Exsudation in beide Pleuren, der übrigens röntgenologisch nicht verifiziert werden konnte, mußte etwas gegen die Diagnose Typhus einnehmen. Als der Patient dauernd hoch febril blieb, vor allem aber die Widalsche Reaktion stets negativ und ebensowenig Typhusbazillen aus dem Blute züchtbar waren, mußten wir die Diagnose Typhus fallen lassen und den Fall als Typhotuberculosis Landouzy betrachten. Vorerst änderte sich nicht viel an dem Krankheitsbild. Erst drei Wochen später trat ein pleurales Exsudat links auf, das klar serös war. Keime nicht nachweisbar. Die Leukozyten waren unterdessen auf 9200 angestiegen, mit 4% Stabkernigen, 28% Lymphozyten und 1% Eosinophilen. Eine zu dieser Zeit vorgenommene Tuberkulinauswertung ergab eine negative Reaktion, selbst auf die Dosis 1 : 100. Ein Versuch, mit Sulfonamiden das Fieber zu beeinflussen, war völlig wirkungslos. Auch mit Pyramidon gelang es nur, die Temperatur um $1/_2^0$ herabzudrücken.

Eine am 10. Jänner 1948 vorgenommene Röntgenuntersuchung ergab zwar das Bestehen eines mächtigen pleuralen Ergusses links, der zu einer Verdrängung des Mediastinums geführt hatte, aber auf dem Film konnten keine miliaren Herde festgestellt werden. Der Erguß links mußte wegen Verdrängungserscheinungen abpunktiert werden. Mitte Februar tritt auch rechts ein Erguß auf, der dieselben Eigenschaften wie der linksseitige aufwies.

Anfangs März beginnt der Patient, der zunehmend kachektischer wird, über Schmerzen im rechten Unterbauch zu klagen, wobei eine stärkere Défense feststellbar wird. Auch tritt häufigeres Erbrechen auf. Eine unklare Resistenz im rechten Unterbauch gibt zur Differentialdiagnose Appendicitis-Ileocoecaltuberkulose Veranlassung. Bei der auf der chirurgischen Abteilung vorgenommenen Eröffnung des Abdomens zeigt sich epiperitoneal ein klarer Flüssigkeitserguß, der geruchlos ist. Bei der Eröffnung des Peritoneums reißt die Verklebung zwischen parietalem Peritoneum, der Bauchvorderwand und einem zehngroschenstückgroßem Loch eines gedeckt perforierten Ulcus der Coecalvorderwand ein. Bei der stumpfen Darstellung der Perforationsstelle mit dem Finger durch Lösung dicker fibrinöser Platten gelangt man in die freie Bauchhöhle, aus der sich grünlicher Eiter entleert. Einnähen des Ulcus nach Art einer Coecostomie in die Laparatomiewunde, Einlegen eines Streifens und Drains. Exitus einige Tage nach der Operation.

Bei der Obduktion zeigt sich das Peritoneum parietal schwielig mit der vorderen Bauchwand verwachsen. Im Unterbauch entlang des Colon sigmoideums und rechts entlang des Colon ascendens bis zur Leberpforte reichend ausgedehnte stercorale Peritonitis. Der übrige Magendarmtrakt bzw. dessen Serosa schwielig miteinander verlötet. Die Schwielen blaßgrau-weißlich, derb, von miliaren Knötchen durchsetzt. Im Coecum mehrfach quergestellte bis groschenstückgroße, teils fibrinös gelblich belegte, teils gereinigte Ulcerationen. Im oberen Sigma mehrere lenticuläre Geschwüre, wovon eines gut erbsengroß perforiert erscheint. Schwielige Perihepatitis und Perisplenitis tuberculosa. Leber und Milz von miliaren Tuberkeln durchsetzt, miliare Tuberkulose und parenchymatös-fettige Degeneration der Nieren. 700 ccm Hydrothorax links mit schwieliger Pleuritis beiderseits, miliare Tuberkulose beider Lungen, rechts stärker als links, hier die Lunge atelektatisch und bronchopneumonisch infiltriert. Verkäsung der bifurkalen und mesenterialen Lymphdrüsen.

Überblicken wir den Krankheitsverlauf, der sich über vier Monate allein an der Abteilung abspielte, so sehen wir, daß sich zu Beginn ein Symptomenkomplex gezeigt hat, der an einen Abdominaltyphus denken lassen mußte. Die völlig negativen bakteriologisch-serologischen Befunde und die lange Dauer des hochfieberhaften Zustandes mußte alsbald zu der Diagnose Typhotuberkulose überleiten. Der Umstand, daß die abdominalen Erscheinungen, die sich anfänglich nur durch einige Durchfälle gezeigt hatten, bald ganz in den Hintergrund traten, auch palpatorisch keinerlei Symptome diesbezüglich festzustellen waren, ließ es nicht zu, den primären Sitz der hier vorliegenden Tuberkulose im Bereiche der Peritonealorgane zu erkennen. Die ersten klinisch manifesten Erscheinungen der Tuberkulose stellte vielmehr die sich entwickelnde exsudative Pleuritis dar, die Suche nach vermuteten miliaren Herden in der Lunge blieb erfolglos. Erst sehr viel später machten die tuberkulösen Geschwüre des Darmes infolge Perforation und Ausbildung einer Peritonitis klinisch manifeste Erscheinungen und führten schließlich dadurch zum Tode. Der Fall zeigt, daß ein tuberkulöser Prozeß, der sich vermutlich zuerst in Lymphknoten abspielt, zu dem Symptomenbild der Typhotuberkulose führen kann, wobei die Lokalisation der Herde sich der klinischen Erkenntnis entzieht, wie im geschilderten Fall.

Der rein klinische Symptomenkomplex Typhotuberkulose ist also bedingt durch das Vorliegen eines hämatogen streuenden Herdes, wahrscheinlich meistens verkäsender Lymphknoten, deren Lokalisation sich der exakten klinischen Erfassung entzieht. In dem aufgezeigten Fall, der gerade seiner beginnenden abdominellen Erscheinungen wegen um so eher zur Diagnose Typhus verleiten mußte, ist der mesenteriale Sitz derselben wohl als wahrscheinlich anzunehmen, wenn auch bei der Obduktion verkäste Lymphknoten an der Bifurkation der Trachea gefunden wurden.

Stellt die Typhotuberculosis Landouzy, die ja nicht immer unmittelbar ihren Übergang in eine tödlich verlaufende Tuberkuloseform finden muß, sondern auch weitgehender Regression fähig ist, ehe klinisch eindeutige Manifestationen der Tuberkulose eintreten, eine hämatogene Streuungstuberkulose dar, so ist sie doch nicht gleichzusetzen mit der als Sepsis tuberculosa acutissima (S c h o l t z) beschriebenen Form der hämatogenen Tuberkulose. Ich habe zwar noch keinen derartigen Fall dieser seltenen Erkrankung gesehen, muß sie aber doch erwähnen. Es handelt sich hier um eine ganz foudroyante Überschwemmung des Organismus mit Tuberkelbazillen, die unter einem septischen Bild verläuft, in den Organen nicht das typische Bild der Miliartuberkulose, sondern das der septischen Entzündung erkennen läßt, deren Ätiologie erst durch den färberischen Nachweis der Tuberkelbazillen histologisch verifiziert wird.

Da die klinischen Symptome dieser Erkrankung keine charakteristischen sind, wird die Diagnose intra vitam zumeist nicht gestellt. Auch pathologisch-anatomisch wird man vielfach nur dann zu einer Klärung kommen, wenn der färberische Nachweis der Bazillen im Gewebe beschritten wird, denn im histologischen Bild überwiegt vor allem die Nekrose als Folge entzündlicher Veränderungen, während die typische Tuberkelbildung ganz fehlen kann, bzw. in den Hintergrund tritt. Man nimmt an, daß für dieses eigenartige Verhalten eine abnorme Reaktionslage des Organismus verantwortlich ist, bei der die Fähigkeit fehlt, eine spezifische Reaktion hervorzubringen, vielleicht bedingt durch eine Schwäche des retikulo-endothelialen Systems (L e i t n e r). Charakteristisch aber scheint die eigenartige Reizbeantwortung des Knochenmarks auf den bazillären Infekt zu sein. Dieses beantwortet die Schädigung durch den Bazilleneinbruch entweder mit einer ausgesprochenen Granulopenie oder mit einer myeloischen oder myeloplastischen Reaktion. Demgemäß kommen derartige Fälle unter der Diagnose myeloische Leukämie, Panmyelophthise oder Agranulozytose auf den Obduktionstisch. Auch mit aplastischer Anämie und Thrombopenien (hämorrhagische Purpura) kann das Knochenmark reagieren. Stets ist die Tuberkulinreaktion in solchen Fällen negativ.

c) Meningitis tuberculosa.

Unter den hämatogenen Streuungstuberkulosen muß wohl die Meningitis tuberculosa als die unheilvollste bezeichnet werden. Und das auch noch heute, wo wir in der Lage sind, einen, wenn auch leider nicht sehr erheblichen Teil der daran erkrankten Patienten mittels Streptomycin einer Heilung zuzuführen, oder doch wenigstens das Leben dieser Kranken zu verlängern. War doch vor der Streptomycin-Ära die Spontanheilung einer sicheren tuberkulösen Meningitis ein so seltenes Ereignis, daß man ruhig von einer 100%igen Letalität sprechen durfte. Entwickelt sich die tuberkulöse Meningitis naturgemäß dort, wo es zu hämatogener Aussaat in die Blutbahn kommt, in erster Linie als eine der häufigsten Komplikationen bei der Miliartuberkulose, so sind doch auch andersartige Tuberkuloseformen, wie etwa die organbeschränkte Lungenphthise, nicht davor gefeit, durch diese Komplikation ein jähes Ende zu erleben. Wenn sie auch nicht so häufig wie im Kindesalter anzutreffen ist, so fordert sie doch, nicht nur bei jugendlichen Individuen in der Pubertät, sondern auch bei älteren Patienten erhebliche Opfer.

Meist gehen der Meningitis tuberculosa unbestimmte Prodromalerscheinungen, wie Mattigkeit, Fieber, Appetitlosigkeit voraus, ehe die Kopfschmerzen an Intensität zunehmen, manchmal Erbrechen, Lichtscheu und Trübung des Sensoriums sich einstellen. Vielfach kommt es auch zu spontanen Schwankungen im Befinden solcher Kranker, wir sehen wieder vorübergehende Besserungen, ehe der voll ausgebildete Symptomenkomplex sich entwickelt. Vor allem charakterisiert durch eine ausgesprochene Nackensteifigkeit, Schmerzhaftigkeit des ganzen Hinterhauptes, bietet das schwere Zustandsbild ein recht typisches Gepräge. Ein positives Kernigsches und Brudzinskysches Phänomen, druckempfindliche Bulbi sind weitere Symptome, bei deren Bestehen die Verdachtsdiagnose Meningitis tuberculosa unbedingt zur Vornahme einer Lumbalpunktion zwingt. Aber nicht immer sind die Symptome voll ausgeprägt. Wir haben gerade bei der Behandlung von Miliartuberkulosen gesehen, daß oft nur leichte Kopfschmerzen, gepaart mit etwas Brechreiz, Erscheinungen darstellen, die, wie die sogleich vorgenommene Lumbalpunktion ergeben hat, über das Bestehen einer bereits ausgebrochenen Meningitis keinen Zweifel mehr lassen.

Bei der typischen tuberkulösen Meningitis zeigt der Liquor eine wasserklare Beschaffenheit, er wird vielfach bereits unter erhöhtem Druck stehen. Seine weitere Untersuchung wird sich auf das Auftreten eines Spinnwebgerinnsels, auf die Zellzahl und deren Differenzierung in Leukozyten und Lymphozyten, auf die Vornahme der Pandyschen und Nonne-Apeltschen Reaktion, auf die Bestimmung des Eiweiß- und Zuckergehaltes, sowie selbstverständlich auf den Nachweis von Tuberkelbazillen zu erstrecken haben. Dieser erfolgt am besten durch Färbung des aus dem Liquor isolierten Spinnwebhäutchens nach Ziehl-Neelsen, wobei man allerdings viel Geduld bei der Untersuchung auf säurefeste Stäbchen haben muß. Nur in einer Minderzahl der Fälle gelingt der färberische Nachweis der Tuberkelbazillen. Doch nicht immer ist der Liquor klar und unter erhöhtem Druck stehend; gelegentlich findet man auch schon im Beginn einer Meningitis xanthochromen Liquor bei herabgesetztem Druck als Zeichen von Verklebungen, den sogenannten Spinalblock. Wenn man auch nicht abwarten kann, bis die Kultur oder der Tierversuch ein positives Ergebnis liefert, was auch nicht allzu häufig der Fall ist, so wird doch in fraglichen Fällen die Vornahme dieser Untersuchung sich als ausreichend erweisen. Ein gleiches gilt von der Anstellung der verschiedenen Luesreaktionen. Sehr wertvoll kann sich die ophthalmoskopische Untersuchung des Augenhintergrundes erweisen, die bei Vorhandensein chorioiditischer miliarer Herde die Diagnose zu sichern erlaubt. Daß bei der tuberkulösen Meningitis sich auch cerebrale Herdsymptome wie Facialisparesen, Ophthalmoplegien und andere zeigen können, darauf soll hier nicht näher eingegangen werden. Daß für die Therapie heutzutage nur Streptomycin in Frage kommt, ist selbstverständlich und es wird in Kapitel Therapie noch Näheres über die Durchführung und die Aussichten gesagt werden müssen.

d) Akute hämatogene Phthise.

Ist die hämatogene Streuung in die Lunge eine sehr massive, so entwickelt sich bekanntlich daraus die akute Miliartuberkulose. Ist die Streuung aber eine nur beschränkte, so entwickelt sich eben ein disseminierter, meist fibrös-produktiver Prozeß mit chronischem Verlauf. Hierbei zeigen die Formen der Tbc fibrosa densa und diffusa vorerst keine Verkäsungserscheinungen. In zweierlei

Hinsicht weicht nun der zu schildernde Verlauf von dem hier als Regel aufgestellten ab. Es kann nämlich auch eine hämatogene Streuung nicht unter dem Bilde der zur Fibrose neigenden geschlossenen Tuberkulose führen, sondern die gesetzten Herde zeigen schon vom Anfang an einen mehr exsudativen, zur Verkäsung und zum Zerfall führenden Charakter. Dieses Vorkommen ist wohl nicht sehr häufig. Hingegen ist der spätere Übergang einer anfänglich fibrös-produktiv sich entwickelnden Streuungstuberkulose in die phthisischen Formen ein ziemlich häufiger, nämlich die sogenannte Phthisis fibro-ulcerosa.

Einen meist sehr bösartigen Verlauf nehmen Fälle akuter Tuberkulose, bei denen die Larynxtuberkulose das Krankheitsbild in einer Weise beherrscht, daß demgegenüber der Lungenprozeß geradezu in den Hintergrund zu treten scheint. Die französische Schule hat dieses Krankheitsbild als „maladie d'Isambert" aufgestellt. Es handelt sich um eine hämatogene Tuberkuloseform von ausgesprochen exsudativem Charakter, bei der zunächst der Kehlkopfeingang, die Epiglottis, die aryepiglottischen Falten betroffen sind, ein schweres Ödem begleitet meistens die tuberkulöse Perichondritis, aber auch frühzeitig machen sich bereits Zerfallserscheinungen im Sinne käsiger Nekrosen bemerkbar, während die Lungenherde klinisch meist völlig latent bleiben. Unerträgliche Schluckbeschwerden beherrschen als Initialsymptom das subjektive Krankheitsbild, das weiters durch einen schweren toxischen Verlauf, durch hochgradig gestörtes Allgemeinbefinden charakterisiert ist. Wir finden es vorwiegend bei Frauen, meist während oder nach einer Gravidität. Die folgende Krankengeschichte möge einen derartigen Fall illustrieren.

Fall 17. Am 9. Dezember 1946 — also zu einer Zeit, da wir noch kein Streptomycin hatten — kam die damals 25jährige Medizinstudentin G. W. an die Abteilung zur Aufnahme. Sie hatte im Spätfrühjahr 1946 häufigen Verkehr mit einer tuberkulös erkrankten Person, aber keine Belastung von seiten ihrer Familie. Im Mai 1946 stellte sich bei ihr eine Gravidität ein. Im Juni 1946 ergab die Untersuchung der Lunge keinen pathologischen Befund. Im Oktober 1946 trat im Anschluß an eine Tonsillitis Heiserkeit auf, die bestehen blieb. Im November 1946 wurde bei einer laryngologischen Untersuchung bereits das Bestehen eines spezifischen Epiglottisinfiltrates festgestellt. Starke Schmerzen beim Schlucken. Am 27. November 1946 wurde die Geburt eingeleitet.

Die im guten Ernährungszustand befindliche und kaum cyanotische Patientin machte einen schwerkranken Eindruck. Die Temperaturen anfänglich subfebril, gingen bald auf Werte über 39° hinauf und zeigten einen septisch-intermittierenden Typus. Der physikalische Lungenbefund war dabei ein recht dürftiger. Es zeigte sich bei normal breiten Krönigschen Feldern lediglich rechts eine wenig intensive paravertebrale Dämpfung zwischen fünftem und achtem Brustwirbeldorn. Hinten überall Vesikuläratmen, nur rechts infraclaviculär etwas Subkrepitieren. Die Senkung betrug 17 mm. Das Sputum war anfänglich negativ. Der Röntgenbefund der Lunge (Abb. 29) zeigte das linke Zwerchfell etwas schlechter verschieblich als rechts. Links infraclaviculär eine fingergliedgroße, ziemlich gut abgegrenzte fleckige Verschattung im Anschluß an den oberen Hiluspol. Interlobäre, streifige Verdichtung im Mittelfeld. Rechts sind verstreute, zarte Flecke bis zu Erbsengröße, vor allem im Mittelfeld und infraclaciculär, erkennbar. Außerdem fällt eine eben sichtbare feine Körnelung der Lungenstruktur auf, die vor allem im rechten Unterlappen deutlich wird und sehr suspekt ist auf eine allgemeine hämatogene Streuungstuberkulose. Exsudative oder Zerfallsprozesse nicht erkennbar.

Der laryngologische Befund lautete: Großes, speckig belegtes Ulcus, Epiglottis schwer infiltriert. Dieser Befund läßt in der Folge eine Kaustik als erforderlich erscheinen. Unter hohen septischen Temperaturen, gegen die sich Pyramidon als machtlos erweist, schreitet der Verfall der Kranken weiter.

Eine am 3. Jänner vorgenommene Röntgenuntersuchung ergibt nun wesentliche Veränderungen im Bereiche der Lunge: beide Seiten erscheinen nun regelmäßig durchsetzt von kleinfleckigen, zum Teil konfluierenden Herden, besonders infraclaviculär ist die Infiltration sehr dicht. Die Senkung war auf 27 mm angestiegen. Die unerträglichen Beschwerden des Larynx sind nur mittels Morphin zu bekämpfen. Unter rapidem Kräfteverfall tritt am 12. Februar der Exitus letalis ein.

Der Obduktionsbefund lautet: Ausgedehnte, sämtliche Lungenlappen befallende acino-nodöse Form der Tuberkulose. Große, geblähte Lunge mit am Schnitt reichlich abfließender Flüssigkeit. Pleura glatt, spiegelnd, keine Adhäsionen. Hilusdrüsen aufgelockert, anthrakotisch pigmentiert. Ausgedehnter, poliferierender und exulcerierender Prozeß im Larynx mit Beteiligung der echten und falschen Stimmbänder und der Epiglottis, letztere durch den Prozeß fast völlig zerstört. Schlaffer, zerreißlicher Herz-

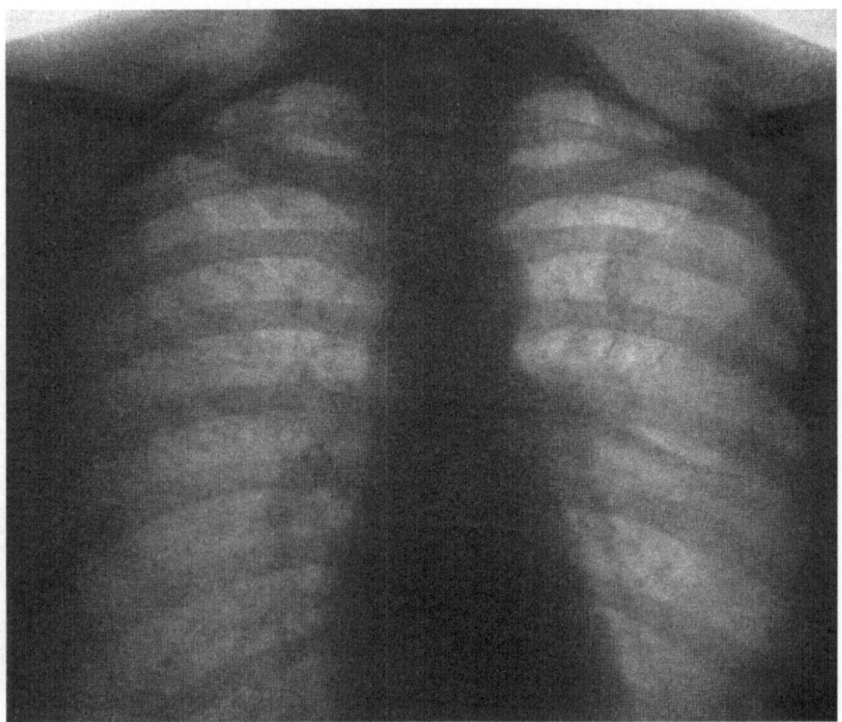

Abb. 29. Akute hämatogene Phthise mit Larynxtuberkulose (Maladie d'Isambert).

muskel, Dilatation des rechten Ventrikels und Vorhofes. Parenchymatöse Degeneration und venöse Hyperämie der Leber. Vereinzelte miliare Knötchen in der Leber und in beiden Nieren. Schlaffe Milz. Im Ileum ein linsengroßes und zwei etwa groschengroße tuberkulöse Geschwüre, ein weiteres von etwa gleicher Größe im Jejunum. Peritonitis tuberculosa. Ulcerös-eitrige Endometritis vorwiegend im Bereich der Cervix, sich über das gesamte Endometrium erstreckend. Beide Tuben stark aufgetrieben und gewunden, am Querschnitt eitrige Massen ausdrückbar. In den Ovarien einzelne miliare Knötchen.

Daß hier die Larynxtuberkulose hämatogen bedingt und nicht als Ausscheidungstuberkulose aufzufassen ist, erscheint wohl völlig einwandfrei, bestand doch erst in ultimis ein positiver Sputumbefund.

Stellt dieser Fall mit dem von D'Isambert beschriebenen Symptomenkomplex die klassische Verlaufsform dieser glücklicherweise seltenen, aber äußerst bösartigen hämatogen-exsudativ-akuten Tuberkulose dar, so gibt es auch Fälle, bei denen der Verlauf ein weniger foudroyanter ist und der Larynx nicht mitbeteiligt. Es wirft sich hier die Frage auf, wie weit es überhaupt möglich ist, bei der akuten Phthise ihre Pathogenese einwandfrei aufzuklären. Verläuft sie vorwiegend unter dem Bilde der käsigen Pneumonie, so dürfte die bronchogene Entstehung einige Wahrscheinlichkeit für sich haben. Das gilt auch, wenn wir frühzeitig Gelegenheit haben, einen Fall mit umschriebenem Infiltrat zu Gesicht zu bekommen, dessen weiterer maligner Verlauf die Diagnose rechtfertigt. Aber wir sehen doch recht häufig akute Phthisen, bei denen die Dissemination kleinerer, lobulär-käsiger Herde über beiden Lungen so ausgeprägt ist, daß die Pathogenese der hämatogenen Entstehung uns gewisser-

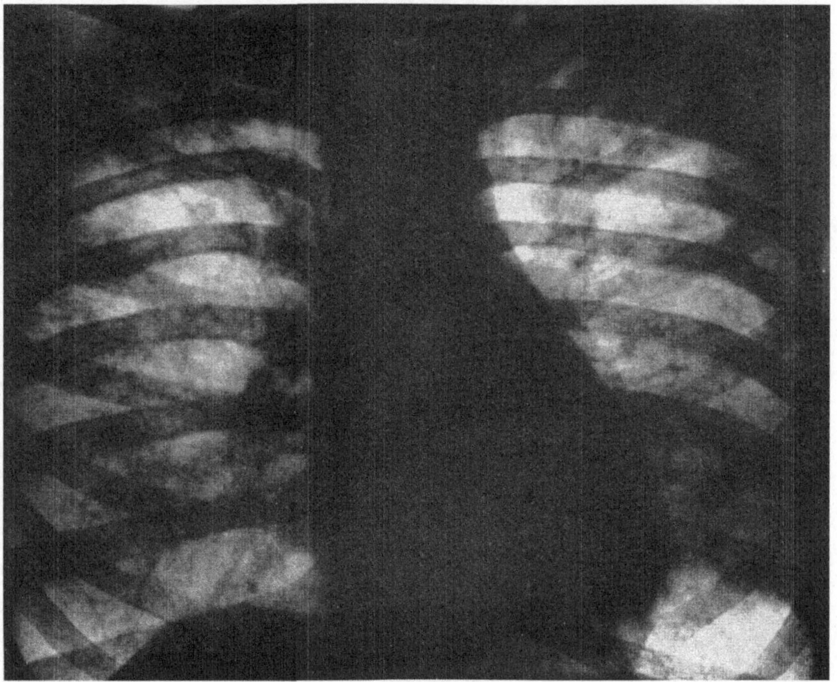

Abb. 30. Hämatogene Phthise (31. 8. 1949).

maßen sich aufdrängt, mag auch der einzelne Herd nicht den Charakter der hämatogenen Streuung aufweisen. Es scheint mir überhaupt, daß das Thema der hämatogen sich entwickelnden akuten Tuberkulose bisher noch zu wenig Beachtung gefunden hat. Bei W. N e u m a n n finden wir sie ebenso wie bei U l r i c i überhaupt nicht erwähnt, es wäre denn, daß wir sie unter das Bild der Pubertätsphthise einreihen, bei der ja auch hämatogene Streuungen angenommen werden. Hingegen gibt ihr A. S a t t l e r verdienstvollerweise in seiner Monographie Raum.

Auch hier sehen wir wieder, daß sich keine scharfen Grenzen zwischen akut und chronisch und wohl auch nicht zwischen hämatogener und bronchogener Ausbreitung ziehen lassen. Denn neben dem typischen Bild der ja seltenen maladie D'I s a m b e r t finden wir besonders bei Jugendlichen zerstreutherdige Infiltrate mit Neigung zur Verkäsung ohne Bildung miliarer Herde, die wohl als hämatogen entstanden aufzufassen sind. Ihr akuter oder subakuter Beginn kann in einen mehr chronischen Verlauf übergehen, das Krankheitsbild weicht entschieden von dem aus dem Frühinfiltrat sich entwickelnden Bild der chronischen Phthise insofern erheblich ab, als wir es mit einer Mehrzahl gleichzeitig auftretender Infiltrate von lobulär-exsudativem Charakter zu tun haben. Es ist möglich, daß diese vorwiegend in der Pubertät sich entwickelnden Prozesse im Anschluß an die Primärinfektion auftreten, doch scheinen mir diesbezüglich noch keine Beweise vorzuliegen. Als Beispiel für diese Form der von vornherein bilateralen phthisischen Lungenerkrankung sei Fall 18 angeführt.

Fall 18. Am 27. August 1949 gelangte das 16jährige Lehrmädchen M. G. an der Abteilung zur Aufnahme. Sie soll im Frühjahr 1949 einige Wochen an subfebrilen

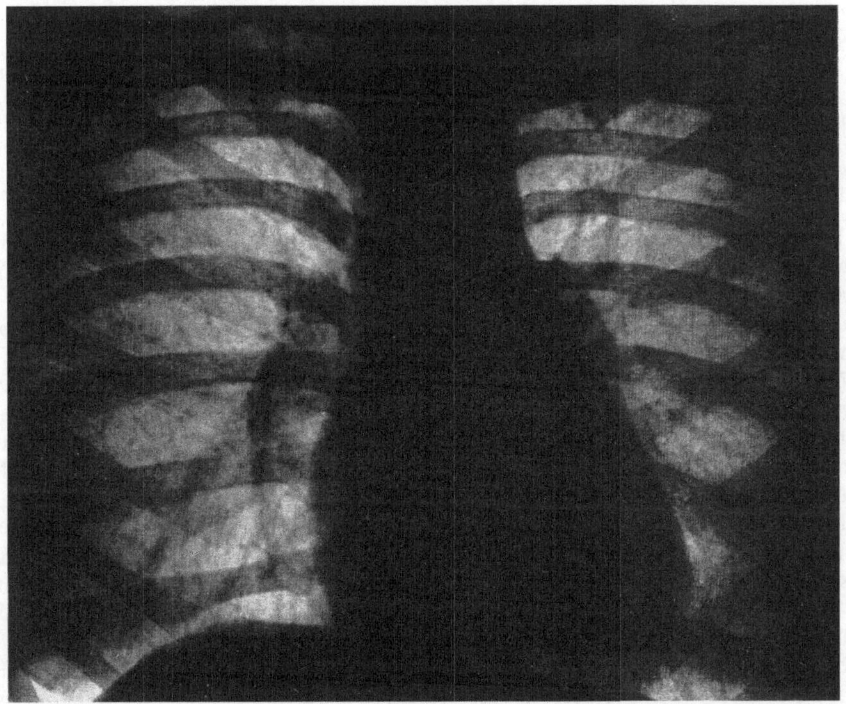

Abb. 31. Weitgehende Rückbildung nach Streptomycinbehandlung (13. 12. 1949).

Temperaturen, Husten und Müdigkeit gelitten haben, aber bei der ärztlichen Untersuchung sei kein pathologischer Befund erhoben worden. Anfang Juli trat wieder Husten auf, der auch nach einiger Zeit mit Auswurf verbunden war. Sie wurde daraufhin anfangs August einer Röntgenuntersuchung unterzogen und auf Grund des erhobenen Röntgen- und eines positiven Sputumbefundes ins Spital eingewiesen. Bemerkenswerterweise wurde auch bei einem sechsjährigen Bruder der Patientin gleichzeitig ein Zerfallsherd in der Lunge festgestellt.

Bei der eher grazilen Patientin in leicht herabgesetztem Allgemeinzustand zeigt sich ein sehr ausgesprochen phthisischer Aspekt. Der Lungenbefund ergibt normal breite Krönigsche Felder und eine mäßige Schallverkürzung über beiden Spitzen rechts bis zum dritten, links bis zum vierten Brustwirbeldorn reichend mit etwas tympanitischem Beiklang. Über der linken Spitze spärliches Krepitieren, über der rechten nach Husten etwas mittel- und feinblasig klingendes Rasseln.

Der Temperaturverlauf war ein subfebriler mit täglichen Gipfelwerten von 37,4 bis 37,7, die Senkung betrug 18 mm. Es bestand fast kein Sputum, daher mußte der Magensaft untersucht werden, in dem Bazillen vorhanden waren. Blutbild o. B.

Der Röntgenbefund zeigt, wie aus Abb. 30 ersichtlich, einen disseminierten Prozeß in beiden Lungen mit verwaschenen, mittelgroben Schattenherden ohne sicheren Einschmelzungsprozeß. Auch eine spätere Tomographie ergibt nicht mehr als den Verdacht eines kleinen Einschmelzungsherdes rechts, aber keine typische Kavernenbildung.

Wir haben es also hier mit einem disseminierten, über die ganze Lunge verstreuten Prozeß von mehr exsudativem Charakter bei schon bestehender Zerfallstendenz (Bazillen im Auswurf) zu tun, der offenbar als hämatogen entstanden gedeutet werden muß, zumal da irgend ein größeres Infiltrat durchaus fehlt, das als Frühinfiltrat anzusprechen wäre und die Quelle eines Streuungsprozesses hätte abgeben können.

Ein derartiger Fall stellt heute eine strikte Indikation zur Einleitung einer Streptomycinbehandlung dar. Die am 6. September begonnene Therapie mit 1 g Streptomycin täglich hatte Normalisierung der Temperatur bereits nach drei Tagen zur Folge, doch blieb vorerst die Senkung noch durch acht Wochen in gleicher Höhe bestehen, am 14. Oktober aber wurde bereits eine solche von 4 mm festgestellt; auch verschwanden die Bazillen bald vollkommen aus dem Auswurf und wie der Röntgenbefund, Abb. 31, vom 13. Dezember zeigt, ist eine weitgehende Rückbildung der disseminierten Infiltrate feststellbar, denn die Aufnahme zeigt nur mehr einige spärliche kleine Fleckchen in den Randteilen der Obergeschosse rechts mehr als links, sowie etwas vermehrte feine Radiärzeichnung.

Es ist durchaus nicht selten, daß die Larynxtuberkulose die ersten subjektiven Erscheinungen macht, derentwegen ärztliche Hilfe in Anspruch genommen wird. Das gilt insbesondere von der hämatogen entstandenen, die oft mit uncharakteristischen Schmerzen im Hals, manchmal Schluckbeschwerden ohne nennenswerte Heiserkeit, sondern nur leicht belegter Zunge beginnt. Da die Knötchen nicht immer an der Oberfläche der Taschenbänder oder Stimmbänder liegen, ist auch die laryngologische Diagnose im Beginn der Erkrankung meist nicht zu klären und das geringe kollaterale Ödem oft nicht von einer akuten Laryngitis zu unterscheiden. Erst wenn in den subepithelialen Schichten Knötchen entstehen oder es zur Ulceration kommt, gewinnt die Diagnose an Sicherheit. In solchen Fällen wird natürlich der Nachweis einer gleichzeitig bestehenden hämatogenen Tuberkulose der Lungen von entsprechender Wichtigkeit sein. Aber auch die intracaniculär entstandene Tuberkulose, die durchaus nicht immer erst bei weit vorgeschrittenen Fällen gefunden wird, sondern manchmal auch schon bei einer inzipienten kavernösen Phthise, läuft anfangs nicht so selten unter der Diagnose akute Laryngitis. Für die hämatogene Entstehung spricht von vornherein der negative Sputumbefund. Als Beispiel wird nachstehender Fall gebracht.

Fall 19. Der 35jährige Angestellte A. R. gelangte am 5. Februar 1947 an der Abteilung zur Aufnahme. Einer seiner Brüder ist mit 27 Jahren wahrscheinlich an Tuberkulose gestorben. Mit Ausnahme einer nur vorübergehenden Heiserkeit vor einem Jahr war Patient stets gesund. Vor fünf Wochen wurde er wieder heiser und zeigte geringe Schluckbeschwerden. Eine von seinem Arzt vorgenommene Röntgenuntersuchung ergab einen beiderseitigen Spitzenprozeß, die laryngologische Untersuchung das Vorliegen einer Infiltration der linken Stimmlippe mit kleineren Ulcerationen.

Der physikalische Befund der Lunge des blassen und mageren Patienten zeigte eine beiderseitige Spitzendämpfung bis zum vierten Dorn bei etwas engerem Krönigschen Feld rechts, über der rechten Fossa supraspinata Bronchovesikuläratmen, am Hilus rechts kleinblasiges, klingendes Rasseln, über der linken Fossa supraspinata unreines Inspirium, am Hilus spärliches, feinblasiges, nichtklingendes Rasseln. Im Mohrenheim beiderseits spärliches, nichtklingendes, feinblasiges Rasseln. Temperaturverlauf dauernd afebril, die Senkung normal (8 mm). Der Sputumbefund war bei wiederholten Untersuchungen stets negativ. Der Röntgenbefund ergab: Bei normal verschieblichen Zwerchfellen beiderseits das rechte Ober- und Mittelfeld von weichen, fleckig-streifigen Herden durchsetzt. Auch im linken Oberlappen erkennt man eine verwaschene, fleckig-streifige

Zeichnung, sowie eine weiche Strukturvermehrung im linken Mittelfeld. Der rechte Hilus etwas verbreitert mit verstärkter peribronchialer Zeichnung. Ein Zerfall ist nicht zu sehen.

Wir haben es also hier mit einer hämatogen sich ausbreitenden Tuberkulose zu tun, die sich sowohl in den Lungen wie im Larynx lokalisiert hat. Die pulmonalen Herde allerdings scheinen nicht ausschließlich fibrös-produktiver, sondern auch teilweise exsudativer Natur zu sein, ohne daß es jedoch bereits zur Verkäsung und zum Zerfall derselben gekommen wäre.

IV. Bronchogene Tuberkulose.

1. Chronische Phthise.

Die Entwicklung der wichtigsten Form der Lungentuberkulose, nämlich der chronischen Phthise, erfolgt zumeist unter Bildung eines Infiltrates, für das sich die Bezeichnung „Frühinfiltrat", nach ihrem ersten Beschreiber auch „Assmann-Herd", eingebürgert hat. Die Lokalisation kann in irgend einem Abschnitt der Lunge statthaben, am häufigsten finden wir es in den dorsalen Partien des Oberlappens in mittlerer Höhe, so daß es sich im Röntgenbild unterhalb der Clavicula projiziert. Seine Entstehung ist durchaus noch nicht völlig geklärt, doch handelt es sich um Kranke, die ihren tuberkulösen Primärkomplex vor mehr weniger langer Zeit überstanden haben, der praktisch abgeheilt zu sein schien. Die ersten Autoren, die das Auftreten des Frühinfiltrates eingehender studierten, wiesen darauf hin, daß es bei Personen zu beobachten sei, die seit kurzem in tuberkuloseexponierten Berufen, insbesondere in Tuberkulosespitälern, tätig waren und sie waren sonach geneigt, eine neuerliche Infektion von außen her, also eine exogene Reinfektion, als pathogenetisches Moment hiefür verantwortlich zu machen. Es läßt sich nicht leugnen, daß dieser Erklärungsversuch die Angelegenheit sehr vereinfachen würde und manchen Schwierigkeiten aus dem Wege geht, denen wir bei der Erklärung der endogenen Entstehung der chronischen Phthise begegnen. Diese Auffassung, daß eine exogene Reinfektion als ausschließliche Ursache, wie sie neuerdings Kutschera als feststehende Tatsache vertritt, für die Entstehung der chronischen Phthise verantwortlich zu machen wäre, ist auch nicht unwidersprochen geblieben und es wurden von beiden Seiten Argumente für die jeweilige Auffassung ins Treffen geführt. Wenn für die Rolle der exogenen Reinfektion in Hinblick auf die hauptsächliche Lokalisation im Oberlappen die angeblich schlechtere Beatmung der kranialen Lungenabschnitte und ihre mangelhafte Durchblutung und Lymphzirkulation zu sprechen scheint, so muß dem entgegengehalten werden, daß ja durchaus nicht der Oberlappen allein der Sitz des sogenannten Frühinfiltrates ist. Auch von pathologisch-anatomischer Seite wurden Beweise dafür erbracht, die für die endogene Entstehung des Frühinfiltrates heranzuziehen sind. So konnten Pagel und Henschen zeigen, daß etwa in 20% der Phthisen ältere, hämatogen entstandene Herde in den Spitzen nachweisbar sind. Schon früher hatte Simon im Lungenröntgenbild kalkdichte, peripherliegende Herdschatten als Überbleibsel frühsekundärer hämatogener Streuung in die Lungenspitzen bei Kindern beschrieben, die man auch bei Erwachsenen findet. Löschke sieht in den obsoleten Spitzenherden, die er in 90% bei Erwachsenen feststellen konnte, die dominierende Ursache für die Entstehung des akuten Infiltrates durch Verkäsung derselben und Aspiration. Puhl hat bei Gesunden derartige kalkdichte Herde, die seinen Namen tragen, beschrieben. Ihre Pathogenese ist durchaus nicht ganz geklärt. Auch die Entstehung auf hämatogenem Wege von einem entfernten alten Herd, etwa dem Primärkomplex, muß in den Bereich der Überlegung gezogen werden. Auch M a l m r o s und H e d v a l l beschreiben derartige hämatogene Streuherde in den Spitzen, die sie subprimäre Initialherde nennen.

Die eigenartige Natur des homogenen Herdes eines Frühinfiltrates forderte eine Klärung seiner Entstehung. R e d e k e r gab hierfür die Begriffsbestimmung als einer „intrapulmonal abgegrenzten, perifokal entzündlichen Reaktion auf eine in bisher freiem Lungenfeld erfolgte tuberkulöse Neuherdbildung". Eine eindeutige Erklärung seiner Entstehung liegt bis heute nicht vor, sie ist wahrscheinlich, wie der Pathologe A n d e r s betont, durchaus nicht einheitlicher Natur. Das hat natürlich auch darin seinen Grund, daß frische Frühinfiltrate so gut wie nie auf den Sektionstisch gelangen und der Pathologe daher uns über die histologische Struktur nichts Sicheres sagen kann. Es steht jedenfalls fest, daß es sich um einen exsudativ-pneumonischen Herd handelt, der häufig zur typischen Verkäsung und Kavernenbildung führt, der aber in anderen Fällen wieder einer sehr weitgehenden spontanen Rückbildung fähig ist. Letzteres mußte zu der Annahme führen, daß derartige Infiltrate, teilweise wenigstens, nur den Ausdruck einer perifokalen entzündlichen Reaktion darstellen. Die Auffassung, daß bei der Entstehung des Frühinfiltrates nicht allein eine Neuherdsetzung eine Rolle spielt, sondern die spezielle Allergielage im Sinne einer besonderen Giftempfindlichkeit wirksam wird, das Frühinfiltrat also der Ausdruck einer Herdreaktion im Sinne der Autotuberkulinisation aufzufassen wäre, ist stark umstritten. Insbesondere W. S t a r l i n g e r führt dagegen ins Treffen, daß es unwahrscheinlich ist, daß eine Superinfektion mit kleinen Mengen von Tuberkelbazillen eine Tuberkulinisation hervorrufen kann, größere Mengen aber ebenso gut nicht nur toxisch, sondern auch neuherdbildend, infektiös wirken können. Auch die Auffassung R e d e k e r s, daß es sich beim Frühinfiltrat um eine wirklich tuberkulosefreie Lunge handelt, läßt sich nicht aufrecht erhalten. Sie widerspricht den Erfahrungen der pathologischen Anatomie und es ist ihr vor allem entgegenzuhalten, daß im Röntgenbild nicht jeder tuberkulöse Herd erkennbar sein muß.

Daß für das Auftreten des Frühinfiltrates ein bestimmtes Lebensalter nicht ohne Belang ist, nämlich die Zeit der Pubertät, muß berücksichtigt werden. Hier spielt wohl die vegetative Reagibilität im Zusammenhang mit der Funktion der endokrinen Drüsen neben der besonderen Allergielage eine Rolle. In diesem Zusammenhang muß auch der Argumente K u t s c h e r a s gedacht werden, der darauf hinweist, daß die in der frühen Kindheit durch den Primäraffekt erworbene Immunität, die eine relativ geringe Tuberkulosesterblichkeit zwischen dem fünften und 15. Lebensjahr bedingt, allmählich immer geringer wird, so daß zur Zeit der Pubertät nur mehr ein geringes Abwehrvermögen des Organismus gegenüber Superinfekten anzunehmen ist. Auch verdient der Umstand Beachtung, daß die kindliche Tuberkulose recht häufig durch den bovinen Tuberkelbazillus hervorgerufen wird, hingegen bei der erwachsenen Phthise bovine Bazillen nur in etwa 1⁰/₀₀ der Fälle gefunden werden. Man muß daher annehmen, daß die Infiltratbildung nicht von der Erstinfektion herrührt, sondern durch eine Superinfektion verursacht ist. Ein Umstand, der gegen die Superinfektionstheorie spricht, ist die auffallende Bevorzugung der Oberlappen, den das Frühinfiltrat zeigt. Bekannlich gilt dies nicht für den primären G h o n schen Herd und es wäre nicht recht einzusehen, warum bei einem neuerlichen Aspirationsinfekt die Tuberkelbazillen gerade in den Oberlappen aspiriert werden sollten und nicht in die subpleuralen Unterlappenpartien. Verfechter der Superinfektionslehre finden hierfür eine Erklärung in den Untersuchungen A s c h o f f s, der das Liegenbleiben der Bazillen hinter den Bronchioli respiratorii erster Ordnung, den engsten Wegstrecken des ganzen Atmungsorganes, anatomisch begründet. Eine noch immer vorhandene gewebliche Allergie der Unterlappen verhindere das Angehen der exogenen Reinfektionskeime, die bessere Sauerstoffversorgung des Oberlappens aber begünstige sie.

Natürlich wurden Beobachtungen, wie sie als A s s m a n n sches Frühinfiltrat in der deutschen Literatur beschrieben wurden, auch in anderen Ländern gemacht. Hier muß auf die Arbeiten der französischen Autoren kurz hingewiesen werden. So war wohl W o i l l e z 1854 der erste, der unter einer „Congestion pulmonaire" sowohl spezifische sowie unspezifische Infiltrationen zusammenfaßte. In der Folge war es G r a n c h e r, der die tuberkulöse Splenopneumonie beschrieb, und S a b o u r i n, der die an den Lappengrenzen gelegenen Infiltrate, die „reactions scissurales" auch als „embolie bronchique tuberculeux" bezeichnete. Die Angabe, daß derartige tuberkulös-pneumonische Herde in der Folge zum Zerfall führen, aber auch zu pleuralen Reizerscheinungen, dem Symptomenbild der congestion pleuropulmonaire, läßt ihre Identität mit dem Frühinfiltrat unzweifelhaft erscheinen, desgleichen auch die Angaben von M o s n y und M a l l o i z e l, sowie von B e z a n c o n und B r a u n, die auf die Spontanheilung derartiger tuberkulös-pneumonischer Herde hinweisen. Alle diese Publikationen, wie auch spätere von B e z a n c o n und de J o n g, S e r g e n t, D u r a n d, R i s t und A m e u i l l e, weisen auf die Lokalisation in der Nähe des Lappenspaltes und nicht in der Lungenspitze hin.

Es ist wohl wahrscheinlich, daß sowohl die exogene, also Superinfektion, wie die endogene Reinfektion, wohl besser als Exacerbation oder Metastasierung bezeichnet, als Ursache für das Auftreten des sogenannten Frühinfiltrates in Betracht kommt. Wenn man sich bemüht, bei jedem Fall von frischer Phthise die Ansteckungsmöglichkeit, die sogenannte fließende Infektionsquelle zu eruieren, insbesondere um etwa eine kurz zurückliegende Exposition aufzudecken — ich habe dieser Frage stets mein Augenmerk zugewendet —, so wird man nur selten einen sicheren Anhaltspunkt für die Möglichkeit einer Superinfektion zutage fördern können, wobei ich zugeben muß, daß die wie üblich aufgenommene Anamnese in einer Krankenanstalt niemals eine exakte Methode darstellen kann, vielmehr die Umgebungsuntersuchung des an Phthise erkrankten Patienten gefordert werden muß. Man findet aber wohl in der Anamnese sehr häufig Angaben, die auf eine früher durchgemachte tuberkulöse Infektion bzw. bestandene Exposition sehr verdächtig sind. Zu den gleichen Ergebnissen, hinsichtlich der Ermittlung einer Expositionsmöglichkeit, sind übrigens auch Untersuchungen aus manchen Lungenfürsorgestellen gekommen, die nur in einer Minderheit der Fälle die Wahrscheinlichkeit einer frischen Ansteckung ermitteln konnten. Ich halte daher nach meinen Erfahrungen es für durchaus wahrscheinlich, daß der Exacerbation oder Metastasierung für die Entstehung des akuten Infiltrates die dominierende Rolle zufällt.

Neuerdings muß wohl noch die Möglichkeit in Betracht gezogen werden, daß das tuberkulöse Frühinfiltrat seine Entstehung dem Einbruch eines verkäsenden Lymphknotens in den Bronchialbaum verdanken kann. Daß diese Art der Weiterverbreitung der Tuberkulose eine gewisse Rolle spielt, ist durch pathologisch-anatomische Untersuchungen (Ph. S c h w a r z) sichergestellt; wie weit sie für das Frühinfiltrat in Betracht kommt, darüber liegen bisher noch keine Untersuchungen vor, doch kann dieser Entstehungsmodus nicht ganz von der Hand gewiesen werden.

Einen besonders orthodoxen Standpunkt nimmt K u t s c h e r a neuerdings in dieser Frage ein, indem er ausschließlich die exogene Superinfektion für die Entstehung des Frühinfiltrates und die Entwicklung der bronchogenen Phthise gelten läßt. Er sieht das Erlöschen der durch den Primärkomplex in der Kindheit erworbenen Allergie im Pubertätsalter als Ursache für das gehäufte Auftreten der Phthisen in dieser Altersgruppe an. Ich möchte dem jene doch recht häufigen Fälle gegenüberhalten, bei denen es zwei bis drei Jahre nach abgelaufener exsudativer Pleuritis zum Auftreten eines typischen Frühinfiltrates

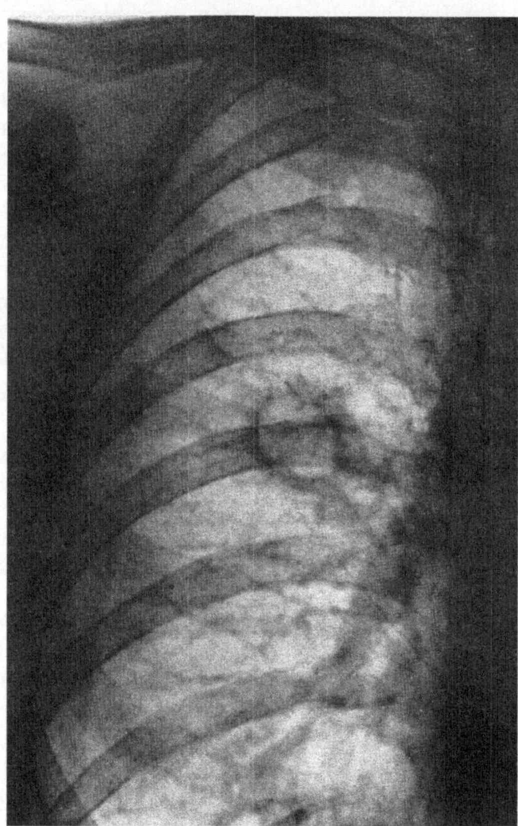

kommt. Da kann doch wohl von erloschener Allergie nicht gut die Rede sein. K u t s c h e r a bezeichnet demgemäß die bronchogen sich entwickelnde Form der Tuberkulose als unizentrische, die hämatogen sich entwickelnde als multizentrische Form. Wir vermissen allerdings in seiner Monographie eine Symptomatologie, die es erlauben würde, dieselben immer scharf voneinander abzugrenzen. Daß tatsächlich eine strenge Scheidung der beiden Formen durchaus nicht möglich ist, gibt K u t s c h e r a ja insoferne selbst zu, als er eine dritte Gruppe, nämlich die Mischformen aufstellt, in der sich die hämatogene und bronchogene Streuung, wenn auch zeitlich different, nebeneinander feststellen lassen.

Daß ein Infiltrat die Mehrzahl der Fälle von chronischer Lungenphthise einleitet — durchaus nicht alle —, ist ja wohl nicht zu bezweifeln. Wie weit aber der Ausdruck Frühinfiltrat in dem Sinn gerechtfertigt ist, daß dieses Infiltrat

Abb. 32.   Zerfallendes »Frühinfiltrat« in der Spitze des rechten
Unterlappens.

sozusagen die erste oder früheste klinische Manifestation der tuberkulösen Erkrankung ist, das scheint mir keineswegs immer zuzutreffen. Wir sehen solche Frühinfiltrate auftreten, denen vorher schon eindeutige klinische Symptome tuberkulöser Natur meist vor kurzer Zeit vorausgegangen sind. Als Beispiel möchte ich einen Fall aufzeigen, bei dem überdies das Moment der Exposition in hervorragendem Maße gegeben ist, nämlich einen Kollegen, der als Prosektursadjunkt in einem Spital tätig ist, das sehr viele Lungentuberkulöse auf den Obduktionstisch bringt. Ähnliche Beobachtungen, die die hämatogene Entstehung des Frühinfiltrates sehr wahrscheinlich machen, sind ja gerade bei Obduzenten beschrieben, die zuerst einen Leichentuberkel an den Fingern akquirierten, in dessen weiterem Verlauf es zu einem Frühinfiltrat kam.

Daß ein typischer Assmann-Herd nicht nur bei der beginnenden Phthise zu finden ist, sondern daß er auch bei schon länger bestehenden phthisischen Prozessen als Symptom einer Progredienz bzw. Streuung beobachtet werden kann, also als sogenanntes Tochterinfiltrat (R e d e k e r), zeigt Fall 60, dessen Röntgenogramme Abb. 91 bis 93 im Kapitel Streptomycinbehandlung dargestellt sind.

Fall 20. Der damals 27jährige Arzt Dr. W. W. kam am 20. Jänner 1947 auf meiner Abteilung zur Aufnahme. Familiär nicht belastet. Ende August 1946 erkrankte er an einem periproktitischem Abszeß, dessen Inzisionswunde nicht mehr zuheilte, sondern dauernd fistelte. Da der Verdacht auf die spezifische Natur dieses Prozesses bestand, wurde er vor acht Wochen röntgenisiert, dabei aber nichts gefunden. Wenige Tage vor der Aufnahme auf die Abteilung aber konnte im Röntgenbild festgestellt werden, daß ein in der Spitze des rechten Unterlappens liegendes Infiltrat bereits Zerfallserscheinungen aufwies. Ein am 15. Jänner 1947 aufgenommener Röntgenfilm zeigt, wie auf Abb. 32 zu sehen, eine kreisrunde Kaverne. Der Sputumbefund war positiv, dabei war Patient fieberfrei, wies aber eine Senkung von 16 mm auf.

Der Fall zeigt eindeutig, daß hier die erste Manifestation der Tuberkulose nicht das „Frühinfiltrat", sondern die spezifische Periproktitis war. Schließlich ist ja auch diese als Ausdruck einer hämatogenen Streuungstuberkulose zu betrachten und es muß dahingestellt bleiben, ob die Herdsetzung in der Lunge von dem extrapulmonal lokalisierten Herd, oder von dem unbekannten, der zur Streuung geführt hat, direkt in die Lunge erfolgte.

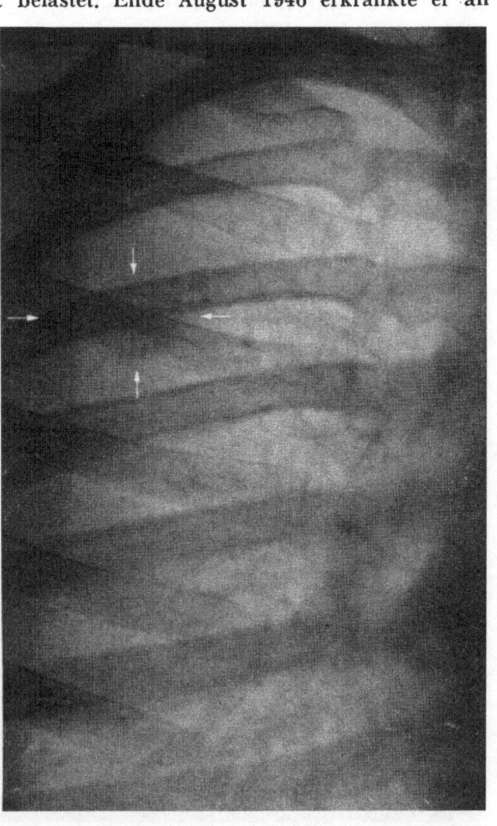

Abb. 33. Infiltrat im rechten Oberlappen (Pfeil), 11.10.1948.

Der klinische Beginn der chronischen Phthise kann ein durchaus verschiedener sein. So ist es nicht so selten, daß ein Infiltrat womöglich schon mit Zerfall bei scheinbar völlig Gesunden anläßlich einer Röntgenuntersuchung gefunden wird, ohne daß der Kranke irgend welche subjektiven Symptome aufzuweisen hat. Hierfür folgendes Beispiel:

Fall 21. Am 7. Oktober 1948 wurde die 23jährige Hilfsarbeitersgattin A. D. von der Lupusstation des Wilhelminenspitals auf unsere Abteilung transferiert.

Seit drei Jahren tritt bei ihr nach Aufenthalt in der Sonne ein starkes Jucken des Gesichtes, Ausschlag mit Rötung, Knötchen- und Bläschenbildung, zeitweilig auch Nässen und Krustenbildung im Gesicht auf. Wie sich alsbald herausstellte, war diese Erkrankung jedoch nicht als spezifisch tuberkulös, sondern als Sommerprurigo zu deuten. Bei der Röntgenuntersuchung wurde ein Infiltrat im rechten Oberlappen festgestellt, dessentwegen die Patientin, die gar keine Beschwerden von seiten der Lunge hatte, an die II. medizinische Abteilung kam. Hier wurde physikalisch ein normaler Lungenbefund erhoben. Auch sonst war intern nichts feststellbar. Die Senkung war normal, doch bestanden leicht subfebrile Temperaturen bis 37,2, weder im Sputum noch im Magensaft konnten Bazillen nachgewiesen werden. Die Tuberkulinallergie lag bei IV.

Lediglich der Röntgenbefund (Abb. 33) ließ erkennen, daß rechts infraclaviculär ein kirschgroßes, zartes Infiltrationsareal bestand. Eine sichere Aufhellung konnte innerhalb der Verschattung nicht festgestellt werden. Nach 14tägigem Aufenthalt drängte Patientin nach Hause, was ihr mit dem Auftrage, sich in der nächsten Zeit dauernd zur Kontrolluntersuchung einzufinden, erlaubt wurde.

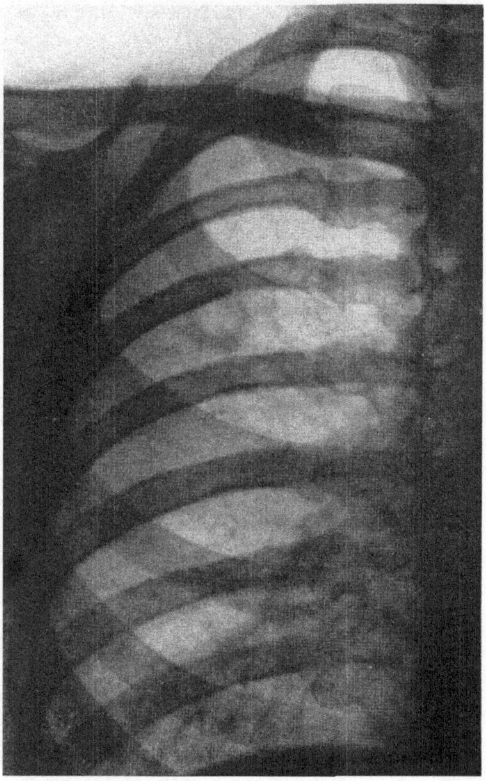

Am 23. November konnte der Befund als unverändert festgestellt werden.

Als Patientin jedoch am 13. Jänner 1949 sich wieder zur Untersuchung einfand, war nunmehr eine deutliche Aufhellung in dem rechtsseitigen infraclaviculären Infiltrat gefunden worden, wie Röntgenbefund, Abb. 34, zeigt.

Obzwar der Sputumbefund negativ war und auch die Senkung einen Wert von 2 mm aufwies, war nunmehr nicht mehr zu zweifeln, daß wir es mit einem zur Kavernenbildung vorgeschrittenen Infiltrat zu tun hatten. Auch jetzt war der auskultatorische Befund durchaus negativ, aber das rechte Mohrenheimsche Dreieck ließ eine geringe Schallverkürzung erkennen. Als einziges subjektives Symptom war eine Gewichtsabnahme von 2 kg feststellbar. Der nunmehr angelegte Pneumothorax führte zu einem ausgezeichneten Kollaps der Lunge.

Wir sehen aus dem geschilderten Fall, daß nicht nur das Auftreten eines Infiltrates völlig symptomlos verlaufen kann, sondern auch seine frühere oder spätere Kavernisierung ohne klinische Manifestation einhergehen kann, und schließlich sehen wir weiters, daß der röntgenologische Kavernennachweis dem Positivwerden des Sputums manchmal vorausgehen kann.

Abb. 34. Kavernenbildung nachweisbar, 15. 1. 1949.

Die Entwicklung des geschlossenen Frühinfiltrates kann in der Weise vor sich gehen, daß es zu einer weitgehenden Rückbildung gelangen kann, so daß oft nur eine leicht verstärkte Streifenzeichnung infraclaviculär allein zurückbleibt. In anderen Fällen wieder kommt es nach längerer Zeit zum Zerfall. Dann sehen wir aber auch gelegentlich Fälle, wo ohne Zerfall Neuherdbildungen auftreten. Hier ist es schwer zu entscheiden, wie die Pathogenese dieser Herdbildungen aufzufassen ist. Man muß an Kontaktwachstum von den alten Herden her, aber auch an hämatogene Herdsetzung denken. Darüber gibt uns das Röntgenbild keineswegs eine eindeutige Auskunft. Auch darf der bisher gutartige Verlauf, der keinerlei Zerfallstendenz aufwies, nicht dazu verleiten, eine gleiche Entwicklung pro futuro anzunehmen. Eines Tages können Zerfallserscheinungen sich bemerkbar machen und die Durchführung einer Kollapstherapie erheischen. Als Beispiel Fall 22.

Fall 22. Am 8. Juli 1948 kam der 24jährige J. J., ein Schlosser, zur Aufnahme, aus dessen Anamnese wir folgende bemerkenswerte Daten anführen. Im Frühjahr 1946 trat bei ihm Husten ohne sonstige subjektive Beschwerden auf. Da eine vorgenommene Röntgenuntersuchung zwei kirschengroße Infiltrate im linken Oberfeld erkennen ließ, gelangte er auf der Baumgartnerhöhe zur Aufnahme. Bei der Entlassung soll nur mehr ein erbsengroßes, kaum sichtbares Infiltrat bestanden haben. Er war bis Jänner 1948 beschwerdefrei und arbeitete in der Eisengießerei. Da traten Schmerzen in der linken

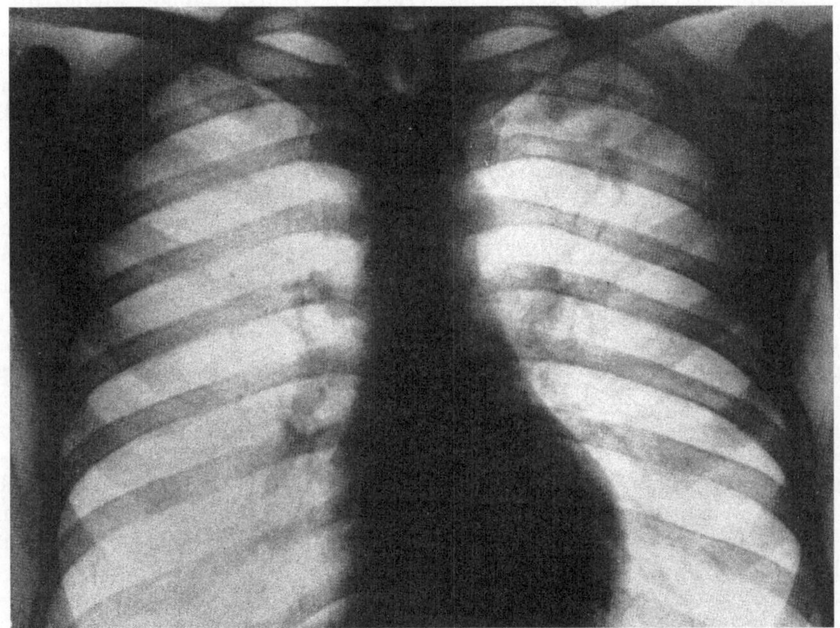

Abb. 35. Oberfeldinfiltrate rechts ohne nachweisbaren Zerfall.

Brustseite auf, bei der Röntgenuntersuchung wurde das Restinfiltrat links infraclaviculär wieder festgestellt, die Senkung war normal (3 mm). Er arbeitete dann als Maschinenschlosser weiter bis Juli 1948, mußte aber dann wegen neuerlichem Stechen in der Brust und Temperatursteigerung bis 38 bei beschleunigter Senkung seine Arbeit aufgeben. Sein Sputumbefund war immer negativ.

Bei der Aufnahme zeigte der Patient normale Temperatur, er war in gutem Ernährungszustand, bei normal konfiguriertem Thorax mit etwas engerem Krönigschem Feld links. Linke Spitze bis zum vierten Brustwirbeldorn etwas schallverkürzt. Auskultatorisch fand sich außer etwas verschärftem Inspirium, vorwiegend links infraclaviculär, sonst ein normaler Auskultationsbefund.

Wie der Röntgenbefund, Abb. 35, zeigt, sind im linken Spitzen- und Oberfeld verwaschene fleckige Infiltrate neben dichteren, härteren Flecken und Streifen sichtbar. Eine sichere Höhlenbildung ist nicht erkennbar, wenn auch Verdacht auf einen kleinen Aufhellungsherd besteht. Der Sputumbefund war auch jetzt wieder negativ, desgleichen die Senkung normal (5 mm).

Es handelt sich hier also um einen Fall, der seit mindestens zwei Jahren an einem Infiltrationsprozeß im Bereiche der linken Spitze leidet. Der zwar keine Tendenz zu einer phthisischen Exacerbation im Sinne der Kavernenbildung aufweist, der aber auch nicht zur Ruhe gekommen ist, sondern neue Herdbildungen gesetzt hat, die röntgenologisch als exsudativ imponieren, offenbar aber keine Tendenz zeigen, der Verkäsung und dem Zerfall anheimzufallen, wie aus den fehlenden Rasselgeräuschen, dem negativen Sputumbefund, der normalen Senkung mit Recht geschlossen werden kann.

Es wäre nicht berechtigt, sich auf den bisher benignen Verlauf der Tuberkulose zu verlassen, über kurz oder lang würde es doch dazu kommen, daß sich in diesen oder neugebildeten Herden im linken Oberlappen Zerfallserscheinungen einstellen. Wir tun daher gut daran, die voraussichtliche Entwicklung nicht erst abzuwarten, sondern in solchen Fällen den künstlichen Pneumothorax anzulegen, wie dies auch bei dem geschilderten Patienten mit Erfolg geschehen ist.

Die Erkrankung kann eben auch ganz schleichend beginnen, mit allmählicher Verminderung der Leistungsfähigkeit, etwas Gewichtsabnahme, wenig, oft nur trockener Husten, Symptome, die den Patienten schließlich doch den Arzt aufzusuchen veranlassen. Gewöhnlich, und dies dürfte doch bei der Mehrzahl der Kranken zutreffen, ist der Beginn ein akut fieberhafter, anfangs als Grippe imponierender, der den Kranken zwingt, das Bett aufzusuchen. Meist klingt das Fieber nach kurzer Zeit ab und die Grippe scheint überwunden zu sein, aber die subjektiven Erscheinungen der Müdigkeit und des gestörten Allgemeinbefindens wollen nicht nachlassen. Auch die Temperatur sinkt nicht wirklich zur Norm ab, sondern es bleiben noch subfebrile Temperaturschwankungen bestehen, was allerdings auch im Verlauf der Gripperekonvaleszenz zu beobachten ist. Es stellt sich Husten ein, der nicht weichen will, gelegentlich stechende Schmerzen irgendwo im Thorax, Nachtschweiße machen sich unangenehm bemerkbar, lauter Symptome, die den Arzt nunmehr zwingen, die Frage der Grippediagnose in Zweifel zu stellen und ehestens eine Röntgenuntersuchung, womöglich auch eine solche des Sputums vornehmen zu lassen. Manche Patienten gehen in diesem Stadium der Erkrankung hinter dem Rücken ihres behandelnden Arztes von selbst zum Röntgenologen, der nunmehr die Diagnose klärt. Schon bei der vermeintlich auftretenden Grippe muß das Fehlen der entzündlichen Erscheinungen im Rachenraum, vielleicht auch die nicht belegte Zunge, Zweifel an dieser Diagnose aufkommen und an Tuberkulose denken lassen.

Eindeutiger ist die Sachlage, wenn eine initiale Hämoptoe den Prozeß einleitet. Mag eine solche auch nicht unbedingt für Tuberkulose sprechen, so stellt sie doch eine zwingende Verpflichtung dar, eine Klärung durch eine Röntgen und Sputumuntersuchung herbeizuführen, und so mancher Kranke, der die sonstigen Symptome seines Leidens auf die leichte Achsel nehmen zu können glaubt, verdankt diesem Symptom die frühzeitige Feststellung seines Leidens und die Ausheilung desselben durch rechtzeitige Vornahme der entsprechenden Therapie, vor allem der Anlegung des künstlichen Pneumothorax. Denn so manche Kranke überstehen den ersten phthisischen Schub, ohne daß ihr Leiden erkannt wurde. Ist es nämlich nach Verkäsung des Infiltrates und Ausstoßung des verflüssigten Kaverneninhalts zu einem Absinken der Temperatur gekommen, so kann sich auch wieder relatives Wohlbefinden einstellen und der angehende Phthisiker glaubt sich nun wieder im Vollbesitze seiner Gesundheit, bis ihn eine bronchogene Aussaat von unberechenbarer Lokalisation und Ausmaß neuerdings aufs Krankenlager wirft und den Prozeß bereits zu einem therapeutisch kaum mehr beeinflußbaren gestalten kann.

Es kann nicht nachdrücklich genug darauf hingewiesen werden, wie wichtig und für das Leben des Patienten vielfach entscheidend es ist, die beginnende Phthise rechtzeitig als solche zu erkennen. Keine Untersuchungsmethode, vor allem Röntgen- und Sputumuntersuchung, darf in jedem nur irgendwie verdächtigen Fall vernachlässigt werden. Auch hier ist die Forderung nach der

Frühdiagnose eine zwingende. Leider sehen wir nicht so selten Fälle erst zu einem Zeitpunkt in fachärztliche Behandlung gelangen, an dem die Krankheit bereits so weit vorgeschritten ist, daß eine Heilung vielfach nicht mehr möglich erscheint. Insbesondere die so leichtfertig gestellte Diagnose Grippe, aber auch jene des Bronchialkatarrhs, belasten hier das Schuldkonto des praktischen Arztes, der ja zumeist den Fall zuerst zu Gesicht bekommt.

Der folgende Fall 23 sei als Beispiel für diese leider nicht vereinzelten Vorkommnisse angeführt.

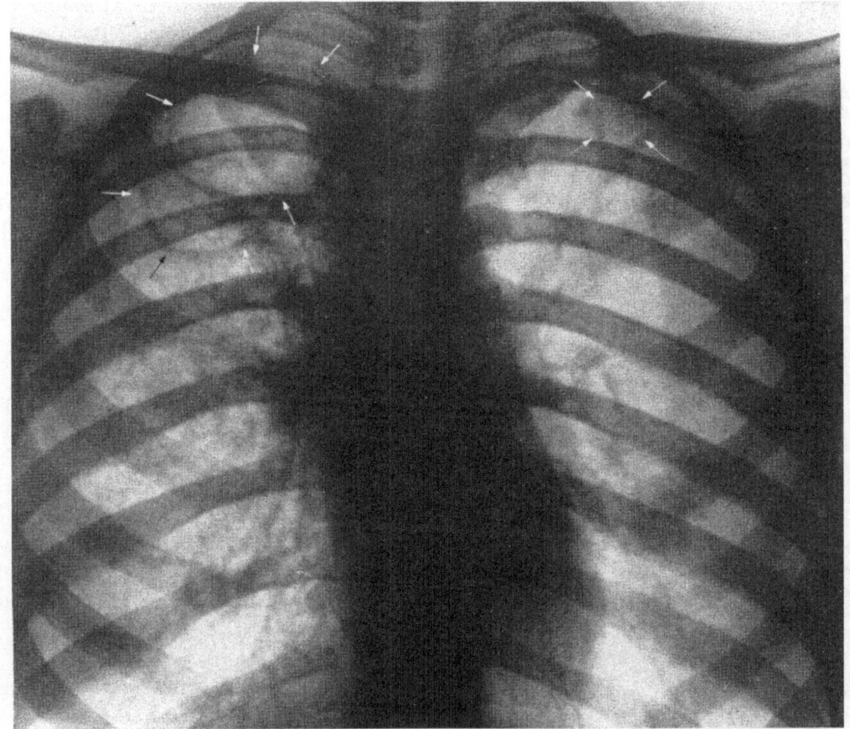

Abb. 36. Zwei große Kavernen im rechten Oberlappen ◄— und Infiltrate im Mittellappen; infraclaviculäres Infiltrat links mit Zerfall ◄—.

Fall 23. Am 4. Mai 1948 kam die 21jährige, im bäuerlichen Haushalt tätige P. H. an der Abteilung zur Aufnahme. Sie war bis zum Jänner 1948 durchaus gesund. Damals erkrankte sie an einer Grippe mit Temperaturen bis 39⁰, von der sie sich nach 14 Tagen soweit erholt hatte, daß sie wieder ihrer Arbeit leidlich nachgehen konnte. Aber bereits im März traten wieder Husten, Temperaturen, Mattigkeit und Anorexie auf. Es wurde ein Bronchialkatarrh festgestellt und Patientin erhielt Exspektorantien. Das war aber erfolglos und nun erst entschloß man sich zu einer Röntgendurchleuchtung, wobei nunmehr ein rechtsseitiger Oberlappenprozeß festgestellt wurde. Aber statt jetzt die Patientin raschestens einer Lungenabteilung eines Spitals zu überweisen, wurde kostbare Zeit mit Kalziuminjektionen vergeudet. Erst als Ende April die kavernöse Natur des phthisischen Prozesses bei einer neuerlichen Röntgenuntersuchung festgestellt wurde, erfolgte ihre Spitalseinweisung.

Wie weit der phthisische Prozeß schon vorgeschritten ist, zeigt das Röntgenbild Abb. 36: eine mandarinengroße Kaverne in der rechten Spitze, darunter eine etwas kleinere, eine dritte, mehr paramediastinal gelegene kommt auf dem Film weniger gut als bei der Durchleuchtung zur Darstellung. Aber auch bereits links sehen wir infraclaviculär ein Infiltrat mit einer zirka kirschgroßen Aufhellung und Aspirationsherden in beiden Unterfeldern. Der während der Spitalsbeobachtung andauernd fieberhafte Zustand verbot vorerst jegliche Kollapstherapie, die vielleicht wahrscheinlich nach Abklingen des ersten fieberhaften Schubes, der sogenannten Grippe, Aussicht auf Erfolg gegeben hätte. Nunmehr mußte natürlich die Prognose als sehr dubiös aufgefaßt werden.

Der objektive Befund, den wir bei der beginnenden Phthise finden, kann sehr verschiedenartig sein. Manchmal ist schon das Aussehen des Kranken derartig charakteristisch, daß es nicht schwer fällt, auf den ersten Blick die richtige Diagnose zu stellen. Dann aber wieder gibt es Fälle, die nicht nur in ihrem Aspekt, sondern auch in ihrem physikalischen Befund durchaus nicht die Schwere des Leidens vermuten lassen. Es hängt dies wohl im wesentlichen von der jeweiligen Akuität und Toxizität des tuberkulösen Prozesses, den diese auf den Gesamtorganismus ausübt, ab. Ein Infiltrat im Oberlappen macht subjektiv oft kaum Erscheinungen und es entzieht sich vielfach vollkommen der physikalischen Diagnostik, da es speziell bei mehr zentraler Lage den Perkussionsbefund nicht eindeutig beeinflußt und solange es nicht verkäst auch auskultatorisch keine Erscheinungen zu machen braucht. Hier sind wir unbedingt auf die Röntgenuntersuchung angewiesen, die allein eine Klärung herbeiführt. Hierfür als Beispiel Fall 24.

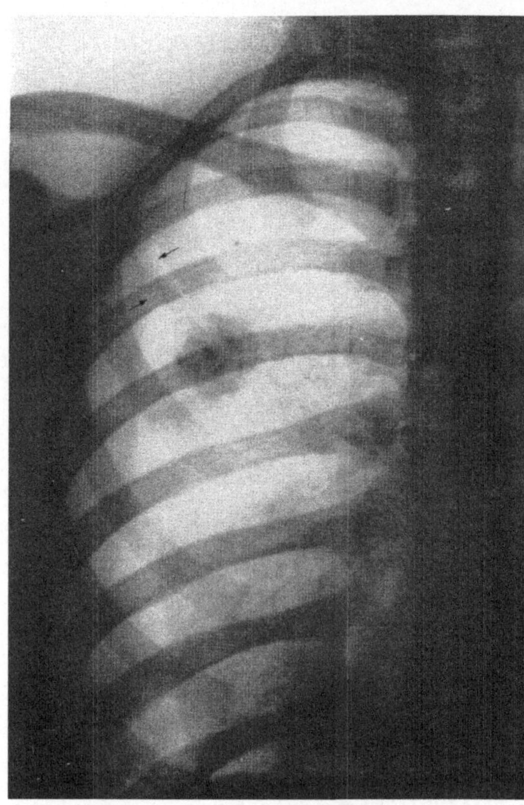

Abb. 37. Infraclaviculäres Infiltrat im rechten Oberlappen bereits nach angelegtem Pneumothorax. Adhäsionsstrang ◄— gerade über dem Infiltrat.

Fall 24. Die 16jährige Schülerin R. B. kam am 21. Februar 1949 mit folgender Anamnese zur Aufnahme: Mit zwölf Jahren Otitis media suppurativa rechts, vor einem Jahr wurden Erscheinungen von Tetanie durch Inplantation eines Kalbsknochens in die Bauchhaut zum Verschwinden gebracht. Seit Ende Dezember 1948 subfebrile Temperaturen und Stechen im Rücken, Müdigkeit, zeitweise Nachtschweiße, 6 kg Gewichtsabnahme.

Bei der gut genährten Patientin findet sich außer einer geringgradig vergrößerten Thyreoidea und spärlichen diffusen bronchitischen Rasselgeräuschen sonst ein durchwegs normaler Befund, insbesondere auch über der Lunge.

Die Temperaturen überschritten nicht 37,3, die Senkung betrug 10 mm, Sputum war keines vorhanden. Nur der Röntgenbefund, Abb. 37, ließ im rechten Oberlappen einen etwa kirschgroßen, ziemlich dichten, kreisrunden, gut abgegrenzten Herd erkennen.

Der Fall ist typisch für jene mehr schleichend sich entwickelnden Fälle des nichtzerfallenden, sondern in Induration übergehenden infraclaviculären Infiltrates, von dem eben nicht mit Sicherheit vorausgesagt werden kann, ob es nicht eines Tages Zerfallserscheinungen aufweisen wird. Wir entschlossen uns daher zur Anlegung des künstlichen Pneumothorax, der einen ausgezeichneten Lungenkollaps nach durchgeführter Thorakokaustik und ein Absinken der Senkungsreaktion auf 2 mm zur Folge hatte.

Den typischen Aspekt sehen wir vor allem bei jenen Infiltraten, die zum Zerfall führen, seltener bei den geschlossen bleibenden und zur fibrösen Induration neigenden. Erstere ergeben wohl auch bei genauer Untersuchung einen typischen physikalischen Befund, der die Diagnose vielfach mit ziemlich großer Sicherheit zu stellen gestattet. Gewöhnlich sind die Krönigschen Felder im Beginn der Erkrankung normal breit, was nicht verwundern darf, da ja das Infiltrat nicht in der Spitze sitzt. Vergleicht man nur die beiden Spitzen perkutorisch, so scheint manchmal keine Differenz zu bestehen, wohl aber findet sich eine solche, wenn man etwas tiefer in der Höhe des dritten, vierten Brustwirbeldorns vergleichend perkutiert. Bei der von uns geübten Perkussionsmethode nach dem Suchen einer Stufe wird man meist sehr eindeutig eine solche an der Lappengrenze paravertebral und manchmal noch ausgesprochener etwas weiter lateralwärts feststellen können. Die so gefundene Dämpfung hellt sich aber allmählich gegen die Spitze zu wieder auf. Sie ist von der sogenannten Kremerschen Dämpfung durch ihre unscharfe Begrenzung gegen die Spitze und lateralwärts zu zu unterscheiden. Liegt aber wie manchmal das Infiltrat nicht dorsal im Oberlappen, sondern vorne, so läßt es sich durch die vergleichende Perkussion der Infraclavicularregionen lateral feststellen. Auskultatorisch muß das geschlossene Infiltrat meist keinerlei Symptome machen. Als erstes Zeichen finden wir ein feines Krepitieren, wie es jeder entzündlichen Verdichtung in der Lunge zukommt, übrigens auch den Stauungsverdichtungen. Oft ist ja erst nach Husten etwas feinblasiges, klingendes Rasseln zu hören, dabei ist das Atemgeräusch vielfach noch vesikulär, eventuell das Exspirium bronchovesikulär betont. Kommt es zur Verkäsung und zur Sekretbildung innerhalb der befallenen Partien, so finden wir schon etwas gröberes, klingendes Rasseln, das an zirkumskripter Stelle hörbar ist, und zwar eher am Hilus als in der Fossa supraspinata, schon mit ziemlicher Sicherheit die Diagnose der inzipienten Phthise zu stellen erlaubend. Auch jenes als Käserasseln bezeichnete auskultatorische Phänomen gestattet, einen ziemlich eindeutigen Rückschluß auf die Natur des vorliegenden Prozesses zu stellen. Kommt es nun zur Bildung einer Kaverne, so finden wir vielfach die dafür charakteristischen Symptome des gurgelnden Rasselns, sei es nur während eines Hustenstoßes oder im unmittelbaren Anschluß an denselben. Sind wir in der Lage, das Nacheinander der geschilderten Symptome im Verlaufe weniger Wochen festzustellen, so gewinnt unsere Diagnose um so größere Sicherheit. Mit dem Ausstoßen der verkästen Massen aus der Kaverne, was mit dem Absinken der Temperatur zur Norm parallel geht, reinigt sich diese, auch können perikavernöse Infiltrate eine Rückbildung erfahren und manchmal bleibt als Residuum des abgelaufenen Prozesses die Kaverne zurück ohne wesentliche Infiltration des umgebenden Gewebes, ein Befund, der sich nunmehr wieder leicht der physikalischen Untersuchung entziehen kann, zumal wenn keine nennenswerte Sekretbildung innerhalb des Cavums und der abführenden Bronchien stattfindet und es ist nicht so selten, daß sie auskultatorisch kaum Erscheinungen macht, zumal wenn eine solche Kaverne nicht offen mit dem Bronchialsystem kommuniziert. Denn dann fehlt der sonst oft charakteristische, amphorische Beiklang des Atemgeräusches und es können auch alle Rasselgeräusche fehlen. Nur ein leicht gedämpfter Tympanismus wird den Verdacht auf das Vorliegen eines spezifischen Prozesses erwecken. Gewöhnlich aber wird der Sputumbefund positiv bleiben; auch bei Gewichtszunahme und Wiedererlangung der früheren Kräfte wird den Erfahrenen das Aussehen eines solchen Kranken nicht täuschen können. Denn die Symptome der Beauté phthisique sind nicht verschwunden, wenn auch nicht so markant, wie zur Zeit des hohen Fiebers. Gewöhnlich geht die Senkung nicht auf normale Werte zurück.

Dies ist das Bild des zirkumskripten, verkäsenden Infiltrates, das durchaus nicht die Regel darstellt. Vielfach beginnt die Phthise von Anbeginn in ausgedehnterem Areal, als es der Assmann-Herd darstellt. Zwei Formen, die dichte homogene, an der Lappengrenze abschneidende Infiltration des Oberlappens, die sich spitzenwärts zu auflockert, und dann die disseminierte, wolkigfleckige Herdbildung im Oberlappen mit disseminierten Verkäsungen, können als typische Erscheinungsformen der inzipienten Phthise herausgestellt werden. Freilich gibt es auch hier, wie überall bei der Tuberkulose, allenthalben Übergänge zwischen den einzelnen mehr weniger typischen Verlaufsformen und keine scharfen Grenzen. Die im Röntgenbild so typische, fast lappenfüllende Verschattung des Oberlappens ist in ihrem pathologisch-anatomischen Charakter durchaus differenter Natur. Es kann sich um eine käsige Pneumonie des Oberlappens handeln, die fast in toto zur Verkäsung führt und zur Bildung einer Riesenkaverne, es kann sich aber auch um eine gelatinöse Pneumonie handeln, die nur teilweise verkäst, so daß nur eine kleinere Kaverne in dem indurierten Oberlappen entsteht, es kann sich um eine perifokale seröse Durchtränkung handeln, die rückbildungsfähig ist und schließlich ist ein gut Teil dieser als pneumonisch imponierender Infiltrationen nichts anderes als Atelektase, die sich ebenfalls zurückzubilden pflegt. Tut sie es aber nicht, so muß dies den Verdacht erregen, daß eine Bronchustuberkulose vorliegt, die zu einer Bronchusstenose geführt hat. Es ist nicht leicht, hier klinisch und röntgenologisch die Natur des vorliegenden Prozesses eindeutig zu klären. Vor allem ist es bei pneumonischen Prozessen im Oberlappen nicht immer so einfach, zu entscheiden, ob wir es mit einer unspezifischen Pneumonie oder einer Tuberkulose zu tun haben. Zumeist werden ja die typischen klinischen Erscheinungsformen des Verlaufes die Sachlage klären. Schüttelfrost, Herpes, belegte Zunge, Leukozytose, rostfarbenes Sputum geben eindeutige Hinweise im Sinne der unspezifischen Pneumonie. Wo diese Symptome fehlen, kann die Sache schon schwieriger werden. Der Röntgenbefund läßt in dieser Hinsicht meist darin ein für die Diagnose Tuberkulose brauchbares Symptom erkennen, da die besonders dichte Verschattung der basalen Partien und ihre scharfe Lappenbegrenzung für die spezifische Natur des Prozesses zu sprechen pflegen. Ist eine solche Verschattung nur an der Basis des Oberlappens erkennbar, so sprechen wir von Lappenrandinfiltration.

Fall 25. Als Beispiel eines typisch einschmelzenden Lappenrandinfiltrates sei die Krankengeschichte der 39jährigen Schneidermeisterin M. N. gebracht, die am 29. Jänner 1949 von der Grippestation der I. Chirurgischen Universitätsklinik an die Abteilung transferiert wurde. Sie war vor drei Wochen mit Schmerzen im rechten Schultergelenk und Stechen in Brust und Rücken unter Fiebererscheinungen und Nachtschweißen erkrankt. Am elften Tag nahm der Husten sehr an Intensität zu, so daß sie ins Allgemeine Krankenhaus gebracht wurde.

Die blasse und schwächliche Patientin mit ausgesprochen phthisischem Habitus hatte einen leichten Exophthalmus und eine geringgradige diffuse Struma. Die Lunge zeigte einen Krönig links von 4, rechts von 3 cm, der nach außen verschleiert war. Basal beiderseits verschieblich, Dämpfung rechts bis zum vierten Brustwirbeldorn mit vermehrtem Stimmfremitus. Rechts hinten oben bronchovesikuläres Atmen mit leichtem amphorischen Beiklang, spärlich feinblasig-klingendes Rasseln. Auch der rechte Mohrenheim gedämpft.

Die Temperaturen der Patientin gingen bis 38,4°, sie klangen in der Folge unter Pyramidonmedikation ab. Das Sputum war spärlich positiv, die Senkung betrug 28 mm.

Der Röntgenbefund, Abb. 38, zeigt ein typisches Lappenrandinfiltrat des rechten Oberlappens, in dem es bereits zur Bildung zweier größerer Kavernen gekommen ist. Der Auskultationsbefund konnte hier einen sicheren Nachweis der Kavernen nicht erbringen.

Nimmt aber die Infiltration den größten Teil des Lappens ein, so sprechen wir von lappenfüllendem oder auch Lappeninfiltrat, wofür als Beispiel Fall 26 gebracht wird.

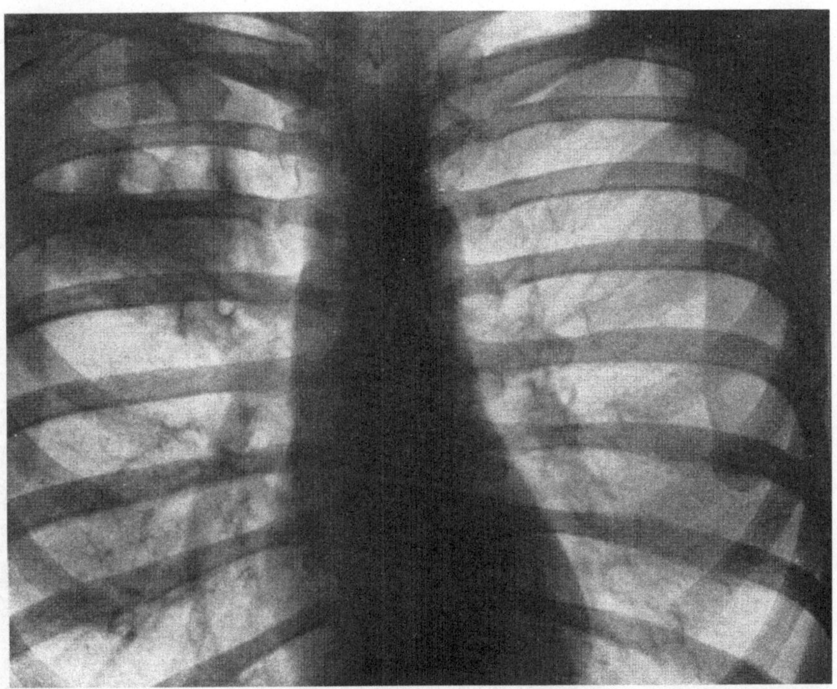

Abb. 38. Lappenrandinfiltrat im rechten Oberlappen mit Bildung zweier großer Kavernen.

Fall 26. Der 44jährige Postoberschaffner F. J. kam am 20. Jänner 1949 an der Abteilung zur Aufnahme. Selbst aus gesunder Familie stammend ist er mit einer Frau verheiratet, die selbst und deren Bruder ebenfalls lungenkrank ist. 1936 bis 1938 litt er an einem Magengeschwür, das im letzteren Jahr operativ beseitigt wurde. Vier Wochen vor der Aufnahme machte er eine Erkältung mit, von der er sich nicht mehr richtig erholen konnte. Es traten Nachtschweiße auf, ein Gewichtsverlust von 14 kg in vier Wochen, leichtes Hüsteln, die Mattigkeit blieb bestehen.

Der in reduziertem Ernährungszustand befindliche Patient ist von schwächlichem Körperbau, etwas cyanotisch bei phthisischem Aspekt. Der Lungenbefund zeigt das Fehlen des Krönigschen Feldes rechts mit einer ziemlich ausgeprägten Dämpfung des rechten Oberfeldes bis zum fünften Brustwirbeldorn und einem unreinen Bronchovesikuläratmen mit spärlichen, halbklingenden, feinblasigen Rasselgeräuschen. Der Stimmfremitus rechts oben verstärkt. Basale Verschieblichkeit beiderseits gut. Auch rechts vorne Dämpfung infraclaviculär. Mit dem vor allem auskultatorisch sehr dürftigem physikalischem Befund kontrastiert der Röntgenbefund, der, wie Abb. 39 zeigt, eine Lobärverschattung des Oberlappens mit ziemlich gleichmäßiger verwaschener Struktur und infraclaviculär eine kirschgroße Höhle erkennen läßt. Auch im oberen Hilusabschnitt ist die Lunge dichter infiltriert. Ein kleiner, verkreideter Primärherd ist an der Basis des linken Unterlappens erkennbar. Patient hatte subfebrile Temperaturen und im Sputum waren Tuberkelbazillen spärlich nachweisbar.

Wir haben es also hier mit einem lappenfüllenden Infiltrat zu tun, in dessen Mitte ein kleiner Zerfallsherd röntgenologisch, aber nicht physikalisch nachweisbar war.

Eine Pneuanlegung führte bei dem Patienten zwar zur Normalisierung der Temperatur, ja auch zu einem Negativwerden des Sputums, obwohl der Oberlappen in der Pleuraspitzenkuppe total adhärent blieb und auch das Kavum unverändert zu sehen war. Es wurde daher die weitere Durchführung der Pneumothoraxtherapie aufgegeben. Zu einem kollaps-chirurgischen Eingriff konnte sich Patient nicht entschließen.

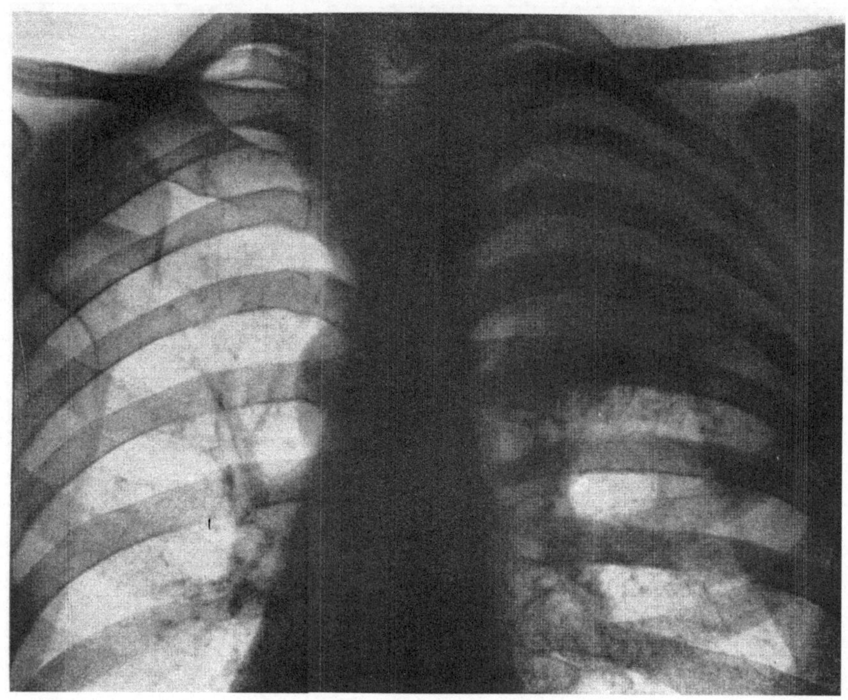

Abb. 39. Lappenfüllendes Infiltrat im linken Oberlappen. Kaverne darin auf dem Film kaum erkennbar.

Neben dem typischen Assmann-Herd finden wir aber nicht so selten inzipiente Phthisen, bei denen streng auf einen Lappen begrenzt größere Gruppen von Infiltratschatten röntgenologisch zu erkennen sind, die meist die gleiche Größe aufweisen, von denen man nicht eines als primäres, die anderen als Tochterinfiltrate bezeichnen kann. Ihre Einseitigkeit sowie der sonstige klinische Befund, vor allem ihre Neigung zum Zerfall, läßt diese Formen von der typischen, hämatogen entstandenen Tuberkulose im Sinne der Fibrosa densa ohneweiters abgrenzen. Freilich läßt sich wohl nicht entscheiden, ob sie bronchogen oder hämatogen entstanden sind, aber das gilt ja auch vom typischen Assmann-Herd. Ich glaube nicht, daß es möglich ist, hier eine scharfe Grenze zu ziehen zwischen diesen, auf einen Lappen begrenzten disseminierten exsudativ-produktiven Herdbildungen und jenen, auf die im Kapitel hämatogene Tuberkulose bereits hingewiesen wurde, bei denen die Ausdehnung des Prozesses auf beide Lungen in disseminierter Form ihre hämatogene Entstehung als kaum anzweifelbar annehmen läßt. Als Beispiel dieser Form, die von R e d e k e r zuerst gegenüber dem singulären Frühinfiltrat herausgestellt wurde, sei Fall 27 gebracht.

Fall 27. Am 22. März 1948 gelangte der 22jährige Konstrukteur H. B. an der Abteilung zur Aufnahme, der aus lungengesunder Familie stammt. Er hatte im November 1944 als Soldat eine Granatsplitterverletzung der linken Lunge erlitten, die vollkommen ausgeheilt war. Seit einem Jahr hat er über Nachtschweiße und Herabsetzung seiner Leistungsfähigkeit zu klagen. Auch glaubt er zeitweise etwas höhere Temperaturen gehabt zu haben. Da sich seit zwei Monaten etwas Husten mit mäßigem Auswurf einstellte, suchte er die Lungenfürsorgestelle auf, die ihn an die Abteilung überwies.

Bei dem kräftigen und gut genährten Patienten ließ der Lungenbefund rechts eine einwandfreie Einengung des Krönigschen Feldes und eine Schallverkürzung hinten bis zum vierten Brustwirbeldorn erkennen. Auch vorne war der Schall unterhalb der Clavicula verkürzt. Auskultatorisch fand sich über der rechten Spitze Vesikuläratmen mit mäßig reichlich mittelblasigem, halbklingendem Rasseln und etwas Knarren. Die Temperatur war subfebril, die Senkung 9 mm, im Sputum waren spärliche, kürzere und längere, teils segmentierte Stäbchen zu finden.

Das Röntgenbild, Abb. 40, zeigt den infiltrativen Prozeß des rechten Oberfeldes, der stellenweise eine wabige Zeichnung, wie bei Bronchicktasien, ohne eindeutige Höhlenbildung aufweist. Die vorgenommene Pneumothoraxbehandlung ergab einen ausgezeichneten Kollaps der rechten Lunge mit Negativwerden des Sputums und Absinken der Senkung auf 5 mm.

Als weiteres Beispiel hierfür folgender Fall:

Fall 28. Die 19jährige Verkäuferin E. O., die am 17. Februar 1948 an der Abteilung zur Aufnahme kam, ist die Tochter eines im

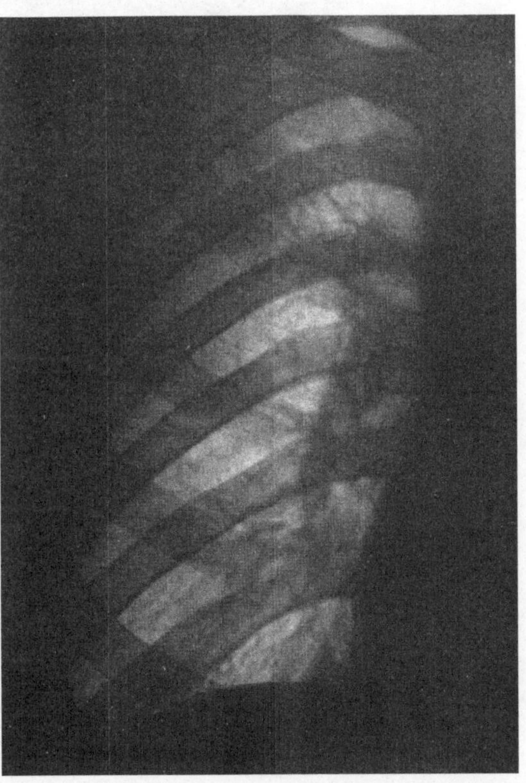

Abb. 40. Disseminierte Infiltratbildung im rechten Oberlappen.

Jahre 1945 an Larynxtuberkulose Verstorbenen, stand seit diesem Zeitpunkt in dauernder Kontrolle der Lungenfürsorgestelle; es wurde bisher niemals ein pathologischer Lungenbefund erhoben.

Sie erkrankte am 1. Februar mit Hämoptoe, der kurze Zeit vorher etwas Müdigkeit vorangegangen war. Eine Röntgenuntersuchung am 4. Februar veranlaßte ihre Einweisung ins Spital.

Die etwas blasse, in mittlerem Ernährungszustand befindliche Patientin wies eine mäßig große Struma parenchymatosa auf. Der linke Krönig deutlich nach außen verschleiert, Schallverkürzung über dem linken Oberfeld bis zum fünften Dorn mit spärlichem Krepitieren nach Husten bei normalem Vesikuläratmen.

Die Senkung betrug 22 mm, der Röntgenbefund zeigte, wie Abb. 41 demonstriert, disseminierte, weichfleckige Verschattungen nicht nur infraclaviculär mit streifigen Bahnen zum Hilus ziehend, sondern auch im Unterfeld, während die rechte Lunge normalen Befund aufwies. Eine sichere Höhle war nicht abgrenzbar. Dagegen bestanden Adhäsionen am linken Zwerchfell.

Auch hier war die Indikation zur Anlegung des künstlichen Pneumothorax gegeben, der trotz des pleuralen Adhäsivprozesses am Diaphragma gut gelang und einen genügenden Kollaps der Lunge herbeiführte. Allerdings war die Spitze durch einige Stränge in der Kuppel adhärent.

Mit Rücksicht auf den negativen Sputumbefund schien mir vorerst eine Strangdurchtrennung nicht erforderlich, zumal da auch Patientin in eine Heilstätte aufgenommen werden sollte. Da aber die Senkung auf 25 mm ohne Bestehen eines pleuralen

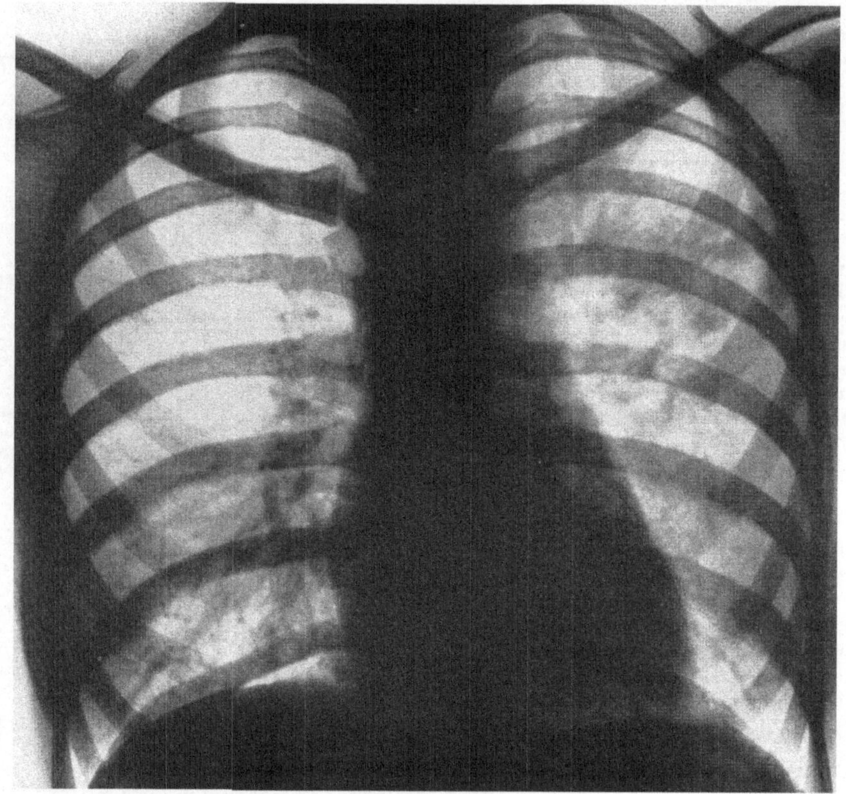

Abb. 41.   Disseminierte Herdbildungen exsudativen Charakters in beiden Lungenlappen links.

Ergusses angestiegen war, wurde eine Strangdurchtrennung doch vorgenommen, da röntgenologisch in der kollabierten linken Lunge eine kirschkerngroße Aufhellung in einer dichter infiltrierten Partie gesehen wurde.

Unterlappenphthise.

In den meisten Lehrbüchern der Lungentuberkulose findet lediglich die Darstellung der Oberlappenphthise eine eingehendere Beschreibung und die ja gar nicht so seltene primäre Unterlappenphthise wird kaum oder nur flüchtig erwähnt, von der isolierten Mittellappentuberkulose ganz zu schweigen. Ich möchte daher diesem Thema die folgenden Ausführungen widmen.

Wie eben gesagt, beginnt die Infiltratbildung in der Lunge auch im Unterfeld. Naturgemäß pflegt dann, wenn auskultatorische Erscheinungen bestehen, bei gleichzeitiger höherer Temperatur die Diagnose vorerst auf Pneumonie zu lauten und erst, wenn sich herausstellt, daß die erwartete kritische Abfieberung, sei es mit oder ohne Sulfonamidpräparat, ausbleibt, taucht der Verdacht auf Spezifität des Prozesses auf und gegebenenfalls bringt eine Sputumuntersuchung rasch Aufklärung. Als Beispiel hierfür Fall 29.

Fall 29. Die 14jährige A. G. wurde am 27. August 1948 vom Floridsdorfer Krankenhaus an die Abteilung transferiert. Nachdem sie bereits in den letzten Monaten an Gewicht abgenommen hatte, bestanden seit fünf Wochen Schmerzen in der rechten Brustseite und Mattigkeit. Zeitweise Temperaturen bis 38,3 und etwas trockener Husten.

Am 17. August 1948 ins Floridsdorfer Spital eingewiesen, wurde daselbst bereits ein positiver Sputumbefund und ein kavernöser Unterlappenprozeß festgestellt.

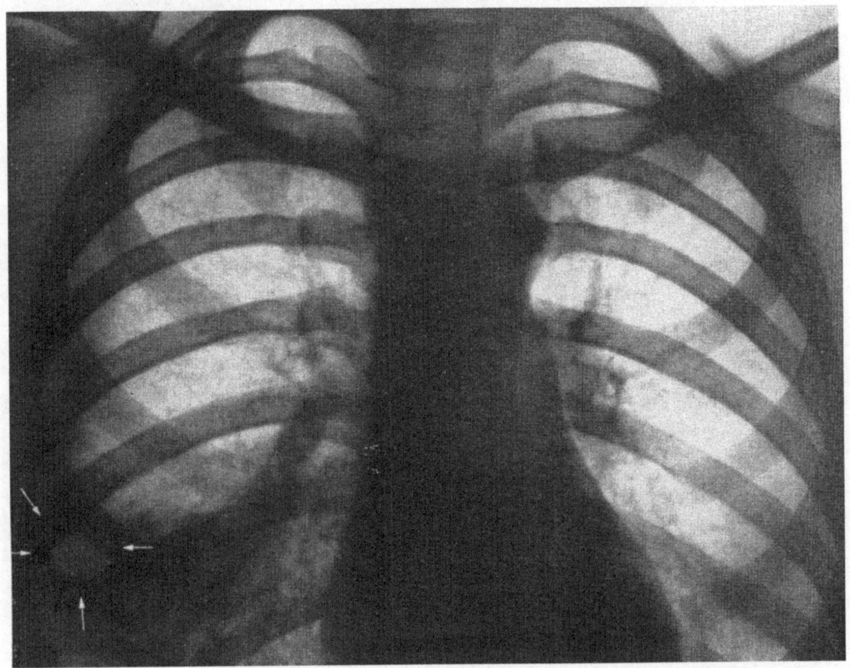

Abb. 42. Infiltrat mit Kaverne ◄— im linken Unterlappen mit Sekretspiegel.

Die physikalische Untersuchung ergab bei der kräftigen und gut genährten Patientin mit typisch phthisischem Aspekt ein Zurückbleiben der rechten Seite beim Atmen und eine Dämpfung rechts basal bei fehlender Verschieblichkeit. Auch war der Stimmfremitus rechts basal etwas erhöht. Auskultatorisch fand sich bei Bronchovesikuläratmen feinblasiges Krepitieren. Die Leukozytenzahl betrug 10.300, die Senkung 25 mm.

In der Röntgenaufnahme, Abb. 42, ist in dem Infiltrat die Kaverne besser an dem vorhandenen Sekretspiegel als an der Ringfigur erkennbar. Ihre Lokalisation wurde als dorsal festgestellt und damit, wie schon der physikalische Befund ergeben hat, der Prozeß im Unter- und nicht im Mittellappen rechts lokalisiert gefunden.

Auch im Unterlappen zeigt die Infiltrat- und folgende Kavernenbildung gewisse Prädilektionsstellen. Der eben beschriebene Fall gehört zu der Gruppe, wo wir dorsal-lateral die Kavernenbildung etwa in der Mittelhöhe des Lappens finden. Diese Lokalisation entspricht bezüglich des Unterlappens etwa dem infraclaviculären Infiltrat, wie wir es im Oberlappen als besonders typisch kennen. Sie ist aber wohl nicht die häufigste Lokalisationsform. Als diese ist

wohl die sogenannte hilusnahe Kaverne, von der wir ja wissen, daß sie in der
Spitze des Unterlappens liegt, anzusehen. Als Beispiel verweise ich auf
Krankengeschichte und Röntgenbild des auf S. 167 gebrachten Falles 20.

Als weitere, nicht so seltene Lokalisation der Unterlappenkaverne finden
wir die an der Basis, sohin knapp über dem Zwerchfell gelegene. Als
Beispiel Fall 30.

Fall 30. Die 18jährige, in der Hauswirtschaft tätige A. D. kam am 26. August 1948 an der
Abteilung zur Aufnahme. Aus gesunder Familie stammend, lag sie vor einem halben Jahr
wegen Scharlachverdacht im Zentralinfektionskrankenhaus der Gemeinde Wien. Seit

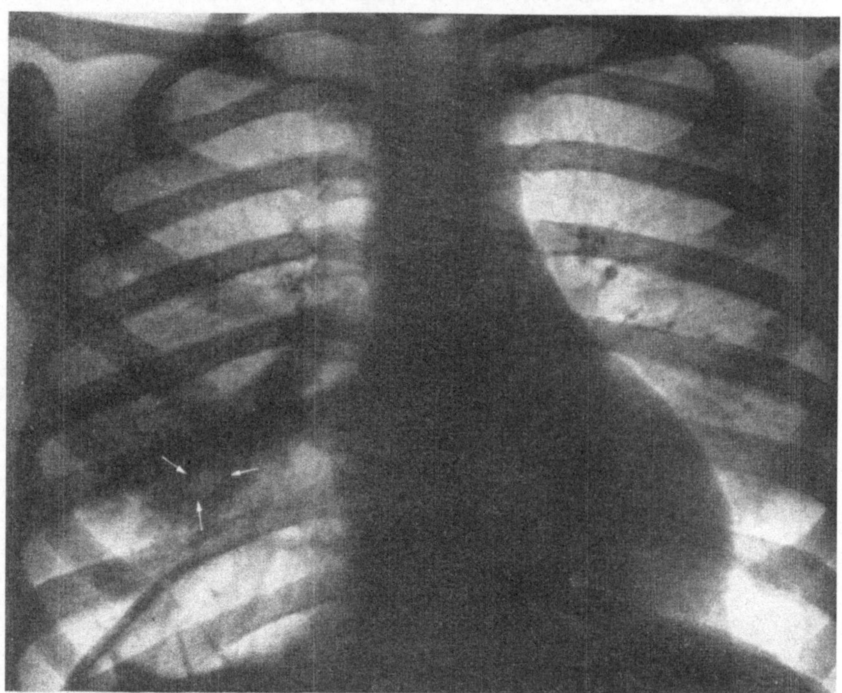

Abb. 43. Infiltrat mit Kavernenbildung an der Basis des rechten Unterlappens.

zirka zwei Monaten leidet sie an Stechen im Thorax rechts mit erhöhten Temperaturen.
Dies veranlaßte schließlich die Röntgenuntersuchung der Lunge und ihre Einweisung
an die Abteilung.

Bei der im mittleren Ernährungszustand befindlichen Kranken war der phthisische
Habitus nicht sehr ausgeprägt. Bei normalen Krönigschen Feldern fand sich eine
etwa handbreithohe Dämpfung rechts basal bei etwas herabgesetzter Verschieblichkeit
der Lunge. Vom Angulus scapulae nach abwärts bei unreinem, etwas verschärftem
Exspirium spärliches Knacken und Reiberasseln.

Der Temperaturverlauf war afebril, nur gelegentlich subfebrile Zacken, die Senkung
betrug 10 mm, der Sputumbefund war anfänglich negativ. Der Röntgenbefund ließ nun
ein Infiltrat an der Basis oberhalb des Zwerchfells erkennen, in dessen Mitte sich ein
Zerfallsherd nachweisen ließ. Wie das Röntgenbild Abb. 43 zeigt, findet sich
hier insofern ein auffallender Befund, als zwischen Leber und Zwerchfell sich Luft
zu befinden scheint. Es ist aber kein Pneumoperitoneum, wie man das vielleicht zuerst
annehmen möchte, denn dies wäre ja therapeutisch durchaus berechtigt, sondern es
sind abnorm gelagerte, lufthaltige Colonschlingen, die diesen atypischen Befund verursachen.

Erst nach Anlegung des künstlichen Pneumothorax, der einen ausgezeichneten Lungenkollaps zur Folge hatte, wurde in der Folge ein positiver Sputumbefund erhoben. Es ist dies kein so seltenes Vorkommen, das nicht überraschen darf oder schon gar zu dem Schluß berechtigen, der Pneumothorax hätte hier einen ungünstigen Einfluß auf den Verlauf des Prozesses ausgeübt. Hätten wir ihn nicht angelegt, so wäre ebenso das Sputum positiv geworden. Offenbar war zur Zeit der Anlegung des Pneus die Erweichung des verkäsenden Prozesses noch nicht so weit vorgeschritten, daß die Bazillen im Auswurf nachweisbar gewesen wären.

Als Patientin am 23. Dezember die Abteilung verließ, war der Sputumbefund auch bereits wieder negativ und von der Kaverne röntgenologisch nichts mehr nachweisbar.

Mittellappentuberkulose.

Daß die chronische Phthise im rechten Mittellappen ihren Anfang nimmt und zu ausgedehnter Erkrankung desselben führt, ehe noch der Prozeß auf andere Abschnitte der Lunge übergreift, gehört entschieden zu den ausgesprochensten Seltenheiten im Formenkreis der Tuberkulose und wir finden darüber auch nur wenige Angaben in der Literatur. So hat der Röntgenologe R a v e l l i unter Hinweis auf die Schwierigkeit der röntgenologischen Abgrenzung des Mittellappeninfiltrates vom interlobären Erguß einen diesbezüglichen Fall beschrieben. Eine eigene Beobachtung dieser seltenen Verlaufsform konnten wir dank des Umstandes, daß der Patient durch eine septische Colinephritis ad exitum kam, durch die Obduktion verifizieren.

Fall 31. Am 8. April 1947 kam der 64jährige Schuldirektor R. L. an der Abteilung zur Aufnahme, aus dessen Anamnese wir erfahren, daß bereits in den Jahren 1935 und 1936 bei ihm eine Arteriosklerose mit hohem Blutdruck festgestellt worden war. Mitte November 1946 traten Schmerzen im rechten Oberbauch auf, die zeitweise angeblich krampfartigen Charakter hatten. Renaler Erscheinungen wegen wurde er am 10. Februar auf die I. medizinische Abteilung des Wilhelminenspitals aufgenommen, hier eine subakute Nephritis festgestellt, seines Lungenbefundes und eines positiven Sputumbefundes halber auf meine Abteilung transferiert, nachdem überdies vor 14 Tagen eine Hämoptoe aufgetreten war.

Bei dem eher etwas kachektischen Kranken ergab die Untersuchung der Lunge beiderseits normal breite Krönigsche Felder und eine fehlende Verschieblichkeit rechts basal mit Turbanscher Verschleierung. Der Auskultationsbefund hinten ergab keine auffallenden Erscheinungen. Vorne war rechts basal eine Dämpfungszone feststellbar, die mit den Lappengrenzen gegen Ober- und Unterlappen begrenzt war. Darüber Bronchovesikuläratmen mit klingendem, fein- und mittelblasigem Rasseln. Der Röntgenbefund bestätigte die klinische Annahme eines auf den Mittellappen beschränkten Infiltrationsprozesses: ziemlich dichte, inhomogene Infiltration des rechten Mittellappens. In den basalen Abschnitten desselben findet sich eine etwa nußgroße, auf Zerfall suspekte Höhlenbildung. Die übrigen Lungenpartien helligkeitsvermehrt, die Diaphragmen tiefstehend, schlecht verschieblich, das rechte an der Kuppe deformiert.

Im Sputum reichlich Tuberkelbazillen. Im Harn fand sich Albumen und Sanguis positiv, das Sediment wies neben Erythrozyten reichlich Zylinder auf. Der Konzentrationsversuch ergab eine Höchstkonzentration von 1018, außerdem wurden im Katheterharn Colibakterien nachgewiesen. Der Reststickstoff betrug 45 mg%.

Im weiteren Krankheitsverlauf waren einige Schüttelfröste bemerkenswert, die wohl der Colisepsis angelastet werden müssen.

Unter zunehmendem Kräfteverfall und ausgesprochener Herzschwäche kam Patient bereits am 20. April ad exitum.

Aus dem Obduktionsbefund sei angeführt: Im rechten Pleuraraum zirka $^1/_2$ Liter serösen Ergusses bei frischer tuberkulöser Aussaat in der Pleura. Die Lungen substanzarm. Der rechte Mittellappen als ganzer von zentralzerfallender käsiger Pneumonie eingenommen. Im rechten Unterlappen kleinherdförmige Streuung käsiger Herdchen, solche auch ganz vereinzelt im linken Unterlappen. Ältere tuberkulöse Herde nicht auffindbar. Herzmuskel schlaff, degeneriert. Aorta abdominalis und Arteriae iliacae arteriosklerotisch. Nieren sehr schlaff, grau und rot gesprenkelt, an ihrer Oberfläche herdweise vorspringende, blaugrauweiße Höckerchen. Parenchym im Durchschnitt verschmälert, Schnittfläche ebenfalls buntscheckig. Nierenbeckenschleimhaut lebhaft injiziert, desgleichen die Blasenschleimhaut.

Der histologische Befund der Niere zeigte schwerste diffuse Veränderungen entsprechend einer Kombination von eitriger, absteigender Entzündung, subakuter Glomerulonephritis, akuter hämorrhagischer Nephritis und arteriosklerotischer Schrumpfniere.

Wir haben es also hier mit einem Fall zu tun, der neben einer Colisepsis und subakuten Nephritis an einer käsigen Pneumonie des Mittellappens mit Kavernenbildung litt, die, abgesehen von einigen Herden in den Unterlappen, als isolierte Organtuberkulose aufgetreten war.

Daß die isolierte Mittellappenphthise, soweit bei dem seltenen Vorkommen dieses Leidens allgemein gültige Schlüsse zulässig sind, einen pneumonischen Verlauf aufweist, dafür spricht auch der im Kapitel tuberkulöse Pneumonie gebrachte Fall 41.

Die Verlaufsformen der chronischen Phthise.

So wechselvoll das Bild der Lungentuberkulose überhaupt ist, so gilt dies auch für ihre häufigste Form, der bronchogen fortschreitenden kavernösen Lungenphthise. Gewöhnlich verläuft die Erkrankung in Schüben, wahrscheinlich durch bronchogene Aspiration bazillenhaltigen Materials, wohl aber auch durch Kontaktausbreitung der tuberkulösen Herde in der Umgebung, während hämatogene Streuungen innerhalb der Lunge im Verlaufe auch der organbeschränkten Tuberkulose selten sind. Welche Pausen nun zwischen den einzelnen Schüben bestehen, wie lange die Remissionen dauern, wie weit spontan einsetzende Heilungsvorgänge die Oberhand über frisch einsetzende progrediente Erscheinungen erlangen, das unterliegt großen Schwankungen und es ist außerordentlich schwierig, bei dieser chronischen Erkrankung, wenn sie noch nicht zu weit vorgeschritten ist, eine Prognose hinsichtlich der Dauer des Leidens zu stellen bzw. im Einzelfall zu sagen, ob die Phthise unbedingt schließlich zum Tode führen muß. Wir sehen auf der einen Seite Fälle, wo sich die einzelnen Schübe in relativ kurzer Zeit wiederholen und es in wenigen Jahren zur völligen Destruktion der Lunge und damit zum Exitus kommt; dann aber wieder solche, bei denen jahre-, ja jahrzehntelang trotz des Bestehens von Kavernen und dauernd positivem Auswurf der Befund stationär bleibt und der Kranke seinen Beruf ohne nennenswerte Beschwerden weiter auszuüben in der Lage ist. Gerade solche Personen sind als Bazillenstreuer äußerst gefährlich, weil sie allmählich jede Vorsicht außer acht zu lassen beginnen, die Bedrohung ihrer Umgebung nach Möglichkeit zu vermeiden. Da spielen wohl für die weitere Ausbreitung der Phthise im Organismus neben konstitutionellen Momenten exogene Faktoren eine entscheidende Rolle. Es unterliegt keinem Zweifel, daß die Lebensweise des Kranken hierbei eine nicht unwesentliche Rolle spielt. Es ist da sicherlich ein beträchtlicher Unterschied, ob wir es mit einem jungen Menschen zu tun haben, der das Leben in vollen Zügen genießen will, sportlich sich betätigen, Tanzvergnügungen und sonstige Freuden der Liebe nicht missen will, oder etwa mit einem älteren gesetzten Herrn, dessen Beruf im Absitzen einer genau geregelten Zeit am Schreibtisch besteht, dem sich etwa noch ein Kaffeehausbesuch anschließt. Ebenso ist es bei Frauen nicht unwesentlich, ob sie sich im gebärfähigen Alter befinden und eine Gravidität mit anschließendem Partus nicht nur weitgehende Umstimmungen im Organismus zur Folge hat, sondern auch mechanische Einwirkungen auf die erkrankte Lunge, oder ob sie sich bereits jenseits des Klimakteriums befinden bzw. dem Geschlechtsverkehr entsagen. Welch große Rolle Schonung und Ruhe spielen, das sehen wir ja täglich in Spitälern und Heilstätten, denn nur ganz selten werden wir bei zur Ruhe gekommenen phthisischen Prozessen bei der den Patienten hier aufgezwungenen Ruhebehandlung frische Streuungen aus einem stationären kavernösen Prozeß auftreten sehen und es drängt sich einem manchmal die Überlegung auf, solchen Fällen den Rat zu geben, jahre-, ja jahrzehntelang sich einer Heilstättenbehandlung zu unterwerfen, sofern eine Kollapsbehandlung nicht in Frage kommt. Es ist allerdings die Frage, ob ein solches Leben dem Kranken auch lebenswert erscheinen mag.

Natürlich spielen auch Erkrankungen anderer Natur eine Rolle, vor allem solche, die zu einer gewissen Konsumption des Organismus, zu Unterernährung und Herabsetzung der allgemeinen Widerstandsfähigkeit führen. Auch in diesem Zusammenhang muß ich wieder auf das Ulcus ventriculi und duodeni hinweisen. Aber ich muß ebenso in negativem Sinne der akuten Infekte gedenken, die so gerne fälschlicherweise als Schrittmacher für die Exacerbation tuberkulöser Prozesse nicht nur von Laien hingestellt werden. Das gilt besonders von der Grippe, aber auch von der Pneumonie. Ich muß mich hier ganz und voll N e u m a n n anschließen, wenn er betont, daß Phthisiker nicht nur grippale Infekte, sondern auch unspezifische Pneumonien anstandslos überstehen, ohne daß der tuberkulöse Prozeß durch diese Erkrankungen sich verändert. Freilich wird es oft nicht ganz einfach sein, einen fieberhaften Schub bei einem Phthisiker mit voller Sicherheit als spezifisch oder unspezifisch zu differenzieren. Aber mit Wahrscheinlichkeit wird ein solcher Prozeß, der eine Verschlechterung des Lungenbefundes zur Folge hat, eben nicht als Grippe, Influenza oder Pneumonie, wie dies in der Praxis nur allzugern geschieht, gedeutet werden dürfen, sondern eben als neuer Schub des phthisischen Prozesses.

Meist gelangt der Prozeß im Oberlappen unter Bildung einer Kaverne vorerst zur Ruhe. Gewöhnlich nimmt der Patient gut an Gewicht zu, die toxischen Symptome schwinden, die zur Norm abgesunkene Temperatur bleibt normal, der Kranke fühlt sich selbst beschwerdefrei und glaubt allen Anforderungen des Lebens gewachsen zu sein. Und doch läßt zumeist den erfahrenen Untersucher der Aspekt des Kranken die Sachlage richtig beurteilen, denn ein gewisses Inkarnat ist, wenn auch nicht so ausgeprägt wie in den Tagen des fieberhaften ersten Schubes, doch noch immer erkennbar, das Hüsteln oft recht charakteristisch. Auch der physikalische Befund wird meist ein eindeutiges Resultat ergeben. Die Einengung des Krönigschen Feldes auf der befallenen Seite wird zumeist nachweisbar sein, und zwar besser als im Beginn der Erkrankung, wo ja die Spitze selbst oft ganz frei ist von tuberkulösen Erscheinungen, weil sich bei pleuranahem Sitze des ersten Infiltrates entzündliche Veränderungen am Rippenfell ausgebildet haben, die nicht nur zu einer Pleuraspitzenkappe und damit zu einer Dämpfung im Bereiche der Fossa supraspinata geführt haben, sondern weil auch der tuberkulöse Prozeß zu einer Schrumpfung der Spitzenpartien Veranlassung gegeben hat.

Der weitere Verlauf einer kavernösen Phthise kann sich verschieden gestalten. In der Mehrzahl der Fälle schreitet der Prozeß langsam weiter fort und führt in einigen Jahren zum Tode, sofern nicht eine Kollapstherapie, seltener eine rein konservative, eine Ausheilung ermöglicht. Streuungen aus der Kaverne führen auf bronchogenem Wege zu neuen Herden, sei es auf derselben Seite, sei es in die andere Lunge. Aus der inzipienten Phthisis fibrocaseosa wird die Phthisis fibrocaseosa confirmata.

Nach welcher topischen Lokalisation sich die weitere Ausbreitung der Phthise vollzieht, das unterliegt keiner strengen Gesetzmäßigkeit. Die von Fleischner aufgestellte Reihenfolge der bronchogenen Metastasierung, der zufolge linksseitige Oberlappenprozesse zuerst in den gleichseitigen Unterlappen Streuungen zeigen, rechtsseitige aber zuerst in den linken Oberlappen, kann wohl nicht als allgemein gültig angesehen werden. Ganz im allgemeinen ist ja wohl daran festzuhalten, daß die Ausbreitung der Tuberkulose in apicokaudaler Richtung erfolgt. Solange der Prozeß einseitig ist, gibt die Möglichkeit, ihn durch eine Kollapstherapie der Heilung zuzuführen, naturgemäß eine bessere Prognose, als wenn bereits beide Seiten ergriffen sind.

Die Diagnose einer über die inzipiente Phthise bereits vorgeschrittenen Tuberkulose macht meist keine sonderlichen Schwierigkeiten. Kavernensymptome im Oberfeld, Infiltrationssymptome mit feinblasigem, klingendem Rasseln als Ausdruck eines frischen Schubes, werden die Situation zumeist rasch klären. Nimmt der phthisische Prozeß seinen weiteren Fortgang, so tritt allmählich ein Stadium ein, das eine Ausheilung nicht mehr ermöglicht. Aus der Phthisis fibrocaseosa confirmata wird die desperate Phthise. Dieser Zustand beginnt sich vielfach durch eine eigenartige Verfärbung im Bereiche des Gesichtes zu manifestieren. Zu der Blässe und Cyanose tritt ein leichter olivenfarbener Ton hinzu, von dem sich das Rot der Wangen ähnlich dem Farbton eines Pfirsichs abhebt. Allmählich auch gelingt es nicht mehr, die Abmagerung und Kachexie des Kranken zu beheben und nach kürzerer oder längerer Zeit stellen sich Symptome ein, die man als terminale akute Exacerbation der chronischen Phthise bezeichnen könnte. Hektische Temperaturen, manchmal schwere Hämoptoen, gelegentlich Thrombophlebitiden, und als verläßlichstes Symptom, daß nur mehr mit einer wenige Wochen betragenden Lebensdauer zu rechnen ist, sind die kachektischen Ödeme anzusehen; auch eine gewisse ins Graue spielende Verfärbung und ganz eigenartige scharfe Linie im Gesicht läßt über den unmittelbar bevorstehenden Tod keinen Zweifel. Desgleichen ist ein relativ abruptes Absinken der Temperatur zu normalen Werten recht häufig, aber durchaus nicht immer, ein Zeichen dafür, daß nur mehr wenige Tage den Kranken von der Erlösung durch den Tod trennen.

Wenn auch fast immer die chronische Phthise durch allmähliches bronchogenes Fortschreiten des tuberkulösen Prozesses und Konsumption des Lungengewebes schließlich zum Tode führt, so kann doch auch bei ihr, wenn auch nicht häufig, eine hämatogene Aussaat im Sinne der Miliartuberkulose unerwartet rasch das Ende herbeiführen. Als Beispiel sei Fall 32 aufgezeigt.

Fall 32. Der 62jährige J. B. gelangte am 19. März 1947 an der Abteilung zur Aufnahme. Er war bis zum Frühjahr 1944 immer gesund, bekam damals Schmerzen in der linken Brustseite mit stärkerem Husten. Da die Röntgenuntersuchung eine Kaverne im linken Oberlappen ergab, der Sputumbefund positiv war, wurde er in der Heilstätte Grimmenstein aufgenommen, wo er bis April 1945 verblieb und sich recht gut erholte. Es wurde aber keine Kollapstherapie eingeleitet. Im Jahre 1946 entwickelten sich nun unter zunehmender Heiserkeit geschwürige Prozesse auf Oberlippe, Wangenschleimhaut, in der Epiglottis und im Larynx, derentwegen er auf der Universitätsklinik für Hals-, Nasen-, Ohrenkrankheiten einer Bestrahlungsbehandlung unterzogen wurde, die jedoch gar keinen Erfolg brachte.

Bei der Aufnahme auf der Abteilung wies der Patient neben schweren Schleimhauttuberkulosen im Mund und Larynx eine fieberhafte Miliartuberkulose auf, der er nach wenigen Tagen bereits erlag.

Der Obduktionsbefund ergab neben der Miliartuberkulose und der ausgedehnten Larynx- und Epiglottistuberkulose, jener des weichen Gaumens und der Wangenschlcimhaut in der Lunge nur ein kirschgroßes Cavum im linken Oberlappen. Auch im Colon waren zwei tuberkulöse Geschwüre.

Im allgemeinen verläuft die kommune Phthise als chronisches Leiden. Wenn auch die einzelnen Schübe der Erkrankung vorübergehend einen mehr akuten Charakter geben, so klingen sie doch allmählich wieder ab und der alte chronische Charakter des Leidens scheint wieder hergestellt. Aber nicht gar so selten sehen wir eine Entwicklung in dem Sinn, daß das als chronische Phthise beginnende Leiden nach kürzerem oder längerem Bestehen den Charakter der akuten Phthise annimmt und auch weiterhin beibehält. Ich nenne diese Fälle akut oder subakut exacerbierende Phthisen. Wir sehen einen derartigen Verlauf meistens unter dem Bild der Aspirationspneumonie in den Unterlappen aus einer Spitzenkaverne. Hieher gehören auch Fälle akuter Exacerbation nach einem Partus bzw. im Puerperium auftretend. Als Beispiel sei Fall 33 gebracht.

Fall 33. Die 28jährige Beamtensgattin B. F. kam am 2. Jänner 1948 an der Abteilung zur Aufnahme. Aus gesunder Familie stammend, war sie bis zum Jänner 1947 niemals ernstlich krank. Ohne besondere Beschwerden stellten sich damals Temperaturen bis 39° ein. Bei einer Röntgenuntersuchung wurde bereits ein kavernöser Prozeß im linken Oberlappen festgestellt. Sie lag dann vom Februar 1947 bis Mai 1947 auf der Baumgartnerhöhe. Das Sputum war positiv, ein Pneumothorax nicht anlegbar. Patientin fühlte sich subjektiv ziemlich wohl, hatte 12 kg an Gewicht zugenommen, auch die Temperaturen waren normal. Erst im Oktober 1947 beginnt sie wieder zu fiebern, mäßiger Husten mit nur wenig Sputum, Nachtschweiße, Anorexie.
Da die Temperatur allmählich bis 40° anstieg, erfolgte ihre Einweisung auf die Abteilung. Hier bot die blasse und leicht abgemagerte Patientin einen sehr ausgesprochen phthisischen Aspekt mit Cyanose der Wangen und Nasenflügelatmen. Der harte Gaumen blaßbläulich verfärbt, Zunge feucht, nicht belegt. Die linke Lunge bleibt bei der Atmung deutlich zurück. Krönig links 1½ cm, rechts 4 cm, nach außen etwas verschleiert. Die ganze linke Seite in toto gedämpft mit dem Maximum an der Basis mit tympanitischem Beiklang über der Spitze. Stimmfremitus links in toto verstärkt. Auskultatorisch hinten oben Bronchovesikuläratmen mit amphorischem Exspirium und gurgelndem Rasseln nach Husten. Basal Bronchialatmen ohne sichere Rasselgeräusche. Rechts findet sich eine Dämpfung der Spitze bis zum vierten Dorn mit hauchendem Bronchovesikuläratmen und vereinzeltem, feinem, klingendem Knacken. Auch vorne im Mohrenheim ist links bei amphorischem Atmen etwas klingendes Knacken hörbar. Die Temperatur erreichte 39° mit starken Remissionen, das Sputum enthielt reichlich Bazillen, die Senkung war 27 mm.
Der Röntgenbefund, Abb. 44, läßt die diffuse Verschattung des Unterfeldes links als Ausdruck der käsigen Pneumonie und die fast faustgroße Kaverne im Spitzenfeld erkennen. Der rechte Oberlappen mit der scharf absetzenden Lappenrandverschattung ist von dichten mittel- bis kleinknotigen Infiltrationsherden durchsetzt, zwischen denen sich einzelne auf Ulceration verdächtige Stellen finden.
Wir haben es also hier mit einer typischen käsigen Pneumonie zu tun, die sich erst entwickelt zu haben scheint, nachdem ein kavernöser Spitzenprozeß der gleichen Seite durch mehrere Monate einen mehr stationären Charakter gezeigt hat. Neben der Aspirationspneumonie in den linken Oberlappen ist es auch zu einer Streuung in den rechten Oberlappen gekommen. Vielleicht hätte eine rechtzeitige Plastik diesen prognostisch infausten Verlauf hintanhalten können.

Nicht immer verläuft die kavernöse Phthise mit Remissionen und frischen Schüben in langsam kontinuierlichem Verlauf zu dem unausweichlichen Ende. Nicht so selten zeigt eine bestehende Kaverne die Tendenz, stationär zu bleiben und keine frischen Schübe zu setzen. W. N e u m a n n beschrieb diese Erscheinungsform als Phthisis cavitaria stationaria. Es mag dahingestellt sein, ob es berechtigt ist, dieses Krankheitsbild aus dem Rahmen der chronischen Phthise abzusondern und es prognostisch gesondert zu bewerten. Derartige Kranke zeigen vielfach keinerlei subjektive Erscheinungen. Sie sind meist in gutem Ernährungszustand, manchmal aber auch mager, sie zeigen nicht mehr den typischen phthisischen Aspekt. Gewöhnlich besteht etwas Hüsteln und in ihrem Auswurf sind zumeist Bazillen in geringer Zahl zu finden. Der perkutorische Befund ist meist aufschlußreicher als der auskultatorische. Die meist starke Einengung des Krönigschen Feldes und eine ausgesprochene Dämpfung im Oberfeld werden der Untersuchung kaum entgehen, hingegen ist auskultatorisch der Befund manchmal ein dürftiger. Etwas hauchendes Bronchovesikuläratmen,

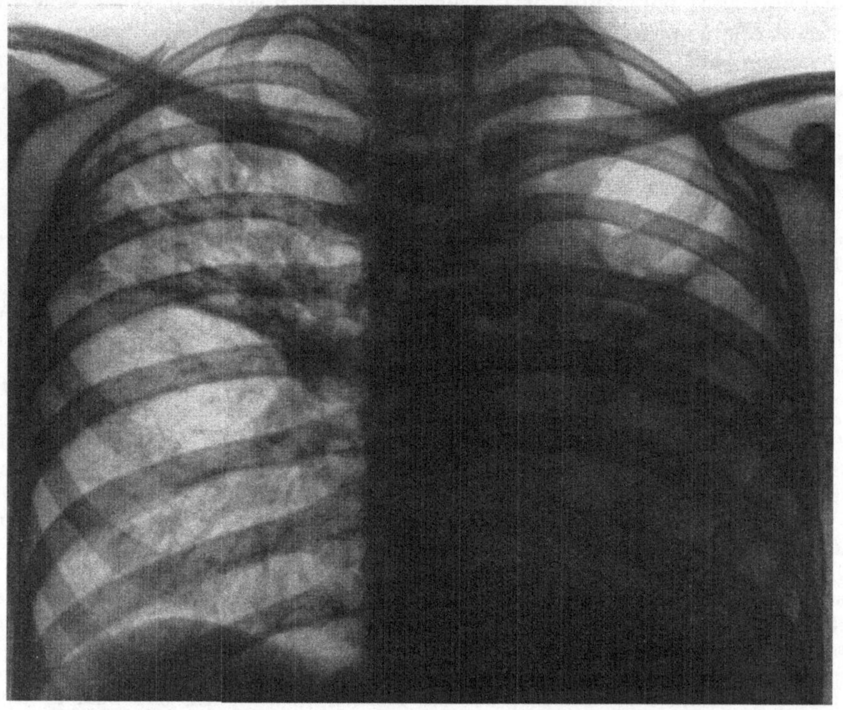

Abb. 44. Käsige Pneumonie im linken Unterlappen. Große Kaverne im Oberlappen links. Lappenrandinfiltrat im rechten Oberlappen mit disseminiertem, kleinherdigem Zerfall.

oft ganz ohne Rasselgeräusche, doch läßt sich gelegentlich ein typisches Schluchzen oder Kavernenquietschen nachweisen, selten ein gurgelndes Rasseln. Gewöhnlich aber findet man Zeichen einer pleuralen Schwarte und das ist ja kein Zufall, denn der abgelaufene pleurale Prozeß ist wohl mit die Ursache für den relativ benignen Verlauf einer solch stationären Phthise. Nicht nur der immunisatorische Effekt eines pleuralen Ergusses, sondern die Immobilisation der befallenen Lunge, ihre teilweise Ruhigstellung durch das schwartig-fixierte Zwerchfell verhindern einerseits Streuungen aus der Kaverne, andererseits die fibrösen Narbenzüge, die sie umgeben, eine appositionelle Ausbreitung derselben. Aber es wäre durchaus irrig, sich auf das Stationärbleiben solcher Prozesse verlassen zu wollen. Früher oder später kommt es ja doch zumeist zu einer Propagation, so daß der Kranke schließlich seiner Phthise erliegt. Es ist eine seltene Ausnahme, wenn in solchen Fällen die Anlegung des Pneumothorax gelingt, zumal da ja, wie gesagt, pleurale Schwielen fast meistens vorhanden sind. Gelingt die Anlegung doch, dann läßt er meistens den durch eine Pleura-spitzenkappe adhärenten Oberlappen unbeeinflußt und führt nur zu einem Kollaps des gesunden Unterlappens, damit mehr Schaden als Nutzen stiftend. Hat man es nun mit vielfach älteren Personen zu tun, die schon jahrelang ihre Kaverne tragen, die womöglich schon ein Emphysem besitzen oder keinen ganz intakten Herzmuskel mehr aufweisen, so kann die Indikationsstellung zu einem nicht mehr so ganz risikolosen kollaps-chirurgischen Eingriff oft recht schwierig fallen, und man muß sich die Frage vorlegen, ob es nicht zweckmäßiger ist, den Kranken unoperiert mit seiner stationären Kaverne vielleicht noch auf Jahre hinaus bei relativ subjektivem Wohlbefinden zu belassen, als ihn dem ungewissen Schicksal der Operation zu überantworten. Wie weit in diesen Fällen durch eine Kavernostomie mit Streptomycin- oder PAS-Einbringung allein eine Heilung zu erzielen ist, möchte ich derzeit noch nicht für spruchreif halten.

Die Lungencirrhose.

In diesem Zusammenhange erscheint es mir wichtig, über das Wesen der Spontanheilung phthisischer Prozesse weiteres mitzuteilen. Nicht nur einzelne Kavernen können durch narbige Schrumpfung ausheilen und ziemlich restlos unter Hinterlassung einer Narbe verschwinden, auch ausgedehntere Prozesse können oft wirklich spontan ausheilen. Wir bezeichnen derartig ausgeheilte Prozesse als cirrhotisch.

Daß cirrhotische Erscheinungen in der Pathogenese tuberkulöser Lungen-erkrankungen eine sehr wesentliche Rolle spielen, ist unbestritten, nicht nur die pathologische Anatomie, sondern auch die Klinik hat mit diesem Begriff in erster Linie jenen des Ausheilungsvorganges verknüpft. So wenig wir von einem rein produktiven tuberkulösen Prozeß sprechen können, so wenig gilt dies auch vom cirrhotischen. Es gibt keine reine cirrhotische Verlaufsform der Lungentuberkulose, es gibt nur tuberkulöse Herdbildungen, seien sie nun vorwiegend fibrös-produktiver oder mehr exsudativer Natur, die die Tendenz zur Ausheilung und damit zur Cirrhosebildung aufweisen. Sprechen wir daher von einem cirrhotischen Prozeß, so verbinden wir damit den Begriff einer weit-gehenden narbigen Ausheilung, gleichgültig welches pathogenetische Moment dem tuberkulösen Prozeß zugrunde liegt, ob hämatogen oder bronchogen. Wir werden im allgemeinen den cirrhotischen Charakter eines tuberkulösen Pro-zesses daher nur selten in seinen Frühstadien konstatieren können, vielmehr erst, wenn es sich zeigt, daß sich eine weitgehende Heilungstendenz einstellt, was ja zumeist erst nach längerer Beobachtungszeit feststellbar sein wird. Die starken Schrumpfungserscheinungen, die wir regelmäßig bei der cirrhotischen Tuberkulose zu finden pflegen, sind großenteils bedingt durch destruktive Pro-zesse in der Lunge, die eben zu Schwund von Lungengewebe in mehr oder weniger großem Ausmaß geführt haben. Es sind daher einerseits Fälle der chronischen, sich bronchogen entwickelnden Lungentuberkulose, deren kavernöser Prozeß unter Bronchiektasienbildung weitgehend zur Ausheilung gelangt ist, die das Bild der Obergeschoßcirrhose zeigen können, andererseits führen aber auch hämatogen entstandene acinös-nodöse Herdbildungen ohne ausgesprochenen Zer-fall und Kavernenbildung zu diesen Symptomenkomplexen. Derartige Fälle lassen dann trotz jahrelangen Bestehens und obwohl sie nicht zur völligen Aushei-lung gelangen, meist einen positiven Sputumbefund vermissen oder nur spärliche Bazillen im Auswurf erkennen. Auch hier kontrastiert der so ausgesprochene physikalische Befund, wie ja allenthalben bei der cirrhotischen Phthise, mit dem relativ gutartigen Verlauf und dem Sputumbefund. Bei diesen Fällen hat man wohl den Eindruck, daß das, wenn auch langsame Fortschreiten des

Prozesses weder bronchogen noch hämatogen, sondern appositionell auf dem Kontaktweg erfolgt. Es kann rein physikalisch außerordentlich schwierig sein, einen derartig weitgehend ausgeheilten Prozeß von einer ausgedehnten progredienten Phthise zu unterscheiden.

Wir finden oft recht intensive Dämpfungen mit reichlich klingendem, oft gurgelndem Rasseln, ein Befund, der nicht wesentlich abweicht von dem einer progredienten, weit vorgeschrittenen Phthise. Wir sehen im Röntgenbild dichte, streifige Verschattungen mit Aufhellungen dazwischen und sind sehr erstaunt, daß das Sputum negativ ist, daß die Senkung oft keine nennenswerte Beschleunigung aufweist. Gerade der oft so besonders klingende Charakter der Rasselgeräusche kann in dieser Hinsicht etwas stutzig machen. Denn gerade die cirrhotische Beschaffenheit des schrumpfenden Lungenprozesses läßt den Rasselgeräuschen dank der Resonanz durch das reichliche Vorhandensein fibrösen Narbengewebes diesen Charakter zukommen. Durch das Befallensein auch der Bronchialwände an dem tuberkulösen Prozeß, durch die starken Schrumpfungserscheinungen von seiten des Lungengewebes kommt es zur Bildung einer deformierenden Bronchitis und zu Bronchiektasienbildung, die auskultatorisch Erscheinungen hervorruft, die von einer Kavernenbildung nicht scharf zu differenzieren sind.

Die Heilungsvorgänge bei der Lungentuberkulose können eben je nach der Ausdehnung des Prozesses zu Rest- oder Folgezuständen führen, die sehr verschieden sind. Während bekanntlich der Primärkomplex so gut wie gar keine sekundären Erscheinungen hervorruft, gilt ein gleiches auch von Prozessen geringfügiger Ausdehnung, wie einer fibrös produktiven Spitzentuberkulose, wie weiters spärlicher hämatogener Streuherde; ja auch kleine Kavernen, rechtzeitig durch eine Pneubehandlung erfaßt und der Heilung zugeführt, heilen mit einer Narbe aus, die funktionell als bedeutungslos angesehen werden kann. Anders liegen die Verhältnisse, wenn ein disseminierter hämatogener Prozeß größere Ausdehnung erlangt hat. Hier wird sich in der Regel bei der Ausheilung die Bildung eines Emphysems einstellen, das in der Folge, wenn auch oft Jahrzehnte später, die bekannten Erscheinungen des Emphysemherzens erkennen lassen wird. So wird aus dem Lungentuberkulösen ein Herzkranker, wir bezeichnen diesen Endausgang als das cardio-pulmonale Stadium der Lungentuberkulose. Dort aber, wo der phthisische Prozeß nicht unbeträchtliche Teile des Lungenparenchyms zur Destruktion gebracht hat, wird neben der Emphysembildung auch das reichlich vorhandene cirrhotisch-fibröse Narbengewebe mit der deformierenden Bronchitis und den Bronchiektasien die Ursache dafür abgeben, daß immer wieder unspezifische, katarrhalische Erscheinungen auftreten. Daß es nicht zur Bildung des klassischen Bildes der Bronchiektasien mit fötider Bronchitis, maulvollen Expektorationen usw. kommt, kann wohl darin seine Ursache haben, daß Bronchiektasien im Oberlappen, im Gegensatz zu jenen im Unterlappen, Stauungs- und Retentionserscheinungen des Sekretes vermissen lassen. Als Beispiel dafür, daß die spontane Heilung über die cirrhotische Phthise vielfach mit Bronchiektasienbildung vergesellschaftet ist, sei Fall 34 angeführt.

Fall 34. Am 11. März 1949 gelangte die 49jährige Hilfsarbeitersgattin A. R. an der Abteilung zur Aufnahme. Ihr Vater starb an Lungentuberkulose, als sie selbst acht Jahre alt war, ein Bruder 16 Jahre alt im Jahre 1934.

Im Alter von 22 Jahren hatte sie eine Rippenfellreizung mit Exsudat. Mit 27 Jahren eine Hämoptoe. Sie lag sechs Wochen im Wiedner Krankenhaus und hatte damals einen positiven Auswurf. Im Anschluß daran ein mehrmonatlicher Aufenthalt in der Lungenheilstätte Salzabad. Sie stand in Überwachung der Lungenfürsorge, da das Sputum

dauernd positiv war. 1933 lag sie mit Nierenentzündung und Blasenkatarrh im Elisabethspital, wo sich der Zustand der Lunge wieder verschlechterte, so daß sie auf die Baumgartnerhöhe gebracht werden mußte. Dort besserte sich ihr Zustand wieder und sie
konnte zwei Jahre ihrer Arbeit nachgehen. Im Jahre 1935 hatte sie wieder Blut im
Auswurf, Stechen in der rechten Brust und neuerdings auch Nachtschweiße. Der reichliche Auswurf war positiv. Im März 1936 trat eine Angina auf, in deren Verlauf ein
Gelenksrheumatismus sich einstellte. Als sie im Oktober 1936 wieder Blut zu husten
begann, aber ohne Temperatursteigerung, wurde sie auf der I. medizinischen Abteilung
des Wilhelminenspitals, die damals unter der Leitung von Prof. Kutschera

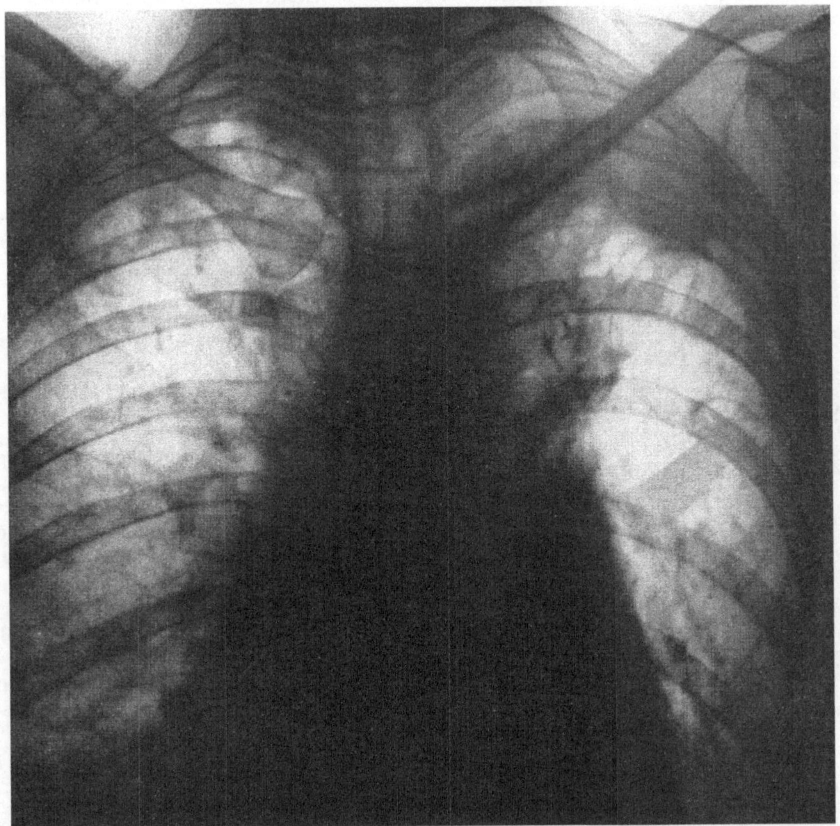

Abb. 45. Cirrhotische Bronchiektasien im linken Oberlappen.

stand, aufgenommen. Aus der uns zugänglichen Krankengeschichte ist festzustellen,
daß die Patientin, von vereinzelten, leicht subfebrilen Zacken abgesehen, afebril war,
eine normale Senkung und negatives Sputum hatte. Der damalige Röntgenbefund zeigte
bei dichter Verschattung beider Oberfelder beiderseits kleinere Aufhellungsherde bei
hartfleckiger und streifiger Verschattung. Es wurde damals bei der Patientin eine
Impfung mit lebenden Tuberkelbazillen vorgenommen, die in Intervallen durch sechs
Jahre wiederholt wurde.

1945 stellten sich wieder Lungenblutungen ein, die auf Kalziuminjektionen zum
Stehen kamen. Am 7. März 1949 kam es nun wieder zu einer beträchtlichen Hämoptoe,
die in den Tagen darauf rezidivierte, weswegen die Patientin an der Abteilung aufgenommen wurde. Hier konnte nun folgender Befund festgestellt werden: Bei der gut
genährten, etwas blassen Patientin ergab der Lungenbefund das Fehlen des Krönigschen Feldes links, bei einem $2^{1}/_{2}$ cm breiten rechts. Fehlen der Verschieblichkeit

beiderseits basal. Beide Oberfelder gedämpft, links mehr als rechts bis zum sechsten Brustwirbeldorn. Auskultatorisch über dem rechten Oberfeld Bronchovesikuläratmen mit leicht amphorisch betontem Exspirium und mit blasig klingenden Rasselgeräuschen. Rechts basal etwas Giemen und vereinzeltes Knacken. Über dem linken Oberfeld bronchiales Exspirium mit deutlich gurgelndem Rasseln nach Husten. Auch links infracluviculär Knarren mit schluchzenden und gurgelnden Geräuschen. Das Herz nach rechts und oben denudiert ohne wesentliche Vergrößerung.

Die Patientin, die mit einer Temperatur von 37,5 und reichlich blutigem Sputum eingeliefert wurde, zeigte während des ganzen übrigen Spitalaufenthaltes vollkommen normale Temperaturen. Das Sputum war bei wiederholten Untersuchungen immer negativ, die Senkung betrug 8 mm, die Leukozytenzahl 10.850 bei 5% Stabkernigen.

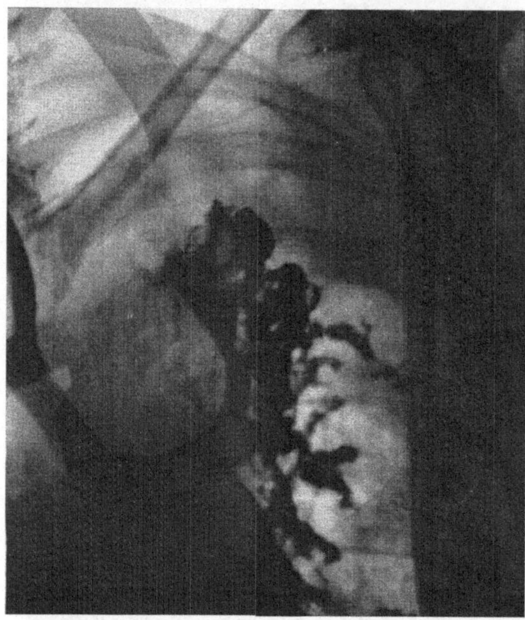

Abb. 46. Bronchographisches Bild des linken Oberfeldes.

Die Röntgenuntersuchung der Lunge, Abb. 45, ergab: Zwerchfelldeformation beiderseits. Die ganze linke Thoraxseite verkleinert, die Interkostalräume verschmälert. Breitere Spitzenkappe. Das linke Spitzenfeld inhomogen streifig verschattet. Der linke Hilus hinaufgezogen. Herz und Trachea nach links verlagert. Die rechte Spitzenpleura verdickt. Vermehrte Lungenhelligkeit mit vermehrter Strangzeichnung im Obergeschoß. Ein sicheres Kavum nicht nachweisbar.

Betrachtet man diesen Fall einmal vom Standpunkt des physikalischen Lungenbefundes, so wird man zu dem Schluß gelangen, daß es sich hier um einen kavernösen Oberlappenprozeß insbesondere der linken Seite handelt, zumal wenn man aus der Anamnese erfahren hat, daß die Patientin durch lange Zeit hindurch einen positiven Sputumbefund zu verzeichnen hatte, daß immer wieder Hämoptoen rezidivierten. Dem steht nun der afebrile Verlauf, die normale Senkung und der Röntgenbefund gegenüber, die mit der früher geäußerten Ansicht so gar nicht im Einklang stehen. Ist nun hier die Hämoptoe wieder als ein Aktivitätssymptom der Tuberkulose zu werten, oder aber handelt es sich um eine mehr weniger ausgeheilte Tuberkulose vorwiegend des linken Oberlappens und sind nicht etwa sekundär-bronchiektatische Veränderungen die Ursache der Hämoptoe?

Wir haben zur Klärung dieser Frage eine Bronchographie des linken Oberlappens erbeten und das Röntgenbild, Abb. 46, bestätigt mit seinen kolbigen und bis zu haselnußgroßen Erweiterungen in den dorsalen Ästen der subapikalen Region, die von breiten Schwartenschatten umschlossen sind, unsere Annahme. Auch in den übrigen Bronchien der linken Lunge fehlt die alveoläre Aufsplitterung.

Damit erscheint dieser Fall als ein Beweis für die vielfach zu wenig gewürdigte Rolle der Bronchiektasien in der Pathogenese der Hämoptoe und er stützt meine keineswegs neue Annahme, daß die Hämoptoe somit in nicht so seltenen Fällen von Lungentuberkulose durchaus nicht als Aktivitätssymptom zu werten ist.

Auch in anderer Hinsicht erscheint dieser Fall nicht ohne Interesse, und zwar für die Beurteilung der K u t s c h e r a schen Impfungen mit lebenden Tuberkelbazillen. Wie aus der Anamnese zu ersehen ist, scheint hier eine gute, spontane Heilungstendenz bestanden zu haben. Als die früher an einer offenen Tuberkulose leidende Kranke 1936 erstmals dieser Therapie unterzogen wurde, scheint der Heilungsprozeß schon weitgehend fortgeschritten zu sein. Das Sputum war bereits negativ, die Senkung normal, allerdings waren noch Aufhellungen im Röntgenbild sichtbar. Er ist daher nicht geeignet, über den Wert der K u t s c h e r a schen Impfung ein Urteil zuzulassen, möglicherweise war die 1936 aufgetretene Hämoptoe schon durch Bronchiektasienbildung bedingt.

Aber nicht nur die Spontanheilung, sondern auch die durch kollaps-chirurgischen Eingriff läßt als Restzustand offenbar Bronchiektasienbildung erkennen, die zu gelegentlicher Hämoptoe führt, die im folgenden Fall 35, den ich schon 30 Jahre in Beobachtung habe, wohl kaum als Aktivitätssymptom der Tuberkulose zu werten ist.

Fall 35. Die jetzt 58jährige Kellnersgattin J. H. erkrankte im Jahre 1918 zur Zeit der in Wien grassierenden Grippe. Der sich einstellende Husten wollte nicht weichen, sie kam daher im November 1918 an der Klinik O r t n e r zur Aufnahme, wo ein offen kavernöser Prozeß rechts festgestellt und nach Beobachtung des Falles am 1. Mai 1919 ein Pneumothorax angelegt wurde. Nach Entlassung aus der Klinik im Juli verabsäumte es die Patientin aus Unwissenheit oder Nachlässigkeit, ihn weiter nachfüllen zu lassen. Sie kam dann im Jahre 1922 neuerdings zur Aufnahme, doch erwies sich die neuerliche Anlegung des Pneus als undurchführbar. Es wurde daher in zwei Akten, am 9. und 27. Juni, an der Klinik E i s e l s b e r g vom Dozenten D e n k die totale Thorakoplastik vorgenommen, die eine vollständige Ausheilung zur Folge hatte.

Erst 14 Jahre später, 1936, stellte sich nach Aufregung wieder eine Hämoptoe ein, derentwegen sie drei Monate im Lungenpavillon des Spitals St. Johann im Pongau verbrachte. Im Jahre darauf lag sie drei Monate in Alland. Die schweren Ernährungsstörungen während des Krieges, vor allem im Jahre 1945, blieben trotz einer Gewichtsabnahme von 88 auf 55 kg auf ihren Lungenbefund ohne Einfluß. Erst im April 1947 traten wieder vorübergehend für einige Tage Hämoptoen auf, ebenso ein Jahr darauf wieder nach starker Aufregung.

Als sie am 25. Februar 1949 ohne jeden äußeren Anlaß wieder etwas Blut aushustete, wurde sie an der Abteilung aufgenommen. Hier zeigt sich nun bei völlig normalen Temperaturen und normaler Senkung bei ausgezeichnetem Ernährungszustand keinerlei Anhaltspunkt für das Vorliegen eines aktiven Lungenprozesses. Der Sputumbefund war negativ, auch der Blutbefund ließ jede Linksverschiebung vermissen. Eine Kavernenbildung war in dem gut kollabierten rechten Oberlappen nicht feststellbar.

Es dürfte wohl keinem Zweifel unterliegen, daß die in diesem Fall nach Vornahme der Thorakoplastik erstmalig auftretende Hämoptoe und die in den folgenden 13 Jahren ohne sonstige Aktivitätssymptome immer wieder rezidivierende nicht als Folge eines Fortschreitens der Tuberkulose zu werten ist, sondern vielmehr mit großer Wahrscheinlichkeit auf Bronchiektasienbildung in dem geschrumpften rechten Oberlappen zurückzuführen ist. Man müßte doch annehmen, daß andererseits irgend welche Herdbildungen während dieser langen Dauer feststellbar sein müßten.

In diesem Zusammenhang drängt sich geradezu eine Stellungnahme zu einer Tuberkuloseform auf, der W. N e u m a n n als abortive Spitzentuberkulose eine Sonderstellung einräumen zu müssen glaubte. Er unterteilt diese Form in eine mit Hämoptoe und eine ohne solche einhergehende. Nach seinen Ausführungen ist die Prognose derartiger Fälle stets eine absolut günstige. Bemerkenswerterweise weist er darauf hin, daß man bei der Obduktion gelegentlich auch bronchiektatisch erweiterte Bronchien finden kann, neben fibrösem Narbengewebe und sekundären Emphysemblasen. Über Röntgenbefunde wird nichts gesagt. Daß man sehr häufig Kranke mit Hämoptoe zu sehen bekommt, die entweder einen vollkommen normalen Lungenbefund aufweisen, oder mit sehr geringfügigen Veränderungen in einer der beiden Spitzen — einige härtere Fleckschatten oder nur vermehrte Streifenzeichnung in der Spitze —, das ist ja wohl eine nicht so unbekannte Feststellung. Dabei zeigen diese Fälle außer dem Bluthusten keine subjektiven Erscheinungen, ihre Senkung ist normal, auch keine erhöhten Temperaturen lassen sich nachweisen. Ich glaube, daß es sich bei einem Großteil dieser Fälle um Spitzenbronchiektasien nach einem abgeheilten Prozeß handelt, über dessen ursprüngliche Form wir freilich nichts mehr Sicheres sagen können, wenn uns nicht Befunde aus früherer Zeit zur Verfügung stehen. Unter diesen Umständen mag es begreiflich erscheinen, wenn N e u m a n n über glänzende Erfolge der Tuberkulintherapie berichten kann. Daß derartige Spitzenbronchiektasien weder physikalisch noch auch röntgenologisch Symptome zu machen brauchen, erscheint ja weiter nicht verwunderlich. Ihr Nachweis durch systematische Bronchographie derartiger Fälle ist bisher noch nicht erfolgt und stößt auch auf gewisse Schwierigkeiten, da es nicht so leicht ist, den Oberlappen mit Jodöl zu füllen wie die Unterlappen. Es wäre aber verfehlt, jede initiale Hämoptoe, bei der ein eindeutiger physikalischer oder röntgenologischer Befund nicht zu erheben ist, unbedingt als gutartig zu betrachten. Denn wir sehen doch gelegentlich Fälle, die mit Hämoptoe beginnen, ohne daß wir vorerst etwas Sicheres nachweisen können und bei denen in der Folge sich eine typische Phthise entwickelt. Ich kann mich daher der so optimistischen Auffassung W. N e u m a n n s über den gutartigen Charakter der unter dem Bild der sogenannten abortiven Tuberkulose verlaufenden Hämoptoe nicht restlos anschließen, wenn ich auch der großen Mehrzahl derselben aus den eben aufgezeigten Gesichtspunkten heraus den gutartigen Charakter zugestehe.

Als Beispiel für eine cirrhotische Phthise, die sich über Jahrzehnte, ohne wirklich auszuheilen, erstreckt und zu weitgehender Konsumption mit narbiger Schrumpfung und Bronchiektasienbildung geführt hat, sei folgender Fall 36 aufgezeigt.

Fall 36. Der damals 47jährige Steuerberater Dr. F. N. kam erstmals im Februar 1944 in meine Ordination. Er gab an, daß er aus gesunder Familie stammt, mit zehn Jahren an einer exsudativen Rippenfellentzündung rechts erkrankt war. Während seiner Kriegsdienstleistung im ersten Weltkrieg sei eine beiderseitige offene Lungentuberkulose festgestellt worden. Er erholte sich wieder, doch trat 1923 ein Rückschlag auf, dessentwegen er acht Monate in Davos verbrachte. Auch hier war das Sputum positiv. Die folgenden Jahre standen unter einer Tuberkulinkur und wiederholten Liegekuren. 1925 war er zwei Monate in Hochzirl, damals war das Sputum negativ. In den folgenden zwanzig Jahren war Patient ziemlich beschwerdefrei und konnte seinem Beruf ohne nennenswerte Behinderung nachgehen. Der Sputumbefund wechselte wiederholt.

Da sich in letzter Zeit nebst einer Vermehrung des dauernd bestehenden Auswurfs auch Atemnot eingestellt hatte, suchte er mich auf; ich fand einen ausgedehnten cirrhotisch-bronchiektatischen Prozeß in beiden Oberfeldern bei positivem Sputumbefund. Eine Tuberkulinkur, die ich bei ihm durchführte, verlief ohne wesentliche Reaktion, ein halbes Jahr später war das Sputum negativ, die Senkung betrug 13 mm. Doch dauerte diese Besserung nicht allzulange. Im Mai 1945 trat hohes Fieber auf, er hatte in kurzer Zeit 10 kg an Gewicht abgenommen, das Sputum war wieder positiv und nun gesellte sich auch eine Heiserkeit hinzu. Vom Laryngologen wurden spezifische Veränderungen im Kehlkopf, sowie ein Geschwür auf der Epiglottis festgestellt.

Nach einem viermonatlichen Aufenthalt in Grimmenstein bildeten sich die laryngealen Beschwerden zurück, insbesondere die Schluckbeschwerden, auch hatte Patient 7 kg zugenommen und das Sputum war wieder negativ geworden. Neuerlich sah ich ihn im Jänner 1946 hoch fiebernd mit den Erscheinungen einer pneumonischen Infiltration im rechten Unterlappen, die ich zuerst für spezifisch halten mußte. Doch ließ der weitere Verlauf erkennen, daß dem nicht so war, da sie sich alsbald zurückbildete und auch der Sputumbefund weiterhin negativ blieb.

Da im April 1946 wieder Erscheinungen von seiten des Larynx auftraten, die Heiserkeit zunahm, wurden Bestrahlungen durchgeführt, die jedoch anfänglich ohne Erfolg blieben. Erst im Sommer 1946 trat gute Erholung ein, die bis zum März 1947 anhielt, wo sich wieder subfebrile Temperaturen, Mattigkeit, Nachtschweiße einstellten. Ich nahm ihn auf die Abteilung auf, wo folgender Befund erhoben wurde:

Der etwas blasse und cyanotische, sonst gut genährte Patient war beträchtlich heiser. Der Lungenbefund zeigte einen nur ein Querfinger breiten Krönig rechts, bei 4 cm breitem links und unverschieblichen Basen. Über beiden Lungen hinten ziemlich intensive Dämpfung bis zum sechsten Brustwirbeldorn, rechts mehr als links.

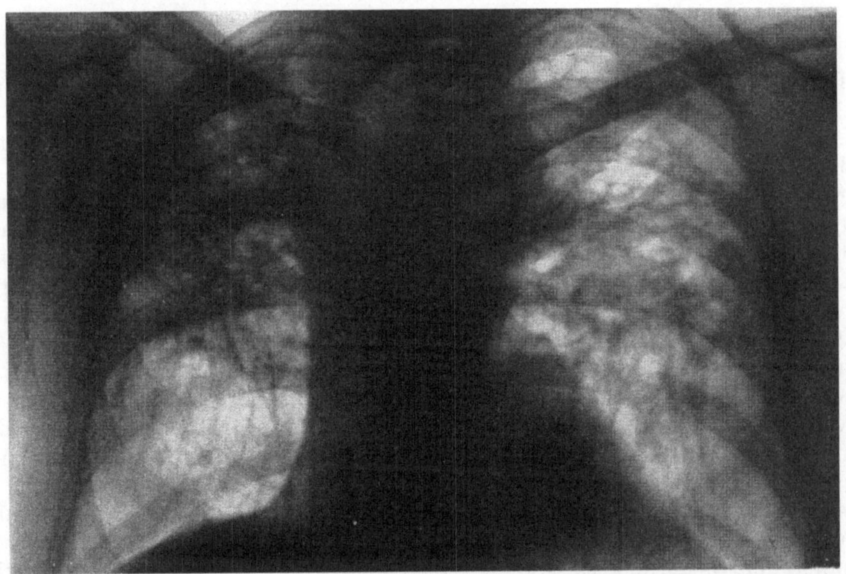

Abb. 47. Cirrhotische bilaterale Phthise.

Die rechte Spitze etwas eingezogen, die Trachea nach rechts verzogen. Über dem rechten Oberfeld amphorisches Bronchialatmen, links Bronchovesikuläratmen, beiderseits grob- und mittelblasig klingende Rasselgeräusche, rechts auch von gurgelndem Charakter. Der Röntgenbefund zeigte, daß beide Lungen von oben nach unten abnehmend von ziemlich großen, konfluierenden, weichen Fleckschatten erfüllt sind. zwischen denen sich wiederholt der Verdacht auf Zerfall ergibt. Eine sichere drehkonstante Höhle kann jedoch nur rechts infraclaviculär erkannt werden. Die Hili lassen sich von der Infiltration nirgends abgrenzen. Das linke Zwerchfell in seinem medialen Anteil hochgezogen und mit dem Herzen verwachsen. Adhäsionen im rechten äußeren Sinus. Schrumpfende Pleuraschwarte auch am rechten Mediastinalrand über der rechten Spitze. Starke Verziehung der Trachea nach rechts.

Im Sputum waren spärlich Tuberkelbazillen nachweisbar, die Senkung betrug 15 mm. Der Larynxbefund ergab eine Ankylose des linken Aryknorpels, der ödematös geschwollen ist (Perichondritis), doch war ein ulceröser Prozeß nicht nachweisbar.

Die Temperaturen überstiegen während der Spitalsbeobachtung nicht 37,2°.

Im Juni 1947 begab sich Patient wieder in die Heilstätte Grimmenstein, von wo er gut erholt mit negativem Sputumbefund im August zurückkehrte. Als ich ihn ein Jahr später, im August 1948, wieder zu sehen Gelegenheit hatte, litt er unter den Erscheinungen einer rechtsseitigen Epididymitis specifica, sowie an einer Prostatatuberkulose, während Lungen- und Kehlkopfbefund wenigstens keine subjektiven Beschwerden von Aktivität aufwiesen. Unter konservativer Therapie mit Rubrophen klangen die akuten Erscheinungen der Epididymitis ab, doch bildete sich eine Fistel.

Im Februar 1949 trat wieder hohes Fieber auf, für das von seiten der Lunge kein eindeutiger Befund verantwortlich zu machen war. Es stellte sich alsbald heraus, daß eine Erkrankung des zweiten Nebenhodens als Ursache anzusehen war. Patient wurde daher am 1. März 1949 nach Beratung mit seinem behandelnden Urologen zwecks Durchführung einer Streptomycinbehandlung auf die Abteilung aufgenommen.

Das jetzt aufgenommene Röntgenbild, Abb. 47, zeigt sehr charakteristische Symptome. Wir sehen eine beträchtliche Schrumpfung im Bereiche des rechten Oberfeldes mit starker Verziehung der ausgeweiteten Trachea, das luftarme rechte Oberfeld ist durch eine dichte, streifige Verschattung ohne deutlich erkennbare distinkte Herdbildung charakterisiert. Allenthalben sind zwischen den dichten Streifen hellere Stellen erkennbar, so daß das ganze Bild einen wabigen Charakter bildet. Dieselben Veränderungen in geringerem Ausmaß zeigen sich auf der linken Seite mit dem Maximum im Mittelfeld.

Der Fall stellt einen, wenn auch nicht gerade häufigen, so doch charakteristischen Typus dar. Eine offene Tuberkulose, die seit 30 Jahren besteht und nie zur wirklichen Ausheilung gelangt ist. Es ist nicht unwichtig zu bemerken, daß der Patient in günstigen äußeren Verhältnissen lebte und daher in der Lage war, alles für seine Gesundheit zu tun. Was die Lunge betrifft, so kann, trotzdem noch in den letzten Jahren wiederholt Tuberkelbazillen gefunden wurden, gesagt werden, daß sein Organismus über die Erreger die Oberhand behalten hat, freilich um den Preis nicht unwesentlicher Teile des Lungenparenchyms, in dem es zur cirrhotischen Induration mit Bronchiektasienbildung nebst schwieligen Pleuraveränderungen gekommen ist. Dazu gesellt sich das sekundäre Emphysem; begreiflich, daß er an Atemnot leidet. Es sind eben die sekundären Erscheinungen der mehr weniger ausgeheilten Tuberkulose, die unweigerlich zu einer Schädigung des Herzens führen müssen, die das weitere Schicksal solcher Fälle bestimmt. Aber er ist ja mit seiner Tuberkulose noch gar nicht fertig geworden. Irgendwo ist noch immer ein aktiver Prozeß, der hämatogen streut, wie dies das Auftreten der Nebenhoden- und Prostatatuberkulose beweist. Ich würde mich nicht trauen, die Prognose dieses Falles mit annähernder Sicherheit zu stellen, muß doch der Umstand, daß der Patient durch 30 Jahre mit seiner offenen Lungentuberkulose und später auch mit einer Larynxtuberkulose fertig geworden ist, erwarten lassen, daß er über nicht unbeträchtliche immunbiologische Abwehrkräfte verfügt, für die ein exaktes Maß zu finden wir keine Handhabe haben. Der Fall zeigt übrigens auch, daß das Gesetz von A r b e z und P i e r y doch offenbar nicht immer zutrifft, denn hier sehen wir eine hochaktive Nebenhodentuberkulose auftreten, während gleichzeitig der Lungenbefund immer deutlicher die Erscheinungen einer cirrhotischen Ausheilung bietet.

2. Akute Phthise.

So wie die Lues bei manchen Volksstämmen, die bisher von dieser Seuche verschont geblieben sind, auch einen mehr akuten, bösartigen und relativ rasch zum Tode führenden Charakter zeigen kann, sohin nicht mehr als eine chronische Infektionskrankheit gewertet werden darf, so gilt dies in Mitteleuropa von der Tuberkulose nur in einer Minderzahl von Fällen. Die akute Phthise zeichnet sich durch das Überwiegen der Verkäsungs- und Erweichungsprozesse bei Zurücktreten der Tendenz zur fibrösen Vernarbung aus. Es prävaliert die exsudative Komponente im tuberkulösen Geschehen. Es kommt nicht zu Remissionen wie bei der chronischen Lungenschwindsucht, sondern der Prozeß verläuft als dauernd progredienter, hoch fieberhafter, immer weitere Partien der Lunge ergreifend, unter Bildung lobulärer oder lobär-käsiger pneumonischer Prozesse, unaufhaltsam zum Tode. Die „galoppierende Schwindsucht" ergreift vorwiegend Personen, die aus einem tuberkulosefreien Milieu stammen und die einer meist massiven Infektion ausgesetzt waren. Es ist wahrscheinlich, daß sie sich nicht so selten im Anschluß an die Primärinfektion entwickelt, also bei Menschen, die noch keine Immunität durch das Überstehen des Primärkomplexes erlangt haben, oder wo diese nur eine unzureichende oder schon völlig abgeklungene war. Insbesondere bei alten Leuten dürfte letzteres nicht so selten die Ursache für den oft akuten Verlauf abgeben. Fast nie finden wir bei solchen Kranken Angaben über eine hereditäre Belastung. Mit besonderer Vorliebe ergreift diese Form der Tuberkulose jugendliche Individuen. Auch andere Faktoren, wie die Gravidität oder das Stillen, spielen bei ihrer Entwicklung eine Rolle, nicht so selten finden wir sie mit einem Diabetes vergesellschaftet. Daß auch besonders ungünstige Wohnungs- und Ernährungsverhältnisse eine gewisse Rolle spielen, die die Widerstandskraft des Organismus weitgehend herabsetzen, soll nicht übersehen werden. Wenn ich die Behauptung voranstelle, daß die Diagnose der galoppierenden Phthise in der Mehrzahl der Fälle auf den ersten Blick gestellt werden kann, ehe noch eine sonstige Untersuchung stattgefunden hat, so hat dies seine Begründung darin, daß alle jene Symptome, die unter dem Begriff phthisischer Aspekt zusammengefaßt werden, so ausgesprochen sind und kaum einer anderen Krankheit eigentümlich. Vor allem ist es das blasse Inkarnat der Haut, das im Verein mit der Zyanose der Wangen und Lippen, verbunden mit einer ausgesprochenen Dyspnoe bei noch gut erhaltenem Panniculus adiposus, so charakteristisch ist. Das immer vorhandene hohe Fieber, das mit seinen Remissionen an die septische Temperaturkurve erinnert — doch findet man auch nicht so selten eine Continua —, geht meist mit profusen Nachtschweißen einher. Ein Blick in den Mund mit der bläulich-weißen, porzellanartigen Verfärbung des harten Gaumens vervollständigt das Symptomenbild der „ersten Blick-Diagnose". Dabei ist die Zunge feucht und nicht belegt.

Der physikalische Befund ist im Beginn der Erkrankung kein sehr ausgeprägter. Die Krönigschen Felder zeigen meist nur eine Verschleierung nach außen, aber keine deutliche Einengung, da ja Schrumpfungserscheinungen fehlen; je nach der Ausdehnung des Prozesses finden sich in den Oberfeldern Dämpfungen von wechselnder Intensität. Auskultatorisch überwiegt anfangs ein feines Subkrepitieren wie bei jeder anderen Bronchopneumonie, das von Käserasseln und später von gurgelnden Rasselgeräuschen abgelöst wird. Doch sind im allgemeinen die Rasselgeräusche der galoppierenden Phthise lange nicht so distinkt wie die der kommunen chronischen oder gar cirrhotischen, fehlt doch fibröses Indurationsgewebe als Resonator. Kommt es zu ausgedehnterer pneumonischer Infiltration, dann findet man stellenweise Bronchialatmen. Auch wenn man recht frühzeitig einen Fall von galoppierender Phthise in Behandlung bekommt, ist der Prozeß gewöhnlich nicht mehr auf einen Lappen beschränkt, sondern hat in der Mehrzahl der Fälle bereits in mehreren Herde gesetzt — vermutlich gleichzeitig vom Beginn an — und es ist wohl als Regel anzusehen, daß der Röntgenbefund den Prozeß als weiter ausgedehnt aufzeigt als die physikalische Untersuchung. Mitunter ist der Prozeß noch rein einseitig, so daß er zu einer Kollapstherapie aufzufordern scheint. Diese, wenn überhaupt möglich, wird es selten verhindern, daß auch die zweite Seite ergriffen wird, doch ist bei der Aussichtslosigkeit ein Versuch immerhin gestattet. Wie später noch des näheren ausgeführt werden soll, ziehe ich als ersten Akt die passagere Phreniculslähmung der primären Pneuanlegung vor.

Die Form, in der die akute Phthise verläuft, ist eine wechselnde, je nachdem, ob die Infiltrate einen mehr lobulären oder mehr lobären pneumonischen Charakter zeigen. Ich halte es nicht für berechtigt, die Phthisis caseosa von der tuberkulösen Bronchopneumonie und von der käsigen Lobärpneumonie scharf abzutrennen, gehen doch diese verschiedenen Formen in ihrer Symptomatologie ineinander über. Freilich kann eine, einen ganzen Lappen ergreifende käsige Pneumonie ziemlich isoliert bestehen, ohne daß wir sonst nennenswerte Herdbildungen in der Lunge finden. Nicht immer ist es so bald möglich, den spezifischen Charakter einer solchen käsigen Pneumonie von der einer unspezifischen lobären zu trennen, zumal da ja im Beginn Tuberkelbazillen im Auswurf nicht so selten noch fehlen. Die starke Dyspnoe, die hochgradige Blässe, das nichtrostfarbene Sputum von klebriger Beschaffenheit und graugelber Farbe lassen sich für die Diagnose verwerten, während der Perkussions- und Auskultationsbefund im Beginn wenigstens eine Unterscheidung kaum ermöglicht. Das Bronchialatmen ist von dem einer unspezifischen Pneumonie nicht different. Das typische Krepitieren ist nur kurze Zeit im Beginn zu hören und bei der weiteren Beobachtung der Fälle vermissen wir die bei Beginn der Lösung auftretende Crepitatio redux der unspezifischen Pneumonie. Die starke Pulsbeschleunigung von über 120 und mehr hält an, desgleichen die hohe Respirationsfrequenz. Erst wenn es zur Kolliquation der verkästen Partien kommt, sind wieder feuchte Rasselgeräusche hörbar, die dann aber meist einen viel gröberen Charakter aufweisen; das Bronchialatmen gewinnt einen mehr amphorischen Charakter, oder wir hören überhaupt ein nur stark abgeschwächtes Atmen, und zwar dies über den intensivst gedämpften Partien, während an Stellen mit mehr hypersonorem Schall das Bronchialatmen deutlich hörbar ist. R e n a u t beschrieb diese Diskrepanz zwischen perkutorischem und auskultatorischem Befund, wonach Bronchialatmen und Dämpfung nicht miteinander parallel gehen, als dissociation de signes physiques.

Die käsige Pneumonie ist nicht die ausschließliche Domäne der akuten Phthise, die vom Anfang bis zum Ende in ihrer malignen Verlaufsform keine Änderungen erfährt. Wie wir ja überhaupt sehen, daß keine scharfen Grenzen zwischen akuter und chronischer Phthise bestehen, so ist das Auftreten einer käsigen Pneumonie, die sich im Verlaufe einer bisher chronisch verlaufenden Phthise zeigt und dieser nunmehr den Charakter des akut exacerbierenden phthisischen Prozesses verleiht, keine Seltenheit. Das gilt vor allem für die Aspirationspneumonien des Unterlappens, die sich aus einer massiven Streuung aus Kavernen des Oberlappens entwickeln können. Auslösende Ursachen sind hier besonders körperliche Überanstrengung, etwa unvernünftige sportliche Leistungen, Aspiration bazillenhaltigen Blutes infolge Hämoptoe und schließlich Aspirationspneumonien nach Entbindungen im Verlaufe des Puerperiums.

So wie bei jeder tuberkulösen Erkrankung der Lunge, kann sich auch bei akut-phthisischen eine exsudative Pleuritis hinzugesellen, so daß wir von Pleuropneumonie sprechen können. Die Diagnose ist da nicht immer ganz leicht, denn die starr-infiltrierte käsige Pneumonie ist eines Kollapses nicht fähig, so daß bereits ein relativ kleiner Flüssigkeitserguß zu Verdrängungserscheinungen des Herzens und Mediastinums führt. Auch röntgenologisch werden wir da bei der dichten Unterlappenverschattung nicht viel weiter kommen. Einen gewissen Anhaltspunkt für die Diagnose wird das Ergebnis der Punktion haben; der vermeintlich große Erguß findet keine Bestätigung in der Menge des zutage geförderten Fluidums. Das Bronchialatmen über dem Unterlappen, das wir für ein Kompressionsatmen gehalten haben, verschwindet nicht, desgleichen auch nicht die Dyspnoe. Nunmehr lassen sich auch Rasselgeräusche hören, die den pneumonischen Charakter des Prozesses wahrscheinlich erscheinen lassen und die Sputumuntersuchung wird früher oder später die Sachlage eindeutig klären. Daß das Auftreten eines pleuralen Exsudates bei käsiger Pneumonie vermutlich infolge eines gewissen immunisatorischen Effektes geeignet ist, den sonst so malignen Charakter der akut-käsigen Phthise in günstigem Sinn zu beeinflussen, muß erwähnt werden. Vielleicht spielt auch der, wenn auch bescheidene, Kollapseffekt durch das Exsudat eine gewisse Rolle.

Als eine der wichtigsten differentialdiagnostischen Symptome zur Unterscheidung der tuberkulösen von anderen Pneumonien gilt die Leukozytenzählung. Sie ist selbstverständlich in jedem Fall anzustellen, aber ihr Ergebnis ist vielfach recht unzuverlässig. Denn auch die akute Phthise zeigt oft Leukozytenwerte, deren sich eine unspezifische Pneumonie nicht zu schämen braucht, etwa 12.000 bis 20.000 mit entsprechender Linksverschiebung. Werte unter 10.000 werden wohl im allgemeinen für die tuberkulöse Natur des Prozesses sprechen, aber durchaus nicht mit Sicherheit.

Als Beispiel einer Form, die man etwa als tuberkulöse Bronchopneumonie begutachten kann, sei Fall 37 angeführt.

Fall 37. Am 8. Dezember 1947 gelangte der 55jährige Landwirt J. S. mit folgender Anamnese an der Abteilung zur Aufnahme:

Mit 17 Jahren litt er an einer Lungenentzündung, desgleichen wieder im Jahre 1927. Ebenso 1941, wobei eine linksseitige Pleuritis diese begleitete. 1930 soll eine Drüsenentzündung am Hals links bestanden haben, die operativ durch eine Exzision zur Heilung gebracht wurde. Seit einer Erkältung im Jahre 1946 durch Liegen in nassen Kleidern leidet er an stechenden Schmerzen in der rechten Thoraxseite, besonders beim Husten. Im Frühjahr 1947 neuerliche Erkältung mit Husten und Stechen rechts, Mattigkeit und Anorexie. Bei Feldarbeit im Sommer 1947 bemerkte Patient auch stärkere Atemnot. 21 kg Gewichtsabnahme innerhalb eines halben Jahres. Im September 1947 angeblich neuerliche Erkältung, seither vermutlich Fieber, zunehmender Husten mit reichlich grüngelblichem Auswurf. Trotz Bettruhe subfebrile Temperaturen, Nachtschweiße. Auf Sulfonamide, Transpulmin und Asthmamittel etwas Besserung.

Aufnahme auf die I. medizinische Klinik mit dem Befund einer beiderseitigen Unterlappenpneumonie bei dauernd negativem Sputumbefund. Nach dreiwöchentlichem Aufenthalt daselbst wegen Verdacht eines spezifischen Prozesses Transferierung ins Wilhelminenspital. Früher starker Raucher, Alkohol: 1 bis 2 Liter Wein täglich.

Der blasse und leicht cyanotische Patient befindet sich in ausgesprochen schlechtem Allgemein- und Ernährungszustand, harter Gaumen blaß, leicht bläulich verfärbt, Zunge feucht, nicht belegt. Hinter dem Musculus sternocleidomastoideus beiderseits mehrere kleine derbe Drüsen. Operationsnarbe entlang dem linken Unterkiefer. Lunge: linker Krönig fehlend, rechter ein Querfinger breit. Links basal Verschieblichkeit fehlend, rechts stark eingeschränkt. Beide Oberfelder gedämpft mit undeutlicher Stufe bei Brustwirbeldorn sechs. Über der linksseitigen Oberfelddämpfung teilweise Bronchialatmen mit mittelblasig klingenden Rasselgeräuschen, stellenweise von fast gurgelndem Charakter. Auch rechts fast derselbe Befund. Am Hilus rechts Krepitieren neben Käserasseln, an anderen Stellen wieder mehr gurgelnde Rasselgeräusche. Basal beiderseits Subkrepitieren. Vorne die Dämpfung infraclaviculär rechts intensiver als links. Im Mohrenheim rechts Bronchialatmen mit mittelblasigen klingenden Rasselgeräuschen, zeitweise Schluchzen. Cor: denudiert, aber nicht verbreitet. Puls: 90 bis 100. Temperatur subfebril bis 37,6°, Leukozyten 14.800 mit 3% Stabkernigen. Auch bei uns war vorerst das Sputum negativ.

Die Röntgenuntersuchung, Abb. 48, ergab folgenden Befund: Beide Lungen sind in größerer Ausdehnung von dichten, fleckigen, teilweise verwaschenen und konfluierenden Infiltraten durchsetzt. Der rechte Oberlappen ist fast zur Gänze, der linke zum größten Teil, vor allem paramediastinal, verschattet. Nach unten zu lösen sich die Schatten in lobuläre Herde auf. Eine Zerfallshöhle läßt sich nicht mit Sicherheit abgrenzen.

Wir haben es also hier mit einem ausgedehnten, broncho-pneumonischen Prozeß zu tun, der besonders im rechten Oberlappen zu weitgehendster Konfluenz geführt hat, so daß er fast homogen infiltriert erscheint. Auffallend ist trotz des akuten Verlaufes die nur subfebrile Temperatur. Wertvoll ist hier diagnostisch die ganz reine feuchte Zunge, die blasse, porzellanartige Verfärbung des harten Gaumens, irreführend wie so häufig die Leukozytose, die einem unspezifischen Prozeß zu entsprechen scheint. Wichtig auch die auffallende Gewichtsabnahme. Daß es sich hier um einen spezifischen Prozeß, und zwar um eine akute Phthise unter dem Bild der tuberkulösen Bronchopneumonie

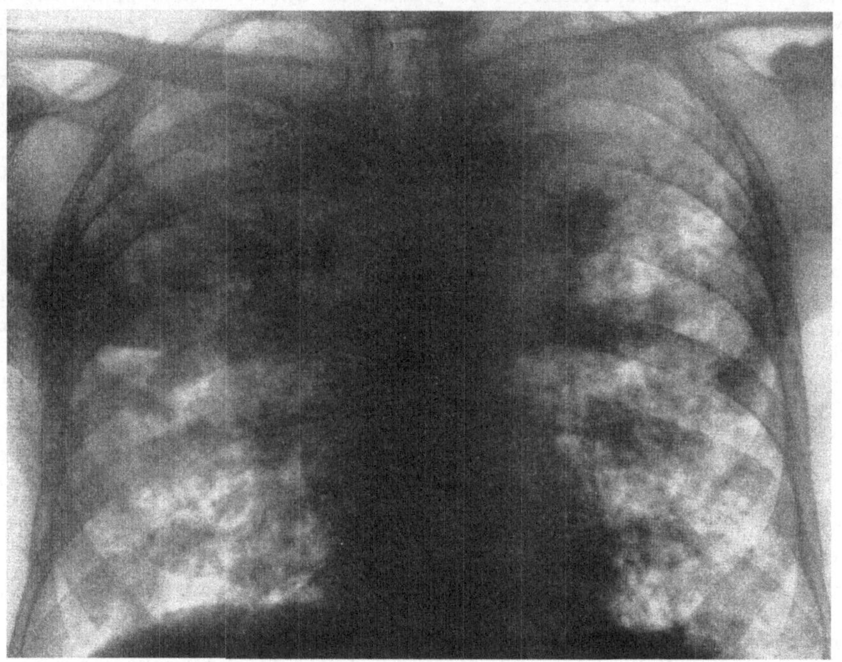

Abb. 48. Akute tuberkulöse Bronchopneumonie mit lappenfüllendem Infiltrat im rechten Oberlappen.

handelte, wurde alsbald eindeutig, als nach etwa zwei Wochen Bazillen im Auswurf auftraten. Ein diagnostisch nicht unwichtiges Moment stellt das prompte Absinken der Temperatur zu normalen Werten auf nur $^1/_2$ g Pyramidon täglich dar. Der Patient verließ nach vierwöchigem Aufenthalt die Abteilung und erlag nach einigen Wochen daheim seinem Leiden.

Nur ausnahmsweise gehen der akuten Lungenphthise extrapulmonale Erscheinungen voraus.

Als Beispiel einer solchen generalisierten akuten Phthise, bei dem nicht die Lunge, sondern das Abdomen als Sitz der primären tuberkulösen Erkrankung imponierte, sei der Fall F. L. angeführt.

Fall 38. Dieser 34jährige Fleischergehilfe, der aus gesunder Familie stammt, war, abgesehen von einer Bronchitis 1942, gesund. Da erkrankte er unter intensiven Bauchschmerzen mit flüssigen Stühlen, er konnte keine feste Nahrung mehr zu sich nehmen. Es erfolgte seine Aufnahme am 30. Oktober 1948 im Spital der Barmherzigen Brüder, wo eine Leukozytose von 13.750 Zellen festgestellt wurde. Es fand sich ein zirka mandarinengroßer Tumor im Abdomen palpabel, der sich bei der am 3. November vorgenommenen Laparatomie als tuberkulöser Ileocoecaltumor entpuppte, wobei multiple Knötchenbildungen im Netz und Colon transversum gefunden wurden. Da sich trotz primärer Heilung der Zustand unter zunehmender Atemnot verschlechterte, die Röntgenuntersuchung ein Befallensein der Lunge hatte erkennen lassen, wurde Patient am 23. November auf meine Abteilung transferiert.

Er war bereits in leicht verwirrtem Zustand, kachektisch und stark dyspnoisch, blaß und cyanotisch. Der Lungenbefund ergibt eine Einengung des Krönigschen Feldes auf der linken Seite, die bei der Atmung zurückbleibt, auf $1^{1}/_{2}$ cm gegenüber 4 cm rechts, eine ziemlich gleichmäßige Dämpfung der ganzen linken Seite bei fehlender

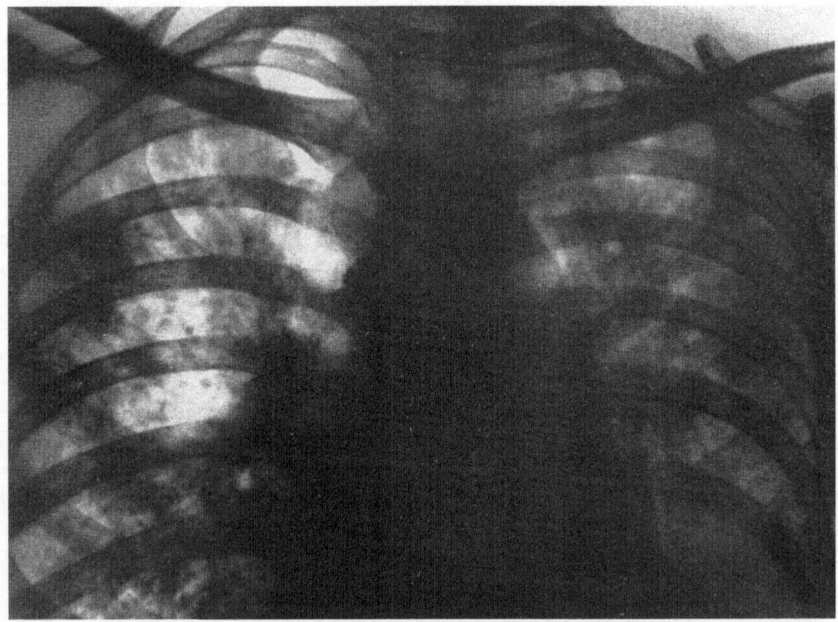

Abb. 49. Beiderseitige akute disseminierte Phthise.

Verschieblichkeit. Links abgeschwächtes Bronchovesikuläratmen, stellenweise mit leicht bronchialem Beiklang. Die Rasselgeräusche mittelblasig, halbklingend, stellenweise auch gurgelnd. Rechts: Basis verschieblich, Stufe in der Höhe des fünften Dorns mit geringer Schallverkürzung im Oberfeld; auskultatorisch verschärftes Exspirium, vereinzeltes, halbklingendes Rasseln. Die Temperatur überstieg nicht 37,5⁰, das Sputum war reichlich positiv, die Senkung 26 mm.

Das Röntgenbild, Abb. 49, zeigt allenthalben lobulär-käsige Herde, die links dicht konfluieren, rechts mehr fleckig und herdförmig. Links wohl Zerfallsverdacht an mehreren Stellen ohne sicher nachweisbare Höhlenbildung. Am Hilus rechts alte verkreidete Drüsenschatten.

Schon nach vier Tagen kam Patient unter rapidem Verfall ad exitum. Die Obduktion ergab das typische Bild einer käsigen Pneumonie mit teilweise kleinkavernösem Zerfall im linken Ober- und Unterlappen mit frischer bronchogener Streuung in die rechte Lunge bei verkreidetem Primärkomplex im rechten Oberlappen. Ulceröse Tuberkulose des Coecums und Colon ascendens.

Bezüglich weiterer Fälle sei auf die Kapitel Kollaps- und Streptomycintherapie verwiesen.

Die Pubertätsphthise.

Es erübrigt sich noch auf eine Form der Lungenphthise einzugehen, der nicht nur von den pathologischen Anatomen (B e i t z k e) eine gewisse Sonderstellung zuerkannt wurde, sondern deren Krankheitsbild auch von klinischer Seite gegenüber sonstigen abzugrenzen versucht wurde, nämlich die Pubertätsphthise. Sie kann, was ihren Verlauf betrifft, eine Mittelstellung zwischen akuten und chronischen Phthisen einnehmen. Sie ist dadurch charakterisiert, daß es nicht nur zu einer bronchogenen Ausbreitung des Prozesses, sondern auch zu lympho- und hämatogenen Herden kommt, die sich in buntem Durcheinander mischen.

Ich möchte mich aber gegen eine Sonderstellung der Pubertätsphthise in dem Sinne, wie es W. N e u m a n n tut, aussprechen. Er betrachtet nämlich als für sie charakteristisch das Vorhandensein von im Oberlappen der vorderen Thoraxwand benachbarter Kavernen, also mit dem Nachweis infraclaviculär, weiters mit dem für die hämatogene Aussaat charakteristischen Milztumor und den rigiden Gefäßen behaftet. Alle diese drei Symptome mußte ich in einschlägigen Fällen vermissen. Daß Kavernen nur im Mohrenheim typische physikalische Befunde machen, kommt keineswegs der Pubertätsphthise allein zu. Wenn W. N e u m a n n in seinem Lehrbuch als Beispiel einen Fall beschreibt, so wirkt derselbe wenig überzeugend, da eine nicht unerhebliche Diskrepanz zwischen physikalischem und röntgenologischem Befund dem aufmerksamen Leser nicht verborgen bleibt.

In der Mehrzahl der Fälle verläuft ja die Pubertätsphthise mehr akut und man dürfte wohl nicht fehlgehen, wenn man einem Teil der Fälle von akuter Phthise überhaupt die Rolle der Primärherdphthise zuschreibt, die sich eben im unmittelbaren Anschluß an den akuten Primärkomplex entwickelt. Ich halte aus diesem Grunde eine Abgrenzung der Pubertätsphthise von der akuten Phthise kaum für gerechtfertigt, auch hier sehen wir wieder die Unmöglichkeit einer scharfen Abgrenzung der einzelnen Formen der Tuberkulose gegeneinander.

3. Pneumonische Form.

Im Zusammenhang mit den lappenfüllenden Infiltraten muß einer Verlaufsform der Tuberkulose Erwähnung getan werden, die als pneumonische angesprochen wird, aber nicht als käsige Pneumonie aufzufassen ist. Sie ist von verschiedenen Autoren unter ganz verschiedenen Namen beschrieben worden. So spricht B a r d von einer kongestiven Phthise, G r a n c h e r nennt sie Splenopneumonie, der Pädiater C z e r n y und seine Schüler E l i a s b e r g und N e u l a n d sprechen von epituberkulöser Infiltration. Rückbildungsfähige spezifisch-pneumonische Infiltrate werden pathologisch-anatomisch im allgemeinen als gelatinöse angesehen, aber es scheint mir durchaus noch nicht geklärt, ob all das, was als mehr weniger flüchtiges Infiltrat spezifischer Natur röntgenologisch imponiert, auch als gelatinöse Pneumonie angesprochen werden darf. Bei kaum einer anderen Erkrankung der Lunge wird man sich in einem ähnlichen Gefühl der Unsicherheit bezüglich der Natur der Erkrankung überhaupt, wie des pathologisch-anatomischen Charakters der feststellbaren klinischen und röntgenologischen Veränderungen befinden, wie bei den in dieses Gebiet fallenden Symptomenkomplexen. Wir haben bei dieser Form der Erkrankung Symptome vor uns, die an eine pneumonische Infiltration meist eines ganzen Lappens, sei es Ober- oder Unterlappen, denken lassen müssen. Eine ausgesprochene Dämpfung mit vermehrtem Stimmfremitus, manchmal, durchaus aber nicht immer, Bronchialatmen und krepitierende Rasselgeräusche. Dabei besteht hohes Fieber mit schleichendem Beginn, doch fehlen manche typischen Symptome der genuinen Lobärpneumonie, wie Schüttelfrost, rubiginöses Sputum, Herpes, belegte Zunge, es fehlt der typische Aspekt des Pneumonikers mit seiner Cyanose und Dyspnoe. Es fehlt die Leukozytose, doch können erhöhte Leukozytenwerte, wie ich auch hier wieder betonen muß, differentialdiagnostisch uns im Stiche lassen. Der Röntgenbefund ergibt meist eine diffuse Verschattung eines ganzen Lappens oder doch ausgedehntere Partien desselben. So bietet dieses Bild meist vorerst ein differentialdiagnostisches Problem, sollen wir es als pneumonische Infiltration ansehen oder steckt eine kon-

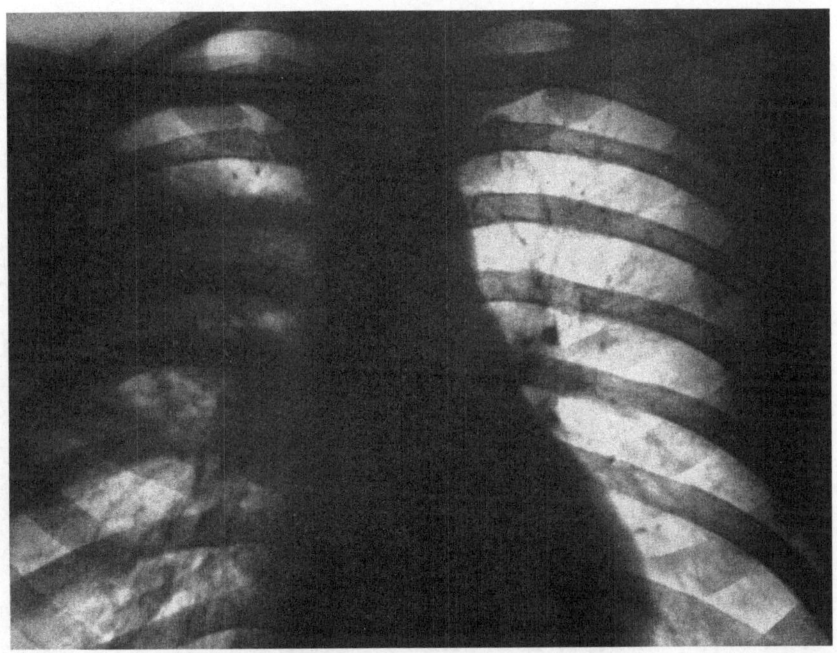

Abb. 50. Splenopneumonie im rechten Oberlappen.

gestive oder gelatinöse Pneumonie dahinter. Wo sich ältere tuberkulöse Veränderungen finden, womöglich ein positiver Sputumbefund, wird sich ja die Diagnose einfacher gestalten. Dort aber, wo solche fehlen, ist es zumeist nicht möglich, eine eindeutige Klärung des Krankheitsbildes mit Sicherheit herbeizuführen. Schließlich muß auch darauf hingewiesen werden, daß auch ausgedehnte Atelektasenbildungen vor allem röntgenologisch zu ähnlichen Symptomenkomplexen führen können, worauf Zdansky speziell hingewiesen hat und wofür er Kompressionserscheinungen der Bronchien als auslösende Ursache annimmt. Auch an eine Bronchustuberkulose muß gedacht werden. Kommt es nun zur vollen Rückbildung der röntgenologisch sichtbaren Infiltrate, so werden wir im nachhinein meist nicht mit Sicherheit sagen können, welcher Natur die beobachteten Veränderungen in der Lunge waren. Als Beispiel möchte ich Fall 39 anführen.

Fall 39. Der damals 23jährige Medizinstudent F. E. kam am 6. März 1946 mit folgender Anamnese an der Abteilung zur Aufnahme: 1934 Lungenentzündung, 1942 bis 1943: Erfrierung beider Vorfüße, die eine Amputation der Zehen erforderlich machte. 1943: fieberhafte Gastroenteritis.

Vor fünf Wochen Beginn der Erkrankung mit Fieber bis 39,5, Kopfschmerzen und allgemeiner Müdigkeit. Später Stechen auf der rechten Brustseite. Auf Sulfonamidstoß mit Eubasin nur vorübergehendes Absinken der Temperatur auf subfebrile Werte und Wiederanstieg bis 38,5. Die Temperatur des Kranken ließ in den ersten Wochen fast tägliche Werte von 38⁰ und darüber erkennen, die Senkung betrug 25 mm, die Leukozyten 11.500 mit 12% Stabkernigen und nur 10% Lymphozyten. Keine Dyspnoe, keine Cyanose.

Der physikalische Befund ließ eine an der Lappengrenze scharf abschneidende Schallverkürzung über dem rechten Oberlappen erkennen. Auskultatorisch unreines Bronchovesikuläratmen mit spärlichen, trockenen, feinblasigen Rasselgeräuschen nach Husten. Die Zunge feucht und nicht belegt.

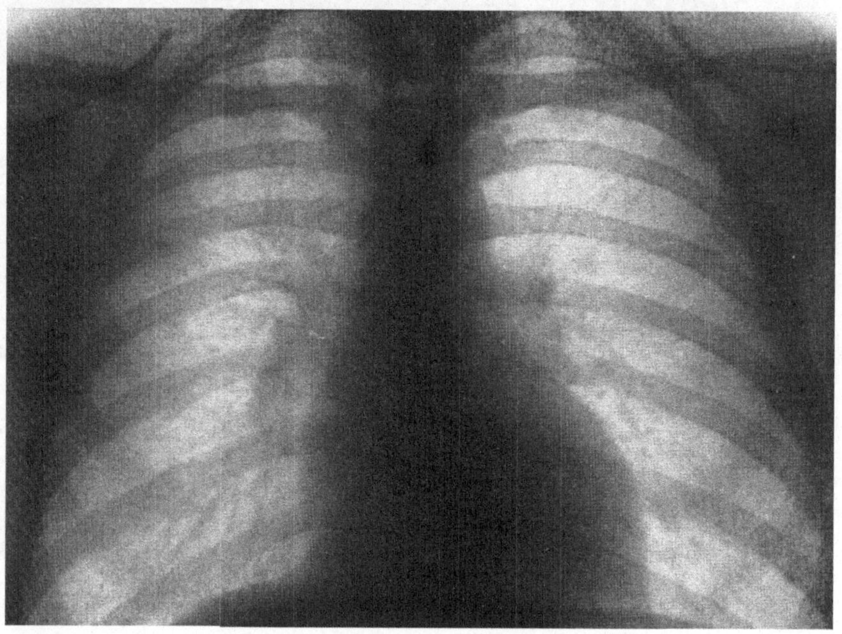

Abb. 51. Fast völlige Rückbildung des pneumonischen Prozesses.

Der Röntgenbefund, Abb. 50, zeigte eine ausgedehnte, gleichmäßige Infiltration des rechten Oberlappens an der Lappengrenze scharf abschneidend. In der Folge konnten auch unterhalb der rechten Lappenbasis einige zarte Infiltrate festgestellt werden.

Ein neuerlicher Sulfonamidstoß bei dem Patienten blieb ohne jede Wirkung. Hingegen führte eine Pyramidonmedikation von 1 g täglich zum Absinken der Temperaturen auf subfebrile Werte, die auch nach Absetzen dieser Therapie in gleicher Weise bestehen blieben. Der Sputumbefund war dauernd negativ.

Es wurde in der Folge eine Tuberkulintherapie eingeleitet, die allmählich zu einer Normalisierung der Temperatur führte. Als Patient am 21. Juni die Abteilung verließ, war der Röntgenbefund im wesentlichen unverändert, die Senkungsreaktion war nach wie vor hoch (24 mm).

Eine im August 1946 vorgenommene Röntgenuntersuchung läßt an der homogenen Verschattung keine Veränderung erkennen, nur zeigt sich auf dem Film im Zentrum des Oberlappens eine ringförmig begrenzte kirschgroße, dichtere Schattenbildung, die entfernten Verdacht auf Höhlenbildung aufkommen läßt. Eine weitere Röntgenkontrolle im November 1946 (Abb. 51) ergibt aber nur mehr ganz lateral an der Basis des Oberlappens noch eine geringe streifig-fleckige Verschattung.

Eine im März 1949 erfolgte Untersuchung — Patient hatte unterdessen zum U. M. Dr. promoviert — ergab die restlose Rückbildung der Infiltration. Patient ist bis heute (Juni 1950) vollkommen gesund geblieben.

Analysieren wir die Krankengeschichte dieses Falles, so sehen wir, daß sich hier Symptome finden, die einerseits für die spezifische Natur des pneumonischen Prozesses, dann wieder andere, die für die unspezifische Natur zu sprechen scheinen. Da ist es vor allem der physikalische Befund, der die typischen Symptome einer Lobärpneumonie vermissen läßt. Kein Bronchialatmen, kein Krepitieren, weiters kein Herpes labialis, keine Wirkung der

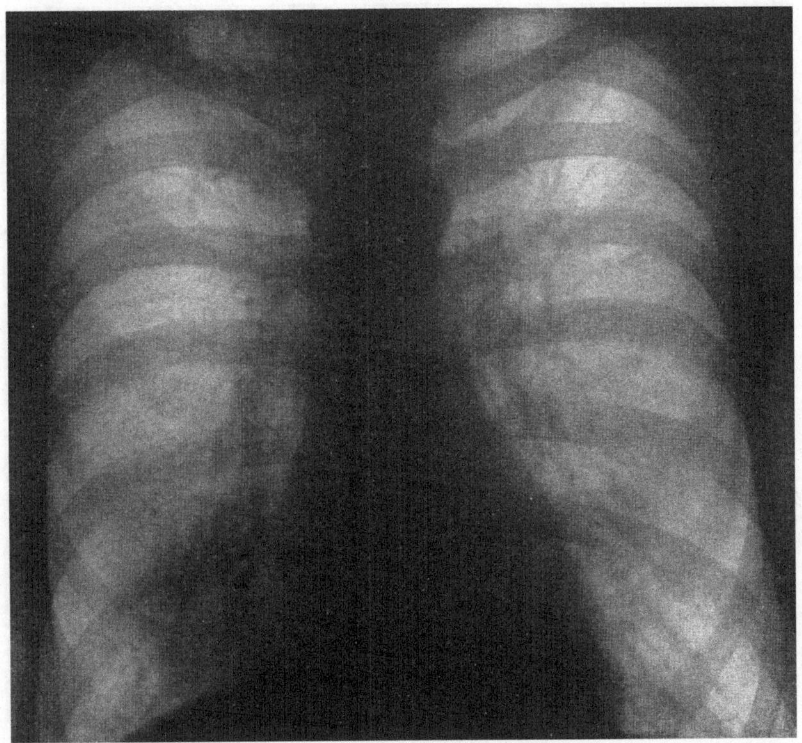

Abb. 52. Pneumonisches Infiltrat im rechten Unterlappen (26. 3. 1947).

Sulfonamide, kein rubiginöses Sputum, keine Dyspnoe und Cyanose. Der Leukozytenwert mit der starken Linksverschiebung schien allerdings mehr für den unspezifischen Charakter der Pneumonie zu sprechen. Die dauernd nicht belegte und feuchte Zunge scheint mir ebenso für den spezifischen Charakter des Prozesses zu sprechen, wie die äußerst protrahierte Lyse der Infiltration. Auch die prompte Wirkung auf Pyramidon ist im letzteren Sinn zu verwerten.

Daß flüchtige pneumonische Infiltrate spezifischer Natur sein können, möchte ich an einem Fall zeigen, bei dem der Übergang in eine kommune Phthise einige Beweiskraft für diese meine Behauptung zu haben scheint.

Fall 40. Der 42jährige Konsulent Dr. H. H. hatte seit einigen Jahren an wiederkehrenden fieberhaften Zuständen zu leiden, die von seinen behandelnden Ärzten gelegentlich als pneumonische diagnostiziert wurden. Doch ergab die Röntgenuntersuchung meist keinen eindeutigen Befund. Es bestand aber weder ein Schüttelfrost, noch rubiginöses Sputum, noch ein Herpes oder eine Leukozytose. Bei einer im März 1947 erfolgten Röntgenuntersuchung aber wurde ein pneumonisches Infiltrat, wie Abb. 52 zeigt, im rechten Unterlappen festgestellt, das in der Folge wieder restlos verschwand (Abb. 53).

Als mich Patient im Oktober 1947 wegen neuerlicher fieberhafter Erscheinungen aufsuchte, konnte ich weder bei der physikalischen noch bei der vorgenommenen Röntgendurchleuchtung etwas Sicheres auf der Lunge finden. Ich schloß mich daher der Annahme rezidivierender unspezifischer Infekte, bei denen es zeitweise zu pneumonischen Erscheinungen gekommen war, an und glaubte Patient über die relative

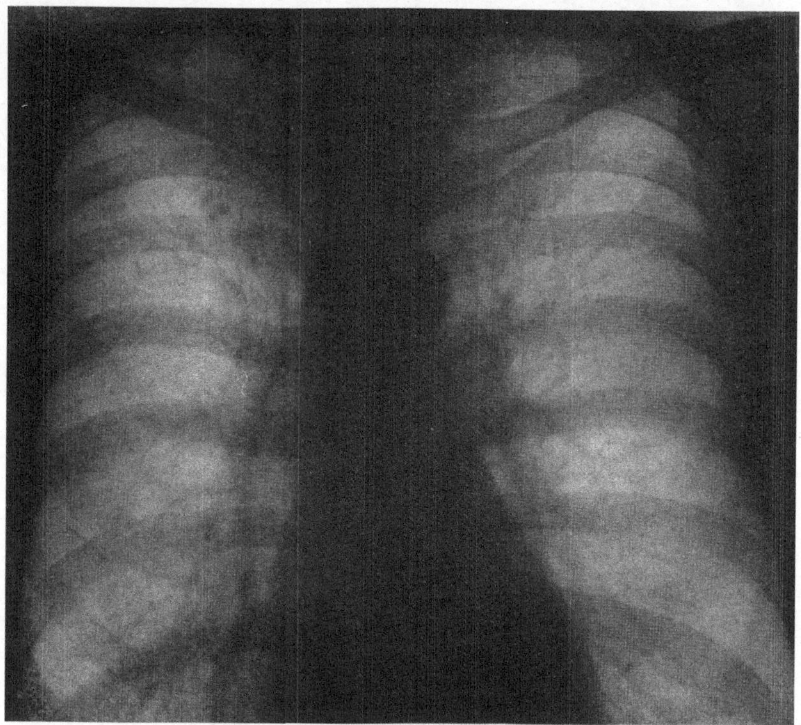

Abb. 53. Infiltrat rückgebildet (9. 5. 1947).

Harmlosigkeit der Erscheinungen beruhigen zu können, doch dies war ein Irrtum. Denn als er mich am Silvestertag des gleichen Jahres neuerdings aufsuchte, weil er nunmehr wieder Fieber hatte, konnte ich nicht nur physikalisch über dem rechten Oberlappen die Anzeichen eines spezifischen Infiltrationsprozesses mit Zerfall feststellen, sondern auch die Röntgenuntersuchung ergab, wie Abb. 54 zeigt, die Richtigkeit der klinischen Annahme, die überdies durch einen positiven Sputumbefund ganz außer Zweifel gestellt war.

Mag auch dieser Beobachtung eine volle Beweiskraft nicht zugebilligt werden können und es wünschenswert erscheinen, die Schlußfolgerung, daß flüchtige Infiltrate als tuberkulös-pneumonische angesprochen werden dürfen, durch weitere Beobachtungen an Sicherheit gewinnen müssen, so will ich sie doch als Anregung aufgefaßt wissen, diesem Problem etwas mehr Beachtung zu schenken. Denn wir finden in den Anamnesen von Lungentuberkulösen nicht nur vorausgegangene sogenannte „Grippen", sondern auch Lungenentzündungen vermerkt, die sich bei genauer Befragung oft als recht problematisch erweisen und die typischen Charakteristika der unspezifischen Pneumonie vielfach vermissen lassen. Daß aber gelatinöse Pneumonien nicht immer sich restlos zurückbilden, sondern auch in eine chronische, nicht verkäsende Indurativpneumonie übergehen können, muß erwähnt werden. Wir sehen dann ein Bild, das von der unspezifischen chronischen Pneumonie mit cirrhotischen Schrumpfungserscheinungen und Bronchiektasienbildung kaum abweicht und wo weder aus dem röntgenologischen noch aus dem klinischen Befund eindeutige Unterscheidungsmerkmale zur Diagnose gewonnen werden können. Ein hierfür recht charakteristisches Beispiel stellt der nachfolgende Fall dar.

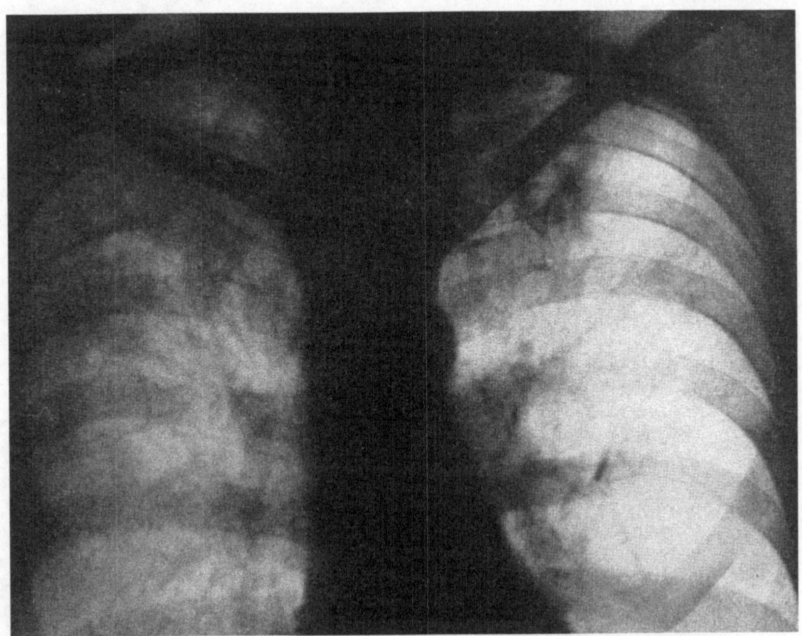

Abb. 54. Phthisischer Zerfallsprozeß vorwiegend des rechten Oberlappens.

Fall 41. Die 78jährige Altersrentnerin J. B. kam am 1. Oktober 1949 an der Abteilung zur Aufnahme. Sie war bis zum Frühjahr 1949 angeblich nie krank gewesen. Da trat eine Schwellung und Rötung oberhalb der rechten Brust auf mit Schmerzen, die in den rechten Arm ausstrahlten. Sie wurde ins Wilhelminenspital zur operativen Eröffnung geschickt, die am 21. Juni vorgenommen wurde. Die weitere Behandlung wurde ambulant durchgeführt; da sich eine Sternalfistel nicht schließen wollte, erfolgte ihre Aufnahme daselbst. Unter Röntgenbestrahlung kam es allmählich zu einem Rückgang der Sekretion und Patientin konnte gebessert entlassen werden.

In der Folge trat wieder stärkere Sekretion auf, Schmerzen und Temperaturen bis 39°, angeblich mit Schüttelfrost, so daß am 22. September ihre neuerliche Aufnahme erfolgte. Eine nunmehr vorgenommene Röntgenuntersuchung der Lunge veranlaßte die Transferierung auf unsere Abteilung.

Bei der fieberhaften Kranken überschritten die Temperaturen 38°, es befand sich über dem Sternum eine kleine Fistel, aus der sich etwas Sekret entleerte. Der Lungenbefund wies vor allem ein Emphysem mit diffuser Bronchitis auf, überdies aber auch eine Dämpfung vorne basal mit bronchovesikulärem Atem und etwas Krepitieren. Im Sputum wurden Bazillen nicht gefunden, die Leukozyten betrugen 9150, die Senkung 30 mm.

Der Röntgenbefund, Abb. 55, ließ eine homogene Verschattung erkennen, die scharf lappenmäßig begrenzt rechts basal sich dem verbreiterten Hilus anschließend für Infiltration oder Atelektase des Mittellappens sprach. Ein angedeutetes respiratorisches Mediastinalpendeln nach rechts mußte den Verdacht auf eine Bronchusstenose und damit auf ein Karzinom erwecken. Nachdem sich die Sternalfistel geschlossen hatte, trat wieder eine stärkere Schwellung oberhalb der rechten Mamma auf. Die deutliche Fluktuation veranlaßte zu einer Probepunktion, bei der dicker, rahmiger, graugelber Eiter gefunden wurde, der keine Tuberkelbazillen, wohl aber hämolytische Streptokokken enthielt. Daraufhin operative Eröffnung des Abszesses in Pentothal-Narkose, man gelangt in

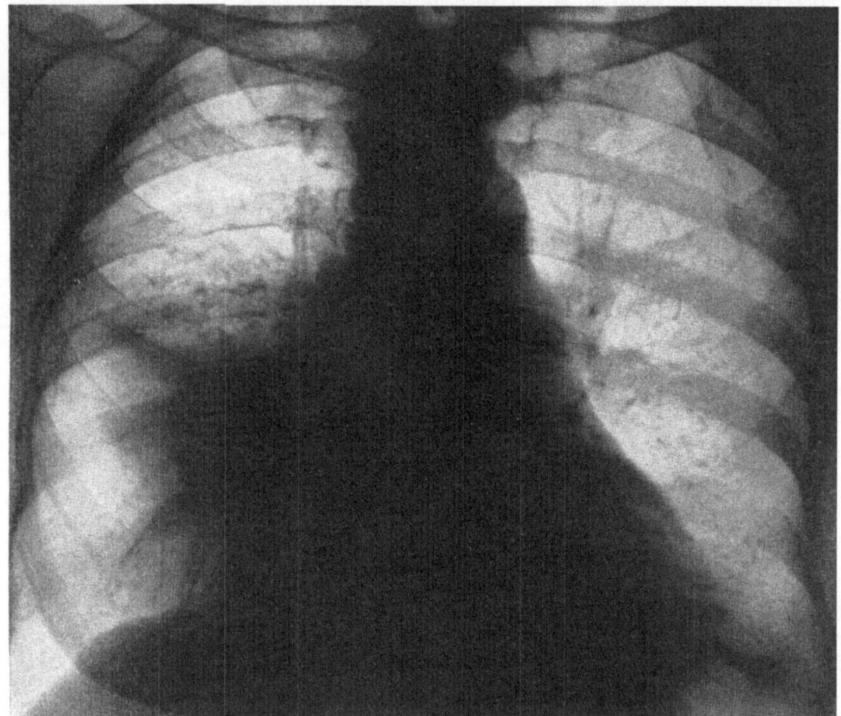

Abb. 55. Tuberkulöse Pneumonie des rechten Mittellappens.

eine faustgroße Abszeßhöhle, aus der sich reichlich Eiter entleert. Drain. Die Temperaturen bleiben aber hoch. Es wird daher nach einer Woche mit 200.000 Einheiten Penicillin täglich begonnen, was zur prompten Entfieberung führt. Nunmehr kann zur Klärung des Lungenbefundes geschritten werden.

Eine am 9. November vorgenommene Tomographie läßt im unteren Anteil des rechten Hilus einen pflaumengroßen Drüsenschatten erkennen, während der Mittellappen als intensiv lobär verschattet und etwas geschrumpft zu sehen ist. Der Mittellappenbronchus ist auf den Schichtaufnahmen nicht deutlich abgrenzbar. Hatte somit die Tomographie den Verdacht auf das Vorliegen eines Bronchuskarzinoms im Gebiete des Abganges des rechten Mittellappenbronchus wahrscheinlich gemacht, so sollte die Bronchographie den Fall weiter klären. Diese zeigte tatsächlich, daß das Kontrastmittel nicht in das verschattete Mittellappenareal übertritt. Kurze Zeit darnach kam die Patientin durch einen Unfall ad exitum.

Die Obduktion zeigte nun eine chronische Osteomyelitis des Brustbeines mit subperiostalem Abszeß und Fistelbildung, eine Stenose des Mittellappenbronchus durch anthrakotische Induration der Bronchialwand, eine chronische Pneumonie des rechten

Mittellappens mit schwieliger Pleuritis, braune Atrophie des Herzens mit einer Lipomatosis cordis destruens, hochgradiges substantielles Lungenemphysem.

Erst die histologische Untersuchung sowohl des rechten Mittellappens wie der Wand des Brustwandabszesses ließ die tuberkulöse Natur der vorliegenden Erkrankung erkennen.

Der Fall ist in mancher Hinsicht bemerkenswert, so in erster Linie, daß die tuberkulöse Natur der chronisch-pneumonischen Veränderung des Mittellappens bei der Obduktion vorerst gar nicht erkennbar war, sondern erst durch den histologischen Befund geklärt werden konnte. Weiters führte der bakteriologische Befund, der in dem rahmigen Eiter Streptokokken aufwies, sowie die prompte Entfieberung auf Penicillin zu der Annahme eines unspezifischen Prozesses, während in Wirklichkeit eine mischinfizierte tuberkulöse Osteomyelitis vorlag. Und schließlich zeigt der Fall eindeutig, daß eine Bronchusstenose keineswegs immer durch ein Carcinoma bronchi verursacht sein muß, sondern dies auch durch einen tuberkulösen Prozeß sein kann.

V. Pleuritis exsudativa.

In der Pathologie verschiedener Lungenerkrankungen spielt die pleurale Exsudation eine nicht unwesentliche Rolle; die Pleuritis exsudativa ist somit keine nosologische Einheit. Eine Trennung der Erkrankung der Lunge von der der Pleura ist ja eigentlich kaum durchführbar, am wenigsten bei der Tuberkulose. Die Pleuritis exsudativa ohne sonstige Erscheinungen von seiten der Lunge oder anderer Organe ist ja ein ziemlich scharf umrissenes Krankheitsbild und ihre tuberkulöse Pathogenese ist heute nicht mehr umstritten. Es ist begreiflich, daß dem nicht immer so war, findet man doch bei ihr meist keine eindeutigen Erscheinungen, die so ohneweiters auf die tuberkulöse Pathogenese hinweisen. Denn der meist mit hohem Fieber einhergehende pleurale Erguß verdeckt klinisch und röntgenologisch, was immer sich da im Unterlappen abspielen mag. In der Mehrzahl der Fälle ergibt die Röntgenuntersuchung in den Partien der Lunge, die nicht durch das Exsudat verdeckt sind, keinerlei krankhaften Befund und schließlich lautet das bakteriologische Untersuchungsergebnis des Probepunktats: steril. In der großen Mehrzahl der Fälle heilt die exsudative Pleuritis aus und außer einer Schwarte finden wir in den nächsten Jahren keine objektiv nachweisbaren Krankheitsbefunde. Das Damoklesschwert aber, das über so vielen Trägern dieser pleuralen Schwarten schwebt und einen nicht so geringen Prozentsatz als Kandidaten einer nach Jahr und Tag auftretenden Phthise aufweist, hat im Verein mit den Erkenntnissen der pathologischen Anatomie der Irrlehre von der „rheumatischen" oder „idiopathischen" Genese dieser Erkrankung den Garaus gemacht.

Da die Pleura bei den meisten tuberkulösen Erkrankungen an dem Prozeß irgendwie beteiligt ist, ist es begreiflich, daß eine Exsudation in diese seröse Höhle ein außerordentlich häufiges Vorkommnis darstellt und daß eigentlich keine Form der Lungentuberkulose von ihr verschont zu bleiben pflegt. Es ist aber durchaus berechtigt, das Krankheitsbild der exsudativen Pleuritis, bei der der Lungenprozeß so sehr in den Hintergrund tritt, daß er sich nicht nur zur Zeit des Höhepunktes der Exsudation der klinischen Erfassung völlig entzieht, sondern auch nach Resorption des Ergusses von ihm nichts nachweisbar ist, als eigenes Krankeitsbild zu betrachten, wenn es auch in seinen wesentlichen Zügen durchaus nicht von jenen abweicht, bei denen es als sekundäre Begleiterkrankung bei tuberkulösen Prozessen auftritt.

Wie haben wir uns nun die Entstehung einer solchen serösen Pleuritis vorzustellen und welcher pathologisch-anatomische Befund liegt ihr zugrunde?

Es ist natürlich von großer Wichtigkeit, daß wir trachten müssen, uns darüber ein möglichst klares Bild zu verschaffen, denn die tuberkulöse Pleuritis als solche ist ja an und für sich eine gutartige Erscheinungsform der Tuberkulose. Sie hat die Tendenz zur Resorption und Ausheilung unter Schwartenbildung ohne Neigung zur Verkäsung oder Bildung eines tuberkulösen Granulationsgewebes; dies gilt aber durchaus nicht immer von dem tuberkulösen Herd, der sie ausgelöst hat. Da steht es nun einmal fest, daß die tuberkulöse Pleuritis als erste Manifestation des tuberkulösen Prozesses, somit als Begleitsymptom des Primärkomplexes auftreten kann, offenbar dann, wenn dieser unmittelbar unter der Pleura pulmonalis liegt. Der exakte Nachweis dieser Beziehung zwischen der exsudativen Pleuritis und einer Primärtuberkulose wird wohl nur dort möglich sein, wo ein Tracheobronchialdrüsensyndrom nachweisbar ist, sei es, daß die physikalische oder die röntgenologische Untersuchung die Diagnose ermöglicht. Wir müssen hier nun auch die Möglichkeit in Betracht ziehen, daß es nicht nur vom primären G h o n schen Herd aus durch eine kollaterale Entzündung zur Exsudation in die Pleura kommt, sondern auch zu einem Übergreifen des Prozesses von den Tracheobronchialdrüsen auf die Pleura. Ebenso kann es durch jeden anderen in der Lunge lokalisierten tuberkulösen Prozeß zu einer Exsudation in die Pleurahöhle kommen. Dies gilt für die kommune chronische Phthise ebenso wie für die akute galoppierende. Und wir finden Mitbeteiligung der Pleura auch bei der hämatogenen Dissemination des Prozesses in der Lunge, wobei sich nun die Frage erhebt, ob wir auch eine nur auf die Pleura beschränkte hämatogen entstandene seröse Pleuritis beobachten können. Für diese Verlaufsform spricht das Krankheitsbild der tuberkulösen Polyserositis, bei der wir ja das gleichzeitige Auftreten von Exsudaten nicht nur in beiden Pleurahöhlen, sondern auch im Peritoneum und im Pericard feststellen können. Allerdings dürfen wir uns nicht vorstellen, daß sich der Prozeß nur ausschließlich auf die Pleura beschränkt und nicht auch miliare Herde in der Lunge auftreten.

Die Symptomatologie der gewöhnlichen exsudativen Pleuritis will ich hier nicht des breiten erörtern, nur in Kürze das Wichtigste anführen: Die charakteristische absolute Dämpfung an der Basis, die hinten höher hinaufreicht als vorne, sofern der Patient nicht während des Beginns der Erkrankung noch herumgeht, das G r o c c o sche Dreieck, die charakteristische Dämpfungsbegrenzung nach oben (E l l i s - D a m o i s e a u sche Kurve), die freilich nur bei höhergradigem Erguß zu finden ist, nicht aber bei geringfügiger Exsudation, Dämpfung im Traubeschen Raum, Pektoriloquie oder Bronchophonie der Flüsterstimme, bronchiales Kompressionsatmen bei höhergradigen Ergüssen. Von großer Wichtigkeit ist natürlich das Ergebnis der Probepunktion. Ein ganz klar seröser Erguß spricht für Tuberkulose, denn beim pneumonischen Exsudat ist ja, wenn auch nicht immer, schon vom Anfang an eine leichte Trübung feststellbar. Die bakteriologische Untersuchung wird nur selten Tuberkelbazillen im Ausstrichpräparat nachweisen lassen, am ehesten im Tierversuch oder in der Kultur. Der cytologische Befund ist in typischen Fällen mit dem Überwiegen lymphocytärer Elemente von einiger Beweiskraft, doch kommt, besonders bei ganz frischen Ergüssen, auch Überwiegen der leukocytären Formelemente zur Beobachtung. Erweist sich der Erguß als bluthältig, so wird eine gewöhnliche exsudative Pleuritis im Sinne einer kollateralen entzündlichen Reaktion der Pleura weniger wahrscheinlich sein. Hier handelt es sich entweder um eine Pleuratuberkulose mit Bildung eines tuberkulösen Granulationsgewebes mit Neigung zu Verkäsung, oder es liegt jene Erkrankung vor, an die wir bei einem bluthaltigen Exsudat zuerst denken müssen, nämlich eine neoplastische, in erster Linie das Bronchuskarzinom. Aber auch pneumonische Exsudate, Infarkt-pleuritiden sind in den Bereich der diagnostischen Erwägung zu ziehen. Sind Eitererreger nachweisbar, so erscheint damit die Diagnose a priori geklärt. Ist der Erguß überhaupt nicht serös, sondern eitrig, so wird auch hier der bakteriologische Befund am schnellsten die Klärung über die Natur des vorliegenden Prozesses bringen. Erweist sich das Punktat als steril, so ist in erster Linie an eine Tuberkulose zu denken. Doch wird hier häufiger als bei serösen Ergüssen der Nachweis der Tuberkelbazillen gelingen. Daß geringgradige pleurale Ergüsse, wie sie durch Punktion nachgewiesen werden, sich der röntgenologischen Erkenntnis entziehen können, ist keine seltene Erscheinung. Hier möge auch kurz eine Erklärung dafür gegeben werden, warum perkutorische Befunde und Röntgenbefunde eine gewisse Divergenz zu zeigen pflegen. Im allgemeinen biegt die röntgenologisch gefundene Linie eines Ergusses nach lateral oben ab, sie ist also nach oben zu konkav, während die E l l i s - D a m o i s e a u sche Kurve perkutorisch nach oben zu konvex ist. Die Röntgenstrahlen passieren in den zentralen Partien von vorne nach hinten nur eine schmale Schicht des Ergusses, dann Herz- und Lungengewebe, dann wieder eine relativ schmale Schicht Exsudat; in den lateralen Thoraxpartien ist aber die von den Röntgenstrahlen zu durchschlagende Flüssigkeitsschicht wesentlich dicker als die beiden anderen zusammen, deshalb ist die Verschattung röntgenologisch in dieser Zone auch dichter und scheint höher zu reichen. Hochgradige Exsudate führen oft zu vollkommener Verschattung der betreffenden Lungenseite, die jede weitere Differenzierung unmöglich macht. Solche Fälle lassen es wünschenswert erscheinen, nach Absaugen des Exsudats eine neuerliche Röntgenuntersuchung anzuschließen, wobei die Erzeugung eines kleinen Punktionspneus als Vorteil zu werten ist. Ältere pleurale Schwielen können oft Verkalkungen aufweisen, die dann nicht immer gleich von intrapulmonal gelegenen Verschattungen unterschieden werden können. Doch wird durch Drehung des Kranken bei der Durchleuchtung ihre Lokalisation ermöglicht, da sie dann bei tangentialer Ansicht plattenförmig und in geringer Distanz vom knöchernen Thorax, als dem visceralen Pleurablatt angehörend, identifiziert werden können.

Man soll nicht verabsäumen, auch bei einer anscheinend ganz unkomplizierten exsudativen Pleuritis das Sputum auf Tuberkelbazillen zu untersuchen, denn man weiß ja vielfach nicht, was in diesem komprimierten Unterlappen stecken kann. Gelegentlich wird man so rechtzeitig das Bestehen eines zerfallenden phthisischen Prozesses mit positivem Sputumbefund annehmen und durch Umwandlung der serösen Exsudation in einen arteficiellen Seropneumothorax die erforderliche Kollapstherapie einleiten können.

In mancherlei Hinsicht kann die exsudative Pleuritis für das weitere Schicksal der tuberkulösen Erkrankung von Bedeutung sein, worauf bereits im Kapitel Einteilung der Lungentuberkulose und in kritischer Betrachtung der Berechtigung eigener postpleuritischer Formen hingewiesen wurde.

Manche toxisch-käsige Form der Lungentuberkulose wird durch das gleichzeitige Auftreten eines pleuralen Ergusses in günstigem Sinne beeinflußt. Als Beispiel einer derartigen akuten Pleuropneumonie Fall 42.

Fall 42. Am 5. Februar 1948 gelangte die 28jährige Angestellte A. L. an der Abteilung zur Aufnahme. Ihr Vater war an Tuberkulose gestorben. Sie selbst war zweimal an Angina und vor zwei Jahren an Gelenksrheumatismus erkrankt. Im September 1947 traten Temperaturen und stärkerer Husten auf, doch wurde bei der Röntgenuntersuchung der Lunge nichts gefunden. Aber der Husten hörte nie ganz auf.

Zu Weihnachten 1947 erneut Temperaturen, Schmerzen am After, am 9. Jänner 1948 Inzision eines periproktitischen Abszesses. Trotz Nachlassens der Schmerzen ausgesprochenes Krankheitsgefühl, Schmerzen in der rechten Brustseite, höhere Temperaturen.

Bei der Aufnahme zeigte Patientin 39⁰ übersteigendes, nur wenig remittierendes Fieber, das zwar auf Pyramidon prompt absank. Es mußte aber mit der Pyramidonverabreichung ausgesetzt werden, da Patientin es sehr schlecht vertrug.

Die in reduziertem Allgemein- und Ernährungszustand befindliche Patientin war blaß und cyanotisch, Pupillen übermittelweit, Zunge nicht belegt. Lunge: Krönig links nicht eingeengt, aber in toto schallverkürzt. Links basal intensive Dämpfung, die bis

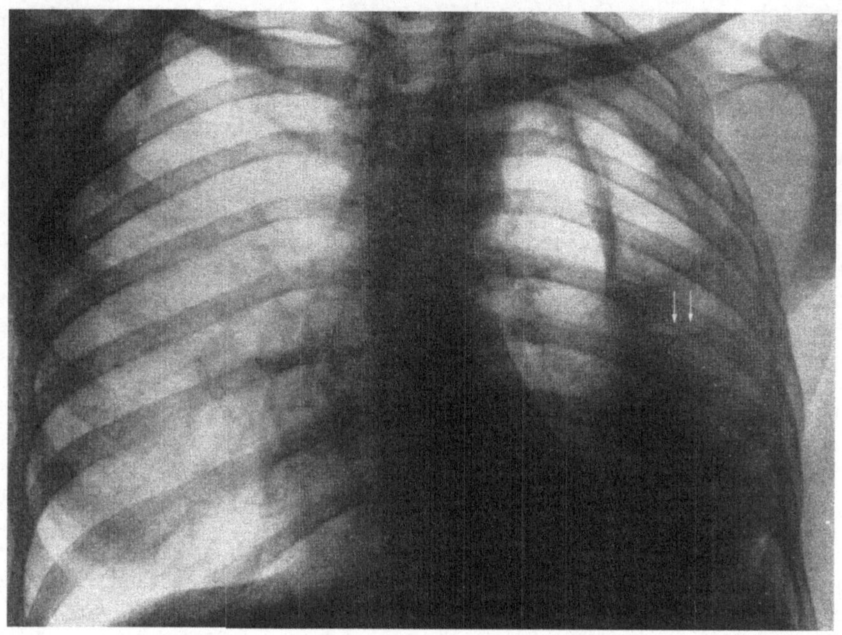

Abb. 56. Akuter Infiltrationsprozeß im linken Unterlappen hinter pleuralem Exsudat. Dieses durch künstlichen Pneumothorax ersetzt. Pfeil zeigt oberen Exsudatspiegel an. Differenzierung des pulmonalen Unterlappenprozesses unmöglich.

zur Spina scapulae reicht, sich nach oben etwas aufhellend. Groccosches Dreieck rechts. Stimmfremitus links basal aufgehoben. Über der Dämpfung abgeschwächtes Atmen, vom Hilus links nach abwärts zu mittelblasiges, klingendes Rasseln, teilweise auch Krepitieren, stellenweise knackende Rasselgeräusche. Der Traubesche Raum nach unten zu wesentlich eingeengt. Am Anus eine kleine periproktitische Fistel.

Das Pleurapunktat erwies sich als klar serös, vorwiegend Lymphozyten enthaltend, keine Keime. Die Senkung betrug 32 mm. Da der Sputumbefund positiv war, konnte im Zusammenhalt mit dem Auskultationsbefund an dem Bestehen eines phthisischen Unterlappenprozesses nicht gezweifelt werden. Die dauernd hohen 39⁰ erreichenden remittierenden Temperaturen ließen den Fall als akut-phthisischen prognostisch äußerst ernst beurteilen. Am 6. Februar wurden 200 ccm, am 25. Februar 750 ccm Exsudat abgelassen und durch Luft ersetzt. In der Folge wurde der so erzeugte Pneumothorax weitergeführt, auch mehrmals noch geringe Mengen Exsudat abgesaugt. Nach etwa zwei Monaten waren die Temperaturen nur mehr subfebril, 37,3 nicht übersteigend. Auch war nunmehr das Sputum negativ geworden.

Eine zu Beginn der Behandlung vorgenommene Röntgenuntersuchung ergab eine dichte homogene Verschattung der linken Lunge bis zur Thoraxkuppe. Irgend welche Differenzierung der Lunge war nicht möglich. Das Herz etwa drei Querfinger verdrängt, die rechte Lunge o. B. Die weiteren Röntgenbefunde zeigten einen guten Kollaps der linken Lunge (Abb. 56). In der Folge zeigte sich eine sehr beträchtliche Schwartenbildung an der Pleura parietalis, die für das Schicksal des künstlichen Pneumothorax üble Aussichten bot. Tatsächlich ist dieser auch in der Folge eingegangen unter Hinterlassung einer vier Querfinger breiten pleuralen Mantelschwarte, die bis in die Spitze reicht. Doch sind die Temperaturen fast ganz zur Norm abgesunken und als Patientin am 26. Juli die Abteilung verließ, war auch die Senkung auf 19 mm zurückgegangen.

Um uns ein Bild darüber zu machen, wie weit etwa im linken Unterlappen trotz des negativ gewordenen Sputums noch Kavernen vorhanden sind, ließen wir am 25. Juni 1948 eine Tomographie der Lunge vornehmen, die zwar innerhalb der Schwarten eine längsovale Aufhellung erkennen ließ (Abb. 57), aber in dem wolkig verschleierten linken Unterfeld, in dem zahlreiche, größtenteils hart strukturierte Fleckschatten zu sehen waren, waren keinerlei kavernenverdächtige Aufhellungen zu erkennen.

Rückblickend können wir hier feststellen, daß ein phthisischer Unterlappenprozeß, der nach dem Temperaturverlauf, dem Auskultations- und Sputumbefund und dem ganzen Aspekt des Krankheitsbildes nach eher als akut zu bezeichnen war, durch das gleichzeitige Auftreten einer Exsudation so weit zur Rückbildung gelangt ist, daß er nach einigen Monaten als geschlossener Prozeß zu klassifizieren war. Freilich wird die noch immer hohe Senkung bei der Entlassung der Kranken eine durchaus günstige Prognose zu stellen nicht gestatten.

Dann muß vorerst einmal die Frage besprochen werden, ob denn jede exsudative Pleuritis zu einer kompletten Pleuraobliteration führen muß. Ich glaubte diese Frage einmal bejahen zu können und suchte sie in der Weise klären zu wollen, daß ich mir sagte: wenn eine abgelaufene Pleuritis zu einer kompletten Obliteration des Pleuraraumes führt, so ist es nicht gut vorstellbar, daß auf derselben Seite, an der bereits einmal ein pleuraler exsudativer Prozeß bestanden hat, sich neuerdings ein solcher entwickeln kann. Auch konnte ich in der ganzen mir zur Verfügung stehenden Literatur keine klinische Beobachtung finden, die ein zweimaliges Auftreten von exsudativer Pleuritis auf derselben Seite aufgezeigt hätte. Da es mir innerhalb von 15 Jahren niemals gelungen war, bei einem Fall, der sicher eine exsudative Pleuritis mitgemacht hatte, einen künstlichen Pneumothorax mit Erfolg anzulegen, glaubte ich mich 1934 zu dem Schluß berechtigt, daß die exsudative Pleuritis, soweit sie tuber-

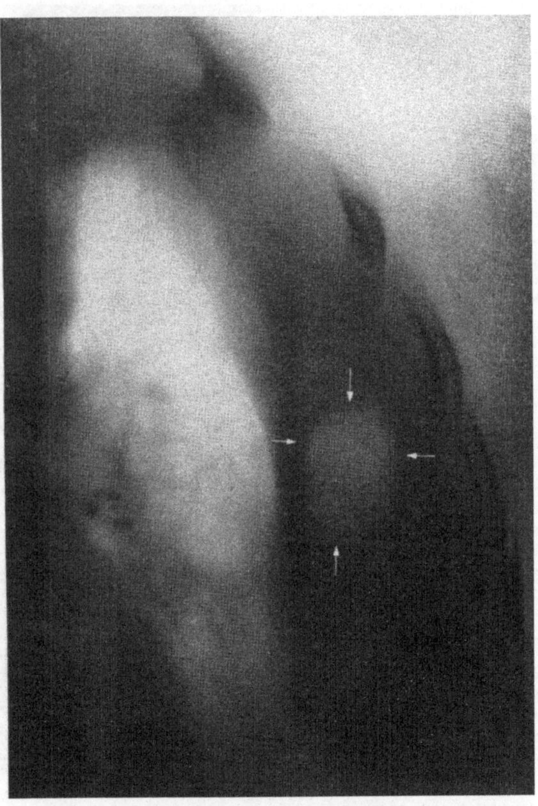

Abb. 57. Tomogramm vor Eingehen des künstlichen Pneumothorax. Ringfigur stellt Pneumothoraxrest dar. ←—

kulöser Ätiologie ist, ausnahmslos mit einer kompletten Pleuraobliteration aus-
heile. Allerdings stand schon damals eine Veröffentlichung A m e u i l l e s entgegen, dem es gelang, bei einem Fall, der eine exsudative Pleuritis sicher überstanden hatte, einen kompletten künstlichen Pneumothorax zu erzielen. Vor
einigen Jahren nun mußte ich auf Grund folgender Beobachtung meine Auffassung einer Revision unterziehen; ein Patient, bei dem ich etwa 20 Jahre
vorher selbst die Diagnose einer exsudativen Pleuritis durch Punktion erhärten
konnte, fand sich mit einem frischen pleuralen Exsudat auf derselben Seite

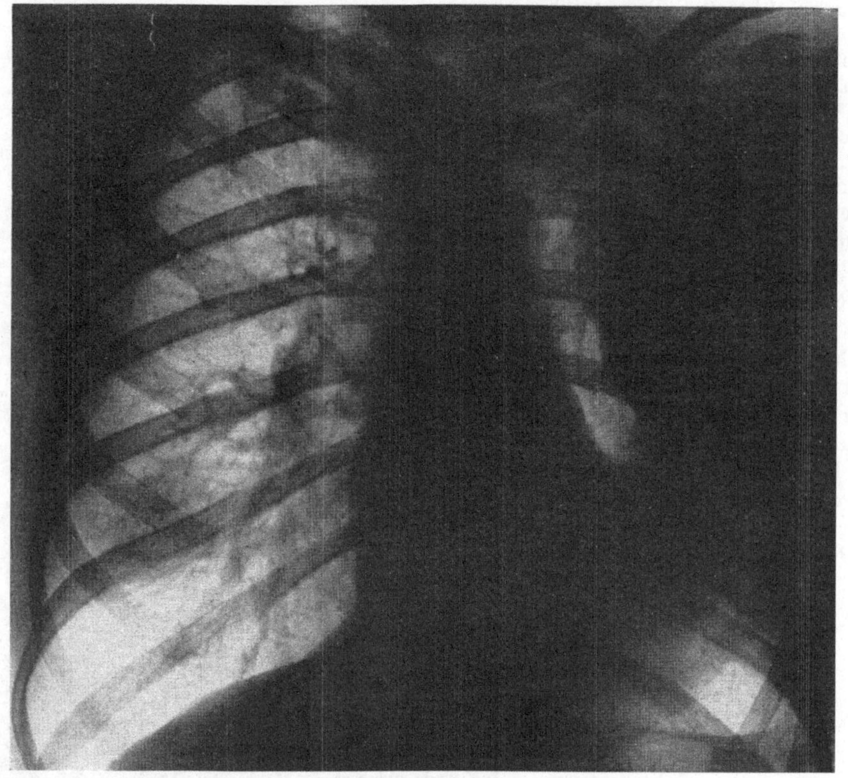

Abb. 58.   Seit 4 Jahren bestehendes Pneumothoraxrestexsudat.

auf meiner Abteilung ein und ich konnte die Diagnose durch Punktion und
Röntgenbefund einwandfrei verifizieren. Wenn ich auch einen solchen Fall für
eine ganz seltene Ausnahme halte, so ist er doch geeignet, meinen früher geäußerten Standpunkt umzustoßen und die Annahme zuzulassen, daß offenbar
nach exsudativer Pleuritis doch nicht immer eine Obliteration des Pleuraraumes
eintreten muß. Auch konnte ich seither doch in einem oder anderen Fall nach
überstandener exsudativer Pleuritis den künstlichen Pneumothorax anlegen,
allerdings war dies kein kompletter.

Ich möchte aber in diesem Zusammenhang auf Beobachtungen hinweisen,
die man gelegentlich bezüglich der Dauer eines pleuralen Exsudates zu machen
Gelegenheit hat. Es sind dies Fälle, aus deren Anamnese wir hören, daß sie
vor einigen Jahren eine exsudative Pleuritis durchgemacht haben. Untersucht
man solche Kranke, so ist man über die Intensität der noch bestehenden

Dämpfung, die vielfach absolut ist, erstaunt und muß bezweifeln, ob es sich hier nur um eine Schwarte und nicht um einen Erguß handelt. Auch der Röntgenbefund wird in solchen Fällen dann einen sich scharf gegen die Lunge absetzenden, abgesackten pleuralen Erguß wahrscheinlich machen und die Probepunktion wird die Sachlage alsbald aufklären. Denn wir finden ein trübes, schmutzig-bräunliches Exsudat, das manchmal einen direkt schokoladefarbenen Charakter aufweist. Das ist eben kein Rezidiv einer abgeheilten und wieder aufgetretenen Pleuritis, sondern in diesen Fällen handelt es sich um jahrelang flüssig bleibende abgesackte Ergüsse, die den Patienten keine wesentlichen Beschwerden verursachen, die aber die Gefahr der sekundären Vereiterung und Empyembildung in sich tragen. Vorzugsweise finden wir solche abgesackte Ergüsse nach pleuralen Exsudaten bei der Pneumothoraxbehandlung, wie im folgenden Fall 43.

Fall 43. Die 38jährige Beamtinsgattin H. K. kam des Auftretens einer Hämoptoe wegen am 15. Juni 1948 auf der Abteilung zur Aufnahme. Sie soll bereits im 13. Lebensjahr Veränderungen an beiden Lungen aufgewiesen haben. 1930 lag sie deswegen vier Monate im Elisabethspital bei negativem Sputumbefund. 1934 wurde in der Lungenheilstätte Baumgartnerhöhe ein Infiltrat im linken Mittelfeld festgestellt und ein Pneumothorax angelegt, der durch eineinhalb Jahre unterhalten wurde. Auch damals soll das Sputum negativ gewesen sein. 1942 verschlechterte sich ihr Zustand, der Husten hatte zugenommen, das Sputum war nunmehr positiv. Es gelang links wieder den Pneumothorax anzulegen, der durch zwei Jahre weitergeführt wurde. In dieser Zeit war Patientin durch acht Monate in einer Heilstätte in der Tatra. Durch die äußeren Verhältnisse 1945/46 verlor sie stark an Gewicht und lag bei angeblich positivem Sputumbefund vier Monate wieder auf der Baumgartnerhöhe, wo sie sich gut erholte.

Seit zwei Monaten bei gutem Allgemeinbefinden, nur zeitweise etwas Stechen links, des Morgens etwas blutig tingierter Auswurf. Wir dachten hier mit Rücksicht auf die so charakteristische Angabe der ausschließlich in der Frühe beobachteten „Hämoptoe" sogleich an eine Hämosialamesis und konnten den Verdacht durch das Vorliegen eines sehr defekten Gebisses mit Paradontose bestätigt finden. Bei leichtem Druck mit dem Spatel auf das entzündlich aufgelockerte Zahnfleisch war unschwer eine Blutung hervorzurufen. Bemerkenswert ist nun der Lungenbefund: Linker Krönig 2 cm, rechter 3 cm breit, Basen beiderseits verschieblich, Dämpfung beider Spitzen, links etwas intensiver als rechts, keine deutliche Schallverkürzung bei vergleichender Perkussion in den basalen Partien. Auch vorne infraclaviculär beiderseits Dämpfung, links etwas intensiver als rechts. Über beiden Oberfeldern sowohl hinten als auch vorne bei Bronchovesikuläratmen feinblasig-klingendes Rasseln, nach Husten vereinzelt Knacken. Ein nicht unwesentlicher Befund wäre bei diesem Fall leicht zu übersehen gewesen, wenn man nicht auch den perkutorischen Verhältnissen in den axillaren Partien links Aufmerksamkeit geschenkt hätte. Hier fand sich eine von der Basis ziemlich hoch hinaufreichende, durch die vordere und hintere Axillarlinie begrenzte, ziemlich intensive Dämpfung vor, über der abgeschwächtes Atmen feststellbar war. Die Annahme eines abgesackten pleuralen Ergusses hierselbst konnte durch den Röntgenbefund, Abb. 58, bestätigt werden, der also lautet:

Diffuse Pleuraverwachsungen links, Bildung eines drei Querfinger starken, abgekapselten Pleuraschattens an der lateralen Thoraxwand, der nicht ganz bis zur Basis reicht. Adhäsionen und mäßige Verziehung des Mediastinalrandes. In den sichtbaren Teilen der linken, stark eingeengten Lunge Fibrose, keine groben Infiltrate, keine Höhlen. Rechts kleiner Kalkherd im Hilus, reichliche Strangschatten im Obergeschoß zum Teil in peribronchialer Anordnung. Zarte, harte Flecke infraclaviculär. Mäßige Lungenblähung.

Wir haben es also hier mit einem Zustand einer sekundär-fibrösen Phthise nach Pneumothoraxbehandlung der linken Seite zu tun, wobei offenbar die auskultatorischen Veränderungen in den Spitzen durch Bronchiektasienbildung zu erklären sind. Der afebrile Verlauf, die normale Senkung (7 mm) sprechen in diesem Sinne.

Die „Hämoptoe" hat offenkundigerweise mit dem pulmonalen Prozeß gar nichts zu tun, sie ist in Wirklichkeit eine Hämosialamesis. Und wie haben wir uns nun den pleuralen Erguß zu erklären? Seine Lokalisation, auf die axillaren Partien beschränkt, ist durchaus typisch für Restexsudate nach Pneumothorax arteficialis. Vier Jahre vorher dürfte er bei Auflassung des Pneus aufgetreten sein, besteht also ebenso lange. Eine von uns vorgenommene Punktion steht mit dieser Annahme völlig im Einklang. Das gewonnene Punktat nämlich erwies sich als eine schmutzigbraune Flüssigkeit mit dunkelrotem Bodensatz; im Ausstrich fanden sich vorwiegend Erythrozyten. Kulturell steril. Hat schon die Punktion ergeben, daß man eine recht dicke Pleuraschwarte durchstoßen muß, ehe man auf das Fluidum stößt, so hat eine Injektion von Methylenblaulösung in das Exsudat gezeigt, daß es durch die dicke Schwarte nur wenig mit dem sonstigen Stoffwechsel in Beziehung steht, denn es hat mehrere Tage gedauert, bis die Blau- bzw. Grünfärbung des Harns verschwunden war.

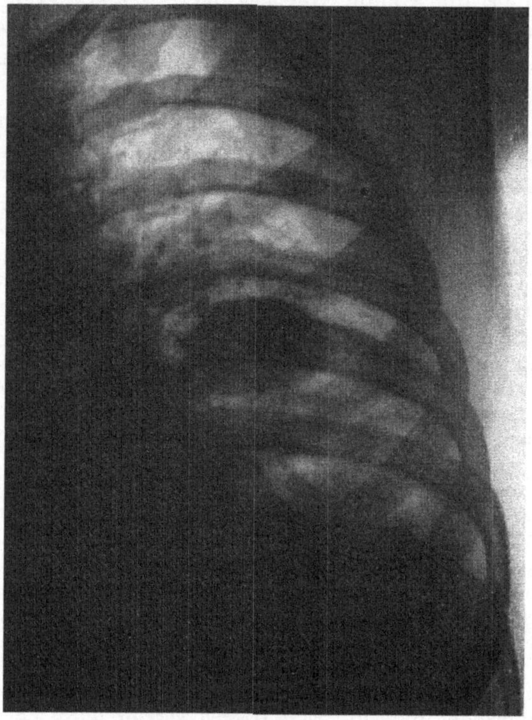

Neben dem immunisatorischen Einfluß, den der pleurale Erguß auf den Verlauf eines phthisischen Prozesses hat, kommt ihm ein weiterer, auch hinsichtlich der Immobilisation der befallenen Seite zu. In diesem Sinne besteht zweifelsohne eine gewisse Berechtigung, einer „pleuritischen" Phthise eine Art Sonderstellung einzuräumen.

Interlobäre Pleuritis.

Diagnostisch am schwierigsten ist die Feststellung der interlobären Pleuritis, die sich vielfach ganz der physikalischen Untersuchung entziehen kann. Hier liegen die Verhältnisse links und rechts begreiflicherweise verschieden, entsprechend dem differenten Verhalten der Lappenspalten.

Abb. 59. Interlobäres abgekapseltes Exsudat im Hauptspalt rechts.

Links ist ja nur einer zwischen Ober- und Unterlappen vorhanden, rechts hingegen kann der Erguß sich zwischen Ober- und Unterlappen, zwischen Mittel- und Unterlappen oder zwischen Mittel- und Oberlappen entwickeln. Letzterer dürfte die häufigste Verlaufsform darstellen. Es ist die Regel, daß der Erguß in der Tiefe liegt und meistens nicht in nennenswertem Maße bis an die Thoraxwand heranreicht, so daß er perkutorisch keine Erscheinungen macht und sich so der physikalischen Untersuchung entzieht. Doch gelingt es manchmal, entsprechend der Lappengrenzen in der Axillargegend eine sich meist wenig scharf abgrenzende Dämpfungszone herauszuperkutieren. Kommen wir somit über die Vermutungsdiagnose meist nicht hinaus, so läßt die Röntgenuntersuchung doch die Sachlage klären, vielfach im Zusammenhalt mit dem negativen physikalischen Befund. Denn nicht immer ist die Abgrenzung interlobärer Ergüsse rechts vom infiltrativen Prozeß im Mittellappen so einfach; da kann nun der völlig negative physikalische Befund rechts vorne basal im Sinne des Bestehens eines interlobären Ergusses in die Waagschale geworfen werden. Als Beispiel einer solchen interlobären Pleuritis sei folgender Fall 44 angeführt.

Fall 44. Der 19jährige Gymnasiast E. P. wurde am 22. Juni 1949 von der II. medizinischen Universitätsklinik an unsere Abteilung transferiert. Er war, abgesehen von einer dreimaligen Erysipelerkrankung an den Unterschenkeln innerhalb der Jahre 1945 bis 1948, bis April 1949 stets gesund. Dann bestanden durch 14 Tage Temperaturen bis 37,6 bei angeblich negativem Lungenbefund.

Anfangs Juni trat im Anschluß an ein Sonnenbad Temperatursteigerung bis 39 neben stechenden Schmerzen in der rechten Brustseite auf. Außerdem bestand etwas Reizhusten ohne Auswurf. Der Patient wurde an die Klinik eingeliefert, wo eine rechtsseitige exsudative Pleuritis gefunden wurde; von dieser konnten 1800 ccm abpunktiert werden. Er wies einen in Verschwartung übergehenden Erguß rechts auf. Die Temperaturen überschritten noch täglich 38⁰, sanken aber in der Folge unter Tuberkulin innerhalb 14 Tagen zur Norm ab. Die Senkung betrug 22 mm, die Leukozyten 6200.

Der Röntgenbefund, Abb. 59, ergab nun, abgesehen von einem in Verschwartung übergehenden Erguß rechts basal, ein sehr charakteristisches, spindelförmiges, interlobäres Exsudat im Hauptspalt rechts, wie Abb. 59 zeigt. Physikalisch war es in keiner Weise nachweisbar. Es bildete sich in der Folge wesentlich zurück.

Pleuraempyem.

Die seröse exsudative Pleuritis heilt im allgemeinen fast immer mit Schwartenbildung aus. Ihren unmittelbaren Übergang in ein tuberkulöses Pleuraempyem habe ich niemals gesehen. Ein solches, primär entstanden, ist nur bei Vorliegen einer verkäsenden Pleuratuberkulose vorzufinden, einem sehr seltenen Leiden; hingegen ist das Pleuraempyem im Verlaufe der Pneumothoraxbehandlung leider keine Seltenheit.

Der Übergang eines serösen Ergusses in ein tuberkulöses Empyem entwickelt sich in der Regel schleichend, ohne auffallende Temperatursteigerung. Die Klärung wird natürlich durch die Probepunktion und die Untersuchung des Punktats meist unschwer herbeigeführt werden können. Denn das tuberkulöse Empyem erweist sich öfters als steril, nicht immer gelingt es im Sediment Tuberkelbazillen nachzuweisen, etwas häufiger in der Kultur oder im Tierversuch. Derartige Empyembildungen können auch abgesackt sein und können vorgetäuscht werden durch spondylitische Senkungsabszesse und peripleuritische Eiterungen, die von einer Rippencaries ausgehen, wobei sich der Eiter außerhalb der Fascia endothoracica ausbreitet.

Polyserositis.

Ist der Entstehungsmodus einer exsudativen Pleuritis, ob durch direktes Übergreifen von einem Lungenprozeß her oder durch hämatogene Aussaat, im Einzelfall vielfach nicht aufzuklären, so kann von der tuberkulösen Polyserositis die hämatogene Pathogenese als feststehend angenommen werden. Sie verläuft vielfach in der Weise, daß sich gleichzeitig in mehreren serösen Höhlen Exsudate entwickeln, als Folge eines hämatogenen Schubes. Wir finden dann eine beiderseitige exsudative Pleuritis neben einer exsudativen Peritonealtuberkulose, seltener auch neben einer exsudativen Pericarditis. Nicht immer ist Peritoneum und Pericard an dem Prozeß beteiligt. Die Erkrankung beginnt meist hoch fieberhaft und kann ein recht schweres Allgemeinbild bieten. Andererseits aber sehen wir auch Fälle, die wir als „Formes frustes" bezeichnen könnten, wo es nur zu geringer Exsudation in die Pleuren und in das Peritoneum kommt, wo auch höhere Temperaturen fehlen. Deren Diagnose ist nicht immer leicht, da ein beiderseitiger geringer Erguß sich leicht der physikalischen Untersuchung entzieht, auch röntgenologisch nicht immer einwandfrei geklärt werden kann. So

mancher Fall, bei dem nichts weiter gefunden wird als eine beiderseitige Pleura-
adhäsion mit Denudation des Herzens, kann unter der Vermutungsdiagnose
abgelaufene Polyserositis rubriziert werden. Wenn W. Neumann die Behauptung aufstellt, daß es prognostisch von großer Wichtigkeit sei, ob durch
einen hämatogenen Schub exsudative Veränderungen in mehreren serösen
Höhlen gleichzeitig ausgelöst werden und diese benigne Verlaufsform jener
gegenüberstellt, in der die Schübe nacheinander erfolgen, etwa in der Weise,
daß zuerst nur eine exsudative Pleuritis der einen Seite, dann eine tuberkulöse
Peritonitis und später eine Pleuritis der anderen Seite auftritt und schließlich
eine tuberkulöse Meningitis dem Leben ein Ende setzt, so kann ich
diese Regel nicht als feststehend bestätigen. Neumann bezeichnet diese
letztere Form als Tuberculosis miliaris migrans mit absolut ungünstiger
Prognose. In der Mehrzahl der Fälle muß dem ja zugestimmt werden, aber ich
habe doch schon wiederholt Ausnahmen von dieser Regel gesehen. Nicht so
selten scheint der Ausgangspunkt der tuberkulösen Polyserositis in einer
primären Intestinaltuberkulose zu liegen, auch habe ich wiederholt eine
Adnexitis tuberculosa als erste tuberkulöse Manifestation gefunden. Als Beispiel
für den bösartigen Verlauf dieses Leidens und den Ausgangspunkt von der
primären Darmtuberkulose möchte ich folgenden Fall zur Darstellung bringen,
der gleichzeitig auch den Mißerfolg einer Streptomycinbehandlung beleuchtet.

Fall 45. Am 9. Februar 1949 gelangte der 23jährige Schlossergehilfe F. S. an der
Abteilung zur Aufnahme. Familiär nicht belastet trat bei ihm im März 1947 erstmalig
eine Rippenfellentzündung links auf, die eine zweimalige Punktion notwendig machte.
Im Oktober 1948 entwickelte sich eine rechtsseitige Rippenfellentzündung, derentwegen
er im Franz-Josef-Spital siebenmal punktiert, aber noch mit Exsudat entlassen wurde.
14 Tage später mußte er neuerdings im Sofienspital aufgenommen werden, wobei
wiederum eine Punktion vorgenommen wurde. Auch hier war, wie im letzten Jahr,
zumeist die Temperatur fieberhaft, es bestanden dabei stechende Schmerzen beim
Atmen, große Müdigkeit und etwas trockener Husten. Auch entwickelte sich ein deutlicher Aszites und Patient wurde mit der Diagnose „Polyserositis" zu uns transferiert.

Der auffallend blasse, halonierte Augen aufweisende Patient war leicht dyspnoisch,
seine Zunge feucht. Bei normal breiten Krönigschen Feldern fand sich basal eine
bis zum vierten Brustwirbeldorn reichende, mäßig intensive Dämpfung rechts
bis in die Höhe des fünften, links eine weniger ausgesprochene bis zum siebenten
Brustwirbeldorn. Auskultatorisch war nur das abgeschwächte Atmen basal beiderseits
bemerkenswert. Das Abdomen faßförmig aufgetrieben, Flanken beiderseits gedämpft,
deutliche Fluktuation. Die bereits im Sofienspital vorgenommene Punktion des pleuralen
Ergusses hatte einen typischen Befund ergeben, so daß wir uns nicht veranlaßt sahen,
eine neuerliche Punktion vorzunehmen.

Die Röntgenuntersuchung ergab beiderseits deutliche pleurale Verschattungen, rechts
bereits mit den Zeichen der beginnenden Organisation mit Adhäsionsbildung am rechten
Mediastinalrand, links ein gut fingerbreiter Lamellenschatten an der Thoraxwand.
Infiltrative Veränderungen in der Lunge waren nicht nachweisbar. Die Senkung betrug
14 mm, die Temperatur überstieg oder erreichte täglich 38⁰.

Wir hatten also hier einen ganz typischen Fall von Polyserositis vor uns, bei dem
der Prozeß zuerst in der linken Pleurahöhle aufgetreten war, ein halbes Jahr später
in der rechten und wieder einige Monate später im Peritoneum. Wir begannen sogleich
mit einer Streptomycinbehandlung, und zwar 1 g täglich, was vorerst auf den Temperaturverlauf keinen Einfluß hatte. Doch ging der Umfang des Abdomens innerhalb der
ersten 14 Tage um 6 cm zurück. Wir erhöhten darauf die tägliche Streptomycindosis
auf 2 g, was den Erfolg hatte, daß innerhalb der nächsten zwei Wochen die Temperatur zur Norm absank und auch der Aszites sich weiterhin zurückbildete. Auch als
wir nunmehr wieder auf 1 g Streptomycin in der Dosierung zurückgingen und schließlich
mit einer Gesamtdosis von 50 g die Behandlung abbrachen, blieb die Temperatur
normal und Patient fühlte sich beschwerdefrei. Auch der Röntgenbefund hatte eine deut-

liche Abnahme der pleuralen Ergüsse ergeben. Schon drängte der Patient auf seine Entlassung, als er am 4. April ganz unvermittelt über starke Schmerzen im Genick zu klagen begann, deutliche Nackensteifigkeit bei angedeutetem Kernig, ausgesprochene Blässe des Gesichtes und weichen Puls aufwies. Eine sofort vorgenommene Lumbalpunktion ergab einen klaren Liquor mit positivem Pandy und 100/3 Zellen. Tuberkelbazillen waren jetzt und auch später im Liquor nicht nachweisbar. Wir begannen sofort mit einer intralumbalen Streptomycinbehandlung von 50 mg. Bereits am nächsten Tag zeigte sich eine Mundfacialisparese links, auch die Zunge wich etwas nach links ab. Der Tonus in den linken Extremitäten ist auffallend wechselnd, anfallsweise treten tonische Kontraktionen auf, Kraft und Sensibilität sind herabgesetzt, während die Reflexe gesteigert sind, leichte Benommenheit. Trotz vorübergehender subjektiver Besserung werden am 7. April im Liquor bereits 2566/3 Zellen gezählt bei stark positivem Pandy und positivem Nonne-Appelt. Die Temperatur war auf 39,7 angestiegen, in den folgenden Tagen aber wieder auf 38 zurückgegangen, um schließlich bald wieder auf normale Werte abzusinken. Der delirante Zustand des Patienten nimmt zu, desgleichen auch die Parese links, es wird schwierig, die Lumbalpunktionen konsequent durchzuführen, so daß nur jeden zweiten Tag 100 mg Streptomycin intralumbal gegeben werden können. In der Folge wechseln subfebrile mit afebrilen Perioden ab. Neben der intralumbalen Streptomycinbehandlung haben wir wieder mit der intramuskulären Injektion von 1 g täglich eingesetzt. Der Erfolg ist durchaus unbefriedigend. Patient wird wohl etwas ruhiger, ist aber kaum ansprechbar. Die Zellzahl im Liquor wechselt, hält sich zwischen 200 bis 300. Die Temperatur steigt wieder in der Folge an, es gelingt auch nicht mit Pyramdon sie herabzudrücken. Gegen Mitte Mai wird Patient etwas weniger benommen; wir beginnen neben dem Streptomycin mit einer intravenösen Mangan-Chloridbehandlung, die an dem Zustand nichts Wesentliches ändert.

Trotz Abnahme der Zellen im Liquor, die Mitte Juni mit 60/3 festgestellt werden, wird der Allgemeinzustand des Patienten immer schlechter, die Apathie nimmt zu. Eine Röntgenkontrolle der Lunge läßt keine miliaren Herde erkennen. Die Temperaturen überschreiten 39⁰, um am Tage des Exitus am 5. Juli auf 40,5 anzusteigen.

Wir haben es hier also mit einem typischen Fall einer Tuberculosis miliaris migrans zu tun, die unter dem Bild der Polyserositis verlief und schließlich durch einen miliaren Schub in die Meningen ad exitum kam, wobei vom Anfang an das Bestehen eines spezifischen Herdes im Cortex rechts als wahrscheinlich angenommen werden mußte. Trotzdem wir hier sofort mit einer kombinierten intramuskulären und intralumbalen Streptomycintherapie eingesetzt hatten, waren wir nicht in der Lage, den letalen Ausgang aufzuhalten.

Der Obduktionsbefund ergab, wie zu erwarten, eine tuberkulöse Meningitis, die Pleuraspalten beiderseits bindegewebig verödet. In den Lungen beiderseits mäßig reichlich miliare Knötchen, die linken paratrachealen Lymphknoten verkäst. Auch in der Leber und Milz miliare Tuberkeln. Im Abdomen fand sich nicht nur eine Tuberculosis peritonei und eine verkäsende Tuberkulose der mesenterialen Lymphknoten, sondern auch eine ulceröse Dünn- und Dickdarmtuberkulose mit teilweiser narbiger Abheilung der Geschwüre.

VI. Darmtuberkulose.

Beinahe von gleich übler Bedeutung, wie die tuberkulöse Meningitis bei der hämatogenen Tuberkulose sich darstellt, konnte in der Vor-Streptomycin-Ära die Darmtuberkulose bei der intrakanalikulären Lungenphthise bewertet werden. Sie ist auseinander zu halten von jener Form, wo sie als extrapulmonale Tuberkulose bei negativem oder geringfügigem Lungenbefund im Vordergrund des Krankheitsgeschehens steht. Bei dieser kann es zu Tumorbildung kommen, meistens im Bereiche des Coecums, eine Form, die durch eine operative Behandlung (Resektion des tuberkulös erkrankten Darmabschnittes) Aussichten auf Heilung bietet. Auf sie soll im Rahmen dieses Buches nicht näher eingegangen werden, sondern nur noch einiges zur Diagnose der die Lungenphthise begleitenden ulcerösen Enterophthisen bemerkt werden.

Die Entwicklung der tuberkulösen Darmgeschwüre ist meistens eine sehr schleichende und manchmal ganz symptomlos verlaufende. So sehen wir bei Obduktionen gar nicht so selten tuberkulöse Schleimhautveränderungen im Dünndarm oder im Coecum, die intra vitam überhaupt keine Erscheinungen gemacht haben. Durchaus nicht immer sind es ausgesprochen intestinale Symptome, die den ersten Verdacht auf das Vorliegen einer Darmtuberkulose hinlenken. Oft ist es eine scheinbar unmotivierte Abmagerung bei stationärem kavernösem Lungenbefund und Auftreten einer Kachexie, die eben durch das Befallen des Darms verursacht sind. Der Beginn ist keineswegs immer durch Durchfälle charakterisiert, vielfach ist gerade im Gegenteil eine Obstipation als erstes Anzeichen zu konstatieren, die dann allerdings mit Diarrhoen abwechselt. Letztere stehen insbesonders dann im Vordergrund des Krankheitsgeschehens, wenn der Prozeß nicht allein auf den Dünndarm beschränkt ist, sondern auch den Dickdarm ergriffen hat. Dann sind auch schmerzhafte Sensationen im Abdomen an der Tagesordnung, sie sind meist nicht sehr ausgeprägt, ja können auch ganz fehlen.

Die Diagnose der Enterophthise ist eine vielfach recht unsichere Angelegenheit und wir haben streng genommen kein sicheres Kriterium, einen banalen Darmkatarrh von einer Enterophthise eindeutig auseinanderhalten zu können. Denn kollernde und gurrende Darmgeräusche, Plätschergeräusche beim Palpieren vor allem in der Ileocoecalgegend, Meteorismus sind zwar häufig bei der Enterophthise zu finden, haben aber für dieses Leiden nichts unbedingt Charakteristisches. Bei schweren Prozessen ist bei dünner Bauchdecke das Abdomen oft brettartig flach und hart gespannt, manchmal kahnförmig eingezogen. Kommt es zu Stenosenbildungen infolge ulceröser Prozesse oder Verwachsungen, so sind kolikartige Erscheinungen feststellbar, wobei eine ausgesprochene Druckempfindlichkeit auch an lokalisierter Stelle gefunden werden kann, während im allgemeinen bei Darmtuberkulose das gesamte Abdomen bei der Palpation als diffus schmerzhaft angegeben wird. Der Temperaturverlauf ist durchaus uncharakteristisch und bietet keine Handhabe für die Diagnose, es können Temperatursteigerungen auch vollkommen fehlen.

Auch der Laboratoriumsbefund bringt uns bei der Diagnosestellung nicht recht vorwärts. Die T r i b o u l e t sche Reaktion ist durchaus nicht verläßlich, sie kann bei jeder Art von Darmaffektion positiv sein und ein negativer Ausfall läßt eine Tuberkulose nicht ausschließen. Eher hilft noch die Untersuchung des Stuhles auf okkulte Melaena nach entsprechender diätetischer Vorbereitung. Der positive Ausfall der Benzidinprobe spricht für das Bestehen eines ulcerösen Prozesses, wenn auch freilich jeder andere entzündliche Prozeß der Darmschleimhaut einen Blutgehalt des Stuhles bewirken kann. Ihr negativer Ausfall läßt hingegen eine Darmtuberkulose nicht ausschließen. Der Bazillengehalt des Stuhles ist natürlich bei offen Lungentuberkulösen diagnostisch nicht verwertbar, kann hingegen bei negativem Sputumbefund eine große Beweiskraft besitzen; andererseits aber läßt das Fehlen von Tuberkelbazillen im Stuhl keine diagnostischen Schlüsse zu. Auch die Röntgendiagnostik der Darmtuberkulose kann keineswegs voll befriedigen. Insbesondere ein auf den Dünndarm beschränkter tuberkulöser Geschwürsprozeß macht keine eindeutigen röntgenologischen Symptome. Diese sind eher zu finden, wenn der Prozeß auch den Dickdarm befallen hat. Hier ist es vor allem das S t i e r l i n sche Symptom, der Füllungsdefekt im Colon descendens und der Flexura hepatica, dann Aussparungen im kontrastgefüllten Darmrohr durch partielle Schleimhautschwellungen, steil aufrechtstehende Dünndarmschlingen, Stenose durch Narbenbildung und Stauungsdilatation oberhalb der Stenose, unterminierte Geschwürsränder und partielle Peristaltikbeschleunigung und streng lokalisierte Spasmen. Auch auf das von Fleischner beschriebene Symptom sei hingewiesen, die portioartig in das Coecum hineinragende vergröberte Valvula Bauhini.

War es bisher praktisch nicht so bedeutungsvoll, eine vorliegende Darmtuberkulose mit Sicherheit zu erkennen, weil doch die große Mehrzahl dieser Fälle prognostisch als aussichtslos angesehen werden mußte, so kann dieser Standpunkt jetzt, da sich das Streptomycin in der Therapie dieser Erkrankung als so wertvoll erwiesen hat, kaum mehr aufrechterhalten werden und wir müssen bestrebt sein, vor allem durch die Röntgenuntersuchung die Sachlage im einzelnen Fall möglichst weitgehend zu klären. Denn nicht jeder Durchfall bei einem Phthisiker ist so ohneweiters als Enterophthise anzusprechen, vielfach mag es sich um rein toxische Erscheinungen handeln, dann sind auch gastrogene Diarrhoen auf Basis einer Anacidität im Auge zu behalten, die man natürlich durch eine Salzsäure-Pepsin-Medikation am. zweckmäßigsten wird beeinflussen können. Vor kurzem hatte ich Gelegenheit, die Diagnose Enterophthise bei einem an schweren Durchfällen leidenden desperaten Phthisiker durch den Obduzenten in die einer Amyloidose des Darmes bei völligem Freisein desselben von tuberkulösen Veränderungen richtiggestellt zu sehen.

Bei den meist weit vorgeschrittenen kachektischen Phthisen pflegt der Durchbruch eines ulcerösen Darmgeschwürs in das Peritoneum häufig durchaus nicht unter stürmischen Erscheinungen zu verlaufen und die Bildung abgesackter Abszesse wird erst bei der Obduktion überraschenderweise erkannt.

VII. Diabetes und Lungentuberkulose.

Daß sich die beiden Erkrankungen häufig gemeinsam finden, ist eine allgemein bekannte Tatsache. Es kann wohl als feststehend angenommen werden, daß die gegenseitige Beeinflussung im allgemeinen in ungünstigem Sinne erfolgt. In der Mehrzahl der Fälle ist der Diabetes als die primäre Erkrankung anzusehen, in dessen Verlauf sich später die Lungentuberkulose hinzugesellt. Sie tritt meist vom Anfang an in schwerer, prognostisch ungünstiger Form auf, die mitunter gewisse Abweichungen vom normalen Verlauf zeigt, so daß es nicht an Stimmen gefehlt hat, den Typus der sogenannten Diabetikerphthise als mehr weniger charakteristisches Krankheitsbild herauszustellen. Als dessen besondere Merkmale wären anzuführen: ausgedehntere exsudative Herdbildungen von mehr zentraler oder perihilärer Lokalisation bei relativem Freibleiben der Oberfelder, Bildung von Lappenrandinfiltraten. Der Ausdehnung eines solchen Prozesses entsprechend handelt es sich meist um progrediente Verlaufsformen. Ich möchte mich jenen anschließen, die die Diabetikerphthise als eigene Form der Lungenphthise ablehnen. Denn wir finden beim Diabetes die verschiedensten Formen und auch deren Verlauf weicht nicht in prinzipieller Weise von den üblichen ab. Andererseits gibt es genug Fälle von Lungentuberkulose, die als Diabetikerphthise zu qualifizieren wären, ohne daß ihr Träger an dieser Stoffwechselkrankheit leidet.

Das Problem Diabetes und Lungentuberkulose ist weniger ein diagnostisches als ein therapeutisches. Auch hier hat sich die Entdeckung des Insulins für die Prognosenstellung grundlegend ausgewirkt. Denn es war zu einer Zeit, da die Behandlung des Diabetes eine ausschließlich diätetische war, nicht so einfach, die Forderungen nach entsprechender Ernährung des Lungenkranken mit der Stoffwechsellage des Zuckerkranken unter einen Hut zu bringen. Heute sind wir nicht mehr genötigt, eine so strenge Beschränkung in der Zufuhr der Kohlehydrate und gegebenenfalls auch des Fettes zu verlangen, wo wir durch eine geringe Erhöhung der Insulindosen vermehrte Kohlehydratzufuhr unschwer kompensieren können. Heute stirbt der lungenkranke Diabetiker nicht mehr im Coma, sondern erliegt seiner Phthise. Bei der Behandlung ist es unbedingt erforderlich, vorerst den Kranken bezüglich seiner Zuckerausscheidung mittels Insulin richtig einzustellen und man wird, so wie bei jedem anderen chirurgischen Eingriff, so auch vor Anlegen eines künstlichen Pneumothorax oder vor einem kollapschirurgischen Eingriff die exakte Regelung der Stoffwechsellage durchführen. So wie man es vermeiden muß, daß der Kranke etwa in ein Coma verfällt, so muß man sich andererseits auch vor dem hypoglykämischen Schock hüten, denn beide Ereignisse wirken sich auf den tuberkulösen Prozeß in der Lunge ungünstig aus. Die von einer kleinen Zahl von Autoren behauptete schädliche Wirkung des Insulins auf den tuberkulösen Prozeß wird von der Mehrheit der Autoren abgelehnt, denen auch ich mich anschließen möchte. Daß man mitunter ein gewisses Parallelgehen zwischen Stoffwechsellage und Lungenerkrankung in dem Sinne feststellen kann, daß sich bei Verschlechterung des Lungenbefundes ein gleiches vom Diabetes feststellen läßt und umgekehrt, trifft gewöhnlich zu, aber als starre Regel kann es nicht gelten. Jedenfalls sind wir verpflichtet, dauernd die Stoffwechsellage genau im Auge zu behalten und mit Hilfe von Insulin die Zuckerausscheidung niedrig zu halten, ohne die Kohlehydrate in der Ernährung allzusehr einzuschränken, sondern lieber die Insulindosen zu erhöhen. Insbesondere wird jede Verschlechterung des Lungenbefundes uns zwingen, die Stoffwechsellage einer sofortigen Prüfung zu unterziehen.

Freilich sehen wir immer wieder gelegentlich Fälle, wo beide Erkrankungen sich weder von seiten des Diabetes noch von der der Phthise beeinflussen lassen, insbesondere dort, wo letztere als akute auftritt. Hierfür als Beispiel Fall 46.

Fall 46. Am 19. Oktober 1948 gelangte der 18jährige Dreherlehrling E. K. an der Abteilung zur Aufnahme. Er stammt aus einer gesunden Familie, machte im Jänner 1944 eine Gallenblasenentzündung mit Gelbsucht mit, anläßlich welcher Erkrankung bei ihm ein Diabetes festgestellt wurde. Er wurde auf 80 Einheiten Zink-Protamin-Insulin eingestellt und hat sich diese Dosis bisher selbst injiziert. Als er im Jahre 1945 wegen Insulinmangel auf die Injektionen verzichten mußte, trat bei ihm ein Coma diabeticum auf. Im August 1948 erkrankte er mit hohen Temperaturen bis 40,5°, jedoch ohne Schüttelfrost. Es wurde eine Lungen- und Rippenfellentzündung diagnostiziert, die in der üblichen Weise behandelt wurde, worauf zwar nur ein kurzer Fieberabfall erfolgte. Da die Temperaturen wieder anstiegen, wurde im Oktober eine Röntgenuntersuchung veranlaßt und der Patient meiner Abteilung überwiesen.

Der in mäßigem Allgemein- und Ernährungszustand befindliche Kranke wies einen sehr ausgesprochen phthisischen Aspekt, sowie eine leicht belegte Zunge auf. Die linke Thoraxseite blieb bei der Atmung deutlich zurück, der linke Krönig war nach außen etwas verschleiert, aber nicht nennenswert eingeengt. Links basal unverschieblich, die ganze linke Seite gedämpft, wobei sich die Dämpfung gegen die Spitze zu etwas aufhellt, auch basal der Schall etwas heller. Im Mittelfeld Bronchovesikuläratmen mit mäßig reichlichem fein- und mittelblasigem, mehr halbklingendem Rasseln. Derselbe Auskultationsbefund in der Axilla und im Mohrenheim, jedoch das Rasseln reichlicher und etwas mehr klingend.

Der Temperaturverlauf zeigte beträchtliche Schwankungen; öfters über 39°, dann wieder zeitweise nur subfebrile Temperaturen, die bald wieder von höheren abgelöst wurden. Die Leukozytenzahl betrug 10.000 mit 4% Stabkernigen. Der Sputumbefund war positiv, die Senkung betrug 21 mm. Das Röntgenbild, Abb. 60, zeigt eine ausgedehnte infiltrative, dichte und inhomogene Verschattung des linken Oberlappens, die auch auf das Unterfeld übergreift. Multiple bis über kirschgroße Ulcerationen im linken Oberlappen, rechts haselnußgroße Verdichtung infraclaviculär.

Phthisischer Aspekt, Temperaturverlauf und Röntgenbild charakterisieren den vorliegenden Befund als den einer akuten käsigen Phthise, der zu diesem Zeitpunkt noch als einseitig anzusehen war. Wie so häufig bei der akuten Phthise lassen die spärlichen Rasselgeräusche den klingenden Charakter vermissen. Nicht uncharakteristisch ist hier auch der Beginn der Erkrankung unter dem Bild einer Pleuropneumonie, anfangs ohne positiven Sputumbefund.

Trotz des akuten Charakters des Prozesses versuchten wir die Anlegung des künstlichen Pneumothorax, die, wie zu erwarten, nicht gelang. Da der hochfebrile Verlauf ein anderes Kollapsverfahren vorerst unmöglich machte, wurde Patient nach sechs-

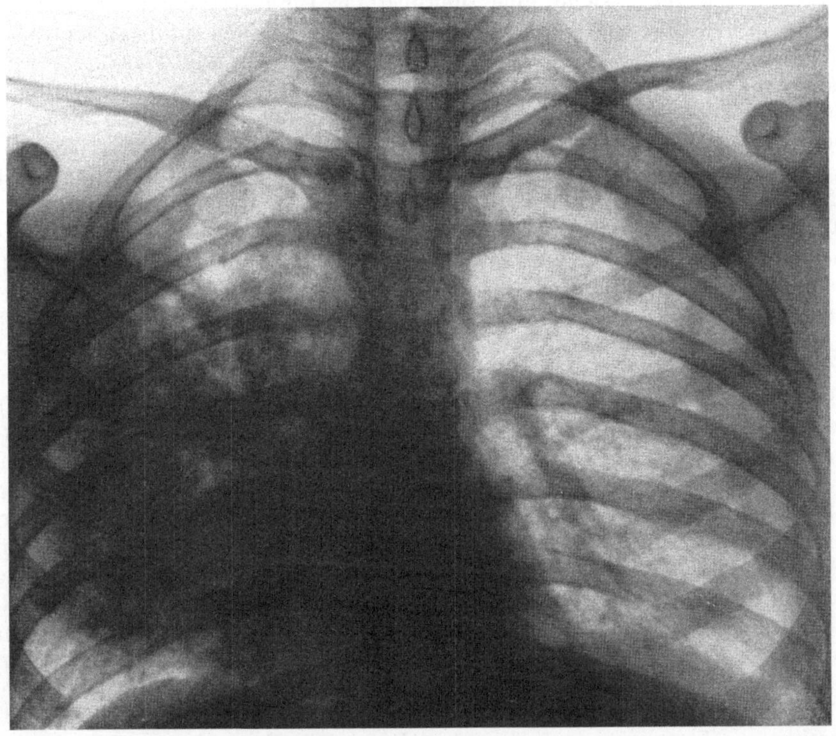

Abb. 60. Akute Diabetikerphthise.

wöchigen Aufenthalt auf der Abteilung als prognostisch infaust entlassen. Auch der Diabetes erwies sich einigermaßen als insulinresistent, da es nicht gelang, selbst mit 120 Einheiten Depotinsulin bei zwölf Weißbroteinheiten die Glykosurie unter 4% zu senken. Offenbar hat der phthisische Prozeß die Stoffwechsellage in ungünstigem Sinne beeinflußt. Auch dieser Umstand trug dazu bei, die Prognose der Erkrankung doppelt ernst anzusehen.

VIII. Lungentuberkulose und Gravidität.

Sehr gegensätzlich sind die Ansichten der Autoren, die sich mit dem Thema Schwangerschaft und Lungentuberkulose befassen. Schon rein historisch betrachtet finden wir da ganz auffallende Widersprüche. Noch in der ersten Hälfte des 19. Jahrhunderts war vielfach die Meinung vorherrschend, daß eine Schwangerschaft sich auf den Verlauf der Lungentuberkulose günstig auswirke, während in der zweiten Hälfte desselben ganz allgemein die Auffassung vertreten wird, daß die Schwangerschaft geeignet ist, einen ungünstigen Einfluß auf die Lungentuberkulose auszuüben. Wie kam es nun zu diesen so differenten Auffassungen? Wir müssen uns das wohl so erklären, daß die zunehmende Größe des graviden Uterus in der zweiten Hälfte der Schwangerschaft analog einer Zwerchfellausschaltung auf den phthisischen Prozeß eine gewisse Kollapswirkung herbeiführt, die ein vorübergehendes Stationärbleiben des phthisischen Prozesses im Gefolge hat und es der Kranken erlaubt, den Partus bis zum Ende auszutragen und ein gesundes Kind zur Welt zu bringen; dann allerdings pflegt meist eine rasche Progredienz und schließlich der letale Ausgang einzutreten. Die Frage nach der Ursache eines ungünstigen Einflusses der Schwangerschaft auf eine bestehende Tuberkulose ist keineswegs einfach zu beantworten. Die verschiedensten Momente, die herangezogen wurden, wie Herabsetzung der Widerstandskraft des Organismus, Abnahme der lipolytischen Kraft des Serums, Änderung des Cholesterinspiegels im Blute, wie jener des Mineralstoffwechsels, insbesondere des Kalkstoffwechsels, Abnahme der Allergie, endokrine Störungen, all diese Untersuchungen haben zu keiner eindeutigen Klärung geführt, vielfach sind die einzelnen Angaben der Autoren so widerspruchsvoll, daß wir heute weit davon entfernt sind, eine befriedigende Erklärung auf Grund dieser Momente für den ungünstigen Einfluß der Schwangerschaft auf die Tuberkulose geltend machen zu können. Es bleibt sohin nur die klinische Beobachtung, die schließlich die Frage entscheiden muß, ob denn wirklich die Gravidität ursächlich für eine Verschlechterung des Lungenbefundes anzusehen ist und welche Momente sie auslösen könnte. Da ist nun wohl in erster Linie auf die mechanischen Verhältnisse hinzuweisen. Es unterliegt wohl keinem Zweifel, daß eine so weitgehende Umstimmung des Organismus, wie ihn die Gravidität darstellt, auch für den tuberkulösen Prozeß nicht ohne Wirkung bleibt. Wenn wir auch hier keine klaren Beweise haben, so möchte ich doch auf die Steigerung des Stoffwechsels, auf die Rolle der Thyreoidea, auf die Bindegewebsauflockerung während der Schwangerschaft hinweisen, die neben den mechanischen Momenten eine Rolle spielen. Daß die endokrinen Drüsen insbesondere jene der Geschlechtsorgane in der Pathobiologie und Pathomorphologie der Tuberkulose eine Rolle spielen, dafür spricht ja die allgemein bekannte Häufung phthisischer Exacerbationen zur Zeit der Pubertät. Mit R e d e k e r möchte ich der Meinung Ausdruck geben, daß es die vegetative Reagibilität ist, der hier die dominierende Rolle zufällt. So wie wir schon durch die Menstruation ausgelöst gelegentlich Hämoptysen, Temperatursteigerung und andere Exacerbationssymptome zu sehen Gelegenheit haben, um wieviel eher müssen wir der Gravidität eine Rolle als reizsteigerndes Moment zubilligen. Wir vermeiden bei bestehender aktiver Tuberkulose mit Recht eine unspezifische Reiztherapie. Ich kann mich daher der Auffassung von S c h u l t z e - R o h n h o f und H a n s e n, die jeden schädlichen Einfluß der Schwangerschaft auf die Tuberkulose als unbewiesen ansehen, nicht anschließen. Weiters ist es die Laktation, die zweifelsohne eine nicht gleichgültige Belastung für den tuberkulösen Organismus darstellt.

Allen diesen mehr theoretischen Überlegungen aber steht die Erfahrung gegenüber, daß unter dem Einfluß der Gravidität bis dahin ziemlich stationär verlaufende Fälle von Lungentuberkulose einen ausgesprochen progredienten Charakter annehmen, der zum tödlichen Ende führt, freilich nicht jeder Tuberkulose. In erster Linie sind es phthisische Prozesse, Oberlappenkavernen; wie schon gesagt, ist es das Geburtstrauma, das sich hier so ungünstig auswirkt. Die Schwangerschaft wird ja ganz gut vertragen, ja manche Patientinnen fühlen sich während derselben besser als zuvor. Aber wenn nun die Geburt eintritt, — Preßwehen, tiefe inspiratorische Seufzer, die plötzliche Entleerung des Uterus und Herabrücken des Zwerchfells — dann führt das erfahrungsgemäß zu Aspiration aus den Kavernen im Wege der bronchogenen Streuung. So entwickelt sich oft typischerweise eine käsige Pneumonie im Unterlappen, eine Kombination mit der Spitzenkaverne, die N e u m a n n als postpuerperale Phthise bezeichnet hat, Eine derartige während der Geburt auftretende Aussaat macht meist erst drei bis vier Wochen später ausgesprochene klinische Symptome, insbesondere was das Auftreten von Fieber und den physikalischen Nachweis der gesetzten Läsionen betrifft.

Aber es wäre völlig irrig anzunehmen, daß jede Tuberkulose durch eine Gravidität eine Verschlechterung erfahren muß, nicht einmal jede kavernöse Phthise. Doch wir müssen natürlich bestrebt sein, in jedem Fall von Tuberkulose die Frage zu beantworten, ob eine bestehende Gravidität voraussichtlich eine bedrohliche Verschlimmerung des Leidens im Gefolge haben kann. Ist dies der Fall, so müssen wir gegebenenfalls auf Unterbrechung der Schwangerschaft bestehen. Es sind eine Reihe von Momenten, die bei der Beantwortung dieser Frage eine Rolle spielen. Von Wichtigkeit ist das Alter der Schwangerschaft. Denn wir dürfen nicht vergessen, daß auch die künstliche Beendigung einer bestehenden Gravidität ein Eingriff ist, der für den tuberkulösen Prozeß durchaus nicht gleichgültig ist. Ist die Schwangerschaft über den vierten Monat hinaus vorgeschritten, so sprechen wir nicht mehr von einem künstlichen Abortus, sondern von einer künstlichen Fehlgeburt, oder wenn diese bereits über das siebente Monat hinaus gediehen ist, von einer künstlichen Frühgeburt. Letztere kommt ja wohl kaum je in Frage und wird auch von den meisten Autoren abgelehnt. Wohl aber sind wir manchmal genötigt, bei vorgeschrittener Schwangerschaft auch die Fehlgeburt einzuleiten, wenn das Lungenleiden es angezeigt sein läßt, die Kranke vor den Gefahren der Entbindung zu bewahren. Das wird insbesondere dann sein, wenn wir nicht in der Lage sind, den phthisischen Prozeß noch vor Beendigung der Schwangerschaft so weit zu beeinflussen, daß die Entbindung der Kranken zugemutet werden kann, wenn z. B. der künstliche Pneumothorax nicht anzulegen ist, sei es der Verwachsungen wegen, sei es daß der Prozeß beiderseitig ist. Denn ein kollapschirurgisches Verfahren, erst in der zweiten Hälfte der Schwangerschaft durchgeführt, ist nicht ganz ohne Risiko.

Die sich zunächst ergebende Frage läuft darauf hinaus, ob der bestehende tuberkulöse Lungenprozeß durch das Austragen der Gravidität voraussichtlich ungünstig beeinflußt werden kann, und ob wir daher berechtigt sind, nach dem Gesetze zur Abwendung einer ernsten Gefahr für das Leben der Schwangeren deren Gravidität zu unterbrechen. Welche Formen von Lungentuberkulose sind es nun, die die Voraussetzung für die positive Beantwortung dieser Frage erlauben? Es gehört vielleicht zu den schwierigsten Entscheidungen, denen wir uns da gegenübergestellt sehen, und zweifelsohne ist es unmöglich, hier nach einem strengen Schema vorzugehen, wenn sich auch gewisse Regeln aufstellen lassen. Man wird nicht fehlgehen, wenn man einmal ganz im allgemeinen die offene Lungenphthise als unbestrittene Indikation zur Einleitung des künstlichen Abortus betrachtet. Aber schon viel schwieriger wird die Frage, wenn wir uns einem Fall von eben erst „geheilter" Lungenphthise gegenüber sehen, beispielsweise einer Kranken, die eben ihre Pneumothoraxbehandlung abgeschlossen hat. Denn es ist nicht von der Hand zu weisen, daß eine Gravidität einen solchen vielleicht noch nicht wirklich ausgeheilten Prozeß zur Exacerbation bringen kann, wenn dies sicher auch nicht als Regel aufgestellt werden darf. Insbesondere sind es gehäufte Graviditäten, die hier eine Gefahr bilden und deren Verhütung den Kranken nahegelegt werden muß. Je länger der Zeitraum ist, der die Gravidität von der Beendigung der Behandlung trennt, um so geringer wird naturgemäß die Gefahr eines Wiederaufflackerns der alten Phthise

zu bewerten sein. Es wird ja oft von Frauen nach abgeschlossener Kollapsbehandlung an uns die Frage gerichtet, ob und wann sie eine Ehe eingehen
bzw. die Austragung einer Schwangerschaft ungestraft riskieren können. Ich
rate im allgemeinen, dies nicht früher als zwei Jahre nach Auflassung einer
erfolgreich durchgeführten künstlichen Pneumothoraxbehandlung zu wagen,
mit der Warnung, daß dies nicht ein Freibrief sei, dann womöglich in jedem
Jahr einem Kinde das Leben zu schenken.

Aber nicht nur die offene kavernöse Phthise ist durch eine Gravidität ge-
fährdet. Auch die fibrös-produktiven, vorwiegend hämatogen entstandenen
Formen der Lungentuberkulose können durch eine Schwangerschaft ungünstig
beeinflußt werden. Hier kommt es nicht so selten zu einem Übergang in die
phthisische Form des Leidens, aus der Tuberculosis fibrosa densa oder diffusa
wird eine Phthisis fibroulcerosa. Aber auch die extrapulmonale Metastasierung
im Sinne des Auftretens einer sogenannten chirurgischen Tuberkulose kann sich
im Anschluß an eine Schwangerschaft einstellen. Kommt derartigen fibrös-
produktiven Tuberkuloseformen eine ausgesprochene Aktivität zu, so empfiehlt
es sich, die Schwangerschaft zu unterbrechen, insbesondere bei Bestehen von
Temperaturen über 37,5°, Abmagerung und eindeutigen physikalischen Symptomen auskultatorischer Natur. Natürlich bildet auch hier das Auftreten von
Tuberkelbazillen im Auswurf einen klaren Hinweis auf die Tendenz des Prozesses zur Progredienz.

Das geschlossene Frühinfiltrat kann durch eine Schwangerschaft zum Zerfall
kommen und stellt daher insbesondere dann, wenn es noch frischerer Natur
ist, die Anzeige zur Unterbrechung dar. Hier scheint die Schwangerschaft die
Indikation zur Anlegung des künstlichen Pneumothorax zu unterstützen und
die Austragung zu ermöglichen. Ist aber das Infiltrat nachweislich bereits seit
längerem induriert und bestehen sonst keinerlei Aktivitätssymptome, so kann
deren Trägerinnen die Austragung ohne Gefahr zugemutet werden. Und dies
gilt auch von sonstigen vernarbten spezifischen Prozessen der Lunge, wie alten
Spitzenfibrosen, abgelaufenen Pleuritiden oder Polyserositiden. Einer gewissen
Schwierigkeit sehen wir uns bei der Beurteilung der Aktivität eines tuberkulösen Prozesses in der Schwangerschaft insoferne gegenüber, als die sonst
so wertvolle Senkungsreaktion uns hier im Stiche läßt, weil ja bekanntlich die
Schwangerschaft als solche eine Senkungsbeschleunigung hervorruft, allerdings
nicht immer in den ersten Monaten. Wir können daher die Senkungsreaktion
dort, wo sie normal ist, ganz gut für die Inaktivität des Prozesses ins Treffen
führen.

Daß akute tuberkulöse Prozesse auch dort, wo keine Bazillen im Auswurf
zu finden sind, die Indikation zur Unterbrechung der Schwangerschaft abgeben,
wie etwa akute miliare Prozesse, auch pneumonische, dann Polyserositiden,
bedarf keiner weiteren Begründung. Ein gleiches gilt von der Larynxtuberkulose.

Sind wir sohin in den aufgezeigten Fällen *berechtigt*, die Indikation zur
Unterbrechung der Schwangerschaft als gegeben anzusehen, so ist damit noch
nicht gesagt, daß wir auch unter allen Umständen verpflichtet sind, auf der
Durchführung des Eingriffes zu bestehen, sondern wir müssen nunmehr zu der
Frage Stellung nehmen, ob eine Schwangere nicht bei entsprechender Behandlung ihres Lungenleidens die Gravidität ohne voraussichtliche evidente Gefährdung ihrer Tuberkulose austragen kann. Dies ist zweifelsohne möglich und
durch zahlreiche Beispiele zu belegen, daß eine an einer inzipienten Phthise
leidende Gravide durch einen künstlichen Pneumothorax, in der Schwangerschaft angelegt und weitergeführt, bei gutem Lungenkollaps ohne
Komplikationen von seiten der Lunge die Schwangerschaft normal be-

endigen kann, worauf allerdings besonders darauf zu achten ist, daß möglichst unmittelbar nach der Entbindung eine Nachfüllung stattfindet. Natürlich werden in den letzten Monaten der Schwangerschaft mit Höhertreten des Zwerchfells die eingefüllten Gasmengen eine Verminderung erfahren. Ist der Pneu nicht anlegbar, so wird man auf der Unterbrechung der Schwangerschaft bestehen, denn die vereinzelten Fälle, die während der Gravidität mit gutem Erfolg einer Thorakoplastik unterzogen wurden, können wohl nur als Ausnahme angesehen werden und ein gleiches gilt in gewissem auch vom doppelseitigen Pneumothorax. Lediglich den Eingriff der Kavernostomie möchte ich auch während der Gravidität als indiziert betrachten.

Aber auch dort, wo ein phthisischer Prozeß die Unterbrechung der Schwangerschaft als berechtigt erscheinen läßt, und gleichzeitig die Anlegung des künstlichen Pneumothorax indiziert ist, soll man darauf bestehen, daß letzterer Eingriff noch vor Einleitung des arteficiellen Abortus vorgenommen wird. Einerseits, weil sich der gynäkologische Eingriff bei bereits angelegtem Pneu für das Lungenleiden als gefahrloser erweist, andererseits aber, weil wir es dadurch vermeiden können, daß die Kranke, der vorerst nur die Beendigung ihrer Schwangerschaft am Herzen liegt, sich der Behandlung ihres Lungenleidens entzieht.

Es ist das Verdienst von S c h u l t z e - R o h n h o f und H a n s e n, gezeigt zu haben, daß bei entsprechender Behandlung gravider tuberkulöser Frauen sich die Gefahren der Gravidität so beträchtlich vermindern, daß die Autoren geneigt sind, eine künstliche Unterbrechung generell abzulehnen. Wenn ich ihnen auch in diesem Punkte nicht voll beipflichten möchte, so unterliegt es keinem Zweifel, daß die Forderung, schwangere Tuberkulöse vorzugsweise in Heilstätten aufzunehmen, sehr berechtigt erscheint.

Einer vor allem menschlich schwierigen Aufgabe sehen wir uns manchmal gegenübergestellt, wenn wir über die Schwangerschaft eines Falles von hoffnungsloser Phthise entscheiden sollen. Hier besteht ja die Möglichkeit — wenn keine spontane Frühgeburt eintritt, was ja in derartigen Fällen recht häufig vorkommt —, daß die Kranke ein gesundes Kind zur Welt bringt, während sie selbst ja auf keine Weise mehr gerettet werden kann. Ich erachte mich in solchen Fällen für verpflichtet, dem Vater des zu erwartenden Kindes ein gewisses Mitbestimmungsrecht in der Frage der Unterbrechung einer solchen Schwangerschaft zuzugestehen.

Wenn wir natürlich auch die soziale Indikation zur Unterbrechung einer Schwangerschaft allein strikte ablehnen, bleibt die Berücksichtigung der sozialen Verhältnisse, in denen sich eine Gravide befindet, nicht ohne Belang. Denn es ist ja klar, daß für eine Frau, die etwa an einer Tuberculosis fibrosa densa leidet und die sich in kümmerlichen materiellen Verhältnissen befindet, vielleicht schon mehrere Kinder hat und womöglich einen trunksüchtigen Mann, die Gefahr der Exacerbation ihres tuberkulösen Prozesses weitaus größer ist, als etwa bei einer solchen, die sich in günstiger Vermögenslage befindend über genügend Hilfskräfte im Haushalt verfügt und sich jede nur erdenkliche Schonung während ihrer Schwangerschaft und im Wochenbett leisten kann.

Es erübrigt sich, noch in Kürze zur Frage der Dauersterilisierung Stellung zu nehmen. Es ist dies ein besonders heikles und verantwortungsvolles Thema. Der Eingriff kommt bei jüngeren Frauen, insbesondere wenn sie noch keine Kinder haben, kaum in Frage, denn bei jeder heilungsfähigen Tuberkulose ist ja die Möglichkeit einer späteren Gravidität ohneweiters gegeben. Anders liegen die Verhältnisse bei Frauen, die bereits einige Kinder geboren haben und wo die Gefahr besteht, daß durch mangelnde Einsicht des Ehepartners gehäufte

Graviditäten zu befürchten sind. Hier ist ein derartiger Eingriff durchaus berechtigt und geeignet, die möglichen Schäden von der Kranken abzuwenden, die die wiederholte künstliche Unterbrechung der Schwangerschaft in sich birgt. Sie ist selbstverständlich nur bei noch aktivem Prozeß zulässig, der voraussichtlich nicht sehr bald als inaktiv zu bewerten ist.

Neben den Gefahren, die die Gravidität für den tuberkulösen Lungenprozeß bedeutet, spielt in der hier erörterten Frage auch die Laktation eine Rolle. Allerdings scheint mir diese durchaus nicht völlig geklärt, denn der Umstand, daß das Geburtstrauma sich zeitlich nicht unmittelbar, sondern erst einige Wochen später auszuwirken pflegt, hat zu der Auffassung geführt, daß es nicht die Geburt, sondern das Stillen ist, das sich so ungünstig auszuwirken scheint. Aber wir können die Annahme, daß das Stillen selbst eine Belastung für die tuberkulosekranke Mutter darstellt, keineswegs von der Hand weisen und hierzu kommt ja nunmehr der Umstand der Gefährdung des Neugeborenen durch die offentuberkulöse Mutter. Dieses Moment allein verbietet ja schon, den Säugling überhaupt bei ihr zu belassen und erheischt gebieterisch die Entfernung aus dem tuberkulösen Milieu. Anders liegen die Verhältnisse bei geschlossener Tuberkulose. Hier mag die Entscheidung oft schwieriger sein. Sie wird weitgehend von der Aktivität des Lungenprozesses, von dem jeweiligen Allgemeinzustand der Wöchnerin und mitunter auch von äußeren Faktoren, wie der Unmöglichkeit der Beschaffung einer Amme und anderem abhängen. Ein prinzipielles Verbot erscheint jedenfalls nicht gerechtfertigt, wenn auch zu tunlichster Schonung der Mutter geraten werden muß.

Ich möchte das Kapitel Gravidität und Lungentuberkulose nicht schließen, ohne auch einen kurzen Hinweis auf die mannigfachen seelischen Konflikte zu werfen, die geeignet sind, den tuberkulösen Prozeß ungünstig zu beeinflussen. Spielt doch der Wunsch nach dem Kinde im Leben der Frau eine so große Rolle! Verbieten wir jede Schwangerschaft, stellen wir sie allzusehr als Gefahr heraus, so führt dies zu Minderwertigkeitskomplexen, die sich in Depressionserscheinungen mit all ihren Schädlichkeiten für den somatischen Zustand der Frau äußern. Verbieten wir ihr die Ehe, so nehmen wir ihr vielleicht die Möglichkeit, in eine materiell günstige Situation zu gelangen, die der Ausheilung des tuberkulösen Prozesses nur förderlich sein kann. Freilich kann es da notwendig sein, die Kranke zu überzeugen, vorerst auf eine Konzeption Verzicht zu leisten. Denn bei einer Frau, die ihr Kind nicht mit Freuden, sondern mit Furcht vor den drohenden Gefahren für ihr Lungenleiden erwartet, werden sich viel leichter Schwangerschaftsbeschwerden einstellen, wie Hyperemesis, Anorexie und den Wunsch nach Unterbrechung übermächtig werden lassen, dem, geht es nicht auf legalem Wege, immer irgendwo illegale Auswege zur Verfügung stehen.

Vierter Teil

Die Therapie der Lungentuberkulose.

I. Die Allgemeinbehandlung der Tuberkulose.

Trotz aller Fortschritte auf therapeutischem Gebiet können wir auch heute eines der ältesten Verfahren im Kampf gegen die Lungentuberkulose, nämlich der Allgemeinbehandlung, nicht entraten. Diese ist es, die das Kernstück der Heilstättentherapie darstellt, so daß wir diese beiden Begriffe unbedenklich synonym gebrauchen können. Brehmer und Dettweiler waren die Vorkämpfer des Heilstättengedankens, der sich alsbald mächtig auszubreiten begann. Schweizer Forscher wiesen in der Folge auf die optimalen Vorzüge bestimmter Klimate hin, insbesondere auf das Hochgebirgsklima. Vielleicht wurde dies zeitweise etwas zu sehr überschätzt, besonders was die Lungentuberkulose betrifft; bezüglich der Knochen- und Gelenkstuberkulose mag dies nicht der Fall sein. Doch haben die Erfahrungen gezeigt, daß auch im Mittelgebirge, ja auch in tiefer gelegenen Klimaten, wie im subalpinen Klima am Südrande der Alpen, ebenso gute Erfolge zu erzielen sind wie im Hochgebirge.

Worin besteht denn nun eigentlich das Wesen dieser Allgemeinbehandlung? Ich glaube es am besten dahingehend definieren zu können, daß wir den Kranken unter für ihn optimalste Umweltbedingungen bei einer ausschließlich auf die Heilung der Erkrankung eingestellten Lebensweise bringen. Natürlich spielt hier das Klima ebenso eine Rolle wie die landschaftliche Schönheit der Gegend. Schon der Ortswechsel allein und das Herausgerissenwerden des Kranken aus einer ihm mehr weniger schädlichen Umgebung, in der er erkrankte, stellt einen psychischen Reiz dar, der gepaart mit dem Vertrauen auf die Erfahrung der Heilstättenärzte und der Hoffnung auf baldige Genesung nicht ganz zu unterschätzen ist. Denn diese psychischen Reize können über das vegetative Nervensystem fast alle parenchymatösen Organe weitgehend beeinflussen und so eine günstige Reaktion auf die darniederliegenden Organfunktionen, wie solche des Gefäßsystems, der Atmungsorgane, der großen Abdominaldrüsen und vor allem der innersekretorischen Drüsen, wie auch des gesamten Stoffwechsels auslösen. Es gibt kein die Tuberkulose spezifisch heilendes Klima, aber es gibt Klimalagen, die für die eine Form zuträglich, für die andere aber ausgesprochen schädlich sein können, insbesondere das hochalpine Klima. Die mehr ausgesprochen exsudativ verlaufenden Formen der Tuberkulose, dann solche mit beträchtlichem Emphysem vertragen oft das Hochgebirge schlecht, ja selbst nicht immer Mittelgebirgslagen von etwa 600 bis 800 m. Auch die Kreislaufverhältnisse müssen bei der Wahl der Heilstätte berücksichtigt werden. Der Vorteil des Hochgebirgsklimas besteht hauptsächlich in der hohen Sonnenscheindauer, insbesondere während der lichtarmen Wintermonate des Tieflandes, weiters in der besonders intensiven Strahlung der Hochgebirgssonne mit ihrem reichlichen Anteil an Ultraviolettstrahlung; Staubfreiheit der Luft, geringe Feuchtigkeit derselben, Schutz vor rauhen Winden sind weitere Faktoren, die wir für eine Freiluftbehandlung Lungenkranker verlangen müssen.

Bei der Liegekur im Freien kommt es ja wahrscheinlich viel mehr auf Ruhe als auf die klimatischen Faktoren an. Sie stellt zweifelsohne eines der wesentlichsten Momente der Allgemeinbehandlung dar. Über dieses von amerikanischen Autoren auf die Spitze getriebene Verfahren, bei dem der Kranke zu einer Kadaverruhe verurteilt wird, bei der es ihm nicht einmal erlaubt ist, Radio zu hören, zu lesen, selbst zu essen, fehlt mir die persönliche Erfahrung, doch möchte ich auf die Zweckmäßigkeit hinweisen, die darin besteht, den Kranken eine möglichst flache Lage im Bett einnehmen zu lassen, um hierdurch eine bessere Durchblutung der ja meist erkrankten Oberlappenpartien herbeizuführen. Welch große Rolle die strenge Bettruhe in der Therapie der Lungentuberkulose spielt, sehen wir ja täglich an den Temperaturkurven unserer Kranken, wo wir immer wieder beobachten können, wie schon geringe Aufregungen (Besuchstage!) das labile Temperaturgleichgewicht in Unordnung bringen.

Durchaus nicht so klargestellt ist der Wert der Sonnenbestrahlung. Wohl wissen wir, daß diese gelegentlich sich recht ungünstig auswirken kann; vergeht doch kein Frühjahr, in dem wir nicht etliche Fälle frischer Hämoptoe nach dem ersten Sonnenbad, das eine Dermatitis solaris zur Folge hatte, beobachten können. Dies verpflichtet uns, den Reiz der Sonnenbestrahlung mit größter Vorsicht zu dosieren.

Nicht für alle Lungenkranken sind die physiologischen Wirkungen des Höhenklimas, dessen wesentlichstes Moment die Herabsetzung des Partialdruckes des Sauerstoffes in der Luft darstellt, in gleicher Weise zuträglich. Der relative Sauerstoffmangel bewirkt einen Reiz auf das Atemzentrum, es kommt zur Frequenzsteigerung der Atmung, die sich nach Angewöhnung an das neue Klima vertieft. Die Kreislauforgane werden stärker beansprucht. Es kommt zur Erhöhung der Pulsfrequenz und zur Blutdruckzunahme. Auch eine echte Zunahme der Erythrozyten und des Hämoglobins stellt sich ein. Die Stoffwechselvorgänge erfahren durch die Zunahme des Sauerstoffverbrauches und der erhöhten Kohlensäureabgabe insofern eine Veränderung, als es zu einem Stickstoffansatz und einer Anregung der Verbrennungsvorgänge auf Kosten der Kohlehydrate kommt. Auch die Freiluftbehandlung muß bei fiebernden, anämischen und herabgekommenen Patienten mit Vorsicht eingeleitet, gegebenenfalls bloß mit einem Öffnen der Fenster im Krankenzimmer begonnen werden, ehe das Nachlassen der aktiven Symptome das Verbringen des Kranken auf die Liegehalle gestattet.

Machen sich die günstigen Wirkungen der Heilstättenbehandlung allmählich in einem Schwinden der Aktivitätssymptome bemerkbar, wie Normalisierung einer etwa erhöhten Temperaturlage, Schwinden der Müdigkeit und der Nachtschweiße, Zunahme des Appetits und Gewichtsansatz, Bräunung und Rötung der anfänglich blassen Gesichtsfarbe, Verminderung der Sputummengen, dann darf und soll die strenge Liegekur durch eine dosierte Muskeltätigkeit abgelöst werden, also anfänglich im wesentlichen durch Spaziergänge im ebenen Terrain. Zeigt aber das Thermometer, daß solche von Temperatursteigerungen gefolgt werden, dann war es eben noch zu früh, dies dem Kranken zu gestatten und die Liegekur hat wieder in ihre Rechte zu treten.

Ist der tuberkulöse Erkrankungsprozeß so weit geheilt, daß dem Kranken wieder die Aufnahme einer Berufstätigkeit zugemutet werden kann, so ist die

Art derselben natürlich nicht gleichgültig. Die sofortige Aufnahme schwererer körperlicher Arbeit oder Berufe, die unmittelbar schädliche Auswirkungen auf die Atmungsorgane im Gefolge haben, nach kaum verheiltem Prozeß könnte nur zu leicht einen Rückfall im Gefolge haben.

So manchem Kranken wird man daher einen Berufswechsel nahelegen müssen. Es ist vor allem das Verdienst englischer Tuberkuloseforscher, diesem Prinzip durch die Errichtung von Arbeitsheilstätten und Siedlungskolonien Geltung verschafft zu haben, in denen die Geheilten wieder einer systematisch dosierten Arbeit in einem ihnen zusagenden, wenn zulässig, ihrem alten Berufe wieder zugeführt werden.

So wenig, wie es ein spezifisch heilendes Klima für die Tuberkulose gibt, so wenig ist es bisher gelungen, eine die Tuberkulose heilende Diät zu finden. Daß aber die *Ernährung* hierbei eine wichtige Rolle spielt, ist bekannt; haben wir doch in zwei Weltkriegen, mehr als uns lieb war, die verderblichen Folgen der Unterernährung auf die Zunahme der Morbidität und Mortalität demonstriert bekommen. Schon B r e h m e r und D e t t w e i l e r haben der Ernährung des Lungenkranken mit Recht eine wichtige Rolle in der Therapie zugesprochen. Bekanntlich hat auch die Volksmedizin in dieser Hinsicht gelegentlich etwas eigenartige Blüten getrieben, wie z. B. das Hundefett. Daß bei einer zum allmählichen Schwund des Körpers führenden Erkrankung eine gewisse Überernährung zum Ausgleich des Defizits notwendig ist, ist selbstverständlich. Der erhöhte Eiweißzerfall bedingt gerade bei Lungentuberkulösen die tägliche Eiweißquote in der Ernährung höher anzusetzen, als die durchschnittlich übliche Menge von 80 g des Gesunden. Man soll trachten, auf 100 bis 120 g zu gelangen, wobei dem bekanntlich höherwertigen animalischen Eiweiß der Vorzug zu geben ist. Auch würde das Nahrungsquantum zu groß werden, wollten wir das Eiweiß vorwiegend aus Vegetabilien decken. Daher genügend Fleisch, Fische, Eier, Käse.

Daß dem Fettgehalt der Nahrung bei unserer Absicht, eine leichte Überernährung des abgemagerten Lungenkranken herbeizuführen, zufallen muß, ist ja selbstverständlich. Wie weit die Fetternährung geeignet ist, die Lipasen im Organismus zu erhöhen, möge mehr als Hypothese vermerkt werden, ebenso wie die angenommene spezifische Wirkung dieser Lipasen durch Fermentwirkung auf den Wachsmantel der so resistenten Erreger. Wie dem immer sei, es ist jedenfalls zweckmäßig, die herabgesetzten Fettdepots wieder etwas aufzufüllen, was allerdings auch nicht übertrieben werden darf. Wir sehen ja gelegentlich, daß der zunehmende Fettansatz sich in der Folge manchmal gar nicht mehr recht eindämmen zu lassen scheint. In solchen Fällen empfiehlt es sich, rechtzeitig die Diät im Sinne der Überernährung abzustoppen.

Was die Kohlehydrate betrifft, so empfiehlt sich weder eine Verminderung noch eine Vermehrung der üblichen Menge von 400 bis 500 g täglich, wohl aber ist ein besonderer Wert auf die Verabreichung von frischen Gemüsen, Salaten und Obst zu legen, einerseits wegen ihres Vitamingehaltes, andererseits wegen ihres Zellulosegehalts, der die ungestörte Darmfunktion erleichtert, was für den naturgemäß zur Obstipation neigenden bettlägerigen Lungentuberkulösen von großer Wichtigkeit ist.

Sehr viel ist über die Vitamine in der Ernährungstherapie der Lungentuberkulösen gearbeitet und geschrieben worden. Sicher mag dem Mangel an Vitaminen ein gerüttelt Maß an Schuld für die Zunahme der Tuberkulose unter den Einwirkungen der beiden Weltkriege zugemessen werden. Es ist aber nicht gelungen, bei normaler, mit Vitaminen genügend versehener Kost durch weiteren Zusatz von Vitaminen in chemisch reiner Form den Verlauf der tuberkulösen Erkrankungen entsprechend zu beeinflussen. Dessenungeachtet ist natürlich gegen die Verordnung entsprechender Präparate, wie des Lebertrans, der Vitamin A und D enthält, oder des C-Vitamins in seinen verschiedenen Formen als unterstützende therapeutische Faktoren nichts einzuwenden.

Zusammenfassend werden wir also die Diät des Lungentuberkulösen als eine gemischte eiweiß- und fettreiche Kost bezeichnen dürfen, mit einem Kaloriengehalt von 3000 bis 3500 für mehr gutartige Tbc-Formen, für solche aber, bei denen wir eine Überernährung beabsichtigen, soll dieser 3500 bis 4500 betragen. In den letzten Jahren waren wir wohl weit von diesen Forderungen entfernt.

Es erübrigt sich, noch kurz zu dem Thema Alkohol und Nikotin Stellung zu nehmen. Niemandem wird es einfallen, dem an ein Glas Bier oder Wein gewöhnten Kranken den Alkoholgenuß in nicht übermäßigem Ausmaß zu verbieten, wobei ich die Rolle der Bitterweine, wie etwa des Wermuts oder anderer Aperitivs, als Stomachikum für den manchmal an Inappetenz leidenden Phthisiker besonders unterstreiche.

Befremden wird vielleicht manchen, was ich vom Rauchen zu sagen habe. Da gilt es vielfach noch als selbstverständliche Regel, dem Lungentuberkulösen das Rauchen überhaupt kategorisch zu verbieten. Es ist merkwürdig, daß ein großer Teil der an Lungentuberkulose Erkrankten das Rauchen spontan aufgibt, sei es aus eigener Initiative, sei es auf Veranlassung der treubesorgten Gattin. Wenn man weiß, wie schwer es fallen kann, sich vom Nikotingenuß zu befreien, so kann man sich nicht ganz des Eindrucks erwehren, daß offenbar die durch die Erkrankung an Tuberkulose erfolgte Umstimmung des ganzen Organismus sich auch auf den Nikotinhunger in dem Sinne erstreckt, daß es dem Kranken viel leichter wird, die Zigarre oder Zigarette aufzugeben, weil diese ihm offenbar nicht mehr denselben Genuß bereitet wie in gesunden Tagen. Muß man aber den Phthisiker, der sich nicht aus eigenem zur Nikotinabstinenz durchgerungen hat, was wir natürlich nur gut heißen können, das Rauchen verbieten? Ich konnte mich niemals von einer unmittelbaren Schädigung eines tuberkulösen Prozesses durch Tabakgenuß überzeugen. Ich verbiete ihn daher meinen Kranken nur dann, wenn neben der Tuberkulose ein Raucherkatarrh besteht, der Husten verursacht, oder das Rauchen überhaupt Husten auslöst, oder einen durch die Tuberkulose bedingten Husten steigert. Denn daß der Husten die Propagation der Tuberkulose innerhalb der Lunge fördert, ist wohl unbestritten.

II. Symptomatische Behandlung der Lungentuberkulose.

Versuche, ein Spezifikum gegen die Tuberkulose zu finden, sind natürlich sehr alt und immer wieder tauchten, vor allem im Laufe des 19. Jahrhunderts, Medikamente auf, die angeblich diesen Anforderungen entsprechen sollten. Sie sind in ihrer Mehrzahl ebenso rasch wieder verschwunden, nur einige von ihnen sind heute noch in Verwendung, nicht weil sie einen spezifischen Einfluß auf die Lungentuberkulose, sondern weil sie symptomatische Wirkungen entfalten, die ihre Brauchbarkeit rechtfertigen. So kommt dem Kreosot, ebenso wie dem Guajacol eine Rolle als Stomachikum und Expektorans zu, so daß wir nicht ungern auf eines der zahlreichen Präparate aus dieser Reihe greifen. Ein Ähnliches gilt von der Kieselsäurebehandlung, die appetitanregend und hustenlindernd wirken kann. Die pharmakologischen Grundlagen dieser Therapie gründen sich auf den Nachweis größerer Kieselsäuremengen im reparatorischen Bindegewebe. Weiters wird man nicht ungern zu den als Tonika bezeichneten Mitteln greifen, die meist als wirksames Prinzip Arsen enthalten. Daß heute die Mehrzahl dieser Präparate auch Vitamine enthalten, erscheint der Forderung der Zeit entsprechend und deren Verabreichung kann sich auf den Allgemeinzustand günstig auswirken.

Bei sekundären Anämien ist natürlich zu einem Eisenpräparat zu greifen, doch ist zu beachten, daß der manchmal empfindliche Magen der Lungentuberkulösen nicht jedes derartige Präparat verträgt.

Eine sehr beliebte Rolle in der Therapie der Lungentuberkulose spielt zwecks „Verkalkung" des tuberkulösen Prozesses der Kalk. Er wird einerseits peroral gegeben, wobei heutzutage vielen Kalkpräparaten Vitaminzusätze beigegeben sind, insbesondere Vitamin C, und beliebt ist auch die intravenöse Ca-Injektion. Ich stehe der Kalkmedikation durchaus etwas skeptisch gegenüber. Es kommt ihr jedenfalls nur ein bescheidener symptomatischer Wert zu. Und das gilt auch meines Erachtens für die hämostyptische Wirkung dieses Stoffes in der Behandlung der Hämoptoe, die sich auf die dichtende Wirkung des Kalkes auf die Gefäßendothelien stützt. Was nun die Therapie der *Hämoptoe* betrifft, so erscheint mir die Beurteilung der verschiedenen hierfür angegebenen Mittel eine außerordentlich schwierige und undankbare Sache zu sein. Wie wollen wir auch exakt eine Wirkung feststellen? Die große Mehrzahl der Hämoptoen kommt spontan nach einigen Tagen zum Stehen und es wird daher immer gelingen, den günstigeren Erfolg eines Mittels auf Grund der Anwendung bei soundso viel Fällen festzustellen. Ein Teil der Fälle rezidiviert, was immer für ein Mittel wir verwenden, oder die Hämoptoe ist nicht zum Stehen zu bringen und geht noch einige Tage weiter, schließlich hört sie ja doch auf und das eben zuletzt verwendete Mittel wird dann als das erfolgversprechendste angesehen. Unter den in Betracht kommenden hämostyptisch wirkenden Präparaten erwähne ich Clauden, Sangostop neben der intravenösen Injektion von 5 bis 10 ccm einer 1- bis 2%igen Novocain- oder einer 10%igen Kalziumlösung. Daß ein an Hämoptoe leidender Kranker strenge Bettruhe verordnet bekommt, erscheint selbstverständlich, doch scheint mir hier manchmal des Guten zu viel getan zu werden, wenn man sich scheut, den Kranken aufsetzen zu lassen, um ihn untersuchen zu können und so die doch notwendige Untersuchung tagelang hinausschiebt. Ich glaube aus meiner Erfahrung heraus behaupten zu können, daß ich durch eine vorsichtige Untersuchung des sitzenden Kranken bisher noch keine neuerliche Hämoptoe ausgelöst habe. Freilich vermeide ich es, die Kranken allzu forciert inspirieren zu lassen, oder sie zum Husten aufzufordern. Da bei Hämoptoen das Blut vielfach Tuberkelbazillen enthält und seine Aspiration in gesunde Lungenpartien unerwünscht, wenn auch nicht vermeidbar ist, soll man trachten, daß es wieder expektoriert wird. Das wird nun durch Verabreichung stark hustenstillender Mittel, wie insbesonders des Morphins, verhindert. Dieses ist daher, ebenso wie Heroin oder zu starke Dosen von Dicodid, kontraindiziert. Andererseits löst natürlich ein heftiger Hustenreiz leicht wieder eine Hämoptoe aus. Man wird daher nicht ganz ohne hustenstillende Mittel auskommen. In Fällen allerdings, die prognostisch a priori als infaust anzusehen sind, scheue ich mich keineswegs, auch bei Hämoptoen Morphin und seine Derivate anzuwenden.

Antipyretika. Als es in den Jahren 1946 und 1947 aus nachkriegsbedingten Gründen in Wien zeitweise kein Pyramidon gab, da sahen wir erst so recht, wie unentbehrlich dieses Medikament in der Therapie der Lungentuberkulose ist. Obzwar das Fieber den Tuberkulösen im allgemeinen keine nennenswerten subjektiven Beschwerden verursacht, erscheint es doch zweckmäßig, es durch ein Antipyretikum herabzusetzen, als welches sich das Pyramidon durch kein anderes Präparat ersetzbar gezeigt hat. Die meisten fieberhaften Phthisiker reagieren ziemlich prompt auf etwa 1 g Pyramidon täglich mit einem Absinken der Temperatur. Ein Teil von ihnen allerdings mit stärkeren Schweißausbrüchen. So manche werden durch diese mehr gequält als durch das Fieber selbst und sie bitten, von der Pyramidonmedikation absehen zu wollen. Manchmal erweist sich in dieser Hinsicht das kampfersaure Präparat (Pyramidonum bicamphoricum), das derzeit leider nicht erhältlich ist, als weniger schweißtreibend. Gelingt es durch Pyramidonmedikation die Temperatur zur Norm zu bringen, so pflegen wir die Dosis auf die Hälfte zu vermindern, also $\frac{1}{2}$ g täglich zu geben. Bleibt nunmehr auch dann die Temperatur normal oder nur leicht subfebril, so setzen wir es nach einigen Tagen ganz aus. Wichtig erscheint mir der Hinweis, daß die Verabreichung des Pyramidons gleichmäßig über den ganzen Tag verteilt wird, also alle acht Stunden 0,3 bis 0,4 g verabreicht werden, etwa um 6, 14 und 22 Uhr. Genügt 1 g Pyramidon nicht, um die Temperatur herunterzubringen, so kann auf $1\frac{1}{2}$ bis 2 g gegangen werden, eine Dosis, die aber meistens stärkere Schweißsekretion zur Folge hat. Gelegentlich wird Pyramidon bei oraler Medikation nicht gut vertragen, dann geben wir es in Suppositorien von 0,3 bis 0,5 g.

Bei Versagen des Pyramidons gelingt es manchmal, mit Hilfe der H o e d em a k e r schen Pillen Entfieberung zu erzielen. (Rp. Acid. arsenicos. 0,01, acetylo-salicylicum 10,0, Amyl. q. s. M. f. ope aq. dest. q. s. u. f. Pil. Nr. C. Ne consperge. S. Von 3 mal 3 bis 15 Pillen steigend.)

Seltener machen wir von kühlen Wickeln Gebrauch, wenn die medikamentösen Antipyretica unangenehme Schweiße hervorrufen.

Im allgemeinen ist es nicht notwendig, bei Lungentuberkulose Expektorantien zu verordnen. Meist erfolgt die Beförderung des Auswurfs beschwerdefrei. Wo dies nicht der Fall ist, insbesondere wenn Begleitkatarrhe bestehen, wie bei den sekundären Erscheinungen schrumpfender Tuberkulose mit ihren Bronchiektasien und deformierenden Bronchitiden, wird man genötigt sein, zur besseren Verflüssigung des zähen Schleimes ein Expektorans zu verordnen. Inhalation heißen Wasserdampfes ist da weniger angezeigt, doch ist gegen Kaltinhalation mit Spray-Apparaten nichts einzuwenden. Zweckmäßig erweist sich die Medikation eines Expektorans insbesonders auch von Jodkali dort, wo überhaupt kein Auswurf besteht, eine Sputumuntersuchung aber unbedingt erforderlich erscheint.

Zu den subjektiv unangenehmsten Erscheinungen der Lungentuberkulose zählt der oft sehr quälende Husten, der zweifelsohne auch geeignet ist, der endobronchialen Ausbreitung der Tuberkulose Vorschub zu leisten. Er beeinträchtigt auch manchmal die für den Kranken notwendige Ruhe besonders bei Nacht. Da ist die Verordnung von Codein unbedingt indiziert. Sie soll jedoch, ebenso wie die anderer hustenstillender Mittel, nicht ganz schrankenlos erlaubt werden und so zur Angewöhnung führen und schließlich die notwendige Expektoration schädlicherweise ganz unterdrückt werden. Erweist sich Codein in der Dosis von 0,03 g als nicht mehr genügend wirksam, so gehen wir gern zu einer Mischung mit Dionin über. (Rp. Codein phosphor. 0,02, Aethylmorphin 0,015, M. f. pulv.) Weiters wird man bei Unwirksamkeit des Codeins sich an das Dicodid halten, von dem dann allerdings gleich 0,01 gegeben werden muß, während man bei Patienten, die noch nicht an Hustenmittel gewöhnt sind, mit 0,005 vielfach genügenden Erfolg erzielt. Manchmal wird man auch mit Acedicon in der Dosis von 5 mg den Husten zu stillen in der Lage sein, doch sind häufige Versager bei diesem Medikament meiner Erfahrung nach nichts Ungewöhnliches. Versagt das Dicodid bei oraler Verabreichung, so erzielt man mit einem subkutan injizierbaren Präparat oft noch eine befriedigende Wirkung. Nur ungern wird man zu ausgesprochen narkotischen Mitteln zur Unterdrückung des Hustens greifen; wir werden dies hauptsächlich aber dort nicht vermeiden können, wo bei vorgeschrittenen Fällen neben dem quälenden Husten auch Atemnot das Zustandsbild beherrscht und wo der infausten Prognose wegen das Auftreten einer Süchtigkeit keine entscheidende Rolle mehr spielt. Erweist sich Pantopon als nicht mehr genügend wirksam, so greife man zum Morphin in der Dosis von 0,01.

Schmerzlindernde Mittel zu geben erübrigt sich im allgemeinen bei der Lungentuberkulose; tritt doch der Schmerz in der Symptomatologie dieser Erkrankung gerade bei den schwereren Formen stark in den Hintergrund, ja man kann sagen, daß ein über heftige Schmerzen klagender Kranker von vornherein wenig verdächtig darauf ist, an einer Lungenphthise zu leiden. Wir werden viel eher an ein Bronchuskarzinom oder an einen rein pleuralen Prozeß denken müssen, wie die chronisch-rezidivierende Pleuritis oder den Beginn einer exsudativen. Man hüte sich bei solchen pleuralen Erscheinungen etwa gleich zu einem narkotischen Medikament zu greifen. Soweit man nicht mit einer indifferenten Einreibung das Auslangen findet, wird ein opiatfreies Analgeticum genügende Dienste leisten.

Ein nicht immer befriedigendes Kapitel stellt die Bekämpfung der Nachtschweiße dar. Da empfiehlt es sich, zuerst zu Essigwasserwaschungen des Abends zu greifen (1 Eßlöffel Essig auf 1 l laues Wasser mit anschließender Trockenfrottierung). Die gebräuchlichen Mittel Agarizin, Tinctura salviae, Salvysat sind ebensowenig verläßlich wie die Verabreichung von 1 g Acid. camphoric.

Wie man bei jeder Obduktion eines an Phthise Verstorbenen sehen kann, wirkt sich diese mehr weniger lang dauernde Infektionskrankheit, so wie jede andere, auch an den Kreislauforganen aus. Wenn auch ausgesprochen subjektive Erscheinungen von seiten des Herzens bei der chronischen Phthise meist zu fehlen pflegen, so finden wir doch stets die Zeichen einer Schwäche des peripheren Kreislaufes. Durch Verordnung entsprechender Mittel, wie Coramin, Cardiazol, Sympatol, gelingt es, vor allem die subjektiven Erscheinungen des Kranken günstig zu beeinflussen. Daneben wird man mit einer kardiotonischen Therapie vielfach dem geschädigten Herzmuskel neue Kräfte verleihen. Daß gerade bei relativ gutartig verlaufenden Fällen von Tuberkulose mit ihren Folgezuständen für die Zirkulation im kleinen Kreislauf — Übergang in das kardiopulmonale Stadium — der Lungenkranke allmählich zu einem Herzkranken wird und dann die Behandlung des Herzens überhaupt in den Vordergrund tritt, wurde bereits früher aufgezeigt, ebenso wie daß Verdrängungs- und Verziehungserscheinungen des Herzens durch pleurale Prozesse neben der Emphysembildung, abgesehen von den toxischen, in dieser Hinsicht eine Rolle spielen. Besonders bei älteren Phthisikern mit aktiver Tuberkulose hat sich mir auch dort, wo ausgesprochene kardiale Erscheinungen fehlen, eine systematische Strophantintherapie mit $^1/_4$ mg täglich als symptomatische Maßnahme nützlich erwiesen. Wie weit hierbei der vagotonisierende Effekt dieses Cardiotonikums auf den Ablauf der Tuberkulose, wie ihn F r a n k herausstellt, von Nutzen ist, kann ich nicht entscheiden.

III. Chemotherapie.

Die Zahl der anorganischen und organischen Stoffe, die bisher in auf Jahrhunderte zurückgehenden Versuchen zur Bekämpfung der Tuberkulose vorgeschlagen wurden, ist außerordentlich groß. Das Ergebnis all dieser Bemühungen kann man annähernd mit Null beziffern. Es gibt kaum ein chemisches Element, das nicht dafür herangezogen wurde. Selbstverständlich haben auch die Bemühungen, ein ätiotropes oder parasitotropes Mittel zu finden, das den Tuberkelbazillus im Organismus abzutöten in der Lage wäre, durch die grundlegenden Untersuchungen Paul E h r l i c h s im Sinne seiner „therapia sterilisans magna" einen mächtigen Impuls erfahren. Da waren es vor allem die Metalle, deren verschiedenste Verbindungen einer Untersuchung unterzogen wurden. Die meisten dieser Versuche haben zu keinem befriedigenden Ergebnis geführt. Nur ganz nebenbei möchte ich in diesem Zusammenhang die von W a l b u m empfohlene Mangan-Chlorid-Therapie erwähnen, weil G o r l i t z e r unlängst über einige Erfolge bei tuberkulöser Meningitis berichtet hatte. Leider konnten diesbezügliche Nachprüfungen meinerseits seine Angaben nicht bestätigen. Daß den Metallsalzverbindungen eine das Wachstum des Tuberkelbazillus hemmende Komponente in vitro zukommt, das war ja bereits Robert K o c h bekannt, der Versuche mit Goldzyanidverbindungen angestellt hatte. Und das *Gold* ist nun so ziemlich das einzige Mittel geblieben, dessen Verbindungen eine ausgedehntere, wenn auch in ihrem Wert umstrittene Verwendung in der Tuberkulosetherapie gefunden haben. Daß es im Sinne einer therapia sterilisans magna ätiotrop die Tuberkelbazillen im lebenden Organismus abzutöten nicht vermag, wird von den meisten Autoren als feststehend angesehen. Ohne auf die vielen Erklärungsversuche seiner durchaus nicht so eindeutigen Wirkung auf den tuberkulösen Prozeß einzugehen, sei nur soviel bemerkt, daß es wahrscheinlich im Sinne einer Reiztherapie durch spezifische Steigerung der Abwehrleistungen im Mesenchym wirkt, wobei es vor allem zu einer Funktionsumstellung des reticulo-endothelialen Systems, vielleicht auch zu einer Wirkung als Biokatalysator neben seiner Beeinflussung des Redoxpotentials kommt. Die Schwierigkeiten bei der Goldtherapie resultierten vor allem aus seinen toxischen Eigenschaften und es war viel Mühe und Arbeit erforderlich, Präparate zu schaffen, denen keine allzu großen toxischen Nebenwirkungen bei genügendem Goldgehalt zu eigen waren, wie dem Krysolgan, Sanokrysin. Die moderneren Präparate, wie das Neosolganal, das Aurodetoxin, die in Öl suspendierten kolloidalen Lösungen, wie Auromeol und Ultrakrysol, lassen bei vorsichtiger Anwendung nur selten Schädigungen erkennen. Doch muß man wissen, daß in erster Linie die Niere Schädigungen zeigen kann, weiters die Haut und Schleimhäute im Sinne einer Dermatitis oder Stomatitis, die bedrohlichsten Erscheinungen aber von Seite der blutbildenden Organe im Sinne einer Agranulocytose auftreten können und zum sofortigen Abbruch der Goldbehandlung zwingen. Als Mittel der Wahl bei Eintritt solcher toxischen Erscheinungen muß eine Thiosulfatverbindung betrachtet werden, am besten die von der Firma S c h e r i n g unter dem Namen T. C. 6 herausgebrachte 10%ige Kalzium-Thiosulfatlösung.

Ich will hier auf die Goldbehandlung, auf ihre Dosierung usw., trotzdem ich sie bei vorsichtiger Anwendung nach meinen Erfahrungen nicht für ganz wertlos halte, nicht näher eingehen, weil sie doch offenbar durch neuere Mittel als überholt bezeichnet werden muß.

Es war klar, daß der Siegeszug der Sulfonamide ebenso wie der des Penicillins vor den Toren der Tuberkulose nicht Halt machen würde, doch hat sich sehr bald herausgestellt, daß die gebräuchlichen Präparate, wie Eubasin, Eleudron, Cibazol, Sulfathiazol, Sulfodiazine, bei der Tuberkulose nichts auszurichten vermögen. Ja man kann sogar sagen, daß bei fieberhaften unklaren Zuständen die Wirkungslosigkeit einer Sulfonamidtherapie in gewissem Sinne zwangsläufig ex non juvantibus an die Tuberkulose denken lassen muß.

Doch die Wissenschaft scheint auf dem Gebiete der Sulfonamidtherapie noch neue Wege beschreiten zu können und auch für die Bekämpfung der Tuberkulose Aussichten zu bieten. Unter den chemotherapeutischen Mitteln im engeren Sinne kommen in Betracht die Thiosemicarbazone, das Promin, Promizole, das Diaminodiphenylsulfon-Natriumazetat (Sulfon Cilag) und schließlich die Paraminosalizylsäure (PAS).

Über Promin und Promizole, die wohl heute keine ausgedehntere Verwendung mehr finden, es wäre denn in Verbindung mit Streptomycin, fehlen mir eigene Erfahrungen. Solche über Sulfon-Cilag stehen mir nur in geringem Umfang zur Verfügung. Auch dieses Präparat gelangt heute nur mehr in Verbindung mit Streptomycin zur Anwendung, so von F a n c o n i bei der kindlichen Meningitis tuberculosa empfohlen. Ein gleiches gilt wohl auch für das in England verwendete Sulfetron.

Nicht viel später als das Antibiotikum Streptomycin sind in Europa zwei synthetisch gewonnene Präparate zur Behandlung der Tuberkulose hergestellt worden, nämlich die *Paraminosalizylsäure* (PAS) und das Präparat TB I/698, jetzt unter dem Namen *Conteben* bekannt. Dieses von D o m a g k in Weiterentwicklung der von den Bayer-Werken herausgebrachten Sulfonamide hergestellte Präparat, ein Thiosemicarbazon, hat ebenso wie die PAS im Prinzip die gleiche bakteriostatische Wirkung wie das Streptomycin. Es bestehen zwischen diesen drei Präparaten, die heute die ganze Tuberkulosetherapie so weitgehend beherrschen, gewisse graduelle Unterschiede in ihrer Wirkungsweise, insbesondere auch in ihren Neben- und toxischen Wirkungen. Bei manchen Fällen mag es erlaubt sein, das eine Präparat durch das andere zu ersetzen, bei anderen wieder ist diesem oder jenem der Vorzug zu geben. So ist das Streptomycin in der Behandlung der Miliartuberkulose und der Meningitis tuberculosa unentbehrlich, wobei zusätzlich PAS verwendet zu werden pflegt. Diese aber hat sich z. B. bei der Therapie tuberkulöser Empyeme dem Streptomycin gegenüber überlegen erwiesen. Das Conteben hat trotz seiner allgemein weniger ausgesprochenen Wirksamkeit — dies auch in experimentellen Tierversuchen erwiesen — gegenüber den beiden anderen Präparaten neben seinem billigen Preis den einen Vorteil, daß es nicht zum Auftreten einer Resistenz führt. Wenigstens ist davon bis jetzt nichts bekannt geworden. Allerdings hat man auch von der PAS lange geglaubt, daß es bei ihrer Anwendung nicht zu Resistenzerscheinungen kommt. Nunmehr steht es fest, daß ihr dieser Nachteil in annähernd derselben Weise innewohnt wie dem Streptomycin. Es ist derzeit nicht möglich, einen exakten Indikationsbereich für jedes der drei Mittel aufzustellen, zumal da sich die Kombination von zweien oder gar allen dreien als nicht unzweckmäßig herauszustellen scheint.

Das *Conteben* wird in Pulverform verabreicht, die tägliche Dosis beträgt zwischen 50 und 150 mg, wobei mit der Therapie einschleichend begonnen wird. Nicht immer wird es vom Magen aus gut vertragen, so daß man gelegentlich gezwungen ist, die Medikation abzusetzen. Es ist zweifelsohne toxischer als die beiden anderen Präparate, auch hier scheint man anfangs — so wie beim Streptomycin — zu hohe Dosen verabreicht zu haben. Das Conteben greift jedenfalls in den Stoffwechsel ziemlich intensiv ein, so in jenen des Eiweißes und setzt Veränderungen in den Fraktionen desselben im Blutplasma, die eine oft sehr rasche Änderung in der Blutsenkungsreaktion im Sinne der Normalisierung zur Folge haben, ohne daß dem der klinische Befund parallel ginge. Nach den Untersuchungen H e c k n e r s sei allerdings hiefür ein durch den Natriumcitratzusatz verursachter Membranschaden der Erythrozyten verantwortlich; die Verzögerung der Senkung trete bei Oxalatzusatz nicht in Erscheinung.

Zweifelsohne wirkt das Conteben auch auf die Leber, und zwar nach den Beobachtungen B ö h m s im Sinne der Bildung einer Fettleber, die allerdings reversibel sein soll. Auch auf die Bildungsstätten des Blutes scheint das Conteben eine Wirkung zu entfalten und bei zu hoher Dosierung Anämien und Agranulocytosen hervorzurufen. Aber auch der Untersuchung des Harnes muß Augenmerk geschenkt werden, da Reizerscheinungen von seiten der Niere, die sich durch eine geringe Hämaturie kund tun, beobachtet wurden. All dies zeigt, daß die ambulatorische Behandlung mit Contebèn nicht ohne Gefahren ist, denn es ist bei dieser Therapie erforderlich, nicht nur das Blutbild einer öfteren Kontrolle zu unterziehen, sondern auch Leberfunktionsprüfungen laufend vorzunehmen. Schließlich muß auf die Unverträglichkeit des Präparates mit gleichzeitiger Pyramidonverabreichung hingewiesen werden. Ein gewisser Nachteil des Präparates ist zweifelsohne eine mangelnde Wasserlöslichkeit, die der Lokalbehandlung hinderlich im Wege steht.

Die *Paraminosalizylsäure* wurde 1946 von dem Schweden L e h m a n n hergestellt. Ihr kommt ebenso wie den beiden anderen Präparaten das Vermögen zu, das Wachstum der Tuberkelbazillen zu hemmen. Eine toxische Wirkung kommt ihr nicht zu. Sie stellt ein gut wasserlösliches Pulver dar und wird heute von einer ganzen Reihe von Firmen hergestellt, zumeist als Natriumsalz. Ein Nachteil dieses Präparates besteht darin, daß es in relativ großen Dosen eingenommen werden muß, soll der im Blut auftretende PAS-Spiegel eine genügende bakteriostatische Höhe erreichen. Die übliche Tagesdosis beträgt 10 bis 15 g, manche Autoren gehen aber auch auf 20 bis 30 g. Es wird entweder in mehreren Portionen auf den Tag verteilt genommen, z. B. 4 × 10 Dragees à 0,3 g täglich, oder aber im Sinne der Stoßtherapie 6 bis 8 g täglich auf einmal. Es erweist sich als zweckmäßig, zeitweise einwöchige Pausen einzuschalten. Mit dem Conteben hat es die oft schlechte Verträglichkeit vom Magen aus gemeinsam. Die Versuche, diesem Übelstand durch Verabreichung von Dragees oder in Granulatform abzuhelfen, können nicht als restlos geglückt bezeichnet werden. Man kann allerdings das Präparat dank seiner guten Wasserlöslichkeit auch intravenös injizieren, wobei man mit der üblichen 10- bis 20%igen Lösung recht häufig Thrombosenbildungen erleben wird. Speziell bei der tuberkulösen Meningitis zur Unterstützung der Streptomycinwirkung kommt die Dauertropfinfusion mit einer isotonischen 2,8%igen Lösung in Frage. Die Wirkung der PAS zeigt sich genau so wie bei den anderen Präparaten bei frischen exsudativen Formen der Tuberkulose, auch der Schleimhauttuberkulose, des weiteren seine günstige Wirkung in der lokalen Anwendung bei Fisteln und wie schon gesagt, beim tuberkulösen Empyem. Hierbei muß die 20%ige Lösung auf 5 bis 10% verdünnt werden, da sie im gesunden Gewebe sonst lokale Reizwirkungen verursacht. Die unkontrollierte und lange fortgesetzte Behandlung chronisch-kavernöser Phthisen mit PAS ist ebensowenig am Platz wie die mit Streptomycin und geeignet, bei zu langer Fortsetzung die Resistenz der Tuberkelbazillen zu erhöhen und dann mehr Schaden als Nutzen zu stiften.

Es unterliegt keinem Zweifel, daß dem Streptomycin unter den modernen Mitteln die größte Wirksamkeit innewohnt. Das darf aber nicht dazu verleiten, nun in jedem Fall, wo ein Antibiotikum indiziert ist, sofort nach ihm zu greifen, wenn auch der gleiche Erfolg mit einem der beiden anderen Präparate erreicht werden kann. (Über das *Neomycin* und *Viomycin* und ihre Zukunftsaussichten etwas auszuführen, erscheint mir verfrüht zu sein.) Denn wir müssen es vermeiden, eine Streptomycinresistenz herbeizuführen, die zur Folge hat, daß uns diese schärfste Waffe zu einem Zeitpunkt, wo wir sie nicht entbehren können, bereits aus der Hand geschlagen ist. Das gilt insbesondere für den Zeitpunkt kollapschirurgischer Eingriffe. Denn da ist zur Vermeidung von Streuungen die Streptomycintherapie als überlegen anzusehen. Auch bei der Miliartuberkulose und der Meningitis tuberculosa ist es unentbehrlich. Wie weit es bei ganz akuten phthisischen Prozessen durch Conteben oder PAS zu ersetzen ist, muß ich mangels eigener Erfahrungen dahingestellt sein lassen. Wenn ich nun im folgenden der Streptomycintherapie einen etwas größeren Raum gebe, so geschieht dies hauptsächlich deswegen, weil meine eigenen Erfahrungen auf diesem Gebiete weit größere sind als auf dem der ausschließlichen PAS- und Contebenbehandlung.

IV. Antibiotische Behandlung.

Streptomycin.

Obzwar die Versuche, mit Hilfe von Bakterienaufschwemmungen oder deren Stoffwechselprodukten die Lebensfähigkeit pathogener Krankheitserreger herabzusetzen oder völlig zu unterbinden, schon auf das vorige Jahrhundert zurückreichen, hat doch erst die epochale Entdeckung des Penicillins und sein Siegeszug in der Bekämpfung einer großen Zahl bakterieller Infektionen der antibiotischen Therapie neue Impulse verliehen. Nachdem sich das Penicillin gegenüber den Tuberkelbazillen sowohl in vitro wie in vivo als unwirksam erwiesen hat, eröffneten die Entdeckung von S c h a t z und W a k s m a n n über die antibakterielle Wirkung des aus Kulturen von Actinomyces griseus gewonnenen Streptomycins, sowie die Mitteilungen von F e l d m a n n und H i n s h a w über die Wirksamkeit dieses Antibiotikums bei der experimentellen Tuberkulose erstmalig einen aussichtsreichen Weg, den Tuberkelbazillus mit Erfolg angreifen zu können. Die ersten Versuche einer Verwendung an Menschen hatten allerdings nicht Tuberkulosekranke zum Gegenstand, denn das Streptomycin ist ja gegen eine große Reihe anderer bakterieller Erreger wirksam, insbesondere gegen gramnegative Mikroorganismen, worauf hier nicht näher eingegangen werden soll.

Das Streptomycin ist eine komplexe organische Base und bildet gut wasserlösliche Salze, von denen die Sulfate, die Chloride und die Kalziumchloride als handelsübliche Verbindungen in Pulverform zur Verfügung stehen, die Lösungen sind wasserklar, manchmal von etwas gelblicher Farbe. Die Mengenbestimmung nach Streptomycineinheiten — eine Streptomycineinheit ist jene geringste Menge, die das Wachstum eines bestimmten Stammes von Escherichia coli in 1 ccm einer Nährlösung verhindert — ist heute nicht mehr gebräuchlich, eine Streptomycineinheit ist 1 γ der reinen Streptomycinbase, sohin eine Million Einheiten = 1 g. Allgemein üblich wird heute nur mehr nach Gramm bzw. Milligramm dosiert. Das Streptomycin ist weniger empfindlich als das Penicillin und kann bei normalen Temperaturen bis zu einem Jahr lang gelagert werden. Auch Lösungen können im Eisschrank einige Tage lang aufbewahrt werden. Damit das Streptomycin im Organismus wirksam wird, ist es notwendig, eine gewisse Konzentration im Blut und in den Geweben zu erzeugen, die bei chronischen Erkrankungen wie der Tuberkulose durch Wochen und Monate hindurch möglichst gleich gehalten werden soll. Da es vom Darmtrakt aus kaum nennenswert resorbiert wird, ist seine parenterale Einverleibung erforderlich; diese erfolgt vorwiegend intramuskulär, sofern nicht bestimmte Erkrankungen, wie die Meningitis tuberculosa, die intralumbale Anwendung, andere aber, wie Haut-, Augen- und tuberkulöse Fisteln, eine Lokalbehandlung angezeigt erscheinen lassen. Auch die intrakavitäre Streptomycinverabreichung darf als Lokalbehandlung gewertet werden. Die Inhalationsbehandlung mittels Aerosolapparaten scheint sich zu bewähren. Bei der

Dosis von 1 g täglich, die in etwa vier Einzeldosen von je ¼ g alle sechs Stunden
oder je ½ g zweimal täglich intramuskulär injiziert werden, erreicht der Streptomycinspiegel im Blut nach einer Stunde eine maximale Konzentration von
20 bis 40 γ, um nach vier Stunden bis auf 3 γ abzusinken. Wie die Untersuchungen von Martischnig und Ruzicka am Elektronenmikroskop ergeben
haben, waren bei einer Konzentration von 5 γ die Veränderungen an den Tuberkelbazillen derartig hochgradige, daß man schon von einer baktericiden
und nicht einer bakteriostatischen Wirkung sprechen kann. Diese Untersuchungen sprechen also dafür, daß die anfänglich von amerikanischer Seite
gegebenen hohen Dosen von 3 bis 4 g täglich nicht notwendig sind, um eine
Wirkung zu erzielen, um so mehr, als bei dieser Dosierung toxische Schädigungen sehr häufig zu verzeichnen waren. Wir pflegen daher auch im allgemeinen
die Dosis von 1 g Streptomycin täglich nicht zu überschreiten und geben nur
ausnahmsweise 2 g pro die. Auch hat sich gezeigt, daß es nicht notwendig ist,
so häufig wie bei Penicillin zu injizieren, wir halten zwei bis vier Injektionen täglich für ausreichend, um den Streptomycinspiegel auf genügender Höhe zu halten.

Das Streptomycin wird zu etwa 60 bis 80% durch den Harn ausgeschieden.
Als Voraussetzung für die prompte Ausscheidung muß aber wohl eine intakte
Nierenfunktion angesehen werden. So konnten wir bei einem Fall von Miliartuberkulose, bei dem gleichzeitig eine chronische Nephritis mit urämischen
Erscheinungen bestand, zwar erstere zur Ausheilung bringen, die Patientin aber
ist offenbar durch die übermäßige Anreicherung von Streptomycin im Blut
zufolge mangelhafter Ausscheidung durch die Nieren völlig ertaubt, der einzige
Fall von Ertaubung, den ich beobachten konnte, obzwar auch in diesem Fall
die übliche Dosis von 1 g täglich nicht überschritten worden war. Man muß
es sich daher insbesondere bei Urogenitaltuberkulose angelegen sein lassen,
den Reststickstoff zu untersuchen, um sich ein Bild über die Funktionstüchtigkeit der Niere zu machen. Der Umstand, daß das Streptomycin durch den
Harn ausgeschieden wird, erlaubt es auch bei der Nieren- und Blasentuberkulose
mit geringeren Dosen das Auslangen zu finden, und zwar ¼ bis ½ g pro die.

Außerordentlich wichtig für die Wirkung des Streptomycins ist die Wasserstoffionenkonzentration des Gewebes, in dem es zur Wirkung gelangen soll.
Dieses basische Antibiotikum ist bei einem höheren pH bedeutend wirksamer
als bei einem niederen — im Gegensatz zum Penicillin. So nimmt bei einem pH
von etwa 6,0 das Streptomycin an Wirkung schon so erheblich ab, daß kaum
mehr eine solche zu erwarten ist. Dieses pH aber finden wir bei zerstörtem
Gewebe und Eiter; es ist daher nicht zu verwundern, daß das Streptomycin
bei Empyemen, verkäsenden Prozessen und destruktiven Lungenprozessen
a priori keine entsprechende Wirkung entfalten kann. Wir sind ja kaum in
der Lage, das pH im Gewebe nennenswert zu beeinflussen. Wohl aber kann
man bekanntlich den Harn durch Darreichung von Alkali alkalisch machen.
Und das ist bei der Behandlung der Urogenitaltuberkulose auch nötig. Man
muß daher soviel Alkali verabreichen, daß der Harn leicht alkalisch wird.

Die den Antibioticis im allgemeinen zukommende Eigenschaft, für die Zellen
des tierischen Organismus unschädlich zu sein, kommt auch dem Streptomycin
zu. Aber nicht in dem Maß wie dem Penicillin, das in fast unbegrenzt hoher
Dosierung gegeben werden kann. Schon bald nach seiner ersten Anwendung
in allerdings wahrscheinlich zu hohen Dosen konnten Schädigungen festgestellt
werden, die nicht nur auf Verunreinigung des Präparates zu beziehen waren.

Als häufigste und schwerste Schädigung bei längerer Streptomycinbehandlung sind die des achten Hirnnerven hervorzuheben. Sie betreffen vorwiegend
den vestibularen Anteil desselben. Wie Untersuchungen von L. Rüedi,

W. F u r r e r, F. E s c h e r und F. L ü t h i gezeigt haben, kann man durch Streptomycininjektionen am Meerschweinchen nicht nur geringe Einbußen der Schallwahrnehmung im obersten Tonbereich und ausgesprochene Gleichgewichtsstörungen hervorrufen, sondern auch geringgradige histologische Veränderungen im Nucleus ventralis und stärkere Veränderungen im Nucleus triangularis des Nervus acusticus nachweisen. Es gehört zur Regel, daß die ersten Störungen von seiten des achten Hirnnerven, wie Schwindelgefühl und leichte Ataxie, sich im Verlaufe des zweiten Monates der Streptomycinbehandlung einstellen. Nur in einer Minderzahl von Fällen fehlen Schwindelerscheinungen vollkommen. Manchmal nehmen sie ein derartiges Ausmaß an, daß man vorübergehend die Behandlung unterbrechen muß, oder, wie wir dies gern zu tun pflegen, mit der Dosis auf $^1/_2$ g zurückgehen. Gewöhnlich halten diese Störungen auch nach Aussetzen der Streptomycinmedikation noch längere Zeit an, wobei die Patienten es allmählich lernen, den Ausfall der Vestibularfunktion mit Hilfe der Augen zu kompensieren. In der Finsternis allerdings macht sich die Ataxie beim Gehen noch deutlich bemerkbar. Seltener sind Störungen im cochlearen Anteil des achten Hirnnerven, die zum Abbruch der Behandlung zwingen können. Man ist glücklicherweise nur selten vor das Dilemma gestellt, etwa bei Miliartuberkulose, die unbedingt lebensrettenden Injektionen um den Preis völliger Ertaubung fortsetzen zu müssen.

Eine Reihe von Schädigungen, die besonders bei der Behandlung der tuberkulösen Meningitis dem Streptomycin in die Schuhe geschoben wurden, dürften wohl nicht diesem, sondern dem ungewöhnlichen weiteren Verlauf des Leidens zuzuschreiben sein, wie besonders solche am Nervus opticus, die bis zur Erblindung führen. Auch mögen die Verunreinigungen des Präparates für manche vermeintlichen Streptomycinschäden im Sinne einer Histaminwirkung verantwortlich gemacht werden dürfen. Daß das Streptomycin kein so indifferentes Mittel ist, dafür spricht wohl auch die so häufig auftretende Eosinophilie im Blut. Wir konnten öfters Werte bis 20% feststellen. Als sonstige Zeichen allergischer Reaktionen treten nicht so selten Exantheme auf, ähnlich dem Serumexanthem mit Quaddelbildung, dann manchmal auch von scarlatiniformem oder morbilliformem Charakter. Aber nicht nur beim Patienten selbst, sondern auch bei den mit der Streptomycinbehandlung betrauten Schwestern konnten Erscheinungen einer Streptomycindermatose an den Händen zur Beobachtung gelangen, wie wir dies einige Male selbst bestätigen konnten. Wie V e r r e y beschrieb, kommt in gleicher Weise als Folge der Streptomycinüberempfindlichkeit ein Ekzem an den Augenlidern zur Beobachtung. Es scheint, daß diese Überempfindlichkeit gegenüber Streptomycin erst nach mehrmonatiger Beschäftigung auftritt. Man kann sie durch eine Hautprobe feststellen, indem man 50 bis 100 γ intrakutan injiziert, um bei positivem Ausfall auf diese Weise gefährdete Pflegepersonen rechtzeitig aus dem Dienst zu ziehen, um sie vor weiteren Schädigungen zu bewahren.

Der Streptomycinwirkung ist nicht nur dadurch eine Grenze gesetzt, daß es im sauren Milieu tuberkulösen Käses wirkungslos bleibt, daß es infolge der Gefäßarmut des spezifischen Gewebes gar nicht an den Ort gelangt, wo es zur Wirkung kommen sollte, sondern auch das Auftreten der Streptomycinresistenz spielt hier eine, wenn auch durchaus nicht völlig geklärte Rolle. Man hat die Beobachtung gemacht, daß nach verschieden langer Behandlungszeit Tuberkelbazillen gezüchtet werden können, die sich in vitro, entgegen dem sonstigen Verhalten dieser Keime, dem Streptomycin gegenüber völlig unempfindlich oder doch weniger empfindlich erweisen. Ja es gibt Stämme, die unter Streptomycinzusatz zum Nährboden ein besseres Wachstum zeigen als ohne diesen.

Es ist nach neueren Untersuchungen wohl die Auffassung als gesichert anzusehen, daß die Streptomycinresistenz nicht erst erworben wird, sondern vom Anfang an einer wechselnden Teilmenge der vorhandenen Tuberkelbazillen eigen ist. Diese werden im Laufe der Streptomycinbehandlung unbeeinflußt bleiben, während die streptomycinempfindlichen zum Absterben gebracht werden. So kommt es, daß nach einiger Zeit ein beträchtlicher Prozentsatz oder die Mehrheit der aus dem Sputum gezüchteten Bazillen sich als streptomycinresistent erweist und die weitere Behandlung daher erfolglos, wenn nicht sogar schädlich sein kann. Es scheint, daß die Streptomycinempfindlichkeit der verschiedenen Formen der Tuberkulose different ist, bei älteren verkäsenden Prozessen weitaus geringer als bei frischen Miliartuberkulosen oder tuberkulösen Meningitiden. Also auch hier gilt, wie so oft in der Medizin, die Forderung nach der möglichst frühzeitigen Inangriffnahme der Therapie. Demgemäß läßt sich auch keine bestimmte Zeitdauer angeben, wann mit dem Auftreten einer Streptomycinresistenz gerechnet werden muß. Doch haben ausgedehnte Untersuchungen amerikanischer und französischer Autoren gezeigt, daß bereits im zweiten Monat der Behandlung ein Viertel der Fälle von kavernösen Lungentuberkulosen sich als streptomycinresistent erwiesen hat und die Hälfte derselben innerhalb des dritten Monats, 70% nach mehr als drei Monaten. Demgegenüber scheint bei der Miliartuberkulose und der tuberkulösen Meningitis die Streptomycinresistenz keine erhebliche Rolle zu spielen. Denn man hat bei letzterer auch noch nach einer halbjährigen Behandlung die Empfindlichkeit der Keime nachweisen können. Wir müssen nach dem heutigen Stand unserer Kenntnisse annehmen, daß die Streptomycinresistenz irreversibel ist. Es drängt sich doch immer wieder die Beobachtung auf, daß man mit dem Streptomycin meist nur innerhalb von zwei bis drei Monaten zu einem Erfolg gelangt, eine längere Behandlung aber nicht recht weiterführt. Hat man den unverkennbaren Eindruck, daß der Zustand sich nicht mehr ändert, setzt man nun das Streptomycin aus. In sehr vielen Fällen hat man ja auch nicht die Möglichkeit, auf Streptomycinresistenz zu untersuchen, sei es, daß von vornherein Bazillen in den Aussscheidungen oder Punktionsflüssigkeiten nicht vorhanden waren, sei es, daß sie im Laufe der Streptomycinbehandlung nicht mehr nachweisbar wurden.

Indikationsstellung zur Streptomycin-Therapie.

Die Beurteilung von Heilerfolgen so mancher Erkrankungen, wie z. B. Operationserfolge bei malignen Neoplasmen, erfordert eine Beobachtungsdauer, die sich nicht auf Monate, sondern auf Jahre zu erstrecken hat. Und das gilt auch in weitgehendem Maße für die chronische Infektionskrankheit Lungentuberkulose, wenn wir beispielsweise die Dauererfolge der Kollapstherapie beurteilen wollen. Nachdem aber die Indikationsstellung zu jedem therapeutischen Eingriff durch die erzielten Erfolge beeinflußt wird, erscheint es heute, wo wir kaum länger als zwei bis drei Jahre über Erfahrungen mit Streptomycin verfügen, begreiflicherweise verfrüht, dieses Thema abschließend erörtern zu können. Wir sind allerdings in der Lage, die Anfangserfolge der Streptomycinbehandlung zu beurteilen, keineswegs aber die Dauererfolge. Aber auch hier zeigt es sich, daß in recht vielen Punkten unsere Erfahrungen noch zu wünschen übrig lassen und manche Fragen einer endgültigen Lösung harren. Ohne allzuviel auf die sich nicht so selten widersprechenden Angaben in der Literatur einzugehen, möchte ich hier die Frage, bei welchen Formen der Tuberkulose ist die Anwendung des Streptomycins unbedingt indiziert, bei welchen ist sie ratsam und wo ist a priori kein Erfolg zu erwarten, auf Grund eigener Erfahrungen an der Hand von Fällen besprechen.

Unbestritten ist der Erfolg der Streptomycinbehandlung bei der akuten hämatogenen Tuberkulose, in erster Linie der *Miliartuberkulose* und der *tuberkulösen Meningitis*. In typischen Fällen von lungenmiliarer mit feinkörniger Streuung gelingt es wohl meist, einen weitgehenden Erfolg zu erzielen und den sonst meist tödlichen Verlauf hintanzuhalten. Bemerkenswert erscheint die rasche subjektive Besserung im Verlaufe der Erkrankung, mit der die objektiven Symptome durchaus nicht Schritt halten. Vor allem gelingt es meist nicht, die Temperatur vorerst nennenswert zu senken, es dauert oft zwei bis drei Monate, bis diese zu subfebrilen Werten absinkt. Wir haben wiederholt versucht,

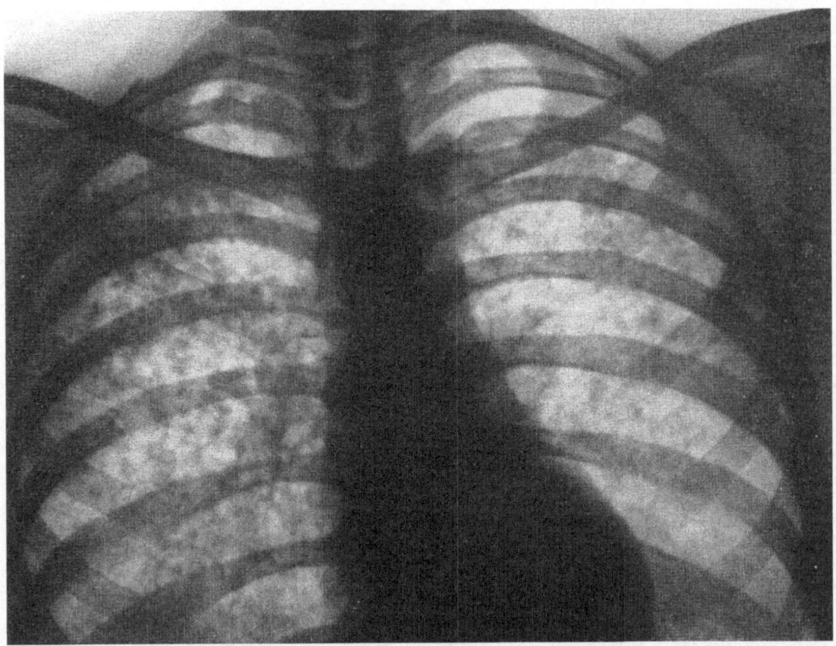

Abb. 61. Miliartuberkulose der Lunge (6. 10. 1948).

durch Steigerung der Dosis von 1 g täglich auf 2 g eine diesbezügliche Wirkung zu erzwingen, aber meist erfolglos. Dieses langsame Absinken und die scheinbare Wirkungslosigkeit des Streptomycins darf einen da nicht irre machen. Der Erfolg der Behandlung zeigt sich nach etwa zwei bis drei Monaten im Röntgenbild. Die miliaren Herdchen werden allmählich undeutlicher, der Lungenfilm zeigt eine mehr streifige als punktförmige Anordnung der Herde, bis sie schließlich vollkommen verschwinden können und ein so gut wie normaler Röntgenbefund der Lunge zu verzeichnen ist. Als Beispiel hierfür sei folgender Fall angeführt:

Fall 47. Die 19jährige S. R. kam im Oktober 1948 mit folgender Anamnese an der Abteilung zur Aufnahme: Ihre Eltern hatten Lupus, die Mutter ist 1942 an Kehlkopftuberkulose gestorben. 1943 litt Patientin an einer Rippenfellentzündung links; sodann sechs Monate Baumgartnerhöhe, wo angeblich Streuherde und ein kleines Infiltrat festgestellt wurden. 1944 traten Lupusknötchen am Kinn auf, die bestrahlt und excidiert wurden. Juni 1946 neuerlich Lupusherde im Naseneingang. April 1947 bis Dezember 1947 Lupusheilstätte, Calciferroltherapie. Nach Entlassung Vitamin-D-Tropfen. Februar 1947 Menstruationsstörungen, als deren Ursache eine tuberkulöse Endometritis festgestellt wurde. April 1948: Bauchschmerzen unter Fieberanstieg, starke

Gewichtsabnahme, Aufnahme auf die gynäkologische Abteilung des Wilhelminenspitals. Am 17. Juni rücktransferiert auf die Lupusheilstätte. Jetzt häufig Kopfschmerzen. Eine Lumbalpunktion am 10. September 1948 ergibt bei positivem Pandy 4/3 Zellen. Am 6. Oktober wird röntgenologisch das Bestehen einer Miliartuberkulose festgestellt und Patientin auf meine Abteilung transferiert.

Die magere und in mäßigem Ernährungszustand befindliche Kranke weist ein blaß-gelbliches Hautkolorit mit leicht geröteten Wangen und cyanotischen Lippen auf. Geringe Protrusio bulbi, weite Lidspalten. Blasser, etwas cyanotischer Gaumen, Drüsen am Kieferwinkel beiderseits etwas vergrößert. Die Lungen perkutorisch o. B. Auskul-

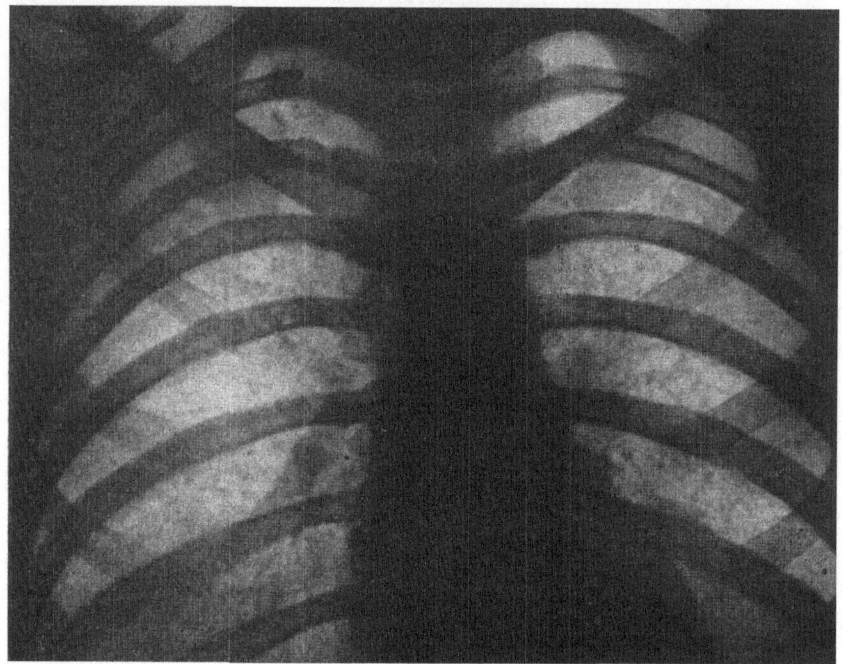

Abb. 62. Rückbildung nach Streptomycinbehandlung (1. 2 1949).

tatorisch ganz vereinzelt nach Husten etwas feinblasiges, nicht klingendes Rasseln. Geringe Defense im Unterbauch rechts, daselbst eine zirka apfelgroße, etwas druck-schmerzhafte Resistenz tastbar. Einzelne Narben nach Lupus im Bereiche der Nase.

Bei der Aufnahme an der Abteilung weist die Patientin eine Temperatur von 38,5 auf, die Senkung betrug 28 mm, im Sputum waren Tuberkelbazillen nicht nachweis-bar. Wie der Röntgenbefund, Abb. 61, zeigt, handelt es sich um eine nicht mehr ganz frische Miliartuberkulose. Im Harn Albumen positiv, Esbach $^1/_4{}^0/_{00}$, im Sediment reichlich Leukozyten mit zahlreichen gramnegativen Kokken und Stäbchen. Grob- und feingranu-lierte Zylinder, spärliche Erythrozyten. Auch grampositive Kokken und Stäbchen in gerin-gerer Menge. Kulturell wächst Bacterium coli. Der Blutdruck 200/145 mm Hg. Der Restharnstoff im Blut schwankt zwischen 60 und 180 mg%.

Wir haben es in diesem Fall also neben einer Miliartuberkulose mit einer subakuten Pyelonephritis zu tun. Das spezifische Gewicht des Harnes, das sich zwischen 1006 bis 1016 bewegt, spricht für eine Isostenurie und im Verein mit dem erhöhten Harnstoffgehalt im Blut für eine Insuffizienz der Nierenfunktion.

Es wird sofort mit einer Streptomycinkur begonnen, und zwar durch sechs Tage 2 g täglich, in der nächsten Woche 1 g täglich. Es machen sich bald sehr intensive Kopfschmerzen bemerkbar, auch Erbrechen, stellenweise ist das Sensorium sogar getrübt. Die Frage, ob es sich hier um urämische Erscheinungen, oder eine beginnende Meningitis tuberculosa handelt, scheint durch die Lumbalpunktion eher in ersterem Sinne sich zu entscheiden. Der Liquordruck ist nicht erhöht, im klaren Liquor kein Spinnwebgerinnsel, 20/3 Zellen. Die Augenuntersuchung ergibt eine Retinitis angiospastica, aber keine Chorioidealtuberkel. Der urämischen Erscheinungen wegen wird mit der Streptomycinbehandlung durch vier Tage ausgesetzt. Darauf bessert sich der Allgemeinzustand wieder, so daß die antibiotische Therapie fortgesetzt werden kann. Die Temperatur ist unter Streptomycin schon nach drei Tagen fast zur Norm abgesunken, in der Folge nur mehr vereinzelt leicht subfebrile Zacken.

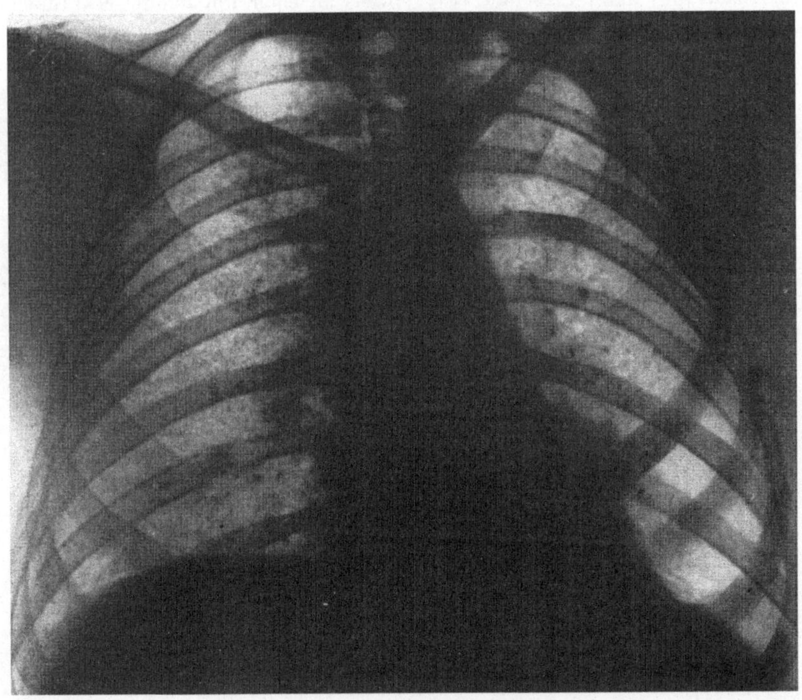

Abb. 63. Miliartuberkulose (3. 4. 1948).

Auch treten in der Folge wieder stärkere Kopfschmerzen, Erbrechen, aber keine Nackensteifigkeit auf, auch kein Kernig. Eine neuerliche Lumbalpunktion zeigt denselben Befund: 20/3 Zellen bei nur schwach positivem Pandy, doch kann die Streptomycinbehandlung fortgesetzt werden. Aber allmählich macht sich eine zunehmende Verschlechterung der Hörfähigkeit bemerkbar. Bereits nach sechs Wochen erscheint die Vestibularfunktion beiderseits völlig ausgeschaltet, am linken Ohr praktisch Taubheit. In der Folge ertaubt auch das rechte Ohr völlig. Trotz der Schwierigkeit, die die urämischen Erscheinungen der Streptomycintherapie entgegensetzten, gelang es, wie das Röntgenbild, Abb. 62, zeigt, den miliaren Prozeß in der Lunge einer weitgehenden Rückbildung zuzuführen. Patientin hatte im ganzen 93 g Streptomycin erhalten. Sie mußte allerdings dieses Ergebnis mit dem Verlust ihres Hörvermögens bezahlen.

An dem Nierenprozeß hat sich im Verlaufe der Behandlung keine nennenswerte Änderung vollzogen. Doch hatte sich die Nierenerkrankung fast völlig zurückgebildet, als sich Patientin im Frühjahr 1950 in blühendem Zustand, frei von allen Beschwerden — allerdings völlig taub — wieder vorstellte, ebenso im Februar 1951.

Ein völliges Verschwinden der miliaren Herde sehen wir aber durchaus nicht immer. Manchmal geht unter Streptomycinbehandlung die feinmiliare

Streuungstuberkulose der Lunge in die der grobmiliaren über. Dann kommt es
zur Konfluenz der Herde, zur Erscheinung von Verkäsung, das bisher negative
Sputum wird positiv und aus der akuten hämatogenen Tuberkulose wird eine
chronische Phthise, die aber die Tendenz zur hämatogenen Streuung damit
durchaus nicht verliert, wie mich mehrere Fälle gelehrt haben, bei denen in
der Folge Metastasen im Sinne der extrapulmonalen Tuberkulose aufgetreten
sind. Dies zeigt beispielsweise Fall 48.

Fall 48. Der 25jährige Verkäufer J. P. stammt aus gesunder Familie. Er soll im
zweiten Lebensjahr, dann 1929 und 1932 jeweils an einer Pneumonie erkrankt gewesen

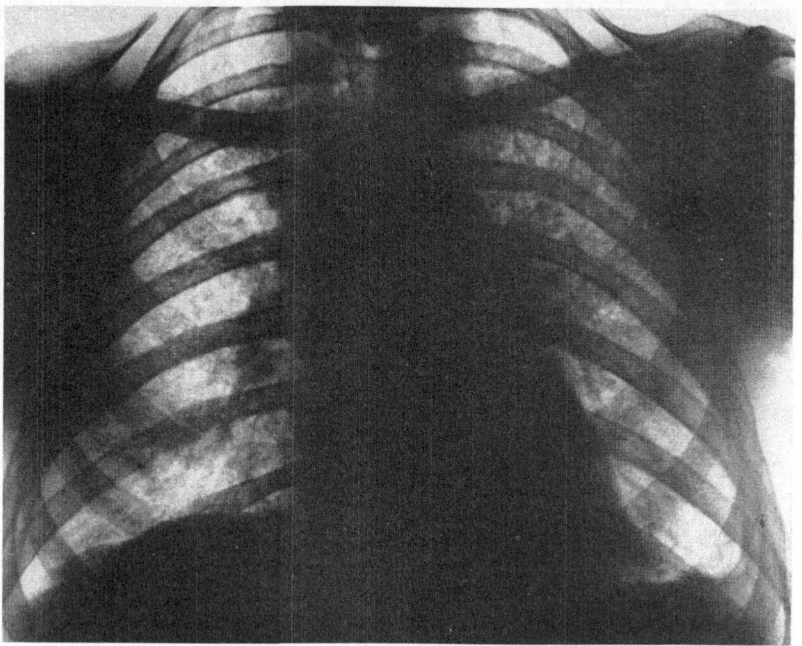

Abb. 64. Rückgang der miliaren Streuung, Konfluenz dichterer Herde im linken Mittelfeld (9. 6. 1948).

sein; 1938 soll bei ihm unter Schüttelfrost hohes Fieber bestanden haben mit Stechen
auf der Brust und etwas schaumig-blutigem Auswurf. Auch diese Erscheinungen wurden
als pneumonische begutachtet und behandelt. 1940 bis 1941 soll er während der Wintermonate an langdauernden Bronchialkatarrhen und subfebrilen Temperaturen unter
Husten und Auswurf gelitten haben. Desgleichen stellten sich wiederholte Katarrhe
nach seiner Einziehung zur Wehrmacht ein. Als er 1945 in Gefangenschaft geriet,
erkrankte er im Juni wieder unter Fiebererscheinungen, die als pneumonische begutachtet wurden. Auch in der Folge traten wiederholt solche auf, zeitweise Schmerzen
in der Brust beim Atmen ohne pathologischen Befund bei der Röntgenuntersuchung.
Im Jänner 1947 wurde eine linksseitige Rippenfellentzündung mit Exsudat festgestellt,
bei der Punktion 500 ccm entleert, in der Folge hielten die subfebrilen Temperaturen
an. Nach seiner Rückkehr aus der Gefangenschaft im September 1947 stellten sich
nunmehr Nachtschweiße ein, er wird im November auf die Klinik L a u d a aufgenommen, wo eine beiderseitige Pleuritis exsudativa festgestellt und von wo er am 27. November gebessert entlassen wird. Wegen des Auftretens hoher Temperaturen mit Schüttelfrost anfangs März 1948 wird er neuerlich dort aufgenommen; der Röntgenbefund
(Abb. 63) ergibt das Bestehen einer Miliartuberkulose, worauf mit einer Streptomycinkur begonnen wird. Und zwar werden in den ersten beiden Tagen je 4 g Strepto-

mycin gegeben, was zu einer schlagartigen subjektiven Besserung, vor allem der schweren Atemnot und einem Absinken der Temperatur auf subfebrile Werte führte. Nach einer Pause von zehn Tagen wird die Streptomycinbehandlung fortgesetzt. Als am 10. Juni ein positiver Sputumbefund erhoben wird, wobei der Röntgenbefund (Abb. 64) einen Verdacht auf Zerfall im linken Mittelfeld erkennen läßt, wird Patient am 17. Juni auf meine Abteilung transferiert. Er hatte bereits damals insgesamt 100 g Streptomycin bekommen.

Der in gutem Ernährungszustand befindliche Patient zeigte Temperaturen bis 38,1, der Lungenbefund ergab eine Dämpfung des Oberfeldes links mit ziemlich reichlichem feinblasigem klingendem Rasseln bei etwas eingeengtem Krönigschem Feld. Auch

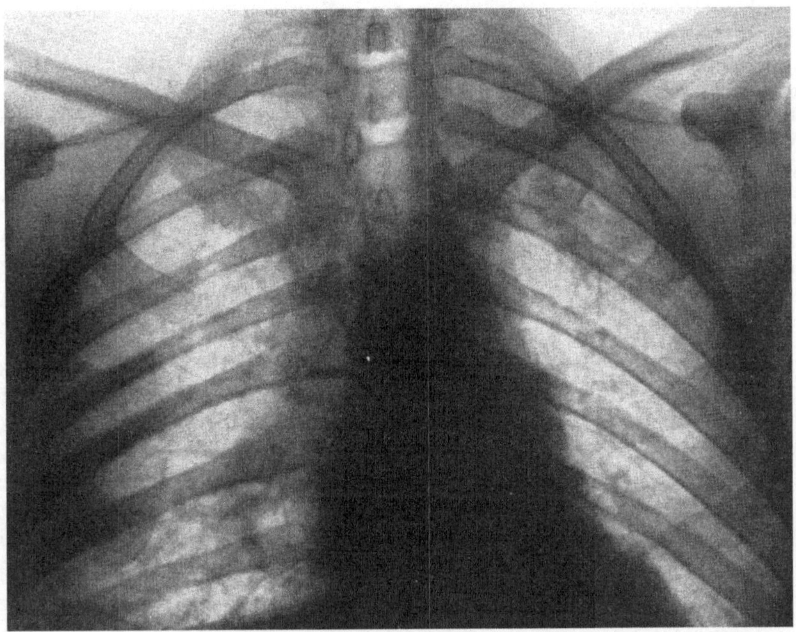

Abb. 65. Weitgehende Rückbildung der miliaren Streuung (6. 12. 1948).

auf der rechten Seite war der Schall etwas verkürzt und konnten halbklingende fein- und mittelblasige Rasselgeräusche nachgewiesen werden; desgleichen in beiden Mohrenheimschen Gruben vorne, die ebenfalls Schallverkürzung zeigten. Ferner konnte bereits damals der rechtsseitige Nebenhoden als vergrößerte und druckschmerzhafte Geschwulst festgestellt werden. Im Auswurf waren Tuberkelbazillen nachweisbar. Die Senkung betrug 21 mm. Am 23. Juni wurde mit 1 g Streptomycin täglich intramuskulär begonnen, acht Tage später waren die Temperaturen auf 37,1 abgesunken. Nach 22 Tagen wurde mit der Streptomycinbehandlung ausgesetzt; das Sputum war vorerst durch einige Monate negativ, doch stiegen die Temperaturen wieder etwas an, aber nicht über 37,6°. Patient nahm gut an Gewicht zu, doch stellte sich eine ausgesprochene Schwerhörigkeit ein, für die ursächlich ein spezifischer Mittelohrprozeß gefunden wurde. Ab September wird das Sputum wieder zeitweise positiv. Am 6. Oktober wird wieder mit einer Streptomycinbehandlung begonnen, die jedoch wegen stärkeren Schwindels nach zehn Tagen abgesetzt wird. Sie hat eine Normalisierung der Temperatur zur Folge. Anfangs Dezember wird festgestellt, daß auch die Prostata anscheinend spezifisch erkrankt ist. Es wird dann mit einer Tuberkulinkur begonnen. Unterdessen hatte sich, wie der Röntgenbefund, Abb. 65, zeigt, der Lungenbefund weiterhin gebessert und die miliare Aussaat war einer mehr streifigen Verschattung gewichen.

Da der spezifische Nebenhodenprozeß Einschmelzungserscheinungen erkennen läßt und Fisteln auftraten, wird am 25. Jänner die Semikastration (Operateur Dr. B. F r i s c h) nach vorheriger Röntgenbestrahlung vorgenommen. In der Folge stellen sich Schmerzen in der rechten Darmbeinschaufel ein, als deren Ursache sich ein kariöser Prozeß in der Nähe der Articulatio iliaca nachweisen läßt. Am 15. Februar wird Patient mit normalen Temperaturen, damals negativem Sputumbefund und einer Senkung von 14 mm in die Heilstätte Alland entlassen.

Aus dem weiteren Verlauf wäre noch zu erwähnen, daß sich ein spezifischer Gelenksprozeß im linken Knie entwickelt hat, daß der kariöse Prozeß im Os ileum zu einem Senkungsabszeß mit Durchbruch in inguine geführt hat, daß die spezifische Otitis zu einer dauernden Eitersekretion aus beiden Ohren Veranlassung gibt, daß sich aber trotz all dieser hämatogenen Absiedlungen der Patient in einem relativ guten Allgemeinzustand befindet und sein Sputum zumeist negativ ist.

Zusammenfassend ist also festzustellen, daß es mit Hilfe des Streptomycins gelungen ist, einen sehr schweren Fall von Miliartuberkulose, der sich im Anschluß an eine exsudative Pleuritis beiderseits entwickelt hat, vorerst mittels Streptomycin einer weitgehenden Besserung zuzuführen. Doch gelang es nicht, die Herde völlig zur Rückbildung zu bringen, es kam auch hier zur Konfluenz in einzelnen Lungenabschnitten und zu Zerfallserscheinungen mit positivem Sputumbefund. Doch unter weiterer Streptomycinbehandlung bleibt der Lungenbefund stationär, ja bildet sich sogar zurück. Doch die hämatogene Streuung nimmt ungehindert ihren Fortgang. Es kommt zu Herdbildungen vorerst im Nebenhoden rechts und im Mittelohr beiderseits, dann in der rechten Darmbeinschaufel und im linken Kniegelenk, Befunde, die naturgemäß trotz der schönen Anfangserfolge die Prognose des Falles trüben müssen.

Die hämatogene grobmiliare Streuungstuberkulose, die ja meist einen weniger malignen Charakter aufweist als die dichte feinmiliare, läßt ebenfalls die Anwendung des Streptomycins strikte indiziert erscheinen. Hier gelingt es wohl niemals, jene frappanten Erfolge, daß der Röntgenbefund der Lunge ein wieder normales Aussehen gewinnt, zu erzielen. Die Herde verschwinden nicht aus dem Bild, aber sie werden härter und verlieren allmählich ihren exsudativen Charakter, immer mehr einen fibrös-produktiven annehmend. War der Sputumbefund anfänglich negativ, so kann er auch hier im Verlaufe der Behandlung positiv werden, um später wieder negativ zu werden.

Als Beispiel möchte ich auf Fall 15 verweisen.

Polyserositis und Pleuritis.

Die günstigen Erfolge der Streptomycintherapie bei der Miliartuberkulose und den hämatogenen Streuungen ließ es naturgemäß naheliegend erscheinen, auch bei der in diesen Formenkreis gehörenden tuberkulösen Polyserositis dieses Antibiotikum zur Anwendung zu bringen. Tatsächlich sind ja auch die Erfolge hier nach meiner Erfahrung zufriedenstellend, wie ich dies ja bereits in der Krankengeschichte des Falles 45 dargelegt habe, der allerdings später an einer tuberkulösen Meningitis ad exitum gekommen ist. Bei der oft spontanen Heilungstendenz dieses Leidens erscheinen allerdings die Erfolge nicht so frappierend wie etwa bei der Miliartuberkulose. Als Beispiel für den guten Erfolg bei einem Kranken, wo die Pericarditis im Vordergrund stand, Beobachtung Fall 49.

Fall 49. Am 9. August 1949 kam der 62jährige Rayonsinspektor F. M. an der Abteilung zur Aufnahme. Er war, abgesehen von einer Ischias im Jahre 1932, bis zum letzten Winter immer gesund, in dem er an Husten zu leiden begann, ohne daß dabei ein Auswurf bestand. Anfangs Mai gesellte sich Fieber bis 38⁰ hierzu und eine Röntgendurchleuchtung ergab nunmehr einen ausgedehnten pleuralen Erguß links und fibröse Herde in beiden Oberlappen. Bei einer Punktion der Pleura soll am 18. Mai 2½ l sterile klare Flüssigkeit entleert worden sein. Das Fieber hielt weiter an und in der Folge wurde einmal ein positiver Sputumbefund erhoben. Auch machte sich eine starke Atemnot bemerkbar sowie präkordiale Beklemmungserscheinungen.

Der blasse und cyanotische Patient wies unregelmäßige Temperaturen, 38⁰ überschreitend, auf. Die Atmung war oberflächlich, frequent, links bei der Atmung der Thorax etwas zurückbleibend. Die Krönigschen Felder rechts 4, links 3 cm, die linke Lunge in toto schallverkürzt mit intensiver Dämpfung an der Basis in Handbreithöhe. Auskultatorisch etwas unreines, aber abgeschwächtes Atmen, über der Basis rechts fast fehlend. Das Herz etwas nach rechts verbreitert, auskultatorisch außer etwas

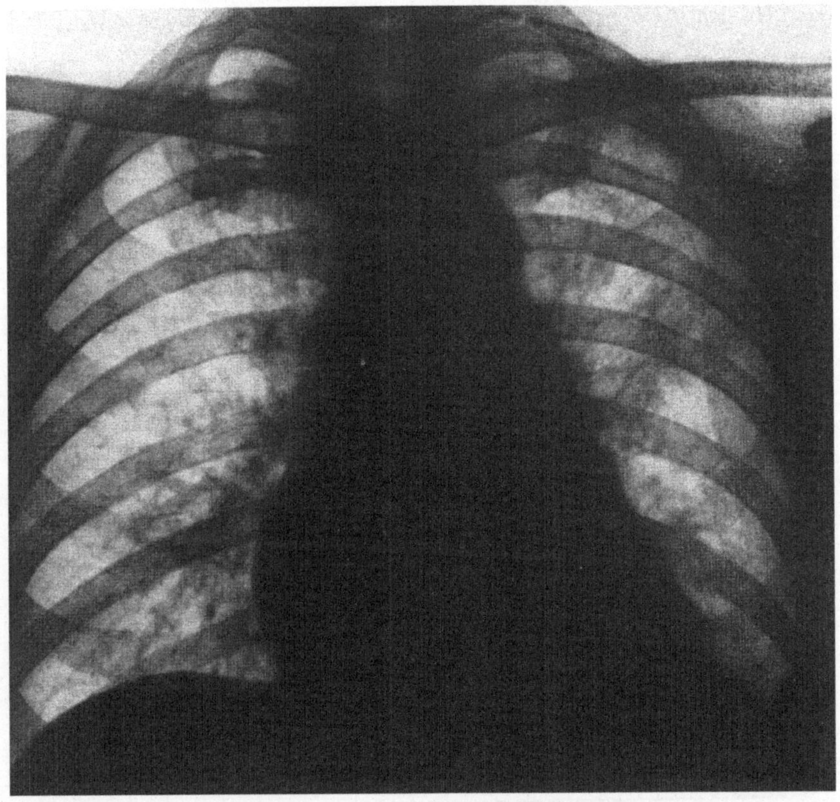

Abb. 66. Polyserositis vorwiegend des Pericards mit miliarer Streuung in den linken Oberlappen.

vereinzelten Extrasystolen o. B. Puls zwischen 80 und 100, Senkung 18 mm, Leukozytenzahl 7700. Der Sputumbefund anfänglich negativ, ließ später einmal Bazillen im Auswurf auffinden. Die Probepunktion links ergibt ein klar seröses steriles Exsudat.

Der Röntgenbefund, Abb. 66, läßt eine pleurale Trübung links erkennen, die vorwiegend das Spitzenfeld und den äußeren Sinus betrifft. Das Zwerchfell ist verkürzt und adhärent. In der Lunge höhergradiges Emphysem und verdichtete, vermehrte Lungenstruktur. Neben älteren fleckigen Herden, vor allem im linken Apex, findet sich eine feingetüpfelte Struktur in den Oberfeldern, die durch Stauung, miliare Herde oder pleurale Veränderungen bedingt sein könnte. Das Herz vergrößert, vor allem mit Erweiterung der rechten Kammer und verlängertem Pulmonalbogen. Daß hier neben dem pleuralen Erguß vor allem eine Schädigung des Herzens vorlag, dafür sprach auch das Ergebnis der elektrokardiographischen Untersuchung, die einen diffusen Myocardschaden bei mittlerem AV.-Rhythmus und vereinzeltem 4 : 1 Block aufzeigte. Ob die im Röntgenbild nachweisbare Tüpfelung als Ausdruck einer miliaren Streuung oder aber einer Stauung im kleinen Kreislauf zu deuten war, war aus dem Röntgenbefund allein nicht

zu erschen. Für erstere Annahme sprach das Fortbestehen des Fiebers, das auch durch
Pyramidon nicht zu beeinflussen war. Patient erhielt $^1/_2$ mg Strophantin täglich. Bereits
eine Woche nach der Aufnahme begann Patient über stechende Schmerzen in der
Herzgegend zu klagen und nun trat ein typisches pericardiales Reibegeräusch mit aus-
geprägtem Lokomotivrhythmus über dem Herzen auf, das durch längere Zeit bestehen
blieb. Damit schien die Annahme einer hämatogenen Streuungstuberkulose im Sinne
einer tuberkulösen Polyserositis wahrscheinlich und vom 25. August ab erhielt Patient
täglich 1 g Streptomycin, ohne daß hierdurch der Temperaturverlauf irgendwie beeinflußt worden wäre, wie die beigebrachten Kurven zeigen. Als nach drei Wochen somit
in dieser Hinsicht kein Erfolg zu erzielen war, wurde die Streptomycindosis auf 2 g

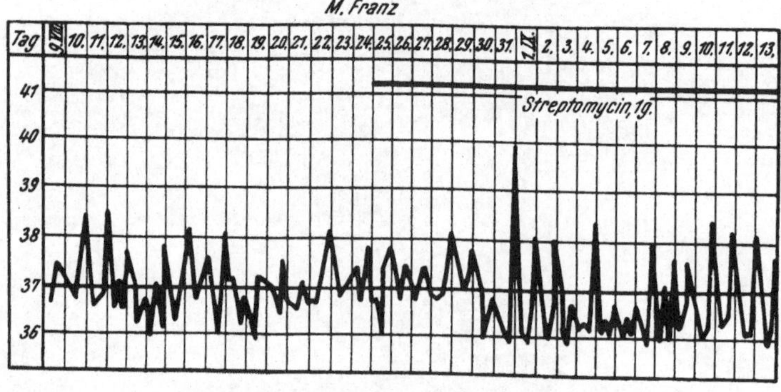

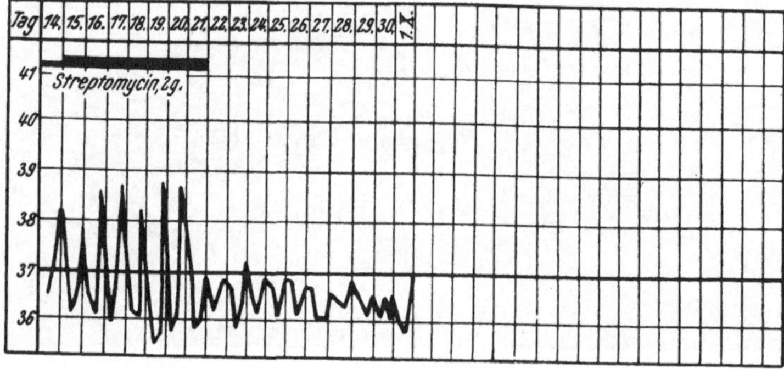

Abb. 67.

erhöht, mit dem Erfolg, daß die Temperaturen noch höher anstiegen. Daraufhin wurde
die Streptomycinkur bei 34 g am 21. September abgebrochen, und wie man aus den
Kurven (Abb. 67) sieht, trat mit dem Aussetzen der Streptomycintherapie schlagartig ein
Absinken der Temperatur ein. Die Strophantintherapie war unterdessen durch eine
Digitalisbehandlung ersetzt worden. Die Temperaturen blieben auch in der Folge noch
bis 10. November stets unter 37°, die pericarditischen Erscheinungen waren abgeklungen.
Aber der Zustand des Herzens hatte sich offenbar durch die Pericarditis verschlimmert.
Die Pulszahlen gingen bis 120, nunmehr waren auch Ödeme aufgetreten, die durch eine
neuerliche Strophantin- und Digitalistherapie allein nicht zu beheben waren, es mußte
zeitweise zu Novuritinjektionen gegriffen werden, um die mangelhafte Diurese in Gang
zu bringen. Im Röntgenbild hatte sich praktisch nicht viel geändert: Der Sputumbefund
war nunmehr bei wiederholten Untersuchungen immer negativ, auch war die Senkung
auf 9 mm abgesunken.

Noch kurz vor der Entlassung am 11. November hatte die Pleurapunktion gezeigt,
daß der pleurale Erguß noch nicht völlig resorbiert war. Doch scheint mir hier die

Beurteilung, wie weit das Streptomycin den spezifischen pleuralen Prozeß beeinflußt hat, insofern schwierig, als wir mit der Möglichkeit eines pleuralen Transsudates bei einem Patienten mit Neigung zu Hydropsien rechnen müssen. Dafür sprach auch das Ergebnis der Rivaltaprobe in diesem Punktat, das nur schwach positiv war.

Daß manchmal das Streptomycin gewissermaßen die hohen Temperaturen unterhält und diese erst beim Aussetzen zur Norm absinken, wie das in dem eben beschriebenen Fall in so eklatanter Weise zum Ausdruck kommt, gehört wohl noch zu den ungelösten Problemen dieser Therapie.

Noch umstritten ist aus den gleichen Gründen der Erfolg bei der gewöhnlichen exsudativen Pleuritis. Hier gelingt es manchmal, durch intrapleurale Injektion des Streptomycins eine rasche Entfieberung und Resorption des Ergusses herbeizuführen, ich sah aber auch wieder Fälle, wo sich das Streptomycin sowohl bei der intrapleuralen als auch bei der intramuskulären Anwendung kaum als wirksam erwiesen hat, insbesondere nicht eine rasche Entfieberung herbeizuführen in der Lage war.

Ein gleiches gilt auch für die Therapie der im Verlaufe der Punktionsbehandlung auftretenden pleuralen Ergüsse seröser und eitriger Natur. Insbesondere was letztere betrifft, so ist mit Streptomycin ein rascher Erfolg jedenfalls nicht zu erzielen, doch gelingt es manchmal nach langdauernder intrapleuraler Behandlung, den eitrigen Erguß allmählich in einen trüb-serösen umzuwandeln.

Meningitis tuberculosa.

Nicht zum wenigsten die Streptomycintherapie ist es, die mich bewogen hat, in diesem der Lungentuberkulose gewidmeten Buch der tuberkulösen Meningitis einen breiteren Raum zu geben als sonst üblich. Denn diese Erkrankung hat ja seit der Entdeckung des Streptomycins einiges von ihrem Schrecken verloren, wenn auch nicht jeden. War früher die Meningitis tuberculosa eine nur in ganz extremen Einzelfällen nicht tödlich verlaufende Erkrankung, so gelingt es heute mit Hilfe des Streptomycins, einen Teil der Fälle zu heilen, einen weiteren durch kürzere oder längere Zeit fast beschwerdefrei zu machen, während ein nicht unerheblicher Teil schließlich doch seinem Leiden erliegt. Die Erfolge der Streptomycinbehandlung scheinen bei der kindlichen Meningitis tuberculosa, wobei ich insbesondere auf die Erfolge der Wiener Universitäts-Kinderklinik verweise (O. R u z i c z k a), die beim Erwachsenen entschieden zu übertreffen. Es ist immer wieder ein sehr eindrucksvolles Bild, wenn man Gelegenheit hat zu beobachten, wie ein an schwersten meningealen Erscheinungen darniederliegender Kranker, dessen Sensorium bereits getrübt ist, und dem man vor der Streptomycinära mit Sicherheit nur mehr wenige Wochen Leben zubilligen durfte, bereits einige Tage nach Beginn der kombinierten lumbalen und intramuskulären Streptomycinbehandlung nicht nur aus seinem komatösen Zustand erwacht, sondern sich zusehends bessert, seine Kopfschmerzen und Nackensteifigkeit verliert, zu erbrechen aufhört, seine Jagdhundstellung aufgibt. Auch hier ist die rasche subjektive Besserung das in die Augen springende Moment, mit dem die objektiven Befunde durchaus nicht in gleicher Weise parallel gehen. Denn auch hier pflegt die Temperatur nur selten sich rasch zu normalisieren, bleibt vielmehr noch Wochen hindurch ziemlich hoch und geht erst langsam lytisch zu subfebrilen und schließlich afebrilen Werten über. Immer wieder wird in der Literatur betont, daß es unbedingt notwendig ist, möglichst frühzeitig mit der Streptomycinbehandlung zu beginnen. Das hat gewiß seine Berechtigung, wissen wir doch, daß es so gut wie unmöglich ist, den tuberkulösen Prozeß des Cerebrospinalsystems mit Streptomycin zu beeinflussen, hat er einmal auf das Gehirn übergegriffen und zur Encephalo-Myelomalacie geführt. Nur wenn das tuberkulöse Exsudat und die begleitende Endarteriitis der Hirn- und Rückenmarksgefäße noch vollständig rückbildungsfähig sind, kann eine Heilung erwartet werden. Aber ich muß darauf hinweisen, daß ich bei nicht so wenigen Fällen, bei denen ich sozusagen vom ersten Tage der Meningitis an mit der intralumbalen Streptomycinbehandlung beginnen konnte, diese doch versagen sah. Es sind dies jene Fälle, die ja leider nicht selten sind, wo sich im Verlaufe der Miliartuberkulose trotz Streptomycintherapie manchmal erst im dritten oder vierten Monat eine tuberkulöse Meningitis entwickelt. Bei den ersten Anzeichen von Kopfschmerz oder Erbrechen haben wir da unverzüglich die Lumbalpunktion vorgenommen und bei positivem Ausfall sogleich mit der Intralumbalbehandlung begonnen, nicht immer mit Erfolg. Denn oft mag der Prozeß schon viel weiter vorgeschritten sein, als es die kurze Dauer der subjektiven Symptome wahrscheinlich erscheinen ließ. So konnten wir in einem Fall bei der ersten Lumbalpunktion, die im unmittelbaren Anschluß an die ersten subjektiven Erscheinungen vorgenommen worden war, einen typischen Spinalblock mit xanthochromen Liquor feststellen, ein Beweis auch dafür, daß das Auftreten dieses so gefürchteten Symptoms nicht etwa dem Streptomycin zur Last gelegt werden darf.

Die Notwendigkeit, möglichst frühzeitig mit der Streptomycinbehandlung zu beginnen, steht naturgemäß in einem gewissen Gegensatz, die Diagnose möglichst zu sichern. Es ist nicht zu vermeiden, daß ein oder der andere Fall von angenommener Meningitis tuberculosa, der der Streptomycinbehandlung unterzogen wurde, hinsichtlich der Sicherheit der Diagnose in dubio bleiben muß; denn es gelingt nur in einem Teil der Fälle Tuberkelbazillen im Liquor mikroskopisch nachzuweisen, wir können aber naturgemäß mit der Behandlung nicht warten, bis der Tier- oder Kulturversuch positiv ausfällt. Tut er dies aber nicht, und fehlen sonstige eindeutige Symptome einer hämatogenen Tuberkulose, wie miliare Herde in der Lunge, oder Chorioidealtuberkeln im Augenhintergrund, so ist man auf das rein klinische Bild und den Liquorbefund angewiesen, mit denen allein man manchmal nur zu einer Wahrscheinlichkeitsdiagnose gelangt. Wir konnten nicht so wenige Fälle ausscheiden, die unter der Diagnose tuberkulöse Meningitis der Abteilung zugewiesen worden waren, wo wir noch rechtzeitig vor Beginn der Streptomycinbehandlung das Vorliegen einer epidemischen Meningitis, einer Staphylokokkenmeningitis bei septischer Endocarditis, wobei die gleichen Erreger im Blut und Liquor nachgewiesen werden konnten, sowie eines Hirnabszesses und anderer Erkrankungen feststellten. Im weiteren Verlauf der Behandlung pflegt uns der Liquorbefund die verläßlichste Handhabe für das objektive Verhalten der erkrankten Meningen zu sein. Wochen hindurch bleibt die Zellzahl meist ziemlich hoch, Pandy und Nonne-Apelt ausgesprochen positiv, der Eiweißgehalt des Liquors vermehrt, der Zuckergehalt vermindert. Bei Bestimmung des letzteren muß allerdings berücksichtigt werden, daß im Streptomycin reduzierende Substanzen sind, die den Liquorzuckergehalt höher erscheinen lassen, als er wirklich ist. Mit zunehmender Besserung des Zustandes sinkt die Zahl der Zellen im Liquor allmählich ab und erreicht schließlich Werte unter 100. Nur selten kommt es vor, daß wir so bald wirklich normale Zellwerte feststellen können. Es scheint mir dies auch prognostisch nicht von Bedeutung zu sein, denn gerade bei einem Patienten, der eine tuberkulöse Meningitis, ausgehend von einer Spondylitis tuberculosa, hatte, war nach mehrmonatlicher Streptomycinbehandlung die Zellzahl auf 7/3 abgesunken. Wenige Wochen später trat ein Rezidiv auf, das auch trotz erneuter Streptomycinbehandlung den letalen Ausgang herbeiführte.

Es ist allgemein üblich, die Streptomycinbehandlung der tuberkulösen Meningitis ziemlich lange fortzusetzen; wir pflegen täglich 1 g intramuskulär zu geben und daneben 50 bis 100 mg intralumbal. Dies durch etwa drei Monate. Bei günstigem Verlauf und entsprechendem Absinken der Zellzahl im Liquor wird dann nur mehr ¹/₂ g Streptomycin intramuskulär und nur mehr dreimal wöchentlich das Streptomycin, anfänglich 100 mg, später 50 mg intralumbal gegeben. Noch später, etwa im fünften Monat, pflegen wir die intramuskuläre Injektion abzusetzen und nur mehr ein- bis zweimal wöchentlich Streptomycin intralumbal zu verabreichen.

Zumeist ist der Liquordruck erhöht und manche Patienten empfinden die Lumbalpunktionen als unmittelbare Erleichterung. Als ungünstiges Symptom ist es im allgemeinen zu werten, wenn der Liquordruck ausgesprochen abfällt und der Liquor nur tropfenweise spärlich abrinnt oder die ominöse xanthochrome Färbung aufweist. Das spricht für das Auftreten des Spinalblocks, eine Erscheinung, die vielfach die weitere Intralumbalbehandlung in Frage stellt, und zur Einverleibung des Streptomycins mittels Zisternenpunktion zwingen kann. Doch wird man damit selten viel Erfolg haben. Treten im Verlaufe der Streptomycinbehandlung ausgesprochene Herdsymptome auf, wie Facialis-, Oculomotoriuslähmungen oder gar komplette Hemiparesen, so wird man mit der Fortsetzung der Streptomycinbehandlung kaum mehr viel Erfolg haben. Wenn sich einmal ein Tuberculom im Gehirn gebildet hat, dürfte ein Übergreifen des spezifischen Prozesses auf die Hirnsubstanz durch Streptomycin nicht aufzuhalten sein und man ist berechtigt, die Behandlung mit diesem Antibiotikum einzustellen.

Als Beispiel einer erfolgreichen Streptomycintherapie bei Meningitis tuberculosa möge Fall 50 aufgezeigt werden.

Fall 50. Der 18jährige Schüler E. T., aus gesunder Familie stammend, bemerkte erstmalig auf der Rückfahrt von einem Skikurs im Hochgebirge, bei dem er viel der Sonnenbestrahlung ausgesetzt war, am Abend des 12. Februar 1949 ein Kältegefühl; die am nächsten Tag abgelesene Temperatur betrug 38,5, es traten Bauchschmerzen und Schwindel, Kopfschmerzen und Mattigkeit ein. Die Erscheinungen als akute Gastroenteritis aufgefaßt, wurden mit Sulfonamid — im Hinblick auf das Fieber jedenfalls erfolglos — behandelt. Auch war eine relativ rasche Gewichtsabnahme feststellbar. Es erfolgte seine Aufnahme auf die II. Medizinische Klinik Prof. F e l l i n g e r am 28. Februar, wo der Röntgenfilm das Vorliegen einer Miliartuberkulose erkennen ließ. Daraufhin erfolgte die Transferierung des Patienten am 5. März an meine Abteilung. Hier konnte klinischer und Röntgenbefund bestätigt und durch den Augenspiegelbefund erhärtet werden, der entlang der Arteria und Vena temporalis superior, ungefähr 7 bis 8 Papillendurchmesser von der Papille entfernt, einen frischen tuberkulösen Aderhautherd rechts erkennen ließ. Die Temperatur betrug 38,5, die Senkung 20 mm. Leukozytenzahl 5250 mit 46% Lymphozyten. Es wurde sofort mit einer Streptomycinbehandlung begonnen, und zwar 1 g täglich, worauf die Temperaturen nach einer Woche bereits normal waren, in der Folge aber wieder leicht subfebril wurden. Nach 25 g wurde die Streptomycindosis auf ¹/₂ g täglich reduziert, daraufhin Temperaturanstieg über 38⁰. Am eindeutigsten für den Erfolg der Streptomycinbehandlung spricht wohl der Augenspiegelbefund, der am 29. März das restlose Verschwinden des chorioiditischen Herdes erkennen ließ. Gegen Ende des Monats stieg die Temperatur wieder über 38⁰ an. Es stellte sich Erbrechen ein, vorübergehend waren auch Schmerzen in den großen Gelenken aufgetreten, auch machten sich zunehmende Kopfschmerzen bemerkbar. Bei einer am 4. April vorgenommenen Lumbalpunktion wurde ein wasserklarer Liquor entleert, der zwar kein Spinnwebgerinnsel erkennen ließ, aber einen positiven Pandy, eine Zellzahl von 485/3, 80 mg% Eiweiß und nur 27 mg% Zucker aufwies. Eine mäßige Nackensteifigkeit und ein positiver Kernig mußte eine tuberkulöse Meningitis annehmen lassen. Die intramuskuläre Streptomycintherapie wurde wieder auf 1 g hinaufgesetzt und nunmehr täglich 100 mg Streptomycin intralumbal gegeben. Dies hatte vorerst auf die Temperaturen wenig Einfluß, sie erreichen noch immer 38°, doch besserte sich der Liquorbefund rasch. In den nächsten Wochen zählten wir 23, 26, 27, 33, 15/3 Zellen. Die Temperatur war in der Folge subfebril, auch das subjektive Befinden war weitgehend gebessert. Trotzdem kam es wieder zu einer Zunahme der Zellzahl im Liquor, 200, 280, 400, in den nächsten Wochen. Doch erst Ende Mai gingen die Zellzahlen unter 200 zurück. Nachdem Ende Juni 100 g Streptomycin intramuskulär gegeben worden waren, wurde es in der Folge nur mehr intralumbal verabfolgt. Daneben aber 40 Tabletten Aminacyl täglich gegeben. Später wurde nur mehr zweimal täglich Streptomycin gegeben. Erst im August wurden wieder Zellzahlen unter 100 gezählt. Die Temperatur war nunmehr afebril, aber noch immer stieg zeitweise die Zellzahl, im September auf 165 und 155 an. Gegen Ende dieses Monats wurde auch die intralumbale Behandlung, wofür im ganzen 8,1 g verbraucht wurden, eingestellt. Mit einer Zellzahl von 84/3 und bei subjektiv vollkommenem Wohlbefinden wurde Patient am 18. Oktober aus der Abteilung entlassen. Bei der Liquorkontrolle am 30. November wurden nur mehr 30/3 Zellen gezählt.

Patient ist jetzt mehr als zwei Jahre nach Beginn der Erkrankung völlig beschwerdefrei.

Der Fall zeigt das typische Verhalten der günstigen Streptomycinwirkung einerseits hinsichtlich des Verschwindens aller Symptome der Lungenmiliare auch im Röntgenbild, andererseits der klinischen Heilung einer im Verlaufe der Behandlung auftretenden Meningitis tuberculosa. Es darf hierbei nicht außer acht gelassen werden, daß man es in solchen Fällen zumeist in der Hand hat, die Meningitis in ihren allerersten Anfängen mit Streptomycin therapeutisch zu beeinflussen.

Einer gewissen Schwierigkeit sieht man sich der Frage gegenüber, wann es an der Zeit ist, die Behandlung abzubrechen und ob es ratsam erscheint, auch bei Mangel klinischer Erscheinungen gewissermaßen prophylaktisch zur Verhütung eines Rezidivs nach einer kürzeren oder längeren Pause noch einmal Streptomycin zu verabfolgen. Wie schon früher erwähnt, darf man nicht erwarten, daß die Zellzahl im Liquor zu normalen Werten zurückkehrt, solange die Streptomycinbehandlung durchgeführt wird. Offenbar übt ja doch das Streptomycin einen gewissen Reiz auf die Meningen aus, der es verhindert, daß wir eine normale Zellzahl im Liquor vorfinden. Es ist die Regel, daß nach drei- bis viermonatiger Behandlung die Werte meist zwischen 50/3 und 100/3 Zellen liegen und sich bei weiterer Intralumbalbehandlung nicht mehr nennenswert ändern. Das darf nicht dazu führen, die Behandlung allzulange auszudehnen, wenn der klinische Befund, das subjektive Befinden, wenn normale Temperaturen und normale Senkungsreaktion für das Abklingen der krankhaften Erscheinungen sprechen.

Wie die ersten Arbeiten über Streptomycintherapie der tuberkulösen Meningitis erkennen lassen, gelang es leider nur in der Minderzahl der Fälle, eine wirkliche Heilung herbeizuführen. Es scheint, daß sich durch die Kombinationsbehandlung Streptomycin-PAS die Ergebnisse bessern lassen; so kann auch ich die Beobachtungen Löfflers bestätigen, der mit Streptomycin allein nur einen Bruchteil seiner Fälle zur Heilung bringen konnte, seit er aber PAS gleichzeitig gibt, eine ungleich geringere Mortalität seiner Meningitisfälle zu verzeichnen hat. Denn während ich 1948 von zwölf Fällen nur zwei Überlebende feststellen konnte, waren es in den Jahren 1949/50 bei kombinierter Behandlung unter dreizehn Fällen acht. Beim Erwachsenen waren jedenfalls, auch bei jenen Fällen, die nach Durchführung einer günstig verlaufenden Streptomycinbehandlung vorerst klinisch geheilt zu sein scheinen, Rückfälle leider nicht selten, wenn wir auch Fälle beschrieben finden, bei denen dann eine durchgeführte Streptomycintherapie erfolgreich war, so darf dies durchaus nicht als die Regel gelten.

Ich konnte bisher keinen Fall mit einem Rezidiv durchbringen. Als Beispiel sei hier der Fall 51 angeführt.

Fall 51. Der 65jährige Tischlermeister F. H. kam am 9. Dezember 1948 an der Abteilung zur Aufnahme. Seine Eltern scheinen an Tuberkulose gestorben zu sein. Angeblich soll er in der Jugend einen Lungenspitzenkatarrh mitgemacht haben und auch in den späteren Jahren hatte er öfters Beschwerden von seiten seiner Lunge, wie Temperaturen, Nachtschweiße und Stechen. Seit 1926 hat sich eine allmählich zunehmende Schwerhörigkeit eingestellt, so daß Patient fast taub ist. Im September 1948 trat bei ihm eine tuberkulöse Epididymitis auf, mit der er in einem urologischen Ambulatorium in Behandlung stand, wo man ihm eine Operation nahelegte. Seit 19. November leidet er an Schwindel, Appetitlosigkeit, Müdigkeit, Kopf-, Kreuz- und Bauchschmerzen, hierzu gesellte sich Husten, wobei er schlecht expektorieren konnte. Stechen in der Brust. Es trat Temperatur bis 39° auf, die in den letzten Tagen etwas abgesunken war. Die Kopfschmerzen nahmen immer mehr an Intensität zu.

Der schwer besinnliche und unruhige Patient in reduziertem Allgemein- und Ernährungszustand, etwas dyspnoisch und cyanotisch, weist ausgesprochene Nackensteifigkeit auf, Klopfempfindlichkeit des Kopfes, die Zunge ist bräunlich dick belegt, die Bulbi druckempfindlich.

Der Lungenbefund zeigt außer einem Emphysem keine Besonderheiten. Das Abdomen etwas eingezogen, Bauchdecken etwas gespannt, diffuse Druckschmerzhaftigkeit. Kernig positiv, Brudzinski angedeutet.

Beide Nebenhoden stark vergrößert, links Fistelbildung am Skrotum. Der bei der Aufnahme afebrile Patient, bei dem ja die Diagnose Meningitis tuberculosa schon mit Rücksicht auf die bestehende tuberkulöse Epididymitis kaum einen Zweifel zuließ, wurde am 10. Dezember lumbalpunktiert. Der Liquor war klar, zeigte einen stark positiven Pandy und Nonne-Apelt, Bazillen konnten weder in der Kultur noch im Ausstrich nachgewiesen werden, 420/3 Zellen, 600 mg Gesamteiweiß, 52 mg Zucker. Es wird sofort mit einer Streptomycintherapie von 1 g täglich intramuskulär und 100 mg intralumbal begonnen.

Von sonstigen Befunden sei erwähnt, daß die Senkung 8 mm betrug, im Röntgenbild der Lunge nur eine beiderseitige Pleuraspitzenkappe nachweisbar war. Augenhintergrund o. B. Die Zahl der Leukozyten betrug 4900. Die Temperatur stieg in den ersten Tagen bis 38,1 an, um alsbald normale Werte zu erreichen. Das Allgemeinbefinden hingegen verschlechterte sich, Patient schien zu verfallen und die Verwirrtheit nahm immer mehr zu, so daß er in ein Gitterbett gelegt werden mußte. Am 17. Dezember betrug die Zellzahl im Liquor 863/3 Zellen, es stellte sich ein kurzer Fieberanstieg bis über 39° ein, in der Folge wieder normale Temperaturen. Ganz allmählich nahm nun die Verwirrtheit etwas ab, die Nackensteifigkeit ließ bald nach, hingegen wurden die Temperaturen nunmehr durch längere Zeit subfebril, ja erreichten häufig 38°. Nach einem Monat Behandlung wurde die lumbale Streptomycininjektion nur mehr dreimal wöchentlich verabfolgt, die Zellzahl im Liquor am 11. Jänner: 193/3 Zellen.

Nachdem Patient am 31. Jänner 52 g Streptomycin intramuskulär erhalten hatte, wurde mit dieser Applikationsart aufgehört und nur mehr die dreimal wöchentliche Intralumbalbehandlung weitergeführt. Sein subjektives Befinden hatte sich weitgehend gebessert, doch waren am 10. Februar noch 254/3 Zellen im Liquor nachweisbar. Auch die Temperaturen waren noch zeitweise subfebril.

Vor allem die subjektiv weitgehende Besserung des Befundes erlaubte es, am 18. Februar die linksseitige Semikastration in Lokalanästhesie durchzuführen (Operateur Dr. B. F r i s c h). Hierbei zeigte sich der Nebenhoden vollkommen vereitert, der Hoden selbst von Tuberkeln durchsetzt und auch aus dem Vas deferens kam käsiger Eiter. Die Operation wurde unter Streptomycinschutz mit täglich 1 g durch drei Wochen durchgeführt. Im Anschluß an die Operation wieder etwas ausgeprägtere Temperatursteigerung. Die intralumbale Streptomycinbehandlung wurde auf zweimal wöchentlich reduziert. Die Zellzahl betrug am 27. Jänner 108/3, am 22. Februar 180/3 Zellen. Im Laufe des März überstieg die Temperatur nur mehr um wenige Zehntelgrade 37°, mit der Streptomycindosis wurde auf 50 mg herabgegangen. Als Anfang April der Liquor nur mehr 68/3 Zellen aufwies, wurde an eine Operation des erkrankten rechten Nebenhodens geschritten, auch diese wieder unter Streptomycinschutz durchgeführt, wobei kaum eine nennenswerte Temperatursteigerung auftrat. Doch stieg in der Folge wieder die Zellzahl im Liquor an, auch machte sich ein erhöhter Liquordruck bemerkbar. Am 13. April wurden 189, am 14. April 162/3 Zellen gezählt, noch immer war die Pandy-Reaktion eindeutig positiv und trotz der so weitgehenden subjektiven Besserung und praktischen Beschwerdefreiheit des Patienten war die Senkung auf 12 und 14 mm angestiegen.

Obzwar der Liquorbefund noch keineswegs befriedigend war, Patient sich aber vollkommen wohl befand, mußte er auf sein Drängen am 2. Mai 1949 aus der Abteilung entlassen werden. Er hatte 12 kg an Gewicht zugenommen, insgesamt 100 g Streptomycin intramuskulär und 3,6 g intralumbal erhalten. Der Eiweißgehalt war auf 200 mg abgesunken.

Er kam am 7. Juni wieder zur Aufnahme, nicht wegen meningealer Beschwerden, sondern wegen Ödemen an Beinen und Müdigkeit. Diese Erscheinungen konnten auf eine Myocardschädigung zurückgeführt werden. Eine neuerliche Lumbalpunktion ergab 120/3 Zellen, die Temperatur war normal. Nach elf Tagen verließ er wieder die Abteilung und fühlte sich wohl bis anfangs Juli, wo wieder Kopfschmerzen, Mattigkeit und subfebrile Temperaturen auftraten. In den ersten Tagen der neuerlichen Spitalsbeobachtung waren meningeale Symptome, wie Nackenstarre oder Kernig, kaum angedeutet. Auch die Temperatur war normal. Eine am 16. Juli vorgenommene Lumbalpunktion ließ nur 17/3 Zellen im Liquor, wohl aber einen stark positiven Pandy und Nonne-Apelt aufscheinen. Erst am 26. Juli traten wieder meningeale Erscheinungen auf, die Temperatur stieg an, der xanthochromveränderte Liquor zeigte eine Zellzahl von 248/3 Zellen und nunmehr auch Kochbazillen im Ausstrich. Es wurde sofort mit einer Streptomycinbehandlung intralumbal und intramuskulär begonnen, die jedoch den rapiden Verfall des Kranken nicht aufhalten konnte. Am 29. Juli trat der Exitus ein. Die Obduktion ergab den erwarteten Befund einer rezidivierenden tuberkulösen Meningitis, einer verkäsenden Tuberkulose beider Samenblasen und des rechten Hodens, fibrös abgeheilte Herde in beiden Lungen bei substantiellem Emphysem mit adhäsiver Pleuritis rechts, eine parenchymatöse Degeneration des Herzmuskels.

Der Fall ist in seinem Verlauf durchaus typisch. Trotz der Schwere des Krankheitsbildes, das der Patient zu Beginn der Behandlung aufwies, gelingt es relativ rasch, ihn subjektiv beschwerdefrei zu machen und bald so weit zu bringen, daß er anstandslos den zweimaligen operativen Eingriff, den der tuberkulöse Prozeß an den Nebenhoden bzw. Hoden erheischte, unter Streptomycinschutz ertrug. Im Gegensatz zu dem durch einige Monate subjektiv symptomlosen Verlauf des meningealen Prozesses bleiben die Symptome im Liquor in nicht unbedenklicher Weise bestehen. Weder Zellzahl noch Eiweißvermehrung lassen auf eine Heilung des meningealen Prozesses schließen. Und als sich wieder subjektive Erscheinungen von seiten der Meningen geltend machten, ist der Liquorbefund erst recht ein trügerischer, 17/3 Zellen, aber ein hoch positiver Pandy. Eine rapide Verschlechterung des Zustandes bei 500 mg Eiweiß läßt keinen Zweifel daran, daß die Meningitis tuberculosa wieder eine Ausdehnung angenommen hat, die jeder weiteren Therapie trotzt.

Da oft noch nach mehreren Monaten Rezidive auftreten, muß man mit der Prognose äußerst zurückhaltend sein.

Der eben beschriebene Fall zeigt, daß wir zwar die Folgen hämatogener Streuung, sei es in der Lunge, sei es in den Meningen, einer Rückbildung zuführen können, daß wir aber offenbar nicht in der Lage sind, den Herd dieser Streuungen, den verkäsenden Lymphknoten, die tuberkulöse Epididymitis o. a. mittels Streptomycin zu beeinflussen. Das zeigt ja auch das Auftreten einer Meningitis tuberculosa, die sich im Verlaufe der Streptomycinbehandlung einer Miliartuberkulose einstellt. Gerade dieser Gesichtspunkt war es, der uns veranlaßt hat, in dem aufgezeigten Fall auf die operative Entfernung des streuenden Herdes zu dringen, aber, wie sich zeigte, erfolglos, vielleicht weil nicht radikal genug, wie der Obduktionsbefund bewiesen hat.

Lungentuberkulose.

So wie die exquisit hämatogene Streuung ein Hauptindikationsgebiet der Streptomycintherapie darstellt, so ist auch jede anders geartete Streuung durch diese Therapie ausgezeichnet zu beeinflussen, und zwar um so besser, je frischer und feinkörniger sie ist. Also in einem möglichst noch exsudativen Stadium. Das gilt nun auch von der bronchogenen Streuung, die ja zum Symptomenkreis der chronischen Phthise gehört. Vorerst hier einmal ein Fall als Beispiel.

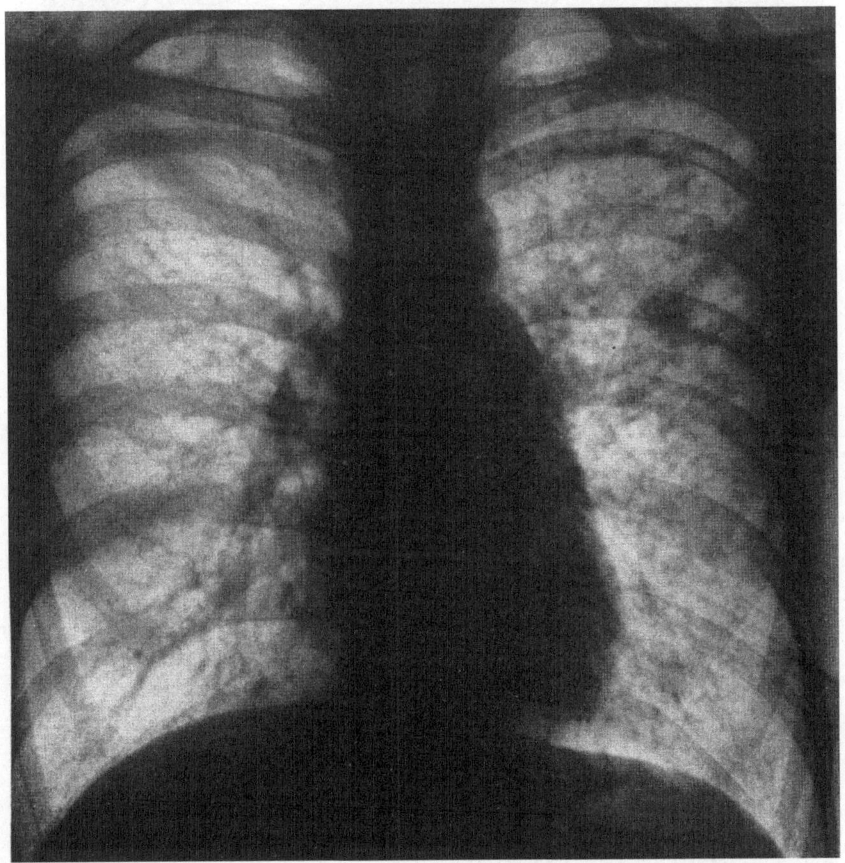

Abb. 68. Disseminierte Tbc. der linken Lunge mit beginnendem Zerfall im linken Mittelfeld.

Fall 52. Es handelt sich um den damals 21jährigen Hilfsarbeiter K. H., der im Juli 1946 an der Abteilung zur Aufnahme gelangte. Wir konnten eine kleinknotig-disseminierte Tuberkulose der linken Lunge mit beginnenden Zerfallserscheinungen besonders im Mittelgeschoß, Abb. 68, bei positivem Sputumbefund nachweisen. Die Senkung betrug 16 mm.

Patient war Ende Juli 1945 mit Husten und einigen Blutfäden im Sputum erkrankt. Dann wieder beschwerdefrei bis Juni 1946, wo eine stärkere Hämoptoe auftrat. Wir legten ihm einen künstlichen Pneumothorax an, der zu einem guten Kollaps der Lunge, zu raschem Negativwerden des Sputums und Normalisierung der Senkung führte.

Beim damaligen Spitalsaufenthalt erwies sich die rechte Lunge frei von pathologischen Veränderungen. Der Pneumothorax wurde auswärts weiter nachgefüllt, wobei anläßlich der letzten Füllung am 28. November 1948 frische Herde in der rechten

Lunge festgestellt wurden, und die neuerliche Aufnahme des Patienten an unsere Abteilung veranlaßt.

Hier fand sich nun bei normalen Temperaturen, negativem Sputumbefund und einer Senkung von 10 mm röntgenologisch der Befund einer reichlich verwaschenen, klein-

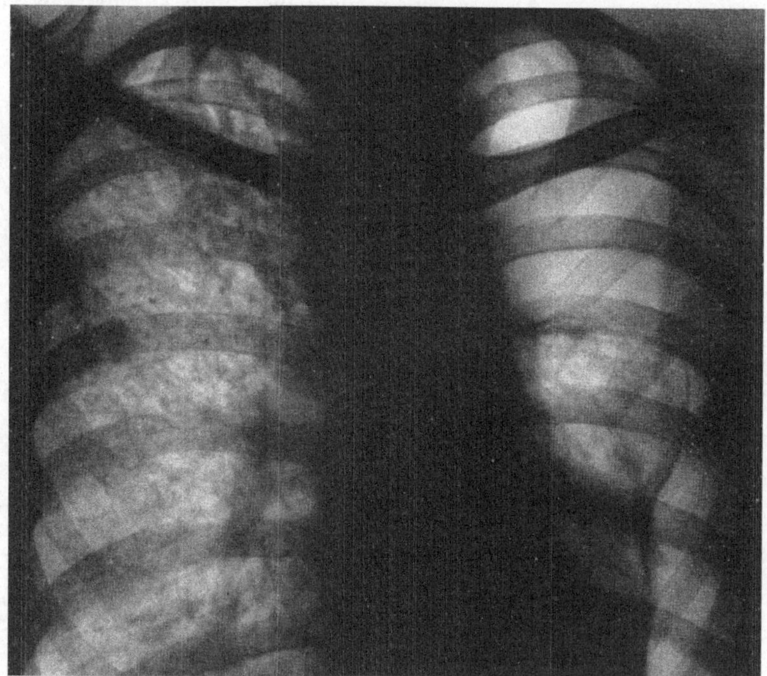

Abb. 69. Dichte disseminierte Aussaat in der rechten Lunge bei bestehendem künstlichen Pneumothorax links (3. 1. 1949).

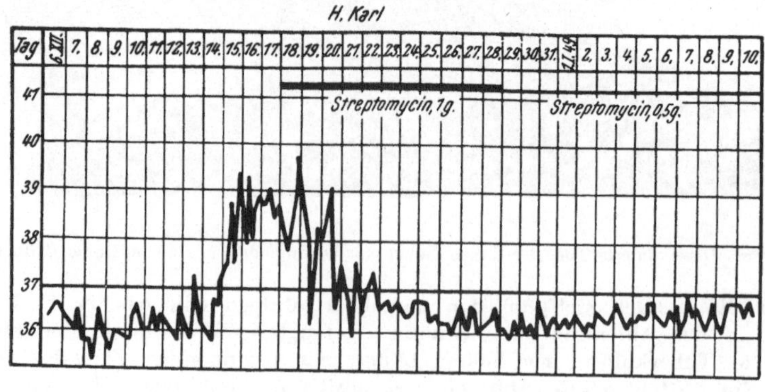

Abb. 70.

fleckigen, zum Teil konfluierenden Streuung im rechten Oberlappen mit einem dichteren Areal infraclaviculär. Wie die Temperaturtabelle (Abb. 70) zeigt, trat im Anschluß an eine Hämoptoe am 14. Dezember ein Fieberanstieg über 39 auf, am 18. wurde mit der Streptomycinbehandlung eingesetzt, 1 g pro die, die zu einer Normalisierung der Temperatur innerhalb fünf Tagen führte. Die Senkung war auf 19 mm angestiegen, nach 10 g Streptomycin bereits auf 12 mm abgesunken und nach einem Monat wieder normal

(9 mm). Nach zwölf Tagen wurde die tägliche Streptomycindosis auf $^1/_2$ g herabgesetzt und diese Medikation bis zur Gesamtmenge von 45 g bis 4. März weitergeführt. Der Rückgang der Streuherde im Röntgenbild ist aus der Abb. 71 erkennbar.

Damit bin ich bereits bei dem Thema Streptomycintherapie der akuten und chronischen Phthise angelangt. Auch hier gilt der Grundsatz, daß die Streptomycinwirkung um so mehr in Erscheinung treten wird, je rezenter der Prozeß ist, um so mehr er noch exsudativen Charakter trägt. Aber gerade auf diesem Gebiet begegnet die Indikationsstellung noch manchen Schwierigkeiten.

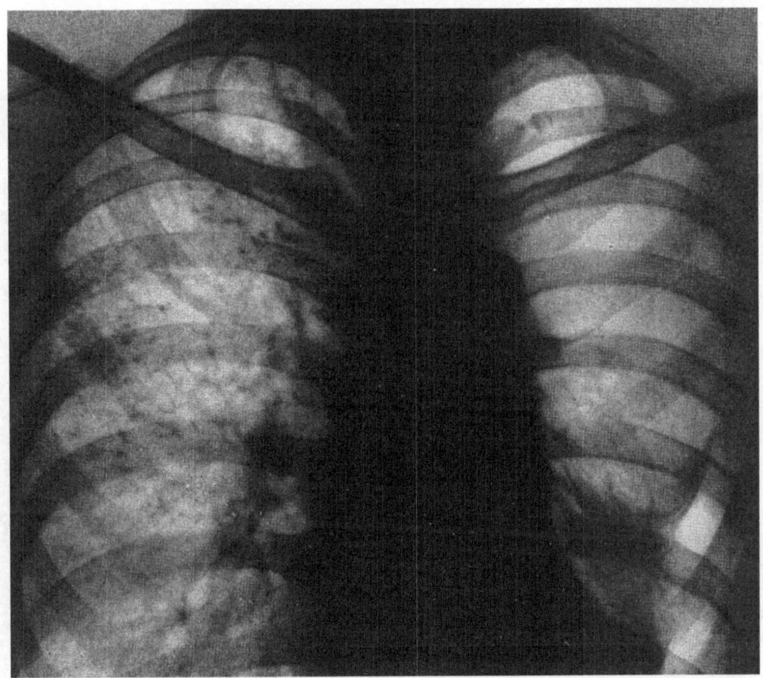

Abb. 71. Rückbildung unter Streptomycin (4. 2. 1949).

Daß das Streptomycin nicht in der Lage ist, einen kavernösen phthisischen Prozeß allein zur restlosen Ausheilung zu bringen, kann wohl im allgemeinen behauptet werden, aber es wäre nach meiner Erfahrung durchaus unrichtig, dies strikte verallgemeinern zu wollen, sieht man doch gelegentlich Fälle — und dies nicht gar so selten —, die eine so weitgehende Rückbildung kavernöser Prozesse durch Streptomycin zeigen, daß man nicht umhin kann, hier von einer Heilung zu sprechen, freilich muß man sich hüten, jetzt schon Dauerheilungen anzunehmen. Aber auch hier gehen die Erfolge wohl weit über das hinaus, was wir bisher an Spontanheilungen kavernöser Lungenprozesse gelegentlich zu sehen gewohnt waren. Hier erst einmal einige Beispiele.

Fall 53. Die 44jährige Angestellte P. S. kam am 4. September 1948 mit folgender Anamnese an der Abteilung zur Aufnahme: Ihr Bruder soll an Tuberkulose im Feld gestorben sein. Sie bekam in den Jahren 1935 bis 1938 an der Poliklinik Tuberkulineinspritzungen, da sie „schwach auf der Lunge" gewesen sei. 1942 exsudative Rippenfellentzündung links, anschließend Heilstättenaufenthalt, Sputum negativ. Im Juni 1948 stellten sich Husten mit reichlichem Auswurf, erhöhte Temperatur, Gewichtsabnahme, starke Nachtschweiße ein. Im August wird sie im evangelischen Spital in Wien aufgenommen und nach kurzer Zeit auf meine Abteilung transferiert, zumal da sich auch unterdessen eine ausgesprochene Heiserkeit entwickelt hatte.

Bei der blassen Patientin mit ausgesprochen phthisischem Habitus fand sich nun ein Infiltrationsprozeß im linken Oberlappen mit eindeutigen Zerfallserscheinungen. Die Temperatur war nur leicht subfebril, die Senkung betrug 26 mm, der Sputumbefund war positiv. Laryngologisch ergab sich ein spezifisches Infiltrat an der Larynxhinterwand. Die Schmerzen im Bereiche des Kehlkopfs, insbesondere beim Schlucken, waren sehr beträchtliche.

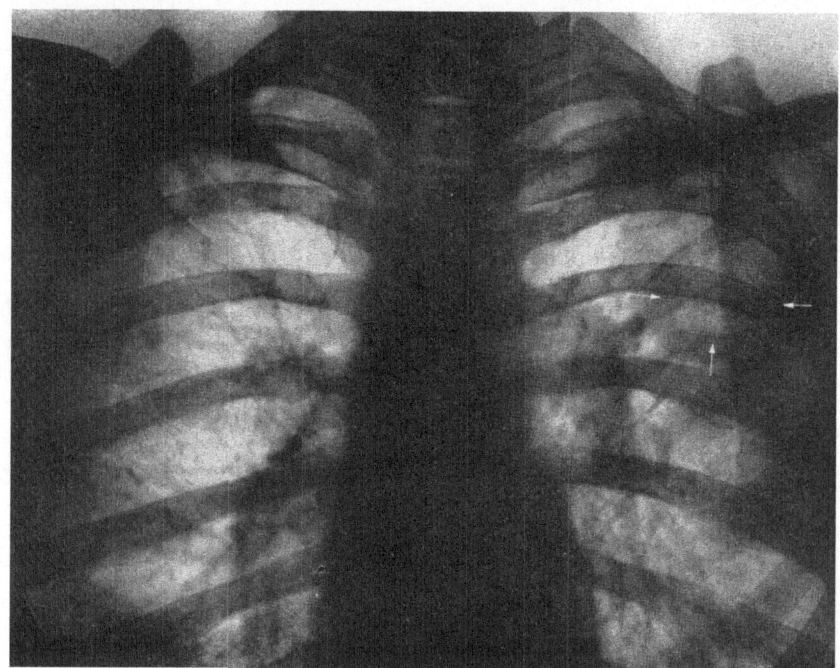

Abb. 72. Frische kavernöse Phthise des linken Oberlappens (9. 9. 1948).

Wie der Röntgenbefund, Abb. 72, und das Tomogramm, Abb. 73, zeigen, fanden sich im linken Oberlappen unter einer breiten Pleurakappe neben älteren schrumpfenden fibrösen Veränderungen frischere, verwaschene Infiltratschatten und infraclaviculär eine unregelmäßige Zerfallshöhle mit Niveau, auch im Unterfeld verwaschene Streuherde. Rechts verkalkter Primärherd basal, verkreidete Drüsen im Hilus und fleckige Verdichtungen im Spitzenfeld von geringer Ausdehnung.

Wir begannen, vor allem mit Rücksicht auf die beträchtlichen Beschwerden von seiten des Larynx, am 24. September 2 g Streptomycin täglich intramuskulär zu injizieren, welche Dosis wir nach einer Woche auf 1 g täglich herabsetzten. Im Gegensatz zur sonst gewohnten raschen Wirkung des Streptomycins bei der Larynxphthise stellt sich hier nur sehr allmählich eine subjektive Besserung der Beschwerden ein. Auch objektiv läßt sich erst nach einem Monat eine mäßige Verkleinerung der Geschwürsfläche feststellen, erst nach drei Monaten kann das Ulcus als epithelisiert bezeichnet werden.

Da bei der Patientin die Pneuanlegung, wie zu erwarten, nicht gelang, hatten wir einen kollapschirurgischen Eingriff in Aussicht genommen. Nach zwei Monaten aber war die Kaverne links nur noch undeutlich zu sehen, Abb. 74, nach drei Monaten (Abb. 74) konnten im Auswurf Bazillen nicht mehr nachgewiesen werden und nach vier Monaten war von einer Höhlenbildung auch tomographisch nichts mehr nachweisbar, Abb. 75, die Senkung war auf 11 mm abgesunken. Insgesamt hatte die Patientin 120 g Streptomycin bekommen. Sie wurde wegen des Bestehens einer Plexusneuritis auf die Psychiatrische Universitätsklinik transferiert. Die Nachuntersuchungen der Lunge ergaben die Konstanz des Lungenbefundes, der offenbar narbigen Ausheilung des kavernösen Prozesses.

Fall 54. Die Patientin E. M., eine 35jährige Schneiderin, stellt jenen Fall erfolgreicher Streptomycinbehandlung einer kavernösen Phthise dar, der am längsten in meiner Beobachtung steht. Sie kam am 6. Dezember 1946 erstmals an meiner Abteilung zur Aufnahme. Sie war bereits 1931 an einer rechtsseitigen Tuberkulose mit positivem Sputumbefund erkrankt. Ein Pneumothorax konnte schon damals nicht angelegt werden. Unter Heilstättenbehandlung in den folgenden Jahren besserte sich der Zustand. 1941 wurde eine Gallenblasenoperation durchgeführt.

Nach einer Verkühlung vor vier Wochen traten ein fieberhafter Zustand, leichte Ermüdbarkeit, Gewichtsabnahme, stechende Schmerzen auf. Es fand sich ein Infiltrationsprozeß im rechten Oberlappen mit haselnußgroßer Höhle bei positivem Sputumbefund, sowie eine Pleuraspitzenkappe links mit septumartiger Einstrahlung ins Spitzenfeld. Die Senkung betrug 17 mm. In der Folge traten auch im linken Oberlappen einzelne kleine Herde auf. Der fieberhafte Prozeß klang unter Pyramidon allmählich ab. Nachdem ein neuerlicher Pneuversuch nicht geglückt war, sollte Patientin einem kollapschirurgischen Verfahren unterworfen werden, konnte sich aber hierzu nicht entschließen und verließ die Abteilung. Sie geht im März 1947 in die Schweiz nach Arosa, wo sie bis

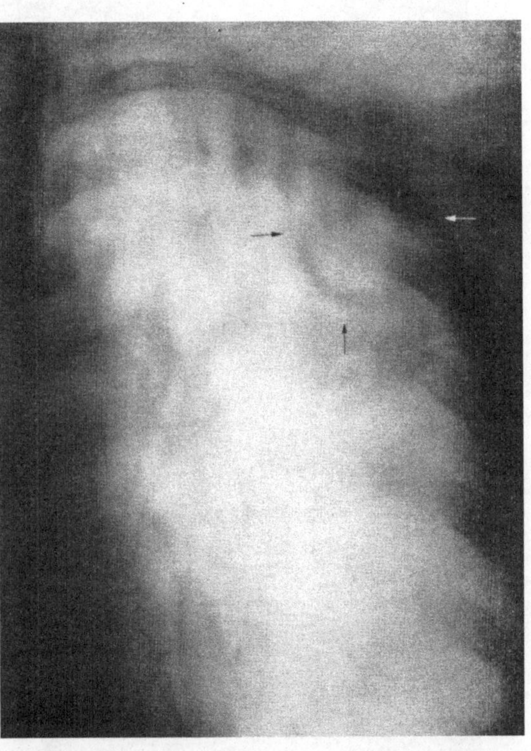

Abb. 73. Tomogramm zu vorstehender Abbildung (25. 9. 1948).

Juni bleibt. Hier tritt eine wesentliche Verschlechterung ihres Lungenbefundes ein mit Vergrößerung der Kaverne und Streuung nach links. Sie kommt nach Wien zurück, nunmehr zur Operation entschlossen. Doch lehnt Professor K u n z mit Rücksicht auf den aktiven Prozeß der linken Seite die Operation ab. Röntgenbefund, Abb. 76.

Im Oktober 1947 fährt sie wieder in die Schweiz zurück, beschafft sich selbst 50 g Streptomycin, mehr weniger gegen das Anraten ihres behandelnden Schweizer Arztes Unter der Streptomycinbehandlung verschwindet die Kaverne allmählich vollständig, wie Röntgenbefunde, Abb. 77 bis 79, zeigen, das Sputum wird negativ, die Senkungsreaktion normal; Ende Februar 1948 kommt sie nach Wien zurück. Der Prozeß ist nunmehr inaktiv, auch tomographisch ist nichts mehr von der Kaverne nachweisbar. Weitere Kontrolluntersuchungen ergaben das Konstantbleiben dieses Befundes.

Es ist wohl unbestritten, daß das Streptomycin bei der Behandlung tuberkulöser Läsionen in der Lunge um so größere Wirksamkeit entfaltet, je frischer dieselben sind und es scheint, daß es mehr Wirksamkeit entfaltet, solange noch der Prozeß ein exsudativer ist, während fibrös-produktive Herde einer Beeinflussung weniger leicht zugänglich sind. Eine alte cirrhotische Kaverne wird durch eine intramuskuläre Streptomycinbehandlung kaum eine Änderung aufweisen.

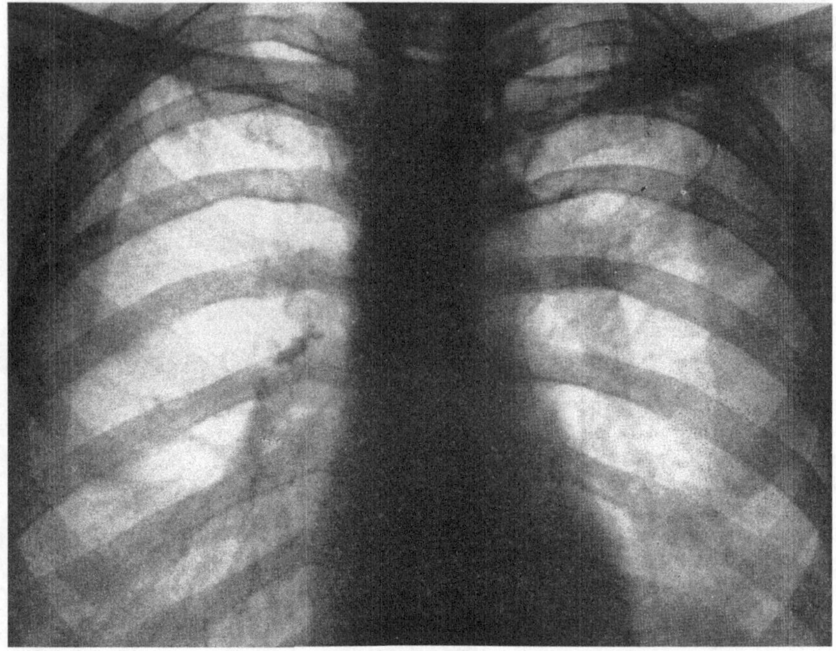

Abb. 74. Kaverne im linken Oberlappen nicht mehr eindeutig nachweisbar (9. 11. 1948).

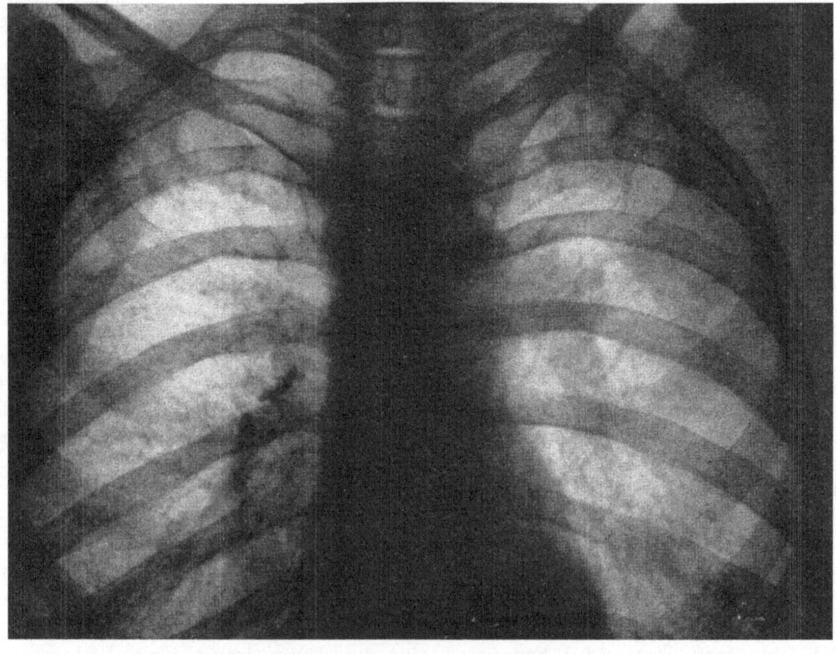

Abb. 75. Kaverne unter 120 g Streptomycin völlig rückgebildet (14. 1. 1949).

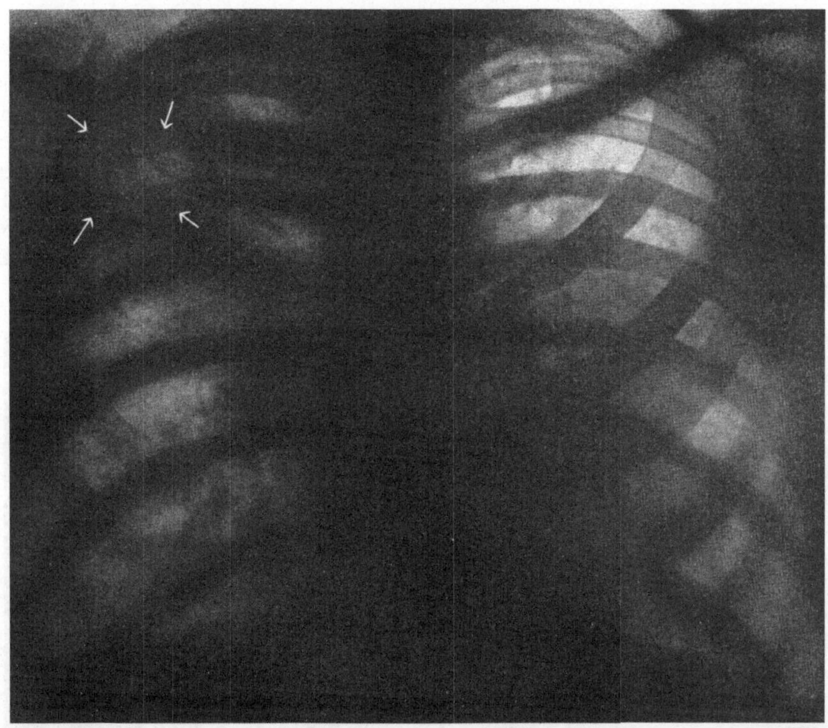

Abb. 76. Oktober 1947: Ausgedehntes Infiltrat mit großer Kaverne icl. rechts, Streuung im linken Oberlappen.

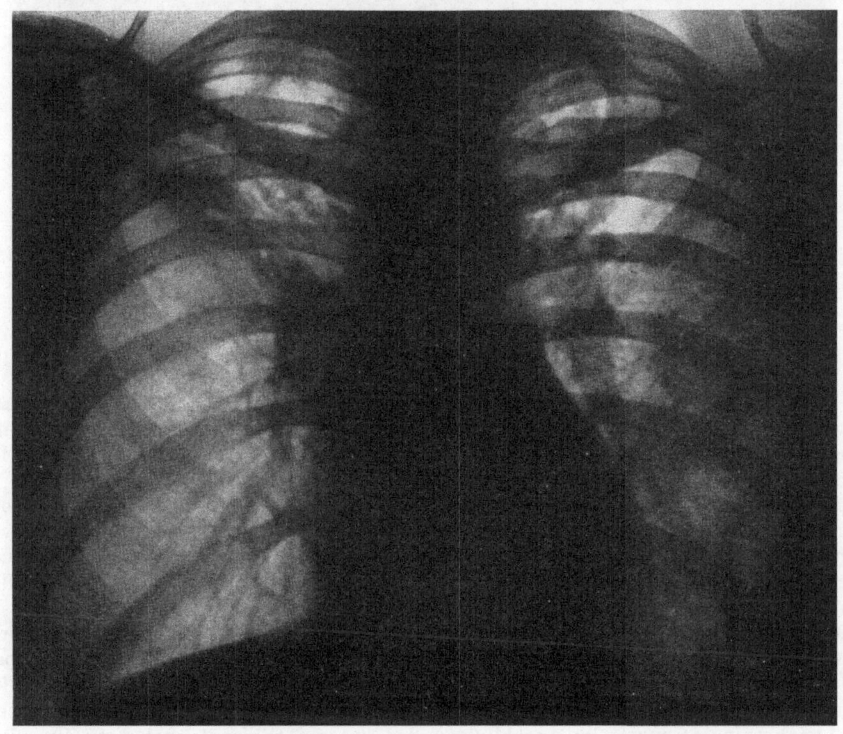

Abb. 77. Infiltrat rechts und Streuung links rückgebildet, Kaverne mit Sekretspiegel kleiner geworden.

Daß es mit Hilfe der Streptomycinbehandlung gelingt, frischere Kavernen und wie der vorstehende Fall zeigt, manchmal auch ältere, zum Verschwinden zu bringen, erscheint kaum anzweifelbar. Aber wir dürfen uns keineswegs darauf verlassen, daß der erzielte Erfolg auch von Dauer ist. Denn wir haben wiederholt gesehen, daß es einige Zeit nach dem auch tomographisch festgestellten Verschwinden der Kavernen nach Streptomycinbehandlung zum Wiederauftreten derselben kommt, das dann ein kollapschirurgisches Verfahren als indiziert erscheinen läßt. Als Beispiel Fall 55.

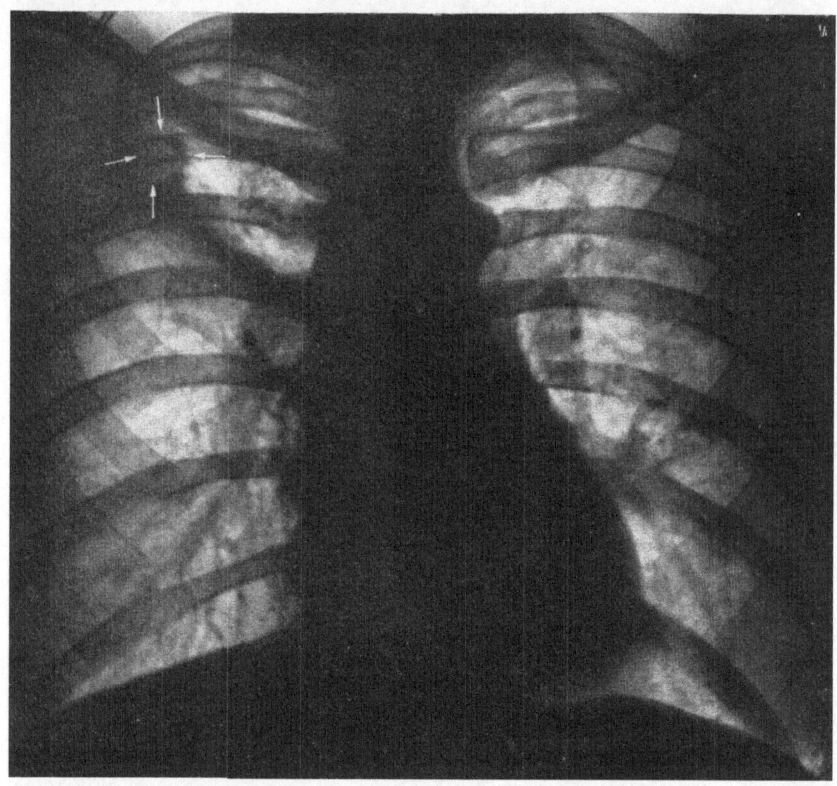

Abb. 78. Kaverne im rechten Oberlappen wesentlich verkleinert ←—.

Fall 55. Der am 4. Oktober 1948 auf die Abteilung aufgenommene 24jährige Elektroschweißer A. Z. stammt aus tuberkulosebelasteter Familie. Im August 1947 erkrankte er mit Stechen in der linken Brustseite, es wurde ein linksseitiger Lungenprozeß festgestellt, Patient entzog sich aber der weiteren Behandlung.

Zu Weihnachten 1947 soll er mit einer linksseitigen Lungenentzündung drei Wochen in ärztlicher Behandlung gestanden sein. Seither hustet er, hat häufig blutigen Auswurf, ist müde und abgeschlagen. Seine Gewichtsabnahme betrug 18 kg. Da sich in den letzten Wochen starke Schmerzen in der linken Brustseite und auch Nachtschweiße einstellten, suchte Patient die Abteilung auf.

Der schlecht aussehende, blasse Patient mit phthisischem Aspekt wies einen intensiven Infiltrationsprozeß im Bereich des linken Oberfeldes mit pleuraler Adhäsion basal auf. Wie der Röntgenbefund, Abb. 80, zeigte, waren im linken Oberlappen eine kleinapfelgroße und eine pflaumengroße Kaverne, zum Teil mit Sekret gefüllt, sichtbar. Ferner eine kleinherdige Streuung im Anschluß an den unteren Hiluspol über dem Zwerchfell. Links Sinus verlötet. Temperaturen bis 37,8, im Sputum Tuberkelbazillen positiv, Senkung 26 mm. Im Larynx wird ein spezifischer Prozeß im Bereich der Aryknorpel festgestellt. Nach erfolglosem Versuch der Pneuanlegung wird am 16. Oktober mit einer Streptomycinbehandlung von täglich 1 g begonnen, die eine alsbaldige Normalisierung der Temperatur zur Folge hat, mit dem Ziel, eine thorakoplastische Operation durchzuführen. Unter dieser Behandlung verkleinern sich die Kavernen sehr beträchtlich, das Sputum wird schließlich negativ. Am 7. Jänner 1949 läßt nicht nur der Röntgenbefund, Abb. 81, sondern auch eine tomographische Aufnahme nichts mehr von den Kavernen erkennen, die Senkung war auf 4 mm abgesunken. Patient hatte über 10 kg

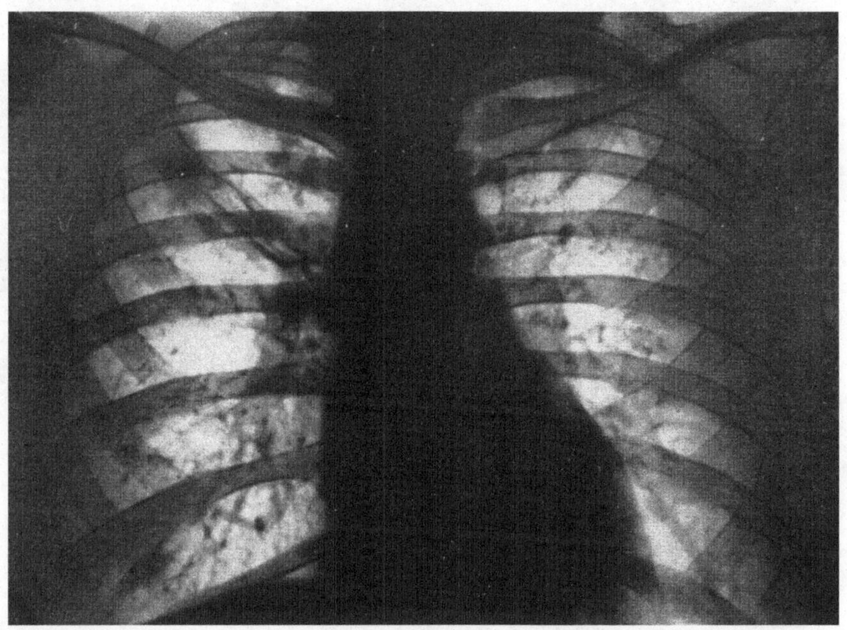

Abb. 79. Kaverne nicht mehr nachweisbar.

an Gewicht zugenommen. Aus äußeren Gründen mußte er nach einer Gesamtmenge von 86 g Streptomycin entlassen werden.

Am 6. April kam er neuerlich an die Abteilung zur Aufnahme. Nunmehr zeigte sich wieder im Spitzenbereich links eine dünnwandige, etwa nußgroße Höhle mit Sekretspiegel, eine etwas kleinere im Mittelgeschoß links, dem Unterlappen angehörend, Abb. 82. Auch in den übrigen Lungenpartien links verwaschene, zarte Verdichtungen. Das Sputum war wieder positiv, die Temperatur subfebril, die Senkung 25 mm. Als Vorbereitung zur Operation wurde am 22. April mit einer Streptomycinbehandlung von täglich 1 g begonnen. Bereits am 11. Mai, Abb. 83, konnte röntgenologisch ein Rückgang des Infiltrates im Unterlappen, das Infiltrat im Mittelgeschoß bis auf zarte Restflecke rückgebildet und von der Kaverne nur mehr ein erbsengroßer Rest gesehen werden, während am 28. Mai — Patient hatte 40 g Streptomycin erhalten — die Kaverne im Oberfeld noch deutlich sichtbar war. Es wurde am 30. Mai der erste Akt der Thorakoplastik mit Entfernung der ersten und zweiten Rippe und Resektion eines Teiles der dritten Rippe durch Prof. S t a r l i n g e r ausgeführt. Diesem Eingriff schlossen sich am 17. Juni und 4. Juli 1949 der zweite und dritte Akt der totalen Thorakoplastik an. Natürlich wurde auch hier unter Streptomycinschutz operiert, insgesamt erhielt Patient 80 g Streptomycin. Am 13. August 1949 konnte er bei negativem Sputumbefund und einer Senkung von 5 mm entlassen werden. Röntgenbild nach durchgeführter Thorakoplastik, Abb. 84.

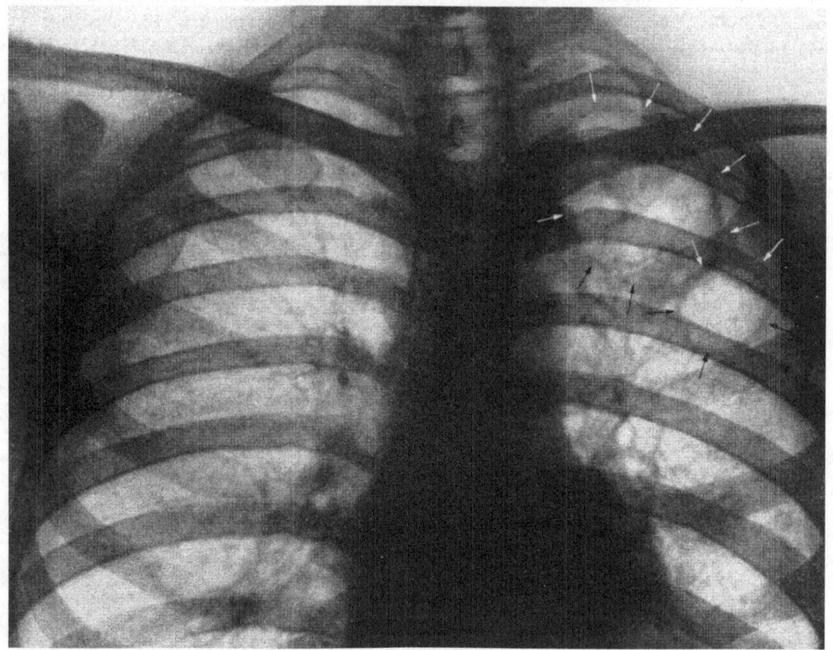

Abb. 80. Großkavernöse Oberlappenphthise links ←—.

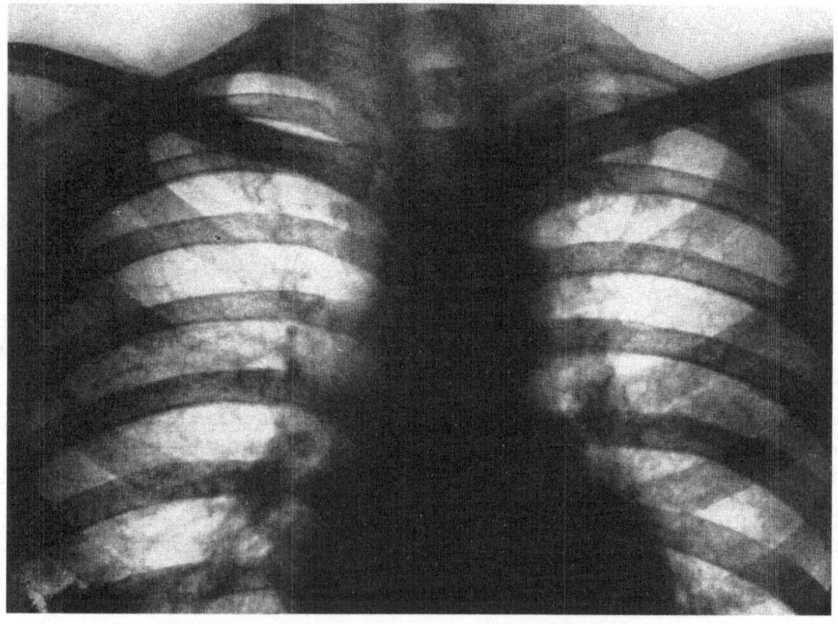

Abb. 81. Kavernen nach 86 g Streptomycin nicht mehr nachweisbar (7. 1. 1949).

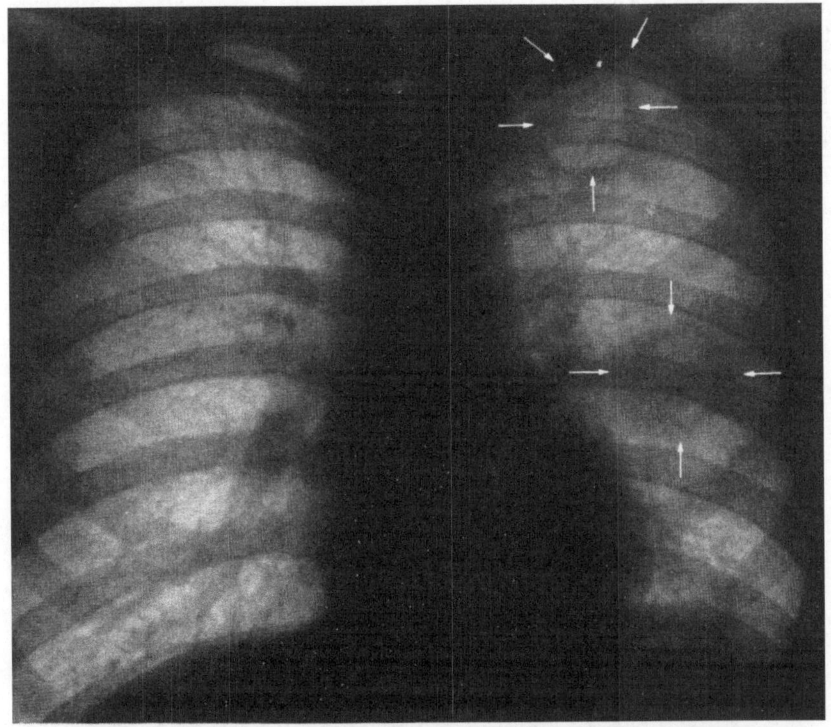

Abb. 82. Wiederauftreten von zwei Kavernen in der linken Lunge (9. 4. 1949).

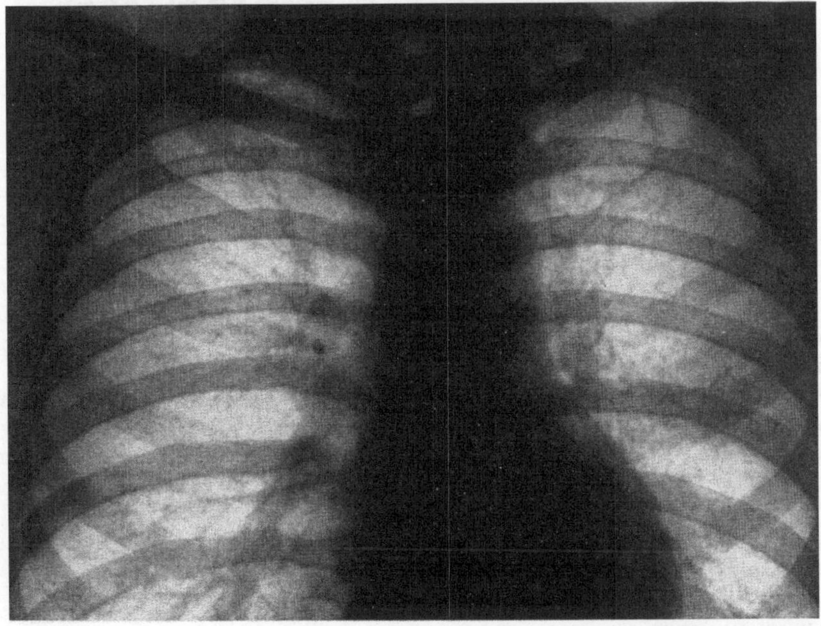

Abb. 83. Kaverne im Unterlappen nicht mehr deutlich nachweisbar, in der Spitze unverändert (11. 5. 1949).

Zur Vermeidung der ja im Anschluß an irgend einen größeren Eingriff sich einstellenden Streuungen einerseits, oder zur Rückbildung bereits vor der Operation auf der besseren Seite vorhandener Streuungen andererseits leistet das Streptomycin Vorzügliches. Hat man sich also zur Vornahme einer Pneumolyse oder einer Thorakoplastik entschlossen, so ist eine Vorbehandlung mit Streptomycin unbedingt indiziert. Wir sehen unter seiner Wirkung nach 30 bis 40 g Streuherde sich zurückbilden und damit die Vornahme des Eingriffes weit gefahrloser sich gestalten als ohne Streptomycin. Sind keine Streuherde vor-

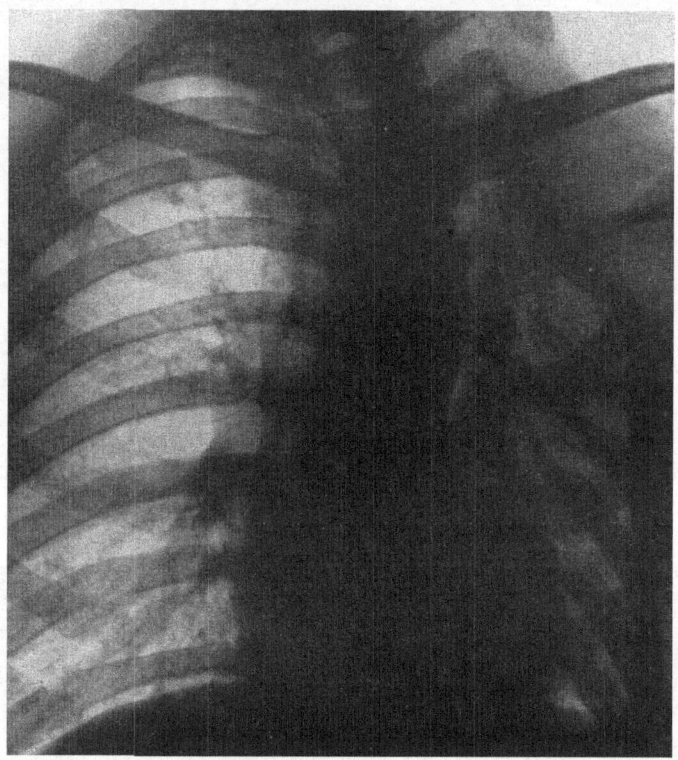

Abb. 84. Nach totaler Thorakoplastik links.

handen, so genügt meist eine zwei- bis dreiwöchige Vorbehandlung mit 1 g täglich, die auch nach der Operation vorübergehend auf 2 g erhöht noch durch kurze Zeit fortgesetzt wird. Das nennen wir „unter Streptomycinschutz operieren".

Es kommt nicht so selten vor, daß wir nun bei Fällen, die wir der Operation unterziehen wollen, unter der Streptomycinbehandlung das Sputum negativ werden sehen. Begreiflicherweise läßt dies in dem Patienten die Hoffnung erstehen, durch Fortsetzung der Streptomycinbehandlung auch seine Kavernen zu verlieren und so um die Operation herumzukommen. Tatsächlich scheint dies ja auch in einer gewissen Zahl von Beobachtungen der Fall zu sein. Freilich sehen wir, daß das Negativwerden des Sputums durchaus noch nicht mit dem Verschwinden der Kavernen Hand in Hand geht. Als Beispiel Fall 56.

Fall 56. Die 27jährige Angestellte J. L. soll bereits mit 18 Jahren einen Lungenspitzenkatarrh mitgemacht und mit 21 Jahren an einer rechtsseitigen exsudativen Pleuritis gelitten haben. Im Winter 1948 auf 49 trat eine „Grippe" auf, seit dieser stechende Schmerzen im Thorax und Zunahme der katarrhalischen Erscheinungen. Wie der Röntgenbefund, Abb. 85, zeigt, bestand bei ihr eine kavernöse Phthise im rechten Oberlappen mit größerer Kaverne, die, wie zu erwarten, wegen pleuraler Verwachsungen nicht durch eine Pneumothoraxbehandlung zu beeinflussen war. Sputum positiv, die Senkung 16 mm, Temperaturen subfebril.

Es wurde daher eine Pneumolysenoperation in Aussicht genommen und mit einer Streptomycinbehandlung als Vorbereitung begonnen. Da nach vier Wochen das Sputum negativ und die Senkung auf 9 mm abgesunken war, wollte sich die Patientin nicht

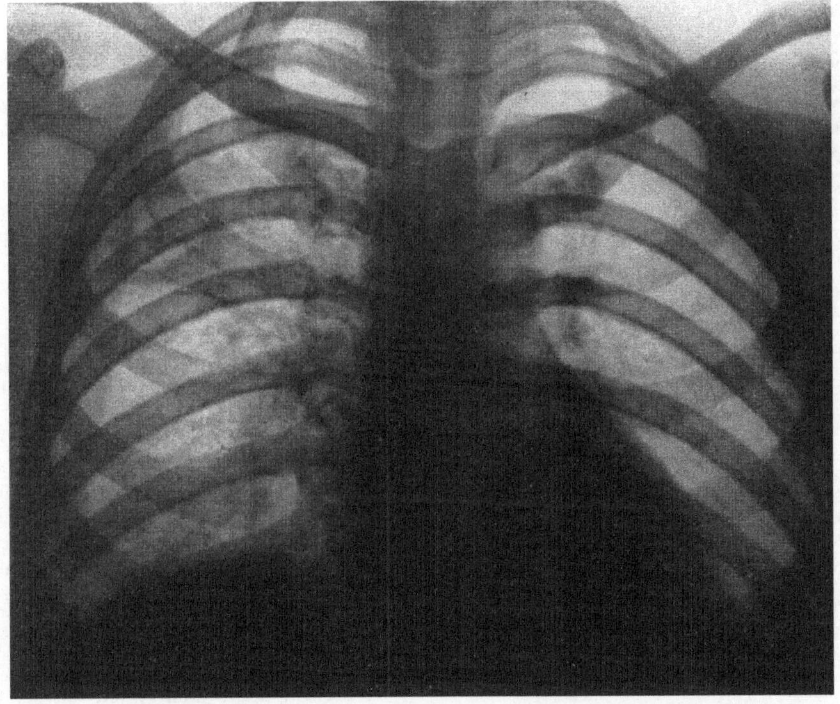

Abb. 85. Kavernöse Oberlappenphthise mit adhäsiver Pleuritis.

zur Operation entschließen. Am 5. August ließ die Röntgenuntersuchung, Abb. 86, auf der üblichen Aufnahme nicht mehr mit Sicherheit eine Kaverne erkennen, jedoch zeigte die Tomographie, Abb. 87, infraclaviculär rechts innerhalb eines nußkerngroßen wolkigen Verdichtungsbezirkes einen pflaumenkerngroßen, glatt begrenzten Zerfallsherd. Die Streptomycinbehandlung wurde bis zum 30. August fortgesetzt und Patientin dann auf eigenen Wunsch ohne operativen Eingriff entlassen.

Ich nehme an, daß die Ursache hierfür in dem Vorhandensein einer Bronchustuberkulose in dem aus der Kaverne ableitenden Ast zu suchen ist, hat doch U. R u s s i gezeigt, daß die Ausheilung der Schleimhauttuberkulose der Bronchien mit beträchtlichen Schrumpfungserscheinungen und Stenosenbildungen einhergeht. Wahrscheinlich spielt dieses Moment bei der oft überraschenden Heilung von Kavernen eine Rolle.

So gelingt es manchmal, auch unter dem Pneumothorax persistierende, nicht mehr ganz frische Kavernen zum Verschluß zu bringen und einen insuffizienten Pneumothorax zu einem wirkungsvollen zu gestalten. Hierfür ein Beispiel:

Fall 57. Bei der 31jährigen Ordensschwester J. J., die am 13. Dezember 1948 an der Abteilung zur Aufnahme kam, entwickelte sich im Jahre 1941 eine beiderseitige Oberlappentuberkulose, die in der Folge zu einer Kavernenbildung links führte, mit positivem Sputumbefund. Ein künstlicher Pneumothorax auf dieser Seite mit nachfolgender Kaustik brachte den Prozeß zur Abheilung. Der Pneu wurde 1945 aufgelassen. Im Oktober 1948 kam es wieder zu Erscheinungen von seiten der Lunge und bei der Aufnahme fand sich ein Infiltrationsprozeß im rechten Oberfeld mit einer haselnußgroßen Kaverne infraclaviculär. Der Sputumbefund war positiv.

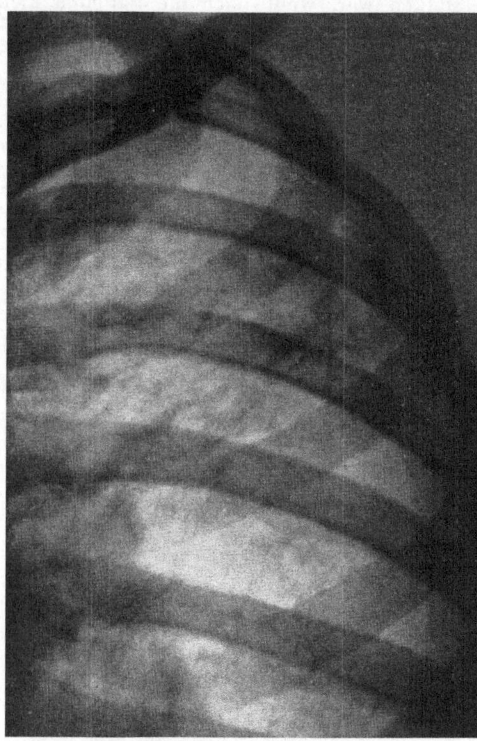

Abb. 86. Kaverne nach Streptomycinbehandlung auf dem Film nicht mehr nachweisbar.

Es wurde am 20. Dezember ein künstlicher Pneumothorax angelegt und in der Folge nachgefüllt, die Temperaturen blieben aber immer subfebril. Der Oberlappen war durch einen Strang in der Spitzenkuppe ausgezogen und die Kaverne dauernd im Röntgenbild sichtbar. Es erfolgte daher am 9. Februar die kaustische Durchtrennung aller sichtbaren Stränge, so daß nach Beendigung der Operation solche sicher nicht mehr vorhanden waren. Auch der Röntgenbefund zeigte nachher den Oberlappen vollkommen bis zum Hilus herab abgesunken. Trotzdem blieb die Temperatur subfebril, es blieb auch der Sputumbefund positiv und die Kaverne war nach wie vor in dem gut kollabierten Oberlappen sichtbar. Mitte April stieg die Temperatur ohne erkennbare Ursache über 38⁰ an. Da begannen wir am 21. täglich 1 g Streptomycin zu verabfolgen und bereits am 25. war die Temperatur normal, blieb es auch in der Folge und der Sputumbefund wurde negativ, wobei gleichzeitig die Kaverne röntgenologisch nicht mehr nachweisbar war.

Es wird sich daher im Einzelfalle nicht immer von vornherein entscheiden lassen, ob die Streptomycintherapie allein den kavernösen Lungenprozeß zur Ausheilung bringen läßt, oder ob wir nicht noch zum Messer greifen müssen. Doch kann ich mich auf Grund meiner bisherigen Erfahrungen nicht ganz dem vielfach apodiktisch vertretenen Standpunkt anschließen, das Streptomycin könne keinesfalls die Kollapstherapie ersetzen.

Wie schon aus den früher betonten allgemeinen Gesichtspunkten bezüglich der Streptomycintherapie hervorgeht, stellt die akute exsudative Tuberkulose, also auch die akute Phthise, ein Indikationsgebiet dar, auf dem, rechtzeitig angewandt, das Streptomycin Hervorragendes leistet und so manchen Fall dieser bösartigen Erkrankung einer Heilung zuführt, bei dem wir bisher kaum etwas anderes tun konnten, als symptomatisch einzugreifen, sonst aber die Hand in den Schoß zu legen. Hierher zählen auch Fälle, die anfangs oft gar nicht so malign verlaufen, bei denen das Bild der chronischen Phthise etwa durch eine profuse Hämoptoe mit Aspiration in den Unterlappen und folgender käsiger Pneumonie sich in das der akuten verwandelt. Als Beispiel sei Fall 58 gebracht.

Fall 58. Der 27jährige Hilfsarbeiter L. S. kam am 6. Juli 1949 mit folgender Anamnese an der Abteilung zur Aufnahme: Seit acht Wochen macht sich bei ihm ein immer stärker werdender Husten bemerkbar, dem er erst mehr Beachtung schenkte, als er am Tage vor der Spitalsaufnahme eine schwere Hämoptoe erlitt. Da die übliche Calziuminjektion erfolglos blieb und am nächsten Tag neuerlich reichlich Blut im Auswurf war, überwies ihn sein behandelnder Arzt zur Aufnahme.

Der hochtoxisch aussehende Kranke mit phthisischem Aspekt zeigte Temperaturen über 39⁰ und verlor in den ersten Tagen seines Spitalsaufenthaltes zirka 400 ccm Blut durch Hämoptoen. Erst nach einer Woche gelang es in der üblichen Weise, mit Sangostop, Clauden und Calzium die Hämoptoen zum Stehen zu bringen.

Bei der Untersuchung der Lunge zeigt sich die ganze linke Seite schallverkürzt mit spärlichen fein- und mittelblasigen, klingenden und halbklingenden Rasselgeräuschen bei vorwiegend Bronchovesikuläratmen im Oberfeld, im Mittelfeld aber bronchiales Atmen mit spärlicher Krepitation, über der rechten Spitze etwas unreines Atmen.

Eine am 11. Juli vorgenommene Röntgenuntersuchung, Abb. 88, ließ links infraclaviculär eine über walnußgroße, ganz dünnsäumige Höhle und zarte, verwaschene Trübungen in der Umgebung erkennen, ferner bestehen fleckige Infiltrate neben und hinter dem Herzen. Auch rechts infraclaviculär zeigte der Film geringe, aber auf ein größeres Gebiet verstreute

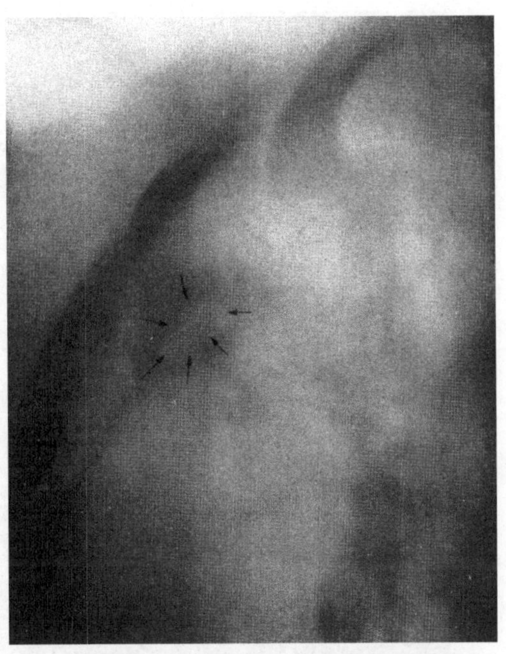

Abb. 87. Tomogramm läßt das Vorhandensein einer Kaverne erkennen.

Fleckschatten und Schleierbildungen. Eine kirschkerngroße Aufhellung ist nicht sicher als Einschmelzung zu bezeichnen. Das Sputum war positiv, die Senkung betrug 19 mm, die Leukozyten 6400.

Wir mußten hier eine galoppierende Phthise mit Aussaat in den Unterlappen im Sinne einer käsigen Aspirationspneumonie annehmen, zumal die Temperatur dauernd 39⁰ überstieg, auch Pyramidon sich als völlig refraktär erwies und die Senkung in der Folge auf 32 mm noch anstieg.

Am 7. August begannen wir mit der Streptomycinbehandlung von täglich 1 g, die nach einer Woche bereits das Fieber unter 37⁰ herabdrücken konnte, doch waren in der Folge noch stets subfebrile Zacken in den nächsten Wochen zu verzeichnen.

Am 23. August legten wir einen künstlichen Pneumothorax an, der einen recht guten Kollaps des Oberlappens zur Folge hatte, während der Unterlappen basal-dorsal und am Diaphragma sich als adhärent erwies. Dies veranlaßte uns am 20. September, eine Phrenicusexhairese vorzunehmen, obwohl damals bereits das Sputum negativ war, die Senkung allerdings noch keine Tendenz zur Abnahme erkennen ließ. Die Streptomycinbehandlung wurde bis zu einer Menge von 62,5 g bis zum 20. Oktober fortgesetzt, die Temperatur hatte sich unterdessen vollkommen normalisiert, doch betrug bei der Entlassung am 4. November die Senkung noch 19 mm. Die in der rechten Lunge vorhandenen Streuherde hatten sich unter der Streptomycinbehandlung beträchtlich rückgebildet, so daß der Röntgenbefund, Abb. 89, nur mehr von einer verstärkten Zeichnung sprechen konnte. Eine Kaverne war röntgenologisch nicht feststellbar, doch wiesen die basalen Partien noch eine sehr dichte homogene Schattenbildung auf; die, wie die Röntgenabbildung zeigt, den Oberlappen gegen die Spitze zu ausziehenden Stränge wurden in der Folge thorakokaustisch durchtrennt.

Der beschriebene Fall, eine akute Phthise, vergesellschaftet mit einer mit Recht so gefürchteten Aspirationsaussaat in den Unterlappen, die zu einer käsigen Pneumonie geführt hat, aber auch in die andere Lunge bereits broncho-

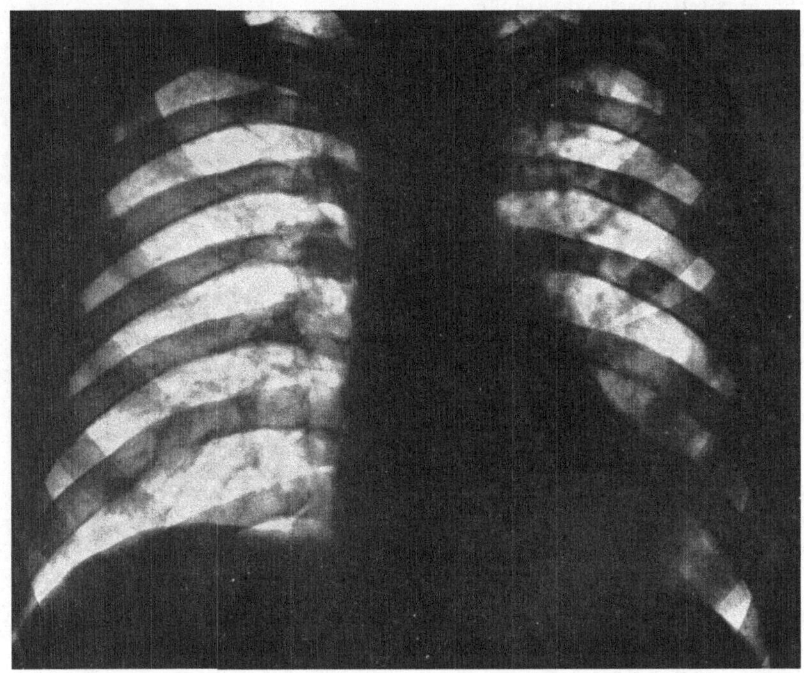

Abb. 88. Akut phthisischer Prozeß vorwiegend der linken Lunge mit großer Kaverne im Oberlappen und dichten Aspirationsherden im Unterlappen, Streuherde in der rechten Spitze (11. 7. 1949).

gene Herde gesetzt hat, verliert durch Streptomycin rasch ihren bösartig-toxischen Charakter und es gelingt durch Phrenicusexhairese und künstlichen Pneumothorax einen ausreichenden Lungenkollaps herbeizuführen. Es läßt sich wohl ruhig behaupten, daß hier erst das Streptomycin den Fall kollapsreif gemacht hat, denn die Akuität des Prozesses im Verein mit dem Mangel an Einseitigkeit der tuberkulösen Lungenveränderungen wären in diesem Fall wohl als Kontraindikation zur Anlegung des künstlichen Pneumothorax zu bewerten gewesen. Sie ging in diesem Fall der Phrenicusexhairese voraus. Die umgekehrte Reihenfolge wäre gleichermaßen indiziert gewesen. Auch das rasche Verschwinden der Bazillen aus dem Auswurf verdient erwähnt zu werden.

Ich möchte mit der Aufzeigung der Streptomycinwirkung bei fieberhaften Phthisen durchaus nicht den Glauben erwecken, daß es mit seiner Hilfe etwa möglich wäre, bei jedem Fall eines fieberhaften phthisischen Prozesses einen Erfolg zu erzielen. Das ist schwer a priori zu beurteilen und man wird sich hüten müssen, dieses kostspielige Mittel wochen- oder gar monatelang bei aussichtslosen Fällen zu verpulvern. Gelingt es nicht, bei phthisischen Prozessen innerhalb von zwei bis drei Wochen die Temperatur zur Norm herunter zu bringen, wobei man versuchen kann, durch ein bis zwei Wochen täglich 2 g zu geben — nach meiner Erfahrung fast immer erfolglos —, dann scheint ein Erfolg der Streptomycinbehandlung unwahrscheinlich und man wird die weitere Behandlung einzustellen berechtigt sein. In diesem Zusammenhang möchte ich auf einen gewissen Parallelismus hinweisen zwischen Streptomycin und Pyramidon, welch letzteres sich bei der fieberhaften hämatogenen Tuberkulose im Gegensatz zum phthisischen Fieber meist als wirkungslos erweist.

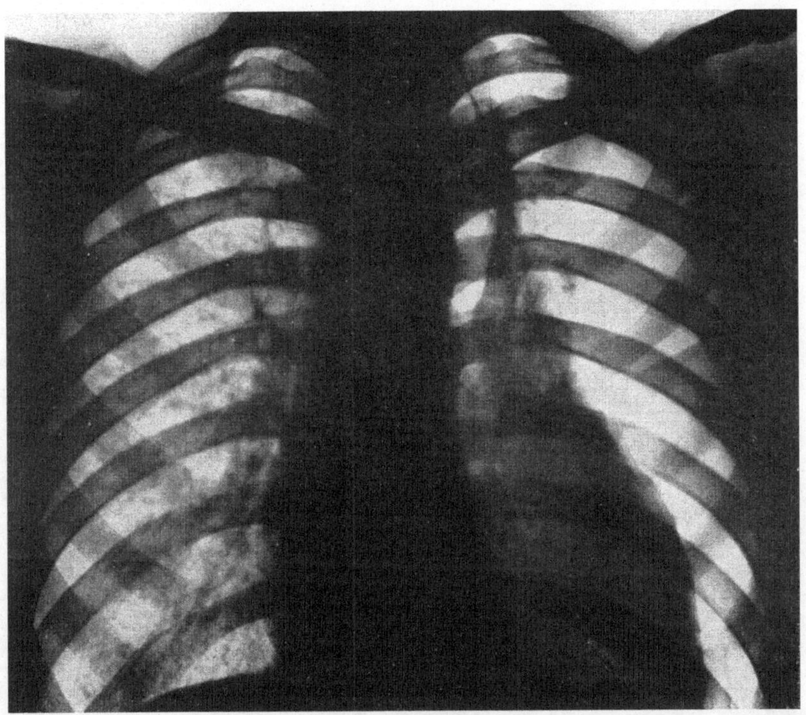

Abb. 89. Pneu links angelegt, Streuherde in der rechten Spitze unter Streptomycin rückgebildet.

Das soll aber nicht heißen, daß eine pyramidonrefraktäre Phthise nicht durch Streptomycin entfiebert werden kann und umgekehrt.

Wie im Kapitel Kollapstherapie ausgeführt, stellt der akute Charakter eines phthisischen Prozesses eine gewisse Kontraindikation zur Anlegung eines künstlichen Pneumothorax dar, und ich scheue im allgemeinen vor diesem Eingriff dann zurück, so lange noch hohes Fieber herrscht und warte vorerst ab, ob nicht eine spontane Temperaturremission eintritt. Bei derartigen Fällen nun besteht meiner Erfahrung nach, sofern es sich um frische Erkrankungen handelt, eine unbedingte Indikation zur Streptomycintherapie. Man hat hier wirklich den Eindruck, daß der Erfolg der Behandlung darin besteht, daß aus der akuten Phthise sich das Bild der chronischen entwickelt, daß erst das Streptomycin den Fall kollapsreif macht, hier reif zur Anlegung des künstlichen Pneumothorax. Insbesondere fallen auch jene Fälle darunter, die bei akuten phthisischen Erscheinungen den künstlichen Pneumothorax deshalb kontraindiziert erscheinen lassen, weil Streuherde auf der besseren Seite keineswegs als inaktiv zu bewerten sind. Unter Streptomycin bilden sie sich zurück und wenn nunmehr der Kranke entfiebert ist, so besteht keinerlei Gegenanzeige mehr, den künstlichen Pneumothorax anzulegen. Hierher gehören auch Fälle von massiver Aspiration, wie sie häufig nach Hämoptoen beobachtet werden können und zu lobulär-käsigen Prozessen oder gar ausgesprochenen käsigen Pneumonien im Unterlappen Veranlassung geben. Wie schon anderwärts ausgeführt, ziehe ich in diesen Fällen als ersten kollapschirurgischen Eingriff die passagere Phrenicusausschaltung vor, der ich erst nachher den künstlichen Pneumothorax folgen lasse. Hierfür ein Beispiel Fall 59.

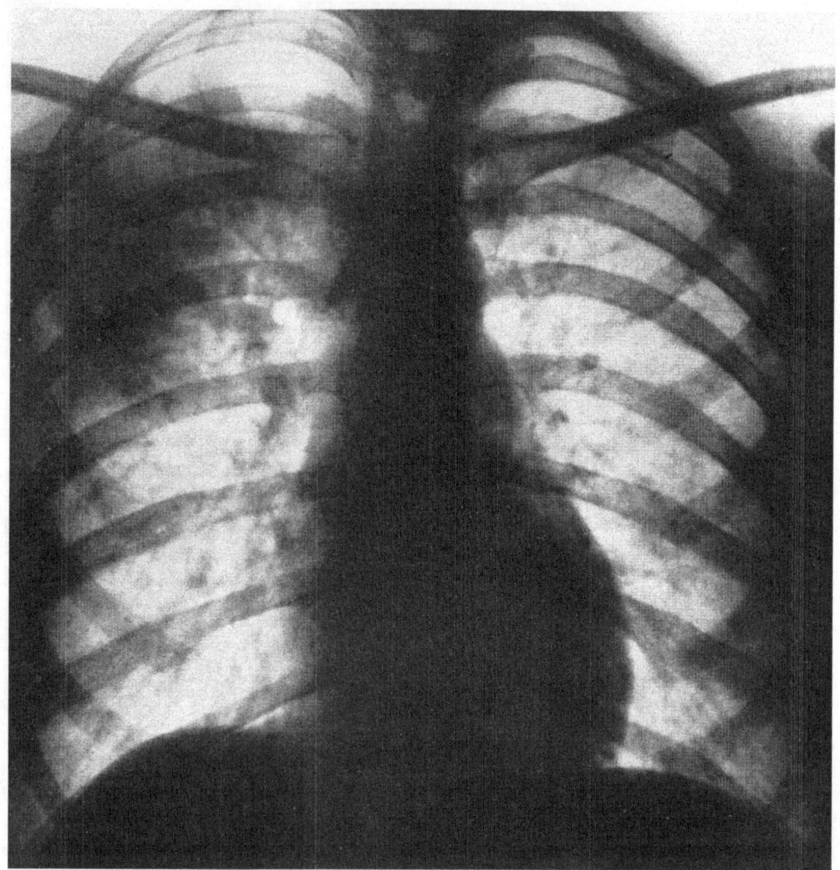

Abb. 90. Käsig-pneumonische Oberlappenphthise rechts, kleine Zerfallshöhle nicht erkennbar.

Fall 59. Am 23. Juli 1949 gelangte die 22jährige Hilfsarbeiterin M. H. an der Abteilung zur Aufnahme, die bis zum 5. Juli immer vollkommen gesund war. An diesem Tag stellte sich bei ihr hohes Fieber ein, das in den nächsten Tagen etwas zurückging. Jedoch bekam sie etwas Stechen, Husten mit mäßigem Auswurf, daneben etwas Kopfschmerzen. Sie wurde daraufhin am 13. Juli von der Ambulanz unseres Spitals in der Annahme einer Oberlappenpneumonie auf die Barackenabteilung aufgenommen, wo eine Sulfonamidtherapie eingeleitet wurde, die völlig ohne Effekt blieb, doch konnte mit Pyramidon das Fieber herabgedrückt werden. Da auch ein positiver Sputumbefund erhoben wurde, erfolgte ihre Transferierung an die II. medizinische Abteilung.

Hier zeigt die Patientin Temperaturen über 39°, einen hochtoxischen phthisischen Aspekt und die Erscheinungen einer pneumonischen Infiltration im rechten Oberlappen mit hochbronchialem Atmen und klingendem, fein- bis grobblasigem Rasseln. Die Senkung betrug 29 mm, das Sputum enthielt reichlich Bazillen. Leukozytenzahl 6150.

Der Röntgenbefund, Abb. 90, ließ ein dichtes, verwaschenes, inhomogenes Infiltrat im rechten Oberlappen erkennen. Infraclaviculär waren lufthältige, eingescheidete Bronchien und in gleicher Höhe eine kleine Aufhellung zu sehen. Die übrige Lunge frei. Wir begannen sogleich am 27. Juli mit 1 g Streptomycin täglich und ließen zwei Tage später eine Phrenicusquetschung durchführen. Bereits am 3. August war die Temperatur normal und überstieg auch in der Folge nur einige Zehntel Grade 37⁰. Am 18. August legten wir den künstlichen Pneumothorax an und am 27. setzten wir die Streptomycinmedikation auf $^1/_2$ g herab. Obwohl der Lungenkollaps kein vollständiger war, war bereits am 14. September der Sputumbefund negativ und am 11. Oktober die Senkung auf 7 mm abgesunken. Am 28. Oktober komplettierten wir den unvollständigen Pneumothorax durch eine Thorakokaustik, wobei es gelang, die den Oberlappen gegen die Spitze zu ausgespannt haltenden Stränge und Membranen zu durchtrennen, hingegen mußte eine breitere, an der Lappengrenze inserierende Membran als nicht durchtrennungsfähig stehen gelassen werden.

Die Streptomycinbehandlung wurde mit insgesamt 70 g am 12. November abgeschlossen und Patientin mit dauernd negativem Sputumbefund am 24. zum Antritt eines Heilstättenaufenthaltes entlassen.

Es handelt sich also hier um eine unter dem Bild einer käsigen Oberlappenpneumonie akut einsetzende Phthise, die unter Streptomycin und gleichzeitiger Zwerchfellausschaltung rasch entfiebert werden konnte, worauf ein künstlicher Pneumothorax mit nachfolgender Thorakokaustik einen vorzüglichen Kollaps des erkrankten Oberlappens und baldige Bazillenfreiheit des Falles bewirkte.

Eine nicht unbeträchtliche Rolle spielt das Streptomycin in der Indikationsstellung zu kollapschirurgischen Eingriffen. Und da sind es bekanntlich Streuherde der besseren Seite, die die Gefahr in sich bergen, als Ausgangspunkt einer phthisischen Entwicklung sich zu erweisen. Nur zu häufig ist es der Eingriff selbst, der hier als auslösende Ursache fungiert und mit Recht wird ein solcher eine Gegenanzeige darstellen. Hier erweist sich nun das Streptomycin in der Mehrzahl der Fälle als erfolgreiches Mittel, solche Streuherde zum Verschwinden oder zur weitgehenden Rückbildung zu bringen und damit erst den Eingriff zu erlauben und zu einem gefahrlosen zu gestalten. Wie lange in solchen Fällen Streptomycin gegeben werden muß, dafür läßt sich keine fixe Regel aufstellen, darüber muß die Röntgenkontrolle entscheiden, das hängt natürlich auch von der Ausdehnung des Streuungsprozesses ab. In manchen Fällen mag man mit 30 g das Auslangen finden, in anderen wird man 80 bis 90 g benötigen. Natürlich wird auch die Durchführung der Operation und die anschließende Nachbehandlung unter Streptomycinschutz vorgenommen. Diesbezügliche Beispiele finden sich ja im lungenchirurgischen Teil dieses Buches.

Gelingt es auch mit der intramuskulären Streptomycintherapie, frische Kavernen zur Ausheilung oder, vorsichtiger gesagt, zum Verschwinden im Röntgenbild zu bringen, so ist ein solches von älteren nicht zu erwarten. Bei diesen kann aber durch die intrakavitäre Einverleibung von Streptomycin ein oft überraschender Erfolg erzielt werden. Hierfür stehen fünf Methoden zur Verfügung: 1. Die Inhalation mittels Aerosolapparat, 2. die direkte Einspritzung in die Kaverne, 3. die Monaldische Methode der Kavernensaugdrainage, 4. die Kavernostomie und 5. die unblutige Speleostomie nach Maurer. Die Inhalationsmethode gilt im allgemeinen als wenig erfolgversprechend, mir fehlen darüber eigene Erfahrungen. Alle andern aber habe ich zu erproben Gelegenheit gehabt und mit ihnen Erfolge erzielen können. Die direkte Einspritzung von Streptomycin in die Kaverne oder auch mehrere Kavernen desselben Patienten — am besten unter dem Röntgenschirm — vermag unter allmählicher Verkleinerung, Negativwerden des Sputums und schließlich völligem Verschwinden des Cavums jedenfalls manchmal Vorzügliches zu leisten; wie es mit den Dauererfolgen aussieht, darüber läßt sich allerdings jetzt schon ebensowenig ein Urteil fällen, wie über die drei anderen Methoden, die ja im wesentlichen nicht sehr different sind. Meine eigenen Erfahrungen beziehen sich hauptsächlich auf die Monaldi-Drainage und die Kavernostomie. Als Beispiel für erstere sei folgender Fall angeführt.

Fall 60. Die 25jährige Pharmazeutin E. H. gelangte am 8. Juli 1948 an der Abteilung zur Aufnahme. Sie soll im Jahre 1944 viermal an einer Pneumonie mit exsudativer

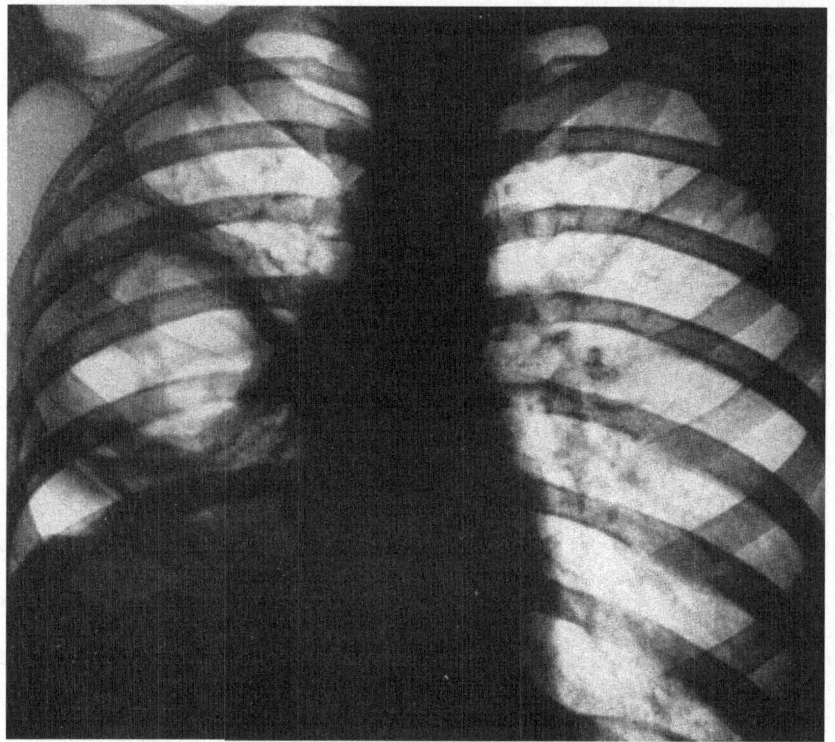

Abb. 91. Riesenkaverne im rechten Unterlappen. Zustand nach Phrenicusexhairese.

Pleuritis erkrankt gewesen sein, wobei das Sputum positiv war. Ein künstlicher Pneumothorax war nicht anlegbar. Angeblich soll in der Folge das Sputum wieder negativ geworden sein und Patientin fühlte sich relativ wohl bis Mitte April 1948. Da begann sie zu fiebern, es trat Husten auf, dem sich später auch Auswurf zugesellte, sie nahm 7 kg an Gewicht ab und war sehr müde. Anfangs Juni stieg die Temperatur zeitweise bis 40^0 an, auch trat Heiserkeit auf. Sie wurde am 17. Juni ins Krankenhaus Lainz eingewiesen, wo ich sie auf der Abteilung Prof. K u n z erstmalig zu sehen Gelegenheit hatte. Es bestand hohes Fieber und der Röntgenbefund, Abb. 91, zeigte eine Riesenkaverne im rechten Unterlappen. Wir besprachen die Vornahme einer Phrenicusexhairese mit nachfolgender Kavernensaugdrainage zwecks Streptomycinbehandlung der Kaverne. Zu letzterem Behuf wurde sie, nachdem Prof. K u n z die Phrenicusexhairese durchgeführt hatte, auf meine Abteilung transferiert.

Die Temperaturen betrugen noch immer über 38^0, die Senkung 33 mm, im Sputum Bazillen positiv.

Am 13. Juli wird die Kavernendrainage vorgenommen und täglich $^1/_4$ g Streptomycin in die Kaverne durch den Monaldikatheter eingespritzt. Nach 14 Tagen sind die Temperaturen normalisiert, vor allem ließen die toxischen Symptome rasch nach und die Kaverne beginnt sich zu verkleinern. Wir hatten nicht erwartet, daß unter der Streptomycinwirkung die Kaverne zur Ausheilung gelangen könne, vielmehr nur deren Verkleinerung beabsichtigt, ehe an einen kollapschirurgischen Eingriff geschritten werden sollte. Aus Angst vor diesem verließ Patientin am 7. September die Abteilung, nachdem sie insgesamt 19 g Streptomycin erhalten hatte. Bei der Entlassung war die Kaverne kirschgroß, noch immer einige Bazillen im Sputum nachweisbar.

Im April 1949 hatte ich Gelegenheit, die Patientin wieder zu sehen. Sie teilte mit, daß im Dezember 1948 unter dem rechten Arm eine Fistel aufgetreten sei, die irgendwie mit der Kaverne in Verbindung gestanden wäre. Auf $1^1/_2$ Millionen Einheiten Penicillin sei diese wie auch die Drainagewunde abgeheilt. Eine nunmehr vorgenommene tomo-

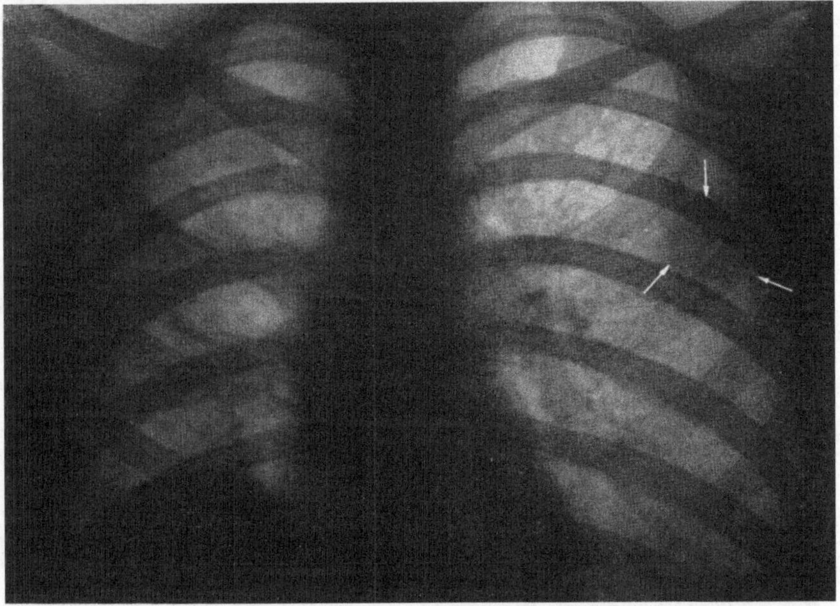

Abb. 92. Kaverne nicht mehr nachweisbar. Tochterinfiltrat im rechten Oberlappen ←—.

graphische Untersuchung der Lunge ließ nichts mehr von der Kaverne erkennen, hingegen fand sich ein Rundherd rechts infraclaviculär (Abb. 92) bei einer Senkung von 20 mm. Patientin wurde daher wieder aufgenommen, sie war vollkommen afebril und erhielt 42 g Streptomycin intramuskulär, was eine weitgehende Induration dieses frischen Herdes zur Folge hatte (Abb. 93). Auch war die Senkung auf 8 mm abgesunken.

Auch als Operationsvorbereitung zur Plastik ist ja bekanntlich die Kavernensaugdrainage heute noch im Gebrauch und sie gewinnt durch die Möglichkeit, auf diesem Wege Streptomycin intrakavitär einzuverleiben, an Wert. Jedenfalls wirkt sich das Streptomycin erfolgreicher aus als die recht problematische Saugdrainage, wir ziehen ihr allerdings heute die Kavernostomie vor, bei der die intrakavitäre antibiotische Behandlung als ein wesentlicher Heilungsfaktor anzusehen ist. Darüber Näheres im Kapitel Kavernostomie.

Wenn ich nunmehr noch kurz zu der Frage Stellung nehmen soll, wie weit das Streptomycin geeignet ist, nicht nur auf die eingedrungenen Erreger bakterizid oder bakteriostatisch zu wirken, sondern auch die spezifischen Abwehrkräfte des Organismus zu steigern, so möchte ich nur darauf verweisen, daß mir letzteres wenig wahrscheinlich erscheint. Denn ich konnte nur ausnahmsweise, wie im Falle 15, eine höhere Allergielage nach beendigter Streptomycinbehandlung durch die Auswertung des Tuberkulinintrakutantiters feststellen. Er ist gemeinhin außerordentlich nieder, überschreitet nur selten einen Wert von 1 : 1000, ja erreicht oft nicht einmal diesen. Ich befinde mich da allerdings in einem Widerspruch zu manchen anderslautenden Berichten.

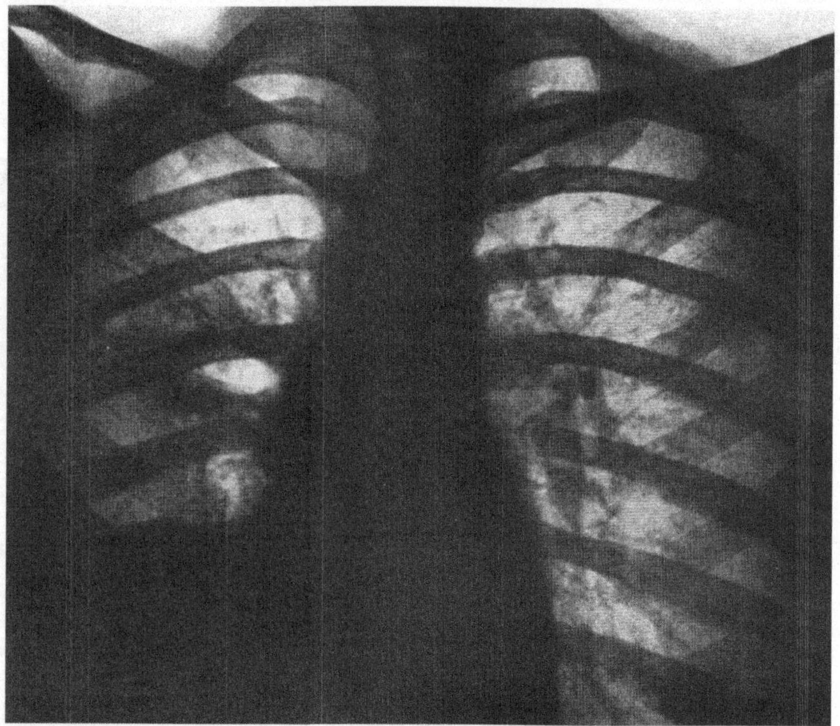

Abb. 93. Tochterinfiltrat unter Streptomycin rückgebildet. Die auf dem Film vorhandene Ringfigur erweist sich tomographisch nicht als Kaverne.

Darmtuberkulose.

Die Erfahrung hat gezeigt, daß das Streptomycin besonders günstige Erfolge bei den verschiedensten Formen der Schleimhauttuberkulose zeitigt. Hier sind es natürlich die als Ausscheidungstuberkulosen die Lungentuberkulose begleitenden spezifischen Prozesse, einerseits im Larynx, andererseits im Darm, die vorerst das besondere Interesse des Internisten wecken. Tatsächlich sind die bisherigen Erfahrungen auf diesem Gebiet sehr zufriedenstellend und auch hier gilt wieder dasselbe, was schon immer betont wurde, nämlich der rasche, günstige Einfluß auf das subjektive Befinden des Patienten.

Galt bisher die Ausbreitung eines phthisischen Prozesses auf den Darm als eine Komplikation, die den Fall so ziemlich als prognostisch infaust, insbesondere auch als nicht mehr geeignet zur Einleitung einer Kollapstherapie erscheinen ließ, so dürfte dieser Standpunkt dank des Streptomycins revidiert werden müssen. Ich verfüge über eine Reihe von Beobachtungen, bei denen eine vorliegende Darmtuberkulose nicht nur rasch ihre subjektiven Beschwerden alsbald verlor, sondern auch der objektive Befund sich so weit besserte, daß ein kollapschirurgisches Verfahren eingeleitet und dadurch eine volle Heilung herbeigeführt werden konnte. Es ist allerdings nicht immer mit Sicherheit fest-zustellen, ob diarrhoische Entleerungen bei einer Lungenphthise auch wirklich als Symptom einer Enterophthise zu werten sind. Doch wird man sich im Zweifelsfall nicht scheuen, eine Streptomycinbehandlung einzuleiten, deren Erfolg bis zu einem gewissen Grad eine Diagnose ex juvantibus gestattet. Ich

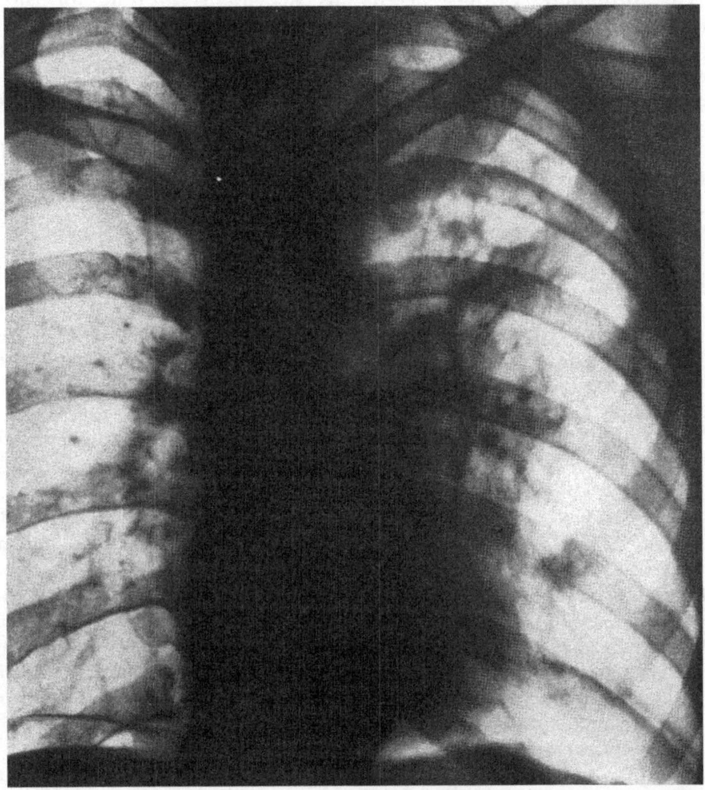

Abb. 94. Akut exacerbierende Phthise der linken Lunge bei bestehender Darmtuberkulose. Reste eines Pneumoperitoneums noch erkennbar.

möchte allerdings nicht verabsäumen, auf die Erfahrungstatsache hinzuweisen, daß bei der Darmtuberkulose auch mit den Sulfonamiden nicht so selten ein guter Erfolg zu erzielen ist. Hier ist es besonders das Sulfoguanidin, das sich mir bewährt hat. Läßt dieses Präparat aber im Stich, dann ist Streptomycin um so mehr indiziert. Oft schon nach wenigen Tagen hören die diarrhoischen Stuhlentleerungen auf, die manchmal vorhan-denen schmerzhaften Sensationen im Abdomen sistieren, Appetit und Allgemeinbefinden heben sich und nach zwei bis drei Wochen ist eine normale Verdauungstätigkeit feststellbar, die nach meinen Erfahrungen auch in der Folge anhält. Freilich gilt dies nicht von allen Fällen; allzuweit vorgeschrittene und bösartig verlaufende können sich auch refraktär verhalten, doch erlaubt die Ausdehnung des Lungenbefundes keinen Anhaltspunkt für die voraussichtliche Wirkung des Streptomycins. Wir haben bisher in der Mehrzahl der Fälle mit der intramuskulären Applikation bei der Darmtuberkulose so befriedigende Resultate erzielt, daß wir uns nicht veranlaßt gesehen haben, die

Methode der Behandlung mittels Klysma anzuwenden. Nur in einem Fall einer schweren Enterophthise, bei der bereits eine Kolostomie angelegt worden war, entschlossen wir uns, die ulceröse Proktitis mit Streptomycineinläufen zu behandeln und dies mit gutem Erfolg. Als Beispiel einer Enterophthise Fall 61.

Fall 61. Der 26jährige Hochschüler F. S. gelangte am 1. Oktober 1948 an der Abteilung zur Aufnahme. Er soll bereits als siebenjähriges Kind an einem Lungenspitzenprozeß links gelitten haben. Im Mai 1946 traten bei ihm Stechen in der linken Brustseite, etwas Husten, Temperaturen bis 38⁰, Müdigkeit und Abgeschlagenheit auf. In der Heilstätte Grimmenstein wird im Juni dieses Jahres eine linksseitige kavernöse Oberlappentuberkulose mit Streuherden rechts festgestellt. Der angelegte Pneumothorax ist inkomplett und wird durch eine Phrenicusausschaltung ergänzt. Doch bleibt das Sputum in der Folge positiv und nach einem dreimonatigen Aufenthalt daheim muß er im Juni 1947 wieder in Grimmenstein aufgenommen werden, wo er bis Oktober verbleibt. Der allmählich verschwartende Pneumothorax wird aufgelassen. Im November 1947 auftretende Magenbeschwerden, denen eine hypersekretorische Gastritis zugrunde lag, werden diätetisch behandelt. Er kommt im Mai 1948 in die Heilstätte Baumgartnerhöhe und wird ein Monat später nach Grimmenstein verlegt. Dort verschlechtert sich sein Zustand merklich. Es tritt wieder Fieber bis 39⁰ auf, wesentliche Gewichtsabnahme, Durchfälle stellen sich ein, die als Darmtuberkulose angesehen werden. Ein am 8. September 1948 angelegtes Pneumoperitoneum hat wenig Erfolg. Der Lungenbefund als mehr exsudative kavernöse Phthise des linken Obergeschosses, war durch frische Streuung im linken Untergeschoß kompliziert. Mit dem Ersuchen, durch eine Streptomycinbehandlung dem Fortschreiten des Leidens vielleicht doch Einhalt gebieten zu können, erfolgte am 1. Oktober 1948 die Transferierung an die Abteilung.

Hier bot der Patient das Bild eines recht bedrohlichen Zustandes. Stark abgemagert, hochfiebernd — die Tageshöchsttemperaturen schwanken zwischen 39 und 39,7⁰ —, zeigt der Lungenbefund, Abb. 94, eine infraclaviculär gelegene Kaverne links mit allenthalben verwaschenen Infiltratschatten in der linken Lunge. Auch waren unter dem Zwerchfell noch Reste des Pneumoperitoneums sichtbar. Das Sputum war positiv, die Senkung betrug 29 mm, die Stühle waren meist dünnflüssig, Patient klagte über diffuse Bauchschmerzen. Der Röntgenbefund des Dickdarms zeigte bei der oralen Passage Reizerscheinungen im proximalen Colon (S t i e r l i n sches Symptom), bei der Irrigoskopie werden deutliche Unregelmäßigkeiten des lateralen Konturs im Coecum, sowie feine Zacken- und Häkchenbildungen am Coecalpol erkannt. Im oberen Quercolon finden sich fleckige Wandbeschläge zum Teil von landkartenartiger Begrenzung.

Nachdem sohin auch der Röntgenbefund das Vorliegen ulceröser Schleimhautveränderungen im Dickdarm sehr wahrscheinlich gemacht hatte, erschien die Diagnose Enterophthise kaum mehr zweifelhaft und wir begannen daher am 9. Oktober mit einer Streptomycinbehandlung von 1 g täglich. Fünf Tage später überschritt die Temperatur nicht mehr 38⁰ und nach zwei Wochen nicht mehr 37,5. Parallel damit ging ein rasches Schwinden der subjektiven Beschwerden, eine Normalisierung der Stühle, eine Abnahme der Sputummengen. Die Temperaturen blieben vorerst noch leicht subfebril, um in der Folge normal zu werden. Nachdem Patient so in drei Monaten über 15 kg an Gewicht zugenommen hatte und seine Senkung auf 14 mm abgesunken war — er hatte bereits 100 g Streptomycin erhalten —, wurde am 17. Jänner 1949 von Prof. S t a r l i n g e r die Pneumolysenoperation vorgenommen, der am 27. ein zweiter ergänzender Eingriff zur Vergrößerung der Höhle folgte. Auch diese Eingriffe erfolgten noch unter Streptomycinschutz, so daß Patient bis 6. Februar insgesamt 130 g Streptomycin erhalten hatte.

In der Folge wird die Pneumolysenhöhle, Röntgen Abb. 95, regelmäßig nachgefüllt, die Gewichtszunahme erhöht sich auf 24 kg bis zur Entlassung des Patienten am 29. März, die Senkung betrug 5 mm und der Sputumbefund war negativ geworden.

Eine Röntgenkontrolle des Dickdarms ließ nunmehr keine deutlichen Häkchenbildungen mehr erkennen, auch das Relief im Ascendens erscheint nur unwesentlich verändert. Bei einer Nachuntersuchung im November 1949, sowie im Juni 1950 erweist sich der günstige Erfolg als anhaltend, der extrapleurale Pneumothorax wird regelmäßig nachgefüllt.

Wir haben es also hier mit einer älteren kavernösen Phthise zu tun, die einerseits unter dem Bild akuter Propagation exsudative Streuungen, andererseits die Erscheinungen einer Darmtuberkulose aufwies. Unter Streptomycin gelang es, nicht nur die akuten phthisischen Erscheinungen, sondern auch die Enterophthise so weit zum Rückgang zu bringen, daß der Patient einem kollapschirurgischen Eingriff mit Erfolg unterzogen werden konnte, der eine Ausheilung des phthisischen Oberlappenprozesses erwarten lassen darf.

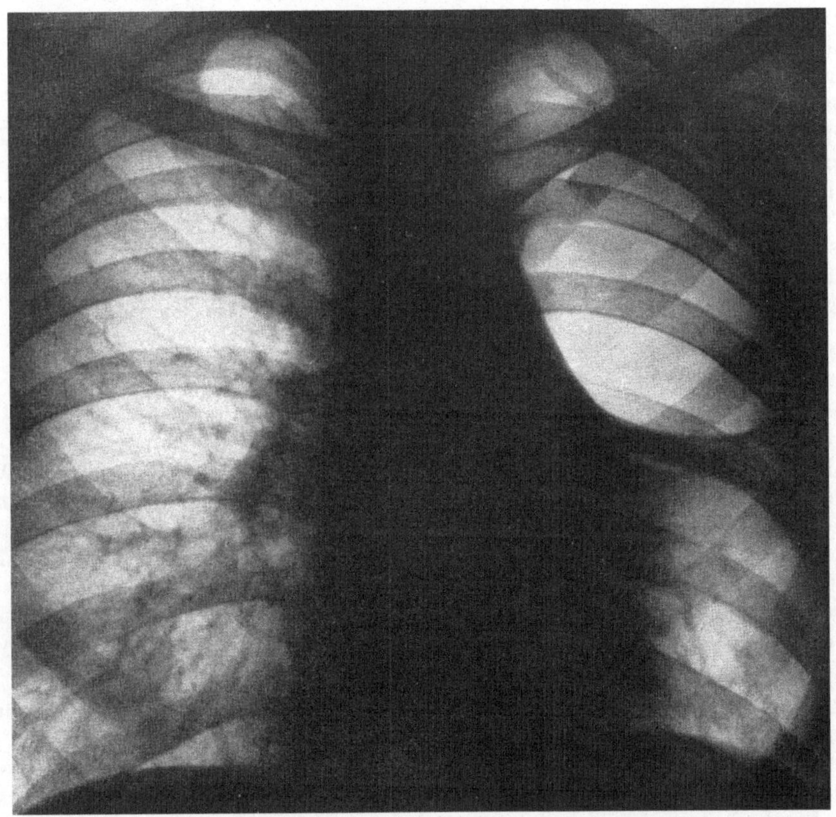

Abb. 95. Zustand nach angelegter extrapleuraler Pneumolyse.

Larynxtuberkulose.

Führt eine Larynxtuberkulose oder eine solche der Epiglottis zu stärkeren Schmerzen, so kann dadurch die Ernährung des Patienten wesentlich behindert sein. Die quälenden Schluckbeschwerden sind oft durch die üblichen laryngologischen Maßnahmen, durch eine medikamentöse Behandlung, Ätzung, Kauterisation, dann galvanokaustischen Tiefenstich, Alkoholinjektionen in den Nervus laryngeus superior oder dessen Resektion, oder eine Bestrahlungstherapie nur mangelhaft zu beeinflussen. Man wird sich bei der oft ausgezeichneten Wirkung des Streptomycins mit all diesen Verfahren heute nicht mehr lange abgeben, sondern gleich zum Streptomycin greifen, das sich hier in der Tat fast immer rasch als wirksam erweist, wenigstens was die Behebung der subjektiven Beschwerden betrifft und das ist ja meist auch das wichtigste. Denn eine nicht unbeträchtliche Zahl der Larynxphthisen ist ja vermöge ihres Lungenbefundes ohnehin nicht mehr zu retten. Aber man ist immer wieder beeindruckt, wie rasch auch bei schwer vorgeschrittenen Phthisen das Streptomycin die quälenden Beschwerden des Patienten oft in wenigen Tagen beseitigt, oder doch wesentlich mildert; auch hier hinkt der objektive Befund nach. Wir hören nicht so selten von Patienten, daß sie sich wesentlich besser fühlen, auch wenn sich das laryngologische Bild noch keineswegs irgendwie geändert hat. Doch zeigt sich in einer recht großen Zahl von Fällen, daß unter Streptomycinbehandlung eine rasche und weitgehende Rückbildung der tuberkulösen Veränderungen im Larynx objektiv nachweisbar ist, die bis zum völligen Verschwinden aller pathologischen Erscheinungen und damit praktisch zur Ausheilung führen können. Es sind mehr die ulcerösen Veränderungen, die auf Streptomycin so günstig reagieren als proliferative Prozesse im Kehlkopf. Man kann wohl unbestritten sagen, daß kein anderes therapeutisches Verfahren so rasche und weitgehende Erfolge in der Behandlung der Larynxtuberkulose aufweisen kann wie das Streptomycin. Natürlich gibt es auch hier gelegentlich Versager, Fälle, bei denen zwar anfänglich ein Rückgang in den tuberkulösen Veränderungen nachweisbar ist, die aber einer durchgreifenden Besserung nicht fähig zu sein scheinen.

Urogenitaltuberkulose.

Auf die Therapie der Urogenitaltuberkulose soll hier nicht näher eingegangen, nur kurz darauf hingewiesen werden, daß nach unseren Erfahrungen das Streptomycin durch das rasche Verschwinden tuberkulöser Knötchen und ulceröser Veränderungen in der Blase innerhalb weniger Tage oder Wochen seine Wirkungsweise sehr überzeugend erscheinen läßt, vor allem auch hier die oft quälenden subjektiven Erscheinungen in Kürze zu beseitigen in der Lage ist. Weniger günstig sind allerdings die Wirkungen, wenn ein verkäsender Prozeß in der Niere vorliegt. Wie zu erwarten, sprechen die Prostatitis und Epidymitis tuberculosa nach unseren allerdings spärlichen Erfahrungen auf Streptomycin kaum an.

Ein sehr dankbares Gebiet der Streptomycintherapie stellt die Behandlung tuberkulöser *Fisteln*, die ja oft eine wahre Crux medici sind, dar. Das gilt nicht nur von Fisteln, die nach Durchbruch tuberkulöser Lymphome oder ihrer operativen Ausräumung bestehen bleiben, von solchen nach Knochen- und Gelenkstuberkulose, wie auch von solchen nach spezifischen periproktitischen Abszessen, sondern auch von denen, die wir gelegentlich selbst verschulden, und zwar durch die Punktion tuberkulöser Pleuraempyeme. Weiters erwähne ich hier nicht heilenwollende und dauernd sezernierende Operationsnarben nach Entfernung tuberkulöser Organe, z. B. nach Nephrektomie wegen Nierentuberkulose. Ich sah derartige Fisteln nach intramuskulärer Streptomycininjektion sich überraschend schnell schließen, ohne jede Lokalbehandlung, doch halte ich letztere im allgemeinen für die Methode der Wahl, bzw. bei größerer Ausdehnung kombiniert mit der intramuskulären Injektion. Die Lokalbehandlung kann in der Weise durchgeführt werden, daß das Streptomycin bei breiter Fistelöffnung direkt in Substanz eingebracht wird, oder mittels eines hochkonzentrierte Streptomycinlösung enthaltenden Tampons oder Streifens; besonders zweckmäßig aber hat sich uns die Umspritzung des Fistelganges mit Streptomycin erwiesen, wobei täglich $^{1}/_{4}$ bis $^{1}/_{2}$ g benötigt wird. Auch eine 10- bis 25%ige Streptomycinsalbe hat uns gelegentlich gute Dienste geleistet.

V. Spezifische Diagnostik und Therapie.

A. Diagnostik.

Schon der Kochsche Grundversuch hatte gezeigt, daß die tuberkulöse Infektion zu einer Änderung in der Reaktionsweise des tuberkulös infizierten Meerschweinchens, also zu Allergieerscheinungen führt. Injiziert man einem infizierten Tier neuerdings Tuberkelbazillen, so führt diese zweite Infektion zu einer schnelleren und stürmischeren Gewebsreaktion mit Nekrosebildung am Orte der Injektion, wobei die regionären Lymphknoten unbeteiligt bleiben. Schon K o c h hat dieses differente Verhalten als Ausdruck einer Immunitätsreaktion angesehen und seither hat sich mit dem Thema Immunität-Allergie eine große Zahl von Autoren befaßt, ohne zu einer einheitlichen Auffassung zu gelangen. Nicht alle Nachuntersucher konnten den Kochschen Grundversuch bestätigen. Es scheint auf die Versuchsbedingungen anzukommen, unter denen er durchgeführt wird. So konnte K a l b f l e i s c h zeigen, daß bei primär nur leicht erkrankten Kaninchen die tuberkulöse Superinfektion von der primären in ihrem Verlauf nicht abweicht. Die Superinfektion des schwerkranken Kaninchens aber zeigt auch nur dann das typische Verhalten der Sekundärinfektion mit Geschwürsbildung, wenn die Tuberkelbazillen in die Haut einverleibt werden, nicht aber ins Pankreasmesenterium oder in die Konjunktiva. Die Mehrzahl der Autoren anerkennt zwar die Beziehungen zwischen Allergie und Immunität, gelangt aber zu dem Schluß, daß sie in keiner Weise gesetzmäßig aneinander gebunden sind.

Bald nach der Entdeckung des Tuberkulins durch Robert Koch konnte gezeigt werden, daß dieses, die Endotoxine der Tuberkelbazillen enthaltend, beim Gesunden, d. h. wirklich Tuberkulosefreien und Tuberkuloseerkrankten bzw. Infizierten, eine verschiedene Wirkung hervorruft. Während ersterer sich gegenüber dem Tuberkulin vollkommen reaktionslos verhält, löst es bei letzterem bestimmte Erscheinungen, die sehr verschieden sein können, aus. Wir bezeichnen bekanntlich seit P i r q u e t dieses vom Normalen abweichende Verhalten als *Allergie.* Nur ein Organismus, in dem sich ein tuberkulöser Herd befindet, reagiert auf Tuberkulin. Das Wesentliche in dem Ablauf der Tuberkulinwirkung stellt nun die Wechselbeziehung zwischen ihm und dem tuberkulösen Herd dar, die *Herdreaktion.* Wir müssen uns vorstellen, daß diese immer vor sich geht, auch wenn sie klinisch in keiner Weise in Erscheinung tritt. Wohl aber kann sie deutliche klinische Symptome hervorrufen. So können tuberkulöse Herde in der Lunge nach Tuberkulininjektion auskultatorische Erscheinungen bieten, wie Zunahme der Dämpfung, Rasselgeräusche, die früher nicht zu hören waren, Auslösung einer Hämoptoe, pleurale Reizerscheinungen mit Zunahme der Schmerzphänomene, vermehrte Resorption pleuraler Ergüsse mit Steigen der Diurese, Positivwerden eines früher negativen Auswurfs, Exacerbation von Schwellung und Schmerzen in an Poncet-Rheumatismus leidenden Gelenken, vermehrte Sekretion tuberkulöser Fisteln, Exacerbation an Herden sogenannter chirurgischer Tuberkulose und anderes mehr. Diese Herdreaktionen verursachen vielfach auch Allgemeinsymptome, in erster Linie Temperaturerhöhungen, wir sprechen von *Allgemeinreaktion* nach Tuberkulin. Für die diagnostische Bewertung aber ist nicht die Herd- und Allgemeinreaktion, so wichtig und bedeutungsvoll sie ist, das Ausschlaggebende, sondern die **Lokalreaktion.** Es war bekanntlich v. P i r q u e t, der die nach ihm benannte Probe der kutanen Tuberkulinapplikation als erster in die Diagnostik einführte. In der Folge waren es M e n d e l und M a n t o u x, die die intrakutane Injektion angaben. Schließlich wäre noch die von Moro angegebene perkutane Verwendung des Tuberkulins anzuführen, bei der ein hochkonzentriertes Tuberkulin in die unverletzte Haut eingerieben wird. Bei allen diesen Methoden treten nun entzündliche Erscheinungen am Orte der Applikation auf, und zeigen so das Bestehen oder Fehlen einer Allergie an. Die intrakutane Methode ermöglicht es, durch Abstufung der jeweils zur Verwendung gelangenden Konzentrationen einen genauen Einblick in den Grad der Allergie zu erlangen; denn die Empfindlichkeit gegenüber dem Tuberkulin ist enormen Schwankungen unterworfen. So kann ein Tuberkulöser erst auf eine Konzentration 1 : 100 eine positive Reaktion aufweisen, ein anderer aber schon auf eine Konzentration von 1 : 100,000.000. Wir werden ersteren als wenig allergisch, schon beinahe als anergisch, letzteren aber als hoch allergisch bezeichnen dürfen. Der tuberkulosefreie Organismus ist anergisch, er reagiert auch auf unverdünntes Alttuberkulin nicht mit einer lokalen Reaktion. Die lokale Empfindlichkeit stellt sich erst einige Wochen nach der tuberkulösen Infektion ein. Sie bleibt im allgemeinen bestehen, so lange der tuberkulöse Herd nicht als völlig abgeheilt zu betrachten ist, und das ist in der Regel nicht der Fall. Auch praktisch durchaus gesunde Menschen beherbergen in ihrem Primärkomplex lebende Tuberkelbazillen, die sie als dauernd tuberkulin-allergisch erscheinen lassen. Freilich wird diese Tuberkulinallergie meist keine sehr hochgradige sein. Wir können annehmen, daß eine höhergradige Allergie bei solchen klinisch gesunden Menschen einen gewissen Schutz bietet gegen die Exacerbation des tuberkulösen Prozesses von den bestehenden Herden her (endogen) oder aber gegenüber neuerlichen tuberkulösen Infekten von außen her (exogen). Sehr verschieden gestaltet sich nun die Allergielage bei manifest Tuberkulösen. Da sehen wir vor allem, daß bei Schwerkranken die Allergie fast völlig fehlen kann, ihre Abwehrbereitschaft gegenüber dem Tuberkelbazillus so gut wie erloschen ist, wie bei der galoppierenden Phthise, im Endstadium der chronischen Lungenphthise. Solche Fälle, die wir als negativ anergisch bezeichnen, weisen einen völlig darniederliegenden Durchseuchungswiderstand auf, im Gegensatz zur positiven Anergie des Tuberkulosefreien. Wird der Organismus Herr über den tuberkulösen Infekt, so dokumentiert sich dies durch ein Ansteigen der Allergie, die Empfindlichkeit gegenüber dem intrakutan gegebenen Tuberkulin wird zusehends intensiver und bleibt es, wenn es dem Organismus gelingt, mit dem Infekt fertig zu werden. Erst dann nimmt die Allergie wieder ab und nähert sich jenem Zustand, den der praktisch Gesunde, aber tuberkulös Infizierte aufweist. Es läßt sich aber wohl im allgemeinen sagen, daß eine hohe Allergielage bei manifester Tuberkulose als prognostisch günstig anzusehen ist, hingegen muß eine weniger ausgeprägte Allergie noch keineswegs als prognostisch ungünstig bewertet werden. Denn wir sehen auch manchmal bei beginnender Tuberkulose, wie etwa einschmelzenden Frühinfiltraten, die durch einen Pneumothorax oft rasch einer Heilung zuzuführen sind, recht geringe Allergie. Dann kann auch eine solche bei jenen Fällen scheinbar manifester Tuberkulose gefunden werden, die ihre Erkrankung schon weitgehend überwunden haben und bei denen die sekundären Erscheinungen der Lungentuberkulose, wie Bronchiektasien, Emphysem, pleurale Schwarten das Krankheitsbild beherrschen. Außerdem ist zu berücksichtigen, daß Zustände, die mit der Tuberkulose an und für sich gar nichts zu tun haben, wie Masern und andere infektiöse Zwischenfälle, wie Pneumonie, Typhus, Diphtherie, Influenza, die Allergie vorübergehend herabsetzen. Aber auch prognostisch als günstig zu beurteilende Erscheinungen, wie eine Exsudation in die serösen Häute, kann nicht selten zu einer weitgehenden

Herabsetzung der Allergie führen. Und schließlich dürfen wir nicht außer acht lassen, daß die Tuberkulintherapie mit steigenden Dosen eine anergisierende Wirkung hat.

Die weite Verbreitung der tuberkulösen Infektion, insbesondere in den Großstädten Mitteleuropas, hat zur Folge, daß die Anstellung etwa der PirquetReaktion beim Erwachsenen fast immer positiv ausfallen wird. Sie wird daher im allgemeinen als diagnostisches Hilfsmittel nur selten eine brauchbare Handhabe bieten, denn ihr positiver Ausfall besagt lediglich, daß der Betreffende einmal mit Tuberkulose infiziert wurde und diese Infektion biologisch noch nicht völlig überwunden hat. Anders bei jungen Kindern, bei denen eine positive Pirquet-Reaktion Zeichen eines aktiven tuberkulösen Prozesses darstellt. Eher ist der völlig negative Ausfall dieser kutanen Untersuchungsmethode mit gewissen Einschränkungen diagnostisch verwertbar, läßt er doch im allgemeinen eine tuberkulöse Erkrankung ausschließen. Da muß aber auf das früher Gesagte hingewiesen werden, daß gerade ganz schwere tuberkulöse Erkrankungen sowohl akuter Natur, wie etwa die akute Phthise, aber auch vorgeschrittene chronische Phthisen mit darniederliegendem Durchseuchungswiderstand auf Tuberkulin kutan negativ reagieren. Nun stellt allerdings die Pirquet-Reaktion in dieser Hinsicht keine ganz verläßliche Untersuchungsmethode dar, da die kutane Methode weniger empfindlich ist als die intrakutane. Man kann sie, bei der mit konzentriertem Alttuberkulin geprüft wird, in ihrer Empfindlichkeit gleichsetzen einer intrakutanen Injektion einer Verdünnung von 1 : 1000. Injiziert man nun Pirquetnegative Individuen mit 0,1 ccm einer Lösung von 1 : 100, das ist 1 mg Alttuberkulin intrakutan, so wird man in manchen Fällen noch eine positive Reaktion erhalten. Unter Umständen kann man natürlich auch noch auf die Lösung 1 : 10 greifen. Die Intrakutanmethode ist somit die empfindlichste zur Prüfung der bestehenden Tuberkulinallergie, bzw. zur Feststellung der Tuberkulosefreiheit oder ihres Vorhandenseins. Auf die perkutane Tuberkulindiagnostik soll hier nicht näher eingegangen werden, da sie beim Erwachsenen keine Anwendung zu finden pflegt und überdies nicht sehr verläßlich ist. Auch die C a l m e t t e sche Ophthalmoreaktion, bei der eine 1%ige Tuberkulinlösung in den Konjunktivalsack instilliert wird, ist heute vollkommen verlassen, da sie nach Angaben zahlreicher Autoren nicht ungefährlich sein soll, auch ist sie durchaus nicht ganz verläßlich. Wir haben sie vor etwa 40 Jahren an der Klinik N e u s s e r recht fleißig angewandt, ohne daß ich mich an aufgetretene Schädigungen entsinnen könnte.

Wie aus Vorstehendem hervorgeht, läßt im allgemeinen eine einmalige kutane, perkutane oder intrakutane Injektion von Tuberkulin keine allzu großen Schlußfolgerungen zu. Einen besseren Einblick in die vorhandene Allergielage gewinnt man durch die sogenannte *intrakutane Auswertung* mit abgestuften Tuberkulindosen, d. h. man eruiert jene Tuberkulinkonzentration, bei der eben gerade noch ein eindeutig positiver Ausfall festgestellt werden kann. Ich bezeichnete diese Dosis als *Dosis reactiva minima*. Sie bildet den Ausgangspunkt für die weitere Verwendung des Tuberkulins, sei es in diagnostischer oder therapeutischer Hinsicht. Man geht praktisch in folgender Weise dabei vor: Tuberkulinlösungen werden nach dem dekadischen System in den Konzentrationen 1 : 10, 1 : 100 usw. hergestellt, als Verdünnungsflüssigkeit wird eine $^1/_4$%ige Karbollösung verwendet, die ein dauerndes Sterilbleiben der Lösung gewährleistet. Man bezeichnet die Lösung 10^{-1} mit I, 10^{-2} mit II usw. 1 : 1,000.000 ist gleich 10^{-6} mit VI. Es ist zu beachten, daß Tuberkulinlösungen, insbesondere die schwächeren Konzentrationen, mit der Zeit ihre Wirksamkeit einbüßen, sie sind daher nach etwa vier Wochen frisch zu bereiten. Es ist deshalb auch vor der Verwendung abgepackter Phiolen, die ja gewöhnlich keine Angabe über die Verwendungsdauer tragen, zu warnen. Man beginnt die Auswertung nun mit 0,1 ccm der Lösung VI und V. Wäre nun etwa der Ausfall bei VI negativ, bei V positiv, so stellt die Konzentration 1 : 100.000 die Dosis reactiva minima dar. Sind beide negativ, so gehe ich 48 Stunden nach Anstellung der Injektion auf die Lösungen IV und III über und lese abermals nach 48 Stunden ab. Die Beurteilung der positiven Reaktion erfolgt nicht so sehr nach dem, was man sieht, sondern nach dem, was man tastet. Nur eine deutliche Papelbildung wird als positive Reaktion gewertet, nicht etwa nur eine erythematöse Verfärbung der Haut. Wären nun VI und V beide positiv, so muß ich mit schwächeren Konzentrationen, also VII und VIII, weiter auswerten, gegebenenfalls auf IX und X usw. greifen. Hierbei wird sich ja schon der Unterschied in der Stärke der Reaktion, die wir mit +, ++, +++ zu bezeichnen pflegen, bemerkbar machen. Ist dies nicht der Fall, so muß allerdings der Verdacht entstehen, daß hier eine unspezifische Reaktion, in erster Linie ausgelöst durch die Karbollösung, hervorgerufen wurde. Vor diesem Irrtum schützt man sich, indem man 0,1 ccm der ¹/₄%igen Karbollösung als Kontrolle spritzt. Es kommt nicht so selten vor, daß nach Injektion höher konzentrierter Lösungen die ursprünglich negativ gebliebenen Injektionsstellen der schwächeren Konzentrationen nunmehr gleichzeitig mit den stärkeren aufflammen, also im nachhinein eine positive Reaktion geben. Dies muß mit einer Sensibilisierung des tuberkulösen Organismus durch das Tuberkulin erklärt werden. Eine hohe Tuberkulinallergie wird in diagnostisch fraglichen Fällen für das Bestehen eines aktiven tuberkulösen Prozesses verwertet werden können. Eine geringe, etwa erst auf die Konzentration III, läßt hingegen einen solchen nicht ausschließen. Findet man geringgradige fibröse Veränderungen, so ist es oft schwierig festzustellen, ob ein solcher Prozeß als aktiv anzusehen ist, bzw. irgend welche bestehende Beschwerden überhaupt als durch die tuberkulöse Erkrankung bedingt anzusehen sind. In solchen Fällen kann man sich nunmehr der *probatorischen Tuberkulininjektionen* bedienen, die bezwecken, bewußt über die Herd- eine Allgemeinreaktion hervorzurufen. Selbstverständlich muß man es vermeiden, hierdurch eine Reaktion auszulösen, die unerwünschterweise zu einer Propagation des tuberkulösen Prozesses führt, etwa eine Einschmelzung eines exsudativen Herdes hervorruft, eine Hämoptoe auslöst, kurz gesagt eine Tuberkulinschädigung des Prozesses bewirkt. Daß sich die diagnostische Anwendung von Tuberkulin in diesem Sinne dort, wo etwa ein positiver Sputumbefund die Diagnose ohnehin bereits restlos geklärt hat, verbietet, ist klar. Aber sie ist natürlich auch dort zu vermeiden, wo exsudative Herde den Verdacht auf einen progredienten Prozeß und damit die Gefahr eines Tuberkulinschadens nahelegen. Nur dort, wo nach der Natur der gefundenen Veränderungen bzw. des Fehlens solcher auf Tuberkulose verdächtigen überhaupt diese Gefahr ausgeschlossen werden kann, sollen die probatorischen Injektionen zur Klärung der Aktivitätsdiagnose vorgenommen werden. Hierbei wird subkutan injiziert und mit 0,2 ccm der zehnfach schwächeren Konzentration der Dosis reactiva minima begonnen, also etwa mit 0,2 der Lösung IV, wenn III die Dosis reactiva minima war. In zweitägigen Intervallen geht man nunmehr auf 0,2 der Dosis III, auf 1,0 der Dosis III (1 mg), 0,5 (5 mg) und 1,0 ccm (10 mg) der Dosis II über. Tritt auf eine dieser Injektionen Fieber auf, so spricht dies für die Aktivität des tuberkulösen Prozesses, wird aber die Injektion bis zu 10 mg reaktionslos vertragen, so kann die Aktivität des tuberkulösen Prozesses füglich in Zweifel gezogen werden, bzw. die vorliegende Erkrankung mit Wahrscheinlichkeit als nicht tuberkulös bezeichnet werden. Bei fieberhaften Erkrankungen wird man es vermeiden, sich dieser Methode zu bedienen, bei Subfebrilität gegebenenfalls etwas vorsichtiger in der Dosensteigerung fortschreiten. Als wichtigstes Kriterium bei der Verabreichung der probatorischen Tuberkulininjektionen müssen wir die Temperatursteigerung betrachten, dürfen aber nicht außer acht lassen, daß auch ohne diese Herdreaktionen und Allgemeinsymptome als positiv gewertet werden müssen.

B. Spezifische Therapie.

Bekanntlich haben sich die Hoffnungen, die man auf das Tuberkulin als Heilmittel gegen die Tuberkulose nach seiner Entdeckung durch Robert Koch gesetzt hat, nicht erfüllt; im Gegenteil, die ersten Versuche bei durchaus ungeeigneten Fällen schwerer und akuter Phthise mit viel zu hohen Dosen hatten eine ausgesprochen ungünstige Wirkung auf den Verlauf solcher Erkrankungen, charakterisiert durch eine Propagation des tuberkulösen Prozesses mit raschem tödlichem Ausgang. Man kann natürlich einen an akuter Tuberkulose Erkrankten mit Hilfe hoher Tuberkulindosen ebenso töten, wie man dies bewußt zur Feststellung der letalen Dosis am akut tuberkulös erkrankten Meerschweinchen bewerkstelligt. Es hat einige Zeit gedauert, bis nach diesem Debakel der sogenannten ersten Tuberkulinära man sich trauen konnte, das Tuberkulin in geeigneten Fällen und in wesentlich geringerer Konzentration wieder zu therapeutischen Zwecken heranzuziehen. Über seinen Wirkungsmechanismus ist eine kaum übersehbare Literatur angewachsen, in der es oft heftige Fehden zwischen Allergisten und Anergisten gab, also zwischen denen, die eine möglichste Hochhaltung der Allergie mit Hilfe des Tuberkulins anstrebten und jenen, die durch Erzielung einer Anergie die Giftempfindlichkeit des Organismus herabzusetzen bestrebt waren. Ich will hier auf diese, der Vergangenheit angehörenden wissenschaftlichen Streitfragen, um die es ja jetzt schon recht still geworden ist, wenn sie auch keineswegs zu einer restlosen Klärung aller Fragen geführt haben, ebensowenig eingehen, wie auf die Bestrebungen, durch Zusätze und „Entgiftungen des Tuberkulins" therapeutische Erfolge zu erzielen. Denn im wesentlichen ist der wirksame Bestandteil bei allen Tuberkulinen der gleiche und es besteht zwischen ihnen kein qualitativer, sondern ein quantitativer Unterschied. Freilich erscheint es zweckmäßig, das Tuberkulin von den beträchtlichen Ballaststoffen, wie sie im Alttuberkulin enthalten sind, zu befreien, da diese immerhin gewisse unspezifische Reaktionen herbeiführen können. Diesbezüglich verdient das albumosenfreie Tuberkulin eine gewisse Beachtung, das zum Beispiel in der Schweiz zur Anstellung der intrakutanen Auswertung bevorzugt wird. Auch muß es als ein entschiedener Fortschritt bezeichnet werden, daß es amerikanischen Forschern gelungen ist, die wirksame Proteinfraktion des Tuberkulins in großer Reinheit zu isolieren und zu zeigen, daß mit diesem Präparat (P. P. D. = Purified protein derivative) die Intrakutanauswertung in sehr verläßlicher Weise vorgenommen werden kann. Die auf dem synthetischen Nährboden von D o r s e t gezüchteten Tuberkelbazillen werden durch Hitze getötet, filtriert, gewaschen und eingedickt, mit Glyzerin und Phenol versetzt. Durch Ultrafiltration mittels eines Kollodium-Membranfilters werden sie gereinigt, sodann im Vakuum getrocknet und mit Äther extrahiert. Es bleibt ein gelbbraun gefärbtes Pulver mit dem konstanten Molekulargewicht von 2000 zurück. Von dem entsprechend verdünnten Präparat wird eine Menge von 0,00002 mg intrakutan injiziert. Dies entspricht einer Dosis von 0,1 ccm der Lösung 1 : 10.000, oder einer Tuberkulineinheit, die zehnfach höhere Dosis zehn Einheiten (= 0,1 ccm Alttuberkulin 1 : 1000). Da dieses Präparat im Zuge der in Österreich eingeführten BCG-Impfung von den dänischen und schwedischen Teams, wie auch sonst allgemein international verwendet wird, schien es mir notwendig, eine kurze Erläuterung hiervon zu geben.

Ein prinzipieller Unterschied besteht wohl zwischen dem Alttuberkulin einerseits, dem Neutuberkulin bzw. der Bazillenemulsion andererseits, denn ersteres enthält ja nur die gelösten Endotoxine des Tuberkelbazillus, letztere abgetötete Tuberkelbazillen, die erst im Organismus der Lösung anheimfallen. Demgemäß ist auch die lokale Wirkung eine verschiedene. Letztere rufen kleine Abszesse vom Typus der papulonekrotischen Tuberkulide hervor und man muß sich vorstellen, daß die Tuberkulinwirkung durch allmähliche Abspaltung des gelösten Endotoxins eine protrahierte ist, während beim Alttuberkulin die gesamte Menge des injizierten Präparates sofort zur Wirksamkeit gelangt. Sie dürften heute wohl kaum noch praktisch verwendet werden. Auch die von D e y c k e - M u c h inaugurierten Versuche, das Tuberkulin gewissermaßen in seine chemischen Bestandteile zu zerlegen, in Eiweiß, Fettsäuren und Neutralfett, als Partialantigene bezeichnet, führten praktisch zu keinem Erfolg.

Als gesichert können wir ansehen, daß das Tuberkulin nur durch seine Einwirkung auf den tuberkulösen Herd wirksam werden kann. Diese Herdwirkung müssen wir uns als einen Reiz vorstellen, der in seiner Intensität sehr verschieden sein und auch hier nach der Natur des Prozesses eine verschiedene Wirkung haben kann. Hierzu kommt noch, daß wir uns die Empfindlichkeit der einzelnen Herde gegenüber dem Tuberkulin außerordentlich großen Schwankungen unterworfen vorstellen müssen, parallelgehend der jeweils vorhandenen Allergielage. Demnach können wir bei der Tuberkulintherapie niemals von vornherein mit bestimmten Mengen dieses Mittels operieren, sondern sind gezwungen, vorerst die Allergielage biologisch auszutesten, können also nicht etwa von einer Anfangsdosis sprechen, wie wir das ganz allgemein in der Medizin gewohnt sind, z. B. 0,15 Neosalvarsan bei Lues, $3 \times 0,1$ g Folia digitalis bei dekompensiertem Herzen u. a.

Mit der Vorstellung, daß das Tuberkulin auf den tuberkulösen Herd einen Reiz ausübt, muß sich die Überlegung verknüpfen, daß dieser Reiz eben nur eine Steigerung der in diesem ablaufenden pathologischen Vorgänge hervorrufen kann. Fehlen nun in einem tuberkulös erkrankten Gewebe die reparativen Vorgänge, die zu fibröser Induration und schließlicher Abkapselung des tuberkulösen Herdes führen, vollkommen, wie etwa bei der galoppierenden Phthise oder anderen akuten tuberkulösen Prozessen, so kann von vorneherein eine günstige Tuberkulinwirkung nicht erwartet werden. Nur dort, wo die ja meistens bei der Lungentuberkulose auch pathologisch-histologisch nachweisbaren Heilungstendenzen im Tuberkuloseablauf vorhanden sind, kann ein Reiz diese zur Steigerung bringen. Ich begebe mich wohl schon auf den Boden der Hypothese, wenn ich der Vorstellung Ausdruck gebe, daß ein zu starker Reiz aber auch geeignet ist, die destruktiven, zur Verkäsung führenden Vorgänge im tuberkulösen Gewebe zu intensivieren und damit schädlich statt nützlich zu wirken. Damit erscheint das Problem der Tuberkulintherapie im wesentlichen ein Dosierungsproblem. Dieselbe Tuberkulindosis, die in einem Fall gerade eben einen leichten Reiz auf den tuberkulösen Herd hervorrufen kann, kann in einem anderen Fall bei anscheinend ziemlich gleichem klinischem Befund bereits zu einem mächtigen Aufflammen der entzündlichen Vorgänge führen und damit eine Propagation des Prozesses in unerwünschtem Sinne herbeiführen. In einem dritten Fall aber kann diese Dosis ganz unterschwellig sein und überhaupt keinerlei Wirkung haben. Wir haben kein anderes Mittel, um die Tuberkulinempfindlichkeit des tuberkulösen Organismus exakter festzustellen als die intrakutane Tuberkulinauswertung und supponieren hierbei den an und für sich noch nicht bewiesenen Parallelismus zwischen Herd- und Hautallergie.

Es ist heute um die Tuberkulinbehandlung im medizinischen Blätterwald ziemlich still geworden und es scheint, daß das Tuberkulin als Therapeutikum vielfach schon zum alten Eisen geworfen wird. Das ist ja nicht zu verwundern, denn in einer Zeit, in der die Kavernenvernichtung die vordringlichste Aufgabe der Phthiseotherapie zu sein scheint, muß sich die spezifische Therapie nicht ganz mit Unrecht sagen lassen, daß sie in diesem Kampfe als alleinige Waffe versagt hat und keinen Anspruch darauf erheben darf, hier weiter mitzureden. Es wird ja auch niemandem einfallen, eine frische Kaverne heute etwa durch eine Tuberkulintherapie allein der Heilung zuführen zu wollen. Ihr Indikationsgebiet liegt anderswo. Ich möchte trotz aller Fortschritte auf dem Gebiete der Kollapstherapie und der antibiotischen das Tuberkulin auch heute nicht missen. Es ist natürlich nicht so einfach, etwa den Erfolg einer Tuberkulinbehandlung statistisch zu erfassen, denn die für eine Tuberkulosetherapie allein maßgebende Richtschnur ist und bleibt der Erfolg, mit dem es uns gelingt, die offenen Tuberkulosen in geschlossene Cirrhosen überzuführen. Das aber wird mit dem Tuberkulin nur selten und in bescheidenem Prozentsatz gelingen. Sein Hauptanwendungsgebiet ist demnach die geschlossene fibrös-produktive Tuberkulose. Es ist nicht seine Aufgabe, mit der Kollapstherapie in Konkurrenz zu treten, aber es kann mit dazu beitragen, fibrös-produktive Herde einer Abheilung oder wenigstens einem Stationärwerden zuzuführen und der drohenden Gefahr einer späteren Entwicklung phthisischer Prozesse aus solchen Herden vorzubeugen. Trotzdem scheint mir auch seine Anwendung bei der offen kavernösen Phthise dann eine gewisse Berechtigung zu haben, wenn eine höhere Allergielage die Tendenz zur Abwehrbereitschaft erkennen läßt. Nicht daß wir uns einbilden, Kavernen mit Hilfe des Tuberkulins zum Verschwinden zu bringen; aber dort, wo eine Kollapstherapie nicht indiziert ist, sei es des Alters des Patienten oder der Bilateralität des Prozesses wegen oder aus anderen Ursachen, bei fieberfreiem, stationärem Befund, dort kann das Tuberkulin sehr wohl nach meiner Erfahrung mit dazu beitragen, das Stationärbleiben des Prozesses unter der Voraussetzung einer höheren Allergielage zu unterstützen und das Auftreten neuer exsudativer Schübe hintanzuhalten. Natürlich kann auch die Tuberkulinbehandlung in Verbindung mit der Kollapstherapie aus dem gleichen Gesichtspunkt heraus unterstützend zur Anwendung kommen.

Es sind also einmal die wenig ausgedehnten Tuberkuloseformen, wie der tuberkulöse Primärkomplex, die chronisch rezidivierenden Pleuritiden, die Hilusprozesse, die fibrös-produktiven Tuberkuloseformen, weiters die tuberkulösen Pleuritiden und Peritonitiden, tuberkulöse Lymphome, die torpide verlaufenden Formen der chirurgischen Tuberkulose der Knochen und Gelenke, der Poncetsche Rheumatismus, die wir mit Erfolg einer Tuberkulintherapie unterziehen können. Unter den phthisischen Prozessen sind es vor allem die, die sich als mehr stationär erweisen und dabei keine zu schlechte Allergie aufweisen. Gerade bei alten Leuten kann man mit der Tuberkulintherapie manchmal eine neuerliche Exacerbation des tuberkulösen Prozesses verhindern.

Methodik der Tuberkulintherapie.

Ebenso wie bei der diagnostischen Anwendung des Tuberkulins beginnen wir auch bei der therapeutischen mit der intrakutanen Auswertung. Im allgemeinen wollen wir vermeiden, stärkere Allgemeinreaktionen hervorzurufen. Das gilt allerdings nicht ganz uneingeschränkt, denn es gibt Fälle von Tuberkulose sehr torpider Natur, bei denen eine schwache Reizung des Herdes ziemlich wirkungslos bleibt, eine intensive aber einen viel günstigeren Effekt zeitigt. Wir dürfen selbstverständlich solche intensive Reaktionen niemals bei Fällen hervorrufen, wo eine Schädigung des Prozesses zu befürchten ist, also überhaupt nicht bei exsudativen Lungenprozessen, gelegentlich wohl bei serösen Pleuritiden, hauptsächlich aber bei der extrapulmonalen Tuberkulose. Das ist jene Gruppe von Tuberkulosen, wo man mit der Ponndorfschen Methode der Tuberkulinbehandlung gelegentlich überraschend günstige Resultate erzielte. Man muß aber andererseits bestrebt sein, nicht etwa zu kleine Dosen zu verwenden und längere Zeit solche, als unterschwellig zu bezeichnende, zwecksloserweise zu injizieren, aus Furcht, durch stärkere etwa einen Tuberkulinschaden zu erzeugen. Hat man also die Dosis reactiva minima durch intrakutane Auswertung ermittelt, so kann man mit der zehnfach schwächeren Lösung beginnen. Dies gründet sich nämlich auf die Feststellung, daß die Herd- und Allgemeinreaktion zwischen intrakutaner und subkutaner Applikation sich wie 1 : 10 verhält, d. h. man wird die gleiche Allgemeinreaktion erhalten, wenn man beispielsweise 0,1 mg Alttuberkulin intrakutan oder 0,01 mg Alttuberkulin subkutan appliziert. Will man aber das Tuberkulin intravenös geben, so wird man mit einer weiteren zehnfachen Verdünnung, also in unserem Beispiel 0,001 mg reaktionsäquivalent injizieren müssen. Bei dieser Art von biologischer Auswertung kann man sicher sein, daß man weder unerwünschte Allgemeinreaktionen bekommt noch unterschwellig bleibt. Die Dosensteigerung bei der subkutanen Methode der Tuberkulintherapie — und eine solche Steigerung ist notwendig, da sich in der überwiegenden Mehrheit der Fälle nach Tuberkulinapplikation die Tuberkulinempfindlichkeit abstumpft — hat nach geometrischer und nicht nach arithmetischer Progression zu erfolgen. Erfahrungsgemäß hat sich eine Steigerung um 50% der vorhergehenden Dosis als zweckmäßig erwiesen. Da es sich beim Tuberkulin um Abstufungen in der Zehnerpotenz handelt, bedienen wir uns zum Berechnen der Dosen jener von Fuld angegebenen Reihen, die gerade eine Zehnerpotenz vom Intervall 0,1 bis 1,0 umspannen. Eine Dosensteigerung, die etwa dem geometrischen Quotienten von

1,5 entspricht, welcher Zahl nach Fuld $\sqrt[6]{10} = 1{,}468$ am nächsten kommt, lautet bei einer Zahl von sieben Gliedern folgendermaßen: (0,10), 0,15, 0,21, 0,32, 0,46, 0,68, 1,00. Da auf ein Hundertstel Kubikzentimeter genau zu arbeiten — obwohl ja die sogenannten Tuberkulinspritzen dies erlauben würden — keinen Sinn hat, da ja die Wertberechnung des Alttuberkulins nach der Dosis letalis des Meerschweinchens eine wenig exakte Methode darstellt, weiters auch die Abschwächung nicht genau erfaßbar ist, runden wir die Zahlen auf ein Zwanzigstel Kubikzentimeter ab und kommen so zu folgenden Dosen: (2), 3, 4, 6, 9, 14, 20. Wir schreiben diese Zahlen mit arabischen Ziffern in den Zähler und die Tuberkulinkonzentration mit römischen in den Nenner.

Handelt es sich um Fälle, wo wir an der Empfindlichkeitsgrenze gegenüber dem Tuberkulin bleiben und Allgemeinreaktionen womöglich vermeiden wollen, dort gehen wir in der eben dargelegten Dosensteigerung vor, indem wir jeden vierten Tag injizieren. Haben wir aber Fälle vor uns, wo es zweckmäßig erscheint, nicht einen minimalen, aber doch wirkungsvollen Reiz anzuwenden, sondern wo es erwünscht ist, eine leichte Allgemeinreaktion zu erzielen, oder aber wo wir überhaupt erst feststellen wollen, wie weit eine Aktivität des tuberkulösen Prozesses und damit die Notwendigkeit einer Tuberkulinbehandlung vorliegt. dort gehen wir in der Weise vor, daß wir eine oder zwei Dosen jeweils überspringen, so lange bis die erste Allgemeinreaktion sich einstellt. Ist dies bis

20/II nicht der Fall, so kann — einen entsprechenden klinischen Befund vorausgesetzt — eine Aktivität des vorliegenden Prozesses füglich in Zweifel gezogen werden. Ein Beispiel möge dies erläutern: Die Dosis reactiva minima wäre mit IV ermittelt worden. Wir beginnen mit 4/V und lassen in zweitägigen Intervallen die Dosen 14/V, 4/IV, 14/IV, 4/III, 9/III, 20/III, 4/II, 9/II, 20/II folgen. Reagiert erstmals der Patient auf eine der Injektionen, so wird die Behandlung nunmehr in viertägigen Intervallen fortgesetzt. Außer der Temperatur, den Herd- und Allgemeinsymptomen muß auch eine gelegentlich depressorische Reaktion nicht außer acht gelassen werden, d. h. vorübergehendes Sinken der Temperatur unter das sonstige Niveau. Man soll erst nach Abklingen der Reaktion die nächste Injektion geben, daher manchmal erst nach einer Woche. Die weitere Dosierung richtet sich nach der Intensität der Reaktion, gemessen an dem Anstieg der Temperatur über dem Durchschnitt. Hat die Temperaturerhöhung nicht mehr als $1/2^0$ betragen, wird die Dosis wiederholt; hat sie aber mehr betragen, so wird um so viele Dosen zurückgegangen, als die Temperatursteigerung halbe Grade betragen hat. Ein Patient beispielsweise, dessen höchste Temperatur 37,2 war, reagiert auf 9/IV mit einer Temperatursteigerung bis 37,6, er bekommt als nächste Dosis wieder 9/IV; reagiert er bis 37,9, ist die nächste Dosis 6/IV. Mit dem Erreichen der Dosis 20/I ist die Behandlung als vorläufig abgeschlossen zu betrachten. Nach einer etwa halbjährigen Pause soll dann neuerlich eine Injektionsbehandlung durchgeführt werden, die dann zumeist mit höheren Dosen begonnen werden kann, natürlich nach vorheriger intrakutaner Auswertung.

Wie eigene Untersuchungen ergeben haben, ermöglicht eine genaue Beobachtung des Temperaturverlaufes einer Tuberkulin-Allgemeinreaktion auch gewisse diagnostische Schlüsse. Nimmt man sich die Mühe, nach Tuberkulininjektionen die Temperatur in ein- oder zweistündigen Intervallen bei möglichster Ausschaltung aller störenden Faktoren, somit also bei strenger Bettruhe, aufzuzeichnen, so zeigt sich, daß der Temperaturverlauf und die Erreichung der maximalen Steigerung nach reaktiven Dosen bei ein und demselben Kranken ziemlich konstant ist. Ich bezeichnete die Zeitspanne vom Zeitpunkt der Injektion bis zur Erreichung des Gipfelpunktes der Fieberkurve als *Reaktionszeit* und fand, daß bei exsudativen Prozessen, also vorzugsweise bei der chronischen Phthise, die Reaktionszeit meist eine kurze, etwa acht bis zehn Stunden ist, während sie bei gutartigen, mehr fibrös-produktiven Prozessen gewöhnlich 24 Stunden überschreitet, etwa zwischen 26 bis 30 Stunden liegt. Mit anderen Worten, wenn man des Morgens injiziert, so erreicht der chronische Phthisiker bereits am Abend den Gipfel der Fieberkurve, jener mit seiner mehr gutartigen Tuberkulose aber erst im Verlaufe des nächsten Tages in den Mittags- oder Nachmittagsstunden.

Eine ganz vorsichtige und doch exakt dosierbare Methode der Tuberkulinapplikation stellt die von S a h l i angegebene *intrakutane* dar, bei der die Dosis reactiva minima in der Menge von 0,1 ccm in viertägigen Intervallen so lange gegeben wird, bis die Lokalreaktion — wie zumeist — allmählich erlischt. Dann nimmt man die zehnfach stärkere Dosis in gleicher Weise usw. Kommt es aber zu einer Intensivierung der Lokalreaktion, dann geht man auf die zehnfach schwächere Dosis zurück. Bei eher allergischen, aber nicht stationären Phthisen bediene ich mich nicht ungern dieser Methode. Sie hat auch den einen Vorteil, daß man bei ihr nicht so sehr auf die Verläßlichkeit des Patienten in der Temperaturmessung, über die wohl jeder, der sich mit Tuberkulintherapie befaßt, ein Klagelied anstimmen könnte, abhängig ist, da hier die Temperaturreaktion nicht den Indikator für die Dosensteigerung abgibt.

Es erübrigt sich noch, zu zwei Methoden der Tuberkulinanwendung Stellung zu nehmen, die gewissermaßen sich diametral gegenüber stehen, nämlich der Tuberkulineinreibung und der P o n n d o r f schen Methodik. Bei der ersteren, die besonders N e u m a n n als *Ateban*-Therapie propagiert hat, handelt es sich um ein Verfahren, bei dem offenbar sehr wenig Tuberkulin zur Wirksamkeit gelangt bzw. gelangen kann, beim Ponndorfschen hingegen um eine äußerst massive Tuberkulinverabreichung. Nicht die geringe Menge von Tuberkulin, die bei der Einreibung von 1, 2, 5, 10, 20% Tuberkulinsalben, wie sie das Ateban darstellt, hat mich diese Methode ablehnen lassen, sondern vielmehr der Umstand, daß hierbei eine halbwegs exakte Dosierung kaum möglich ist. Denn es ist nach dem jeweiligen Zustand des Hautinteguments sehr verschieden, wie viel von diesem Tuberkulin in Salbenform überhaupt zur Resorption und an den tuberkulösen Herd herangelangt. Nur dort, wo Lokalreaktionen an der Haut auftreten, ist man sicher, daß überhaupt nicht mit unterschwelligen Dosen gearbeitet wird, wie es bei dieser Methode vielfach der Fall sein dürfte.

Die P o n n d o r f sche Methode der Tuberkulinanwendung krankt gewissermaßen unter dem gleichen Übel einer völlig unexakten Dosierung. Auf einem etwa handtellergroßem Areal wird ein dichtes Strichnetz von Skarifikationen der Haut angelegt, in das konzentriertes Alttuberkulin eingerieben wird. Das stellt gemeinhin eine enorme Überdosierung des Tuberkulins dar und wie zu befürchten war, konnten in der Folge die Nachuntersucher seiner Methodik nicht nur die Wirkungslosigkeit bei phthisischen Lungenprozessen feststellen, sondern ausgesprochene Tuberkulinschäden. So hat es nicht an Stimmen gefehlt, die geradezu von einem Rückfall in die erste Tuberkulinära sprachen. Ich will hier nicht weiter auf die völlig abwegigen und von niemandem ernst genommenen Hypothesen P o n n d o r f s über die Rolle der Tuberkelbazillen als Wegbereiter für Streptokokkeninfektionen eingehen, die den Autor dazu führten, Erkrankungen wie den Diabetes, die Gicht, Neuritiden, Neurasthenien, Scharlach, Hyperthyreosen und anderes pathogenetisch mit der Tuberkulose in Zusammenhang zu bringen. Es war diese Methode, so wie viele andere, in der Therapie der Tuberkulose längst als erledigt und unwirksam, ja schädlich verlassen worden und ich hätte gar keine Veranlassung, sie überhaupt zu erwähnen, wenn sie nicht in letzter Zeit eine Renaissance erlebt hätte durch eine von dem Gynäkologen F r ö w i s modifizierte Methode. Der Unterschied besteht darin, daß F r ö w i s nicht auf einem kleinen Areal dicht gedrängt seine Skarifikationen auf die Haut setzt, sondern in schütterer Form über den halben Rücken, und in diese konzentriertes Alttuberkulin einreibt, wobei er mit der Dosierung über die von P o n n d o r f noch hinaus geht. Mit diesem „Überponndorf" hat F r ö w i s nach seinen Angaben bei der Adnextuberkulose günstige Erfolge zu verzeichnen, er stellte aber auch ähnliche Erfolge bei der Lungenphthise in Aussicht. Was erstere betrifft, erscheint es mir durchaus nicht unwahrscheinlich, daß hier eine massive Tuberkulindosis vielleicht bessere Erfolge erwarten läßt als eine vorsichtigere Applikationsart. Ähnliches mag von manchen anderen Tuberkuloseformen gelten. Anders aber bei Lungenprozessen. Hier stellt die Überdosierung zweifelsohne in der großen Mehrzahl der Fälle eine eminente Gefahr dar und kann zu rascher Einschmelzung und Propagation des Prozesses führen. Ich verfüge nunmehr bereits über einige Beobachtungen, wonach bei der F r ö w i s schen Tuberkulinbehandlung eindeutige Verschlechterungen des Lungenbefundes zu konstatieren waren und kann daher nicht genug warnen, diese Methode bei der Lungenphthise zur Anwendung zu bringen. F r ö w i s ist bisher noch den Beweis für seine angeblichen Erfolge bei der Lungentuberkulose schuldig geblieben.

Merkwürdigerweise wird derzeit auch in Wien versucht, eine längst als unwirksam erkannte Behandlungsmethode im Wege der Tagespresse zu propagieren, nämlich die F r i e d m a n n sche Schildkröten-Tuberkelbazillenvakzine. Mit Recht hat der Oberste Sanitätsrat die Anwendung dieser Vakzine zu verbieten empfohlen.

Nachdem eine passive Immunisierung als Therapie der Tuberkulose nicht in Frage kommt, hat es begreiflicherweise nicht an Versuchen gefehlt, aktive Immunotherapie zu betreiben. Diesbezügliche Versuche mit abgetöteten Tuberkelbazillen haben sich als völlig wirkungslos erwiesen. Es ist unbestritten, daß nur mit lebenden Tuberkelbazillen eine aktive Immunisierung möglich ist; auch mit abgeschwächten Erregern — ich verweise auf das S e l t e r sche Vitaltuberkulin, das Japanische AO von A r i m a und Mitarbeitern — führten zu keinem durchschlagenden Erfolg. Bruno L a n g e drückt dies mit den Worten aus: „Man kann die Virulenz eines TB-Stammes nicht abschwächen, ohne damit zugleich seine immunisierenden Fähigkeiten zu vermindern." H. K u t s c h e r a - A i c h b e r g e n empfiehlt Hautimpfungen mit möglichst virulenten lebenden Tuberkelbazillen. Er stützt seine Annahme auf Beobachtungen, nach denen progrediente, ungünstig verlaufende Tuberkulosen durch das Auftreten einer Hauttuberkulose einen auffallenden Umschwung in ihrem Verlauf mit Tendenz zur Ausheilung aufweisen können. Andererseits wieder verweist er darauf, daß bei Ausheilung einer lupösen Hauterkrankung sich oft eine Verschlimmerung des tuberkulösen Lungenprozesses einstellt. Diese kausalen Beziehungen werden allerdings auch bestritten und die spontan eintretende Änderung der Allergielage als ursächliches Moment für derartige Beobachtungen angesehen.

Als Hauptindikationsgebiet betrachtet K u t s c h e r a die hämatogen fortschreitende Tuberkulose chronischer Natur, die weder für eine antibiotische noch eine Kollapstherapie in Frage kommt. Die von ihm mitgeteilten Ergebnisse scheinen nicht unbeachtlich, wenn man bedenkt, daß von 194 behandelten Fällen innerhalb drei Jahren nur 4% gestorben, von 153 offenen Fällen 32% negativ wurden und von den mindestens ein Jahr lang behandelten sogar 57%. Die Behandlung muß sich auf lange Zeit, vielfach mehrere Jahre, erstrecken. Sie besteht in der Einbringung lebender Bazillen in die skarifizierte Haut in größeren Intervallen. Derzeit liegen erst neben einigen bestätigenden Nachprüfungen (K ö h l e r, C r e c e l i u s) auch diese Therapie ablehnende (K l i m e s c h) vor, so daß eine abschließende Stellungnahme noch nicht möglich ist; eine weitere Überprüfung der Methode erscheint mir jedenfalls durchaus wünschenswert.

Auch die B C G - I m p f u n g ist eine aktive Immunisierung, allerdings nicht zu therapeutischen, sondern zu prophylaktischen Zwecken. Ihre Durchführung auf freiwilliger Basis ist in Österreich durch Gesetz geregelt. Ihre segensreiche Wirkung wird sich allerdings erst nach einer Reihe von Jahren statistisch feststellen lassen.

VI. Die Lungen-Kollapstherapie.

1. Der künstliche Pneumothorax.

Von der Beobachtung ausgehend, daß ein Spontanpneumothorax ebenso wie ein pleurales Exsudat einen phthisischen Prozeß günstig beeinflussen kann, hat F o r l a n i n i den künstlichen Pneumothorax in die Therapie der Lungentuberkulose eingeführt, damit sich das Verdienst erworben, einen der größten Fortschritte, den die Medizin aufweisen kann, an seinen Namen geknüpft zu haben. Ich kann mich nur an einen einzigen Fall von Lungenphthise erinnern, der durch einen Spontanpneumothorax einen — allerdings nur vorübergehend — günstigen Verlauf hierdurch nehmen konnte.

Die Wirkung des Lungenkollapses unter dem künstlichen Pneumothorax zeigt sich in erster Linie durch eine Entspannung der Lunge, weniger durch eine Immobilisation, die nie eine vollständige ist, auch die Beatmung ist teilweise erhalten. Die Durchblutung der Lunge wird eine schlechtere; zu Beginn des Kollapses beginnt eine Strömungssteigerung, die Durchströmungszeit wird nicht verlängert, wohl aber verlangsamt sich die kapillare Blutdurchströmung. Bei zunehmender Atelektase und Kompression wird die Durchblutung schlechter, die Sauerstoffversorgung leidet darunter und mit ihr verschlechtern sich die Lebensbedingungen des Aerobiers Tuberkelbazillus. Die verminderte respiratorische Bewegung führt nach anfänglich vermehrtem Lymphabstrom zu einer Verlangsamung desselben und damit zur Lymphstauung und fibroplastischer Anregung. Die Entspannung der Lunge führt zu einem Zusammenziehen der elastischen Elemente und damit zur Einengung der natürlichen und pathologischen Hohlräume, zur Aneinanderlegung der Kavernenwände, zur Abknickung der Bronchien. Wir sind so in der Lage, durch Schaffung mechanischer Momente die Bedingungen für eine leichtere Ausheilung des tuberkulösen Prozesses zu schaffen, diese muß der Organismus dann selbst besorgen durch cirrhotische Umwandlung der entzündlichen und zur Einschmelzung neigenden Herdbildungen.

Vor allem ist natürlich die Kavernenheilung das Ausschlaggebende. Die Kaverne bildet nach W u r m mit dem abführenden Bronchus eine nosologische Einheit. Der Bronchus spielt hierbei insoferne eine nicht unwesentliche Rolle, weil es von ihm abhängt, ob es zur geschlossenen oder offenen Kavernenheilung kommt. Von ersterer sprechen wir dann, wenn sich die in ihm lokalisierte Endobronchitis tuberculosa aus dem exsudativen Stadium allmählich in ein produktives wandelt und durch Bildung von Granulationsgewebe und fibrösem Narbengewebe zur Schrumpfung und damit zur narbigen Stenose und schließlich zum völligen Verschluß des Bronchus führt. Dadurch kommt es zur Resorption der Luft aus der Kaverne und dank der elastischen Kräfte der Lunge zum Kollaps und zur narbigen Ausheilung durch Bildung eines Granulationsgewebes. Wahrscheinlich kommt die geschlossene Kavernenheilung leichter zustande als die offene, die bei kurzen und weit offenen Bronchien oder anatomisch intakten vorliegt.

Es soll nicht verschwiegen werden, daß es — besonders in Amerika — nicht an Stimmen fehlt, die sich gegen den künstlichen Pneumothorax wenden und die gleichen Erfolge mit einer strengen Liegekur erreichen zu können behaupten. Wenn auch nicht geleugnet werden kann, daß einer gewissen Zahl von Kavernen eine spontane Heilungstendenz innewohnt, so haben doch diese Ansichten von jenseits des Atlantiks im alten Europa bisher keine Gegenliebe finden können. Das hat sich auch auf dem letzten Kongreß der Union Internationale contre la Tuberculose im September 1950 in Kopenhagen gezeigt.

Indikationsstellung.

Wenn wir von der „klassischen" Indikation zur Anlegung des künstlichen Pneumothorax ausgehen, so haben wir drei Forderungen aufzustellen, die gegeben sein müssen:

1. Vorliegen eines echt phthisischen Prozesses mit Kavernenbildungen oder doch wenigstens Zerfallserscheinungen (pos. Sputum).

2. Einseitigkeit des Prozesses.

3. Chronischer, nicht akuter Verlauf.

Es hat sich gezeigt, daß diese strengen Forderungen nicht aufrecht zu erhalten sind, will man nicht manche Fälle von dieser segensreichen Behandlung ungerechtfertigterweise ausschließen. Daß man nicht einen prognostisch gutartigen Spitzenprozeß ohne jegliche Zerfallstendenz der Kollapstherapie unterziehen wird, ist ja fraglos. Schwieriger ist schon die Frage bei manchen Frühinfiltraten zu beantworten. Hier sehen wir ja recht häufig Fälle, bei denen noch keinerlei Zerfall zu beobachten ist, die in einem nicht so geringen Prozentsatz eine Spontanheilung versprechen. Ich habe noch während des letzten Krieges solchen Fällen gegenüber eine mehr abwartende Haltung eingenommen als ich es heute tue. Denn gerade in den letzten Kriegsjahren und den ersten Nachkriegsjahren mit ihren schweren Ernährungsmängeln konnten wir die Beobachtung machen, daß solche Fälle von Frühinfiltrat, die eine gute Rückbildung aufwiesen und von denen wir schon glaubten, sie als so gut wie ausgeheilt betrachten zu können, eines Tages doch in Zerfall übergingen und sich mit der vollausgebildeten Kaverne, womöglich schon mit Streuung auf die andere Seite, neuerlich präsentierten. Es erscheint daher durchaus gerechtfertigt, den künstlichen Pneumothorax in solchen Fällen anzulegen, es wäre denn, daß wir eine dauernde fachärztliche Beobachtung, womöglich in einer Heilstätte, als gesichert annehmen können.

Was die Einseitigkeit des tuberkulösen Prozesses betrifft, so hat man es ja schon immer nicht so streng nehmen müssen. Fibrös-produktive Herde der einen Seite bilden keine Gegenindikation bei Vorliegen von Kavernen auf der anderen, den künstlichen Pneumothorax anzulegen. Von Wichtigkeit ist es allerdings herauszubringen, ob die Herde der besseren Seite älterer Natur sind oder erst frische Streuungen; darüber wird meist das Röntgenbild genügende Anhaltspunkte geben, insbesondere wenn Filme aus früherer Zeit vorliegen. Denn frischere Streuungen bergen die Gefahr in sich, daß sie zum Zerfall führen und der Prozeß auf der anderen Seite früher oder später die Anlegung des künstlichen Pneumothorax auch hier erforderlich erscheinen läßt. Gerade in solchen Fällen wird man mit der Streptomycintherapie so manchen Fall kollapsreif machen und frische Herde zum Verschwinden bringen. Trotzdem soll man sich schon vor Anlegen des Pneumothorax darüber im klaren sein, ob der Patient nötigenfalls einen beiderseitigen Pneumothorax verträgt oder nicht. Allerdings wird man da nicht zu ängstlich sein dürfen, denn bei ausgebildeter Kaverne stellt die Kollapstherapie ja zumeist das einzig erfolgversprechende Heilmittel dar. Wir sehen ja auch durchaus nicht so selten, daß frische Streuungen auf der besseren Seite unter der Pneubehandlung sich zurückbilden, ja auch kleinere Kavernen schließen sich manchmal und lassen so manchen Fall, bei dem wir von vornherein mit der Anlegung des Simultanpneumothorax gerechnet haben, mit dem einseitigen zur Ausheilung gelangen. Die Entscheidung, ob die Pneumothoraxanlegung beiderseits möglich ist, muß daher in derartigen Fällen vorher gestellt werden; es ist klar, daß nur dort ein beiderseitiger artefizieller Pneumothorax in Betracht kommt, wo die tuberkulösen Veränderungen noch nicht allzuweit vorgeschritten sind, somit noch genügend atmungsfähiges Lungengewebe zur Verfügung steht, um auch bei bestehendem beiderseitigem Pneumothorax die Atemfunktion ohne Erscheinungen von Dyspnoe aufrecht erhalten zu können. Darüber orientiert man sich am besten durch eine Lungenfunktionsprüfung mit Hilfe der K n i p p i n g schen Apparatur oder wenigstens durch Untersuchung der Vitalkapazität mittels des Spirometers, worüber im Kapitel „Gang der Untersuchung" Näheres ausgeführt ist. Insbesondere muß auf die größere Anpassungsfähigkeit von jugendlichen gegenüber älteren Individuen hingewiesen werden. Daneben muß man sich auch darüber ins Bild setzen, wie die sonstigen Voraussetzungen für den Eingriff liegen. Es hat keinen Sinn, bei sichergestellter Indikation zum Doppelpneumothorax diesen auf einer Seite anzulegen, wenn auf der anderen Seite eine Pleuraschwarte die Anlegung unmöglich macht, oder die Voraussetzungen für einen anderen kollapschirurgischen Eingriff nicht gegeben sind. Man soll daher in solchen Fällen auf der Seite mit der Anlegung beginnen, wo nach dem physikalischen und Röntgenbefund eher Schwierigkeiten durch das Vorhandensein pleuraler Adhäsionen zu gewärtigen sind.

Haben wir nun sichere Symptome, die es uns vor Anlegung des Pneumothorax ermöglichen, festzustellen, ob der Eingriff gelingen wird? Die Frage muß im allgemeinen verneint werden. Freilich gibt es solide Schwarten nach abgelaufener exsudativer Pleuritis, bei denen so gut wie sicher eine Pneuanlegung ganz unmöglich ist. Aber schon die Frage, ob eine abgelaufene exsudative Pleuritis immer zu einer die Pneuanlegung unmöglich machenden pleuralen Synechie führt, muß verneint werden, wenn auch der Prozentsatz jener Fälle, wo es unter diesen Voraussetzungen möglich ist, einen genügenden Kollapseffekt zu erreichen, äußerst gering ist. Selbstverständlich wird uns die Röntgenuntersuchung insbesondere auf Beweglichkeit des Zwerchfells und der genauen Beobachtung des Sinus phrenico-costalis wichtige Anhaltspunkte liefern. Eindeutige lamelläre Pleuraschwielen bei verlötetem Sinus werden ja meist unverkennbar die Aussichtslosigkeit des Eingriffes klarstellen. Aber auch ein vollkommen normaler Befund ergibt keineswegs die Berechtigung, die Aussichten einer Anlegung als gesichert zu betrachten. Denn dünne pleurale Verwachsungen brauchen keine Röntgensymptome zu machen und der Sinus kann, wie Aschoff gezeigt hat, nach pleuralem Prozeß frei bleiben, während die übrige Lunge in toto an der Pleura parietalis adhärent ist.

Auch sonstige pleurale Veränderungen sind natürlich von Wichtigkeit, so vor allem die Pleuraspitzenkappen. Dort, wo sie eine ausgesprochen arkadenförmige Gestalt haben, wird eine Ablösung der Spitzen als wenig wahrscheinlich anzunehmen sein. Wird in solchen Fällen dann der Chirurg eine Plastik oder extrapleurale Pneumolyse vornehmen, so wird er bei Kenntnis dieses Befundes nicht unvorbereitet den Schwierigkeiten entgegentreten, die sich möglicherweise der Apikolyse entgegenstellen. So muß man unbedingt die Behauptung vertreten, daß die einzig verläßliche Entscheidung, ob ein Pneumothorax anlegbar ist, durch den Versuch der Anlegung getroffen werden kann. Man lasse sich nicht davon abhalten, daß anamnestisch eine exsudative Pleuritis vorausgegangen ist, oder eine Verschieblichkeit der Lungengrenzen basal nicht gefunden werden kann, wozu bemerkt werden muß, daß die Prüfung auf Verschieblichkeit nicht nur hinten, sondern auch vorne und axillar vorgenommen werden muß, und schließlich auch nicht durch die Angabe, daß ein- oder mehrmalige Versuche der Pneumothoraxanlegung andernorts bereits ergebnislos verlaufen sind. Seit ich es einmal erleben mußte, daß bei einer Patientin, die angab, daß bereits sechs- oder siebenmal von verschiedenen Ärzten vergeblich versucht worden war, den künstlichen Pneumothorax anzulegen, bei der von mir ohne eigenen neuerlichen Versuch der Pneuanlegung angeordneten Plastik durch Verletzung der Pleura parietalis ein ganz passabler Pneu entstand, der weiter unterhalten werden konnte, lasse ich mich durch keinerlei derartige Angaben von dem Versuch der Pneumothoraxanlegung mehr abbringen.

Ein vielfach recht schwierig zu entscheidender Faktor ist die Frage der Aktivität des Prozesses in der Indikationsstellung zur Pneumothoraxanlegung.

Im allgemeinen muß wohl daran festgehalten werden, daß Fälle akuter Lungenphthise, also in erster Linie der galoppierenden Phthise, ungeeignet für jegliche
Art der alleinigen Kollapstherapie sind; auch wenn man wirklich rein einseitige
Fälle auswählt, wird es ohne Streptomycin kaum gelingen, hiermit den Prozeß
zum Stillstand und zur Ausheilung zu bringen. Hierbei ist ja zu beachten, daß
die bei der akuten Phthise vorkommenden käsigen Pneumonien einen Kollaps
der ziemlich starr pneumonisch infiltrierten Lappen nicht zulassen. Nun
gibt es ja, wie aus meinen Ausführungen im diagnostischen Teil hervorgeht,
keine starren Grenzen zwischen akuten und chronischen Phthisen, die eine
Mittelstellung einnehmenden subakuten Fälle sind gar nicht so selten. Wir
verhalten uns da im allgemeinen nach dem Fieberverlauf. Halten die hohen,
38,5° übersteigenden Temperaturen an, so lassen wir solange die Hand mit
der Pneumothoraxnadel aus dem Spiel, als unter strenger Bettruhe nicht ein
spontanes Absinken der Temperatur feststellbar ist. Allerdings pflegen wir
dann in solchen Fällen Pyramidon in der Dosis von 1 bis 2 g täglich oder gleich
Streptomycin zu verabreichen. Führt, wie recht häufig, dies zum Erfolg und
bleibt die Temperatur auch nach Herabsetzung der Pyramidonmedikation auf
$^1/_2$ g und später nach deren gänzlichem Absetzen afebril, oder doch nur subfebril, so können wir an die Anlegung des künstlichen Pneumothorax herangehen. Es ist begreiflich, daß man in der Indikationsstellung bei der akuten
bzw. subakuten Phthise nicht allzu engherzig sein darf, will man nicht doch
manchen Fall, der uns entgegen der Erwartung einen Erfolg der Kollapstherapie
beschert, dem sicheren letalen Ausgang überantworten; denn wenn wir in solchen
Fällen nicht ein gewisses Risiko in Kauf nehmen, so geben wir eben die einzige
Möglichkeit, den Fall doch zu retten, aus der Hand. Freilich wird uns ein Erfolg
ohne Streptomycin nur in einer relativ kleinen Minderzahl von Fällen beschieden sein. Dank diesem Antibiotikum halte ich strenge Einseitigkeit des
Prozesses auch bei akuten Phthisen nicht mehr für eine Voraussetzung zur
Anlegung des Pneumothorax. Immerhin muß man die Angehörigen des Patienten
auf die möglichen Komplikationen — Durchbruch einer Kaverne oder eines
verkästen subpleuralen Herdes mit nachfolgendem mischinfiziertem Empyem,
oder Spannungspneumothorax — aufmerksam machen, da möglicherweise
hierdurch das letale Ende noch rascher eintreten kann, als es bei der unbehandelten Phthise der Fall wäre. Entgegen der früher allgemein geübten Praxis,
den künstlichen Pneumothorax als erstes kollapstherapeutisches Verfahren zur
Anwendung zu bringen, hat sich mir und anderen Autoren — wie
schon früher erwähnt — manchmal das Vorgehen bewährt, bei einseitigen akuten phthisischen Prozessen, vor allem solchen des Unterlappens, zuerst die Lähmung des Zwerchfells vorzunehmen, wobei ich
jedoch nur die temporäre Ausschaltung des Nervus phrenicus mit Hilfe der
Quetschung des Nerven durchführen lasse. Es genügt diese partielle Ruhigstellung der Lunge manchmal, die hohen Temperaturen herabzudrücken und
die sonstigen Symptome der Akuität des Prozesses zu mildern, um dann erst
in der Folge den künstlichen Pneumothorax mit geringerem Risiko unter
besseren Bedingungen anzulegen. Es gilt ja auch für die bronchogene chronische Phthise, die ja bekanntlich unter fieberhaften Schüben verläuft, den
Zeitpunkt für die Pneuanlegung so zu wählen, daß er nicht gerade in die hochfieberhafte Periode fällt, sondern erst nach Abklingen derselben; freilich klingt
das Fieber nicht immer bis zur Norm ab und bleibt subfebril, das hält uns aber
nicht ab, nunmehr den Pneumothorax anzulegen und wir sehen dann als
erwünschte Folge der eingeleiteten Kollapstherapie nunmehr das Absinken der
Temperatur zur Norm.

Wenn wir weiters noch die Art der tuberkulösen Lungenerkrankungen im Hinblick auf die Indikation zur Anlegung des Pneumothorax zu besprechen haben, so dürfen wir natürlich die typische chronische Phthise, die sich aus dem Frühinfiltrat entwickelt, als die bevorzugte für jegliche Anwendung der Kollapstherapie anführen. Sie ist naturgemäß den hämatogen sich entwickelnden Tuberkuloseformen in dieser Hinsicht schon wegen ihrer Einseitigkeit voranzustellen, vorausgesetzt daß der Prozeß noch nicht zu weit vorgeschritten ist. Das soll aber nicht heißen, daß kavernöse Prozesse, die aus ursprünglich hämatogen sich entwickelnden Tuberkuloseformen entstanden sind, nicht auch durch einen gutsitzenden Pneumothorax zur Ausheilung gebracht werden können, wenn eben Zerfallserscheinungen nur auf einer Seite vorliegen. Aber sie neigen eben zu weiterer hämatogener Dissemination. Dann ist ein zweiter Umstand bei der hämatogen sich entwickelnden Tuberkuloseform von wesentlicher Bedeutung für jegliche Art der Kollapstherapie, ihre stärkere Neigung nämlich zur Entwicklung eines sekundären Emphysems. Damit kommen wir zu dem Thema Alter und Pneumothorax.

Ebenso wie die Indikation zur Kollapstherapie im Laufe der letzten Jahrzehnte hinsichtlich der Einseitigkeit des tuberkulösen Prozesses eine Erweiterung erfahren hat, so gilt ein solches auch vom Alter des Patienten; hat man doch in den ersten Jahrzehnten dieser Therapie Fälle in einem Alter von über 50 Jahren von vornherein ausgeschlossen; nicht ganz mit Unrecht. Denn zweifelsohne wird der künstliche Pneumothorax im höheren Alter meist schlechter vertragen als in der Jugend. Durch das bestehende Emphysem kommt es leicht zur Dyspnoe, vielfach finden wir auch im höheren Lebensalter, wo die Tuberkulose schon öfters längere Zeit besteht — freilich manchmal ohne bisher subjektive Erscheinungen gemacht zu haben —, ausgedehntere pleurale Verwachsungen. Es gehört daher nicht zur Regel, bei alten Patienten einen gutsitzenden Pneumothorax anlegen zu können. Wenn der Kranke schon über Atemnot klagt, dann wird man selbstverständlich von vornherein nicht an eine Pneuanlegung denken dürfen, da gibt ja die Bestimmung der Vitalkapazität einen guten Anhaltspunkt für das Bestehen eines Emphysems, abgesehen vom physikalischen und Röntgenbefund. Man soll sich allerdings heute nicht mehr allein vom Alter des Patienten leiten lassen, denn man wird immer wieder Fälle treffen, bei denen auch im sechsten und siebenten Lebensjahrzehnt der künstliche Pneumothorax den gewünschten Lungenkollaps und damit die Ausheilung der Phthise herbeiführt; aber es sind eher Ausnahmsfälle.

Was die tuberkulösen Komplikationen bei der Lungenphthise betrifft, so sind diese bei der Indikationsstellung zur Kollapstherapie naturgemäß zu berücksichtigen. Da wäre vorerst einmal die Larynxphthise zu erwähnen, die ja oft recht frühzeitig auftritt und es manchmal ist, die den Kranken, der bestehenden Heiserkeit wegen zum Laryngologen führt, der den Fall dann erst dem Internisten zuweist. Entsprechend ihrer Stellung als intrakanalikulärer Herd steht und fällt ihre Ausheilung in der Mehrzahl der Fälle mit jener der Lungenphthise. Man wird heutzutage mit einer Streptomycinbehandlung meist einen raschen Rückgang der Erscheinungen herbeiführen können, ohne daß hierdurch der pulmonale Prozeß nennenswert beeinflußt wird. Und im Prinzip gilt das gleiche von der Enterophthise, die ja ebenfalls auf Streptomycin meist gut anzusprechen pflegt. Allerdings ist diese Komplikation in ihrer Mehrzahl meist bei schon weit vorgeschrittenen phthisischen Lungenprozessen anzutreffen, die für eine Kollapstherapie kaum mehr in Frage kommen.

Extrapulmonale Tuberkulosen an anderen Organen, also sogenannte chirurgisch-tuberkulöse Erkrankungen, bilden an und für sich keine unbedingte

Kontraindikation zur Anlegung des Pneumothorax. Man wird freilich bei der so verschiedenen Entwicklungsform beider Erkrankungen relativ selten sich vor die Entscheidung gestellt sehen, ob man bei einer einseitigen Lungenphthise, die etwa mit einem Fungus des Ellbogengelenks vergesellschaftet ist, den künstlichen Pneumothorax anlegen soll. Im allgemeinen bildet natürlich ein fungöser oder kariöser Prozeß keine Kontraindikation gegen die Anlegung eines Pneumothorax, aber man muß berücksichtigen, daß die extrapulmonale Tuberkulose daneben die ihr angemessene Art der Behandlung erfahren muß, also etwa eine Epididymitis tuberculosa die Semicastratio, oder eine Nierentuberkulose die Nephrektomie. Auch mit der Kollapstherapie schlecht vereinbar scheint mir das Bestehen einer tuberkulösen Spondylitis zu sein, zumindest muß bei Anlegung eines Gipsmieders auf die Bedürfnisse der Nachfüllungen Rücksicht genommen werden.

Unter den nichttuberkulösen Erkrankungen, die bei der Phthise häufig anzutreffen sind, wäre der Diabetes mellitus zu erwähnen. Bekanntlich sind die bei der Zuckerkrankheit anzutreffenden phthisischen Prozesse meist schwerer Natur. Die Indikation zu einer Pneuanlegung wird durch das gleichzeitige Bestehen eines Diabetes kaum beeinflußt. Es ist nur Vorsorge zu treffen, daß vor Einleitung jeglicher Art der Kollapstherapie eine entsprechende Einstellung des Diabetes erfolgt, was ja meist durch Insulin gelingt.

Was das Bestehen von kardialen Erkrankungen betrifft, so finden sich ja bekanntlich Herzklappenfehler erworbener Natur, insbesondere Mitralfehler, und Lungentuberkulose selten vergesellschaftet. Angeborene Vitien, die ein höheres Lebensalter erreichen und nicht dekompensiert sind, geben keine Kontraindikation. Ich hatte schon wiederholt Gelegenheit, bei angeborener Pulmonalstenose die Behandlung einer Lungentuberkulose durch einen künstlichen Pneumothorax mit bestem Erfolg durchzuführen. Bei älteren Patienten, insbesonders wenn die Tuberkulose schon längere Zeit besteht, wird man sich zweckmäßigerweise durch eine elektrokardiographische Untersuchung über den Zustand des Herzmuskels Gewißheit verschaffen. Myocardschädigung geringeren Grades stellt keine Kontraindikation gegen die Anlegung eines künstlichen Pneumothorax dar, erfordert aber doch eine genaue Beobachtung des Herzens und größte Vorsicht in der Durchführung dieser Therapie.

Technik der Behandlung.

Wahl der Einstichstelle: Da gilt naturgemäß die Regel, daß die Stelle, an der mit dem Einstich der Versuch der Erstanlegung gemacht werden soll, über normalem, also möglichst tuberkulosefreiem Lungengewebe liegen soll. Man wird sich daher vor der Anlegung zu vergewissern haben, ob respiratorische Verschieblichkeit besteht, somit das Vorhandensein von pleuralen Adhäsionen an der Einstichstelle unwahrscheinlich ist und ob Perkussion und Auskultation keine Abweichungen von der Norm erkennen lassen. Bei der großen Mehrzahl der zur Pneumothoraxbehandlung geeigneten Fälle wird man daher die basale Axillarregion als Einstichstelle wählen können, da ja der phthisische Prozeß hauptsächlich im Oberlappen zu sitzen pflegt und auch wenn er bereits weiter kaudalwärts vorgeschritten ist, dies mit Bevorzugung der hinteren Lungenpartien zu tun pflegt, somit vorne axillar basal meist gesundes Lungengewebe angetroffen wird. Gelingt die Pneumothoraxanlage an der gewählten Stelle nicht, so pflege ich — insbesondere bei in stationärer Behandlung stehenden Fällen — den nächsten Versuch nicht unmittelbar an anderer Stelle anzuschließen, da man nicht wissen kann, ob man nicht beim ersten Versuch eine Läsion der Lunge gesetzt hat, die harmlos bleibt, wenn sie in Ruhe gelassen wird, aber zu Komplikationen Veranlassung geben kann, wenn nun ein an anderer Einstichstelle gelingender Pneumothorax eine Zerrung der lädierten Lungenpartien verursacht. Ist die erste Einstichstelle an der Basis axillar gewählt und hier der Versuch erfolglos geblieben, so wählt man als weitere Einstichstellen die basalen Partien hinten, oder aber höher oben in axilla, gelegentlich auch im zweiten Interkostalraum vorne, stets sich individuell vom physikalischen und Röntgenbefund leiten lassend, über möglichst normalen Lungenpartien.

Apparatur.

Von den mannigfachen in Gebrauch stehenden Apparaten erfüllen wohl die meisten die an sie zu stellenden Anforderungen zur Genüge. Wichtig erscheint mir die Forderung, daß auch während des Einströmens der Luft aus der Flasche,

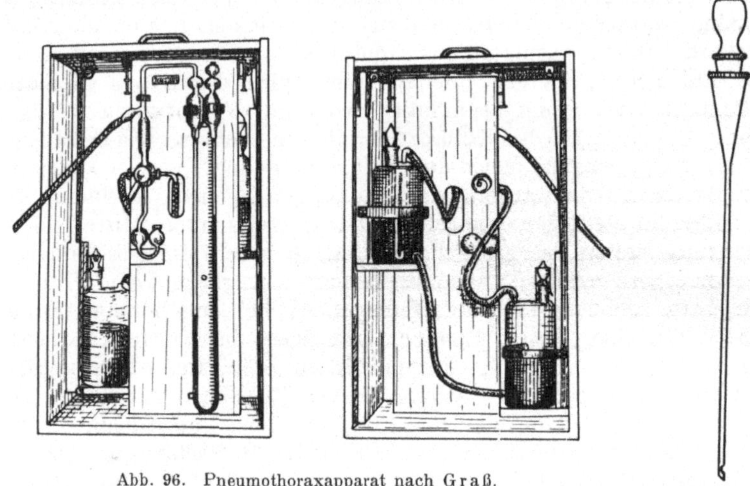

Abb. 96. Pneumothoraxapparat nach Graß.

Abb. 97. Deneke-Nadel.

das Spiel des Manometers abzulesen ist, ferner daß die beiden Flaschen gegeneinander verschieblich sind. Das ermöglicht, daß man einerseits den Druck, mit dem man die Luft einfließen läßt, willkürlich bestimmen kann, also bei Erstanlegungen nur unter sehr geringem Druck, da steht die leere Flasche höher als die gefüllte. Andererseits hat man die Möglichkeit, bei Absaugung, durch Verschiebung der Flaschen jede beliebige Menge von Luft abzusaugen. Diesen beiden Forderungen kommen ältere Modelle, wie sie vielfach noch gebräuchlich sind, nicht nach. Daß ein Wattefilter vorhanden sein muß und die Flaschen zur Bestimmung der einzufüllenden Luftmenge graduiert sein müssen, erscheint selbstverständlich. Ich benütze seit Jahren den in Abb. 96 aufgezeigten Graßschen Pneumothoraxapparat zu meiner vollsten Zufriedenheit.

Nadel: Sehr zahlreich sind die verschiedenen Nadeltypen, die zur Pneuanlegung angegeben wurden; ihre Konstruktionen haben alle den Gesichtspunkt im Auge, eine Verletzung der Lunge nach Möglichkeit zu vermeiden. Von einer brauchbaren Nadel muß man verlangen, daß sie die Öffnung nicht vorne an der Spitze, sondern seitlich unmittelbar unterhalb dieser trägt, daß die Spitze nicht zu lang und daß das Kaliber der Nadel nicht zu stark ist. Vorne offene Nadeln, wie die Saugmannsche, haben den Nachteil, daß sie sich beim Einstechen verstopfen. Um die Gefahr der Verletzung der Lunge zu vermeiden, haben manche Systeme, wie der S a l o m o n sche Katheter, eine kurz geschliffene Nadel, mit der man nur bis zur Pleura parietalis einsticht, um dann mit einem stumpfen, seitlich durchlochten Katheter diese stumpf zu durchtrennen. Dies an und für sich zweckmäßige Vorgehen erweist sich aber nicht als erforderlich. Wir haben in der D e n e k e schen Nadel (Abb. 97) in jahrzehntelangem Gebrauch ein sehr brauchbares Instrument kennen gelernt. Die Desinfektion der Pneumothoraxnadel erfolgt zweckmäßigerweise durch Trockensterilisation, indem man sie in eine Eprouvette einschließt. Dies schont die Nadel auch viel mehr als das Auskochen. Ist man aber zu letzterem gelegentlich genötigt, so verabsäume man nicht, vor Verwendung das in der Nadel enthaltene Wasser auszublasen.

Erstanlegung und Nachfüllungen.

Nach Desinfektion der Einstichstelle mit einem gestielten Jodtupfer anästhesiert man mit 2 ccm einer 2%igen Novocain- oder Procainlösung, bedeckt die Stelle mit einem sterilen Tupfer und wartet kurze Zeit, bis die Anästhesie wirksam geworden ist. Dann sticht man die bereits an den Schlauch des Pneumothoraxapparates montierte Nadel ein. Gelangt man in freien Pleuraspalt, so wird das Manometer negativen Druck von einigen Zentimetern anzeigen und respiratorische Schwankungen erkennen lassen; dann wird sofort auf Einströmenlassen umgeschaltet und allmählich durch Verschiebung der Flaschen — die leere nach abwärts — der Druck, mit dem die Luft einströmt, gesteigert. Bei freier Pleura zeigen sich die typischen respiratorischen Schwankungen jeweils im Inspirium stärker negativ. Solange man sich noch mit der Nadel außerhalb der Pleura parietalis befindet, bleibt der Druck im Manometer auf Null. Knapp vor dem Durchstechen der Pleura parietalis können schon geringe respiratorische Schwankungen von wenigen Millimetern festzustellen sein. Gelangt man auf eine pleurale Adhäsion, so sind weder negative Druckwerte, noch Schwankungen zu erwarten. Ist man mit der Nadelspitze in einen Bronchiolus gelangt, so sind geringe Schwankungen des Manometers um den Nullwert in entgegengesetztem Sinn wie im Pleuraspalt zu beobachten. Inspiratorisch steigt der Druck um einige Millimeter an, exspiratorisch fällt er ebensoviel ab. Gelangt man aber mit der Nadel in eine Lungenvene, dann fällt der Druck allmählich ab, er wird stärker negativ, ohne daß respiratorische Schwankungen zu erkennen wären. Da heißt es die Nadel raschest herausziehen, um eine Luftembolie zu vermeiden. Manchmal treten auch bei richtigem Sitz der Nadel im Pneumothoraxraum bei Nachfüllungen keine respiratorischen Schwankungen auf, wenn es sich um einen starren Pneumothorax handelt, wie dies nach exsudativen Pleuritiden zu beobachten ist; dann ist erst bei tiefem Atmen das Spiel des Manometers zu erkennen. Bei der Erstanlegung empfiehlt es sich aber durchaus nicht, den Patienten aufzufordern, gleich nach dem Einstich tief zu atmen, nur zu leicht kann es hierdurch zu einer Verletzung der Lunge durch die Spitze der Pneumothoraxnadel kommen. Bei Erstanlegungen wird man etwa 600 bis 800 ccm Luft einströmen lassen; sind nicht stärkere Verwachsungen vorhanden, so wird der Druck hiernach noch immer negativ bleiben. Nicht so selten ist folgendes typische Verhalten des Manometers zu erkennen: Schon nach 100 oder 200 ccm Lufteinfüllung steigt der Druck auf einen positiven Wert; wartet man dann ab, so sinkt er allmählich wieder ab und erreicht wieder negative Werte; läßt man nun neuerlich 100 ccm Luft ein, so steigt der Druck stark an, um allmählich wieder abzusinken; so gelingt es 400 bis 500 ccm einzulassen, ohne daß nach dieser Menge der positive Druck einem negativen weicht. Das beobachten wir bei Vorliegen von lockeren

Verwachsungen, wir erzeugen ein Schwartenemphysem. Meist ist es in solchen Fällen nicht möglich, einen ordentlichen Lungenkollaps zu erzielen, es wäre denn, die in die Verwachsungen eingeblasene Luft findet ihren Weg in eine relativ freie Zone und verursacht hier einen besseren Kollaps eines Teiles der Lunge. Die Röntgenuntersuchung wird darüber Aufschluß geben; man wird dann gegebenenfalls die Einstichstelle ändern.

Die erste Nachfüllung nehmen wir am ersten oder zweiten Tag nach der Erstanlegung vor, auch hier mit etwa 600 bis 800 ccm, die zweite eine Woche nach der Erstanlegung. Doch kann ein starres Schema für die Pneumothorax-behandlung nicht gutgeheißen werden, da die Resorptionsverhältnisse in den verschiedenen Fällen sehr different sind. Hier ist eine wiederholte Röntgen-kontrolle unbedingt erforderlich. Wir pflegen zum erstenmal am Tag der ersten Nachfüllung den Patienten zu durchleuchten. Da in der ersten Woche der Pneubehandlung strenge Bettruhe erwünscht ist, ergibt sich schon aus diesem Grunde die Notwendigkeit, die Erstanlegung und die ersten Nachfüllungen nicht ambulant, — in der Ordination des Arztes —, sondern in einer Anstalt vorzunehmen, in der der Patient mit seinem Bett vor den Röntgenschirm gebracht werden kann. Bei gutsitzendem Pneumothorax, d. h. wenigen oder gar keinen Verwachsungen, pflegt im allgemeinen der Enddruck negativ zu bleiben. Doch hängen die Druckwerte sehr wesentlich von der Nachgiebigkeit des Mediastinums ab. Es ist durchaus möglich, daß auch bei noch negativen Druckwerten schon sehr erhebliche Verdrängungen des Mediastinums und Herzens vorliegen können, z. B. schon eine komplette Dextrocardie bei links-seitigem Pneumothorax. Auch dessentwegen ist eine Röntgenkontrolle bei Beginn der Pneubehandlung unbedingt erforderlich. Man braucht erfahrungs-gemäß derartige Verdrängungen nicht allzusehr zu fürchten, sie verursachen häufig auch gar keine subjektiven Erscheinungen. Nicht immer kommt man mit negativen Druckwerten beim künstlichen Pneumothorax aus. Im allgemeinen wird man es anfangs vermeiden, auf positive Werte zu gehen, sondern die Nachfüllung bei einem durchschnittlichen Nulldruck z. B. $-3 + 3$ abbrechen und bei der Röntgenkontrolle sehen, wie weit man hierbei mit dem Lungen-kollaps kommt. Zeigt es sich, daß dieser noch ungenügend ist, so wird man allmählich mit positiven Druckwerten die Nachfüllungen beenden. Aber es wäre falsch zu glauben, daß man mit immer steigenden Werten einen Kollaps er-zwingen kann, wenn Verwachsungen dies unmöglich machen. Es kommt ja nicht immer darauf an, eine möglichst große Luftmenge in den Pleuraraum, sondern die erkrankten Lungenpartien zum Kollaps zu bringen. So kann bei einer Ober-lappenphthise, auch bei kompletter Adhäsion des Unterlappens, ein kleiner Pneumothorax den Oberlappen zum genügenden Kollaps und zur Ausheilung des kavernös erkrankten Lungenlappens führen. Man spricht in solchen Fällen mit Recht vom Selektivkollaps. Es ist durchaus nicht immer so einfach, sich von vornherein darüber ein Bild zu machen, ob ein inkompletter Pneumothorax sich auch als insuffizient erweist; man erlebt da nicht gar so selten die angenehme Überraschung, daß ein anscheinend recht ungenügender Kollaps der Lunge, der auch durch eine Kaustik nicht zu verbessern ist, doch schließlich den gewünschten Erfolg des Verschwindens der Kaverne und Negativwerden des Sputums herbeiführt.

In welchen Pausen ein Pneumothorax nachgefüllt werden soll, das unterliegt recht beträchtlichen Schwankungen, da die Resorption der Luft aus dem Pleura-raum sehr verschieden rasch erfolgt. Es dürfte hier am Platz sein, einige Bemer-kungen über die Wahl des Gases und über den Gasstoffwechsel im künstlichen Pneumothorax einzufügen. Wie alles Geschehen bei der Pneuanlegung, so war auch das Problem des bestgeeigneten Gases zur Erstanlegung von dem Gesichtspunkt der Vermeidung einer Gasembolie diktiert. Von ganz unrichtigen Voraussetzungen ausgehend, hat man auch Sauerstoff zur Erstanlegung verwendet; das ist natürlich unzweckmäßig, denn gelangt dieser in eine Lungenvene, so wird er von dem ja sauerstoffgesättigten Blut nicht absorbiert. Hingegen nimmt dieses Kohlensäure auf, die somit als dasjenige Gas betrachtet werden muß, das die Erstanlegung des künstlichen Pneumothorax am gefahrlosesten gestalten läßt. Allerdings muß man sich darüber klar sein, daß bei Verletzung einer Lungenvene Luft aus dem Alveolarbereich der Lunge aspiriert werden kann, so daß auch die Verwendung von CO_2 keinen absoluten Schutz gegen dieses Gefahrenmoment bieten kann. Man kann aber mit CO_2 allein kaum einen halbwegs ausgiebigen Pneumothorax anlegen, da sie sehr rasch von der Pleura resorbiert wird; es käme daher nur eine Methode in Frage, die anfänglich CO_2 verwendet, zur Fortsetzung der Füllung sich aber der Luft bedient. Auch das Moment der rascheren oder langsameren Resorption des Gases aus dem Pleuraraum spielt für die Wahl desselben eine gewisse Rolle. Da ist natürlich Sauerstoff wenig geeignet, hingegen hat man reinen Stickstoff verwendet. Heute bedient man sich wohl ausschließlich nur mehr der Luft, sowohl für Erstanlegung wie für Nachfüllung. Wissen wir doch seit langem, daß im Pleuraraum ein lebhafter Gasaustausch stattfindet, gleichgültig, welches Gas zur Anwendung gelangt und daß nach kurzer Zeit ein konstantes Gasgemisch in jedem künstlichen Pneumothorax vorgefunden wird, das etwa 4 bis 5% Sauerstoff, 6 bis 7% Kohlensäure und den Rest Stickstoff enthält. Bei Bestehen eines Exsudates ist der CO_2-Gehalt meistens noch etwas höher. Um die Pausen zwischen den Nachfüllungen richtig zu bemessen, ist natürlich eine laufende Kontrolle hinter dem Röntgenschirm erforderlich. Im allgemeinen wird man zu Beginn der Behandlung einwöchige Pausen einschalten, die man bereits nach Monatsfrist auf 10 bis 14 Tage wird ausdehnen können. Ist der Lungenkollaps nicht durch Adhäsionen nennenswert behindert, so wird es nach einigen Monaten möglich sein, drei- bis vierwöchige Pausen zwischen den Nachfüllungen eintreten zu lassen. Ich konnte mich nicht davon überzeugen, daß häufige Nachfüllungen mit kleinen Luftmengen, die ja, theoretisch betrachtet, den Lungenkollaps gleichmäßiger gestalten lassen, einen Vorteil bieten vor größeren Luftmengen nach längeren Pausen, vorausgesetzt natürlich, daß die Röntgenkontrolle keine zu starke Resorption des Pneumothorax aufscheinen läßt. Es ist natürlich, daß ein inkompletter Pneumothorax häufigere Nachfüllungen mit kleinen Luftmengen erfordert als ein kompletter. Man wird im allgemeinen nicht die Menge des jeweils einzufüllenden Gases als Richtschnur dafür nehmen, wann man mit der Nachfüllung aufzuhören hat, sondern den sogenannten Enddruck, der möglichst beibehalten werden soll. Besteht allerdings ein Pneumothorax längere Zeit, so können seine Wandungen eine gewisse Starre annehmen und wir werden genötigt sein, bei gleichbeibendem Kollaps der Lunge mit den Enddruckwerten etwas in die Höhe zu gehen. Für die Geschwindigkeit, mit der die Luft aus dem Pneumothoraxraum resorbiert wird, spielt das Verhalten des Patienten insoferne eine Rolle, als bei stärkerer körperlicher Anstrengung eine raschere Resorption erfolgt als bei ruhigem Verhalten.

Dauer der Behandlung.

Hat ein künstlicher Pneumothorax einen guten Lungenkollaps herbeigeführt, so wird in der Regel innerhalb der ersten zwei bis drei Monate das Sputum negativ werden und die Senkungsreaktion auf normale Werte absinken. Freilich wird man sich nicht mit dem ersten negativen Sputumbefund begnügen und damit die Schlacht als gewonnen betrachten, sondern wiederholte Sputumuntersuchungen vornehmen, um dieses erste erfreuliche Resultat auch als gesichert betrachten zu dürfen. Nicht so selten wird man bei späteren Untersuchungen noch gelegentlich einige Bazillen im Auswurf feststellen können, ehe das Sputum dauernd negativ bleibt, bzw. überhaupt kein Auswurf mehr produziert wird. Was nun, wenn das ersehnte Ziel nicht erreicht wird, wenn das Sputum durch mehr als drei Monate positiv bleibt? Dann muß der Röntgenbefund Aufschluß geben, ob es überhaupt einen Zweck hat, den Pneumothorax weiter zu unterhalten, ob er durch eine Kaustik aus einem insuffizienten zu einem wirksamen gestaltet werden kann, oder ob es nicht besser ist, ihn aufzulassen und durch ein anderes Kollapsverfahren zu ersetzen. Freilich wird es oft schon viel früher klar sein, daß ein Pneumothorax als völlig insuffizient anzusehen ist, wenn etwa das ganze Oberfeld an der Thoraxwand adhärent ist, mit einer so gut wie gar nicht komprimierten Kaverne in der Mitte, hingegen der gesunde Unterlappen gut kollabiert erscheint. In derartigen Fällen wird der Pneumothorax schon nach wenigen Füllungen aufgelassen und der Fall einer Thorakoplastik, einer Pneumolyse oder Kavernostomie zugeführt werden müssen. Freilich gibt es auch — allerdings selten — Fälle, bei denen sich der Erfolg der Kollapsbehandlung erst nach einem halben Jahr oder gar noch später einstellt, die Röntgenuntersuchung das allmähliche Kleinerwerden und schließliche Verschwinden der Kaverne erkennen läßt, wo man also nicht allzufrüh die Pneubehandlung als aussichtslos einstellen soll, wenn es auch lange dauert, bis das Sputum negativ oder keines mehr expektoriert wird. Schließlich gibt es auch eine Indikation, einen insuffizienten Pneumothorax aufrecht zu erhalten, die dann gegeben erscheint, wenn ein anderes Kollapsverfahren nicht in Frage kommt, sei es des Alters des Patienten wegen, sei es des Zustandes der anderen Lunge halber, oder schließlich weil sich der Patient nun einmal nicht hierzu entschließen will. Hat sich nun unter der Pneubehandlung der Zustand des Patienten gebessert, so wird man eben abwägen müssen, ob nicht im gegebenen Fall ein ungenügender Kollaps der Lunge besser ist als gar keiner und man die Weiterführung des Pneumothorax verantworten kann.

Wie lange ein künstlicher Pneumothorax unterhalten werden soll, wird sich bis zu einem gewissen Grad nach dem Ausgangsbefund richten müssen. Je schwerer dieser war, um so länger empfiehlt es sich, den Pneumothorax aufrecht zu erhalten. Bei einem geschlossenen Infiltrat, das niemals Bazillen im Auswurf aufzuweisen hatte, kann die Dauer der Behandlung mit zwei Jahren als genügend angesehen werden, während kavernöse Prozesse im allgemeinen nicht unter drei Jahren ihren Pneu tragen sollen. Bemerkenswerterweise entschließen sich viele Patienten ungern ihn aufzugeben und finden in diesem ihrem Bestreben bei den behandelnden Fachärzten ein geneigtes Ohr. Ich halte es durchaus nicht für zweckmäßig, eine erfolgreiche Kollapsbehandlung wesentlich über drei Jahre auszudehnen, denn die Zahl der Fälle, bei denen ich im vierten, fünften und sechsten Jahre der Behandlung pleurale Ergüsse, die in Empyeme übergingen, auftreten sah, ist nicht so gering. Weiter beinhaltet eine zu lange fortgesetzte Pneubehandlung die Gefahr des Verlustes der Wiederausdehnungsfähigkeit der kollabierten Lunge. Die Auffassung, daß die Zeit der Auflassung des Pneumothorax für den Patienten eine kritische und mit der Gefahr des Aktivwerdens des tuberkulösen Prozesses verbunden sei, so daß es wünschenswert ist, die Auflassung des Pneus während eines Heilstättenaufenthaltes vor sich gehen zu lassen, kann ich nicht ganz teilen. Ich kann mich nicht erinnern, unter meinen Kranken derartige Fälle von Rezidiven in der Auflassungsperiode beobachtet zu haben. Freilich sehen wir immer wieder Patienten, die auf derselben Seite einige Jahre nach abgeschlossener Pneumothoraxbehandlung wieder einen aktiven kavernösen Prozeß aufweisen, auch wenn die Kollapstherapie eine durchaus erfolgreiche zu sein schien. Wir sehen aber auch Fälle, bei denen ein frischer Prozeß während einer durchaus erfolgreichen Pneubehandlung sich auf der anderen Seite bemerkbar macht, obzwar die Kaverne schon längst röntgenologisch nicht mehr nachweisbar, das Sputum negativ und die Senkung normal geworden ist, wo man die Frage verneinen muß, ob diese frischen Herde durch Streuung aus der alten schon ausgeheilt geglaubten Kaverne entstanden sind; ob es sich nicht vielmehr um solche handelt, die schon seit längerer Zeit bestehen und aus irgendeiner Ursache zur Exacerbation gelangt sind. Aber auch an ihre hämatogene Entstehung bzw. an den Einbruch eines Lymphoms in den Bronchialbaum ist zu denken.

Komplikationen.

Die *Gasembolie*. Die gefährlichste und unter Umständen zu einem raschen Tode führende Komplikation der Pneumothoraxbehandlung stellt die Gasembolie dar, bei der es zur Eröffnung einer Lungenvene kommt, durch die Luft aus dem Pneumothoraxraum oder aus dem umgebenden Lungengewebe einströmt, die nunmehr in den linken Vorhof und von hier aus in den großen Kreislauf gelangt. Am gefährlichsten gestaltet sich die Lage, wenn die Luft in die Karotis und die Endarterien des Gehirns gelangt, die Zirkulation daselbst unterbrechend. Dieses Ereignis kann natürlich den raschen Tod zur Folge haben. Wesentlich kommt es auf die Menge der aspirierten Luft an. Geringe Mengen müssen hier nicht unbedingt tödlich wirken, sie machen oft nur kurze, vorübergehende Erscheinungen, je nachdem, in welche Gehirnpartie die Luft gelangt. So sieht man hemiplegische Erscheinungen mit klonischen Zuckungen, vorübergehende Bewußtlosigkeit ist fast immer zu verzeichnen, doch pflegen diese Erscheinungen meist innerhalb weniger Stunden zurückzugehen. Fleckige Rötungen im Bereich der Extremitäten oder des Stammes sind ein häufiges Begleitsymptom. Man unterlasse es nie, während des Einstechens der Nadel und der weiteren Nachfüllung den Patienten genau im Auge zu behalten, um irgend welche Zuckungen, z. B. im Facialisgebiet, eine fleckweise Rötung, eine beginnende Bewußtlosigkeit sogleich zu bemerken, um dies mit dem sofortigen Herausziehen der Nadel zu beantworten. Ganz ungewöhnlich war ein Fall von Bronchiektasien, bei dem ich einst eine Pneumothorax-Erstanlegung machte und den es nach acht Stunden lang durchgeführter künstlicher Atmung zu retten gelang. Es blieben bei ihm die Folgen der Hemiplegie durch einige Jahre im Sinne einer teilweisen Lähmung der oberen und unteren Extremitäten bis zu dem mehrere Jahre später erfolgten Tode bestehen. Ich habe im Laufe vieler tausender Fälle von Erstanlegungen und Nachfüllungen nur einen Todesfall durch Gasembolie zu beklagen gehabt. Das war ein junger Mann, der schon längere Zeit bei mir in Pneubehandlung stand und immer komplikationslos nachgefüllt wurde. Es war im Frühjahr 1945, als es in Wien überhaupt keinen elektrischen Strom gab. Der Patient hatte entgegen meinem ausdrücklichen Ersuchen, sich noch bei Tageslicht in meiner Ordination einzufinden, verspätet, und es war schon ziemlich dämmerig. Doch konnte ich immerhin das Manometer leidlich gut sehen. Eine Röntgenuntersuchung war wegen Stromausfall nicht möglich. Nach Eingehen mit der Pneumothoraxnadel negativer Druck und normale respiratorische Schwankungen. Gleich nach Einlassen der ersten Kubikzentimeter Luft Bewußtlosigkeit, klonische Krämpfe, stridoröses Atmen. Trotz sofortiger Tieflagerung des Kopfes blieb die Bewußtlosigkeit bestehen.

Coffein-Strychnin-Injektion, Lobelin. Überführung auf die II. medizinische Abteilung, an der Patient tags darauf ad exitum kam. Die Obduktion konnte das Vorliegen einer Gasembolie bestätigen.

Ehe die Rolle der Gasembolie bei Eingriffen am Thorax noch ihre volle Klärung gefunden hatte, war man geneigt, derartige tödliche Zufälle als Pleuraschock zu beurteilen. Man ist heute vielfach der Meinung, daß es einen solchen gar nicht gäbe und stets nur die Gasembolie hierfür verantwortlich zu machen sei. Ich kann dieser Auffassung auf Grund einer Beobachtung, die ich noch als Assistent der Klinik O r t n e r zu machen Gelegenheit hatte, nicht ganz beipflichten. Wir hatten damals bei einem 19jährigen, ausgesprochen adipösen Mädchen wegen einer beginnenden Phthise einen gutsitzenden Pneumothorax angelegt und Patientin nach zwei Monaten entlassen, um die Behandlung ambulant weiterzuführen. Als sie zur ambulanten Nachfüllung kam, klagte sie über leichte Atemnot, was nicht weiter auffiel, da sich eine solche bei frisch angelegtem Pneumothorax erst dann bemerkbar macht, wenn ein Kranker mehr Bewegung macht, nicht aber so lange er im Spital Ruhe zu pflegen gezwungen ist. Ein junger Kollege, der die Nachfüllung vornahm, wobei das Manometer durchaus normale respiratorische Schwankungen zeigte, mußte diese unter-brechen, da die Patientin bewußtlos wurde, ohne irgend welche klonische Krämpfe aufzuweisen, ein bei der Gasembolie fast nie zu missendes Symptom, auch ohne jegliche auskultatorische Erscheinungen am Herzen zu zeigen. Es kann nämlich bei massiver Aspiration von Luft in das Herz zum plötzlichen Tod kommen, insbesondere wenn etwa auch die Coronargefäße davon betroffen sind, ehe noch die Luft in das Gehirn gelangt. In solchen Fällen wird man aber das für die Anwesenheit von Luft im Herzen charakteristische Mühlengeräusch feststellen können. Nichts von alledem, auch keine Verfärbungen im Bereiche der Haut. Wir verlangten eine gerichtliche Obduktion wegen Verdacht auf Gasembolie. Diese ließ nun keinerlei Verletzung der Lunge erkennen und auch keine Luft in den Gehirngefäßen. Lediglich ein etwas schlaffes Herz, wie man es auch sonst bei plötzlichen Herztodesfällen jugendlicher adipöser Individuen gelegentlich sehen kann. In diesem Fall wird man wohl mit Recht von einem Pleuraschock, der den Tod herbeigeführt hat, sprechen dürfen.

Als therapeutische Maßnahme bei Gasembolie muß man jedenfalls sofort den Kopf tieflagern, nebst maximaler Beugung der Beine im Hüftgelenk, um ein weiteres Einströmen von Luft in die Karotis nach Möglichkeit zu verhindern. Der oft auftretende Atemstillstand wird es notwendig erscheinen lassen, künstliche Atmung einzuleiten, des weiteren sind Lobelin, Excitantia, Vaso- und Cardiotonica am Platz.

Pleurale Ergüsse.

Eine der häufigsten Komplikationen in der Pneumothoraxbehandlung stellt das Auftreten pleuraler Ergüsse dar. Sie können ihrer Größe nach ungemein verschieden sein. Ob die minimalen, im Sinus sichtbaren Flüssigkeitsmengen als entzündliche Ergüsse anzusprechen sind, erscheint mir gar nicht sicher. Ich vermute, daß es sich da manchmal um geringgradige Blutungen handelt, die durch den Einstich hervorgerufen sind. Denn warum sollte es nicht gelegentlich von der oft entzündeten Pleura parietalis her bluten, so wie wir ja auch Blutungen aus der Haut nach einer Nachfüllung nicht so selten beobachten können. Doch Beweise habe ich dafür keine. Solche Winkelexsudate sind praktisch bedeutungslos. Nicht immer muß das Auftreten eines Exsudates mit Fieber einhergehen. Wir sehen gerade wenig ausgedehnte Ergüsse, die nur einige Querfinger breit sind, sich oft ziemlich reaktionslos einstellen und meist verschwinden solche auch spontan, ohne weitere therapeutische Maßnahmen. Wenn R i s t und V e b e r die Auffassung vertreten, daß fieberlose Ergüsse von geringer Ausdehnung als Transsudate zu werten sind, so kann ich mich dieser Auffassung insoferne nicht anschließen, als ich bei der Untersuchung des Probepunktats solcher Ergüsse niemals die Charakteristika eines Transsudates erheben konnte. Die Regel aber ist es, daß sich exsudative Pleuritiden unter Fieberanstieg entwickeln. Ihre Diagnose bereitet kaum je Schwierigkeiten, am schnellsten wird man durch die Succussio Hippocratis ihr Vorhandensein feststellen können. Es empfiehlt sich stets, derartige fieberhafte Exsudate einer Probepunktion zu unterziehen, wenn sie einige Ausdehnung angenommen haben, schon um festzustellen, welche Erreger darin zu finden sind. Davon hängt ja die weitere Therapie ab. Fast immer sind derartige Exsudate im Anfang klar serös, und sie bleiben es auch in der Mehrzahl der Fälle. Unser therapeutisches Handeln hängt nun davon ab, ob sich das Exsudat resorbiert, oder ob es bestehen bleibt. Des weiteren, ob seine Ausdehnung zu Verdrängung des Mediastinums, zu Dyspnoe und kardialen Beschwerden führt. Im letzteren Fall ist die Absaugung natürlich strikte indiziert. Zeigt das Exsudat keine Tendenz zu allmählicher Resorption, so soll man es absaugen, um zu verhindern, daß sich eine allzu ausgedehnte Schwartenbildung besonders um die Pleura pulmonalis einstellt, die sich einer späteren Wiederausdehnung der Lunge entgegenstellt. Im allgemeinen wird man warten, bis die Temperaturen abgeklungen sind, da sich erfahrungsgemäß das Exsudat rasch wieder auffüllt und zu neuerlicher Punktion zwingt. Doch wird man in der Mehrzahl der Fälle durch wiederholte Punktionen so weit kommen, daß ein weiterer Anstieg des Exsudates nicht mehr erfolgt und die Pneumothoraxbehandlung weiter durchgeführt werden kann. Auf Abb. 98 ist die Bildung eines Pneumothoraxexsudates röntgenologisch festgehalten, das in der Folge nicht rechtzeitig abpunktiert wurde. Man soll nicht warten, bis der Pneumothorax „vollgelaufen“ ist, so wie es dieser Fall, Röntgenabb. 99, zeigt. Ganz im allgemeinen verbessert ein auftretendes Exsudat den Lungenkollaps, aber es hat natürlich nicht viel Sinn, wenn sich dieser Kollaps dann auf den gesunden Unterlappen erstreckt und die Druckerhöhung im Pleuraraum zu Zerrungen des erkrankten Oberlappens führt. Eine abgelaufene Pleuritis macht den Pneumothoraxraum meist zu einem ziemlich starren, der ohne jegliche Gefahr und subjektive Beschwerden Druckwerte bis plus 30 cm verträgt.

Die Untersuchung derartiger pleuraler Ergüsse wird in der üblichen Methode der Sedimentfärbung nur in einer Minderzahl das Vorhandensein von Tuberkelbazillen aufzeigen, doch kann bei exakter Prüfung in der Kultur oder im Tierversuch der Bazillennachweis in einem hohen Prozentsatz (über 80%) gelingen. Aber auch klare Exsudate zeigen mitunter die Erreger einer Mischinfektion, wie Staphylo-, Pneumo- oder Streptokokken. Freilich werden wir sie häufiger in trüben Ergüssen feststellen können. Andererseits aber nehmen rein tuberkulöse Ergüsse nicht so selten eine eitrige Beschaffenheit an und gehen damit in das tuberkulöse Pleuraempyem über. Die Therapie des letzteren ist keine so einfache Angelegenheit.

Das rein tuberkulöse Empyem wird am zweckmäßigsten durch immer wiederkehrende Absaugungen, kombiniert mit einer Spülbehandlung, therapeutisch angegangen. Wir wollen durch die möglichst vollständige Absaugung des Ergusses die Bildung allzu mächtiger Schwarten verhindern, die einer Wiederausdehnung der Lunge im Wege stehen. Womit man spült, dürfte nicht von wesentlicher Bedeutung sein, ob mit Kochsalzlösung, Pregellösung, Rivanol 1 : 2000, oder mit einer $\frac{1}{4}$- bis $\frac{1}{2}$%igen Yatrenlösung, welch letztere sich mir

recht bewährt hat. Die Spülungen werden in der Weise vorgenommen, daß wir
vorerst einmal mit der Rotandaspritze das Exsudat möglichst vollständig absaugen. Infolge der Starrheit der Pneumothoraxhöhle geht das aber vielfach
nicht, ohne einen stärkeren Unterdruck zu erzeugen, der sich in einem Oppres-
sionsgefühl dem Patienten bemerkbar macht. Dann wird der Schlauch von der
Nadel abgesetzt, wodurch sofort Luft von außen her in den Pleuraraum einströmt, ein Vorgang, der durch ein tiefes Atemholenlassen weiter begünstigt
wird, so lange, bis Druckausgleich eingetreten ist, dann wird wieder weiter

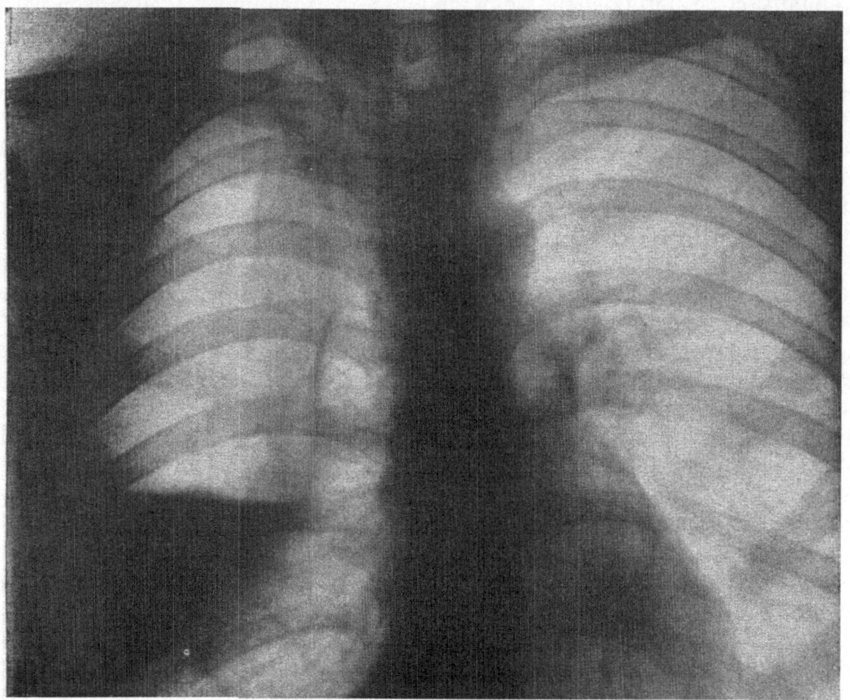

Abb. 98. Pneumothoraxexsudat.

abgesaugt usw. Die Spülung erfolgt dann mit 500 bis 1000 ccm in einzelnen
Portionen von je 200 bis 300 ccm und es wird so lange gespült, bis die Spül-
flüssigkeit ziemlich klar abläuft.

Jede Punktion, auch die Probepunktion eines tuberkulösen Empyems, birgt
die Gefahr einer Fistelbildung in sich. Man kann und soll dieser unangenehmen
Komplikation dadurch vorbeugen, daß man während des Herausziehens der
Nadel eine Jodlösung, also z. B. Yatrenlösung, in das Gewebe des Stichkanals
einspritzt. Zur Vorbeugung und Behandlung derartiger Fisteln glaube ich jetzt
die lokale Infiltrierung derselben mit einer Streptomycinlösung als aussichts-
reichste Methode empfehlen zu sollen.

Wie zu erwarten, hat die intrapleurale Anwendung von Streptomycin, sei
es im Verein oder ohne die intramuskuläre, mir keine nennenswerten Ergebnisse
gezeitigt. Erfolgreicher hat sich in dieser Hinsicht, wenn auch nicht in allen
Fällen, die intrapleurale PAS-Behandlung erwiesen, freilich muß sie ziemlich
lange durchgeführt werden, bis es gelingt, den eitrigen Erguß in einen mehr
serösen umzuwandeln.

Viel hat das mischinfizierte Empyem von seinem Schrecken verloren, seit wir in der Sulfonamid- und Penicillinbehandlung es weitgehend zu beherrschen gelernt haben. Neben der üblichen peroralen Sulfonamidapplikation von 6 g täglich hat sich vor allem die intrapleurale Injektion dieser Präparate erfolgreich erwiesen. Lassen aber die Sulfonamide im Stich, so steht uns noch das Penicillin zur Verfügung. Auch hier kombinieren wir die übliche intramuskuläre Injektion von 200.000 Einheiten pro die mit der intrapleuralen, bei der wir 50.000 bis 100.000 Einheiten täglich zu verabfolgen pflegen. Auf diese Weise

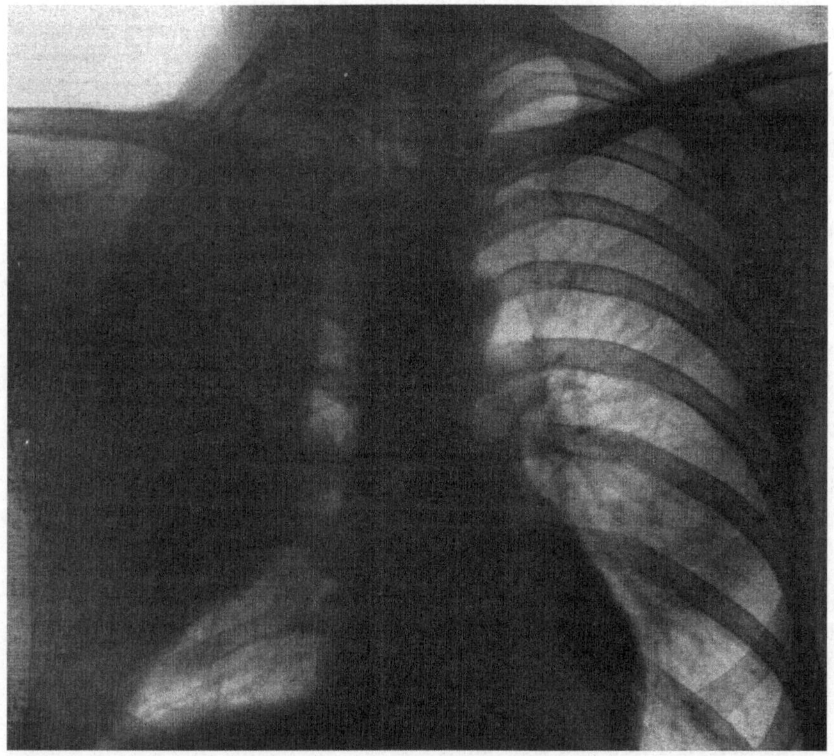

Abb. 99. »Vollgelaufener« Pneumothorax.

gelingt es, die Mischinfektion zu bekämpfen und der unmittelbar drohenden Gefahr, die früher häufig zu einem letalen Ende geführt hat, Herr zu werden. Allerdings müssen wir uns dann, wenn der bakteriologische Befund das Verschwinden der Erreger aus dem Exsudat aufgezeigt hat, mit der tuberkulösen Komponente des Ergusses weiter herumschlagen, wofür ja die Spülbehandlung zur Verfügung steht. So werden wir heute nur selten mehr gezwungen sein, bei einem mischinfizierten Empyem chirurgisch einzugreifen; hierfür kommt vorerst einmal die B ü l a u sche Drainage in Frage, die durch Eliminierung des Eiters entgiftend wirkt. Sie wird aber nicht immer genügen, eine Empyemresthöhle zur Ausheilung zu bringen, insbesondere wenn sich die Lunge zufolge der pleuralen Verschwartung nicht wieder ausdehnt. Dann kann es erforderlich sein, entweder durch eine totale Thorakoplastik nach S a u e r b r u c h den Brustkorb einzuengen, oder durch eine S c h e d e- bzw. H e l l e r - Plastik dieses Ziel zu erreichen.

Die Fistelbildung.

Im Verlaufe einer Pneumothoraxbehandlung kann es zu einem Durchbruch eines verkäsenden Herdes oder aber einer Kaverne durch die Pleura pulmonalis in den Pneumothoraxraum kommen. Das kann ziemlich symptomlos — auch ganz ohne Exsudat — verlaufen, aber auch unter stürmischen Erscheinungen, wie sie das Bild des Ventil- oder Überdruckpneumothorax darbietet. In ersterem Falle finden wir überhaupt keine subjektiven Erscheinungen, sondern wir gelangen anläßlich einer Nachfüllung zur Kenntnis, daß da eine Kommunikation zwischen Pneumothoraxraum und Bronchialbaum bestehen muß. Denn so viel wir auch nachfüllen, der Druck bleibt immer der gleiche, nämlich ein durchschnittlicher Nulldruck, z. B. $-2 + 2$ nach 500 ccm und wenn wir nun neuerlich 100 und wieder 100 ccm usw. nachfüllen, der Druck ändert sich nicht. Meist haben derartige Fisteln keinerlei ernste Komplikationen im Gefolge. Sie pflegen sich gewöhnlich wieder zu schließen und erlauben die Fortführung der Pneumothoraxbehandlung in üblicher Weise. Zur Klärung der Diagnose „innere Fistel" kann man einen Farbstoff, z. B. Methylenblaulösung, in den Pleuralraum injizieren, worauf bei Bestehen einer solchen das Sputum alsbald durch seine blaue Färbung die Kommunikation mit dem Bronchialbaum anzeigen wird. Eine innere Fistel bildet keine unbedingte Kontraindikation für die Vornahme einer Spülbehandlung, doch wird man entsprechend vorsichtig vorzugehen haben. Auch hier ist es wieder dem Streptomycin zu verdanken, daß sich die Prognose derartiger Fälle jetzt wesentlich günstiger gestaltet. Dieses Antibiotikum in der üblichen Dosierung von 1 g täglich ist bei Bestehen einer inneren Fistel strikte indiziert.

Weit bedrohlicher sieht das Krankheitsbild aus, wenn es nach dem Durchbruch zu einem Überdruckpneumothorax kommt. Die hochgradige Atemnot des Patienten, Verdrängung des Mediastinums nach der gesunden Seite, ein metallisch-amphorisches Atmen, ein positives Stäbchenplessimeterphänomen werden der Diagnosestellung meist leicht den richtigen Weg weisen. Hier heißt es sofort eingreifen, um den Patienten aus seiner höchst ungemütlichen Situation zu befreien. Sofortiger Einstich mit der Pneumothoraxnadel und Feststellung der Druckwerte, die meist einen positiven Wert zeigen und vorsichtiges Absaugen unter genauer Kontrolle der Druckwerte. Es ist nämlich zweckmäßig, die Absaugung nicht zu weit zu treiben, weil angenommen werden kann, daß mit allmählicher Zunahme des Druckes im Pleuraraum sich die Fistelöffnung wieder geschlossen hat und bei starker Ausdehnung der Lunge die Gefahr der Wiedereröffnung derselben besteht. Man wird daher nicht bis zu negativen Druckwerten gehen und die subjektiven Erscheinungen im Sinne einer Erleichterung der Atmung des Patienten wegweisend sein lassen. Bevor man jedoch die Nadel wieder herauszieht, wird man einige Zeit das Manometer beobachten und sehen, ob die Druckwerte konstant bleiben oder aber wieder ansteigen. In letzterem Fall muß man annehmen, daß der Ventilmechanismus wieder in Gang gekommen ist und sich der anfänglich bedrohliche Zustand alsbald wieder einstellen wird. Nun muß man zur Dauerabsaugung greifen. Wir pflegen das mit Hilfe einer Wasserstrahlpumpe zu besorgen, die mittels Schlauch an einen kurzen Mandrin armiert ist. Der Mandrin wird samt Stachel in den Intercostalraum eingestochen und dieser entfernt, die Kanüle selbst an der Thoraxwand gut fixiert. Mittels eines gläsernen T-Stückes wird zu einem Manometer geschaltet, das es erlaubt, die Schwankungen zu registrieren. Durch einen Quetschhahn und Vorschaltung einer Waschflasche kann die Intensität der Absaugung reguliert werden. Zumeist wird sich ein pleuraler Erguß einstellen, der dazu beiträgt, an der Pleura entzündliche Veränderungen hervorzurufen, um damit auch eine Verklebung der Fistelöffnung herbeizuführen, so daß es in der Mehrzahl der Fälle nicht erforderlich ist, den Mandrin länger als zwei bis drei Tage liegen zu lassen. Häufig verstopft er sich nach einiger Zeit eben durch Exsudatbildung und man muß für seine Durchgängigkeit Sorge tragen.

Trotz aller Bemühungen, der Komplikationen, die dem Pneumothorax von seiten pleuraler Ergüsse drohen, Herr zu werden, führen dieselben nicht immer zum gewünschten Ziel und es kommt zu einer allmählichen Verklebung der beiden Pleurablätter in kaudal-apikaler Richtung, die schließlich zur völligen Verödung des Pneumothorax führt. Diese Erkenntnis hat zu der Überlegung geführt, die Luft durch einen flüssigen Stoff zu ersetzen, der sich nicht so einfach resorbiert und wegdrängen läßt und so entstand der *Oleothorax*. So bestechend der Gedanke B e r n o u s, einen Dauerkollaps der kollabierten Lunge herbeizuführen, auch ist, in praxi haben die Nachteile dieser Methode doch dazu geführt, daß der intrapleurale Oleothorax heute kaum mehr zur Anwendung gelangt. Es hat sich nämlich gezeigt, daß das 5%ige Gomenolöl, aber auch Paraffinöl, nicht so reaktionslos vertragen wird, als es wünschenswert wäre, sondern Reizerscheinungen verursacht, die früher oder später — oft erst nach vielen Jahren — zu einer Perforation durch die Pleura pulmonalis in den Bronchialbaum führen und zu einer Expektoration des Öles Veranlassung geben. Auch die Beeinflussung von Empyemen durch Öl — der sogenannte desinfizierende Oleothorax — hat sich nicht bewährt. Es erübrigt sich daher, auf die Technik dieser heute als verlassen anzusehenden Therapie näher einzugehen. Da aber vielleicht noch immer einige Oleothoraxträger vorhanden sind, so möchte ich jedenfalls empfehlen, das Öl abzusaugen, ehe es zu einem Durchbruch Veranlassung gibt und durch Luft zu ersetzen.

Man hat nicht so selten Gelegenheit, Fälle zu sehen, in denen von ärztlicher Seite das Vollaufenlassen des Pneumothorax mit Exsudat gewissermaßen als bewußte Kollapstherapie durchgeführt, sozusagen aus der Not eine Tugend gemacht wird. Das kann aber nicht gutgeheißen werden, denn man hat es naturgemäß nicht immer in der Hand, den Lungenkollaps zu regulieren und weiß ja auch nicht, in welcher Zeit sich das Exsudat resorbieren wird, ob es nicht zu einer Empyembildung kommt, die nach irgend einer Seite hin durchbricht, gewiß aber kommt es zu unerwünscht mächtiger Schwartenbildung, die für die weitere Lungenfunktion nicht belanglos ist. Anders liegen die Verhältnisse etwa, wenn bei Exsudatbildung es zur allmählichen Verkleinerung des Pneumothoraxraumes in der Weise kommt, daß basal die Lunge überall wandständig adhärent wird und damit das Exsudat die Gestalt des sogenannten „reitenden" annimmt. Besteht ein solcher Pneu schon längere Zeit und kann füglich die Ausheilung des kavernösen Prozesses schon angenommen werden, dann kann gegen das Sichselbstüberlassenbleiben eines solchen nur mehr auf das Oberfeld beschränkten Ergusses nicht viel eingewendet werden und die spontane Verschwartung ohne weiteren therapeutischen Eingriff abgewartet werden.

Selten nur wird der die Erstanlegung durchführende Arzt die Pneumothoraxbehandlung des Kranken dauernd bis zur Auflassung vornehmen; der Patient wird gewöhnlich aus dem Spital in die Heilstätte und von dieser erst in ambulante Behandlung gelangen. Da ist es natürlich notwendig, daß die jeweils die Behandlung weiterführenden Ärzte über den Ausgangsbefund, die Pausen zwischen den Nachfüllungen, die Druckwerte, das Ergebnis der Sputum- und Senkungsbefunde, das Auftreten eines Exsudates, dessen bakteriologische Charakteristika, im Bilde sind, eventuell die Ergebnisse einer Endoskopie oder die Erfolge einer Thorakokaustik kennen. Zu diesem Behuf wurde die sogenannte Pneumothoraxkarte eingeführt, *die stets im Besitze des Patienten verbleiben sollte und nicht in der Kartothek des behandelnden Arztes.* Denn es kann sich ja immer der Fall ereignen, daß die Nachfüllungen von anderer Seite vorgenommen werden müssen. Abb. 100 zeigt die an meiner Abteilung gebräuchliche Form derselben. Sie weicht insofern von anderen ab, als ich es für überflüssig halte, den Anfangsdruck jeweils aufzuzeichnen, da mir Mengen und Enddruck genügend Aufschluß im Verein mit der ja doch stets vorzunehmenden Röntgenkontrolle zu geben scheinen.

Wilhelminenspital
Wien, XVI., Montleartstraße 37
    II. med. Abteilung
Vorstand: **Prof. Dr. A. V. Frisch**

Pneumothoraxkarte

des(r) ....

Klinischer Befund: ....   Vitalkapazität: ....

Röntgenbefund der Lungen: ....

Datum	Eingriff	Menge cm³	Enddruck	Senkung 45' Wert	Sputum	Gewicht	Anmerkung
	Erstanlegung:						
	Nachfüllung:						

Abb. 100.

2. Thorakokaustik.

Liegt wie so häufig der tuberkulöse Herd in der Nähe der Thoraxwand, so greift die Entzündung von der pulmonalen Pleura auf die parietale über und es kommt zu Verklebungen zwischen den beiden Pleurablättern, die von sehr verschiedener Gestalt und Ausdehnung sein können. Nach Anlegen eines künstlichen Pneumothorax zeigen sich daher häufig bei der Röntgenkontrolle solche den Kollaps behindernde Verwachsungen. Sind sie ausgesprochen flächenförmig, so können sie den Erfolg des künstlichen Pneumothorax von vornherein dann in Frage stellen, wenn sich dieselben eben in jenen Partien finden, die dem Kollaps unterworfen werden sollen. Ist dies aber nicht der Fall und zeigt es sich, daß die Verwachsungen nur beschränkten Umfang haben, strang- oder membranförmige Gestalt aufweisen, so gelingt es, durch das von J a c o b ä u s ersonnene Verfahren der intrapleuralen Pneumolyse auf kaustischem Wege dieselben zu durchtrennen und den insuffizienten Pneumothorax zu einem vollwirksamen zu gestalten. Im allgemeinen wird man erst nach mehrwöchentlichem Bestehen des Pneumothorax eine richtige Vorstellung über die voraussichtliche Durchtrennbarkeit bestehender Stränge gewinnen, weil diese ja durch die Schwere der Lunge eine gewisse Dehnung erfahren; doch muß davor gewarnt werden, dies etwa durch Anwendung zu hoher positiver Druckwerte im Pneumothoraxraum forcieren zu wollen, oder gar sich der Meinung hinzugeben, daß ein solches Vorgehen das Abreißen von Strängen bewirken könne, denn das wäre nicht ungefährlich. Der Strang würde wahrscheinlich nicht dort abreißen, wo wir es wünschen, an der parietalen Insertion, viel eher an der pulmonalen mit allen daraus resultierenden üblen Folgen.

Hinsichtlich der Indikationsstellung zur Strangdurchtrennung finden wir in der Literatur durchaus keinen einheitlichen Standpunkt. Ich kann mich der Auffassung jener Autoren nicht anschließen, die in jedem Fall, wo durchtrennbare Stränge im Röntgenbild sichtbar sind, zur Operation schreiten, oder etwa gar prinzipiell bei jedem Pneumothoraxfall die Endoskopie der Pleurahöhle vornehmen und gegebenenfalls durchtrennbare Stränge der Operation unterziehen. Denn nicht alle Stränge, die sich uns im Röntgenbild zeigen, behindern auch den Kollaps der Lunge, so daß der Erfolg der Pneubehandlung in Frage gestellt wäre. Dieser meines Erachtens zu weitgehenden Indikationsstellung muß doch der Einwand entgegengehalten werden, daß die Thorakokaustik immerhin mit einer nicht zu geringen Zahl von Komplikationen, in erster Linie der Exsudat- und Empyembildung belastet ist. Zeigt sich aber etwa sechs Wochen nach der Anlegung des Pneus, daß voraussichtlich durchtrennungsfähige Stränge den Lungenkollaps behindern, daß das Sputum noch immer positiv ist, daß die Kaverne noch immer röntgenologisch sichtbar ist, dann ist die Indikation eindeutig gegeben. Freilich wird man auch manchmal wohl etwas länger zuwarten dürfen, insbesondere wenn die Kaverne ein deutliches Kleinerwerden erkennen läßt und die Bazillen nur mehr spärlich im Auswurf gefunden werden, zumal dann, wenn es nach dem Röntgenbefund gar nicht so sicher ist, ob das, was wir an Strängen röntgenologisch feststellen, auch wirklich durchtrennbar ist. Denn daß uns die Röntgenuntersuchung, wobei ja der Durchleuchtung die Hauptrolle zufällt, durchaus nicht immer ein eindeutiges Bild über Zahl und Ausdehnung der Stränge vermittelt, wird wohl niemand bestreiten. Mir fehlt leider die Möglichkeit, stereoskopische Aufnahmen dieser Indikationsstellung dienstbar zu machen. Auch der noch immer fühlbare Filmmangel verbietet es, sich in ausgedehnterem Maße der Tomographie hier zu bedienen. Wir sehen bei der sagittalen Durchleuchtung natürlich nur solche Verwachsungsstränge, die seitlich von der Lunge weg ziehen und die dick genug sind, um einen deutlichen Schatten zu geben. Nach hinten und vorne ziehende Stränge wird man auf Schräg- oder Frontalaufnahmen erkennen, dünnwandige oder segelförmige Stränge geben oft überhaupt keinen Schatten und sind nur durch Ausziehung des Konturs der kollabierten Lunge oder Verziehung der Kavernenform zu vermuten. So sah ich mich schon mehrmals veranlaßt, in Fällen, wo ein Strang röntgenologisch nicht erkennbar war, der Sputumbefund aber dauernd positiv geblieben war, die Endoskopie vorzunehmen und konnte Stränge durchtrennen, die den Kollaps behindert hatten. Es muß als die Regel betrachtet werden, daß Verwachsungen meist ausgedehnter, die Zahl der Stränge größer ist, als die Röntgenuntersuchung dies vermuten läßt. Aber wir erleben auch manchmal die gegenteilige und in diesem Fall angenehme Überraschung, daß Strangbildungen leichter durchtrennt werden können, als wir es nach der Röntgenuntersuchung vermutet haben. Es ist dies nach meiner Erfahrung dann der Fall, wenn eine größere Zahl dünner, membranartiger Strangbildungen in ihrer Summation eine flächige Verwachsung vortäuschen, deren Durchtrennung aber keine nennenswerten Schwierigkeiten bietet. In einem Fall verbietet sich ein längeres Zuwarten mit der Durchführung der Operation, nämlich wenn sich ein Exsudat bildet. Dann heißt es, sofort den operativen Eingriff vornehmen, wenn dieser der Sachlage nach indiziert ist, weil die Exsudatbildung dazu führt, die Stränge mit einer Fibrinschichte zu überziehen. Dadurch werden sie nicht nur dicker, sondern es wird auch unmöglich, ihre Natur zu erkennen, ob sie gefäßreich sind, wie weit das Lungengewebe in den Strang hineingezogen ist und andere für die Operationsindikation wichtige Eigenschaften. In solchen Fällen pflege ich auch trotz hohen Fiebers die Operation sofort durchzuführen.

In einem nicht geringen Prozentsatz der Fälle wird man an die Operation mit dem Bewußtsein herangehen, daß es fraglich ist, ob nach dem vorliegenden Röntgenbild eine Durchtrennung von Strängen sich durchführen läßt oder zumindestens nur ein Teil der sichtbaren Verwachsungen angegangen werden kann. Zeigt es sich nun, daß zwar manche Stränge durchtrennt werden können, dies aber den angestrebten Kollaps kaum zu verbessern in der Lage ist, so sehe man lieber von einer Kaustik ab und glaube nicht unter allen Umständen irgend etwas durchtrennen zu müssen. Freilich wird manchmal auch eine nur teilweise Durchtrennung von Strängen ausreichen, um etwa die kavernenhaltige Partie der Lunge zur Entspannung zu bringen und den Kollaps zu verbessern, wenn auch nicht zu einem idealen zu gestalten.

Instrumentarium.

Es hat sich die Verwendung dreier optischer Systeme als zweckmäßig erwiesen. Neben der Unverrichtschen Optik, die mit einem Winkel von 90° arbeitet, Abb. 101, haben sich von allem die Kremersche Optik mit

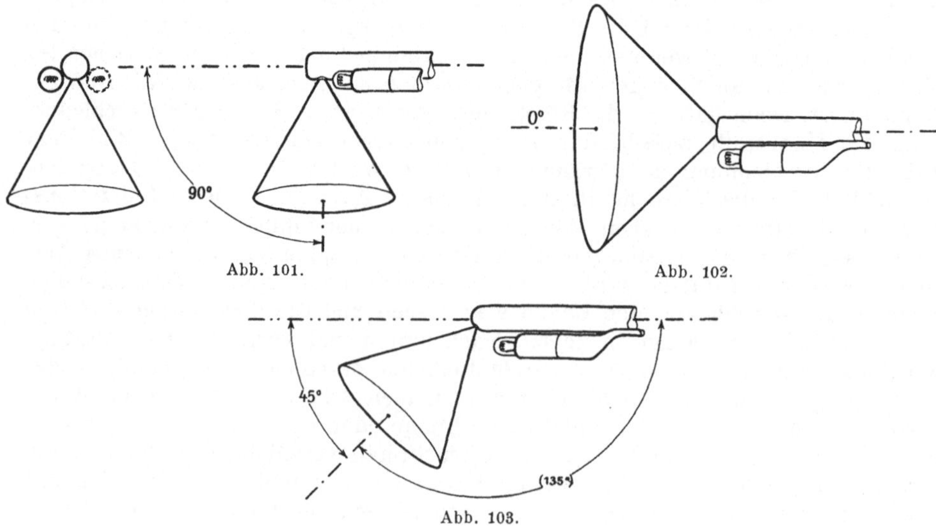

Abb. 101.   Abb. 102.

Abb. 103.

gerader Sicht, also einem Winkel von 0°, Abb. 102, und schließlich die von
G u l l b r i n g eingeführte Optik, bei der die Sehachse in einem Winkel von
45° eingestellt ist, Abb. 103, eingebürgert. Es muß entschieden empfohlen
werden, neben der K r e m e r schen geradsichtigen Optik, die ein aufrechtes

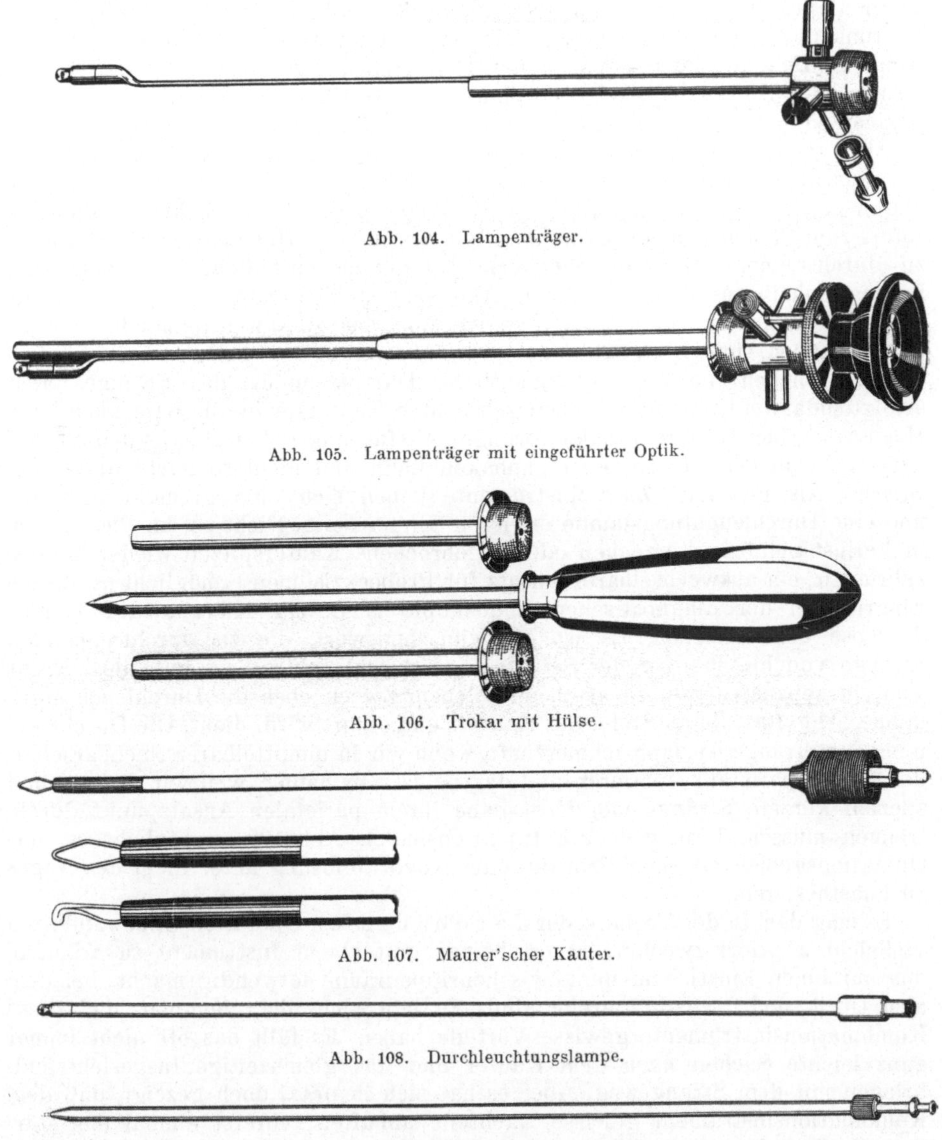

Abb. 104. Lampenträger.

Abb. 105. Lampenträger mit eingeführter Optik.

Abb. 106. Trokar mit Hülse.

Abb. 107. Maurer'scher Kauter.

Abb. 108. Durchleuchtungslampe.

Abb. 109. Gedeckte Injektionsnadel.

Bild mit ausgezeichneter und scharfer Übersicht gibt, sich auch einer der
beiden anderen oder beider zu bedienen, da es nicht immer gelingt, mit der
geraden Optik allein alles genügend in das Gesichtsfeld zu bringen und
alle Details zu erkennen. Wir benützen das von J. L e i t e r, Wien, hergestellte
Instrumentarium, dessen Lampenträger, Abb. 104, wahlweise mit diesen drei

optischen Systemen verbunden werden kann, Abb. 105. Auf den besonderen Vorteil, den das L e i t e r sche Instrumentarium dadurch besitzt, daß auch die Optik auskochbar ist, sei besonders hingewiesen; denn es ist nicht immer angenehm, mit nicht auskochbarer Optik, deren Sterilisierung durch Einhängen in einen mit Formalin beschickten Behälter erfolgt, zu arbeiten, da die Formalindämpfe die Augen reizen, wovor man sich allerdings durch Einlegen des Instrumentariums vor der Operation in Alkohol schützen kann. Auch die Kabelbrennergriffe usw. sind alle auskochbar. Der Trokar, Abb. 106, hat das Kaliber von 5,2 mm, die beiden Trokarhülsen haben für Optik und Kaustik das gleiche Kaliber, so daß man Optik und Kauter während der Operation austauschen kann.

Als Kauter bevorzuge ich das von M a u r e r angegebene Instrument, Abb. 107, mit dem man neben der Heißkaustik auch elektrokoagulieren kann. Ich möchte diesen großen Vorteil, im Falle von Blutungen diese durch Elektrokoagulation sofort zum Stehen bringen zu können, ungern missen. Hat man dickere Stränge zu durchtrennen, die möglicherweise Blutgefäße enthalten, oder zeigt die Beschaffenheit des Stranges deren Anwesenheit überhaupt an, so bietet die Möglichkeit, zuerst durch Elektrokoagulation das zu durchtrennende Gewebe zu verkochen, um Blutgefäße zur Thrombosierung zu bringen, einen nicht unbeträchtlichen Vorteil. Die eigentliche Durchtrennung des Stranges aber erfolgt sodann mit der zum Glühen gebrachten Kauterspitze. Sie wird auch beim M a u r e r schen Kauter in hakenförmiger Ausführung geliefert, was den Vorteil hat, daß man den Strang besser anhaken kann und nicht so leicht davon abrutscht. Als nützliche Zusatzinstrumente haben sich eine Fremdkörperzange und eine Durchleuchtungslampe erwiesen. Erstere ermöglicht es, im Pleuraraum in Verlust geratene Lämpchen oder abgebrochene Kauterspitzen wieder herauszubringen; ein auswechselbarer Ansatz für Probeexzisionen ermöglicht es, diesen Eingriff bei der diagnostischen Endoskopie z. B. zur Klärung der Tumordiagnose heranzuziehen. Es ist oft wünschenswert, die zu durchtrennenden Stränge von hinten oder der Seite her zu durchleuchten, um über ihre Natur sich ein genaueres Bild zu machen, welchem Zweck eben die Durchleuchtungslampe, Abb. 108, die an Stelle des Kauters eingeführt wird, dient. Die Durchtrennung der Stränge ist dann schmerzhaft, wenn wir in unmittelbarer Nachbarschaft der Pleura parietalis operieren und das ist ja sehr häufig, weil wir dickere und speziell kürzere Stränge möglichst nahe ihrem parietalen Ansatzpunkt durchtrennen müssen. Eine gedeckte Injektionsnadel, Abb. 109, ermöglicht es, das Operationsgebiet mit einer Procain- oder Novocainlösung unter Sicht des Auges zu anästhesieren.

Es mag dem in der Technik der J a c o b ä u s schen Operation Unbewanderten vielleicht a priori zweckmäßig erscheinen, mit einem Instrument zu arbeiten, das nur einen Einstich in den Zwischenrippenraum notwendig macht, bei dem also Optik und Kaustik vereint sind. Es läßt sich nicht leugnen, daß diese Kombinationsinstrumente gewisse Vorteile haben. Es fällt das oft nicht immer ganz leichte Suchen nach dem Kauter und das gleichzeitige Insgesichtsfeldbringen mit dem Strang weg. Aber es hat sich in praxi doch gezeigt, daß dem Kombinationsinstrument gewisse Nachteile anhaften; vorerst einmal das stärkere Kaliber, dann fehlt die Möglichkeit, mit dem Kauter die Stränge abzutasten oder sie mit der Lampe zu durchleuchten. Man begibt sich weiter des Vorteils, Optik und Kauter gegeneinander austauschen zu können. Ich ziehe daher das einläufige Kombinationsinstrument nur dort dem zweiläufigen vor, wo der Pneumothorax ein relativ kleiner ist und Schwierigkeiten bestehen, die Einstichöffnungen für Kaustik und Optik in entsprechender Entfernung voneinander wählen zu können. Denn es ist sehr unbequem, die Einstichöffnungen für beide

Instrumente zu nahe beisammen zu haben, da man hierdurch im Arbeiten äußerst
behindert ist.

Technik der Thorakokaustik.

Für die Lagerung des Kranken genügt im allgemeinen jeder Operationstisch.
Manche Operateure ziehen es vor, den Kranken in sitzende Stellung zu bringen.
Es hat dies den Vorteil, daß Stränge, die in apiko-kaudaler Richtung verlaufen,
durch die Schwere der Lunge besser ausgespannt sind als beim Liegen des
Patienten. Ein weiterer Vorteil ist der Umstand, daß die Optik nach aufwärts
gerichtet ist und nicht so leicht durch Blut beschmutzt werden kann, wie wenn
man beim liegenden Patienten operiert, wobei dann von der Einstichstelle her
am Schaft des Instrumentes das Blut herabrinnt. Trotzdem ziehe ich es vor,
den Patienten mit leicht erhöhtem Oberkörper auf die gesunde Seite
zu legen. Ich habe dadurch vor allem die Möglichkeit, durch Drehung
auf die Seite oder auf den Bauch hinten inserierende Stränge infolge
des Nachvornefallens der Lunge in dieser Lage zur Anspannung zu
bringen. Wenn nötig, kann der Oberkörper während der Operation etwas
gehoben werden. Die Plattenelektrode wird an der gesunden Thoraxseite mit
Heftpflastern fixiert. Es ist dies zweckmäßiger, als sie am Oberschenkel zu
befestigen, da der Weg von ihr zum Kauter ein möglichst kurzer sein soll. Als
Vorbereitung zur Operation werden 0,01 ccm Morphin eventuell mit Atropin
eine halbe Stunde vor der Operation subkutan verabreicht. Achselhöhlen und
Brust werden rasiert, der ganze Halbthorax wie vor jeder anderen Operation
desinfiziert und das Operationsfeld mit Tüchern abgedeckt. Wir pflegen uns
wie zu jeder Operation mit sterilen Mänteln, Handschuhen und Gesichtsmaske
vorzubereiten, müssen uns allerdings dessen bewußt sein, daß eine wirklich
vollkommene Asepsis nur dann möglich ist, wenn wir mit dem Gesicht nicht
mit den Instrumenten in Berührung kommen. Derartige Gesichtsmasken, wie
sie in Amerika gebräuchlich sind, sind aber sehr unbequem, und wir verzichten
darauf. Ich glaube auf Grund jahrelanger Erfahrung sagen zu können, daß ich
trotz dieser nur teilweise durchgeführten Asepsis aus diesem Gesichtspunkt
heraus keine Komplikationen zu verzeichnen hatte. Die Wahl der Einstichstelle
hängt natürlich von der Lokalisation der Stränge ab. Man wird sie so wählen,
daß man einen möglichst guten Überblick über alle in Frage kommenden
Stränge gewinnt, vor allem nicht zu nahe an die Stelle des parietalen Strang-
ansatzes kommt. Naturgemäß wird man auch basale Adhäsionen flächiger Natur
zu berücksichtigen haben. Auch wird man sich schon von vornherein überlegen
müssen, wo man mit dem Kauter eingeht, denn dieser soll möglichst senkrecht
auf die zu durchtrennenden Stränge führen. In der Mehrzahl der Fälle wird
sich, da ja die Stränge zumeist im Oberfeld zu liegen pflegen, die mittlere
Axillarlinie etwa in der Höhe der Mamilla als zweckmäßigster Punkt zum Eingehen mit der Optik erweisen. Die Anästhesie erfolgt mittelst $\frac{1}{2}$%iger Procainlösung in der Menge von 30 bis 50 ccm, wobei nicht nur der Interkostalraum zu
infiltrieren ist, sondern auch das Periost der ihn begrenzenden Rippen. Hat
die Procainlösung ihre Wirkung erzielt, macht man mit dem Skalpell einen
kleinen Hautschnitt, durch den dann der Stachel mit dem Trokar eingeführt
wird. Nach Zurückziehen des letzteren wird der Lampenträger und dann die
Optik eingeführt, etwas zugewartet, bis sich der Beschlag auf der Linse, der
sich bei Einführung in die warme Pleurahöhle gebildet hat, verschwunden ist
und nunmehr eine Inspektion derselben vorgenommen. Die Beurteilung der
Durchtrennbarkeit der Stränge erfordert einige Erfahrung, die man nur durch
längere Übung erwerben kann. Dünne, spulrunde Stränge, insbesondere wenn

sie länger sind, stellen ideale Verhältnisse für die Durchtrennung dar. Auch dünne Membranen, die oft bläulich schimmern, bereiten der Durchtrennung keine Schwierigkeiten. Anders liegt die Sache bei dickeren und kürzeren Strängen. Es ist vor allem wichtig, sich darüber klar zu werden, wie weit die Lunge in diese Stränge hochgezogen hineinreicht, da ihre Verletzung unbedingt vermieden werden muß. Kurze Stränge sind daher unbedingt ganz nahe der Pleura parietalis zu durchtrennen. Man darf besonders bei kurzen Strängen nur kurz koagulieren, um die Koagulationszone nicht zu breit werden zu lassen und dadurch Nekrosen bis in das Lungengewebe hervorzurufen. Hat man daher kürzere dicke Stränge zu durchtrennen, die eine Blutungsgefahr in sich bergen, so wird man nur ganz kurz koagulieren, dann mit Heißkaustik durchtrennen, wieder kurz koagulieren und so schrittweise den Strang der Lösung zuführen. Doch wird man vielfach ohne Diathermie auskommen und diese nur bei Blutungen zur Anwendung bringen. Auch an großen Gefäßen inserierende Stränge können, wenn sie nicht zu dick sind, ohne Gefahr durchtrennt werden. Es ist sehr häufig der Fall, daß man bei der Endoskopie der Pleurahöhle nicht von vornherein sagen kann, wie weit die vorhandenen Stränge einer totalen Ablösung zugänglich sind, weil hinter einer Gruppe von Strängen oder Membranen, die sich durchtrennen lassen, andere liegen, die durch erstere verdeckt wurden. Da bleibt vielfach nichts anderes übrig, als vorerst einmal die durchtrennbaren Stränge zu lösen und es ist freilich manchmal der Fall, daß sich die nunmehr sichtbaren Verwachsungen als zu ausgedehnt oder flächig erweisen, um durchtrennt werden zu können. Hat man einen genügenden Überblick über die vorhandenen Stränge gewonnen, so wird man sich auch ein Bild darüber gemacht haben, von welcher Stelle aus man mit dem Kauter diese am besten erreichen kann. Dafür lassen sich keine bestimmten Regeln aufstellen, doch wird man in der Mehrzahl der Fälle von einer Einstichstelle im ersten oder zweiten Intercostalraum vorne Stränge im Spitzengebiet gut erreichen. Auch wird man sich endoskopisch überzeugen, ob man an der für den Kauter bestimmten Einstichstelle einen genügend breiten Pleuraspalt vorfindet. Operiert man mit einem Assistenten, so wird man während der Anästhesie der Kautereinstichstelle diese und das Eingehen mit dem Trokar endoskopisch kontrollieren. Nur selten wird man genötigt sein, die Operation in zwei Akten durchzuführen, wenn die Zahl der Stränge zu groß und die Operation sich allzulange hinzieht. Auch wird man gelegentlich erwägen müssen, ob nicht etwa auch eine teilweise Durchtrennung der Stränge durchaus hinreicht, um einen genügenden Kollaps herbeizuführen, etwa die seitliche Ausspannung einer Kaverne beheben, die den Oberlappen in die mediale Spitzenkuppel fixierenden Stränge aber nicht weiter angehen, wenn deren Durchtrennung schwierig und nicht ungefährlich erscheint. Man ist manchmal genötigt, besonders wenn der Patient während der Operation preßt und die Lunge dadurch etwas mehr gebläht ist, den Pneumothorax während der Operation nachzufüllen, um die behinderte Sicht wieder frei zu bekommen. Dies erfolgt durch eine seitliche Öffnung nach Abnahme der sie verschließenden Schlaucholive am Lampenträger. Bei erfolgreicher Kaustik sieht man sehr deutlich die Retraktion des Lungenabschnittes durch die beträchtliche Entfernung der beiden Brandstellen voneinander und kann so den Erfolg der Operation beurteilen.

Die Frage, ob man mit stärkerer oder schwächerer Glut durchtrennen soll, wird von den einzelnen Autoren nicht gleichmäßig beantwortet, insbesondere wird die Blutungsgefahr bei größerer Hitze von manchen für erheblicher gehalten, was sicher zu berücksichtigen ist. Andererseits verkürzt ein rot- oder gar weißglühender Kauter die Dauer der Operation. Gelegentlich erweist es sich

als zweckmäßig, Kauter und Optik gegenseitig auszutauschen, insbesondere
wenn es sich herausstellt, daß von der gewählten Einstichstelle für den Kauter
aus die Stränge nur schlecht erreichbar sind, oder so, daß der Kauter nur in
ganz spitzem Winkel diese erreicht. Auch wird man gelegentlich von der zweiten
Einstichstelle aus Stränge zu Gesicht bekommen, die von der ersten aus nicht
zu sehen waren. Hier kann man sich allerdings helfen, wenn man außer der
Optik mit gerader Sicht sich noch der mit einem Winkel von 90 oder 45° bedient.
Insbesondere vor Abschluß der Operation soll ein Wechsel von Kauter und
Optik vorgenommen werden.

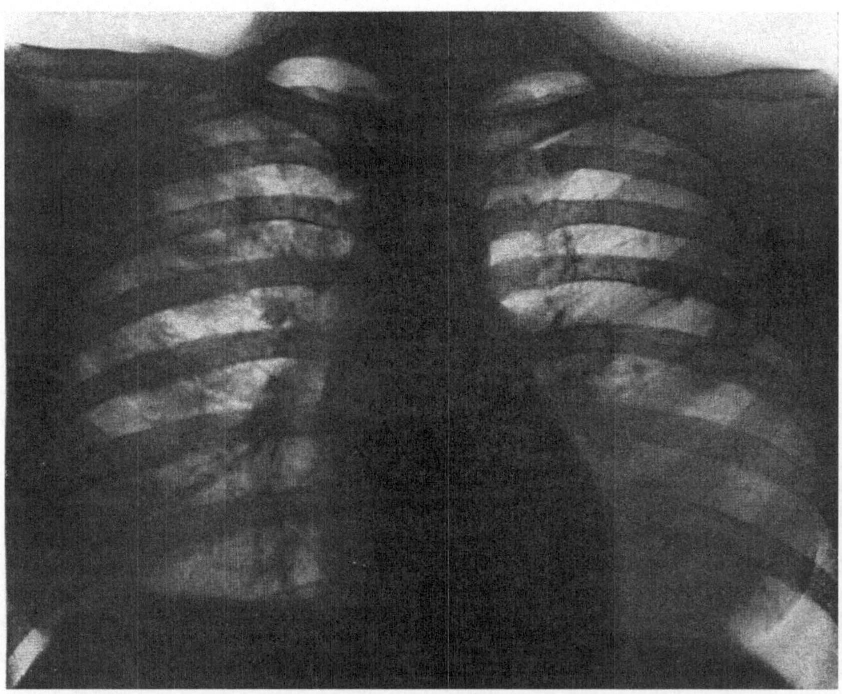

Abb. 110.   Kavernöse Oberlappenphthise rechts.

Nach Entfernung der Instrumente aus dem Thorax wird die gesetzte Wunde
entweder durch eine etwas tiefergreifende Naht genäht oder mit einer Haut-
klammer geschlossen. Auf die Nahtstellen kommt ein kleiner Tupfer mit einem
Elastoplaststreifen oder noch besser eine straff angelegte Mullbinde über den
ganzen Thorax, die nach 24 Stunden entfernt werden kann. Die Nachfüllung
des Pneumothorax erfolgt am Tage nach der Operation, auch wenn ein Hautemphysem besteht. In den ersten Tagen ist unbedingte Bettruhe angezeigt und
der Husten zu bekämpfen. Auch ist für leichten Stuhlgang zu sorgen. Meist
ist der Operationsverlauf afebril oder nur durch geringe Temperaturerhöhung
charakterisiert.

Als Beispiel eines typischen Falles sei Beobachtung 62 angeführt.

Fall 62. Die 29jährige Hilfsarbeiterin M. F. gelangte am 14. Dezember 1949 an der Abteilung zur Aufnahme. Sowohl ihre Mutter wie ein Bruder sind an Lungentuberkulose
gestorben. Mit 19 Jahren soll sie an einem Lungenspitzenkatarrh erkrankt gewesen sein,

der ihre Heilstättenaufnahme vom Jänner bis März 1939 in Grimmenstein veranlaßte. Hier wurde nur eine Liegekur durchgeführt. Als sie wegen einer schweren Bronchitis im Winter 1945 durch vier Wochen im Krankenhaus Waidhofen lag, soll auf der Lunge nichts gefunden worden sein. Und ebenso im Winter 1948, in dem sie mit einer spastischen Bronchitis ins gleiche Spital mußte. Auch eine Kontrolluntersuchung im Juli 1949 von seiten des Gesundheitsamtes ließ keinen aktiven Lungenprozeß feststellen. Im Oktober 1949 stellte sich im Verlaufe einer Gravidität Husten ein. Eine Röntgenuntersuchung ließ nunmehr keinen Zweifel an dem Bestehen eines phthisischen Prozesses. Patientin befand sich bei der Spitalsaufnahme hier im achten Monat der Gravidität. Wie der Röntgenbefund zeigt (Abb. 110), bestand eine kavernöse Oberlappenphthise, hochpositiver Sputumbefund.

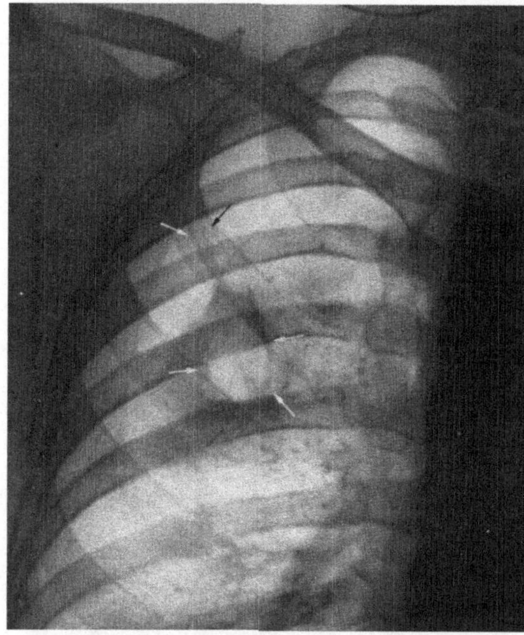

Abb. 111. An Strang »hängende« Kaverne.

Bei der subfebrilen Patientin wurde bereits am 19. Dezember der künstliche Pneumothorax mit 600 ccm angelegt, am nächsten Tag die erste Nachfüllung mit 500 ccm vorgenommen, die zweite am 26. Dezember mit 700 ccm bei einem Enddruck von — 7 + 1. Der Durchleuchtungsbefund zeigte eine allseitige Ablösung der Lunge, nur im Oberlappen über der Kaverne eine Strangbildung. Bereits am 28. Dezember, etwas vor dem erwarteten Geburtstermin, traten die Wehen auf, Patientin wurde noch am selben Tage mittels Forceps an der gynäkologischen Abteilung entbunden.

Sofort nach der Rücktransferierung am 31. Dezember wurde der Pneumothorax nachgefüllt und weiterhin in wöchentlichen Intervallen. Vorübergehend war die Temperatur auf über 38⁰ angestiegen, um nach wenigen Tagen bereits wieder zur Norm abzusinken. Auch in der Folge noch einzelne subfebrile Zacken.

Wie der Röntgenbefund vom 19. Jänner 1950 (Abb. 111) zeigt, spannten sich einige dünne Stränge infraklavikulär oberhalb der deutlich sichtbaren Kaverne nach obenzu aus. Bei der am 20. Jänner vorgenommenen Thorakokaustik wurde mit der Optik in der mittleren Axillarlinie im fünften Interkostalraum eingegangen. Hierbei zeigt sich, daß es sich hier nicht um einzelne dünne Stränge gehandelt hat, wie dies etwa aus dem Röntgenbild zu vermuten gewesen wäre, sondern um eine breitere Membranbildung. Die im Röntgenbild sichtbaren Stränge stellten die freien Ränder dieser Membran dar. Von einer Einstichstelle im zweiten Interkostalraum vorne gelang es unschwer, die Membran nahe der parietalen Insertion zur Gänze kaustisch zu durchtrennen, worauf der Oberlappen gut gegen das Mediastinum zu absinkt. Eine nach der Operation auftretende Temperatursteigerung veranlaßt uns, täglich 1 g Streptomycin zu geben, worauf das Fieber nach 10 Tagen zur Norm absinkt.

Der am 23. Februar aufgenommene Film (Abb. 112) zeigt das Cavum bereits wesentlich verkleinert aber noch immer erkennbar. Auch sind noch spärlich Bazillen im Auswurf vorhanden. Erst in der Folge verschwinden diese und mit ihnen die Aufhellung im Röntgenbild. Hand in Hand damit ging ein allmähliches Absinken der Senkungswerte von 27 auf 9 mm.

Ich habe nicht ohne Absicht gerade die Krankengeschichte dieses Falles hier als Beispiel gewählt, gibt sie mir doch Gelegenheit, darauf hinzuweisen, daß bei einer Kranken, die vor zehn Jahren an einem allem Anschein nach recht gutartigen Spitzenprozeß erkrankt war und die dauernd hinsichtlich der Aktivität ihres Prozesses von seiten der Lungenfürsorge überwacht worden war, gerade während der Gravidität eine ganz ausgesprochene Verschlechterung des tuberkulösen Prozesses mit Bildung einer großen Kaverne aufgetreten ist,

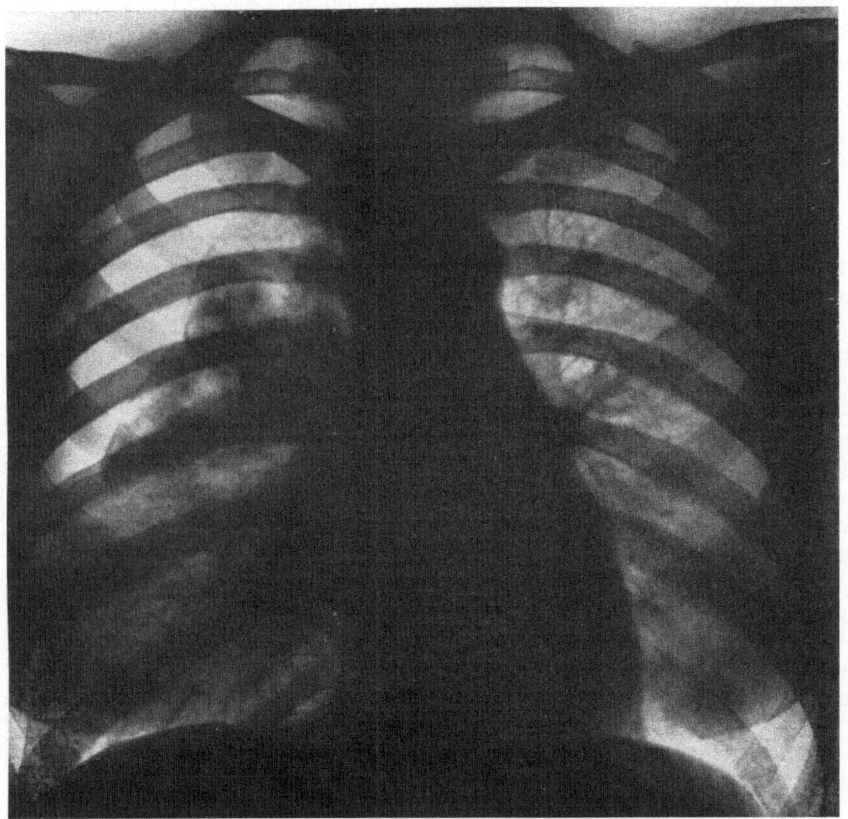

Abb. 112. Zustand nach Thorakokaustik. Deutliches Hervortreten der einzelnen Lappen.

von der wenige Monate früher noch nichts festzustellen war. Hier ist wohl der ungünstige Einfluß der Schwangerschaft auf den Verlauf des tuberkulösen Prozesses nicht von der Hand zu weisen.

Es darf nicht verschwiegen werden, daß durch die Thorakokaustik auch dort, wo es gelingt, alle den Lungenkollaps hindernden Stränge zu durchtrennen, trotzdem nicht der gewünschte Erfolg eintreten muß. Wir sehen in solchen Fällen zwar die Lunge ausgezeichnet kollabiert, nach wie vor aber die Kaverne unverändert groß im Röntgenbild vorhanden. Ist sie pleuranahe gelegen, so kann sie den Kontur der kollabierten Lunge durch eine konvexe Ausbuchtung kennzeichnen, wir bezeichnen dies als „Froschaugenkaverne". Wenn man sich in solchen Fällen manchmal veranlaßt sieht, aus der Vermutung heraus, man hätte doch noch irgend einen den Kollaps behindernden Strang nicht durchtrennt, nochmals das Operationsgebiet endoskopisch zu besichtigen, kann man sich überzeugen, daß die Vermutung unrichtig war. Diese Fälle stellen ein wenig befriedigendes Kapitel der Kollapstherapie dar, manchmal gelingt es, mit Streptomycin das Verschwinden der Kaverne und das Negativwerden des Sputums zu erreichen, worauf früher bereits hingewiesen wurde. Die Ursachen für dieses Verhalten der Kavernen sind noch nicht völlig klargelegt. Starrheit der Wandungen und vielleicht ein Ventilmechanismus im abführenden Bronchus mögen die Ursache für diesen Mißerfolg sein. Der Versuch, durch eine Lagerungstherapie, ähnlich der Quinckeschen Hängelage, den Kavernenverschluß herbeizuführen, haben nur in einer Minderzahl von Fällen Erfolg. Ebenso die „Massage" der Kaverne durch wiederholtes Absaugen und Wiedernachfüllen des Pneumothorax. Bleiben die angeführten Behandlungsversuche erfolglos, dann empfiehlt es sich, den Pneumothorax aufzulassen und ein kollapschirurgisches Verfahren einzuschlagen.

Komplikationen nach Thorakokaustik.

Stärkere Nachblutungen sind in der Literatur vereinzelt beschrieben. Ich hatte glücklicherweise nie Gelegenheit, eine solche zu sehen. Man wird gegebenenfalls in solchen Fällen zur Bluttransfusion greifen. Geringere Blutungen sind wahrscheinlich nicht so selten und mancher geringgradige „pleurale Erguß", der bei der ersten Röntgenkontrolle nach der Operation feststellbar ist, ohne weiter anzusteigen, mag wohl ein Hämatothorax sein.

Die häufigste Komplikation stellt das Hautemphysem dar. Sie ist so gut wie immer ziemlich harmlos und verschwindet innerhalb einiger Tage. Es ist ganz merkwürdig, wie leicht sich die Luft unterhalb der Haut ihren Weg bahnt. Mir ist da ein etwas grotesker Fall in Erinnerung. Es war dies ein Patient, bei dem die Differentialdiagnose, ob es sich um einen Abszeß oder ein Karzinom handelte, in Schwebe war. Da wir anfänglich eher der Abszeßdiagnose zugeneigt waren, verordneten wir eine Quinckesche Hängelage, die der Patient sehr gewissenhaft einhielt. Wir entschlossen uns zu einem diagnostischen Pneumothorax und nahmen eine Endoskopie vor, die allerdings keine Klärung herbeiführte. Als ich am Tage nach dem Eingriff Visite machte, klagte der Patient über eine mächtige Anschwellung beider Hodensäcke, wobei sich herausstellte, daß die diensthabende Schwester auch nach dem Eingriff das Fußende des Bettes in der früher geübten Weise hochgestellt hatte. Durch diese Lagerung war es zu einer Luftfüllung der Hodensäcke in Kindskopfgröße gekommen, während unter der übrigen Haut nicht sehr viel davon feststellbar war.

Verläuft die Rekonvaleszenz nach dem Eingriff nicht fieberfrei, so ist meist ein sich entwickelndes Exsudat daran schuld. Die Diagnose wird ja durch den Perkussionsbefund und die Succussio Hippocratis, ganz abgesehen vom Röntgenbefund, keine Schwierigkeiten machen. Der weitere Verlauf in dieser relativ häufigen Komplikation kann sehr verschieden sein. Manchmal erreicht das Exsudat nur geringe Grade, auch die Temperatur sinkt bald ab. Es kommt oft zur spontanen Resorption. In jedem Fall empfiehlt sich die Probepunktion, schon um die Natur des Ergusses festzustellen. Ist er steril, so wird man ihn vorerst nur dann durch Abpunktieren therapeutisch angehen, wenn er Verdrängungserscheinungen verursacht. Anders aber, wenn Eitererreger gefunden werden, Staphylokokken, Pneumokokken, Streptokokken; da ist unbedingt mit einer Sulfonamid- oder Penicillinbehandlung, wie früher beschrieben, einzusetzen, und zwar nicht nur intramuskulär, sondern auch intrapleural. Auch klar seröse Ergüsse müssen nicht spezifischer Natur sein. Leider ist die Empyembildung nach Thorakokaustik nicht selten. Wir sehen sie um so eher, je eingreifender und ausgedehnter die Operation war. Doch gelingt es in der Mehrzahl der Fälle, mit Hilfe der Sulfonamide oder des Penicillins die Situation zu beherrschen und einen thorakoplastischen Eingriff zu vermeiden. Nicht immer stellen sich die pleuralen Ergüsse seröser oder eitriger Natur in unmittelbarem Anschluß an die Operation ein, vielfach dauert es mehrere Wochen, bis die ersten Erscheinungen auftreten. Offenbar dann, wenn sich ein Brandschorf ablöst und es zu einer Infektion der Pleurahöhle aus dem Lungengewebe heraus kommt. Die Behandlung der Empyeme erfolgt nach den früher niedergelegten Richtlinien.

3. Phrenicus-Operationen und Pneumoperitoneum.

1. Die Ausschaltung des Nervus phrenicus.

Als S t u e r t z die Lähmung des Nervus phrenicus als operative Kollapsmethode zur Einengung des Brustfellraumes angegeben hatte, begann dieselbe sich bald allgemein großer Beliebtheit zu erfreuen, obzwar es sich herausstellte, daß die einfache *Phrenicotomie,* die Resektion eines Stückes vom Hauptstamm des Nervus phrenicus, keine wirkliche Dauerwirkung im Gefolge hatte, sondern sich allmählich wieder eine normale Zwerchfellfunktion einstellte. Aus dieser Erkenntnis heraus lernte man die Rolle des sogenannten Nebenphrenicus, das sind akzessorische Fasern, die sich erst im Brustkorbe mit dem Hauptstamm vereinigen, kennen, und es ist das Verdienst von F e l i x, einem Schüler S a u e r b r u c h s, in der *Phrenicusexhairese* eine Methode entwickelt zu haben, die durch Entfernung des ganzen Stammes samt seinen Nebenfasern einen wirklichen Dauerzustand der Zwerchfellähmung herbeiführt. Die Zeiten sind vorbei, in denen man fast nach jedem mißglückten Pneumothoraxversuch bedenkenlos eine Phrenicusoperation vornahm, insbesondere auch bei Oberfeldkavernen. Denn es hat sich bald erwiesen, daß nur ein kleiner Prozentsatz dieser letzteren Erkrankung durch eine Phrenicusexhairese wirklich nachhaltig zu beeinflussen ist und die Kaverne zum Verschwinden bringt. Die Lähmung des Zwerchfellnerven übt durch Hochtreten des Zwerchfelles eben nur auf den Unterlappen einen genügenden Kollapseffekt aus und in diesem befindliche phthisische Prozesse sind es nun, bei denen dieses operative Verfahren wirklichen Erfolg verspricht. Nur dort, wo eine Interlobärschwarte besteht, kann sich die Zwerchfellähmung auch auf den Oberlappen auswirken. Damit erscheint das Hauptgebiet seiner Anwendungsbreite umrissen, wozu zu bemerken wäre, daß auch die sogenannte hilusnahe Kaverne, also die in der Spitze des Unterlappens gelegene, durch die Phrenicusexhairese meist günstig beeinflußt werden kann. Daneben spielen die sonstigen Indikationen keine große Rolle. Die Zwerchfellähmung stellt im allgemeinen ein Kollapsverfahren dar, das in seinem Ausmaß als das bescheidenste und für die tuberkulös erkrankte Lunge in gewissem Maß schonendste angesehen werden muß. Von der dem Pneumothorax vorangehenden Zwerchfellähmung bei akuten phthisischen Prozessen war schon früher die Rede. Da man aber hier nicht die Absicht hat, diese als Dauerzustand herbeizuführen, so wird man sich der *Phrenicusquetschung* bedienen, die nur einen mehrmonatlichen Effekt hinsichtlich des Zwerchfellhochstandes herbeiführt und nach Aufhören der Wirkung dem vielleicht gesunden Unterlappen erlaubt, seine Atemfunktion wieder voll zu übernehmen. Eine weitere Indikationsstellung, die heute allerdings durch die extrapleurale Pneumolyse in den Hintergrund gedrängt erscheint, betrifft die Kombination des künstlichen Pneumothorax mit der Zwerchfellähmung, wie ich sie erstmalig 1921 vorgeschlagen habe. Hängt die Lunge nämlich in größerem Ausmaß, so daß eine Strangdurchtrennung nach J a c o b ä u s nicht in Frage kommt, in der Spitzenkuppel und gleichzeitig auch am Diaphragma (sogenannter Lungenvorhang), so kann durch eine Zwerchfellähmung der Lungenkollaps soweit gebessert werden, daß der durch den Pneumothorax allein erzielte unzureichende Kollapseffekt durch die gleichzeitige Zwerchfellähmung, die neben dem verbesserten Kollapseffekt besonders auch der Ruhigstellung der Lunge dient, zu einem genügenden gestaltet wird.

Ein weiteres Indikationsgebiet für die Vornahme der Phrenicusexhairese stellen jene Fälle von cirrhotisch-schrumpfenden Phthisen dar, bei denen etwa

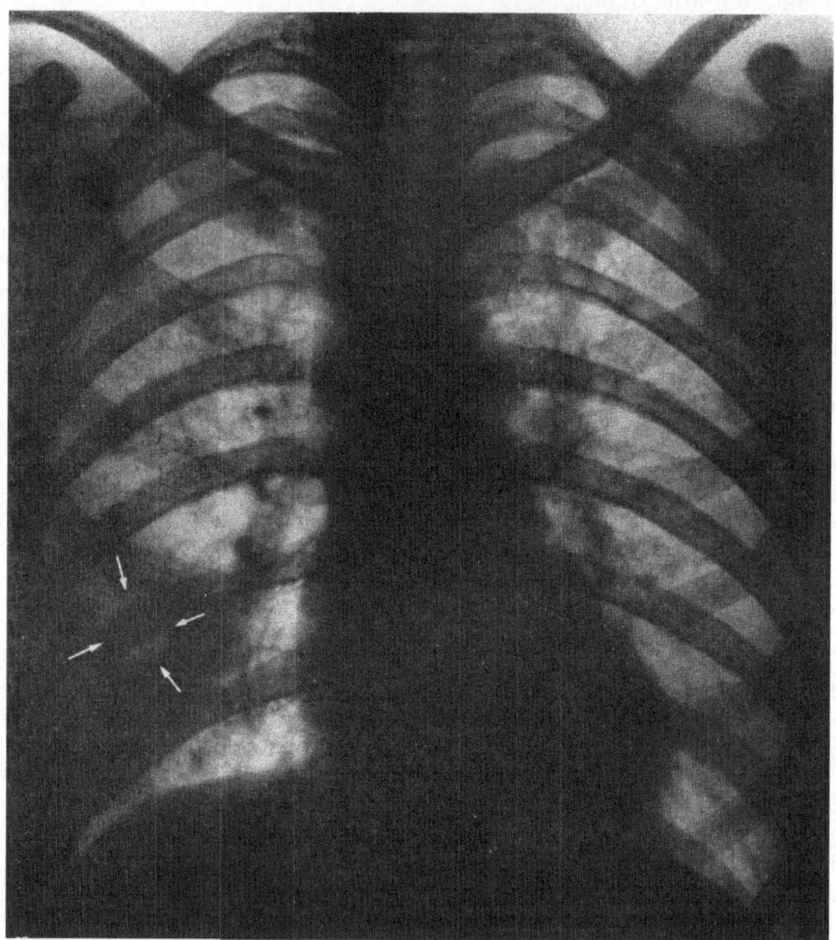

Abb. 113. Dichtes Unterlappeninfiltrat mit Kavernenbildung.

nach Auflassung eines künstlichen Pneumothorax bei pleuralem Erguß starke Verziehungserscheinungen von seiten der Mediastinalorgane und des Herzens sich unliebsam bemerkbar machen. Hier kann nun eine durch Zwerchfellähmung bewirkte Verkleinerung der für die betreffende Lunge zu groß gewordenen Pleurahöhle ein Ausgleich geschaffen werden. Bei diesen, wie bei allen Fällen, in denen eine Zwerchfellähmung angezeigt ist, muß freilich immer damit gerechnet werden, daß pleurale Verschwartungen an der Basis den Erfolg des Eingriffes vielfach nur sehr beschränkt erscheinen lassen, worüber man sich ja durch die vorherige Röntgenuntersuchung bis zu einem gewissen Grad ein Bild machen kann. Schließlich dient uns manchmal die Phrenicusexhairese als letzter Notbehelf bei unstillbarer Hämoptoe, wenn alle konservativen Methoden der Blutstillung versagen, wenn der künstliche Pneumothorax sich nicht anlegen läßt, der übrigens bei Hämoptoe sich auch als ein zweischneidiges Schwert entpuppen kann und gerade bei Vorhandensein von Adhäsionen Zerrungen im Bereich der blutenden Lungenpartie verursacht. Da kann eben die wenn auch bescheidene Ruhigstellung der befallenen Seite manchmal die Blutung zum Stehen bringen.

Vorausgesetzt daß man in der Lage ist, mit Sicherheit festzustellen, von welcher Seite die Blutung ausgeht, das ist nämlich nicht immer so einfach, sie wird sich manchmal durch das Vorhandensein von Aspirationsherden im Unterlappen der befallenen Seite eruieren lassen, doch kann auch eine Aspiration in den Unterlappen der anderen Lunge ausnahmsweise erfolgen.

Ein sehr strittiges Problem stellt die Frage dar, inwieweit die Zwerchfellähmung einem nachfolgenden thorakoplastischen Eingriff zum Nutzen oder Schaden gereicht. Hier scheiden sich die Meinungen der Autoren nach folgenden Gesichtspunkten. Die einen nehmen an, daß durch die Kompression des Unterlappens die bei thorakoplastischen Eingriffen gefürchtete Aspiration in denselben vermieden wird, die anderen hingegen sehen gerade in der Unmöglichkeit einer durch die Zwerchfellähmung behinderten Expektoration eine Aspirationsgefahr und lehnen daher den Eingriff als Voroperation zu großchirurgischen Eingriffen, wie ihn ursprünglich S a u e r b r u c h als Testoperation für die Beurteilung fraglicher Herde der gesunden Seite angegeben hat, ab. Ich möchte mich der letzteren Auffassung anschließen, schon mit Rücksicht darauf, daß die Ausschaltung der meist gesunden Partien des Unterlappens von der Atmung für das weitere Schicksal der operierten Patienten bestimmt nicht belanglos ist.

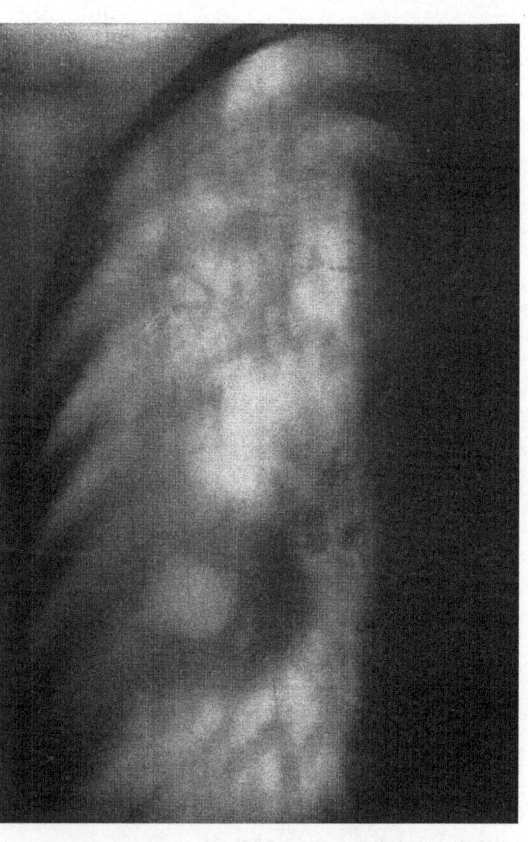

Abb. 114. Ungleich besser im Tomogramm erkennbar.

Als Beispiel sei ein unkomplizierter Fall (63) von Unterlappenphthise gebracht.

Fall 63. Die 23jährige Verkäuferin M. R. kam am 26. Juni 1948 an die Abteilung zur Aufnahme. Sie machte im Jahre 1945 eine rechtsseitige Rippenfellentzündung mit und war dann bis vor vier Wochen beschwerdefrei; da stellten sich starke Mattigkeit, Appetitlosigkeit und Gewichtsverlust ein. Es bestanden geringe Nachtschweiße, etwas trockener Husten, anfänglich Temperaturen bis 38°, in der letzten Zeit aber nur mehr subfebrile Zacken.

Wie der Röntgenbefund (Abb. 113) erkennen läßt, bestand bei ihr neben vereinzelten geringfügigen Herden älterer Natur in beiden Oberlappen ein frisches Infiltrat im Bereiche des rechten Unterfeldes mit deutlicher Zerfallshöhle, ein Befund, der auch tomographisch (Abb. 114) verifiziert werden konnte. Unverschieblichkeit der Lunge rechts basal, das Sputum war positiv, die Senkung betrug 19 mm.

Da der Versuch einer Pneumothoraxanlegung ergebnislos verlief, wurde am 24. August 1948 die Phrenicusexhairese vorgenommen, die von einem deutlichen Höhersteigen des Zwerchfells gefolgt war und wie der am 10. September angefertigte Röntgenfilm der rechten Lunge (Abb. 115) erkennen ließ, zwar noch ein — bereits härter gewordenes — Infiltrat, aber keine Höhlenbildung mehr zeigt.

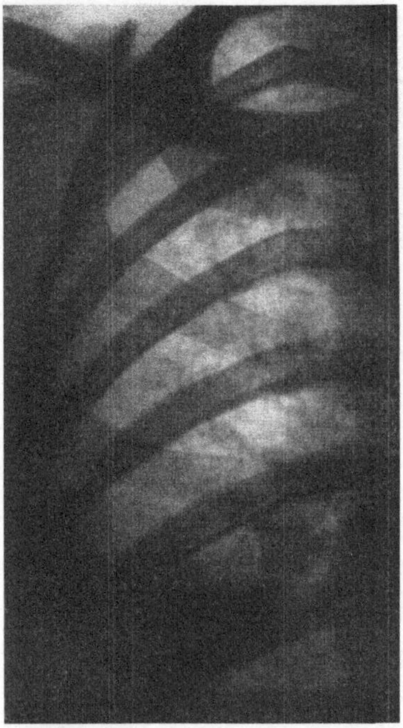

Parallel damit gehend war auch das Sputum bazillenfrei geworden, die Senkung auf 8 mm abgesunken.

Abb. 115. Kaverne nicht mehr nachweisbar.

Komplikationen bei Phrenicusoperationen.

Ernstere Komplikationen sind im allgemeinen nach Phrenicusoperationen nicht zu erwarten. Doch können solche insbesondere bei älteren Leuten und geschädigtem Herzmuskel gelegentlich zur Beobachtung gelangen. Denn der Zwerchfellhochstand führt ja auch zu einer Verschiebung des Herzens, die nicht immer ganz bedeutungslos bleiben muß.

Eine weitere nach linksseitiger Operation auftretende Komplikation stellt der gastrokardiale Symptomenkomplex dar, wie ihn R o e m h e l d schon früher bei angeborenem Zwerchfellhochstand beschrieben hat, wobei es durch Verziehung vor allem des Magens zu den Erscheinungen der Völle nach dem Essen, Unruhe, Herzklopfen und Brechreiz kommt. Meiner Erfahrung nach ist dieses Symptomenbild nur sehr selten anzutreffen und als Vorbedingung für sein Auftreten sind dyspeptische Zustände mit abnormer Gasansammlung anzunehmen. Darauf wäre also vor der Ausführung der Operation Rücksicht zu nehmen.

Künstliches Pneumoperitoneum.

Man kann den Erfolg der Zwerchfellähmung durch gleichzeitige Anlegung eines Pneumoperitoneums verstärken, wird diesen Eingriff insbesondere dann vornehmen, wenn der Erfolg der Operation sich bei der Röntgenkontrolle als nicht genügend erweist. Besonders rechts vermissen wir manchmal trotz sicherer Lähmung ein genügendes Hochsteigen des Zwerchfelles. Es zeigt sich nun, daß bei Einfüllen von Luft in die Peritonealhöhle sich diese vorzugsweise unterhalb des gelähmten Zwerchfelles ansammelt und damit die Wirkung des operativen Eingriffes wesentlich zu verbessern in der Lage ist. Nicht nur bei käsigen Pneumonien, sondern auch bei Kavernenbildung im Unterlappen erscheint daher das Pneumoperitoneum als unterstützende Maßnahme durchaus indiziert.

Der folgende Fall, der auch in anderer Hinsicht unser Interesse verdient, sei als Beispiel angeführt.

Fall 64. Die 37jährige Landwirtensgattin R. L. kam am 6. Mai 1947 an die Abteilung mit folgender Anamnese zur Aufnahme. Eine ihrer Schwestern war 20 Jahre vorher an Tuberkulose erkrankt, ist aber jetzt wieder völlig gesund. Sie selbst hatte außer einer Nierenentzündung im Jahre 1934 und einem Panaritium und einigen Furunkeln im Jahre 1945 bisher keine schweren Erkrankungen mitgemacht. Im Laufe des letzten Winters war etwas Husten aufgetreten und Müdigkeit, jedoch kein ausgesprochenes Krankheitsgefühl. Erst am 21. April stellte sich höhere Temperatur ein und der Husten

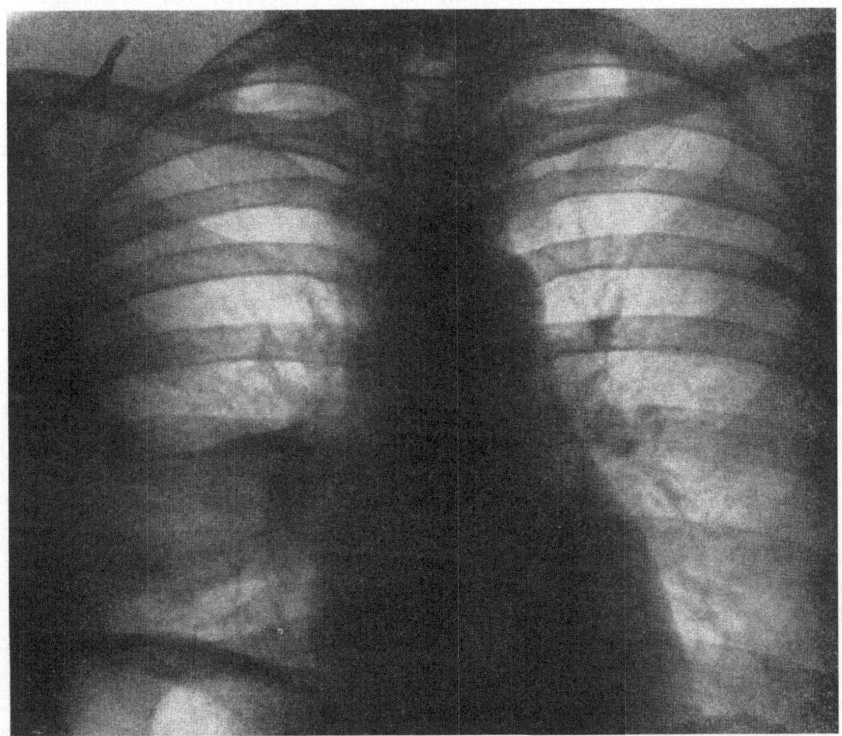

Abb. 116. Phthisisches Unterlappen-Infiltrat rechts nach Phrenicusexhairese bei bestehendem Pneumoperitoneum.

nahm zu, so daß sie sich zu Bett legen mußte. Am 1. Mai hatte sie eine Hämoptoe, nach drei Tagen war das Sputum wieder blutfrei.

Bei der blassen, in reduziertem Ernährungszustand befindlichen Frau zeigte die rechte Thoraxhälfte bei der Atmung ein deutliches Zurückbleiben. Rechts basal eine intensive Dämpfung bis zur Spina scapulae reichend, bei aufgehobenem Stimmfremitus. Darüber abgeschwächtes bronchovesikuläres Atmen. Über dem Hilus rechts fein- und mittelblasige, halbklingende Rasselgeräusche; diese auch noch etwas undeutlicher weiter basalwärts.

Die Temperaturen überschritten 37,5°, vereinzelt auch 38°. Die Probepunktion rechts ergab ein klar seröses Exsudat, im Sputum waren Tuberkelbazillen nachweisbar. Die Senkung betrug 25 mm. Leukozytenzahl 7600. Der Röntgenbefund ergab die typischen Erscheinungen des pleuralen Ergusses, die handbreite pleurale Verschattung erstreckte sich lamellär bis über die Clavicula. In den sichtbaren Lungenabschnitten waren pathologische Veränderungen nicht erkennbar.

Wir hatten es also hier offenbar mit einer Unterlappenphthise zu tun, die vor allem röntgenologisch durch den gleichzeitig bestehenden pleuralen Erguß dem Nachweis entzogen war, während die vorhandenen Rasselgeräusche einen diesbezüglichen Verdacht schon eher erwecken mußten. Auch die aufgetretene Hämoptoe schien ja dafür zu sprechen, daß hier nicht nur ein pleuraler Prozeß vorlag.

Zur Klärung der Diagnose, aber auch aus therapeutischen Gründen wurde nun das Exsudat möglichst vollständig abgesaugt und durch Luft ersetzt, es gelang aber nicht, wie beabsichtigt, einen vollständigen Pneumothorax zu gestalten, sondern es war bloß basal ein gekämmerter Fluidopneu röntgenologisch nachweisbar, während das Oberfeld nirgends eine Ablösung zeigte. Hingegen konnte man nunmehr im Anschluß an den rechten Hilus ein zentrales Verdichtungsareal mit Verdacht auf linsengroße Einschmelzung perihilär erkennen; linke Lunge o. B.

Da der ganz unvollständige Pneumothorax keinerlei Aussicht bot, den phthisischen Unterlappenprozeß wirksam zu beeinflussen, wurde am 31. Mai die Phrenicusexhairese vorgenommen. Die Röntgenuntersuchung zeigte nachher zwar paradoxe Atemexkursionen rechts, aber keinen sehr erheblichen Hochstand, so daß wir uns schon am 6. Juni zur Anlegung des Pneumoperitoneums, wobei 600 ccm Luft eingefüllt wurden, entschlossen. Am 14. Juni neuerdings 600 und am 17. Juni 1000 ccm Luft. Anfangs blieben die Temperaturen wohl noch subfebril, kehrten aber in der Folge zur Norm zurück. Die Senkung war bereits anfangs August auf 10 mm abgesunken, das Sputum aber noch positiv. Das Pneumoperitoneum wurde in 10- bis 14tägigen Pausen weiterhin nachgefüllt.

Eine am 30. August vorgenommene Röntgenuntersuchung (Abb. 116) zeigte das rechte Zwerchfell etwa handbreit höherstehend als das linke, der Unterlappen selbst erscheint stark komprimiert, so daß darin Einzelheiten nicht zu erkennen sind. Doch dauerte es ziemlich lange, bis unter dieser Behandlung das Sputum abazillär wurde, nämlich bis Februar 1948. Als Patientin am 21. März die Abteilung verließ, war ihre Senkung auf 5 mm abgesunken. Sie hatte 14 kg an Gewicht zugenommen.

Der Fall erscheint in mancher Hinsicht bemerkenswert: Im allgemeinen verläuft die inzipiente Phthise, auch die des Unterlappens, nur selten mit einer pleuralen Exsudation einhergehend. Hätte man hier sich allein auf den Röntgenbefund verlassen, wäre der phthisische Prozeß im Unterlappen vorerst unerkannt geblieben. Freilich mußte hier der schon länger bestehende Husten, vor allem aber die Hämoptoe die Sputumuntersuchung zwingend erscheinen lassen; sie sollte bei jeder exsudativen Pleuritis nicht verabsäumt werden, um später vor unangenehmen Überraschungen in dieser Hinsicht rechtzeitig gewappnet zu sein. Der Fall zeigt weiterhin das ganz charakteristische Verhalten beim Versuch, eine exsudative Pleuritis durch einen künstlichen Pneumothorax ersetzen zu wollen. Da kommen wir gewöhnlich zu spät; an der oberen Grenze des pleuralen Ergusses sind die Verwachsungen meist schon so ausgebildet, als daß es gelänge, einen wirksamen Pneumothorax herzustellen. Schließlich mag der Fall als Beispiel dafür gelten, daß die Zwerchfellähmung mit oder ohne Pneumoperitoneum in der Regel nicht jenen rasch einsetzenden Kollapseffekt im Gefolge hat wie der künstliche Pneumothorax, bei dem wir oft nach wenigen Wochen schon einen dauernd negativ bleibenden Sputumbefund verzeichnen können. Hier ist erheblich mehr Geduld bis zum erreichten Erfolg notwendig.

Technik der Methode.

Hinsichtlich der Technik der Phrenicusexhairese bzw. der vorübergehenden Ausschaltung des Nerven verweise ich auf Lehr- und Handbücher der Chirurgie.

Die Anlegung des Pneumoperitoneums muß als ungefährlicher Eingriff betrachtet werden, wenn auch in der Literatur Angaben über Schädigungen vorliegen, wie Luftembolien, seröse Peritonitiden, Anstechen des Darmes, Emphysem der Bauchdecken. Man wähle als Einstichstelle die Mittellinie, zwei Querfinger oberhalb des Nabels, wo man Gefäßverletzungen nicht zu befürchten braucht und nur Haut, Fascie und Bauchfell zu durchstoßen ist. Nach vorheriger Anästhesie der Einstichstelle geht man mit der Deneke-Nadel durch die gestraffte Bauchdecke durch, wobei man die Tiefe des Einstiches nach der Dicke der Bauchdecke bemißt, im übrigen aus dem nachlassenden Widerstand sehr bald das richtige Gefühl erlangt, wann das Peritoneum durchstoßen ist. Gelingt die Füllung in der Medianlinie nicht, so geht man links seitlich in Nabelhöhe neben dem Rektusrand ein. Die Schwankungen im Manometer sind natürlich umgekehrt wie in der Pleurahöhle; im Inspirium steigt der Druck an. Nicht immer sind Druckschwankungen sofort erkennbar; dann kann man durch kurzes Öffnen des Hahnes einen Ausschlag meistens erreichen, wenn die Nadelöffnung in der freien Bauchhöhle gelegen ist. Während des Einströmens muß der Kranke die Bauchmuskulatur, die er während des Einstiches gestrafft hat, wieder völlig entspannen. Als erste Füllung wird man sich mit 500 ccm begnügen, sie kann in den nächsten Tagen auf 600, 800 und 1000 ccm gesteigert werden. Menge und Pausen der Nachfüllung müssen sich nach der Röntgenkontrolle des Zwerchfellhochstandes richten. Auch die subjektiven Erscheinungen des Patienten sind natürlich zu berücksichtigen. Es darf kein ausgesprochenes Druckgefühl entstehen. Es empfiehlt sich, den Patienten vorher Blase und Mastdarm entleeren zu lassen. Man wird im allgemeinen mit Pausen von 8 bis 14 Tagen zu rechnen haben. Auch empfiehlt es sich, die Anlegung des Pneumoperitoneums und die ersten Nachfüllungen im Bett des Patienten vorzunehmen und ihn nicht sogleich zur Röntgenkontrolle aufstehen zu lassen. Man ist manchmal genötigt, die Einstichstelle zu wechseln, wenn es nicht mehr gelingt, an der bisher gewählten Stelle in die freie Bauchhöhle zu gelangen; man muß annehmen, daß der gesetzte Peritonealreiz zu Verklebungen mit dem Netz Veranlassung gegeben hat. In solchen Fällen wird sich der Versuch der Einblasung als schmerzhaft erweisen und nur wenig Gas bei raschem Ansteigen des Druckes einfüllen lassen. Unangenehme Komplikationen können sich bei Vorliegen von Hernien einstellen, die zum Eintritt der Luft in den Bruchsack führen und so diese Behandlung abzubrechen nötigen. Bei Frauen ist natürlich auf die Menstruation Rücksicht zu nehmen und sind Nachfüllungen unmittelbar vor, während und nach derselben zu vermeiden.

4. Thorakoplastik.

B r a u e r und S a u e r b r u c h verdanken wir die klassischen Methoden der totalen Thorakoplastik. Diese blutigen Verfahren stellten lange Zeit die einzige Operationsmethode dar, mit deren Hilfe es in jenen Fällen, in denen sich die Pneuanlegung als unmöglich oder unwirksam erwies, gelang, einen ausgedehnteren Lungenkollaps herbeizuführen. In der Folge waren es L a u w e r s, G r a f, W. S c h m i d t, die an Stelle der ausgedehnten Entknochung einer ganzen Thoraxseite Methoden ersannen, die den thorakoplastischen Eingriff weniger ausgedehnt durchführen ließen und ihn nur auf die wirklich erkrankten Partien des Lungenoberfeldes erstreckten, die Spitzen- und Obergeschoßplastik. Mit der Verminderung der zur Resektion gelangenden Zahl der Rippen bzw. Rippenstücke aber gewann die Tendenz Raum, vor allem den Kollaps der Spitzenpartien des Oberlappens radikaler zu gestalten, einerseits durch die komplette Entfernung der ersten und zweiten Rippe, andererseits durch eine möglichst ausgedehnte Apicolyse. Neben diesen thorakoplastischen Verfahren führten W. S c h m i d t, G r a f, A d e l s b e r g e r u. a. auf insuffizienten Versuchen einiger Vorläufer fußend, die extrapleurale Pneumolyse in die Therapie der Lungentuberkulose ein. Und so stehen sich jetzt diese beiden Methoden gegenüber und man kann nicht behaupten, daß eine einheitliche Abgrenzung in der Indikationsstellung gegeben wäre. Vielmehr werden in manchen Ländern fast nur thorakoplastische Eingriffe allein durchgeführt, andere Autoren wieder vom namhaftesten Ruf, wie etwa B r u n n e r in Zürich, ziehen das Indikationsgebiet der Pneumolyse relativ sehr weit zu Ungunsten der Plastik. Jede der Methoden hat ihre Vor- und Nachteile. Zweifelsohne stellt die Thorakoplastik, insbesondere die totale, einen ausgedehnteren und schwereren Eingriff dar, hingegen läßt sich dies von der Spitzen- oder Obergeschoßplastik gegenüber der Pneumolyse nur mit einiger Reserve behaupten. Der Vorteil der Thorakoplastik besteht jedenfalls einmal darin, daß durch den Eingriff dauernde stabile Kollapsverhältnisse geschaffen werden, die eine weitere Nachbehandlung nicht notwendig machen. Anders bei der Pneumolyse. Vom chirurgischen Standpunkt aus ist diese ja überhaupt eine recht anfechtbare und problematische Angelegenheit, wird doch eine künstliche Höhle geschaffen, die einwandfrei steril zu halten nicht in unserer Macht liegt. Auch Nachblutungen in dieselbe zu verhindern, sind wir keineswegs in der Lage. Mit dem Auftreten entzündlicher Reaktionen kann sich eine Schrumpfungstendenz dieser unphysiologischen Höhlen einstellen, der wir nicht immer Herr werden können. Denn bei dieser Operation werden Lymphgefäße eröffnet, die infolge Obliteration der Pleura infektiöses Material aus der erkrankten Lunge führen können. Als Konsequenz dieser Verhältnisse ist die Unterhaltung der Pneumolysenhöhle durchaus nicht immer einfach und das Problem der Nachbehandlung nach durchgeführtem Eingriff wird manchmal zum kardinalen bei dieser Operation. Eine Voraussetzung für beide Eingriffe ist ja wohl die Unmöglichkeit, einen künstlichen Pneumothorax anzulegen. Pleura parietalis und pulmonalis sind verwachsen, die Lunge muß im Bereiche der Fascia endothoracica außerhalb der Pleura parietalis abgelöst werden und es kann bei diesem Eingriff zu Einrissen kommen, wenn etwa Kavernen unmittelbar bis an das Rippenfell heranreichen. Damit scheiden derartige peripher gelegene Kavernen, sofern sie nicht durch eine dickere pleurale Schwiele vor der Perforationsgefahr geschützt sind, vom Eingriff der extrapleuralen Pneumolyse aus. Man muß sich natürlich jeweils über die genaue Lage durch tomographische Untersuchungen diesbezüglich orientieren. Auch ältere, starre Kavernen mit dichterem fibrösem Wall geben keine guten Aussichten für diesen Eingriff, sie stellen eine Domäne für die Plastik dar. Vielmehr sind es frische zerfallende Infiltrate nach vorausgegangener exsudativer Pleuritis, die der Pneubehandlung daher nicht unterzogen werden können, bei denen die Pneumolyse einen entsprechenden Selektivkollaps ermöglicht und sohin der Thorakoplastik den Rang abläuft. Speziell im höheren Alter, im allgemeinen nach dem 50. Lebensjahr, muß doch die Pneumolyse als der schonendere Eingriff betrachtet werden und verdient dort, wo ein kollapschirurgisches Verfahren indiziert ist, vor der Plastik den Vorzug. Es hängt hier auch die Indikationsstellung von der Ausdehnung des Prozesses kaudalwärts ab, da eine größere Pneumolysenhöhle einen besseren Lungenkollaps bewirken kann als etwa eine Obergeschoßplastik und man bei älteren Leuten sich schwer zu einer Totalplastik wird entschließen können. Auch die Gegenseite ist nicht ohne Einfluß auf die Indikationsstellung. Sie wird allerdings heute weitgehend durch die Erfolge der Streptomycinbehandlung beeinflußt. Denn man wird sich leichter entschließen, bei fraglicher Tragfähigkeit der anderen Seite eine extrapleurale Pneumolyse vorzunehmen als eine Plastik, schon mit Rücksicht darauf, daß man, ebenso wie man den künstlichen Pneumothorax intrapleural beiderseits anlegen kann, auch die extrapleurale Pneumolyse bilateral durchzuführen in der Lage ist, während man sich nur selten zu einem beiderseitigen thorakoplastischen Eingriff wird entschließen können. Das Hauptindikationsgebiet für die extrapleurale Pneumolyse stellt somit die frische Oberlappenkaverne, auch Frühkaverne genannt, dar. Sie ist, wie sich B r u n n e r ausdrückt, die ideale Indikation.

Die Thorakoplastik bewirkt durch Schaffung mechanischer Verhältnisse eine weitgehende Entspannung und Immobilisation der Lunge mit Kollaps der Kavernen, geringerer Durchblutung, Demarkation des krankhaft veränderten Gewebes mit dem Anreiz zur Neubildung von Bindegewebe. Sie schafft irreversible Verhältnisse auf Lebensdauer. Die Entspannung wirkt sich auf das narbig verzogene Mediastinum, gegebenenfalls in gleicher Weise auch auf das Herz aus und damit schließlich auch auf die Herde in der kontralateralen Seite mit ihrem sekundären Emphysem.

Die Nachteile dieser Therapie gegenüber der Pneumolyse machen sich schon während der Operation geltend. Die Entknochung der Brustwand stört die Atemmechanik der operierten Seite grundlegend. Die Lunge, des Haltes an der Brustwand verlustig geraten, atmet paradox und diese paradoxe Bewegung bei Ein- und Ausatmung überträgt sich auf Brustwand und Mediastinum. Dadurch kommt es zur Kurzatmigkeit, Einlaufstauung, Pendelluft und zum Brustwand- bzw. Mediastinalflattern, insbesondere bei weichem Mediastinum. Dies belastet das rechte Herz, erschwert das Abhusten und erhöht die Gefahr der Aspiration mit bronchogener Aussaat.

Ein Problem, das dem die Indikation zu einem kollapschirurgischen Eingriff stellenden Internisten viel zu schaffen macht, ist die Operationsscheu vieler Patienten. Die psychologischen Grundlagen hierfür sind mannigfaltiger Natur. Lungenkranke, die schon längere Zeit mit ihrem Leiden zu tun haben, sehen ja unvermeidlicherweise in Heilstätten, Krankenhäusern, Fürsorgestellen usw. gelegentlich auch Mißerfolge kollapschirurgischer Therapie. So *ein* Mißerfolg und nicht etwa zehn gute Erfolge beeinflussen nicht nur den einen Patienten, der den Fall selbst gesehen hat, sondern auch alle jene, die davon nur zu hören bekommen. Andere wieder fürchten durch die Operation im Gebrauch ihrer oberen Extremitäten und damit in ihren beruflichen Leistungen ernstlich behindert zu sein, andere wieder, besonders Frauen, fürchten die körperliche Entstellung und damit eine Herabsetzung ihrer Chancen im Kampf der Geschlechter. Bei anderen ist es wieder die bloße Feigheit und die Verkennung des Ernstes ihres Leidens. Bei einer akuten Appendizitis würden sie sich kaum der Appendektomie widersetzen, aber einer Plastik! Und so geht mancher Fall, der zu retten wäre, seinem unaufhaltsamen Schicksal entgegen. Das sind die Fälle, die dann im F r i e d m a n n - Mittel ihr Heil suchen, oder einem der therapeutischen Scharlatane, deren es ja auf dem Gebiete der Lungentuberkulose nicht wenige gibt, in die Hände fallen. So mancher Kranke ist zwar bereit, sich einer Pneumolysenoperation zu unterziehen, von einer Plastik aber will er nichts wissen. Darauf soll man sich nicht einlassen. Denn jene Fälle sind nicht so spärlich, bei denen sich im Laufe des operativen Eingriffs herausstellt, daß infolge allzu starker Schwartenbildung die Ablösung der Lungenspitze technisch nicht möglich ist und statt der geplanten extrapleuralen Pneumolyse eine Thorakoplastik durchgeführt werden muß. Es ist notwendig, dies dem Patienten vorher zu sagen und nicht erst während der Operation sein Einverständnis dazu einzuholen.

Ein vielfach diskutiertes Problem ist jenes der Beherrschung der sogenannten großen Lungenchirurgie durch den Lungenfacharzt. Ist der heute vielfach schon durchgeführte Usus, daß er alle in Frage kommenden Eingriffe selbst durchzuführen in der Lage ist, wirklich erwünscht und zweckmäßig? Ich möchte ihn für unsere Verhältnisse entschieden verneinen, trotz der singulären Erscheinung eines L u d o l p h B r a u e r. Denn die Lungenchirurgie erfordert einen vollausgebildeten Chirurgen, gerade so, wie die lungenfachärztliche Tätigkeit eine solide internistische Grundlage erheischt, und nur wenige werden Gelegenheit und Zeit haben, in beiden Disziplinen sich die entsprechenden Unterlagen zu erarbeiten. Es erscheint mir daher nicht wünschenswert, daß Lungenchirurgie von jenen betrieben wird, die gerade nur einige Operationsmethoden beherrschen, vielmehr ist der hierzulande übliche Modus zu bevorzugen, die große Lungenchirurgie jenen Chirurgen zu überlassen, die sich auf diesem Spezialgebiet der Chirurgie besonders betätigen. Es ist wohl zuzugeben, daß in manchen Ländern die örtlichen Verhältnisse anders liegen und der Chefarzt eines Sanatoriums oder einer Heilstätte gezwungen ist, selbst alles operativ zu erledigen, weil er eben vielleicht weit und breit der einzige dazu Befähigte ist. Auch hat sich bereits bei der Lungentuberkulose in einzelnen Fällen die Lobektomie oder Pneumektomie als Methode der Wahl erwiesen, für die doch ganz andere technische Voraussetzungen besonders hinsichtlich des Anästhesieverfahrens gegeben sind, über die Heilstätten und Lungenabteilungen kaum verfügen. Im jeweiligen Fall wird stets die konsiliare Besprechung zwischen Internisten und Operateur zur richtigen Indikationsstellung hinsichtlich des Eingriffes für den Patienten von ausschlaggebendem Nutzen sein.

1. Die thorakoplastischen Operationen.

Die Ausdehnung des Eingriffes richtet sich naturgemäß nach jener der tuberkulösen Veränderungen in der Lunge, nach Zahl und Lage der Kavernen, aber auch der nichtkavernösen Infiltrate. Im allgemeinen wird der Röntgenfilm erkennen lassen, wie weit kaudalwärts eine Einengung der erkrankten Lunge erforderlich erscheint. Ist die Kaverne im Spitzenbereich gelegen und die sonstige Lunge frei, so wird man mit einer Spitzenplastik das Auslangen finden, die in einem Akt durchgeführt werden kann. Reicht er aber weiter herunter, etwa bis zur vierten oder fünften Rippe, so wird eine Obergeschoßplastik angezeigt sein, die dann in zwei Akten vorgenommen wird. Wenn aber einmal zwei Drittel der Lunge vom tuberkulösen Prozeß durchsetzt sind, dann ist die totale Plastik indiziert, bei der zehn Rippenteile reseziert werden müssen. Die Zahl der von verschiedenen Autoren angegebenen Verfahren ist natürlich keine geringe. Es ist nicht meine Absicht, sie hier womöglich alle aufzählen zu wollen und ihre Vor- und Nachteile gegeneinander abzuwägen, sollen doch diese Ausführungen nicht dazu dienen, als Einführung in die Technik der kollapschirurgischen Maßnahmen herzuhalten. Vielmehr will ich die im Wilhelminenspital vom Vorstand der chirurgischen Abteilung Prof. F. S t a r l i n g e r geübten Verfahren, die sich uns bewährt haben, aufzeigen, ohne mich auf eine eingehende Beschreibung der Technik der Operation näher einzulassen. Die Indikationsstellung ist unsere Sache, wobei wir es nie unterlassen, vorerst mit dem Chirurgen den jeweiligen Fall hinsichtlich der Wahl und der Zahl der Teileingriffe eingehend zu besprechen, die Durchführung der Operation obliegt ihm, die Nachbehandlung aber wird wieder von uns nach seinen Anweisungen durchgeführt, sie soll daher auch im folgenden berücksichtigt werden.

Es kann wohl heute als allgemein gültige Regel angesehen werden, daß man bestrebt ist, durch Unterteilung der Entknochung des Brustkorbes in einzelne Akte die Gefahren der Operation, die ja in ihrem Beginn eine recht hohe Operationsmortalität hatte, weitgehend einzuschränken. Vor allem wird durch ein derartig schonendes Vorgehen, daß in einem Akt nicht mehr als drei oder höchstens vier Rippenstücke reseziert werden, die so gefürchtete Komplikation des Mediastinalflatterns weitgehend ausgeschaltet.

Nach zwei- bis dreiwöchiger Vorbereitung des Kranken mit 1 g Streptomycin täglich wird als erster Akt der Operation die möglichst totale Entfernung der ersten und zweiten Rippe und der halben dritten Rippe durchgeführt. Weiters wird eine möglichst weitgehende Apicolyse des Oberlappens auch gegen das Mediastinum zu vorgenommen. Die Operation wird gewöhnlich in örtlicher Anästhesie und nur ausnahmsweise in Allgemeinnarkose durchgeführt. Als wesentlicher Punkt des von uns bevorzugten Operationsverfahrens nach S e m b ist die Bildung einer extrafascialen Apicolysenhöhle durch möglichst weitgehende Ablösung der Lungenspitze nach allen Seiten hin, insbesondere auch gegen das Mediastinum zu, anzusehen. In die so geschaffene Apicolysenhöhle werden 400 bis 600 ccm Kochsalzlösung, überdies Cibazolpuder oder Penicillin eingefüllt und hierauf die Operationswunde exakt in Schichten vernäht. Einem Vorschlag Prof. S t a r l i n g e r s folgend, pflegen wir nun tagsdarauf die Kochsalzlösung abzupunktieren und durch Luft zu ersetzen und den so geschaffenen extrafascialen Pneumothorax bis zum nächsten Akt zu unterhalten. Hierdurch wird der wünschenswerte Kollaps weiterhin gewährleistet und die Gefahr einer Wiederausdehnung der Lunge, die bei starrer perikavernöser Lungeninfiltration oder mächtiger Schwartenbildung besteht, vermieden. Der zweite Akt der Thorakoplastik soll sich dem ersten innerhalb von zwei bis drei Wochen anreihen, denn längere Pausen sind mit Rücksicht auf die Regenerationstendenz des Rippenperiostes nicht erwünscht. Bei diesem werden nun je nach der Ausdehnung des Prozesses drei oder vier Rippenstücke reseziert, womit die Obergeschoßplastik als beendet zu betrachten ist. In manchen Fällen, die von vornherein für eine totale Plastik vorgesehen waren, läßt das Ergebnis der Röntgenuntersuchung, aber auch der Sputumbefund es zu, von dem geplanten dritten Akt Abstand zu nehmen. Nicht immer läßt sich eine Plastik nach einem von vornherein fest aufgestellten Plan durchführen. Der jeweilige Zustand des Patienten ist da ausschlaggebend, ob mehr oder weniger Rippenstücke reseziert werden können und es ist zweckmäßiger, gelegentlich einmal den Eingriff der totalen Plastik auf vier Akte zu unterteilen, wenn es der Zustand des Patienten notwendig macht.

Es gehört zur Regel, daß einige Tage nach der Operation Fieber besteht, doch haben wir den Eindruck, daß unter Streptomycinschutz dieses nur geringere Höhen erreicht. Wichtig ist es, allzu starken Hustenreiz durch Dicodid zu unterdrücken, doch muß ein entsprechendes Abhustenlassen gewährleistet sein. In den ersten Tagen nach der Operation werden wir die Morphium- oder Dilaudidspritze kaum entbehren können. Weiters ist natürlich nicht nur dem Kreislauf sorgsame Beachtung zu schenken und speziell der periphere durch Coramin, Cardiazol, Coffein-Strychnin zu stützen, sondern auch dafür Sorge zu tragen, daß nötigenfalls der Kreislauf aufgefüllt und dies durch Vollblutdauertropfinfusion erhalten wird. Gelegentlich aber wird auch eine kardiotonische Therapie (Strophantin) am Platze sein. In der großen Mehrzahl der Fälle heilt die Operationswunde per primam und können die Nähte am siebenten und neunten Tag in zwei Akten entfernt werden. Nur ausnahmsweise kommt es zu Eiterungen, die dann nach allgemein chirurgischen Gesichtspunkten behandelt werden müssen und die Vornahme des nächsten Aktes zu verzögern in der Lage sind.

Das wichtigste Kriterium für den Erfolg der thorakoplastischen Operationen ist das Verschwinden der Kavernen und das Negativwerden des Auswurfes. Darüber wird man sich gegebenenfalls durch die tomographische Untersuchung orientieren, falls nicht schon die einfache Durchleuchtung das Fortbestehen eines Cavums einwandfrei erkennen läßt. Nicht immer tritt die vollkommene Verödung der Kavernen schon innerhalb weniger Wochen ein und man muß manchmal längere Zeit Geduld haben, ehe man über den Erfolg oder Mißerfolg der Operation ein Urteil abgeben kann. Bleibt eine Kaverne noch bestehen, wir sprechen in diesem Fall von Restkaverne, so kann eine sogenannte Korrekturplastik doch noch Erfolg bringen. Allerdings sind die Aussichten hierfür etwas ungewisse. Die Korrekturplastik besteht in der Erweiterung des Entknochungsverfahrens in dem Sinn, daß von den bereits teilweise resezierten Rippen weitere Stücke und die unterdessen gebildeten Periostregenerate operativ entfernt werden.

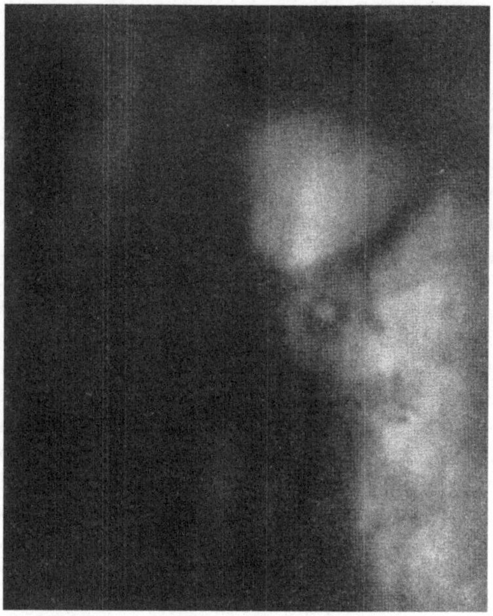

Ein anderes Verfahren aber, die Restkaverne anzugehen, besteht in der Vornahme der Kavernostomie bzw. der Kavernensaugdrainage mit Einverleibung von Streptomycin, oder wo bereits Streptomycinresistenz besteht, von PAS. Neuerdings stellt die Restkaverne auch eine Indikation zur Lobektomie dar.

Zur Vermeidung von Wiederholungen wird auf das Kapitel Streptomycintherapie verwiesen, in dem entsprechende Fälle von Thorakoplastik und extrapleuraler Pneumolyse näher beschrieben sind, hier nur ein Fall von Spitzenplastik.

Fall 65. Der 23jährige Malergehilfe F. E. kam am 13. September 1949 an der Abteilung zur Aufnahme. Er war vier Wochen vorher akut fieberhaft erkrankt, auf Sulfonamide rascher Temperaturrückgang; eine nachher aufgenommene Röntgenuntersuchung ließ bereits eine große Kaverne in der linken Spitze erkennen, wie das Tomogramm, Abb. 117, zeigt, auf dem

Abb. 117. Große Spitzenkaverne mit kleinerer unterhalb.

überdies noch eine kleine Kaverne unterhalb zu erkennen ist. Die rechte Lunge klinisch und röntgenologisch o. B. Sputumbefund positiv, afebril. Die Senkung betrug 16 mm, Leukozyten 12.100.

Die Pneuanlegung gelang nicht, es wurde daher mit einer Streptomycinbehandlung am 3. Oktober begonnen und mit dem Ziele einer nachfolgenden Plastik am 7. Oktober die Kavernensaugdrainage nach Monaldi angelegt. Dies hatte eine vorübergehende Erhöhung der Temperatur bis 39,7 zur Folge, die jedoch nach einer Woche wieder abgeklungen war. Täglich $^1/_8$ g Streptomycin in die Kaverne. Unter dieser Therapie verkleinerte sich die Kaverne rasch und hatte am 29. Oktober etwa Schillingstückgröße, um in der Folge noch weiter zu schrumpfen.

Bei der am 5. Dezember von Prof. S t a r l i n g e r vorgenommenen Thorakoplastik wurde eine paravertebrale Resektion der ersten und zweiten Rippe durchgeführt. Da infolge der liegenden Kavernendrainage eine weitere Mobilisation der ersten und zweiten Rippe nicht möglich ist, muß von einer Apicolyse Abstand genommen werden. Bereits vor der Operation war der Sputumbefund und auch das Kavernensekret negativ geworden. Unter Streptomycin nur einen Tag Temperaturanstieg über 38⁰, auch war die Senkung bereits zur Norm abgesunken.

Wie die am 4. Jänner vorgenommene Tomographie zeigte, war nur mehr eine erbsengroße Höhle (Abb. 118) zu erkennen, an diesem Tage wird das Drain entfernt. Bei dauerndem Wohlbefinden und einer Senkung von 2 mm läßt eine Röntgenaufnahme (Abb. 119) vom 3. Februar 1950 kein Cavum mehr erkennen.

Der als Beispiel einer Spitzenplastik herangezogene Fall zeigt vorerst einmal, daß man sich nicht auf den Erfolg einer Sulfonamidtherapie verlassen darf, einen unspezifischen Prozeß anzunehmen. Weiters ersehen wir den außerordentlich günstigen Einfluß einer Kavernensaugdrainage mit gleichzeitiger intrakavernöser Streptomycinbehandlung als vorbereitenden Eingriff für die Thorakoplastik, die wohl ohne diese Maßnahme sich nicht allein auf die Resektion von drei Rippenstücken hätte beschränken dürfen. Es kann wohl nicht mit Sicherheit gesagt werden, ob in diesem Fall nicht auch die Drainage mit der Streptomycinbehandlung allein möglicherweise die Heilung des Prozesses herbeigeführt hätte, oder aber die Kavernostomie mit intrakavitärer Streptomycineinverleibung, jedenfalls aber gibt die Vornahme der Spitzenplastik günstigere Aussichten hinsichtlich des Dauererfolges.

5. Die extrapleurale Pneumolyse.

Nachdem die ersten Versuche, eine extrapleurale Höhle an Stelle des nicht anlegbaren künstlichen Pneumothorax zu bilden, sich hauptsächlich deswegen nicht als erfolgreich erwiesen hatten, weil es nicht gelang, die geschaffene Höhle und damit den Lungenkollaps aufrecht zu erhalten, konnten schließlich G r a f und W. S c h m i d t eine Technik empfehlen, die die bisherigen Mängel der Methodik beseitigten. Nur die von B a e r empfohlene Füllung der geschaffenen Höhle mittels Paraffin hatte sich schon frühzeitig durchgesetzt und als Paraffinplombe seinerzeit Anerkennung und weitere Verbreitung gefunden.

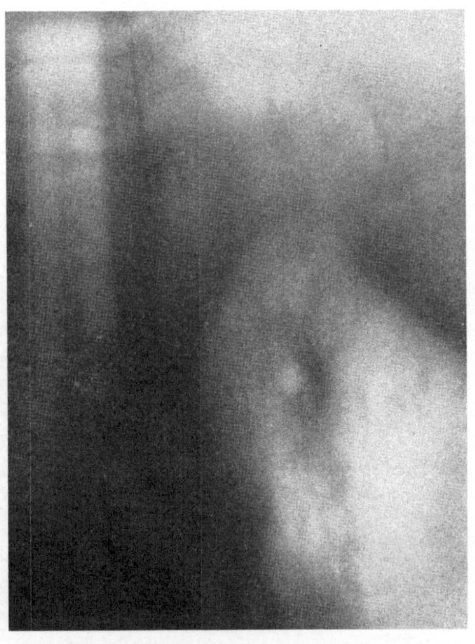

Abb. 118. Unter Monaldidrainage die große Kaverne geschwunden, die kleinere noch sichtbar.

Als Voraussetzung für die Vornahme der Pneumolyse ist die Verödung des Pleuraraumes anzusehen. Die Lösung der Lunge und der an ihr adhärenten Pleura parietalis erfolgt in der extrafascialen Schichte, die als Fascia endothoracica zwischen Pleura parietalis und knöcherner Thoraxwand bezeichnet wird. Es hat sich gezeigt, daß das anfänglich geübte Verfahren, die geschaffene Pneumolysenhöhle mit Öl oder Paraffin voll zu füllen, zu Komplikationen führt, die, ähnlich wie beim intrapleuralen Pneumothorax, diese Methode in Mißkredit bringen mußte; denn es kommt nur zu leicht zur Fistelbildung, sogar zur Wanderung des Öles auf die Gegenseite und es ist das Verdienst von W. S c h m i d t, betont zu haben, daß die extrapleurale Pneumolyse nur dann gute Erfolge verspricht, wenn es gelingt, die geschaffene Höhle durch regelmäßige Luftfüllungen trocken, von Anfang an geschlossen zu halten und ihre Infektion nach Tunlichkeit zu vermeiden. Der Erfolg wird nicht nur von der richtigen Technik der Operation, sondern auch von der Indikationsstellung, aber auch von der Nachbehandlung abhängen.

Bezüglich der Indikationsstellung wurde bereits im Kapitel Thorakoplastik einiges erwähnt. Neben der idealen Indikation der nicht zu großen Frühkaverne oder mehrerer kleinerer des Oberlappens bei Einseitigkeit des Prozesses tritt die relative Indikation vor allem bei jenen Prozessen in ihre Rechte, wo die Thorakoplastik sich als zu riskant erweist, wie bei höherem Alter, geschädigtem Herzmuskel, Emphysem der Gegenseite, Herde derselben von fraglicher oder sicherer Aktivität. Auch bei Bestehen eines künstlichen Pneumothorax auf der anderen Seite wird nicht die Plastik, sondern die Pneumolyse in Frage kommen. Als Kontraindikation muß die ausgesprochen wandständige Kaverne wegen der Gefahr des Einreißens bei der Operation gelten. Hier eröffnet sich der Kavernostomie bzw. der unblutigen breiten Kaverneneröffnung nach M a u r e r ein Indikationsfeld.

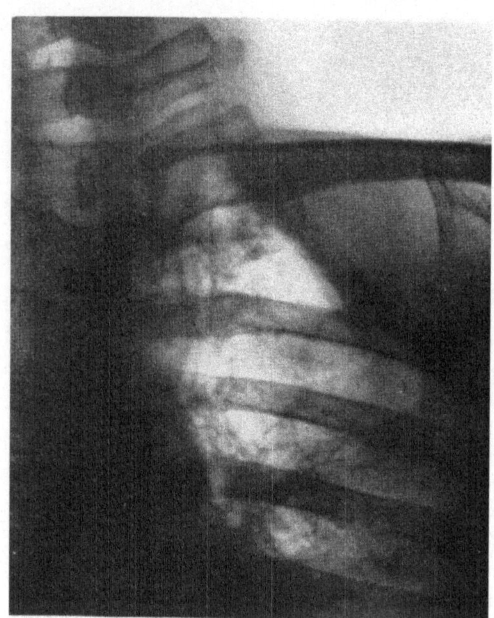

Abb. 119. Zustand nach Thorakoplastik, ein Cavum nicht mehr nachweisbar.

Technik der Pneumolysen-Operation.

Hier sei bezüglich der Technik der Operation nur folgendes bemerkt: Nach sorgfältiger paravertebraler Leitungsanästhesie und Infiltrierung der für den Hautschnitt in Betracht kommenden Partien, wird zumeist unter möglichster Schonung der Musculi trapezius und rhomboideus unter der Scapula ein Stück der vierten Rippe reseziert und von der so gewonnenen Lücke in der Fascia endothoracica stumpf eine Ablösung der Pleura parietalis von der Thoraxwand vorgenommen. Zur Beleuchtung der Pleurahöhle bedient man sich hierbei eines Leuchtstabes. Es ist wichtig, nicht nur vorne etwa bis zur vierten und hinten bis zur achten Rippe die Ablösung vorzunehmen, sondern die Apicolyse muß auch gegen das Mediastinum zu mit großer Sorgfalt erfolgen, so daß nach Möglichkeit der Oberlappen bis zum Hilus herab mobilisiert ist. Das ist nicht immer möglich, denn manchmal sind die Schwartenbildungen im Bereiche der Spitze und gegen das Mediastinum zu so ausgedehnt, daß es nicht gelingt, in gewünschtem Ausmaß die Lunge zu mobilisieren. Dann muß eben ein thorakoplastischer Eingriff ausgeführt werden. Mit peinlicher Genauigkeit ist natürlich auf die Blutstillung zu achten. Da eine Unterbindung von Gefäßen technisch nicht in Frage kommt, tritt die Blutstillung durch Diathermie oder Tamponade mit heißen Kompressen an deren Stelle. Nach Durchführung der Ablösung muß die mit NaCl-Lösung aufgefüllte Pneumolysenhöhle möglichst luftdicht verschlossen werden. Nach 24 Stunden wird diese abgesaugt und durch Luft ersetzt. Von einer Drainage, wie sie ursprünglich G r a f angegeben hatte, ist man vollkommen abgekommen, desgleichen findet auch die von K l e e s a t t e l propagierte primäre Öl- oder Paraffinfüllung heute keine allgemeine Anwendung mehr. In Fällen aber, wo sie noch vorgenommen wird, muß nach zwei bis drei Jahren für rechtzeitige Entfernung des Öles aus dem extrapleuralen Oleothorax Sorge getragen werden. Bei labilen Patienten wird man gelegentlich genötigt sein, auch den Eingriff der extrapleuralen Pneumolyse, ähnlich wie bei der Plastik, auf zwei Teilakte auszudehnen. Zeigt sich im nachhinein, daß die Lösung keine genügende war und die bestehende Kaverne nicht den erwünschten Kollaps aufweist, so kann ein ergänzender Eingriff zum Erfolg führen.

Nicht so selten erweist sich ein angelegter Pneumothorax bei kavernöser Oberlappenphthise in dem Sinne als völlig insuffizient, daß er zwar den mehr weniger gesunden Unterlappen zum Kollaps bringt, der Oberlappen aber durch ausgedehnte Verwachsungen einen nur ungenügenden oder ganz fehlenden Kollaps aufweist. Will man in solchen Fällen den erforderlichen Kollaps durch eine extrapleurale Pneumolyse erzielen, so wirft sich nun die Frage auf, ob man vorher den Pneumothorax eingehen lassen soll und dann erst die Pneumolysenoperation durchführen, oder ob man den intrapleuralen Pneu neben dem extrapleuralen bestehen lassen und weiter unterhalten soll. Und schließlich, ob es angezeigt ist, nach Durchtrennung der Pleura parietalis zwischen extra- und intrapleuralem Pneumothorax eine gemeinsame Höhle, einen sogenannten *Pneumothorax mixte,* wie dies S e b e s t y é n schon 1932 empfohlen hat, herzustellen. Das hängt nun von der Ausdehnung des tuberkulösen Prozesses ab. Erscheint es wünschenswert, auch den Unterlappen kollabiert zu erhalten, so ist die Anlegung des Pneumothorax mixte indiziert. Es scheint mir dies aber relativ selten der Fall zu sein und ich bin kein Freund dieses Verfahrens, weil der intrapleurale Pneumothorax sich gegenüber der drohenden Infektion von seiten der extrapleuralen Pneumolysenhöhle als recht empfindlich erweist. Wir haben es nicht immer in der Hand, das Einreißen der den extrapleuralen von dem artifiziellen intrapleuralen Pneumothorax trennenden Membran bei der Operation mit Sicherheit vermeiden zu können.

Die Nachbehandlung ist von wesentlicher Bedeutung für den Erfolg der Operation und durch das Auftreten verschiedener Komplikationen oft erschwert. Man füllt gewöhnlich vom ersten oder zweiten Interkostalraum am Tage der Operation oder am nächsten Luft nach, wobei ein positiver Druck einzuhalten ist. Hustenreiz ist im Anfang durch entsprechende Mittel weitgehend zu unterdrücken. Wiederholte Röntgenkontrollen sind in den ersten Tagen unbedingt erforderlich, um sich über die Ausdehnung der Pneumolysenhöhle und das Auftreten von Exsudaten einen Einblick zu verschaffen. Es ist die Regel, daß etwas Exsudat mit größerem oder geringerem Blutgehalt auftritt. Solange es nicht Verdrängungserscheinungen macht oder größere Ausdehnung erreicht, läßt man es unberührt. Solche Ergüsse pflegen sich meist innerhalb einiger Wochen wieder zu resorbieren. Verkleinert sich die Pneumolysenhöhle durch rasche Resorption der Luft oder Austreten derselben in die Weichteile, so wird Luft wieder nachgefüllt, wobei ein Druck von + 6 bis 8 cm H_2O erreicht werden darf. Im Anfang wird man mindestens einmal in der Woche nachfüllen, später, wenn die Pneumolysenhöhle bereits eine gewisse Stabilität erreicht hat, können die Abstände auf zwei bis drei Wochen verlängert werden. Zeigt die Pneumolysenhöhle eine gewisse Neigung zur Schrumpfung, so kann auf Druckwerte bis 30 cm hinaufgegangen werden. Als Beispiel sei Fall 66 gebracht.

Fall 66. Die 20jährige Kindergärtnerin M. P., die am 25. März 1950 an der Abteilung zur Aufnahme kam, machte im Jahre 1947 eine rechtsseitige Rippenfellentzündung mit Exsudat durch. Ein Jahr später ergab die Röntgenkontrolle der Lunge einen negativen Befund.

Seit Oktober 1949 Husten, Müdigkeit, Gewichtsverlust, Nachtschweiße, später Temperaturen bis 39⁰.

Bei der Aufnahme zeigte die Patientin einen leicht febrilen Zustand bis 38,1, und die Erscheinungen eines Oberlappeninfiltrates rechts (Abb. 120) mit mehreren verdächtigen unregelmäßigen Aufhellungen und einzelne kleine Streuherde im linken Oberlappen. Der Sputumbefund war positiv, die Senkung betrug 29 mm.

Eine am 1. April begonnene Streptomycinbehandlung von 1 g täglich bei gleichzeitiger Verabreichung von täglich 20 Aminacyldragees brachte die Temperatur innerhalb von drei Tagen zur Norm. Die am 7. April versuchte Pneumothoraxanlegung miß-

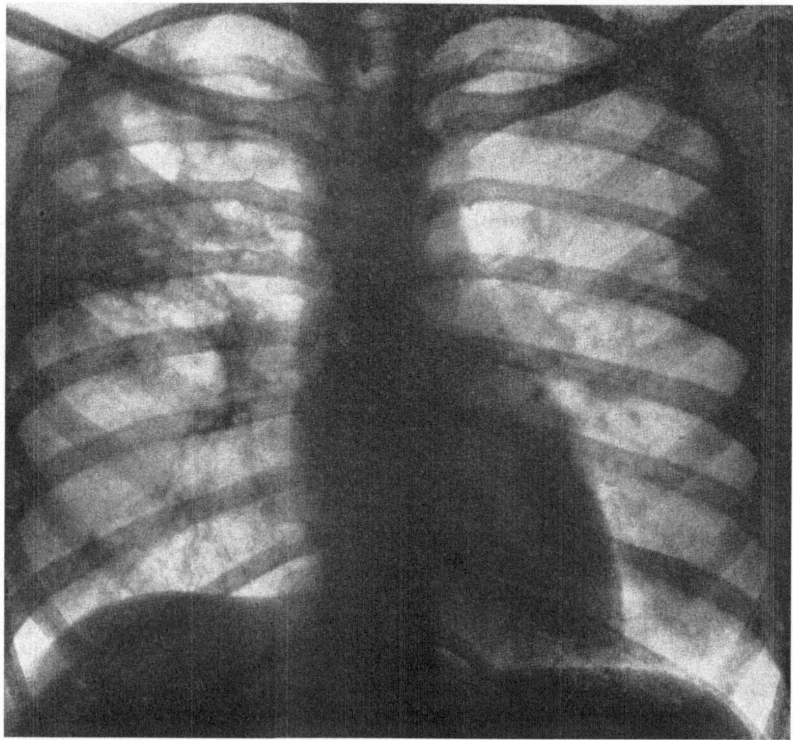

Abb. 120.   Rechtsseitige Oberlappenphthise.

lang, wie zu erwarten war. Nach 25tägiger Streptomycinbehandlung wurde daher am 26. April von Prof. Dr. Starlinger die extrapleurale Pneumolyse rechts durchgeführt. Nach Mo-Atropin-Vorbereitung in örtlicher Betäubung Türflügelschnitt. Intrascapuläre Resektion der vierten Rippe in einer Ausdehnung von 5 cm und extrapleurale Pneumolyse nach vorne bis zur fünften Rippe, nach hinten bis zum oberen Rand der neunten Rippe und nach seitlich bis zur siebenten Rippe, median bis zum Eintritt der Anonyma. Auffüllen der Höhle mit 300 ccm Kochsalzlösung, Marfanil-Prontalbinpuder, Verschluß der Wunde.

Höchsttemperatur am Tage nach dem Eingriff 38,2⁰, diese sinkt unter 6 g Sulfadiazine täglich innerhalb von fünf Tagen zur Norm ab. Zwei Tage nach dem Eingriff werden 120 ccm Kochsalzlösung aus der Höhle entfernt und durch 150 ccm Luft ersetzt. Am sechsten Tage nach der Operation werden 150 ccm bei einem Enddruck von + 10 + 12 nachgefüllt, tagsdarauf die Hälfte der Nähte entfernt und zwei Tage später die restlichen. Am gleichen Tag werden 70 ccm Luft bei einem Druck von + 18 + 20 eingefüllt. In der Folge wird die Nachfüllung wöchentlich in der Menge von 100 bis 120 ccm vorgenommen.

Am 9. Mai ist der Sputumbefund bereits negativ, die Streptomycindosis wird auf $^1/_2$ g herabgesetzt. Die Ausdehnung der Pneumolysenhöhle zeigt die Röntgenabbildung 121, desgleichen auch den Rückgang der Streuherde im linken Oberlappen.

Der aufgezeigte Fall ist hinsichtlich seines Verlaufes und der Indikationsstellung zur Pneumolyse als besonders typisch zu betrachten: Nach exsudativer Pleuritis zweijähriges Intervall, frischer Infiltrationsprozeß mit kleinherdigem Zerfall im linken Oberlappen, Pneumothorax nicht anlegbar, guter Kollapseffekt durch die extrapleurale Pneumolyse, komplikationsloser Verlauf.

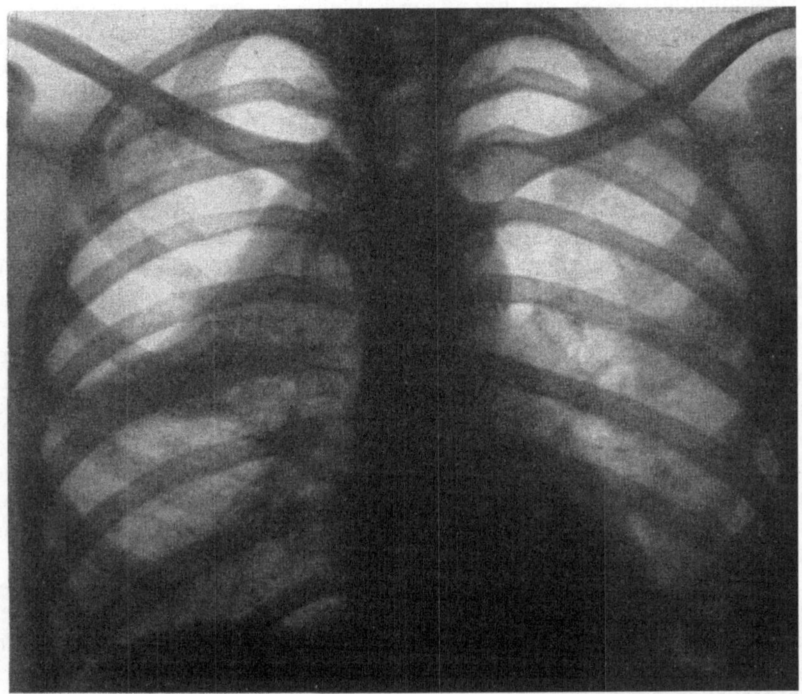

Abb. 121. Nach angelegter extrapleuraler Pneumolyse.

Unter den Komplikationen erweist sich die Blutung oft als recht unangenehm, ja in vereinzelten Fällen sogar als tödlich. Sie kann trotz sorgfältiger Blutstillung bei der Operation innerhalb der ersten zwei Tage auftreten und zu einem Vollaufen der Pneumolysenhöhle führen. In solchen Fällen muß natürlich abpunktiert, gegebenenfalls auch der Blutverlust durch eine Transfusion ausgeglichen werden. Kommt es zur Gerinnung des Blutes, so ist die Punktion oft nicht imstande, dieses aus der Höhle zu entfernen, man muß dann entweder trachten, durch Spülung die Gerinnsel zu verflüssigen, wobei man sich der Herrmannsdorfer schen Pepsin-Salzsäurelösung bedienen kann, oder aber, wie dies vorgeschlagen wurde, man eröffnet die Pneumolysenhöhle und räumt die Koagula mechanisch aus. Geringere Blutergüsse pflegen sich vielfach allmählich spontan zu resorbieren, doch gesellt sich ihnen andererseits wieder eine Exsudation in die Pneumolysenhöhle hinzu, die gegebenenfalls abpunktiert werden muß.

Die gefährlichste Komplikation stellt wohl die Kavernenperforation dar, die nicht nur schon im Verlaufe der Operation, — und selbst den erfahrensten Operateuren kann solches passieren —, sondern auch im späteren Verlauf eintreten und damit zur Fistelbildung führen kann. Hier ist natürlich die unvermeidliche Folge ein mischinfiziertes Empyem, das man manchmal nur durch eine B ü l a u - Drainage wirksam bekämpfen kann. Gelingt es, dieser Komplikation Herr zu werden, so wird meist eine spätere Thorakoplastik sich als unvermeidlich erweisen.

Neben der Blutung ist die Exsudatbildung eine nicht immer leicht zu bekämpfende Komplikation, sie kann spezifischer oder unspezifischer Natur, aber auch mischinfiziert sein; sie kann serös bleiben, aber auch in ein Empyem übergehen. Nicht immer gelingt es, der durch sie bewirkten allmählichen Schrumpfung der Pneumolysenhöhle wirksam Einhalt zu gebieten und es entsteht dann die Frage, ob wir durch Öleinfüllung der drohenden Verödung einen Riegel vorschieben können. Wo immer möglich, wird man diese Methode, den Kollaps aufrecht zu erhalten, vermeiden und sich lieber zu einer späteren Thorakoplastik entschließen.

Unspezifische Exsudate, insbesondere solche durch Staphylokokken verursacht, werden am besten durch Penicillininstillationen nach vorheriger, möglichst vollständiger Absaugung behandelt, tuberkulöse durch Streptomycin- oder PAS-Einverleibung in die Höhle. Bei Empyemen wird eine Spülbehandlung analog der beim intrapleuralen Pneumothoraxempyem sich als vorteilhaft erweisen. Nicht immer tritt die Ergußbildung schon bald nach der Operation auf, oft erst Wochen, ja Monate später.

Mag auch die oft schwierige Nachbehandlung dank der nicht so seltenen Komplikationen den Standpunkt mancher Autoren, sie gegenüber der Thorakoplastik einzuschränken, oder sogar ganz abzulehnen, verständlich erscheinen lassen, so darf doch ein Gesichtspunkt nicht außer acht gelassen werden: Führt die Pneumolyse zu dem gewünschten Erfolg, so ist die weitgehende Wiederausdehnung der Lunge zu erwarten und wir können nie wissen, ob nicht eines Tages ein tuberkulöser Prozeß in der anderen Lunge uns zu einem Kollapsverfahren zwingt, das bei bestehender Plastik nur mit großem Risiko oder gar nicht durchgeführt werden kann. Mit den ausgezeichneten Erfolgen der unter einer idealen Indikation durchgeführten Pneumolysenoperation können natürlich die unter relativer vorgenommenen nicht Schritt halten; doch sind gerade sie es, bei denen die Pneumolyse als einziges Operationsverfahren es ermöglicht, einen recht erheblichen Teil oft wenig aussichtsreicher Fälle einer Heilung oder doch weitgehenden Besserung zuzuführen.

VII. Kavernenbehandlung.

1. Die Kavernensaugdrainage nach Monaldi.

M o n a l d i hat ein Verfahren angegeben, mit dem es gelingt, Kavernen zur Ausheilung zu bringen. Das Prinzip desselben beruht auf einer Drainage der Kaverne, die einer dauernden Absaugung unterzogen wird und so einer allmählichen Verkleinerung, Schrumpfung und schließlich der Obliteration anheimfällt. Es ist nicht zu bestreiten, daß die Anfangserfolge dieses Verfahrens günstig und vielversprechend gelautet haben. Die Dauererfolge aber waren nicht befriedigende. Es hat sich gezeigt, daß es zwar gelingt, Kavernen zu verkleinern, ja zum völligen Verschwinden zu bringen, daß sie aber in der Mehrzahl der Fälle wieder aufgetreten sind und andere kollapschirurgische

Verfahren notwendig machten. Ein Erfolg der Kavernensaugdrainage war vor allem dort zu erwarten, wo es gelingt, durch Absaugung einen Unterdruck in der Kaverne herbeizuführen und so ihre mechanische Schrumpfung einzuleiten. Das ist aber überall dort nicht möglich, wo sie mit dem Bronchialbaum kommuniziert, wo also ein Unterdruck durch Absaugen nicht zu erzielen ist. Auch dieses Moment läßt daher von vornherein einen Erfolg in vielen Fällen als unwahrscheinlich annehmen. Trotz der Versuche Monaldis, durch Einführung einer aus Tierkohle, Keratin und Collodium bestehenden Masse den Verschluß des Bronchus künstlich herbeizuführen und der Versuche Dügellis, durch Elektrokoagulation des oder der abführenden Bronchialäste innerhalb der Kaverne den gleichen Erfolg herbeizuführen, gilt im allgemeinen die Kavernensaugdrainage als ausschließliche Therapie der Kavernenheilung als verlassen. Trotzdem hat sie in zweifacher Hinsicht noch eine Existenzberechtigung. Wenn es auch nicht gelingt, mit Hilfe der Saugdrainage Kavernen zum restlosen Ausheilen zu bringen, so bietet ihre Verkleinerung für die Vornahmen thorakoplastischer Operationen insoferne einen Vorteil, als der Eingriff weniger ausgedehnt gestaltet werden muß und bessere Chancen für den Lungenkollaps bietet, wenn wir es mit einer kleinen als mit einer großen Kaverne zu tun haben. Zum anderen hat sich die Streptomycin- und PAS-Behandlung drainierter Kavernen als erfolgversprechend erwiesen.

Vor Vornahme einer Kavernensaugdrainage muß man sich über die Lage der Kaverne genau informieren, vor allem, um festzustellen, wo sie der Thoraxwand am nächsten liegt. Des weiteren muß man sich auch klar sein, ob nicht weitere Kavernen vorhanden sind, die den Erfolg des Eingriffes in Frage stellen können. Das wird am zweckmäßigsten durch entsprechende tomographische Aufnahmen sicherzustellen sein. Des weiteren muß man sich vergewissern, ob am Orte des Einstiches in die Kaverne eine feste Verwachsung der Pleurablätter vorhanden ist. Ist noch ein freier Pleuraraum vorhanden und Luft einfüllbar, so kann man durch Einspritzen von Dextroselösung oder Talcum eine Verödung herbeiführen. Nach einigen Wochen wird die Nachprüfung ergeben, daß nunmehr die Pleura verödet ist. Die Einstichstelle wird man am zweckmäßigsten dort wählen, wo die Kaverne der Thoraxwand am nächsten liegt, bei Oberlappenprozessen womöglich von vorne eingehen, da ein hinten gelegener Stichkanal für die spätere Thorakoplastik recht störend sich bemerkbar macht. Der Eingriff selbst erfolgt unter der Kontrolle des Röntgenschirmes. Man markiert sich die Einstichstellen möglichst zentral über der Kaverne auf der Haut, anästhesiert sodann mit $^1/_2\%$iger Novocainlösung nicht nur den Stichkanal, sondern auch das Periost der angrenzenden Rippen. Durch einen ganz kleinen Hautschnitt wird sodann der Troikar eingestochen und die Lage der Spitze röntgenologisch kontrolliert. Nunmehr wird der Stachel herausgezogen und an seiner Stelle ein Nélaton-Katheter der Stärke 9 eingeführt. Man merkt daran, daß sich dieser über das Troikarende weiter vorschieben läßt, daß man sich tatsächlich in der Kaverne befindet (Schlauchprobe nach Weber). Sodann wird der Troikar über den Katheter herausgezogen und dieser an der Haut befestigt. Eine weitere Röntgenkontrolle überzeugt uns von der richtigen Lage des Gummidrains, das möglichst zentral liegen und den tiefsten Punkt der Kaverne erreichen soll. An den Katheter wird ein flaches Glasfläschchen mit zwei Mündungen angeschlossen, dessen zweite Mündung dazu dient, an einen Saugapparat montiert zu werden. Als solche sind sowohl Motorpumpen, Wasserstrahlpumpen oder einfache Wasserbehälter, die durch Niveaudifferenz einen Unterdruck erzeugen, weiters auch Spritzenpumpen, die der Kranke selbst bedienen kann, in Gebrauch. Mit dem Absaugen wird nicht sogleich, sondern nach einigen Tagen begonnen. Im Anfang muß natürlich vorsichtig mit nur geringem Unterdruck abgesaugt und erst allmählich auf höhere Werte gegangen werden. Bald wird es sich herausstellen, ob der zuführende Bronchus geschlossen oder offen ist. In letzterem Fall führt die Absaugung kaum zu einem besseren Effekt und kann füglich unterbleiben. Eine Bereicherung unserer Therapie stellt die Möglichkeit dar, in die nunmehr drainierte Kaverne Streptomycin oder PAS einbringen zu können. Aber auch diese Art der Behandlung ist kein Ersatz für die Thorakoplastik, deren Durchführung ja von vornherein in Aussicht genommen sein muß, ehe man sich zur Vornahme der Kavernensaugdrainage entschließt.

2. Kavernostomie.

Ein Operationsverfahren, das bereits im 18. und 19. Jahrhundert gelegentlich zur Anwendung gelangt war, aber seiner Erfolglosigkeit wegen niemals sich Anerkennung verschaffen konnte, ist in neuester Zeit wieder zu Ehren gekommen, nämlich die Eröffnung der Kaverne nach außen hin durch die Brustwand. Offenbar war es die Monaldische Saugdrainage, die der Kavernostomie den Weg bereitet hat. Insbesondere amerikanische Autoren, wie Eloesser, Coryllos, und Ornstein, O'Brien, O. Rourke, Test, Skinner u. a., empfahlen das Verfahren in Fällen, wo die üblichen thorakoplastischen Operationen nicht indiziert waren. Das waren einmal Fälle, die einen größeren Eingriff wegen ihres schlechten kardialen Zustandes oder ihrer mangelhaften respiratorischen Reserven nicht zuließen. Weiterhin Restkavernen nach durchgeführter Thorakoplastik. Schließlich Unterlappenkavernen, die zufolge ihrer Lage von einer Plastik nach wirkungsloser Phrenicusoperation keinen genügenden Kollapseffekt erwarten ließen. Auch Kavernen einer Seite fielen unter diese Indikation, wo der Prozeß auf der kontralateralen ein kollapschirurgisches Verfahren nicht erlaubt, jedenfalls nicht in der Vorstreptomycinära. Das Verfahren, das als ein sehr schonendes betrachtet werden darf, ermöglicht es nach den Erfahrungen der genannten Autoren, Kavernen zum Verschwinden zu bringen und die Ausheilung mancher Tuberkulose herbeizuführen, die auf anderem Weg gefahrlos nicht zu gleichem Erfolg hätte geführt werden können.

Hierzu kommt nunmehr, daß die breite Eröffnung eines Zuganges zur Kaverne es ermöglicht, Streptomycin oder PAS leicht in diese einzubringen, aber auch die aus der Kaverne herausführenden Bronchialäste einem Verschluß zuzuführen. Diese Aufgabe fällt ja wohl schon dem Streptomycin zu, das in seiner Wirkung auf die verkäsende Bronchialtuberkulose zur Schrumpfung und Obliteration der Äste führt. Es kann aber der Verschluß der Bronchialäste bei breiter Eröffnung auch durch elektrokaustische Verschorfung durchgeführt werden.

Daß sich für die Kavernostomie Kavernen besonders eignen, wenn sie möglichst wandständig sind, erscheint ja a priori ohneweiters einleuchtend. Selbstverständlich ist in jedem Fall eine genaue Lokalisation der Kavernen durch tomographische Aufnahmen erforderlich. Hier sind es vor allem die im Unterfeld liegenden, die durch eine Plastik oft kaum, durch eine Pneumolyse vielleicht weniger sicher als durch die Kavernostomie zu beeinflussen sind, die mir ein wichtiges Indikationsgebiet für dieses Verfahren darzustellen scheinen. Bei der Indikationsstellung zur Kavernostomie muß folgendes beachtet werden: Es kommen im allgemeinen nur größere singuläre Kavernen dafür in Betracht. Bestehen nämlich daneben noch kleinere, insbesondere in unmittelbarer Umgebung, so kann man manchmal sehen, daß sie entsprechend der Schrumpfung der drainierten Kaverne an Größe zunehmen. Der Sitz des Cavums ist insoferne von Wichtigkeit, als man es vorziehen muß, zentral gelegene, in unmittelbarer Nähe größerer Gefäße zur Vermeidung der Verletzung derselben von diesem Verfahren auszunehmen. Selbstverständlich entziehen sich Kavernen, die pleuranahe unter der Scapula liegen, diesem Eingriff. Als Beispiel einer Unterlappenkaverne folgende Beobachtung:

Fall 67. Am 8. Juli 1948 gelangte der 38jährige Maurer M. P. an der Abteilung zur Aufnahme. Im Jahre 1940 soll er eine rechtsseitige Lungenentzündung gehabt haben, in deren Gefolge später nach stärkerer körperlicher Anstrengung als Rekrut eine Hämoptoe

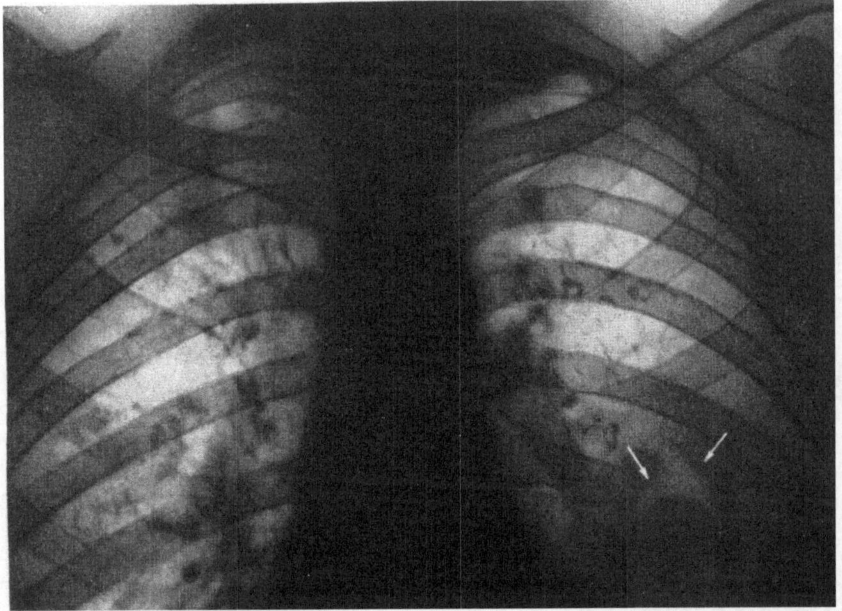

Abb. 122. Kaverne im linken Unterlappen undeutlich, erscheint auf dem Film kleiner als in Wirklichkeit. (17. 11. 1948.)

aufgetreten sei. Auch in den folgenden Jahren soll er unter Fiebererscheinungen immer wieder „mit der Lunge zu tun gehabt haben". Das Sputum sei immer negativ gewesen, doch traten häufig Nachtschweiße auf. Wegen dieser, sowie stärkeren Hustens mit Auswurf und neuerlichen Temperaturanstiegs vor vier Wochen erfolgte seine Einweisung.

Hier fand sich, wie der Röntgenbefund (Abb. 122) und das Tomogramm (Abb. 123) zeigen, eine Kaverne im linken Unterlappen mit hohem Sekretspiegel und verwaschenen Infiltratschatten in der Umgebung. Die Pleura darüber verdickt mit Adhäsionen am linken Zwerchfell. In beiden Spitzen- und Oberfeldern ältere fibröse Veränderungen nebst Pleuraspitzenschwielen.

Der leicht subfebrile Patient wies bei einer Senkung von 23 mm und 6300 Leukozyten vorerst einen negativen Sputumbefund auf, erst nach einigen Wochen wurden Bazillen im Auswurf gefunden. Es gelang zwar etwas Luft bei der Pneuanlegung einzubringen, doch zeigte es sich schon bei der ersten Nachfüllung, daß ein halbwegs suffizienter Pneumothorax nicht zu erzielen war. Es wurde daher vorerst am 29. September 1948 eine Phrenicusexhairese vorgenommen. Mit Rücksicht auf die periphere Lage der Kaverne unmittelbar unter der Pleura hinten, wird beim Patienten eine Kavernostomie auf der Klinik Prof. D e n k durchgeführt, die zweizeitig am 26. Oktober und 10. November vom Dozent Dr. S a l z e r vorgenommen wird. Rücktransferierung am 12. November an die Abteilung. In der zutage liegenden Operationsöffnung läßt sich die

Kaverne gut überblicken. In diese wird nun täglich Streptomycin in Substanz eingestreut, wobei ungefähr 5 g im Monat verbraucht werden, weiters wird versucht die ableitenden Bronchien, deren Zahl mit sechs ermittelt wird, zu verschorfen. Es gelingt nicht, hier überall einen Verschluß zu erzielen. Im Jänner 1949 werden noch zwei offene Bronchien und ein siebenter ableitender Bronchus verschorft. Unter dieser Behandlung verkleinert sich die anfangs marillengroße Höhle bis Ende November 1949 auf Haselnußgröße. Noch immer ist ein ableitender Bronchus zeitweise offen. Später wird Streptomycin $^1/_8$ g in Lösung durch einen Monaldidrain instilliert, und nach vier Monaten der Drain entfernt. Im Verlaufe der Behandlung war nicht nur das Sputum negativ geworden, sondern auch im Kavernensekret waren Bazillen nicht mehr nachweisbar. Ein Monat später hatte sich

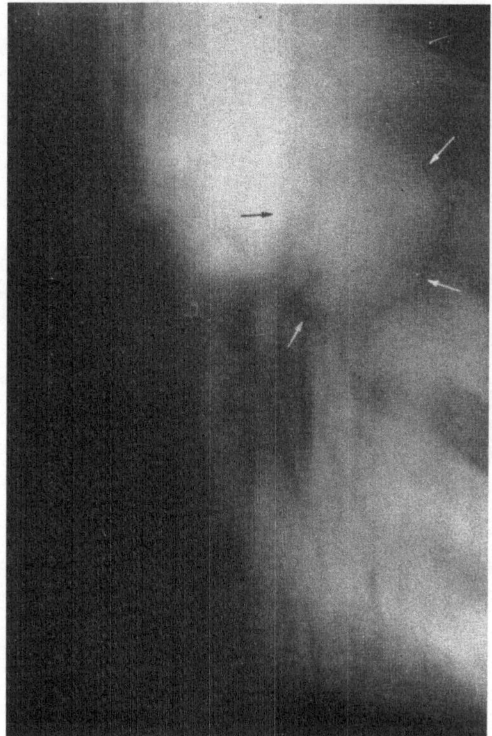

Abb. 123. Tomogramm bei Beginn der Streptomycinbehandlung.

die Fistel geschlossen; wie das in der gleichen Schicht aufgenommene Tomogramm (Abb. 129) zeigt, war eine Kaverne nicht mehr nachweisbar.

Zur Technik der Operation, wie sie Prof. S t a r l i n g e r an meiner Abteilung durchführt, sei folgendes bemerkt:

In örtlicher Schmerzbetäubung wird die verläßlich lokalisierte Rippe freigelegt, in einem Ausmaße von 3 cm ihrer Beinhaut entblößt, worauf deren kaudale zwei Drittel mit dem Luer in gleicher Länge abgetragen werden, ohne daß dadurch die Rippenkontinuität völlig unterbrochen würde. Die verlötete Pleura wird hierauf von der Brustwand in Kreisform mit einem Durchmesser, der etwa dem Cavumausmaß entspricht, stumpf abgeschoben; nunmehr folgt die Punktion des Cavums mit einer bis auf 2 cm Spitze mittels Lacküberzug isolierten Nadel, auf die eine mit Kochsalz gefüllte Spritze aufgesetzt ist; gelangt man derart in das Cavum, dann wird in die liegenbleibende Nadel eine eingepaßte Elektrode eingeführt und die Kavernenwand entsprechend dem Punktionskanal verkocht und ein Fenster entsprechenden Ausmaßes ausgeschnitten. Anschließend überzeugt man sich über Ausdehnung und Zustand des Cavums, führt ein fingerdickes Drain und zwei mit Streptomycinsalbe getränkte Streifen ein, worauf die Wunde, wenn nötig, durch einige Nähte verkleinert wird. Bei freier Pleura muß dieselbe erst verödet werden, bevor in einem zweiten Akte acht Tage später die Kavernenöffnung durchgeführt werden kann. Bei Notwendigkeit der Eröffnung des Cavums von rückwärts oder nach vorausgegangener Plastik ergeben sich entsprechende technische Abänderungen des geschilderten Vorgehens. Bei genauer Lokalisation des Cavums mittels Tomographie und Durchleuchtung erübrigt sich im allgemeinen die Durchführung des Eingriffes unter dem Röntgenschirm, wiewohl es in Ausnahmsfällen nur so gelingt, mit der Nadel ins Cavum vorzudringen.

Man beginnt nicht gleich nach Anlegung der Kavernostomie mit der Einbringung von Streptomycin in die Höhle, sondern läßt einige Tage verstreichen, bis sich mit Hilfe von Laminariastiften der gebildete Kanal etwas konsolidiert hat. Es besteht stets eine beträchtliche Tendenz zur Schrumpfung dieses Kanals, dem durch dauerndes Liegenbleiben eines dicken Gummidrains oder eines Laminariastiftes Halt geboten werden muß. Die Streptomycineinbringung gestaltet sich nun am besten in der Weise, daß man in Streptomycinlösung getränkte Gaze zur lockeren Tamponade der Kaverne verwendet und in diesen Tampon mehrmals des Tages eine Streptomycinlösung einspritzt. Man hat nun leicht Gelegenheit, mit Hilfe der Thorakoskopieoptik die Fortschritte der Behandlung zu überprüfen. Die Kavernoskopie zeigt nun sehr eindrucksvoll, wie die anfänglich fetzige und schmierig belegte Kavernenwand unter der Einwirkung des Streptomycins in relativ kurzer Zeit sich reinigt und ein glattes spiegelndes Granulationsgewebe an ihre Stelle tritt. Sehr bald auch erweist sich nicht nur der Sputumbefund, sondern auch das Kavernensekret als frei von Bazillen, während die Höhle selbst an Umfang abnimmt.

Die Nachbehandlung bei Kavernostomie erfordert größte Gewissenhaftigkeit. Es ist dafür Sorge zu tragen, daß die Kaverne dauernd unter Streptomycineinwirkung steht. Sind, wie meist, abführende Bronchialäste vorhanden, so kann Streptomycin in flüssiger Form zu heftigem Hustenreiz führen. Man muß es dann entweder in fester Form einführen, oder aber durch Feuchterhalten eines die Kaverne tamponierenden Streifens. Ob die

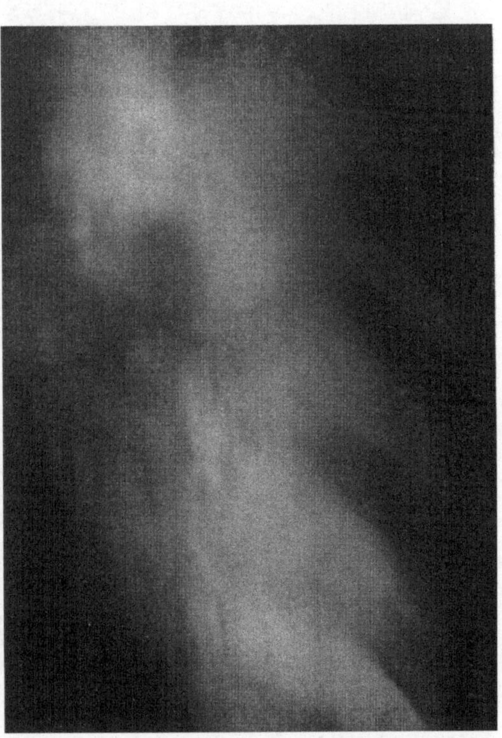

Abb. 124. Im Tomogramm Kaverne nicht mehr nachweisbar.

abführenden Bronchien offen oder geschlossen sind, ist meist unschwer festzustellen, da es bei Preßatmung aus der Kaverne heraus bläst. Ist allerdings das Bronchuslumen schon sehr enge, so kann dieses Verfahren im Stich lassen und die Füllung der Kaverne mit Lipjodol oder Joduron gibt da näheren Aufschluß im Röntgenbild, wobei nicht nur die Größe der Kaverne und die Zahl der abführenden Bronchien, sondern auch die Beschaffenheit ihrer Wände — ob glatt oder eine Endobronchitis tuberculosa aufweisend — erkannt werden können. An der Hand des Falles 68 soll die Art der Nachbehandlung, die ja einen integrierenden Bestandteil dieser Therapie darstellt, aufgezeigt werden. Hier handelt es sich um einen Patienten, bei dem der labile cardio-respiratorische Zustand diesen Eingriff als den zweckmäßigsten erscheinen ließ.

Fall 68. Der 50jährige Brauereiarbeiter M. E. soll schon 1942 an Herz- und Kreislaufstörungen gelitten haben. Seit April 1949, zu welcher Zeit Patient sich angeblich er-

kältet hat, hustet er; am 15. Oktober trat eine Hämoptoe auf, die durch acht Tage anhielt. Deshalb Aufnahme am 18. Oktober im Elisabethspital, von wo er am 27. Oktober
an die Abteilung transferiert wurde.

Der in sehr gutem Allgemein- und Ernährungszustand befindliche Kranke ist etwas
cyanotisch und dyspnoisch. Wie die Röntgenabb. 125 erkennen läßt, bestand bei ihm eine
sich lappenrandmäßig begrenzende Phthise des rechten Oberlappens mit einem kleinapfelgroßem Cavum und deutlicher Schrumpfungstendenz, schwielig verdickter Pleura,
während die linke Lunge vereinzelte Fleckschatten parakardial basal aufwies. Die
basalen Lungenpartien beiderseits auffallend hell.

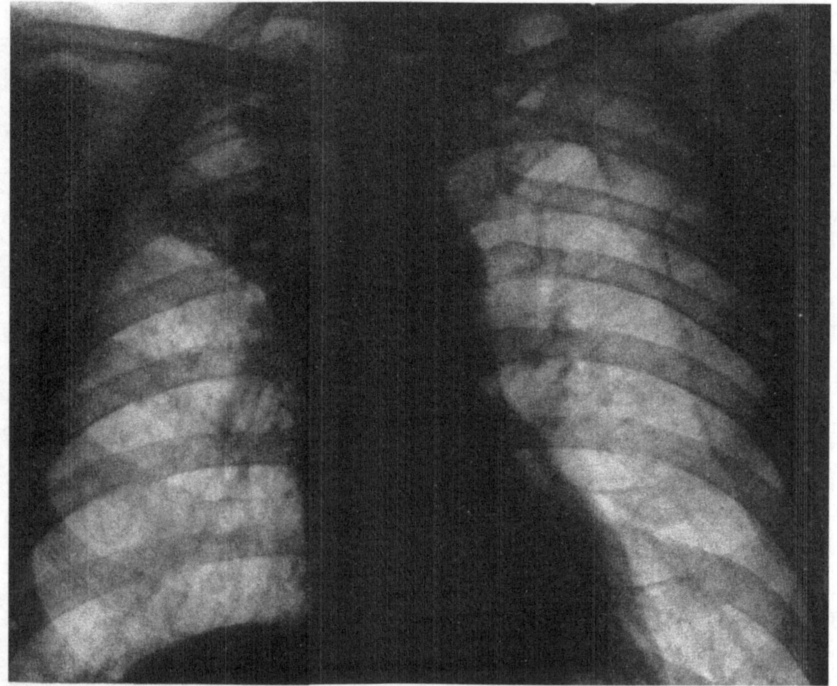

Abb. 125. Schrumpfende cirrhotisch-kavernöse Oberlappenphthise rechts.

Der afebrile Kranke zeigte eine Senkung von 18 mm und positiven Sputumbefund.
Der am 9. November angelegte künstliche Pneumothorax führte, wie zu erwarten, nur
zu einem ganz unvollständigen Kollaps des Unterlappens, während der Oberlappen in
seiner Gänze adhärent blieb. Es war somit klar, daß nur ein operatives Verfahren eine
Heilung des kavernösen Prozesses herbeiführen konnte. Eine Pneumolyse schien mit
Rücksicht auf die Wandständigkeit der Kaverne einerseits, die starke pleurale Verschwartung andererseits von fraglicher Aussicht. Aber auch die Plastik schien uns nicht
unbedenklich bei dem etwas labilen kardialen Zustand des adipösen und emphysematösen Patienten, hatte doch das Elektrokardiogramm Zeichen einer Myokardschädigung
ergeben. Somit schien der Patient eine klare Indikation für die Vornahme einer Kavernostomie zu bieten. Wie die tomographische Untersuchung ergab, siehe Abb. 126, reichte
die Kaverne bis nahe an die vordere und laterale Thoraxwand heran. Vorerst wurde die
Resorption des künstlichen Pneumothorax und Bildung einer pleuralen Adhäsion durch
Injektion von 15 ccm einer 40%igen Dextroselösung beschleunigt. Am 26. Jänner 1950
nahm Prof. S t a r l i n g e r die Kavernostomie vor. Nach entsprechender Anästhesie
wurde von einem etwa 6 cm langen Hautschnitt aus unterhalb des rechten Schlüsselbeines die erste Rippe frei gelegt und deren untere Hälfte im Ausmaße von 3 cm reseziert, ohne ihre Kontinuität völlig zu unterbrechen. Schon in einer Tiefe von 1 cm gelangte die eingeführte Nadel in das Cavum. Nach Eröffnung desselben mit dem Brenner

wird ein mit 10%iger Streptomycinlösung getränkter Streifen eingeführt, überdies ein dickes Drain nebst zwei weiteren Streifen. Ausnähen der Wundlefzen mit einer Naht, in die das dicke Drain gebunden wird. Bereits 10 Tage vor der Operation hatte Patient je 1 g Streptomycin intramuskulär täglich bekommen, das am Operationstag und zwei Tage nachher auf 2 g täglich erhöht wurde. Außer einer Temperaturerhöhung auf 38⁰ am Tage nach der Operation, die nach drei Tagen wieder zur Norm abgesunken war, keinerlei Komplikationen. Am 28. Jänner werden die Streifen entfernt, das Drain gewechselt und Streptomycinpulver intrakavernös eingebracht. Von nun an jeden zweiten Tag Verbandswechsel. Täglich 0,2 g Streptomycin über den Tag verteilt in das Cavum mittels Dochtverfahren. Die am 3. Februar vorgenommene Kavernoskopie zeigt in der Kavernenwand teilweise noch käsige Veränderungen, teilweise aber auch Granulation und eine zarte stark durchblutete Schleimhaut. Medial am tiefsten Pol der Kaverne sieht man die Öffnung eines ableitenden Bronchus etwa in der Breite von 3 mm, in dessen Umgebung geringe Käsemassen erkennbar sind. Der Kavernostomiekanal zeigt gute Granulation. Aus der Kaverne selbst entleert sich ein dickliches gelbgrünes Sekret.

7. Februar: Da der Kavernostomiekanal große Schrumpfungstendenz zeigt, wird er durch einen 6 mm dicken Laminariastift ersetzt. Nunmehr wird die Kaverne mit einem in Streptomycinlösung getränkten Streifen völlig austamponiert und dieser Tampon durch Streptomycinlösung dauernd feucht erhalten. Am 8. Februar ist das Sputum noch positiv.

25. Februar: Kavernoskopie: Es zeigt sich, daß die Kaverne weitgehend gereinigt ist und gut epithelisiert, jedoch ist der abführende Bronchus noch immer durchgängig. Weiterhin wird jeden zweiten Tag ein frischer Tampon eingeführt, der Laminariastift wieder durch das Gummidrain ersetzt, durch das der den Tampon bildende Docht eingeführt wird.

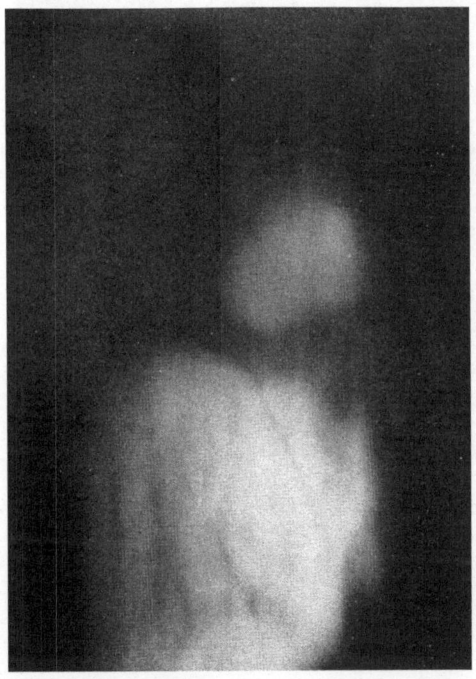

Abb. 126. Tomogramm von Schicht 12.

6. März: Es zeigt sich nunmehr, daß der Abflußbronchus bereits verschlossen und die Kaverne wesentlich kleiner geworden ist. Sekretion nur mehr sehr gering.

9. März: Die intramuskuläre Streptomycindosis wird auf 0,5 g täglich reduziert.

16. März: Sputum und Kavernensekret erweisen sich nunmehr als bazillenfrei, die Senkung auf 11 mm abgesunken.

Eine am 22. März vorgenommene neuerliche Tomographie zeigt das Cavum bzw. den Kavernostomiekanal auf Kirschkerngröße geschrumpft (Abb. 127).

27. März: Die intramuskuläre Streptomycintherapie wird abgesetzt, ein weiteres Offenhalten des Kavernostomiekanals ist nicht mehr erforderlich, es wird daher weder ein Laminariastift noch ein Gummidrain mehr eingeführt, sondern nur ein Streifen in den Kanal eingelegt, der weiterhin mit Streptomycinlösung getränkt wird.

10. April: Unter Bildung eines Granulationsgewebes wird der Kavernostomiekanal immer schmäler und erlaubt kaum mehr das Einführen eines Streifens. Die Senkung ist auf 10 mm abgesunken.

Ein gewissermaßen zwischen Monaldi-Kavernensaugdrainage und der Kavernostomie stehendes Verfahren wurde 1948 von M a u r e r angegeben, der ein eigenes Instrumentarium zur unblutigen breiten Kaverneneröffnung geschaffen hat, als dessen Hauptvorzug er die Vermeidung der Gefahr der Brustwandphlegmone betrachtet. Dies soll seiner Meinung nach sowohl bei der üblichen Methodik der Monaldi-Saugdrainage als auch bei der Kavernostomie bestehen, bei denen es zu Abstrich- und Schmierinfektion des Stichkanals kommt. Insbesonders die Verwendung des Laminariastiftes mit seiner abdichtenden Wirkung soll diese Komplikation vermeiden, die insbesondere dort auftritt, wo die Verödung des Pleuraspaltes keine vollständige ist. Ich kann dieser Ansicht M a u r e r s nur für die Monaldi-Drainage zustimmen, nicht aber für die Kavernostomie, wenigstens in der von uns geübten Technik. Gerade die operative Eröffnung der Pleurahöhle unter Sicht des Auges ermöglicht es, genau festzustellen, wie die Verhältnisse an der Pleura liegen und dementsprechend vorzugehen. Wir haben bisher keinerlei Komplikationen in dieser Hinsicht erleben müssen, ebensowenig wie bei der von uns auch schon vorgenommenen Maurerschen Methode. Ich glaube allerdings, daß diese dort auf Schwierigkeiten stoßen muß, wo schrumpfende Prozesse zu starkem Aneinanderrücken der Rippen und Verengerung der Interkostalräume geführt haben, der wir bei der Kavernostomie eben durch Resektion eines Rippenteiles begegnen können. Auch

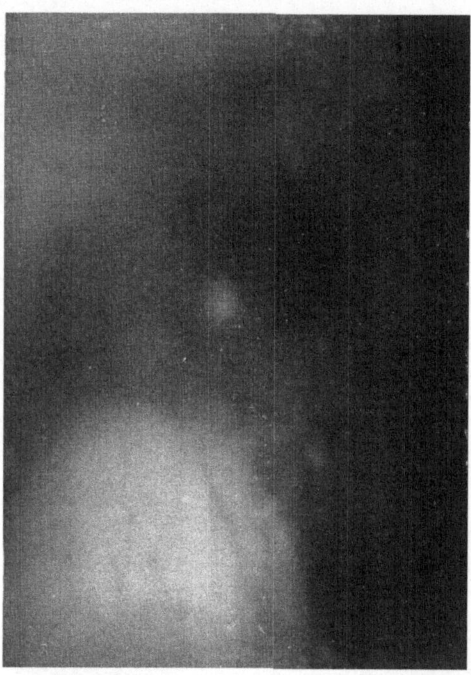

Abb. 127. I m Tomogramm nur mehr das Stoma nachweisbar.

dürfte die Gefahr der Blutung durch Gefäßverletzungen nach unserem Vorgehen entschieden geringer sein.

Ganz besonders eindrucksvoll ist oft der rasche Umschwung im Allgemeinbefinden nach dem Eingriff, das Schwinden der toxischen Symptome, das Absinken der Temperatur usw. Vorläufig liegen allenthalben nur Erfahrungen über die Anfangserfolge dieser neuen Methodik der Kavernenvernichtung vor. Ob sie befähigt sein wird, in manchen Fällen die Plastik oder Pneumolyse dem Kranken zu ersparen, das wird erst die Zukunft lehren; ein Teil der Autoren hält die nachfolgende operative Einengung der erkrankten Lappen jedenfalls für indiziert. Auch wir haben besonders in den Fällen, wo es nicht gelingt, die abführenden Bronchien zu veröden und damit die Kavernen zum Verschwinden zu bringen, die Spitzen- oder Obergeschoßplastik angeschlossen. Die Mißerfolge der Monaldi-Drainage mahnen hier zu größter Vorsicht. Ob die intrakavitäre Streptomycin- oder PAS-Behandlung mit ihrer Sanierung der Kavernenwände von innen her die Wiederentfaltung bereits geheilt geglaubter und tomographisch nicht mehr nachweisbarer Kavernen zu verhindern in der Lage ist, darüber läßt sich noch kein endgültiges Urteil abgeben.

VIII. Die Lungen-Resektionen.

Die weitgehenden Erfolge der so vielfältigen Methoden der Lungenkollapstherapie konnten wohl niemals darüber hinwegtäuschen, daß es gewisse Formen von kavernösen Phthisen gibt, die mit Hilfe dieser Behandlung nicht zur Ausheilung gebracht werden können. So heilt unter der Obergeschoßplastik ein Teil der operierten Fälle nicht wirklich mit restlosem Verschwinden der Kavernen aus. Es bleibt eine Restkaverne, die in dem kollabierten Oberlappen zwar etwas weniger Gefahr in sich birgt als eine solche in einer nicht kollabierten Lunge, aber erfahrungsgemäß doch zu Streuungen Veranlassung geben kann. Es sind dann weiters die im Unterlappen gelegenen Kavernen, die durch eine Plastik oder eine gezielte Pneumolyse nach erfolgloser Phrenicusexhairese (eventuell mit Pneumoperitoneum) oft nicht zur Ausheilung gebracht werden können. Es ist vor allem die Bronchustuberkulose, die einer Kollapstherapie so gut wie unzugänglich ist. Freilich müssen wir bei der Bronchustuberkulose sehr wohl nach ihrer Lokalisation unterscheiden. Denn die mehr peripher gelegene, im Abflußbronchus einer Kaverne lokalisierte ist darunter nicht gemeint, ja diese ist vielleicht sogar für den Bronchusverschluß und damit für die Ausheilung des Cavums von Nutzen. Anders aber die primäre Bronchustuberkulose, die in der Nähe der Bifurkation in einem Haupt- oder Lappenbronchus durch Vordringen bzw. Einbruch eines verkäsenden Lymphoms entsteht und zu Stenosierungen und nachfolgender Atelektase Veranlassung gibt, hinter der sich nur allzu leicht pneumonische und bronchiektatische Prozesse entwickeln. Naturgemäß werden derartige Symptomenbilder zu differentialdiagnostischen Erwägungen gegenüber dem Bronchuskarzinom führen und erheischen eine eheste Klärung durch Bronchoskopie, gegebenenfalls mit Probeexzision aus dem erkrankten Terrain. Der Sputumbefund muß anfangs nicht positiv sein. Erst wenn es zur Ulceration der tuberkulösen Endobronchitis kommt, werden wir Bazillen im Auswurf finden. Charakteristisch ist ein besonders hartnäckiger Reizhusten. Die ersten therapeutischen Maßnahmen werden wie bei jeder oberflächlichen Schleimhauttuberkulose auch hier Streptomycin oder PAS darstellen, wobei aber damit zu rechnen ist, daß bei der Ausheilung des spezifischen Prozesses narbige Stenosen sich entwickeln.

Ist die Lunge einer Seite in sehr ausgedehntem Maße von Kavernen durchsetzt, im amerikanischen Schrifttum als „destroyed lung" bezeichnet, so wird von einer totalen Plastik meist kein voller Erfolg zu erwarten sein. Auch diese Form der Tuberkulose gehört in das Indikationsgebiet der Lungenresektion, und zwar hier der *Pneumektomie,* während bei den früher beschriebenen Symptomenbildern die *Lobektomie* meistens einen genügenden Erfolg verspricht. Auch jene Fälle von geblähter Kaverne, die trotz eines gutsitzenden künstlichen Pneumothorax nicht zum Verschluß zu bringen ist, werden gelegentlich eine Indikation für die Lobektomie darstellen. Schließlich ist es das *Tuberkulom,* das ebenfalls in deren Indikationsbereich fällt. Darunter versteht man verkäsende Prozesse von meist kugeliger Ausdehnung, die von einem peripheren Bronchuskarzinom nicht immer scharf abgegrenzt werden können, bei denen es jedoch nicht zum Zerfall und zur Kavernenbildung gekommen ist und die naturgemäß einer Kollapsbehandlung nicht zugänglich sind.

Daß auch in der Therapie der Lungentuberkulose die Resektionsmethoden ebenso wie beim Bronchuskarzinom eine zunehmende Anwendung finden, beruht auf den Fortschritten, die die intratracheale Narkose auf dem Gebiet der Thoraxchirurgie mit sich gebracht hat. Die Indikationsstellung zur Lob- oder Pneumektomie ist eine recht verantwortungsvolle. Denn wir wissen, daß die

Entfernung eines Lungenlappens oder gar einer ganzen Lunge eine Belastung
für den zurückbleibenden Lappen derselben Seite bzw. für die andere Lunge
darstellt und sich im Gefolge der Operation hierdurch Aktivierungen bestehender
spezifischer Herde nicht immer vermeiden lassen. Daß derartige Eingriffe unter
Streptomycinschutz durchgeführt werden müssen, erscheint selbstverständlich.
Stellt die Resektion bei der Bronchustuberkulose oder bei der destroyed lung
oft die einzige Möglichkeit dar, den Prozeß einer Heilung zuzuführen, so steht
bei der Restkaverne nach Plastik die Kavernostomie als ungleich weniger ein-
greifendes Verfahren zur Verfügung. Auch das Tuberkulom ist zwar nur durch
die Resektion wirklich heilbar, doch kann man hier zuwarten, soferne man
seiner Diagnose sicher ist.

Nach durchgeführter Operation, auf deren Technik hier nicht näher eingegangen werden soll, erweist es sich vielfach notwendig, zur Vermeidung der
Überblähung der gesunden Lunge und einer zu starken mediastinalen Verziehung,
eine Einengung durch eine Plastik, eventuell unterstützt durch eine Phrenicusexhairese, vorzunehmen. Es ist klar, daß alle diese Eingriffe nicht unerhebliche
Anforderungen an Herz und Kreislauf stellen.

Fünfter Teil

Die Differentialdiagnose.

Die Zahl der Erkrankungen, die mit der Tuberkulose, insbesondere der Lungentuberkulose, differentialdiagnostisch in Konkurrenz treten, ist eine so große, daß es schwierig erscheint, den Kreis jener Erkrankungen, die besonders häufig zu der irrigen Diagnose Lungentuberkulose führen, scharf abzugrenzen. Daher ist es ja auch begreiflich, daß der Facharzt für Lungenkrankheiten in allen Sätteln der internen Medizin gerecht sein muß, will er sein Fachgebiet nach allen Richtungen hin beherrschen. Nicht nur in der täglichen Sprechstunde, sondern auch an der Abteilung sehen wir laufend Fälle, die unter der irrigen Diagnose Lungentuberkulose segeln und deren Klärung oft eine leichte, manchmal aber auch eine sehr schwierige sein kann. Naturgemäß sind es in erster Linie Erkrankungen der Atmungsorgane, die am häufigsten uns vor differentialdiagnostische Erwägungen stellen. Nicht zu vernachlässigen sind auch die Erkrankungen des Bewegungsapparates im Bereiche des Thorax, Muskulatur, Nerven, Schleimbeutel, da Schmerzen in der Brust von Laien nur zu gern als tuberkulöse Lungenerkrankung beargwöhnt werden. Das sind die Fälle, die wir viel häufiger in der Ordination oder im Ambulatorium als im Spital sehen. Schließlich wären auch noch jene Erkrankungen einer kurzen Besprechung zu unterziehen, bei denen ein Lungenbefund vermißt wird, aber subjektive Symptome auftreten, wie sie besonders der Lungentuberkulose eigen sind.

I. Nichttuberkulöse Lungenerkrankungen.

1. Infektiöse Erkrankungen.

Tracheitis.

Daß alle katarrhalischen Erscheinungen von seiten der Luftwege an Tuberkulose denken lassen müssen, erscheint wohl klar. Schon die einfache chronische Tracheitis, sei sie Ursache eines Nikotinabusus oder nicht, läßt bei ihren Trägern nur zu häufig die Angst aufkommen, an einer Lungentuberkulose erkrankt zu sein. Hier wird der völlig negative physikalische Befund über den Lungen, gegebenenfalls eine entsprechende laryngoskopische Feststellung eine Klärung herbeiführen, wobei selbstverständlich auch die Röntgenuntersuchung herangezogen werden muß. Handelt es sich um einen Raucherkatarrh, so läßt oft die strikte Einhaltung des Verbotes jeglichen Nikotingenusses die katarrhalischen Erscheinungen verschwinden und gewissermaßen ex juvantibus die Diagnose klären.

Bronchitis.

Schon schwieriger gestaltet sich das Vorliegen einer Bronchitis in ihrer Abgrenzung gegenüber der Tuberkulose. Wenn wir auch recht häufig in Anamnesen hören, daß Patienten längere Zeit als Bronchitis behandelt wurden, ehe man darauf kam, daß in Wirklichkeit eine Lungentuberkulose vorliegt, so darf dies keineswegs etwa zu der Meinung Anlaß geben, daß eine akute Bronchitis den Beginn der Tuberkulose darstellt bzw. das Auftreten einer solchen auslöst. Man kann im Gegenteil ruhig behaupten, daß wirklich akute bronchitische Erscheinungen das Vorliegen einer frischen Tuberkulose unwahrscheinlich erscheinen lassen. Anders freilich liegen die Verhältnisse, wenn es sich um ältere cirrhotische Tuberkuloseformen handelt, die zu einer deformierenden Bronchitis, zu Bronchiektasienbildung geführt haben. In derartigen Lungen kann die chronische Bronchitis sich entwickeln und bestehen bleiben, es kann zu Mischinfektionen kommen und bronchitische Prozesse werden in solchen Fällen durchaus nicht das gleichzeitige Bestehen einer Tuberkulose ausschließen lassen. Eine weitere Beziehung der Bronchitis zur Tuberkulose ist durch das gleichzeitige Bestehen eines Emphysems gegeben. Es ist ja bekannt, daß Emphysematiker nur zu häufig an chronischen Bronchitiden leiden, ebenso aber auch, daß die Lungentuberkulose eine vikariierende Emphysembildung zur Folge hat, die sich gerne mit bronchitischen Erscheinungen vergesellschaftet. Hierzu kommt, daß ja das Emphysem geeignet ist, spezifische Veränderungen in den Lungen unserer physikalischen Diagnostik zu entziehen oder diese doch zu erschweren. Das gilt besonders für den Auskultationsbefund. Daß man daher jeden hustenden Emphysematiker hinter den Röntgenschirm stellen muß, um eine Tuberkulose nicht zu übersehen, darauf habe ich ja schon an anderer Stelle hingewiesen. Wenn auch im allgemeinen mehr eine lokalisierte als eine diffuse Bronchitis an eine Vergesellschaftung mit Tuberkulose denken lassen muß, so muß doch daran gedacht werden, daß auch die diffuse Bronchitis, die sich rückbildet, nicht so selten nur mehr in einer oder beiden Lungenspitzen auskultatorische Erscheinungen erkennen läßt, also eine sogenannte Restbronchitis besteht, deren Auskultationsbefund den Verdacht auf Tuberkulose erwecken kann.

Auch jene Bronchitiden, die wir als sekundäre bezeichnen können, wie etwa beim Typhus abdominalis, einer Nephritis, einer Grippe u. a., geben zu differentialdiagnostischen Überlegungen Veranlassung. So wird bei einem hoch fieberhaften Zustand mit Milztumor, bei dem wir a priori nicht sicher sagen können, ob wir es mit einem Abdominaltyphus oder einer Miliartuberkulose zu tun haben, das Bestehen einer diffusen Bronchitis zugunsten der ersteren Diagnose zu bewerten sein. Noch schwieriger kann sich die Differentialdiagnose des Typhus gegenüber der Tuberkulose gestalten, wenn ersterer pneumonische Erscheinungen in der Lunge hervorruft. Dies um so mehr, da ja der Aspekt des Typhuskranken von der Beauté phthisique kaum wesentlich abzuweichen braucht.

Auch die Bronchitis bei der akuten und chronischen Nephritis macht Auskultationserscheinungen, die mit Tuberkulose verwechselt werden können, zumal da oft ein gleichzeitig bestehendes Lungenödem ein feines Krepitieren verursacht, wie es den beginnenden phthisischen Prozessen zukommt. Gesellt sich hinzu noch ein zwetschkenbrühartiges Ödemsputum, das von dem Kranken als Ausdruck einer Hämoptoe gewertet wird, so scheint dies den Verdacht einer Tuberkulose noch mehr zu bekräftigen.

Asthma bronchiale.

Im Zusammenhang mit der Bronchitis muß natürlich auch des Asthma bronchiale gedacht werden, über dessen Beziehung zur Tuberkulose schon eine recht stattliche Literatur mit durchaus verschiedener Auffassung der einzelnen Autoren angewachsen ist. Meinen eigenen Erfahrungen zufolge möchte ich im allgemeinen eine Beziehung zwischen Asthma und Tuberkulose ablehnen, was nicht heißen soll, daß ein Ausschließungsverhältnis zwischen den beiden besteht, denn letzteres ist durchaus nicht der Fall. Bei der überwiegenden Mehrzahl der Fälle von Asthma bronchiale vermissen wir klinisch und auch röntgenologisch Symptome einer Lungentuberkulose. Ich habe nur sehr selten Fälle von Asthma bronchiale gesehen, in deren Verlauf sich eine typische Phthise entwickelt hat. So verweise ich auf den später angeführten Fall 71, bei dem das Nebeneinander eines Asthmas mit einem zerfallenden Frühinfiltrat ohne Beziehung der beiden Erkrankungen zueinander in die Augen springend war.

Auf ein weiteres Moment muß bei der Beurteilung vor allem der Lungenröntgenbefunde hingewiesen werden, nämlich auf die ja bei länger bestehendem Asthma sich einstellenden kardialen Störungen, die ihrerseits wieder zu Stauungserscheinungen in der Lunge Veranlassung geben. Diese aber sind rein bildmäßig von diffusen fibrösen Lungenveränderungen nicht immer scharf abgrenzbar. Daß echte fibröse Tuberkulosen auch beim Asthma gelegentlich zur Beobachtung gelangen, erscheint bei der starken Verbreitung beider Erkrankungen von vornherein ja durchaus nicht unwahrscheinlich, aber eine kausale Beziehung der beiden Leiden, etwa in dem Sinn, daß das Asthma als eine allergische Erkrankung gegenüber dem Tuberkelbazillus aufzufassen wäre, möchte ich ablehnen.

Auf vereinzelte Beobachtungen muß ich aufmerksam machen, wo sich Asthma und Tuberkulose nicht, wie dies zumeist beschrieben wird, bei einer gutartigen cirrhotischen Form der letzteren vergesellschaftet finden, sondern vielmehr mit einer mehr akuten phthisischen und prognostisch ungünstigen. Da finden wir nun Asthmakranke mit der schweren diffusen Bronchitis, deren auskultatorische Phänomene in ihrer Aufdringlichkeit den gleichzeitig bestehenden phthisischen Prozeß der Erkenntnis zu entziehen geeignet sind. Doch werden Sputumuntersuchung und Röntgenbild unschwer die richtige Diagnose stellen lassen.

Derartige, sicher nicht häufige Fälle mögen vielleicht in jener Kategorie des Neumannschen Schemas Einteilung finden, die er als superfizielle spezifische Bronchitis beschreibt, die als isolierte Form der Tuberkulose aber von mir abgelehnt wird. Ich vermag vor allem mangels von entsprechenden Obduktionsbefunden nicht zu entscheiden, welche Beziehungen zwischen dem hier vorliegenden klinischen Bild des Asthma bronchiale und der mehr subakuten Phthise bestehen. Es scheint mir gezwungen, hier unbedingt einen kausalen Zusammenhang konstruieren zu wollen. Die Lehre aber, die wir daraus ziehen müssen, ist die, auch bei einem typischen Befund eines Asthma bronchiale eine Röntgen- und Sputumuntersuchung niemals zu verabsäumen. Der Bronchitis werden wir naturgemäß bei anderen Erkrankungen noch begegnen.

Eosinophile Infiltrate.

Eine Art pneumonischer Infiltrate stellen die von Löffler erstmalig beschriebenen flüchtigen eosinophilen Lungeninfiltrate dar. Hier handelt es sich um vielfach nur röntgenologisch nachweisbare Infiltrate von nicht sehr erheblicher Ausdehnung, die einerseits durch ihre Flüchtigkeit charakterisiert sind, andererseits durch die gleichzeitig bestehende Eosinophilie im Sputum und im Blut.

Über ihre Pathogenese sind die Ansichten geteilt. Es scheint, daß jedenfalls ein Teil dieser Erkrankung ursächlich auf das Bestehen einer Ascaridiasis zurückzuführen ist. Die Ascaridenlarven dürften sie beim Passieren der Lunge direkt auslösen. Der Nachweis der Larven im Sputum gelingt wohl in der Mehrzahl der Fälle nicht. Eher findet man schon die Ascarideneier im Stuhl, bei vielen Fällen aber wird man vergeblich darnach suchen. Es ist begreiflich, daß daher die Erkrankung als eine allergische Reaktion von einer Reihe von

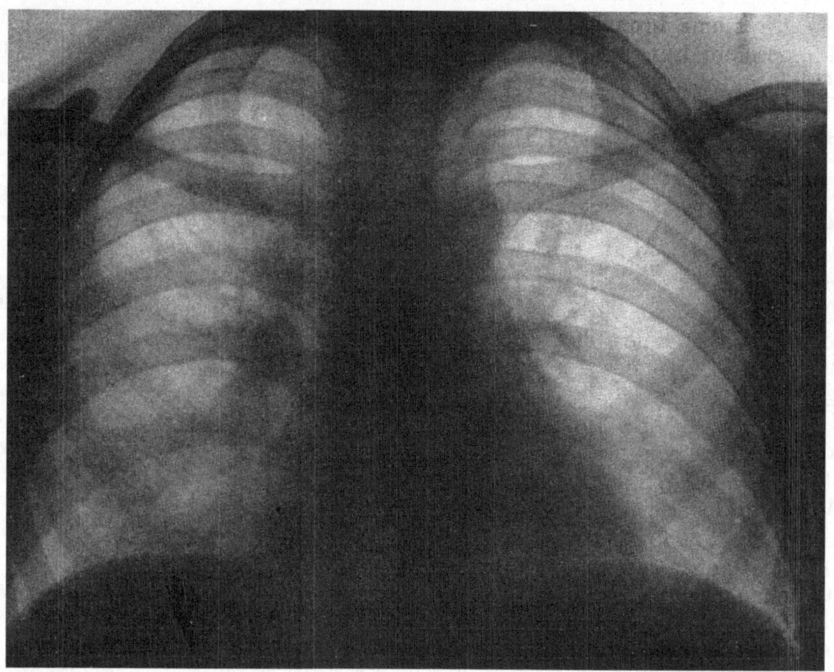

Abb. 128.   Flüchtiges Infiltrat unter dem Bild einer Primärtuberkulose.

Autoren mit Rücksicht auf die Eosinophilie hingestellt wurde, wobei jedoch hinsichtlich der Natur derselben keinerlei Einheitlichkeit in der Auffassung festzustellen ist. Damit würde das Frühinfiltrat etwa dem Asthma bronchiale angenähert erscheinen, dessen allergische Natur ja heute unbestritten ist. Als Beispiel sei Fall 69 angeführt, der besonders durch das wiederholte Auftreten von Infiltraten in flüchtiger Form bemerkenswert, aber nicht ungewöhnlich erscheint. Er zeigt gleichzeitig auch die Schwierigkeit der Diagnose und ihrer Abgrenzung gegenüber Tuberkulose, da das führende Symptom, die Eosinophilie, mit der Infiltratbildung nicht immer parallel geht.

Fall 69. Der 14jährige E. M. lag zum erstenmal im Jahre 1947 mit einer rechtsseitigen Lungenentzündung im Karolinen-Kinderspital. Auch während des Jahres 1948 mußte er einige Male das Leopoldstädter und St. Annen-Kinderspital aufsuchen, da sich immer wieder pneumonische Infiltrate bemerkbar machten, die aber rasch wieder abklangen. Im Mai 1949 kam er desselben Leidens wegen an einer Klinik zur Aufnahme, wo vorerst eine Infiltration rechts parahilär sichtbar war (Abb. 128), die den Eindruck einer Primärtuberkulose hervorrufen mußte. Ihre Flüchtigkeit geht daraus hervor, daß sie bereits vier Tage später, am 13. Mai, wie Abb. 129 zeigt, weitgehend rückgebildet schien. In der Folge am 22. Juni aber zeigte das Röntgenbild (Abb. 130) ein blasses mehr streifiges

Infiltrat infraklavikulär, von dem zwei Wochen später (Abb. 131) kaum mehr viel zu sehen war.

Nach rascher Entfieberung auf Penicillin und ebenso raschem Rückgang der Infiltrate kam es neuerlich zum Auftreten von scharfbegrenzten Infiltrationen an der Basis des rechten Oberlappens, die sich alsbald wieder zurückbildeten. Es bestand keine Eosinophilie im Blut, daher schien der Fall auf Tuberkulose suspekt, weswegen der Kranke am 25. Juni 1949 an meine Abteilung verlegt wurde.

Patient war fieberfrei und zeigte nun im Röntgenbild keinerlei Infiltratbildung mehr, nur das Interlobium zwischen Mittel- und Unterlappen war markiert. Aber es bestand

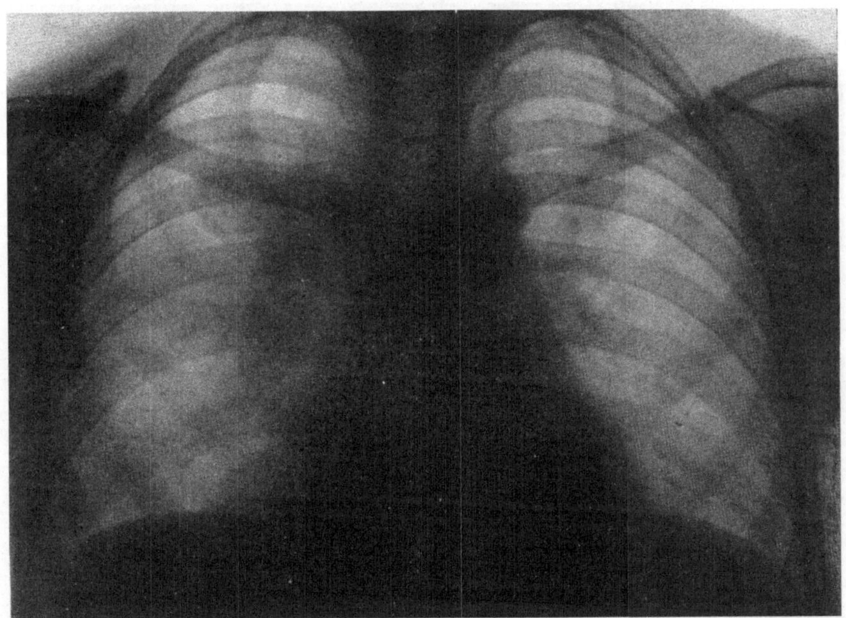

Abb. 129. Vier Tage später fast völlig rückgebildet.

eine Eosinophilie von 11% bei 5800 Leukozyten. Am 29. Juni trat Temperatursteigerung bis 39,3⁰ auf, die am nächsten Morgen noch 37,8⁰ betrug, von da wieder völlig normale Temperaturen. Wir konnten Wurmeier damals nicht nachweisen. Die eosinophilen Leukozyten sanken in der Folge auf 3% ab. Patient wurde dann am 25. Juli entlassen. Er kam am 19. September neuerlich zur Aufnahme mit der Angabe, daß er vor 14 Tagen Kopfschmerzen und Fieber bis 39,4⁰ hatte, welche Beschwerden nach zwei Tagen verschwunden waren. Zwei Tage vor der Spitalsaufnahme stellten sich Schmerzen im rechten Thorax und eine Temperatursteigerung bis 39⁰ sowie etwas Hustenreiz ein, am Tage der Aufnahme war er jedoch wieder fieberfrei. Im Blut bei einer Gesamtzahl von 5900 Leukozyten keine Eosinophilie. Bei der Röntgendurchleuchtung aber war eine ziemlich ausgedehnte Lappenrandverschattung im rechten Oberlappen vorhanden, die dicht bis an die Pleura heranreichte.

Am 25. fieberte er wieder bis 38,5⁰, am nächsten Tag und in der Folge völlig fieberfrei. Erst am 30. September fanden sich 4% Eosinophile. Bei wiederholten Stuhluntersuchungen konnten jetzt *Ascarideneier* gefunden werden. Von dem am 22. September festgestellten dichten Oberlappeninfiltrat war am 30. September nur mehr eine zarte diffuse Verschattung zu sehen, die bald darauf völlig zurückging. Durch die Flüchtigkeit der Infiltrate und Kürze der Fiebererscheinungen, meist nur zwei bis drei Tage, zeichneten sich auch die neuerlichen Schübe aus, die wir in der Folge zu beobachten Gelegenheit hatten. Im Dezember 1949 war der linke Oberlappen befallen, im Februar 1950 lag

Patient mit einem pneumonischen Infiltrat im rechten Unterlappen wieder auf der Abteilung.

Wir versuchten durch eine Santoninkur die Ursache des Leidens zu beeinflussen. Aber wie es sich zeigte, offenbar erfolglos, denn Ende März trat ein flüchtiges Infiltrat im rechten Mittellappen auf (Abb. 132) und schließlich Mitte April wieder ein solches im rechten Unterlappen. Dabei war die Eosinophilie gerade nur angedeutet 5 bis 7%.

Wir haben es also hier mit einem Fall zu tun, bei dem eine Ascaridiasis besteht und der an tatsächlich sehr flüchtigen, aber innerhalb der letzten zwei

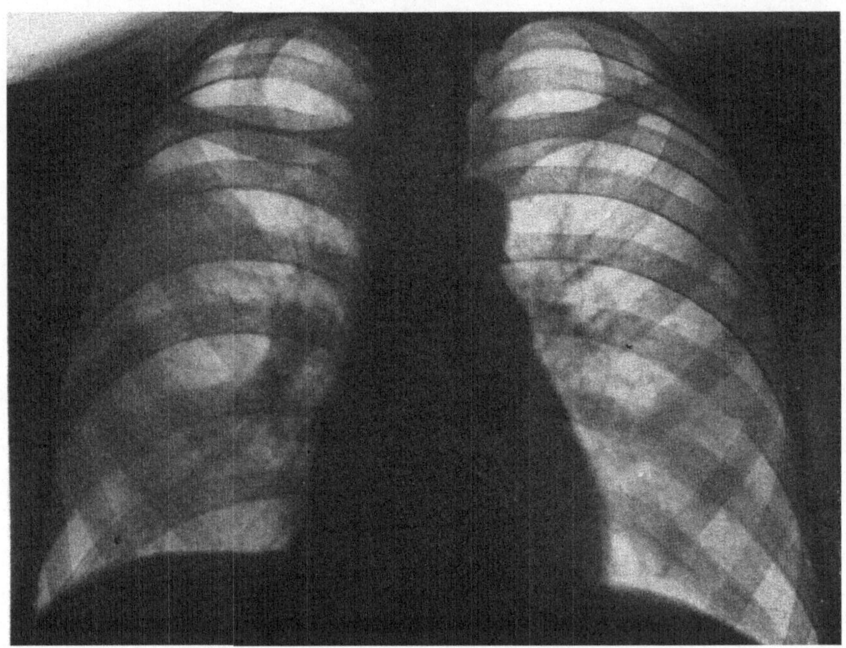

Abb. 130. Flüchtiges Infiltrat im rechten Oberlappen icl.

Jahre immer wieder rezidivierenden Infiltraten litt, nur einmal konnte eine Eosinophilie des Blutes von 11% gefunden werden, ein Befund, der wohl die Diagnose zu sichern geeignet ist, die in ihrem sonstigen Verlauf so überaus charakteristisch für diese Erkrankung ist.

Ein nicht häufiges, aber doch bekanntes Bild beim eosinophilen Infiltrat ist das gleichzeitige Auftreten eines pleuralen Ergusses, in dem dann ebenfalls eosinophile Leukozyten zu finden sind. Hierfür diene als Beispiel Fall 70.

Fall 70. Am 27. August 1947 gelangte die 45jährige Rentnerin M. D. an der Abteilung zur Aufnahme, die folgendes angab: Sie verkühlte sich im Jänner 1947 und begann seither zu husten. Im Juni nahm der Husten an Intensität zu, auch traten Schmerzen im Rücken rechts und unter dem Brustbein auf. Von ihrem Arzt zur Röntgenuntersuchung geschickt, veranlaßte der erhobene Befund ihre Spitalsaufnahme. Seit zwei Wochen abends Fieber bis 39⁰, auch traten Nachtschweiße auf.

Die etwas blasse und leicht cyanotische Patientin zeigt folgenden Lungenbefund: Rechte Lungengrenze hinten höherstehend und unverschieblich, die nach obenzu abnehmende Dämpfung reicht bis zum vierten BWD. Darüber fein- und mittelblasiges halbklingendes Rasseln neben pleuralem Reiben. Auch vorne ziemlich ausgeprägte Dämpfung infraklavikulär. Darüber Bronchovesikuläratmen mit amphorischem Beiklang des

Exspiriums und Subkrepitieren. Links hinten Dämpfungsbezirk in Hilushöhe mit vereinzeltem spärlichem feinblasigem Rasseln.

Der um diese Zeit vorgenommene Röntgenbefund lautete: Die rechte Thoraxseite durch einen pleuralen Erguß deformiert, das Zwerchfell auf dieser Seite in die Höhe gerückt und fixiert. Die darunterliegende Lunge ist inhomogen verschattet. Einzelheiten sind nicht zu erkennen. Die Trachea ist nach rechts verzogen. Im linken Oberlappen finden sich fleckig streifige Infiltrate. Das linke Zwerchfell gut verschieblich. Die Senkung betrug 32 mm. Im Sputum waren Bazillen nicht nachweisbar. Der Temperaturverlauf war unregelmäßig, zeitweise bis 38⁰ ansteigend. Puls zwischen 90 und 100. Eine Tuber-

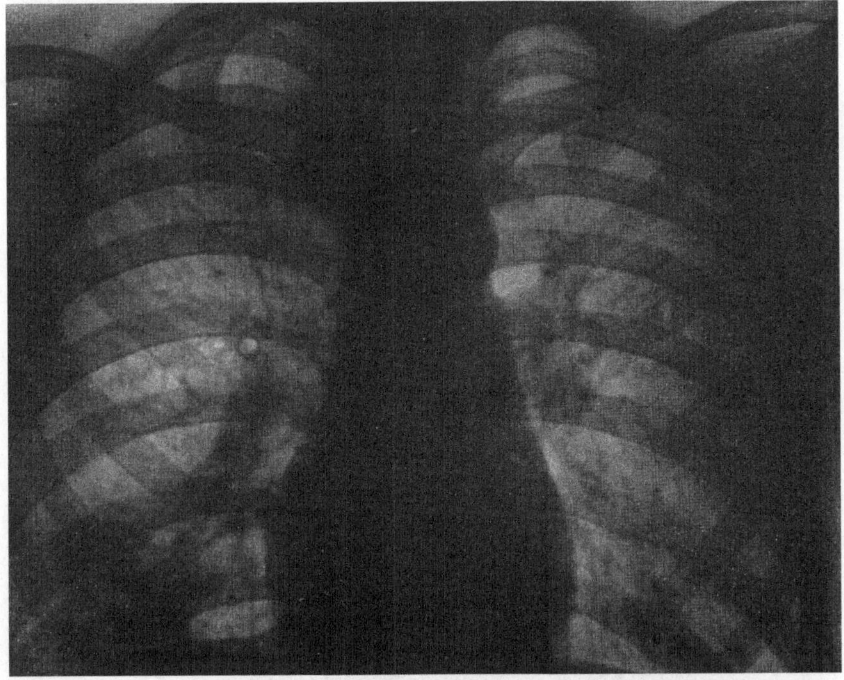

Abb. 131. Zwei Wochen später rückgebildet.

kulinintrakutanauswertung bis 1 : 1000 verlief negativ. Eine vorgenommene Probepunktion ergab einen trübserösen Erguß, in dem sich Leukozyten und Lymphozyten die Waage hielten. Der Temperaturverlauf war auch in der Folge unregelmäßig, immer wieder sub-febrile Zacken.

Der pleurale Erguß nahm in der Folge an Intensität zu, auch zeigte der Röntgen-befund nun eine Änderung. Er lautete am 22. September 1947: Seit der letzten Unter-suchung ergibt sich insoferne eine Veränderung, als heute ein ungefähr eineinhalb hand-breiter pleuraler Ergußschatten rechts zu erkennen ist, der sich lamellär bis in die Spitze fortsetzt. Beiderseits zentral, links mehr als rechts Infiltratschatten von ungefähr Kleinapfelgröße. Links überdies in Mittelhöhe ein inhomogener Infiltratschatten. Eine drehkonstante Kaverne läßt sich nicht nachweisen, jedoch zeigt das Infiltrat links im Anschluß an den Oberlappenhilus einzelne kleine Aufhellungen. (Ulceration? Bronchi-ektasien?)

Am 6. Oktober wurde eine Entlastungspunktion von 250 ccm vorgenommen, bei der sich das Exsudat als etwas klarer erwies. Keime nicht nachweisbar. Es konnten darin mäßig reichliche eosinophile Zellen neben zahlreichen Lymphozyten festgestellt werden. Auch im Sputum wurden nunmehr ziemlich reichliche Eosinophile gefunden. Ein am 6. Oktober angestellter Blutbefund zeigte bei 9900 Leukozyten 25% Eosinophile. Eine

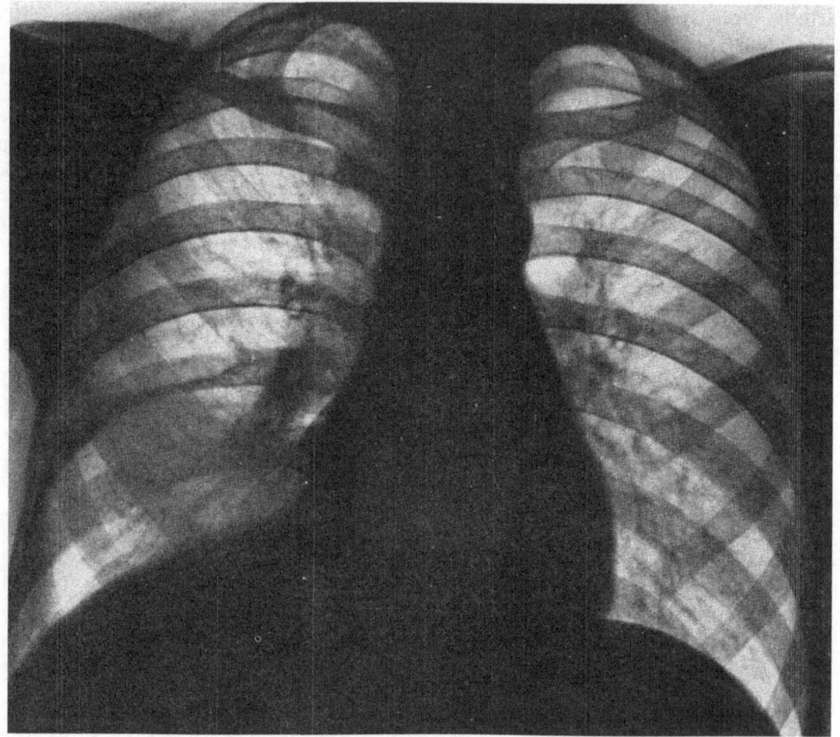

Abb. 132. Flüchtiges Infiltrat im rechten Mittellappen.

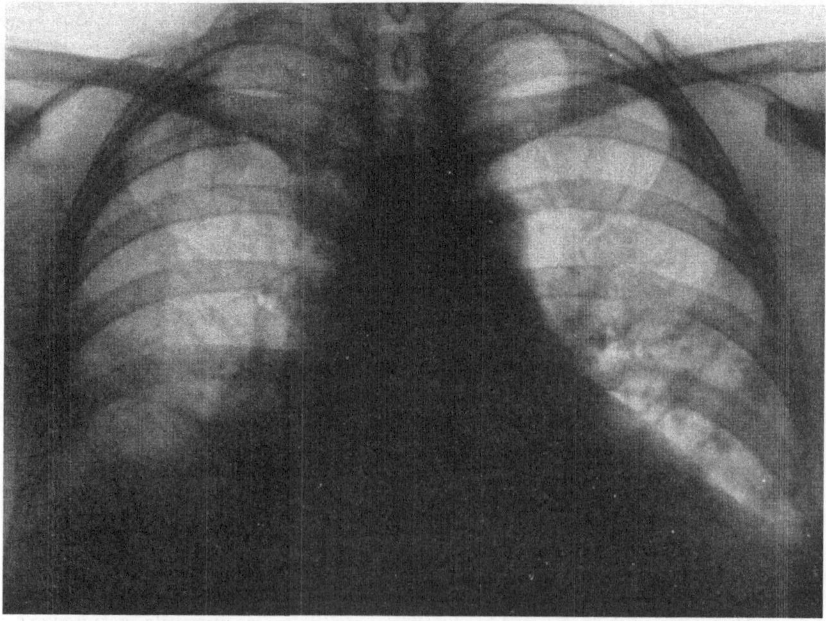

Abb. 133. Eosinophiles Infiltrat im rechten Unterlappen mit pleuralem Erguß.

Wiederholung desselben am 13. Oktober ergab bei 12.300 Leukozyten 29% Eosinophile. Die Temperatur blieb auch in der Folge subfebril, doch ging das Exsudat langsam zurück. Eine am 8. Oktober vorgenommene Röntgenuntersuchung, Abb. 133, besagt: Seit der letzten Untersuchung hat sich der Befund insoweit geändert, als der pleurale Schatten rechts lateral heute nicht mehr zu erkennen ist. Hingegen erkennt man eine lineare schräg nach unten abfallende homogene Verbreiterung des Mediastinums rechts. Das Zwerchfell ist fixiert. Das Herz erscheint nach links verbreitert. Die Infiltratschatten im linken Oberfeld sind heute nicht zu erkennen, nur einige ältere fleckig streifige Infiltrate wie früher beschrieben.

Eine Untersuchung auf Wurmeier im Stuhl verlief negativ. Eine elektrokardiographische Untersuchung ergab das Bestehen einer Coronarinsuffizienz nach altem Hinterwandinfarkt.

Unter einer kardialen Therapie besserte sich das Zustandsbild, auch wurde die Temperatur normal. Eine am 29. Oktober vorgenommene bronchographische Untersuchung ließ keinerlei Anhaltspunkte für das Bestehen von Bronchiektasien erkennen. Der physikalische Befund hatte sich ebenfalls geändert. Die Dämpfungen, mit Ausnahme der pleuralen Schwarte rechts, waren fast völlig geschwunden. Auch auskultatorisch war nichts mehr feststellbar. Das Blutbild zeigte am 6. November eine normale Leukozytenzahl von 5700, noch immer 20% Eosinophile enthaltend. Auch im Sputum waren an diesem Tage noch immer eosinophile Zellen nachweisbar.

Als Patientin am 29. November die Abteilung verließ, war die Senkung auf 10 mm abgesunken. Der Röntgenbefund der Lungen ließ keinerlei Infiltrate mehr erkennen, nur die Dilatation des Herzens, besonders nach links, mit schlechter Gliederung war bestehen geblieben.

Überblickt man den Fall, so ergibt sich das Bestehen einer zentralen Infiltratbildung beiderseits mit pleuralem Erguß rechts, die sich spontan rückbildete. Ihre Einreihung in die Gruppe der eosinophilen Infiltrate wird durch den reichlichen Gehalt des Sputums an eosinophilen Zellen, die ausgesprochene Eosinophilie des Blutes, den Nachweis der Eosinophilen im Exsudat und den mehr weniger flüchtigen Charakter der pulmonalen Erscheinungen, sichergestellt. Ob das kardiale Zustandsbild (Myocardschaden) im Sinne einer Stauung im Bereich des kleinen Kreislaufes in diesem Fall dafür verantwortlich zu machen ist, daß die eosinophile Infiltratbildung hier wohl kaum als flüchtig anzusehen ist, mag zur Erwägung gestellt werden.

Lobärpneumonie.

Zu den erheblichsten differentialdiagnostischen Schwierigkeiten können naturgemäß mehr oder weniger alle infiltrativen Lungenprozesse führen, denn kaum einer von ihnen wird nicht Veranlassung geben, ihn gegenüber einer Lungentuberkulose abgrenzen zu müssen. Allerdings wird eine typische lobäre Pneumonie, die plötzlich mit Schüttelfrost beginnt, einen Herpes labialis zeigt, eine stark belegte Zunge, eine Hyperleukozytose, verminderten Chlorgehalt im Urin, rostfarbenes Sputum, in ihrer Symptomatologie so eindeutig sein, daß die Diagnose unschwer zu stellen ist, zumal wenn auch der prompte Erfolg einer sofort eingeleiteten Sulfonamidtherapie diese zu erhärten in der Lage ist. Aber nicht immer verläuft jede lobäre Pneumonie in so typischer Weise. Da kommt es nicht so selten vor, daß wir vorerst nicht in der Lage sind, sie mit Sicherheit von einer käsigen Pneumonie abzugrenzen. Eine nicht unwesentliche Rolle mag in dieser Hinsicht das Aussehen des Kranken bieten, vor allem die Blässe, die ausgesprochene Beauté phthisique, während dem einer unspezifischen Pneumonie eine etwas stärkere Rötung des Gesichtes eigen ist. Auch der physikalische Befund gibt da nicht immer Aufschluß. Denn das hochbronchiale Atmen auf der Höhe der Anschoppung ist bei beiden Formen das gleiche. Doch wird der typische Ablauf der Crepitatio indux — Bronchialatmen ohne Rasselgeräusche — Crepitatio redux im allgemeinen nur bei der unspezifischen Pneumonie gefunden. Denn bei der käsigen Pneumonie pflegt ja das hohe Bronchialatmen lange Zeit unverändert zu bleiben, ein Moment also, das differentialdiagnostisch von Bedeutung sein kann; allerdings mag es manchmal auch mehrere Wochen dauern, ehe die Lyse eintritt. Wie schon wiederholt betont, ist das Vorliegen der Leukozytose häufig nicht differentialdiagnostisch verwertbar. Und ebensowenig darf man erwarten, bei einer käsigen Pneumonie sogleich Bazillen im Auswurf zu finden.

Mitunter bedarf es schon längerer Beobachtung, um mit Sicherheit die Natur einer lobären Pneumonie, vor allem aus dem weiteren Verlauf zu klären, weil eben manche derselben nicht abheilen, sondern in das Bild der chronischen Pneumonie übergehen. Gerade die chronische Pneumonie ist es, die gegenüber der Tuberkulose oft differentialdiagnostisch die größten Schwierigkeiten machen kann. Ja nicht so selten muß man sich eingestehen, daß man in diesem oder jenem Fall eine wirklich eindeutige Klärung vorerst nicht herbeiführen kann. Daß natürlich auch eine Bronchopneumonie unspezifischer Natur gegenüber einem disseminierten exsudativen spezifischen Prozeß differentialdiagnostisch in Frage kommt, erscheint ja wohl selbstverständlich. Hier kann die Abgrenzung sich oft noch schwieriger gestalten als bei lobären Prozessen und manchmal erst die völlige Resorption der Herde die Diagnose klären. Freilich gibt uns auch der physikalische Befund insoferne einigen Aufschluß, als bronchopneumonische Herde im allgemeinen eindeutiger Krepitieren erkennen lassen als tuberkulöse disseminierte Infiltrate. Lassen aber diese ein feines Krepitieren hören, so wird es zumeist nicht so rasch verschwinden wie das der unspezifischen Bronchopneumonie.

Tritt bei einer bestehenden Tuberkulose eine unspezifische Pneumonie auf, so wird uns das zumeist vorerst einige Sorge bereiten und die naheliegende Vermutung, daß es sich um eine akute Exacerbation des tuberkulösen Prozesses handelt, als die wahrscheinlichere Ursache für die bestehenden Symptome annehmen lassen. Im nachstehend angeführten Fall 71 bestätigte sich die von mir a priori angenommene Natur des unspezifischen Charakters der Lungeninfiltration auch durch den weiteren Verlauf.

Fall 71. Die 27jährige Arztensgattin A. S. kam im September 1948 an der Abteilung mit einem frischen Infiltrat im rechten Oberlappen zur Aufnahme. Seit einem Jahr bestanden bei ihr Erscheinungen eines Asthma bronchiale. Röntgenologisch war ein Zerfall noch nicht erkennbar, wohl aber der Sputumbefund positiv. Sie erhielt am 27. September 1948 einen künstlichen Pneumothorax angelegt, der einen recht guten Lungenkollaps zur Folge hatte, mit einer Strangbildung gegen die Spitze zu, die den Kollaps aber meiner Auffassung nach nicht wesentlich behinderte. 14 Tage später war das Sputum negativ und blieb es auch in der Folge. Patientin kam dann in eine Heilstätte, wo die Strangdurchtrennung vorgenommen wurde, welcher Eingriff eine vorübergehende Exsudatbildung zur Folge hatte. Der Pneumothorax wurde regelmäßig nachgefüllt.

Als ich sie am 22. Jänner 1949 wieder in Wien zu sehen Gelegenheit hatte, traf ich sie in hochfieberhaftem Zustand, der sich angeblich im Anschluß an den Genuß von Pferdefett unter den Erscheinungen einer akuten Gastritis fünf Tage vorher entwickelt hatte. Gleichzeitig war ein großfleckiges, juckendes Exanthem am ganzen Körper aufgetreten, das ich noch als Urticaria identifizieren konnte. Auch machten sich Schmerzen in der linken Brustseite, besonders beim Husten, bemerkbar, das Sputum war ausgesprochen rostfarben. Bei der von mir sofort veranlaßten Aufnahme an die Abteilung fand ich auf der Pneuseite alles in Ordnung, hingegen eine ziemlich intensive Dämpfung über dem rechten Oberlappen mit bronchovesikulärem Atmen und Krepitieren, stellenweise auch pleurales Reiben. Meine Annahme, daß es sich hier um eine konfluierende Lobulärpneumonie handelte, wurde durch das Bestehen einer Leukozytose von

12.000 Zellen gestützt. Eine sofort eingeleitete Sulfonamidtherapie (täglich 6 g Cibazol) ließ nach vier Tagen die Temperatur zur Norm absinken.

Nicht so eindeutig war der Röntgenbefund, der bei einem breiten Zirkulärpneu rechts mit gutem Kollaps der Lunge im linken Oberlappen paramediastinal ein ausgedehntes verwaschenes Infiltrat erkennen ließ, mit unregelmäßigen zentralen Aufhellungen. Auch im Unterfeld war die Lungenzeichnung fleckig-streifig verdichtet. War auch der Sputumbefund negativ, so bot doch die Patientin einen recht ausgesprochen phthisischen Aspekt. Auf die bestehende Leukozytose, ja auch auf die Wirkung der Sulfonamide kann man sich nicht allzusehr in diagnostischer Hinsicht verlassen. Zeigt nun der Röntgenbefund, wie in diesem Fall, auch nach elf Tagen noch keinerlei Rückgang der Erscheinungen, so könnte man leicht an der Diagnose irre werden, für die hier im wesentlichen das rostfarbene Sputum das beweiskräftigste Symptom darstellt.

Am 12. Februar, nachdem die physikalischen Symptome bereits völlig geschwunden waren, ließ nunmehr die Röntgenuntersuchung einen wesentlichen Rückgang der infiltrativen Erscheinungen im linken Oberfeld erkennen. Bei der Resorption pneumonischer Verdichtungen kommt es mitunter zu ungleichmäßigen Aufhellungen der infiltrierten Zonen, die dann leicht den Verdacht auf Zerfallserscheinungen erwecken können.

Chronische Pneumonie und Bronchiektasien.

Die Schwierigkeit der Abgrenzung zwischen Tuberkulose und chronischer Pneumonie erhellt schon daraus, daß der weitere Verlauf der Erkrankung keineswegs etwa in dem Sinne eine Klärung bringt, daß jedes Infiltrat, das mit der Zeit wieder verschwindet, als unspezifisch, wenn es aber bestehen bleibt, als spezifisch anzusehen wäre. Denn wir wissen ja, daß tuberkulöse Infiltrate sich restlos zurückbilden können, andererseits aber unspezifische Pneumonien sich nicht völlig zurückbilden müssen, sondern in einen cirrhotischen Indurativprozeß übergehen können, wobei Bronchiektasienbildung als häufige Begleiterscheinung zu verzeichnen ist, womit sie sich von den spezifischen Prozessen cirrhotischer Natur aber nicht unterscheiden. Derartige Bronchiektasienbildungen in den Oberlappen müssen nicht immer auskultatorische Erscheinungen machen, weil offenbar in den Oberlappen oft kein Sekret vorhanden ist. Die Klärung der Pathogenese von alten cirrhotischen Indurativprozessen im Oberlappen stößt nicht nur klinisch auf große Schwierigkeiten, sondern auch auf dem Obduktionstisch wird man wohl manchmal überhaupt nicht mit Sicherheit entscheiden können, ob solche Indurativprozesse im Oberlappen auf der Basis eines spezifischen oder unspezifischen Prozesses dieses Endstadium erreicht haben.

Als Beispiel sei die Krankengeschichte einmal eines Jugendlichen (Fall 72) gebracht, sowie auf die eines älteren Patienten, Fall 73, hingewiesen.

Fall 72. Am 15. Juni 1948 gelangte der 15jährige J. D. an der Abteilung zur Aufnahme. Bemerkenswert in seiner Anamnese ist vor allem die Angabe, daß er mit zwei Jahren eine Lungenentzündung hatte, mit der er über ein halbes Jahr lang krank gelegen ist und seither öfters „mit der Lunge zu tun hatte". Wegen seines schlechten Aussehens wurde der Patient im Jänner 1947 röntgenisiert, wobei ein ihm nicht näher bekannter pathologischer Befund erhoben worden sein soll. Schon seit längerer Zeit besteht wieder Husten mit mäßigen Mengen gelblichen Auswurfs. Kein Fieber, gelegentlich Nachtschweiße. Anläßlich einer Polypenoperation neuerliche Röntgenuntersuchung.

Der für sein Alter eher kleine Patient mit ausgesprochen infantilem Habitus zeigt etwas vergrößerte zerklüftete Tonsillen mit mäßig großen weichen Lymphknoten am unteren Kieferast beiderseits. Der linke Thorax, besonders in den oberen Partien, etwas eingezogen, bei der Atmung zurückbleibend, die Trachea deutlich nach links verzogen. Linker Krönig 2 cm, rechter 4 cm, links basal unverschieblich mit Turbanscher Verschleierung, Dämpfung des linken Oberfeldes bis zum sechsten Brustwirbeldorn, darüber vermehrter Stimmfremitus. Auch das rechte Oberfeld leicht gedämpft. Auskultatorisch rechts hinten oben Vesikuläratmen mit verlängertem Exspirium und etwas

Giemen, ebenso links. Vorne sind beide Infraklavikulargruben gedämpft, links mehr als rechts. Rechts bei bronchovesikulärem Atmen mittelblasige klingende Rasselgeräusche und deutliches Schluchzen. Links vorne im zweiten Interkostalraum über einem etwas intensiveren Dämpfungsbezirk ausgesprochenes röhrenförmiges Bronchialatmen. Cor von links her denudiert.

Der Temperaturverlauf zeigt nur zeitweise geringfügige subfebrile Zacken bis 37,2° (Tonsillen!). Die Senkung war erhöht, 21 mm. Die Leukozyten wiesen bei einer Zahl von 7400 18% Stabkernige auf. Das Sputum war dauernd negativ.

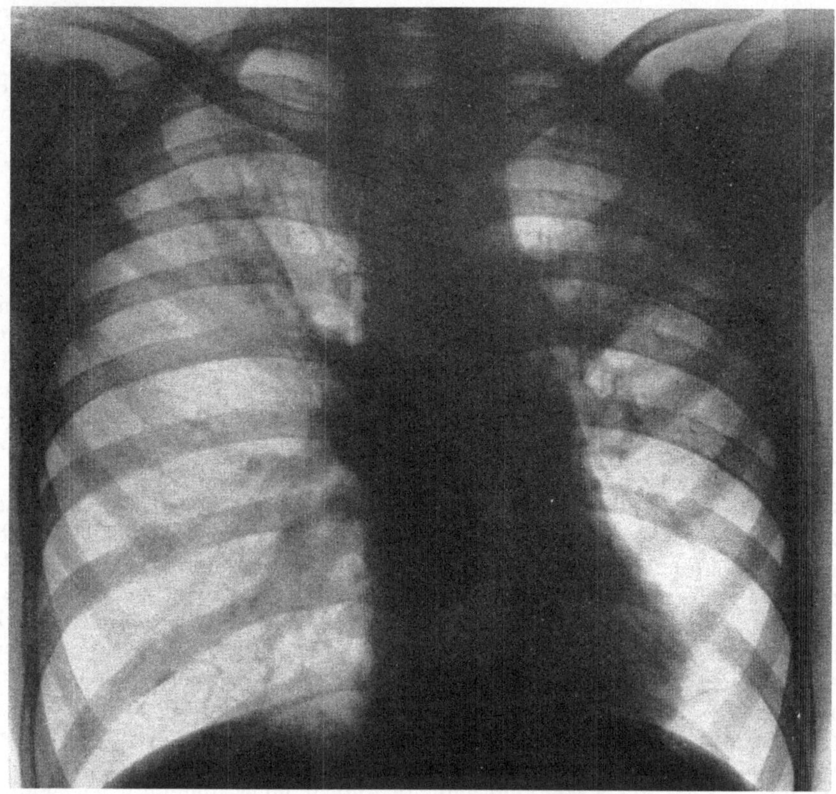

Abb. 134. Chronische Pneumonie des linken Oberlappens.

Nach einem Sulfadiazinestoß blieb die Temperatur dauernd afebril. Bemerkenswert war nun die Tuberkulinauswertung. Auch auf 0,1 ccm der Lösung 1 : 100 ATK intracutan keine Reaktion.

Mußte der physikalische Befund vorerst an eine Oberlappenphthise mit Kavernenbildung beiderseits denken lassen, so wurde diese Annahme, abgesehen vom Sputumbefund, schon durch die negative Tuberkulinreaktion weitgehend ins Wanken gebracht.

Der Röntgenbefund, Abb. 134, zeigte Pleuraadhäsionen im Bereiche des linken Thoraxfeldes mit Verziehung der Mediastinalorgane nach links. Breite bandförmige Schattenbildung vom Hilus nach oben lateral ausstrahlend. Einige harte Fleckchen im Hilus. Rechts grobe radiäre Strangschatten im Obergeschoß vom Hilus ausstrahlend, dazwischen multiple diffus erweiterte Bronchien. Mäßige Lungenblähung. Kleines steiles Herz.

Wir haben es also hier mit einem postpneumonischen Indurativprozeß in beiden Oberlappen zu tun, der vermutlich als Folge einer vor Jahren durchgemachten Pneumonie und nicht einer Tuberkulose aufzufassen ist.

Der zweite hierher gehörige Fall, den ich 1947, zu einer Zeit, da die österreichische Regierung Streptomycin noch nicht eingeführt hatte, aber immerhin einzelne Mengen im Schleichhandel zu beschaffen waren, an meiner Abteilung beobachten konnte, entbehrt nicht eines gewissen Interesses.

Fall 73. Es handelt sich um einen 40jährigen Steingraveur mit folgender Anamnese: Er soll bereits 1928 eine kleine Kaverne im rechten Oberlappen bei positivem Sputumbefund gehabt haben. Er war dann in den folgenden Jahren wegen immer wieder rezidivierender Katarrhe in verschiedenen Heilstätten, aber bei stets negativem Sputumbefund. Als er vor einiger Zeit neuerdings an einem fieberhaften Katarrh erkrankte, stellte sein behandelnder Arzt vorerst eine Lungenentzündung fest, behandelte ihn mit Kalziuminjektionen, dann mit einem Goldpräparat und schließlich mit Penicillin. Da dies alles wirkungslos blieb, erklärte der Arzt der Frau des Patienten, es handle sich um eine galoppierende Schwindsucht, nur Streptomycin, dieses aber sicher, könne den Patienten retten. Auf Veranlassung des Arztes erfolgte ein Radioaufruf, der den Erfolg hatte, daß sich ein Schleichhändler mit 27 Flaschen Streptomycin meldet, für die er S 32.000.— verlangte. Daraufhin verkaufte die Frau alles halbwegs Wertvolle ihres Besitzes wofür sie S 20.000.— bekam, den Rest von S 12.000.— mußte sie sich ausborgen. — Die nun durchgeführte Streptomycinbehandlung von je 1 g täglich vertrug der Patient außerordentlich schlecht. Es traten sehr bald Schwindel, Appetitmangel und Sehstörungen auf, so daß er schließlich die weitere Injektion von Streptomycin verweigerte und sich auf meine Abteilung aufnehmen ließ.

Er bot vor allem ein kardial schwer dekompensiertes Bild mit einem schrumpfenden Infiltrationsprozeß beider Oberlappen, der klinisch und röntgenologisch durchaus den Eindruck einer cirrhotisch-kavernösen Phthise machte. Aber auffallenderweise war das Sputum negativ und die Senkung normal.

Unter Verschlechterung des kardialen Befundes kam Patient nach vier Tagen ad exitum. Der Obduktionsbefund ließ an der Lunge weder pneumonische noch tuberkulöse Veränderungen erkennen, sondern lautete: Lungencirrhose bei Pneumokoniose. Cor pulmonale. Degeneration des Myocards, allgemeine Stauungsinduration der Organe, Anasarka.

Offenbar handelte es sich hier um die Berufserkrankung eines Steingraveurs, die zur Entwicklung einer Pneumokoniose geführt hat. Die anamnestischen Angaben eines angeblich einmal positiven Sputumbefundes hat auch hier zu jahrelangen Heilstättenbehandlungen und schließlich zum wirtschaftlichen Ruin der Familie geführt.

Da ich der Meinung bin, daß die Bronchiektasie geradezu zur chronischen Pneumonie dazu gehört, schien es mir nicht geboten, die beiden Krankheitsbilder getrennt zu behandeln. Als Beispiel Fall 74.

Fall 74. Am 8. September 1947 wurde die 46jährige Inkassantensgattin M. M. mit folgender Anamnese an der Abteilung aufgenommen: Ihr Stiefvater sei an Lungentuberkulose gestorben. Schon als Kind soll sie zweimal Lungenentzündung gehabt haben. Vor 17 Jahren begann sie bereits zu husten. Dem Auswurf war auch öfters Blut beigemengt. Sie stand wiederholt in Behandlung mit Kalzium und Neosalvarsan. Im März 1947 stellten sich hohes Fieber, Husten und starke Schmerzen beim Atmen rechts ein. Die Temperatur war erhöht. Im März wieder Hämoptoe. Der Auswurf eitrig und schon seit Jahren stinkend. Wenn sie beim Anstellen vom Husten überfallen wird, so rennen alle Leute weg, des üblen Geruches ihres Auswurfes wegen.

Bei der in schlechtem Ernährungszustand befindlichen Patientin bleibt der rechte Thorax bei der Atmung etwas zurück. Der Krönig beträgt 2 cm gegenüber 4 cm auf der linken Seite. Rechts basal unverschieblich mit Turbanscher Verschleierung. Mäßige Dämpfung der ganzen rechten Lunge mit etwas Pfeifen und Brummen im Oberfeld. Bronchovesikuläratmen im Unterfeld mit trockenen grobblasigen Rasselgeräuschen und vereinzeltem Knacken. Vorne rechts Dämpfung den Mittellappengrenzen entsprechend mit subkrepitierendem Rasseln darüber. Linke Lunge o. B.

Die Herzdämpfung nach rechts nicht abgrenzbar, die Incisura cardiaca nach rechts verbreitert.

Die Leukozytenzahl betrug 6650, die Senkung 21 mm, im Sputum keine Tuberkelbazillen.

Daß es sich hier um einen Infiltrativprozeß des rechten Mittellappens handelt, schien schon durch den physikalischen Befund geklärt. In der Folge konnte eine Tuberkulose auch dadurch mit Wahrscheinlichkeit ausgeschlossen werden, daß Patientin selbst auf 0,1 ccm der Lösung 1 : 100 ATK intrakutan negativ reagierte. Es war sohin nur noch zu entscheiden, ob dieses Infiltrat als ein chronisch-pneumonisches mit Bronchiektasienbildung oder etwa als Bronchuskarzinom im Mittellappenbereich anzusehen sei. Die Röntgenuntersuchung, Abb. 135, zeigte eine dichte homogene dreieckige Verschattung

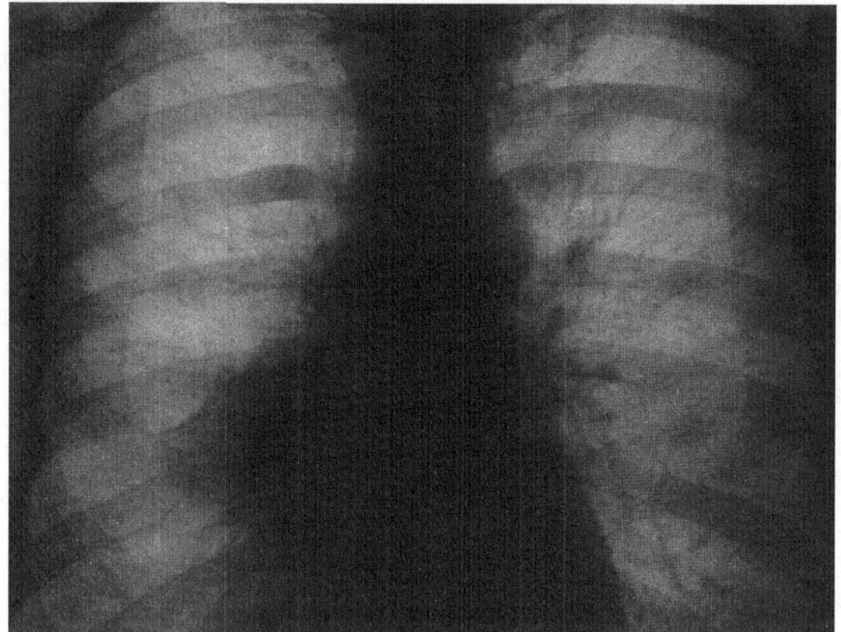

Abb. 135. Chronische Pneumonie des rechten Mittellappens.

rechts im Anschluß an den Hilus mehr vorne, dem Mittellappenareale entsprechend. Zeichen von Emphysem und Bronchitis. Zwerchfelle entrundet, äußerer Sinus im Grunde getrübt.

Die vorgenommene Bronchographie ließ das Jodöl sehr rasch in den rechten Ober- und Unterlappen sich verteilen, während das infiltrierte Gebiet des Mittellappens frei blieb. Ein charakteristischer Füllungsabbruch war nicht erkennbar. Wir sehen ein derartiges Ausbleiben der Füllung des Mittellappens bei chronischem Schrumpfungsprozeß desselben nicht so selten, wovon ich mich schon mehrmals überzeugen konnte. Es darf dies nicht zu der Annahme einer Stenose durch ein Bronchialkarzinom führen.

Daß Bronchiektasien sehr häufig unter der irrigen Diagnose Lungentuberkulose segeln, erhellt nur zu deutlich aus zahlreichen Beispielen, die ich aus den Anamnesen derartiger Fälle anführen könnte, wo wir immer wieder hören, daß die Patienten sich in Lungenheilstätten wegen ihres Leidens befunden haben. Es ist dies ja nicht weiter verwunderlich, denn die subjektiven Erscheinungen des chronischen Hustens mit oft recht uncharakteristischem Auswurf, subfebrile Temperaturen, Schweiße und ein schlechtes Aussehen scheinen die Diagnose in diese Richtung zu lenken. Besonders aber sind es die bei Bronchiektasien oft zu beobachtenden Hämoptoen und Hämoptysen, die häufig die Diagnose auf falsche Wege leiten. Hat man es freilich mit der klassischen Form der Bronchiektasien, die mit einer fötiden Bronchitis kombiniert sind, zu tun, mit ihren maulvollen stinkenden Expektorationen, dann macht die Diagnose natürlich keine Schwierigkeiten; aber unter den vielen Fällen von Bronchiektasien stellt dieses klassische Bild nur eine Minderheit dar. Vielfach fehlt überhaupt eine beträchtliche Sputummenge und auch jede fötide Beschaffenheit desselben. Doch wenn man daran denkt, daß Unterlappenprozesse, und um solche handelt es sich ja zumeist, a priori nicht auf einen tuberkulösen Prozeß schließen lassen dürfen, so wird man unschwer die Bronchiektasien in differentialdiagnostische Erwägung ziehen. Hier wird nun die Bronchographie die Sachlage klären, manchmal aber auch schon die einfache Röntgenübersichtsaufnahme mit ihren typischen wabigen Strukturen im Unterfeld die Diagnose sichern. Will man dem Patienten die ja nicht angenehme Bronchographie ersparen, so kann oft ebensogut die Tomographie eine Klärung herbeiführen und die Diagnose durch den Nachweis des dauernden Fehlens von Tuberkelbazillen trotz Bildung von Hohlräumen innerhalb der Lunge an Sicherheit gewinnen.

Die Themen chronische Pneumonie und Bronchiektasie lassen sich ja gegenseitig bei ihrer ursächlichen Verflechtung kaum voneinander scharf trennen. Hiermit berühre ich die Frage der Pathogenese der Bronchiektasien, nämlich ob angeboren oder erworben. Beide Auffassungen haben ihre Vertreter. Ohne mich in dieses Thema allzu tief einlassen zu wollen, scheinen mir meine Erfahrungen dafür zu sprechen, daß die Mehrzahl der Bronchiektasien, insbesondere die zylindrischen, als Folgezustände entzündlicher Prozesse innerhalb der Lunge aufzufassen sind, wohl aber stehe ich nicht an, der Auffassung, daß die mehr traubenförmigen, an zystische Hohlräume mahnenden Formen dieser Erkrankung wohl als angeborene Mißbildung zu deuten sind, Raum zu geben. Als Beispiel für erstere sei Fall 75 angeführt.

Fall 75. Am 23. November 1950 gelangte die 30jährige Schneiderin M. L. an der Abteilung zur Aufnahme. Aus gesunder Familie stammend, machte sie als Kind die Masern durch, 1939 Grippe. Im Jahre 1946 stellte sich bei ihr Husten ein, aber ohne Auswurf, weiters Nachtschweiße. Eine damals durchgeführte Tomographie hatte ein negatives Ergebnis. Im März 1947 nahmen die Beschwerden an Intensität zu, es gesellte sich Müdigkeit und Gewichtsverlust hinzu, das untersuchte Sputum war negativ, auch bei der Röntgenuntersuchung konnte nichts gefunden werden. Sie wurde in die Heilstätte Baumgartnerhöhe eingewiesen, wo eine Bronchographie durchgeführt wurde, die im rechten Unter- und Mittellappen das Bestehen von Bronchiektasien aufdeckte. Sie ist seither ihren Husten nicht los geworden, auch sonst empfindlich gegen Verkühlungen. In den letzten zwei Jahren fühlt sie sich ziemlich schwach, müde und abgeschlagen und hat 8 kg an Gewicht verloren. 14 Tage vor ihrer Spitalsaufnahme Verkühlung, Temperatursteigerung bis 38,2⁰, der Husten nimmt an Intensität zu, wobei jetzt ziemlich reichlich gelbgrünes, zähes Sputum expektoriert wird. Temperaturanstieg bis 39⁰, starke Schmerzen unter dem rechten Rippenbogen, besonders beim Atmen. Auch das Liegen auf der rechten Seite ist schmerzhaft. Patientin hat das Gefühl, als ob sich dort Flüssigkeit befände.

Bei der in reduziertem Ernährungszustand befindlichen Kranken ergibt der Lungenbefund rechts eine geringe Dämpfung hinten, eine etwas intensivere vorne von etwa Handbreite bei fehlender Verschieblichkeit. Der Stimmfremitus ist darüber vermehrt. Über beiden Lungen diffuses Giemen und Pfeifen. Rechts vorne mittelblasige halbklingende Rasselgeräusche. Trommelschlegelfinger beiderseits.

Die Temperatur der Patientin erweist sich vorerst subfebril, es besteht eine Leukozytose von 12.400 Zellen, die Senkung beträgt 20 mm. Im Sputum, das mehr eitrig als schleimig ist und keinen fötiden Geruch aufweist, sind Tuberkelbazillen nicht nachweisbar.

hingegen elastische Fasern. Kulturell werden Diplokokken, Staphylokokken und Fadenpilze gezüchtet.

Der Röntgenbefund läßt das Zwerchfell unscharf konturiert und schlecht verschieblich erscheinen, der rechte Sinus ist verlötet. Der Hilus rechts breit und auffallend dicht. Die basalen Lungenpartien sind grobstreifig und zum Teil netzförmig strukturiert. Vereinzelt herdartige fleckige kleinere Verschattungen.

Wie die Röntgenabbildung 136 zeigt, läßt sich schon aus dieser mit großer Wahrscheinlichkeit die Diagnose Bronchiektasien stellen. Insbesondere die wabige Struktur

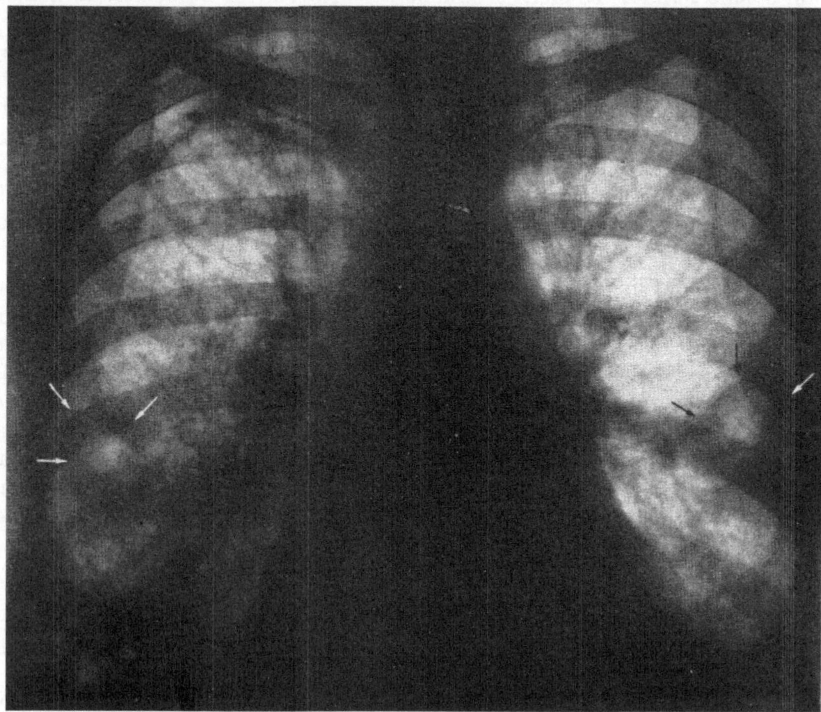

Abb. 136. Wabige Struktur des rechten Unterlappens: Bronchiektasien.

im Unterfeld ist hierfür recht charakteristisch. Wie bei der Durchleuchtung festgestellt wurde, liegt die infiltrierte Partie vorwiegend vorne, dem Mittellappen angehörig. Eine in den vorderen Thoraxschichten vorgenommene tomographische Untersuchung ließ zahlreiche teils rundliche, teils mehr länglichovale Hohlräume erkennen, deren Zusammenhang mit zylindrisch erweiterten Bronchien zum Teil recht gut erkennbar ist.

Im vorliegenden Falle ist die Diagnose Bronchiektasien so eindeutig, daß sie auch ohne Röntgenuntersuchung unschwer zu stellen ist, wobei besonders die Trommelschlegelfinger für die Diagnose wertvoll sind. Zu einer Bronchographie wird man in solchen Fällen nur dann genötigt sein, wenn es darauf ankommt, die Ausdehnung der bronchiektatischen Höhlenbildungen auf die verschiedenen Lappen genauer festzustellen, wie dies für die Indikation zu operativen Eingriffen (Lobektomie) erforderlich ist. Nachdem die Patientin aber von vorneherein jeden Eingriff abgelehnt hat, wurde von einer solchen Abstand genommen.

Schwierig kann sich mitunter die Abgrenzung zystischer Bronchiektasien von dünnwandigen Kavernen bei der Röntgenuntersuchung gestalten. Ein in dieser Hinsicht lehrreicher Fall ist Beobachtung 76.

Fall 76. Der aus Jugoslawien nach Österreich versetzte 48jährige G. W. kam am 27. Februar 1948 wegen Verdachtes auf eine Unterlappenphthise an der Abteilung zur

Aufnahme. Aus einer hinsichtlich Tuberkulose unbelasteten Familie stammend, hatte er im neunten und zehnten Lebensjahr eine Lungenentzündung mitgemacht, im ersten Weltkrieg war er an Malaria erkrankt, wurde wegen vereiternder Appendizitis 1927 operiert, nahm nachher 43 kg an Gewicht zu und wurde kurzatmig. Nach einer Paspattherapie besserten sich die Beschwerden. Vorübergehende Besserung auch der Atembeschwerden nach einer Abmagerungskur. Im 39. Lebensjahr wieder eine Lungenentzündung. Seit September 1946 Mattigkeit, geringer Husten mit wenig Auswurf, er wird von der Lungenfürsorge als tuberkulosekrank geführt.

Der gut genährte Patient zeigt einen ausgesprochen emphysematös faßförmigen Thorax mit etwas vorgewölbten Supraklavikulargruben. Die unteren Lungengrenzen tiefstehend, kaum verschieblich, über beiden Lungen hypersonorer Klopfschall. Abgeschwächtes Atmen mit verlängertem Exspirium, über beiden Unterlappen Giemen, Pfeifen und Brummen.

Die Senkung war normal (5 mm), im Sputum keine Bazillen, Temperatur afebril.

Es fanden sich nun röntgenologisch, Abb. 137, an beiden Diaphragmen, rechts mehr als links, adhäsive Veränderungen. Rechts im Anschluß an den Hilus in den zentralen Partien des Untergeschosses drei bis vier zystische dünnwandige Aufhellungen mit Spiegelbildung, bei tiefer Respiration geringe Form- und Größenänderung. Hilusgegend stark streifig verdichtet. In den übrigen Lungenabschnitten vermehrte Strahlendurchlässigkeit. Stellenweise etwas wabige Struktur, insbesondere links in der Nähe der Herzspitze.

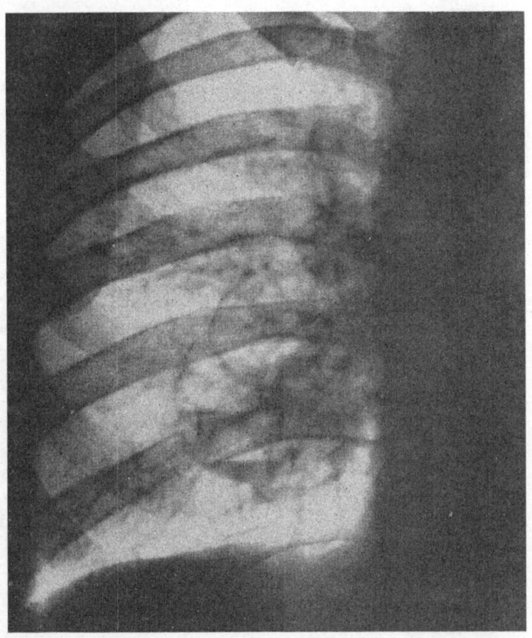

Abb. 137. Sackförmige Bronchiektasien, deutlich erkennbarer Sekretspiegel.

Wir haben es bei diesem Fall von Emphysembronchitis mit zystischen Bronchiektasien zu tun, die physikalisch keinerlei Symptome machten und wohl auch nicht für die subjektiven Beschwerden des Patienten, die durch das Emphysem mit der begleitenden Bronchitis ihre volle Erklärung finden, irgendwie in Betracht kommen, sondern einen ziemlich belanglosen Nebenbefund darstellen, der allerdings den Patienten in den Verdacht der Tuberkuloseerkrankung mit der ihm vielleicht nicht unangenehmen Zuteilung von Lebensmittelzubußen gebracht hat.

Dieser Fall stellt den Typus der Bronchiektasien dar, den wir eher als angeboren zu betrachten haben.

Daß bronchiektatische Höhlen immer wieder zu der Diagnose Lungenphthise verleiten und im Röntgenbild vielfach von solchen durchaus nicht sicher zu differenzieren sind, mag der folgende Fall 77 demonstrieren, der überdies durch Stauungserscheinungen von seiten des Herzens kompliziert war und weiters auch zeigt, daß entzündliche Erscheinungen in Bronchiektasien zu recht bedrohlichen Formen, wie hier Durchbruch in die Pleura und Bildung eines Empyems, führen können.

Fall 77. Der 48jährige Zimmermann E. P. gelangte am 18. Mai 1948 an der Abteilung zur Aufnahme, von einer Wiener Krankenhausabteilung unter der Diagnose „Phthise" transferiert. In seiner Kindheit soll angeblich ein Lungenspitzenkatarrh bestanden haben. In der Folge immer wieder Bronchialkatarrhe. 1934 Omarthritis. Auch öftere Anginen. 1942/43 Ulcus duodeni, auf konservative Behandlung beschwerdefrei. Seit 1945 Atemnot, Husten und reichlicher Auswurf. Ödeme im Gesicht und an den Beinen. Vor 14 Tagen Hämoptoe, die nur einen Tag anhielt. Gelegentlich nur subfebrile Temperaturen.

Der in recht schlechtem Allgemeinzustand befindliche Patient war blaß und cyanotisch, in der Lumbalgegend beiderseits teilweise konfluierende Petechien. Beträchtliches Ödem, besonders sakral und an den unteren Extremitäten.

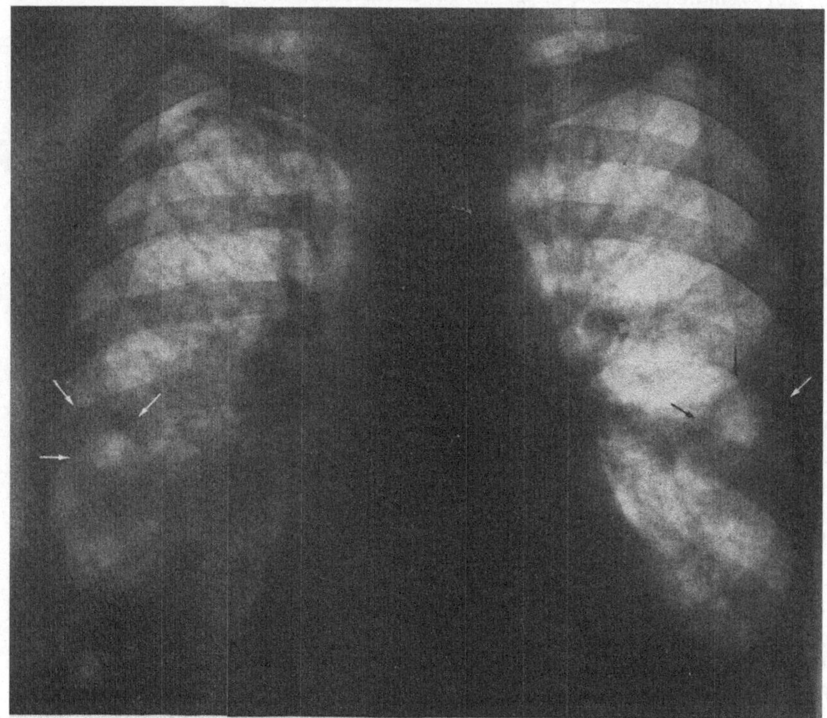

Abb. 138. Bronchiektatische Kavernen in beiden Unterlappen mit sekundärem Pleuraempyem.

Der Lungenbefund zeigte eine Einengung des Krönigschen Feldes rechts mit Schallverkürzung daselbst. Über beiden Basen Dämpfung, rechts ausgesprochener als links, die bei Lagewechsel unverändert bleibt. Über beiden Lungen diffuse bronchitische Geräusche bei verlängertem Exspirium, basal auch mit feinblasigem halbklingendem Rasseln. Links in der Axillargegend deutliches pleurales Reiben. Das Herz perkutorisch nach beiden Seiten verbreitert, die Dämpfungsfigur von etwa dreieckiger Form. Das Abdomen etwas vorgetrieben, leicht gespannt, die Bauchdecken etwas ödematös. Flankendämpfung mit Ballotement.

Der afebrile Patient wies eine Senkung von 10 mm, negativen Sputumbefund und eine Leukozytenzahl von 7550 auf. Im Harn wurden etwas Eiweiß, spärliche Erythrozyten und hyaline Zylinder gefunden. Der Blutdruck war 95/40 mm Hg.

Auffallend war nun der Röntgenbefund, Abb. 138. Im rechten Unterfeld ganz lateral und dorsal subpleural ein ungefähr kirschgroßes Cavum mit kleinem Sekretspiegel. In spiegelbildlicher Lokalisation links etwas größere Höhle mit überaus zarter Abgrenzung. Im übrigen sind beide Lungen von kaudal- und hiluswärts zunehmender Dichte fleckig, streif- und netzförmig verschattet, suspekt auf höhergradige Stauung bzw. frische Infiltration. Außerdem eine Gruppe verkreideter Herde und Drüsen rechts infraklavikulär, im Hilus- und Mediastinalgebiet. Verstärkte Stränge im Untergeschoß. Pleuraverwachsungen. Basale Ergußschatten. Das Herz diffus vergrößert. Pulsation abgeschwächt.

Differentialdiagnostisch mußte im vorliegenden Fall mit Rücksicht auf das Vorliegen kavernenverdächtiger Röntgensymptome neben infiltrativen Veränderungen bei reichlich klingendem Rasseln auch an einen spezifischen Prozeß gedacht werden, zumal die Leukozytenzahl normal war, wenn auch das schwere kardiale Zustandsbild die Krankheit beherrschte. Die pleuralen Ergüsse wurden schon mit Rücksicht auf den afebrilen Verlauf, ebenso wie der Aszites, als Transsudate bewertet, eine Punktion wurde nicht vorgenommen.

Unter zunehmender Verschlechterung des kardialen Zustandsbildes kam Patient am 30. Mai ad exitum.

Aus dem Obduktionsbefund sei folgendes angeführt: Bei der Eröffnung des Abdomens entleeren sich etwa fünf Liter bernsteingelbe klare Flüssigkeit. Ebenso ist die Flüssigkeit im Herzbeutel vermehrt. In der linken Pleurahöhle findet sich zirka ein Liter schmutzig-eitrige Flüssigkeit und reichliche fibrinöse Auflagerung, besonders über dem Unterlappen. Im unteren Teile des linken Oberlappens findet sich eine kleine Perforationsstelle, die in eine kleinmandarinengroße, mit dickem, teils organisiertem Eiter gefüllte bronchiektatische Kaverne führt, die rechte Pleura derb fibrös verschwartet, stellenweise bis über 5 mm breit. Die Lungen derb, alter fibröser Spitzenprozeß rechts mit ausgedehnten kleinen bronchiektatischen Höhlen in dessen Peripherie. Hochgradiges Emphysem. Chronische Induration in beiden Unterlappen, schwere, chronisch-deformierende Bronchitis mit Bronchiektasienbildung. Im unteren Teil des rechten Oberlappens ebenfalls wie auf der linken Seite eine nußgroße bronchiektatische Kaverne. Chronische Stauungslunge. Cor pulmonale. Hochgradige Hyperthrophie und Dilatation des rechten Herzens. Klappenapparat unauffällig. Herzmuskel schlaff und zerreißlich. Hochgradige Stauung in Leber, Milz, Nieren und Intestinaltrakt.

Das bemerkenswerteste an dem Obduktionsbefund ist die Tatsache, daß hier eine bronchiektatische Höhle zu einem Durchbruch in die Pleura und Bildung eines Empyems geführt hat, ein entschieden sehr seltenes Vorkommnis. Dieser Befund ist uns mangels einer Punktion entgangen, zumal da keinerlei Fieber, normale Senkung, normale Leukozytenwerte, bei gleichzeitiger schwerer allgemeiner Stauung so gar nicht an ein Empyem denken ließ. Es ist wohl sehr wahrscheinlich, daß die Bildung dieses Empyems schon sehr lange zurückliegt und daher alle Zeichen der Aktivität vermissen ließ.

Was nun die kavernenartigen Bronchiektasien betrifft, so ist es schwierig, ihre Pathogenese klarzulegen. Wir haben hier sichere Residuen eines alten, ausgeheilten tuberkulösen Prozesses vor uns, der möglicherweise als ursächliches Moment in Frage kommt. Auch zeigt sich die Schwierigkeit der Abgrenzung infiltrativer spezifischer Prozesse gegenüber kardialen Stauungserscheinungen im Röntgenbild.

Die Abgrenzung der chronischen Pneumonie gestaltet sich nicht nur gegenüber der Tuberkulose schwierig, sondern vielfach auch gegenüber dem Bronchuskarzinom, zumal da Höhlenbildung bei allen drei Erkrankungen nichts Ungewöhnliches sind. Darum sei schließlich noch Fall 78 dargestellt, der das Besagte illustrieren soll.

Fall 78. Es handelt sich um den 65jährigen Pensionisten A. N., dessen Mutter an galoppierender Schwindsucht gestorben war und der angeblich bis vor drei Wochen immer gesund war. Seither besteht Schwindel, Hustenreiz mit wenig schleimigem und später auch eitrigem Auswurf. Nach Bewegung krampfartige Schmerzen über der ganzen rechten Thoraxseite, Atemnot schon nach ganz geringer körperlicher Belastung, Schmerzen im rechten Oberbauch. Wegen leichter Demenz des Patienten ist die Anamnese nicht ganz verläßlich. Angeblich kein Alkoholabusus.

Bei dem etwas blassen und cyanotischen Patienten findet sich eine belegte Zunge. Temperaturen unregelmäßig mit Zacken bis über 39°. Der Thorax ist emphysematösfaßförmig, das rechte Krönigsche Feld deutlich eingeengt, Schallverkürzung rechts bis Brustwirbeldorn 5 hinten, ziemlich intensive Dämpfung rechts parasternal, die sich gegen den Mohrenheim zu etwas aufhellt. Basen beiderseits tiefstehend und unverschieblich. Rechts hinten oben etwas Bronchovesikuläratmen mit Schnurren und Giemen. Auch über der übrigen Lunge bronchitische Geräusche bei verlängertem Exspirium und abgeschwächtem Atem. Die Gallenblasengegend etwas druckempfindlich. Leber nicht vergrößert.

Der klinische Befund mußte mit Rücksicht auf die ausgesprochene Dämpfung rechts vorne an ein Bronchuskarzinom denken lassen, allerdings konnte die Abschwächung des Atemgeräusches deswegen schlecht beurteilt werden, weil des bestehenden Emphysems wegen dieses über der ganzen Lunge nur leise zu hören war. Der röntgenologische Befund ließ eine Einziehung der rechten Thoraxhälfte infolge einer kindsfaustgroßen alten schrumpfenden Cavität mit starker Schwielenbildung der Umgebung, insbesondere des rechten Mittelgeschosses, erkennen. Die Mediastinalorgane stark nach rechts verzogen, das rechte Zwerchfell höherstehend, die Sinus breit verlötet. Linksseitige Spitzenkappe, vereinzelte harte Flecke im Apex. Emphysem.

Wir waren geneigt, die im Röntgenbild vorhandene Cavität als zerfallenden Tumor anzusprechen, zumal da der Sputumbefund dauernd negativ war. Zur Klärung wurde eine Bronchographie vorgenommen, die keinerlei Defekte der Bronchialwand erkennen ließ, somit gegen diese Annahme sprach. Eine weitere Klärung aber brachte hier der tomographische Befund in sagittaler und frontaler Strahlenrichtung (Klinik D e n k) aus dem hervorging, daß die vermeintliche Höhlenbildung nicht intrapulmonal gelegen ist, sondern durch pleurale Schwartenbildung vorgetäuscht wurde.

Die dauernd erhöhten Temperaturen blieben nicht völlig aufgeklärt, zumal da die Leukozyten durchwegs normal waren. Die Senkung stieg im Laufe der Beobachtung an. Nach viermonatigem Spitalsaufenthalt ging die Temperatur zurück, Patient wurde ziemlich beschwerdefrei und hatte innerhalb von zwei Monaten um 5,7 kg zugenommen, so daß wir mit Fug und Recht die ursprüngliche Diagnose Bronchuskarzinom fallen lassen und ihm am 5. Februar 1948 mit der Diagnose bronchiektatische Höhlenbildung im rechten Oberlappen mit pleuraler Schwielenbildung und chronischer Cholecystitis entlassen konnten. In der Folge fühlte sich Patient relativ wohl, doch stellten sich allmählich kardiale Beschwerden ein, auch nahm sein Abdomen beträchtlich an Umfang zu, es stellt sich ein krampfhafter, zeitweise blutiger Husten ein. Patient wurde in das Krankenhaus Floridsdorf aufgenommen, von wo er am 5. Jänner 1949 an unsere Abteilung transferiert wird.

Der in recht schlechtem Zustand befindliche Kranke wies nunmehr rechts vorne eine deutliche Aufhellung der ursprünglich dort vorhandenen Dämpfung, die uns zu der Diagnose Bronchuskarzinom verleitet hatte, auf. Auch hörte man nunmehr vorne ein deutliches bronchiales Atmen mit reichlichem gurgelnden Rasseln. Beherrscht aber wurde das Bild durch einen mächtigen Ascites vom Typus einer Lebercirrhose, der der Patient nach einigen Wochen erlag.

Bei der von Dozent P e n d l vorgenommenen Obduktion fand sich nun neben einer atrophischen Lebercirrhose vom Typus Laennec und einer schwieligen Cholecystitis bei Cholelithiasis und arteriosklerotischen Schrumpfnieren eine partielle indurierende Pneumonie des rechten Lungenoberlappens mit röhrenförmigen Bronchiektasien. Auch die im Tomogramm festgestellten intrapleuralen Höhlenbildungen ließen sich autoptisch in den bestehenden pleuralen Schwarten einwandfrei nachweisen.

Der Fall zeigt wohl eindeutig die großen Schwierigkeiten, die die Klärung von Höhlenbildungen machen kann, zumal wenn, wie in diesem Fall, intrapulmonale bronchiektatische neben intrapleuralen gleichzeitig vorliegen.

Atypische Pneumonien.

In den letzten Jahren konnten verschiedene Formen von infiltrativen Lungenerkrankungen als akut-pneumonische erkannt werden, deren klinisches Bild von dem bekannten einigermaßen abweicht und die daher als atypische Pneumonien zusammengefaßt werden können. Neben dem bereits besprochenen eosinophilen Lungeninfiltrat wäre hier der *Viruspneumonie* Erwähnung zu tun, die Veranlassung zu differentialdiagnostischen Überlegungen gegenüber der Lungentuberkulose gibt: Meist mit uncharakteristischen Fiebererscheinungen einhergehend, läßt sie gewöhnlich einen eindeutigen physikalischen Lungenbefund vermissen, während der Röntgenbefund oft ausgedehnte Verschattungen pneumonischer Natur erkennen läßt. Ein epidemieartiges Auftreten der Erkrankung bei meist mildem Verlauf wird an dieses Leiden denken lassen müssen, das durch eine Leukopenie charakterisiert ist, sowie durch seine Sulfonamid- und Penicillinresistenz. Ein Teil der Fälle soll eine Kälteagglutination der roten Blutkörperchen (mit homologem Serum der Gruppe O) aufweisen. Als Therapie kommt Aureomycin und Streptomycin in Frage.

Aber nicht nur in der Form eines pneumonischen Infiltrates verlaufen derartige Viruspneumonien, sondern auch, wie Löffler und Moeschlin gezeigt haben, in der einer kleinherdig disseminierten Aussaat, in dieser Form differentialdiagnostisch gegen die Miliartuberkulose abzugrenzen. Es handelt sich da um kleinste bronchopneumonische Herdchen in der Lunge, eine Verlaufsform von manchmal bösartigem Charakter, bei der dann auf dem Obduktionstisch Zeichen einer Bronchiolitis obliterans zu finden sind.

Auch das *Queensland fever* muß erwähnt werden, da es während des Krieges und in den Jahren nachher auch in Europa zur Beobachtung kam, in den Armeen stellenweise von epidemieartigem Charakter festgestellt wurde. Seine Symptomatologie ist der der Viruspneumonie nicht unähnlich. Auch hier ist der im Verhältnis zum Röntgenbefund dürftige physikalische Befund bei fehlender Leukozytose vorhanden, hier allerdings meist ein akut fieberhafter Beginn vorherrschend, wobei unter den subjektiven Erscheinungen der Kopfschmerz im Vordergrund steht. Als Erreger dieser Erkrankung gilt die Rikettsia Burneti. Auch sie ist sulfonamid- und penicillinresistent. Der Nachweis der Erkrankung kann im Tierversuch eindeutig erbracht werden, aber wohl nur in darauf eingerichteten Speziallaboratorien.

Ein gleiches gilt auch für die *Psittakosis,* die unter dem Bild oft schwerer protrahierter Pneumonien verläuft und an die speziell dann gedacht werden muß, wenn ihr Träger in engeren Kontakt mit Papageien oder Wellensittichen gekommen ist.

Auch die bei Tularämie auftretende Pneumonie verläuft uncharakteristisch in kleinherdig-disseminierter bronchopneumonischer Form, die Diagnose läßt sich durch Anstellung der Agglutination oder Hauttestung mit Tularin erhärten.

Der Lungenabszeß.

Recht schwierig kann sich auch die Abgrenzung eines vor allem chronischen Lungenabszesses gegenüber einem kavernös-phthisischen Prozeß gestalten. Freilich, wenn wir nach einer sichergestellten, womöglich selbst beobachteten Pneumonie Erscheinungen sich entwickeln sehen, wie Auftreten größerer Sputummengen von flüssig-eitriger Beschaffenheit, bei noch hochbleibender Temperatur von manchmal septischem Charakter und fehlenden Tuberkelbazillen im Auswurf bei Vorhandensein elastischer Fasern, so wird die Diagnose keine Schwierigkeiten bereiten. Aber gar nicht so selten entwickeln sich Lungenabszesse ganz schleichend, insbesondere auf Basis einer Aspiration. Da kann die Anamnese durchaus der einer beginnenden Phthise recht ähnlich sein. Mehr weniger hohes Fieber oft ohne Schüttelfrost, Stechen, Müdigkeit, Auswurf manchmal blutig tingiert, Nachtschweiße. Als Beispiel Fall 79.

Fall 79. Der am 19. April 1946 an der Abteilung aufgenommene 60jährige Angestellte F. S. gab an, daß er bis vor vier Monaten, abgesehen von Beschwerden, die seine Hypertonie verursachten, immer gesund gewesen sei. Da entwickelte sich allmählich ein mäßiger Husten, der erst in den letzten drei Wochen einen stärkeren Auswurf zur Folge hatte und allmählich einen üblen Geruch und graugrüne Farbe anzunehmen begann. Zeitweise war der Auswurf blutig. Angeblich soll Patient kein Fieber gehabt haben. In den letzten Tagen gesellten sich Schmerzen in der rechten Brustseite und Atemnot hinzu. Bei dem in herabgesetztem Ernährungszustand befindlichen Patienten fand sich bei der Aufnahme Fieber bis 38,4°, das aber innerhalb von drei Tagen zur Norm absank. Die Untersuchung der Lunge ergab rechts hinten sowohl wie vorne eine geringgradige Abschwächung des Perkussionsschalles im Mittelfeld ohne scharfe Abgrenzung nach oben und unten. Auskultatorisch konnten nur bronchitische Geräusche in beiden Unterlappen und im rechten Mittellappen gefunden werden. Im Sputum wurden keine Tuberkelbazillen, wohl aber elastische Fasern nachgewiesen. Die Senkung betrug 34 mm, die Leukozytenzahl 14.500 mit 8% Stabkernigen.

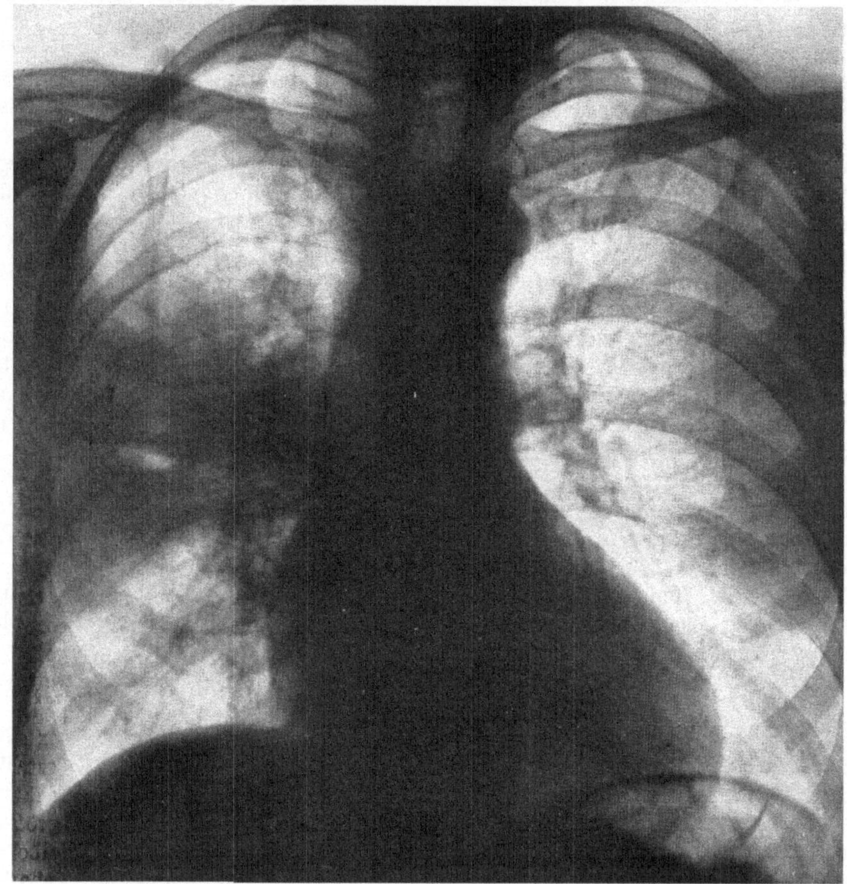

Abb. 139. Lungenabszeß.

Sehr eindeutig klärte der Röntgenbefund, Abb. 139, hier das Bestehen eines Lungenabszesses im rechten Unterlappen auf. Der parahiläre Infiltrationsprozeß von Handtellergröße ließ die Zerfallshöhle durch den bestehenden Flüssigkeitsspiegel besonders deutlich erkennen. — Der weitere Verlauf der Erkrankung, der sich ganz afebril gestaltete, bestätigte die Diagnose, unter der bewährten, in viertägigem Turnus durchgeführten Injektionstherapie (erster Tag Neosalvarsan, zweiter Tag 15% Alkohol, dritter Tag 2 g eines Sulfonamids, vierter Tag Natrium benzoicum) verkleinerte sich die Abszeßhöhle, unterstützt durch eine systematisch durchgeführte Hängelage.

Als Patient am 25. Juni 1946 die Abteilung verließ, waren nur mehr einige Reste eines derbstreifigen Indurationsfeldes mit Verdickung des Interlobiums nachweisbar, die Senkung zur Norm abgesunken.

Meiner Erfahrung nach machen allerdings Lungenabszesse nur selten physikalisch typische Kavernensymptome, wie amphorisches Atmen oder gurgelndes

Rasseln, es sind, wenn überhaupt, nur die Erscheinungen einer Bronchopneumonie feststellbar.

Wie schwierig unsere Aufgabe aber gelegentlich sein kann, die nichttuberkulöse Natur eines zerfallenden Lungenprozesses zu erhärten, wenn ein ulceröser Prozeß im Larynx vorliegt, dessen Natur alle Kriterien des tuberkulösen erkennen läßt, mag Fall 80 dartun.

Fall 80. Am 18. Juli 1945 erschien in meiner Ordination, von einem sehr prominenten Laryngologen geschickt, der 53jährige Buchhalter A. L. mit der Angabe, es liege bei ihm eine eindeutige ulceröse Larynxphthise vor. — Im Vordergrund der Erscheinungen stand eine seit drei Monaten an Intensität zunehmende Heiserkeit, der sich allmählich Nachtschweiße hinzugesellten. Auch trat Husten mit Auswurf auf. Ich konnte vorerst einen sicheren physikalischen Befund nicht erheben, doch fand sich bei der Röntgenuntersuchung im rechten Unterfeld eine etwa handtellergroße unscharf begrenzte weiche Verschattung, die annähernd Dreieckform aufwies. Dabei bestand eine Senkung von 29 mm und ein negativer Sputumbefund. Die subjektiven Beschwerden nahmen in der Folge zu, es stellten sich noch Schluckbeschwerden ein.

Ende August konnte über dem linken Unterlappen ein zirkumskripter pneumonischer Prozeß allerdings nur undeutlich wahrgenommen werden. Bei der Röntgendurchleuchtung zeigte sich hinter dem Herzen gelegen eine Infiltration mit Verdacht auf einen Aufhellungsherd. Da sich in der Folge höhere Temperaturen einstellten, nahm ich den Patienten am 12. September 1945 auf die Abteilung auf. Hier ergab nun der Röntgenbefund bereits einwandfrei das Bestehen einer nußgroßen Zerfallshöhle im linken Unterlappen mit Sekretspiegel. Der dauernd negative Sputumbefund sowie das Vorhandensein elastischer Fasern im Auswurf, eine Leukozytose von 10.800 ließen im Verein mit den unregelmäßigen septischen Temperaturen kaum mehr einen Zweifel, daß es sich um einen Lungenabszeß handle; nachdem sich die konservative Therapie als erfolglos erwiesen, ja das Sputum etwas fötiden Charakter angenommen hatte, wurde Patient auf die chirurgische Abteilung verlegt und die operative Eröffnung vorgenommen, worauf nicht nur eine rasche Heilung des pulmonalen Prozesses, sondern auch alsbald ein völliges Verschwinden der objektiven Symptome im Larynx zu verzeichnen war. Offenbar lag hier eine unspezifische ulceröse Laryngitis vor. Durch Aspiration aus dem Larynx in die Lunge kam es zur Abszeßbildung.

Da dieser Fall nicht der einzige geblieben ist, bei dem die irrige Diagnose einer Larynxphthise auf eine falsche Fährte zu führen drohte, schien er mir seiner prinzipiellen Bedeutung wegen mitteilenswert.

Tritt an uns die Frage heran, welcher Natur ein in der Lunge röntgenologisch festgestellter Hohlraum sei, so wird uns naturgemäß in erster Linie der Sputumbefund Aufklärung zu bringen haben. Sind Tuberkelbazillen vorhanden, so ist die Sachlage ja so gut wie geklärt, wenn ich von jenen seltenen Fällen absehe, wo eine Abszeßbildung in der Lunge zu Destruktion einer Lungenpartie mit alten, fibrös vernarbten Herden geführt hat, wo also die im Sputum gefundenen Tuberkelbazillen nicht der Ausdruck eines spezifischen Zerfallsprozesses sind. Fehlen Bazillen im Auswurf, sind aber elastische Fasern nachweisbar, dann gewinnt die Diagnose eines unspezifischen Zerfallsprozesses außerordentlich an Sicherheit, allerdings tritt hier der Lungenabszeß mit dem zerfallenden Bronchuskarzinom in differentialdiagnostische Konkurrenz. Natürlich ist auch in solchen Fällen die Anamnese oft von großer Wichtigkeit und muß besonders auf alle Möglichkeiten der Aspiration von Fremdkörpern ausgedehnt werden (Narkose, Zahnextraktion, Zustand von Bewußtlosigkeit, z. B. Epilepsie). Haben wir weder Bazillen noch elastische Fasern im Auswurf, so wird uns manchmal der Blutbefund, sofern er eine ausgesprochene Leukozytose aufweist, wegweisend sein können. Aber das ist durchaus nicht immer der Fall. Verläuft so ein Prozeß ohne charakteristische Erscheinungen von seiten des Sputums, ohne Akuitätserscheinungen stationär, so kann es oft recht schwierig sein, die Diagnose eindeutig zu klären und es ist mir schon einige Male passiert, daß ich es erleben mußte, daß Fälle, die ich durch lange Zeit unter der Diagnose chronischer Lungenabszeß führen zu müssen glaubte, sich durch das schließliche Auftreten von Bazillen im Sputum als tuberkulöse demaskierten.

Nimmt das Sputum eine fötide Beschaffenheit an, so gewinnt ja die Diagnose insofern an Sicherheit, als sie nunmehr einen spezifischen Prozeß meist auszuschließen in der Lage ist und nur mehr zwischen gangräneszierender Pneumonie bzw. Abszeß oder fötider Bronchitis bei Bronchiektasien zu entscheiden hat. Denn es ist im allgemeinen doch recht selten, daß eine kavernöse Phthise in eine Lungengangrän übergeht und so ad exitum kommt oder von vornherein unter dem Bild derselben verläuft. Hierfür als Beispiel Fall 81.

Fall 81. Die 54jährige Hilfsarbeitersgattin M. F. gelangte am 31. Oktober 1949 an der Abteilung zur Aufnahme. Seit vier Jahren hat sie über Schmerzen und häufiges Erbrechen zu klagen, die sich periodisch einstellten. Seit April 1949 Diarrhöen. Als im Juni 1949 ihr Magen röntgenisiert wurde, wobei eine Gastritis und ein Duodenaldivertikel gefunden wurde, konnte auch bereits ein ziemlich ausgedehnter Lungenprozeß in beiden Oberlappen festgestellt werden. Obwohl damals bereits der Verdacht einer Darmtuberkulose bestand, kam sie erst vier Monate später in Spitalsbehandlung.

Hier fand sich ein beiderseitiger phthisischer Oberlappenprozeß, wobei röntgenologisch nur links sichere Kavernen nachweisbar waren. Auch der Röntgenbefund des Darmes sprach für das Vorliegen einer Enterophthise, für die auch die etwas eingezogenen und leicht gespannten Bauchdecken zu sprechen schienen. Im Sputum waren reichlich Bazillen vorhanden.

Der Temperaturverlauf war vorerst völlig afebril, die Benzidinprobe im Stuhl war positiv, die Senkung betrug 13 mm.

Auf Behandlung mit Sulfoguanidin gingen die diarrhoischen Erscheinungen zurück, am 12. November trat ein kurz dauerndes, 38,6⁰ C erreichendes Fieber ein, das aber am nächsten Tag bereits wieder normalen Temperaturen Platz machte. In den folgenden Tagen nahm der Geruch des Auswurfes einen ausgesprochen fötiden Charakter an, der immer mehr zunahm, auch waren jetzt im Auswurf elastische Fasern nachweisbar. Es entwickelten sich allenthalben Ödeme. Unter der zunehmenden Kachexie kam Patientin am 24. November ad exitum.

Die Obduktion bestätigte unsere Annahme, daß sich hier zu der bestehenden Phthise ein gangräneszierender Prozeß hinzugesellt hatte, der dem Leben der Patientin rasch ein Ende setzte. Auch die Enterophthise konnte autoptisch bestätigt werden.

Die durch die Gangrän verursachte ausgedehnte Destruktion läßt allerdings nicht immer mehr erkennen inwieweit die bestehende Höhlenbildung primär phthisisch-kavernös war. Auch in diesem Fall verflechten sich spezifische und unspezifisch-pneumonische Prozesse auf das engste, wie die Beschreibung des Lungenpräparates zeigt: Im rechten Oberlappen fand sich eine etwa faustgroße Zerfallshöhle deren Innenseite teilweise von einer schwarzen schmierigen Masse bedeckt ist. In den weiteren Wandschichten ein ziemlich derbes anthrakotisches Gewebe mit kleinen gelblichweißen Herden. Neben der großen Höhle ein etwa kirschgroßes Cavum mit gelbem, trockenem Rand. In der weiteren Umgebung der Höhlenbildung eine mittelstarke Induration des Parenchyms, welche schütter von verkäsenden kleinen Knötchen durchsetzt ist. Vereinzelte Knötchen im rechten Unterlappen, sowie basale, lobulär begrenzte pneumonische Infiltrate. Im linken Oberlappen eine ausgedehnte vorwiegend zentrale schiefrige Induration mit kleinen käsigen Herden und einigen miliaren Knötchen im linken Unterlappen. Unspezifische pneumonische Infiltratherde.

Auch im histologischen Befund der Wand der großen Höhle sind spezifische und unspezifische Prozesse nebeneinander zu finden.

Wir haben also hier einen Fall vor uns, der das Auftreten einer Gangränbildung in einer kavernösen Lunge zeigt, ohne daß klinisch die Erscheinungen der Pneumonie hervorgetreten wären.

Freilich kann sich auch bei einer älteren, schon in Abheilung begriffenen Tuberkulose ein unspezifischer pneumonischer Prozeß bilden, der zu Zerfall und Gangränbildung führt und seinerseits geeignet ist, eine Exacerbation des tuberkulösen Prozesses hervorzurufen, wie dies nachstehender Fall 82 zeigt, der schon lange Zeit an seiner Tuberkulose litt, durch einen künstlichen Pneumothorax eine gute Vernarbung des phthisischen Unterlappenprozesses aufwies, im Verlaufe eines unspezifischen gangräneszierenden Prozesses aber kam es zu einer miliaren Aussaat und spezifischen akut-pneumonischen Erscheinungen.

Fall 82. Der 46jährige Schweißer J. W. erkrankte 1945 mit Schmerzen in der rechten Oberkiefergegend und Fieber. Es wurde eine operative Behandlung vorgenommen, doch blieben die Schmerzen bestehen. Wegen eines im rechten Unterlappen aufgetretenen Infiltrats wurde Patient in das Krankenhaus Lainz transferiert, wo ein Pneumothorax angelegt wurde. Er wurde im Dezember 1945 von dort entlassen und der Pneumothorax weiter nachgefüllt. Wegen Schmerzen in den oberen Extremitäten und im Oberkiefer wurde Patient neuerlich auf die Poliklinik aufgenommen und hier auch eine tuberkulöse Skleritis und eine Spina ventosa sowie ein ulcero-papulöses Tuberkulid und Verdacht auf einen spezifischen Larynxprozeß diagnostiziert. Patient wurde am 19. November 1946 an unsere Abteilung transferiert.

Bei dem ziemlich elenden, anfänglich subfebrilen Patienten wurde ein enges Krönigsches Feld rechts und eine Dämpfung der ganzen rechten Lungenseite mit gemischtblasigen, halbklingenden Rasselgeräuschen gefunden.

Eine Probeexzision des Larynx ergab eine an lupöses Gewebe mahnende Struktur. Der rechte Mittelfinger war in toto angeschwollen und sehr schmerzhaft, doch ließ der Röntgenbefund keine sicheren Zeichen eines spezifischen Prozesses hier feststellen.

Der Röntgenbefund der Lunge zeigte ein hochgezogenes Zwerchfell rechts bei breiter schrumpfender Pleuraschwarte an der Thoraxwand, ventral die Reste eines partiellen Pneuspaltes mit basalem zwei Querfinger hohem Flüssigkeitsniveau. Im Anschluß daran ein homogener hühnereigroßer ziemlich gut abgegrenzter Rundschatten. Der rechte Hilus verbreitert, verdichtet und homogenisiert. Zwischen Lungenherd und Hilus verwaschene Streifenzeichnung. Keine Zwerchfellparadoxie, keine Einschmelzung. Linke Lunge normal.

Da das Sputum negativ war, mußte trotz der mannigfachen für Tuberkulose charakteristischen Befunde an ein Karzinom des Unterlappenbronchus gedacht werden. Nach dreiwöchigem Spitalsaufenthalt stiegen die Temperaturen an, nahmen einen mehr septischen Charakter an und das anfänglich eitrige Sputum wurde ausgesprochen fötid. Die Senkung war von 27 mm auf 33 mm angestiegen. Im Harn Albumen positiv. Im Sediment Erythrozyten und Nierenepithelien. Die Leukozyten betrugen 15.050. Blutdruck 135/90. Hand in Hand damit ging eine Zunahme der Verschattung rechterseits, und zwar vorwiegend im Unterlappen, in dem nunmehr auch eine, durch ein horizontales Niveau charakterisierte Höhlenbildung parakardial zu erkennen war.

Unter zunehmender Verschlechterung und Fortbestehen des hohen Fiebers kam Patient am 27. Jänner 1947 ad exitum.

Die Obduktion ergab nun mehrere unregelmäßige Zerfallshöhlen im rechten Unterfeld mit derben pyogenen geschrumpften Membranen und altem Eiter als Inhalt. Kleine Restempyemhöhle an der Basis des Unterlappens. In der Mitte des rechten Unterlappens ein zirka nußgroßer runder tuberkulöser Herd mit eingedickten Käsemassen und anthrakotischer schwieliger Abkapselung. Kollapsinduration des Unterlappens. Akuteste pneumonische Infiltration des linken Oberlappens, akuteste Miliartuberkulose der Nieren und Nephrose. Ältere tuberkulöse Streuherde in der Leber, Tuberkulose des Larynx.

Der Obduktionsbefund erklärt durchaus, daß der Bazillenbefund intra vitam negativ war. Das verkäsende Infiltrat war offenbar infolge der Pneumothoraxbehandlung zur fibrösen Abkapselung gelangt, der akute tuberkulös-pneumonische Prozeß im Oberlappen hatte noch keine Zerfallserscheinungen aufgewiesen und war wohl terminaler Natur, ebenso wie die miliare Aussaat in die Nieren. Der Zerfallsprozeß in der Lunge aber war unspezifischer Natur.

Wie sehr oft alles auf den einwandfreien Nachweis von Tuberkelbazillen im Sputum ankommt und wie verhängnisvoll sich manchmal ein irreführender Laboratoriumsbefund auswirken kann, das möge Fall 83 zeigen, dessen tragischer Ausgang dem Umstand zuzuschreiben ist, daß es nicht gelungen war, trotz des Vorliegens einer Phthise, den Bazillennachweis zu erbringen. Der Fall zeigt eindeutig, welch überragende Bedeutung gelegentlich dem Bazillennachweis zukommt, wie wenig vor allem man sich auf die fehlende bzw. vorhandene Leukozytose verlassen darf.

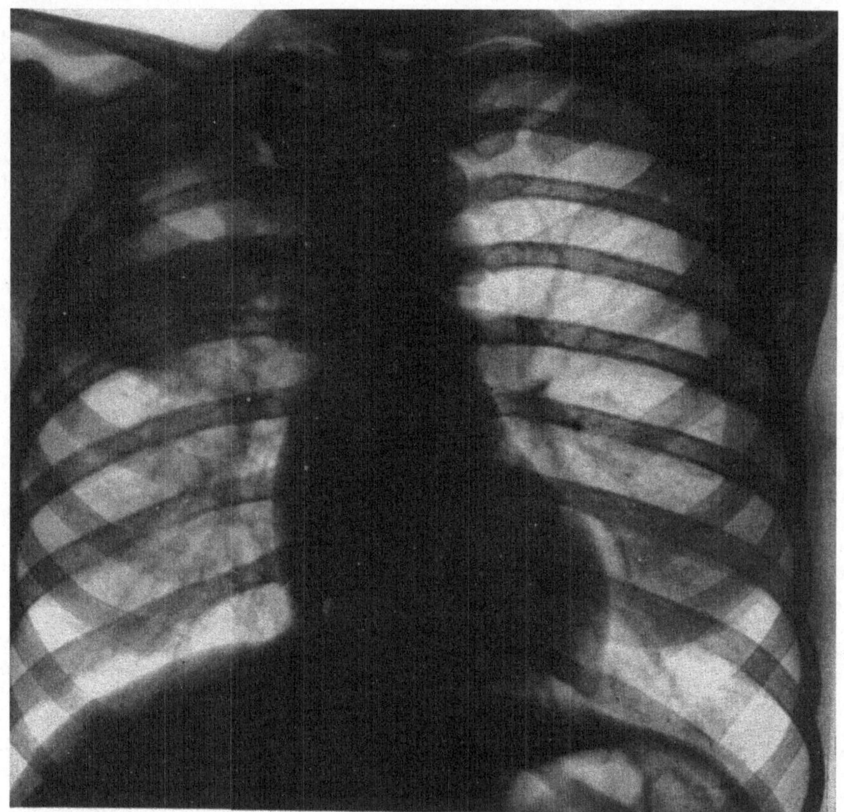

Abb. 140. Unter dem Bild einer abszedierenden Pneumonie verlaufende akute Phthise.

Fall 83. Die 27jährige M. U. kam am 8. April 1948 an der Abteilung zur Aufnahme und gab folgendes an: Sie ließ sich am 16. Jänner 1948 einen Zahn ziehen, in dessen Folge es zu einer Schwellung der linken Backe und Temperaturanstieg bis 39⁰ kam. Unter Penicillin Rückgang der Temperaturen zur Norm. Doch blieb die Schwellung bestehen und Patientin mußte sich am 4. März auf der Kieferstation der I. Chirurgischen Klinik einer Operation unterziehen. Nachher trat Schüttelfrost auf, die Temperaturen stiegen wieder auf 39⁰. Eine neuerliche Penicillinbehandlung hatte wenig Erfolg, die Temperaturen blieben um 38⁰, es stellten sich Schmerzen im Bereich der rechten Lunge, Husten mit reichlich grüngelblichem Auswurf ein. Auch hatte Patientin über Nachtschweiße zu klagen.

Nach ihrer Transferierung auf meine Abteilung konnten wir bei der blassen Patientin von septischem Aussehen und etwas belegter Zunge eine ziemlich intensive Dämpfung über dem rechten Oberlappen bei eingeengtem Krönig feststellen. Bronchovesikuläres

Atmen mit deutlichem Subkrepitieren, nach Husten etwas Kavernenquietschen und gurgelndes Rasseln.

Die Temperaturen bewegten sich über 38° mit starken Remissionen. Auffallend war ein starker Foetor ex ore, auch hatte das Sputum einen penetrant jauchig-süßlichen Geruch, doch waren Tuberkelbazillen nicht nachweisbar. Dabei bestand eine Leukozytose von 17.200 Zellen mit 3% Jugendformen. Senkung 26 mm. Im Röntgenbefund, Abb. 140, zeigte sich eine pneumonische Verschattung im rechten Oberlappen mit einem Hohlraum, der basal ein Sekret aufwies.

Nicht nur die Anamnese, sondern auch der Sputumbefund, vor allem sein ausgesprochen fötider Geruch, die Leukozytose sprachen in diesem Fall für Abszeß bzw. Gangrän im rechten Oberlappen. Nur allein der Auskultationsbefund, der ziemlich eindeutig das Bestehen eines Cavums erkennen ließ, hätte meiner Erfahrung nach den Verdacht auf einen tuberkulösen Prozeß stärker zur Geltung bringen müssen. Nachdem jede konservative Therapie sich als nutzlos erwiesen hatte, mußten wir unter der Annahme eines Lungenabszesses den Fall zur Thorakotomie dem Chirurgen überweisen.

Nach Eröffnung der vermeintlichen Abszeßhöhle entwickelte sich eine Brustwandphlegmone. Eine Arrosionsblutung aus der Höhle machte dem Leben der Patientin ein Ende. Bei der Obduktion erwies sich der rechtsseitige Oberlappenprozeß als kavernöse Phthise.

2. Lungenbefund bei Herzerkrankungen.

Recht mannigfach sind die Befunde, die wir an den Lungen bei Erkrankungen des Herzens erheben können. In erster Linie ist es die im kleinen Kreislauf sich bemerkbar machende Stauung, die bei Linksinsuffizienz des Herzens gefunden wird. Nicht immer ist es so ganz leicht, die dann feststellbaren Befunde von solchen spezifischer Natur eindeutig auseinanderzuhalten, insbesondere wenn es sich um ein Nebeneinander beider Leiden handelt. Allerdings besteht ja ein gewisses Ausschließungsverhältnis zwischen bestimmten Erkrankungen des Herzens, wie insbesondere den Mitralklappenfehlern und der Lungentuberkulose, wenn dies auch kein absolutes ist. Aber das gleichzeitige Vorkommen ist meiner Erfahrung nach doch außerordentlich selten. Ich möchte in diesem Zusammenhang auf die schon früher ausgeführten Bemerkungen über die sogenannte N a u n y n sche Mitralinsuffizienz zurückkommen, deren Existenz ich anzweifle und die ich durch pleuro-perikardiale Adhäsionen vorgetäuscht auffasse. So wie Mitralvitien offenbar als Folge der Hyperämie des kleinen Kreislaufes die Entwicklung eines tuberkulösen Prozesses in der Lunge hintanzuhalten vermögen, so sind bekanntlich angeborene Vitien, in erster Linie die Pulmonalstenose, Schrittmacher der Lungentuberkulose und die Kombination beider Leiden ist ein häufiges Vorkommen.

Schon perkutorisch finden wir bei Mitralfehlern Abweichungen des Lungenbefundes von der Norm, so Dämpfungen geringen Grades über der linken Spitze, verursacht durch eine Kompressionsatelektase durch den vergrößerten linken Vorhof, dann mangelhafte Verschieblichkeit beider Lungenbasen durch pleurale Transsudatbildung, die an Polyserositis oder pleurale Adhäsivprozesse denken läßt. Auch der auskultatorische Befund läßt recht häufig als Ausdruck der Stauungsinduration, einer Stauungsbronchiolitis oder -bronchitis fein- und gelegentlich auch mittelblasige, klanglose oder halbklingende Rasselgeräusche erkennen. Ödembildung in der Lunge, oft an zirkumskripter Stelle, aber gibt zu feinem Krepitieren Veranlassung. Wenn überdies auch noch etwas bräunliches oder mehr rötlich gefärbtes Sputum produziert wird, wenn die katarrhalischen Erscheinungen in der Lunge geringe Temperatursteigerungen verursachen oder aber solche Ausdruck einer gleichzeitig bestehenden rekurrierenden Endokarditis sind, erscheint es nicht unbegreiflich, daß das ganze Symptomenbild irrigerweise als Ausdruck einer Lungentuberkulose gewertet wird. Läßt im allgemeinen das charakteristische Ödemsputum von flüssiger Beschaffenheit und zwetschkenbrühartigem Aussehen, nur fälschlich als Hämoptoe aufgefaßt, nicht so leicht an Lungentuberkulose denken, so kann dies bei Infarkt mit seinem beträchtlichen Blutgehalt keineswegs so einfach von einer tuberkulösen Hämoptoe auseinandergehalten werden. Hierzu kommt, daß auch Verschattungen, wie sie gelegentlich Lungeninfarkte im Röntgenbild erzeugen, mit spezifischen Infiltraten verwechselt werden können. Und das gilt ja auch von den mehr disseminierten Schattenbildungen, die als Ausdruck reiner Stauung bei der Röntgenuntersuchung der Lunge in solchen Fällen feststellbar sind. Bei der Mitralstenose können derartige Herdchen im Röntgenbild direkt infolge ihrer Dichte und gleichmäßigen Anordnung den Eindruck einer Miliartuberkulose hervorrufen, wir sprechen von Stauungsmiliarer. So habe ich erst kürzlich einen derartigen Fall zur Streptomycinbehandlung zugewiesen erhalten, bei dem nach wenigen Tagen Bettruhe ohne sonstige Medikation die röntgenologischen Erscheinungen von seiten der Lunge völlig verschwanden.

Neben den Mitralvitien können auch Aortenaneurysmen zu Kompression vorwiegend des linken Oberlappens führen, die dann Dämpfungen und Atelektaseknistern verursachen und so eine Lungentuberkulose vortäuschen, zumal ja auch das Arcusaneurysma manchmal geringgradige Lungenblutungen im Gefolge hat. Da Kranke mit erhöhtem Blutdruck nicht so selten eine Hämoptoe zeigen, ist es begreiflich, daß wir solche unter der Diagnose Lungentuberkulose recht oft auf die Tuberkulosestation der Abteilung eingewiesen bekommen, bei denen die Lunge sich dann als völlig frei von Tuberkulose erweist.

Daß länger dauernde Stauungen im kleinen Kreislauf zur Induration mit Neigung zu pneumonischen Herdbildungen führen, soll der folgende Fall 84 zeigen, der die Schwierigkeiten der Abgrenzung gegenüber spezifischen Prozessen erkennen läßt.

Fall 84. Es handelt sich um den 52jährigen Drogisten J. H., der am 4. Mai 1948 an der Abteilung zur Aufnahme gelangte. Aus gesunder Familie stammend, bemerkte er zum erstenmal im Jahre 1943 Atemnot bei körperlicher Anstrengung, der sich in der Folge etwas Husten zugesellte. Da seine Atemnot stärker wurde, entließ man ihn im Jänner 1945 vom Militär. Der Röntgenbefund ergab schon damals einen streifigen Induktionsprozeß in beiden Lungen. In der Folge nahmen die Atembeschwerden an Intensität zu, er mußte 1946 und 1947 in Krankenhäusern Aufnahme suchen.

Des eigenartigen Charakters der im Röntgenbild gefundenen Verschattungen von lymphangitisch-retikulärem Aussehen wegen wurde in erster Linie an eine Karzinose gedacht, zumal das Sputum immer negativ war. Die Zunahme seiner kardialen Beschwerden führte ihn nun an die Abteilung. — Hier bot der dyspnoische und cyanotische Patient das unverkennbare Bild eines Herzkranken. Der Thorax war faßförmig und ziemlich starr. Die Perkussion ließ keine eindeutige Dämpfung erkennen. Tiefstehende Lungengrenzen, unverschieblich. Herzdämpfung von Emphysem überlagert. Am Herzen perkutorisch und auskultatorisch nichts Auffälliges. Tachykardie, Trommelschlegelfinger mäßigen Grades. Über beiden Lungen besonders in den basalen Partien bei stellenweise bronchovesikulärem Atmen disseminierte feinblasige klingende Rasselgeräusche. — Die Temperatur erreichte täglich Werte über 37,5⁰ während der ganzen Dauer des Spitalsaufenthaltes, stieg aber gelegentlich auf 38⁰ an. Im Blut fand sich neben einer Hyperglobulie von 7,5 Millionen roten und einem Sahli von 115 eine Leukozytose von 11.000 mit 12% Stabkernigen. Die Senkungsreaktion war normal, doch ist dieser Befund mit Rücksicht auf die Hyperglobulie nicht gut verwertbar. Im Sputum wurden niemals Bazillen gefunden. Auffallend war nun der Röntgenbefund, Abb. 141, der disseminierte streifig-fleckige Verschattungen in beiden Lungen erkennen läßt, wobei sämtliche Lungenabschnitte ein auffallend retikuläres Netzwerk aufzeigen. Neben kleinen Ringschatten zeigen manche Partien der Lunge ein getüpfeltes Aussehen, das an Miliare erinnert. Das Elektrokardiogramm zeigte eindeutigen Myocardschaden bei Rechtsherz. Trotz des auffallenden Röntgenbefundes, der mehr als der klinische an Tuberkulose denken lassen mußte, glaubten wir diese Annahme fallen lassen zu können, zumal da Patient erst auf 1 mg ATK intrakutan positiv reagierte. An dem klinischen Befund hat sich im Verlaufe der Erkrankung nichts Wesentliches geändert. Dyspnoe und Cyanose nahmen eher zu, trotz kardiotonischer Therapie, Aderlässen und Sauerstoffatmung bis zu dem am 18. August erfolgten Exitus letalis.

Der Obduktionsbefund ergab keinerlei Zeichen von Tuberkulose, sondern zeigte eine Emphysem-Wabenlunge bei schleimig eitriger Bronchitis und Bronchiolitis sowie örtlich abszedierender, indurierender, interstitieller Pneumonie mit begleitender Pleuritis fibrinosa,

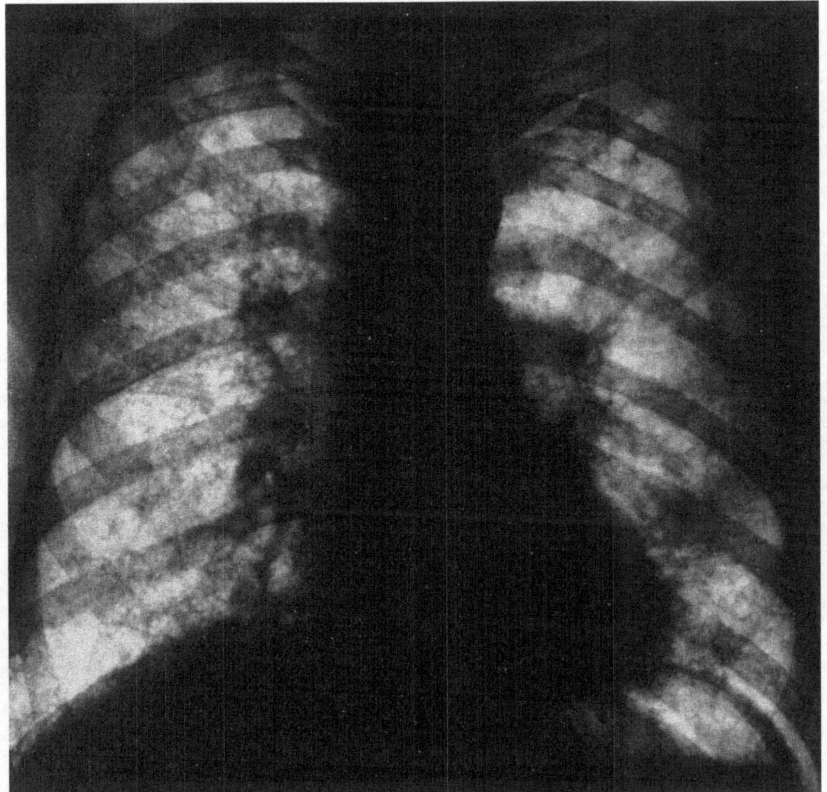

Abb. 141. Emphysem-Wabenlunge mit interstitieller indurierender örtlich abszedierender Pneumonie. Stauungslunge.

ein Cor pulmonale bei partieller fettiger Degeneration des Myocards. Stauungsorgane. Atheromatose der Aorta. Die Lungen zeigten unter der Oberfläche dichtgelegene leicht prominierende sagokorn- bis erbsengroße wie glasige Bezirke, aus denen wie beim Hautemphysem Luftblasen ausdrückbar waren. Am Schnitt in beiden Lungen örtlich verschieden große und vielfach untereinander zusammenhängende, meist nur mehr durch dünne schwarze Bindegewebssäume getrennte glattwandige Höhlen, die kein Sekret sondern nur Luft enthalten und eine völlig reizlose Wand aufweisen. Zwischen diesen wabigen Strukturen kleinste Bronchialäste durch ihren eitrigen gelben Inhalt eben noch sichtbar und große klaffende Luftröhrenäste mit geschwollener und geröteter Schleimhaut und mit dickem zähem Eiter in der Lichtung, der diese bis in die Hauptbronchien verlegt. Nur inselweise noch erhaltenes Parenchym. Dieses nahezu gänzlich im linken Unterlappen durch graurote bis graugelbe, konfluierende, pneumonische Infiltrate in eine harte luftleere Masse umgewandelt, an deren Spitze sich ein etwa kirschengroßer subpleuraler

Abszeß ausgebildet hat. Die Pleura darüber von Fibrin bedeckt. Hiluslymphknoten frei von tuberkulösen Veränderungen.

Aber nicht nur die Erkrankungen des Herzens selbst, sondern auch die der Gefäße treten durch den Umstand, daß sie zu Hämoptoen Veranlassung geben, mit der Lungentuberkulose differentialdiagnostisch nicht so selten in Konkurrenz. Jahraus-jahrein werden nicht so wenige derartige Fälle mit Bluthusten unter der Kurzschlußdiagnose: „Hämoptoe — Lungentuberkulose" an die Tuberkuloseabteilungen eingewiesen.

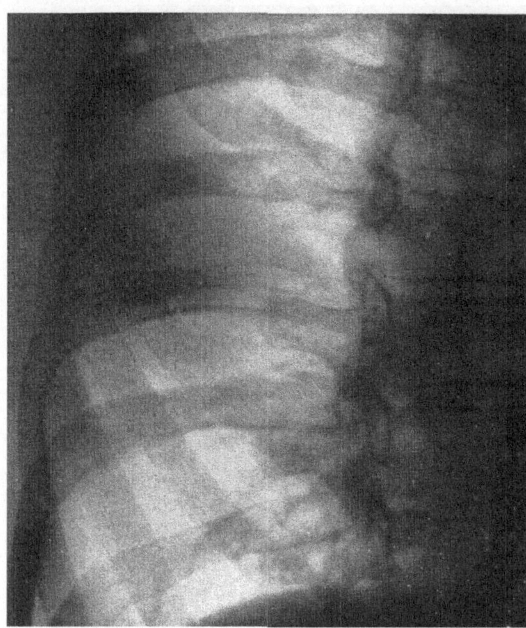

Abb. 142.   Lungeninfarkt.

Ohne auf Vollständigkeit Anspruch erheben zu wollen, soll daher auf die wichtigsten Erkrankungen nichttuberkulöser Natur hingewiesen werden, die zu Hämoptoe Veranlassung geben. Auf die eigentlichen Erkrankungen der Lunge brauche ich hier nicht näher einzugehen, sie sind ja in diesem Kapitel eingehender besprochen und sie alle können mit Bluthusten einhergehen. Es wäre nur noch die Broncholithiasis zu erwähnen, die gelegentlich zu Hämoptoe führen kann, der ja zumeist ein verkalkter Lymphknoten ursächlich zugrunde liegt.

Die häufigste Ursache, außer der Lungentuberkulose, für eine Hämoptoe ist meines Erachtens der Lungeninfarkt. Er tritt meiner Erfahrung nach viel häufiger als Embolie einer Lungenarterie, denn als Folge einer autochthonen Thrombose bei Pulmonalarteriensklerose auf. Man verabsäume nicht, nach peripherer Thrombenbildung in den Venen, also vorzugsweise in den unteren Extremitäten Nachschau zu halten, wobei sich allerdings die in den tiefer gelegenen Venen vorhandenen dem Nachweis entziehen können; des weiteren aber auch auf Hämorrhoiden zu achten, die den Ausgangspunkt einer Thromben- und späteren Infarktbildung darstellen können. Infarktbildungen in der Lunge machen nur in einer Minderzahl der Fälle eindeutige physikalische Erscheinungen, hauptsächlich Zeichen einer trockenen Pleuritis, die sich nicht so selten als Komplikation einstellt. Auch der Röntgenbefund pflegt uns nur in einer Minderzahl der Fälle einen Hinweis auf das pathologische Geschehen zu vermitteln. Derartige Befunde von Verschattungen im Röntgenbild, Abb. 142, wie sie der nachstehende Fall 85 aufzeigt, erinnern an ein Lappenrandinfiltrat, das an Tuberkulose denken lassen kann.

Fall 85. Es handelt sich um den 52jährigen Schmiedgehilfen R. R., der am 3. Februar 1950 von der dermatologischen Abteilung zu uns transferiert worden war, da er wieder an den Erscheinungen eines Ulcus cruris mit Thrombophlebitis in den varicösen Venen des rechten Beines erkrankt war. Am 7. März war plötzlich hämorrhagisches Sputum aufgetreten, gleichzeitig mit stechenden Schmerzen in der rechten Thoraxseite und hierdurch erschwerte Atmung. In axilla und rechts hinten im Mittelfeld etwas pleurales Reiben.

Da in der Folge die Hämoptoe weiter anhielt, wurde Patient auf die interne Abteilung verlegt. In der Folge gingen die Erscheinungen rasch zurück und eine am 18. April vorgenommene Röntgenuntersuchung ließ von dem Infiltrat nichts mehr erkennen.

Weiters sind es vor allem bekanntlich die Mitralvitien, die mit Vorliebe zu Lungeninfarkten Veranlassung geben, aber auch Erkrankungen der Aorta und Tricuspidalklappe können gelegentlich durch einen Lungeninfarkt kompliziert sein. Daß Stauungserscheinungen im kleinen Kreislauf mit Hyperämie der Lunge zu blutigem Auswurf führen, ist eine häufige Beobachtung, insbesondere auch bei jener großen Zahl der Myocardschädigungen auf arteriosklerotischer Basis, wie ja die Arteriosklerose selbst zu Blutungen nicht etwa nur in der Nase, im Darm, sondern auch in der Lunge Veranlassung geben kann. Hier mögen es nicht Veränderungen im kleinen Kreislauf, sondern im großen an den Bronchialgefäßen sein, die hierbei eine Rolle spielen. Und dasselbe gilt wohl auch von der Hämoptoe bei Verschluß oder Kompression der Vena cava superior oder inferior, wo wir eine Stauung im Bereich der Bronchialvenen als Ursache für eine Hämoptoe annehmen müssen. Schließlich ist eine recht häufige Ursache für das Aushusten von Blut eine bestehende arterielle Hypertonie, einschließlich der durch Nierenerkrankungen verursachten.

Nicht so selten werden wir durch eine schwerste, rasch zu letalem Ende führende Hämoptoe überrascht, für deren Auftreten wir keine Ursache wissen. Das kann durch den Einbruch anthrakotisch erweichter oder verkäsender Drüsen im Mediastinum erfolgen, sei es, daß diese in ein größeres Gefäß der Lunge, oder aber in die Aorta erfolgt und so eine Kommunikation zwischen Bronchialbaum und Gefäß hergestellt wird. Als weitere Ursache aber muß die Ruptur eines Aneurysmas in den Bronchialbaum in Erwägung gezogen werden, sei es, daß dieses in der Aorta oder in einem Ast der Pulmonalis seinen Sitz hat.

Daß auch bei Polycythaemia vera eine Hämoptoe auftreten kann, soll nicht unerwähnt bleiben. Schließlich soll nur kurz auf die verschiedenen hämorrhagischen Diathesen und auf Hämophilie verwiesen werden. Auf die eine Hämoptoe vortäuschende Hämosialemesis habe ich bereits im zweiten Kapitel dieses Buches hingewiesen. Es erübrigt sich, noch auf die Epilepsie zu verweisen, bei der es bekanntlich zu Zungenbissen kommt, was gelegentlich eine Hämoptoe vortäuschen kann.

3. Pneumokoniosen.

Nicht nur was die subjektiven Erscheinungen betrifft, sondern auch der Röntgenbefund läßt uns manchmal die Differentialdiagnose „Pneumokoniose-Lungentuberkulose" erwägen. Gerade bei der Pneumokoniose ist natürlich die Kenntnis des Berufes und die Art der möglichen Schädigung durch inhalierte Stoffe von großer Wichtigkeit. Denn wenn auch eine ganze Reihe von Berufen gesundheitliche Nachteile durch Inhalation verschiedenster Stoffe im Gefolge hat, so sind es doch nur relativ wenige, die eine echte Pneumokoniose auslösen. Denn organische Staubarten pflegen ja nicht zu koniotischen Veränderungen, sondern zu chronischer Bronchitis, eventuell mit sekundärem Emphysem zu führen. Das gilt von Bäckern, Müllern, Maurern, Straßenkehrern. Aber auch die Anthrakose der Kohlenarbeiter setzt ebensowenig Veränderungen in der Lunge selbst, sondern der Kohlenstaub wird nur in den Lymphknoten deponiert und ein gleiches gilt auch vom Tonstaub.

Die wichtigste zur Koniose führende Staubart sind Silikatverbindungen. Der Einatmung dieser sind vor allem Gesteinshauer, Steinmetze, Porzellanarbeiter und Schleifer ausgesetzt. Die ersten Erscheinungen der Erkrankung sind zumeist nicht sehr charakteristisch. Nach meist mehrjähriger Beschäftigung in derartig gefährdeten Berufen ist Atemnot das erste Symptom, das beklagt wird. Die physikalische Untersuchung der Lunge ergibt außer etwas Emphysem keinen pathologischen Befund. Erst die Röntgenuntersuchung läßt disseminierte Herdbildungen in beiden Lungen meist mit Bevorzugung der Unterfelder erkennen, die an eine grobmiliare Streuungstuberkulose erinnern. Man bezeichnet dieses Röntgenbild der feinen Tüpfelung auch als „Schneegestöber". Im weiteren Verlauf, auch schon bei geringer Ausdehnung des Prozesses, ist die auffallende Atemnot, eine Mattigkeit bei völliger Fieberfreiheit wegweisend, offenbar bedingt durch stärkere Emphysembildung. Dieses erste Stadium wird bei Fortschreiten des Prozesses abgelöst durch ein zweites, gekennzeichnet durch Auftreten ausgesprochener Konfluenz der Herde mit dichter Schwielenbildung, als sogenannte Ballung bezeichnet, charakteristischerweise in beiden Mittel- oder Unterfeldern ziemlich symmetrisch.

Macht die Diagnose derartiger reiner Fälle von Pneumokoniosen bei bekannter beruflicher Gefährdung kaum Schwierigkeiten, so ist es oft nicht leicht, ja vielfach unmöglich, eine gleichzeitig bestehende Tuberkulose auszuschließen oder anzunehmen; denn wir wissen ja, daß sich diese nur zu häufig mit der Koniose zu vergesellschaften pflegt. Da muß in erster Linie der Sputumbefund die Entscheidung bringen, allerdings wird auch das Röntgenbild, das in derartigen Fällen Aufhellungsherde vermuten oder schon eindeutig erkennen läßt, die Sachlage klären. Wir haben in Wien relativ selten Gelegenheit, Fälle von Pneumokoniosen zu beobachten, weil in Betracht kommende Bergbaubetriebe in der Nähe fehlen, wohl aber finden sich gelegentlich Erkrankungen bei Arbeitern, die mit Quarzsandstrahlgebläse zu tun haben, wofür Fall 86 als Beispiel aufgezeigt sei.

Fall 86. Der 63jährige Gießer J. U. kam am 24. Juni 1947 an der Abteilung zur Aufnahme. Er gab an, seit 1934 als Gießer an einem Quarzsandstrahlgebläse beschäftigt und bei dieser Tätigkeit einer starken Staubentwicklung ausgesetzt zu sein. 1939 soll er an einer rechtsseitigen Lungenentzündung gelitten haben, mit der er zehn Wochen zu Hause gelegen sei. Am 14. April 1947 suchte er den Arzt auf, da er Schmerzen im Rücken und auf der Brust hatte, dem sich in der Folge Fieber bis 39⁰ zugesellte, das aber bald wieder abklang. Es bestand nur wenig Husten mit spärlichem Auswurf, auch ließ das Stechen auf der Brust allmählich wieder nach, doch wies ihn der Arzt ins Spital ein. Er war bei der Aufnahme fieberfrei und blieb es auch in der Folge.

Bei dem etwas blassen, gut genährten Patienten konnten wir einen faßförmigen Thorax feststellen, die Lunge beiderseits tiefstehend und nur wenig mehr verschieblich, über beiden Lungen hypersonorer Klopfschall ohne eindeutige Schallverkürzung. Über beiden Unterlappen, links mehr als rechts, findet sich am Ende des Inspiriums etwas feinblasiges Krepitieren, sonst über der ganzen Lunge verlängertes Exspirium mit vereinzeltem Giemen. Herz von Lunge überlagert. Die Senkung betrug 25 mm und es bestand eine Leukozytose von 12.950 Zellen bei 13% Stabkernigen.

Nach dem physikalischen Befund schien ein Restzustand von Bronchopneumonie bzw. Bronchiolitis in den Unterlappen vorzuliegen. Der Röntgenbefund, Abb. 143, zeigte aber nicht nur im Untergeschoß, besonders links, sondern beiderseits, besonders aber rechts harte kleinfleckige Strukturen, die als silikotische Veränderungen anzusprechen waren. Daß es sich nicht um eine disseminierte Tuberkulose gehandelt hat, scheint durch den Ausfall der Tuberkulinprüfung bewiesen, da selbst auf 1 mg ATK intrakutan keine Lokalreaktion feststellbar war. Offenbar war es nicht die Silikose, die den Kranken hier ins Spital geführt hat, sondern ein fieberhafter bronchopneumonischer Prozeß, der die Ursache für die Leukozytose und die Senkungsbeschleunigung war.

Neben den Silikaten finden wir auch bei Asbest- und Aluminiumarbeitern ähnliche Veränderungen, auch die Lungen-Asbestose vergesellschaftet sich nicht selten mit Tuberkulose.

Auch die Inhalation metallischer Partikel kann zu chronischen Veränderungen in der Lunge führen, der sogenannten Siderose.

In diesem Zusammenhang sei nur kurz darauf hingewiesen, daß auch andere gewerbliche Schädigungen zu Erscheinungen führen können, die den Verdacht auf eine Lungentuberkulose erwecken, wie beispielsweise das sogenannte

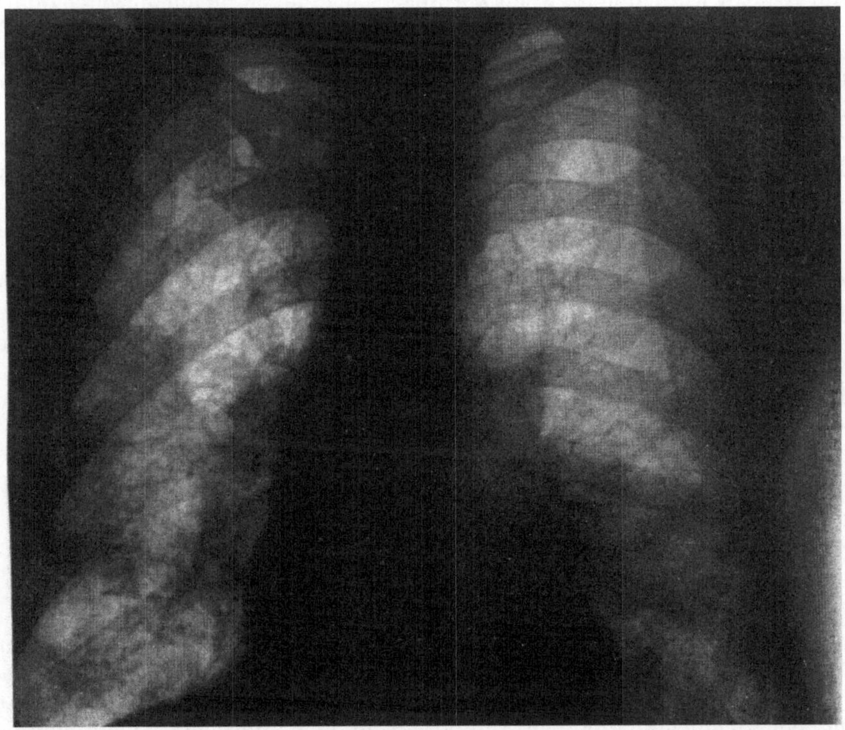

Abb. 143. Silikose.

Gießer- oder Metalldampffieber. Hier treten durch Einatmung von Kupfer-, Zink- oder Zinndämpfen Temperatursteigerungen auf, die mit Frösteln, Mattigkeit, Schmerzen auf der Brust und Pulsbeschleunigung einhergehen. Da die davon befallenen Arbeiter oft blaß und unterernährt sind, liegt der Verdacht auf eine tuberkulöse Erkrankung nur allzu nahe. Aber auch eine weitere Erkrankung, die bei Inhalation reizender Gase, insbesondere der salpetrigen Säure auftritt, die Bronchiolitis obliterans muß hier Erwähnung finden. Nicht nur die Röntgenaufnahme zeigt ein der Miliartuberkulose durchaus ähnliches Bild, sondern auch auf dem Obduktionstisch kann sie nicht immer makroskopisch von der letzteren auseinandergehalten werden. Ich hatte selbst bisher keine Gelegenheit, einen Fall dieser gefährlichen, fast immer tödlich verlaufenden Erkrankung zu sehen.

4. Aktinomykose, Streptotrichose, Histoplasmose.

Zur Verwechslung mit Tuberkulose kann natürlich auch die *Aktinomykose* Veranlassung geben, zumal sie physikalisch keine charakteristischen Erscheinungen macht, vielfach unter dem Bild eines pneumonischen Infiltrates verläuft, in dessen Gefolge sich nicht selten ein pleuraler Erguß hinzugesellt. Die Diagnose wird meist erst dann richtig gestellt werden können, wenn entweder im Auswurf oder im Probepunktat die charakteristischen Aktinomycesdrusen gefunden werden. Ein ähnliches gilt auch von der *Streptotrichose,* die oft lang unter der falschen Diagnose Lungentuberkulose läuft, zumal ebenso wie bei der Aktinomykose, auch hier Hämoptoen zum Krankheitsbild gehören und an die gedacht werden muß, wenn Zerfallserscheinungen pneumonischer Infiltrate mit oft penetrant stinkendem Auswurf bei negativem Tuberkelbazillenbefund vorliegen. Manchmal können schwefelgelbe, mohnkorngroße Körnchen schon makroskopisch den Verdacht auf Streptotrichose lenken, der durch ein Grampräparat geklärt wird, das typische Streptothrixfäden aufweist. Auch bei der Streptotrichose sind pleurale Ergüsse nicht selten.

Nur in Kürze soll hier auf eine Erkrankung hingewiesen werden, obwohl sie bei uns keine, wohl aber in USA eine beträchtliche Rolle spielt, das ist die *Histoplasmose.* Man findet im Röntgenbild gesunder Menschen mehr weniger zahlreiche Kalkherde in der Lunge und kann durch die Tuberkulinauswertung eine völlige Anergie feststellen. Es hat sich nun gezeigt, daß derartige Kalkherde als Folge einer völlig latent verlaufenden Infektion der Lunge mit Histoplasma capsulatum anzusehen sind. Diese reagieren nun auf ein aus diesen Erregern hergestelltes Antigen im Intrakutanversuch positiv. Wie F. K o l l e r und H. K u h n aus der L ö f f l e r schen Klinik in Zürich feststellten, kommt unter der europäischen Bevölkerung dieser Symptomenkomplex nicht zur Beobachtung. Sie fanden nur bei zwei Fällen eine positive Reaktion auf Histoplasmin und gerade diese beiden hatten sich lange in Übersee aufgehalten. Mit Rücksicht auf die uns ja gelegentlich aufsuchenden amerikanischen Patienten scheint mir ein derartiger Hinweis nicht unangebracht.

5. Lues der Lunge.

Wenn eine Erkrankung an und für sich selten ist, wie die Lues der Lunge, und überdies in ihren Erscheinungen recht verschieden und keinerlei bestimmte in allen Fällen wiederkehrende Symptome aufweist, so bringt dies zwangsläufig ein ziemliches Maß von Unklarheit in der klinischen Symptomatologie mit sich. Denn jeder der Autoren hat meist nur wenige Fälle gesehen und die wissenschaftliche Literatur erschöpft sich im allgemeinen in kasuistischen Mitteilungen.

Als typisch für das Bestehen luetischer Lungenveränderungen muß in erster Linie ihre Rückbildung auf eine antiluetische Therapie betrachtet werden. Vor allem in der Röntgenliteratur gelten vom Hilus ausgehende schmetterlingsförmige Verschattungen als charakteristisch für luetische Erkrankungen der Lunge von interstitiellem pneumonischem Charakter. Nicht mit Unrecht weist H. S c h l e s i n g e r darauf hin, daß die Rückbildung derartiger Infiltrate unter antiluetischer Therapie noch nicht ihre luetische Ätiologie beweisen müsse. Sehen wir doch nicht so häufig, daß bei alten Luetikern, deren Herz ja oft geschädigt ist, unter Spitalsbeobachtung und kardialer Behandlung — mit oder ohne gleichzeitige antiluetische Therapie — derartige pulmonale Infiltrationen sich zurückbilden, weil sie offenbar nichts anderes als Stauungserscheinungen im kleinen Kreislauf dargestellt haben. Nun mag es ja gelegentlich auch isolierte Gummen der Lunge geben — darüber lassen einzelne Publikationen keinen Zweifel zu —, ich habe niemals einen derartigen Fall gesehen, obzwar ich mich gerade mit dem Thema „Lues und Lunge" viel beschäftigt habe, darüber 1934 eine klinische Studie in den Beiträgen zur Klinik der Tuberkulose publiziert und dauernd dieser Frage größtes Interesse entgegengebracht, gewiß auch bei jedem unklaren Lungenfall an Lues gedacht und daraufhin untersucht habe. Aber ich müßte lügen, wenn ich behaupten wollte, daß es mir bis heute gelungen wäre, einen klaren Einblick in diese schwierige Materie gewonnen zu haben.

Aus meiner eben genannten Publikation möchte ich vorerst einen Fall 87 anführen, den ich durch mehrere Jahre zu beobachten Gelegenheit hatte.

Fall 87. Es handelt sich um eine damals 54jährige Patientin M. Z. die während meiner Assistentenzeit noch an der Klinik O r t n e r zur Aufnahme kam. In der Familienanamnese keine Tuberkulose. Als junges Mädchen soll sie bereits häufig an Fieber und Stechen im Rücken gelitten haben. Mit 24 Jahren schwere Hämoptoe unter Fiebererscheinungen. Gleichzeitig sollen auf der Brust, am Rücken und auch an den Ohren zehngroschenstückgroße, rote, erhabene Flecke aufgetreten sein, die nach etwa acht Tagen vergingen. In der Folge wiederholt Hämoptoen, derentwegen sie fünf Monate in ihrer Heimat in einem böhmischen Spital liegen mußte. Dabei Fieber, Nachtschweiße, Stechen. Mit 26 Jahren heiratete sie, hatte zwei Frühgeburten mit 6 und $6^1/_2$ Monaten nach $7^1/_2$ Jahre währender steriler Ehe. Erst nach diesen Frühgeburten brachte sie drei lebende Kinder zur Welt. Sie mußte jedesmal das Stillen aufgeben, da im Wochenbett sich regelmäßig Hämoptoe einstellte. Bei Kriegsbeginn (1914) verschlechterte sich ihr Zustand, indem Hämoptoen, Fieber und stechende Schmerzen sich wieder einstellten. 1921 wegen Wucherungen in der Nase operiert, seitdem in meiner ständigen Beobachtung. In zahlreichen Sputumuntersuchungen niemals Tuberkelbazillen gefunden. Auf mehrmalige probatorische Tuberkulininjektionen reagierte sie nicht, weder auf intrakutane Dosen bis zur Lösung 1 : 100, noch auf subkutane Dosen bis 10 mg. Die WaR. war komplett positiv. Es wurde zuerst eine Schmierkur eingeleitet. Im Anschluß daran eine ganz auffallende Besserung, so daß sie in der Folge durch sieben Jahre ihren Pflichten als Hausfrau durchaus nachkommen konnte; dabei ist der physikalische ebenso wie der Röntgenbefund ganz unverändert. Sie blieb zwar in ständiger Beobachtung der Klinik, kam aber erst im Jahre 1928 das erstemal zur Aufnahme, da sich wieder Hämoptoe eingestellt hatte, außerdem klagte sie über allmählich auftretende Atemnot insbesondere beim Stiegensteigen, ein Druckgefühl unter der linken Mamma, außerdem ein Gefühl „starken Rasselns in der Lunge", daneben Nachtschweiße und Hitzegefühl. Bei der Aufnahme der Patientin am 23. Februar 1928 ist sie nur mehr ganz leicht subfebril, bald sogar vollständig afebril. Sie befindet sich in durchaus gutem Ernährungszustand. Die Pupillen sind miotisch, zeigen paradoxe Lichtreaktion, die Sprache ist angedeutet dysarthrisch, die Reflexe etwas gesteigert. Der Lungenbefund zeigt nun das Bild eines beiderseitigen cirrhotisch-kavernösen Prozesses mit pleuraler Adhäsion rechts. Perkutorisch vergrößerte, aber nicht palpable Milz. Der Herzbefund bietet nichts von der Norm Abweichendes. Im Harn sowohl, wie im roten und weißen Blutbild nichts Besonderes. Die Senkung der roten Blutkörperchen sehr beschleunigt. WaR im Blut mittelstark positiv, die Reaktionen im Liquor durchaus negativ.
Lungenröntgen, Abb. 144: Der Hilus ist auffallend verdichtet und verbreitert, die Hiluszeichnung wesentlich vermehrt. Hochgradige Veränderungen in beiden Lungen. Am stärksten sind die Veränderungen in den oberen Lungenteilen, insbesondere subapikal neben diffuser Trübung reichliche, zarte, konfluierende Schattenflecke zu sehen. Links subapikal besteht der Verdacht auf abnorme Aufhellungen. Auch in den beiden Spitzenfeldern und in den mittleren Lungenteilen sind zahlreiche, mehr oder weniger dichte, fleckige Schatten. Links sind die Veränderungen im ganzen stärker als rechts.
Patientin erhielt eine Bismogenol-Salvarsankur, in deren Verlauf sich nach etwa vier Wochen eine ziemlich schwere, aber afebril verlaufende Hämoptoe einstellte, die erst nach mehreren Tagen durch die übliche hämostyptische Therapie zum Abklingen kam.

Bei kritischer Beurteilung des geschilderten Falles und vor allem Betrachtung des Röntgenbefundes muß man sagen, daß dieser im Verein mit dem physikalischen Befund durchaus den Eindruck einer cirrhotisch-kavernösen Phthise macht und nichts von den Erscheinungen erkennen läßt, die als charakteristisch für eine Lungenlues beschrieben wurden. Es kann nicht völlig ausgeschlossen werden, daß es sich hier um eine alte, spontan geheilte Tuberkulose mit Bronchiektasienbildung handelt, möglicherweise gerade unter der Einwirkung der Lues, deren sklerosierende Rolle im pathologischen Geschehen nicht von der Hand zu weisen ist. Der Lungenbefund hat sich auch durch die antiluetische Behandlung nicht geändert. Aber immerhin auffallend und gegen

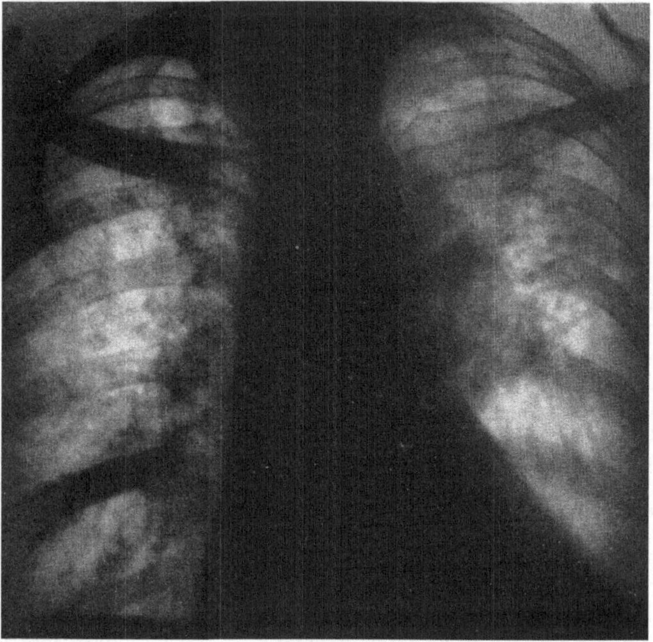

Abb. 144. Lungenlues.

Tuberkulose spricht doch der so durchaus negative Ausfall der spezifischen Reaktionen.

Ein gleichsinniges Verhalten konnte ich in der Folge noch bei einigen anderen Fällen beobachten, bei denen eine komplett positive WaR und eine völlige Anergie gegenüber Tuberkulin bestand, deren klinischer und röntgenologischer Lungenbefund aber durchaus dem einer Tuberkulose entsprach. So bei einer Patientin mit einer intensiven Schwartenbildung rechts hinten, der sich ein auffallend dichtes, fast homogenes Schattenkonvolut, entsprechend dem rechten Hilus und dem ganzen rechten mittleren Lungenanteil, das sich gegen den Unterlappen zu in streifige Schatten auflöste, fand. Leider war es mir in diesem Fall, der schon eher dem als charakteristisch angegebenen Röntgenbefund einer Lungenlues entspricht, nicht möglich, eine antiluetische Behandlung zu Ende zu führen, weil Patientin infolge Auftretens eines Salvarsanikterus eine weitere Behandlung ablehnte.

Hingegen konnte ich bei einer Patientin, die im September 1931 auf der Klinik O r t n e r Aufnahme gefunden, damals 44jährig, und 1917 eine Luesinfektion mitgemacht hatte, einen kleinherdig-disseminierten Oberlappenprozeß finden, der durch einen kleinapfelgroßen unverschieblichen Tumor an der fünften linken Rippe kompliziert war und somit an einen kariösen Prozeß denken lassen mußte, für dessen Bestehen auch der Röntgenbefund sprach, da eine charakteristische Sklerose und periostale Knochenapposition fehlte. Auch hier bei komplett positiver WaR völlige Tuberkulinanergie. Hier war nun nach achtwöchiger kombinierter Salvarsan-Bismogenol-Therapie das Gumma fast völlig verschwunden, während der röntgenologische Lungenbefund unver-ändert blieb.

Findet man also bei einem Kranken, der einen tuberkulösen Infiltrations-prozeß aufweist, keinerlei Bazillen im Auswurf, so verabsäume man nie, eine WaR anzustellen und ihn mit Tuberkulin auszuwerten. Erweist er sich hierbei als völlig anergisch — vorausgesetzt, daß nicht eine ausgesprochene Kachexie besteht, wie dies in unseren Fällen durchaus nicht der Fall war —, so wird man mit einigem Recht die gefundenen Lungenveränderungen als luetische ansehen dürfen und eine antiluetische Behandlung einzuleiten ver-pflichtet sein. Anders, wenn eine Tuberkulinallergie besteht. In diesen Fällen konnte ich wiederholt beobachten, daß in der Folge doch Bazillen im Auswurf festzustellen waren. Da erhebt sich nun die Frage, inwieweit etwa beide an und für sich ja so häufig vorkommenden chronischen Infektionen nebeneinander bestehen, bzw. für den Lungenprozeß verantwortlich sind. Das ist nicht nur intra vitam zu entscheiden kaum möglich, ja selbst der pathologisch-anatomische Befund kann ebenfalls nicht volle Aufklärung geben.

Fall 88. So beobachtete ich im Jahre 1928 an der Klinik O r t n e r eine 58jährige Patientin W. St., die schon in den Jahren 1891 bis 1904 an Anfällen vom Typus der Jackson-Epilepsie der linken oberen Extremität litt. 1898 eine Karies an der linken Handwurzel. Seit 1922 Husten und Atemnot. Die Patientin, die eine stark positive WaR und komplette Pupillenstarre sowie eine ausgedehnte oberflächliche bräunlich-violette Narbe an der Vorderseite des linken Unterschenkels hatte, die sehr verdächtig auf Restzustand nach luetischem Ulcus cruris war, wies überdies einen stumpfen Milztumor auf. Sie hatte spärliche Bazillen im Auswurf und der Lungenröntgenbefund lautete· Der Hilus ist verdichtet, die Hiluszeichnung stark vermehrt. Auffallende Veränderungen in beiden Lungen. Fast die ganze rechte Lunge ist teils diffus, teils streifig kleinfleckig ver-dichtet. Am stärksten sind die Veränderungen im rechten Spitzenfeld und in der rechten subapikalen Partie. In diesem Gebiet besteht der Verdacht auf konfluierende Auf-hellungen; in geringem Grade sind auch in der linken Lunge ähnliche Veränderungen zu erkennen. Bei der Patientin stellten sich unter Fieberanstieg geringfügige broncho-pneumonische Erscheinungen ein, denen sie bald darauf erlag.

War auch mit Rücksicht auf den positiven Sputumbefund an dem Vorliegen einer Tuberkulose nicht zu zweifeln, so wich doch der Krankheitsverlauf in ausgesprochenem Maße von dem Endstadium einer chronischen Lungenphthise ab. Auch waren die pneu-monischen Erscheinungen so wenig ausgedehnt, daß auch sie nicht recht für den letalen Verlauf verantwortlich zu machen waren. Die Patientin war ausgesprochen dick, es waren nur sehr spärliche Bazillen im Auswurf vorhanden. So entschlossen wir uns zur Diagnose: Lues et Tuberculosis pulmonum, Bronchopneumonie.

Die Obduktion konnte keine eindeutige Klärung herbeiführen. Es fand sich im Be-reich des unteren Anteiles der rechten vorderen Zentralwindung ein obsoleter tuber-kulöser Herd von Kleinerbsengröße. Schwartige Verwachsung der ganzen rechten Lunge. Das Parenchym des rechten Ober- und Mittellappens auffallend derb, schwärzlich ver-färbt, in diesem Bereich auch zahlreiche lobulär begrenzte etwas ·vorspringende grau-rötliche leicht transparente Verdichtungsherde. Die rechten oberen tracheobronchealen Lymphknoten anthrakotisch, von verkreideten Tuberkeln durchsetzt, Herzmuskel blaß und zerreißlich. Die pathologisch-anatomische Diagnose: Induratio luetica lobi superioris et medii dextri, mußte der Obduzent mit einem Fragezeichen versehen, zumal auch der histologische Befund nicht mehr sagen konnte, als daß es sich um reparatorische Vor-gänge nach einer schweren Zerstörung von Lungenparenchym handelte, deren Patho-genese aber nicht festzustellen war.

Über den Einfluß einer Lues auf die Tuberkulose sich ein klares Bild zu machen ist nicht so einfach. Man kann weder sagen, daß die Lues stets einen ungünstigen Einfluß auf den Ablauf einer tuberkulösen Erkrankung nimmt, noch weniger aber läßt sich behaupten, daß sie etwa durchwegs im Sinne einer Sklerosierung sich günstig auswirke. Es unterliegt keinem Zweifel, daß bei einer bestehenden manifesten Tuberkulose eine hinzutretende frische luetische Infektion den Ablauf der Tuberkulose vielfach recht ungünstig beeinflussen kann, ja den chronischen Charakter des Leidens in einen akuten verwandelt. Das ist allerdings nicht unbedingt die Regel. Manchmal bleibt die Lues auch ohne Einfluß. Es scheint mir nicht unwichtig, darauf hinzuweisen, daß es nicht immer die Lues als solche sein muß, die den ungünstigen Einfluß auf den phthisischen Prozeß im Gefolge hat, sondern daß eine energische Arsenbehandlung bei gleichzeitigem Bestehen eines phthisischen Prozesses diesen zur Exacerbation bringen kann. So notwendig es daher erscheint, den ungünstigen Einfluß der Lues auf die Tuberkulose durch Einleitung einer antiluetischen Therapie auszuschalten, so muß doch vor der Anwendung von Arsenpräparaten, wie Salvarsan und seinen Ersatzmitteln, in dem Sinne gewarnt werden, daß die übliche energische Therapie vielfach kontraindiziert ist, es sich daher heutzutage empfiehlt, sich an das Penicilln zu halten.

Nicht ebenso liegen die Verhältnisse beim Vorliegen einer alten Lues, zu der sich ein tuberkulöser Prozeß hinzugesellt. Hier kann man zweifelsohne keineswegs von einem generell ungünstigen Verlauf des tuberkulösen Prozesses sprechen. Im Gegenteil, man hat gelegentlich den Eindruck, daß dieser einen chronischen und langsamen Fortgang nimmt, als ob sich gewissermaßen der sklerosierende Einfluß der Lues auf den tuberkulösen Prozeß auswirken würde. Ist in solchen Fällen die WaR positiv, so wird auch eine antiluetische Behandlung den tuberkulösen Prozeß in günstigem Sinne beeinflussen.

6. Boecksches Sarcoid.

Eine Erkrankung, die auch durch Mitbeteiligung der Lunge sehr häufig zu differentialdiagnostischen Erwägungen gegenüber der Tuberkulose Veranlassung gibt, stellt das sogenannte B o e c k sche Sarcoid dar, das von diesem Autor zuerst als eine reine Hauterkrankung beschrieben wurde und auch als miliares Lupoid oder Sarcoid bezeichnet wird. Andere Autoren, wie B e s n i e r, S c h a u m a n n und P a u t r i e r, haben zur Erforschung dieser Krankheit beigetragen und zeigen können, daß es sich hier nicht nur um eine reine Erkrankung der Haut, sondern um eine Systemerkrankung handelt, die mit der Lymphogranulomatose gewisse Ähnlichkeiten hat und daher als Lymphogranulomatosis benigna zufolge ihres stationären und relativ gutartigen Charakters bezeichnet wird.

Die Hauterscheinungen treten in drei Formen auf: a) als kleinknotig diffuse Form, b) großknotig, c) als diffus infiltrierende Form. Was den Gedanken an eine Systemerkrankung aufkommen ließ, ist die Vergesellschaftung mit analogen Veränderungen der Lymphknoten, Milzschwellung, Tonsillenherden, einem mehr weniger charakteristischen Lungenbefund, manchmal ebenso typischem Knochen-Röntgenbefund, nämlich zystenähnliche, vom Markraum in die Corticalis eindringende Aussparungen (Ostitis multiplex cystoides, J ü n g l i n g), meist in den Metaphysen der Phalangen der Füße und Hände, ferner zugehörenden Darm- und Muskelinfiltraten und schließlich vor allem Augenerkrankungen, wie Iridocyclitis und Schleimhautknötchen in Nase und Mund von weißlicher Farbe. Allen diesen Infiltraten ist die gleiche monotone Struktur gemeinsam. Sie besteht fast ausschließlich aus Epitheloidzellen, fast keinen

Entzündungserscheinungen, scharfer, geradezu tumorartiger Begrenzung dieser Zellmassen, die kaum jemals Neigung zum Nekrotisieren zeigen; nur ausnahmsweise sieht man hie und da Riesenzellen vom Langhansschen Typus. Negativer, schwacher oder verspäteter Tuberkulintest spricht für Sarcoid.

Die uns besonders interessierende Frage der Lungenerscheinungen ist vorzugsweise durch die zu erhebenden Röntgenbefunde charakterisiert, während der physikalische Befund keinerlei typische Erscheinungen zeigt. Die Ähnlichkeit mit der Tuberkulose ist nicht von der Hand zu weisen. Man unterscheidet drei verschiedene Formen des Röntgenbildes (D r e s s l e r): 1. Den hilären Typ, charakterisiert durch Drüsenschwellungen im Mediastinum, 2. den miliaren Typ, meist an die grobmiliare Streuung erinnernd, und schließlich 3. den Lungentyp, wobei eine meist dichtere, strangförmige Zeichnung vorwiegt, dazwischen kleinere Knötchen, die den Eindruck lokalisierter Infiltrate machen können, manchmal aber auch mehr diffusen Charakter aufweisen. Gelegentlich ist dieser Typ durch schmetterlingsartige Ausbreitung, von beiden Hili ausstrahlend, charakterisiert. Es ist recht häufig, daß neben der Hilusverdichtung ein miliarer oder Lungentyp festgestellt werden kann. Eine sichere Abgrenzung gegenüber der Tuberkulose ist durch den Röntgenbefund allein wohl nicht zu erbringen. Manchmal wohl auch nicht gegenüber der Silikose, mit der gewisse Ähnlichkeiten bestehen. Es kann zu Rückbildung derartiger Herde mit interstitieller Sklerosierung und streifiger Narbenbildung wie bei einer fibrös-indurierenden Tuberkulose kommen. Liegen Hautveränderungen vor, oder Lymphknotenschwellungen, die es erlauben, durch Probeexzision eine histologische Diagnose anzustellen, so mag in solchen Fällen eine eindeutige Klärung unschwer herbeigeführt werden. Auch die typischen Erscheinungen der Knochenveränderungen, insbesonders der Ostitis multiplex cystoides (J ü n g l i n g) können ein gewichtiges Symptom dieser Systemerkrankung darstellen.

Immer mehr scheint die so lange strittige Frage, ob das B o e c k sche Sarcoid eine Erkrankung sui generis oder durch den Tuberkelbazillus bedingt ist, in letzterem Sinne an Sicherheit zu gewinnen. Vor allem ist es bereits wiederholt gelungen, aus typischem Sarcoidgewebe Tuberkelbazillen zu züchten, die allerdings vorerst kein typisches tuberkulöses Gewebe erzeugten, sondern das des Sarcoids. Erst nach mehrmaligen Passagen im Tierversuch gewannen die Bazillen ihre frühere Virulenz zurück und erwiesen sich als vollvirulente Tuberkelbazillen mit der Fähigkeit, nunmehr Gewebe von typisch tuberkulöser Struktur hervorzubringen. Ferner hat es sich gezeigt, daß nicht nur das B o e c k sche Sarcoid in seinem weiteren Verlauf in eine typische, zum Tode führende Tuberkulose übergehen kann, sondern man konnte auch Fälle beobachten, die als offene Tuberkulose begannen und mehr weniger ausheilend in die Form des B o e c k schen Sarcoids übergingen. So besteht kaum mehr ein Zweifel, wie H. V o g t erst kürzlich in seiner Monographie dartun konnte, daß das B o e c k sche Sarcoid eine atypische Tuberkuloseerkrankung ist. Da mag es paradox erscheinen, wenn die fehlende Tuberkulinallergie als ein die tuberkulöse Ätiologie unterstützendes Moment herangezogen wird. Überlegt man aber, daß es doch bei der großen Verbreitung der Tuberkulose geradezu unwahrscheinlich wäre, daß alle an B o e c k schem Sarcoid leidenden Patienten niemals eine Tuberkuloseinfektion akquiriert hätten, so verliert diese Vorstellung wohl etwas von ihrem paradoxen Charakter, zumal wenn man bedenkt, daß auch bei der Obduktion von Sarcoidfällen ältere tuberkulöse Veränderungen in den Spitzen nachgewiesen werden konnten. Damit gewinnt die von J a d a s s o h n aufgestellte Vermutung an Wahrscheinlichkeit, daß die gesetzmäßige Tuberkulinanergie beim Sarcoid nur durch die tuberkulöse Ätiologie der Erkrankung ge-

klärt werden kann. Wir müssen uns vorstellen, daß eine so starke Antikörperbildung infolge des gutartigen Verlaufes im Organismus stattfindet, daß das
Tuberkulin völlig neutralisiert wird, ehe es zu einer lokalen Reaktion kommt.
Für diese Annahme können Versuche L e m m i n g s beigebracht werden, dem
es nicht gelang, bei Kranken mit benigner Lymphogranulomatose trotz Impfung
mit erhöhten Dosen von BCG-Vakzine eine positive Tuberkulinreaktion an den
Impfstellen zu erzielen, an den regionären Drüsen aber konnten histologische
Veränderungen wie beim B o e c k schen Sarcoid gefunden werden. Auch die
Untersuchungen von W e l l s und W y l i s, denen es gelang, im Serum von

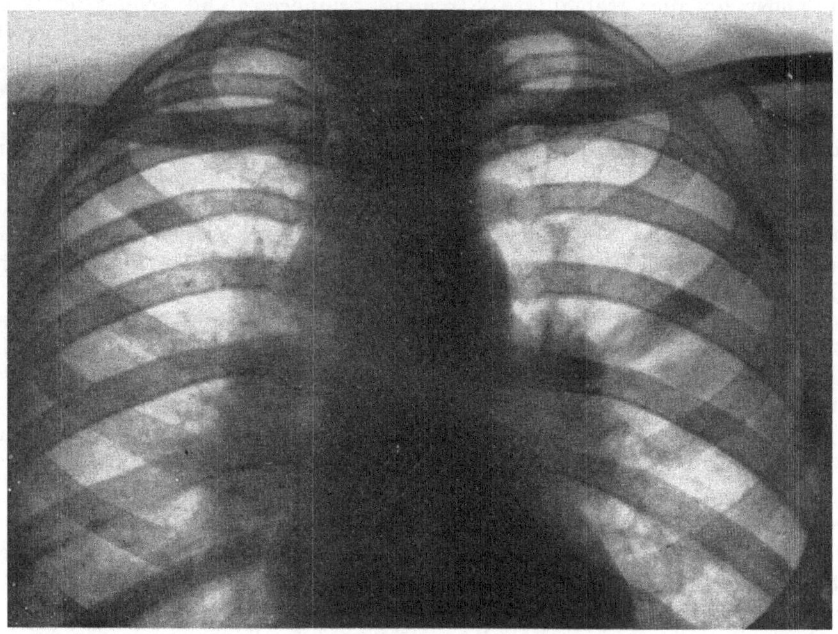

Abb. 145.   Hiläre Form eines B o e c k schen Sarcoids.

B o e c k - Patienten tuberkulinneutralisierende Stoffe nachzuweisen, sprechen
in diesem Sinne.

Als Beispiel für ein B o e c k sches Sarcoid sei folgender Fall 89 angeführt:

Fall 89. Die 29jährige Chauffeursgattin M. M., die bis zum Jänner 1950 immer gesund war, begann zu dieser Zeit an leichtem Fieber, Nachtschweißen und etwas
trockenem Husten zu leiden. Außerdem machten sich stechende Schmerzen in der
rechten Schulter bemerkbar und gleichzeitig traten kleine bohnengroße bläulich verfärbte Knoten an der Beugeseite der beiden Unterschenkel auf. Sie hatte innerhalb von
zwei Monaten 10 kg an Gewicht abgenommen. Am 14. März 1950 wurde sie auf die
Hautabteilung des Rudolfspitales aufgenommen, woselbst ein Erythema induratum Bazin
nicht nur klinisch sondern auch histologisch nach Probeexzision festgestellt wurde. Da
sich röntgenologisch Veränderungen am Hilus zeigten, wurde Patientin am 5. Mai an
meine Abteilung transferiert.

Bei der nur gelegentlich bis 37,3⁰ fiebernden Kranken konnte von der bereits abgeheilten Hautaffektion nichts mehr gesehen werden. Der Lungenbefund war durchaus
normal, auch der Blutbefund ließ keine Besonderheiten erkennen, lediglich die beschleunigte Senkung von 23 mm schien etwas aus dem Rahmen zu fallen. Wie der

Röntgenbefund, Abb. 145, zeigt, bestanden bei ihr ziemlich große Lymphknotenschwellungen im Mediastinum und im Bronchopulmonalgebiet von guter Begrenzung.

Die sogleich vorgenommene Auswertung mit Tuberkulin intrakutan ließ selbst auf die Dosis 1 : 10 eine völlig negative Reaktion erkennen. Damit erscheint die Diagnose hiläre Form des Boeckschen Sarcoids zur Genüge bewiesen.

7. Geschwulstbildungen der Lunge.

Bronchuskarzinom.

Eine der wichtigsten, aber jetzt auch häufigsten Erkrankungen, die mit der Lungentuberkulose in differentialdiagnostische Konkurrenz tritt, ist das Bronchuskarzinom. Ist an der Tatsache, daß diese Erkrankung im Laufe der beiden letzten Jahrzehnte ganz wesentlich an Häufigkeit zugenommen hat, kein Zweifel mehr möglich, so bleibt die Ursache hierfür, derzeit wenigstens, noch durchaus im Dunkel und alle Bemühungen, das Nikotin, die zunehmende Motorisierung mit ihren Abgasen und andere Verunreinigungen der Luft dafür verantwortlich zu machen, haben zu keinem Ergebnis geführt. Die großen Fortschritte in der Thoraxchirurgie, insonderheit die Pneumektomie, lassen dieses heimtückische Leiden heute nicht mehr so völlig aussichtslos in seiner Prognose erscheinen wie ehedem. Aber wie bei jedem Karzinom, so hängt auch hier die Operabilität und damit die Möglichkeit der Heilung von der möglichst frühzeitigen Erfassung der Erkrankung ab. Nun ist aber gerade der Beginn der Erkrankung ein wenig charakteristischer, meist schleichender Natur. Hie und da allerdings bringt eine initiale Hämoptoe den Kranken frühzeitig zum Arzt, womit nicht gesagt sein soll, daß das Auftreten eines blutig-tingierten Sputums immer ein Frühsymptom ist, nicht vielmehr bereits zu diesem Zeitpunkt die Möglichkeit eines operativen Eingriffes nicht mehr gegeben ist. Manchmal ist die Beschaffenheit des blutigen Auswurfs so typisch himbeergeleeartig, daß daraus allein die Diagnose gestellt werden kann. Häufig aber ist sie ganz uncharakteristisch. Müdigkeit und Gewichtsabnahme sind die ersten Erscheinungen, denen sich häufig ein uncharakteristischer Husten zugesellt. Ein für das Bronchuskarzinom sehr charakteristisches — aber durchaus kein Frühsymptom — sind Schulterschmerzen, die in den Arm ausstrahlen. Ihnen ist in der Differentialdiagnose größte Beachtung zu schenken. Sie können sehr heftig werden, ein Symptom, das wir bei der Lungentuberkulose in diesem Ausmaß kaum je antreffen. Macht im allgemeinen ein Karzinom bekanntlich keinerlei Fiebersteigerung, so kann gerade beim Bronchuskarzinom oft schon in relativ früher Zeit erhöhte Temperatur, ja ausgesprochenes Fieber beobachtet werden und damit die Abgrenzung von der Tuberkulose erschweren. Denn hinter einem Bronchuskarzinom entwickeln sich leicht pneumonische Erscheinungen oder Bronchiektasien, die zur Temperatursteigerung Veranlassung geben.

Die Erscheinungen, die das Bronchuskarzinom in klinischer Hinsicht macht, können recht verschiedener Natur sein, überdies spielt für die Diagnose vor allem auch der Sitz des Karzinoms eine wichtige Rolle. So gibt es gerade beim Oberlappenkarzinom, und dies ist ja das häufigste, Fälle, bei denen die physikalische Untersuchung allein fast mit Sicherheit die Diagnose zu stellen gestattet. Es sind das jene typischen Fälle, in denen das Karzinom seinen Sitz nahe der vorderen Thoraxwand hat und eine oft recht intensive Dämpfung verursacht, die sich unmittelbar an das Manubrium sterni anschließt und sich allmählich nach lateralwärts aufhellt. Vielfach finden wir die Dämpfung über die Mittellinie hinausreichend den gegenüberliegenden Sternalrand etwas überschreitend. Dabei geht diese Dämpfung nicht in die Herzdämpfung über, die Verschieblichkeit daselbst ist durchaus normal. Ein weiteres charakteristisches Symptom dieser

„stummen Dämpfung" ist eben eine mehr weniger hochgradige Abschwächung des Atemgeräusches. Kommt es zu ausgesprochenen Stenosenerscheinungen im Bronchialsystem, dann kann infolge der sich entwickelnden Atelektase der Dämpfungsbezirk ausgedehnter sein, aber auch hier wird natürlich das fehlende oder stark abgeschwächte Atemgeräusch für die Diagnose wegleitend sein.

Eine besondere Form des Karzinoms im Lungenoberlappen stellt der sogenannte P a n c o a s t - Tumor dar, dessen Lokalisation in der Lungenspitze begreiflicherweise zur Verwechslung mit Tuberkulose Veranlassung geben kann. Die ursprüngliche Annahme P a n c o a s t s, daß es sich um Geschwülste der oberen Lungenfurche handelt und sich diese Tumoren möglicherweise aus Keimresten entwickeln können, ist allerdings heute fallen gelassen worden, da sich in der Mehrzahl der Fälle bei Vorhandensein dieses Syndroms ein peripherer Bronchialkrebs nachweisen ließ. Besonders charakteristisch ist das expansive Wachstum nach außen hin mit Zerstörung der Rippen und Affektion des Plexus brachialis, hiedurch heftiger Schulterschmerz mit Ausstrahlung in den Arm und Atrophie der Muskulatur des Schultergürtels, ferner ein H o r n e r scher Symptomenkomplex. Insbesondere die Verschattung des Spitzenfeldes im Röntgenbild im Verein mit der nachweisbaren Knochendestruktion wird die Diagnose dieser speziellen Form des Bronchialkrebses ermöglichen, doch können auch andere Tumoren zu einem ähnlichen Syndrom Veranlassung geben.

Größere Schwierigkeiten in der Diagnose macht das hilusnahe Karzinom, das oft nur wenig physikalische Erscheinungen im Gefolge hat und naturgemäß vom Bronchialdrüsensyndrom auf tuberkulöser Basis in seinen Anfängen nicht nur klinisch, sondern auch röntgenologisch schwer abgrenzbar erscheint. Auch die im Unterlappen gelegenen Karzinome machen physikalisch oft nur wenig Symptome, geringgradige Dämpfungen ohne charakteristische Erscheinungen bei normalem Auskultationsbefund oder abgeschwächtem Atemgeräusch. Besonders schwierig aber kann naturgemäß die Diagnose werden, wenn, wie ja häufig, sich ein pleuraler Erguß hinzugesellt. Da kommen wir vorerst über die Diagnose des letzteren allein nicht hinaus. Verläuft die Exsudation völlig fieberfrei, so muß dies besonders bei älteren Leuten entschieden an Tumor denken lassen. Da bringt vorerst die Punktion nicht so selten einige Klärung, vor allem die hämorrhagische Beschaffenheit des Ergusses, dann der Nachweis von Tumorzellen im Exsudat. Der nächste Schritt ist die möglichst vollständige Absaugung des Exsudats, die es nunmehr dem Röntgenologen erlaubt, die Untersuchung der Lunge mit mehr Aussicht auf Erfolg durchzuführen als zur Zeit, da das Exsudat das ganze Unterfeld in einen dichten Schatten verwandelt hat. Auf ein Moment möchte ich in diesem Zusammenhang aufmerksam machen, das diagnostisch verwertbar ist. Wenn wir bei einer sehr intensiven und ausgedehnten Dämpfung im Bereiche des Unterlappens relativ wenig Exsudat bei der Punktion entleeren können, und auch nach Vornahme dieses Eingriffes sich im Perkussionsbefund nicht viel geändert hat, so spricht dies für Karzinom im Hinblick auf die Annahme, daß die Dämpfung eben nicht allein durch den Erguß, sondern auch auf die Tumorbildung zurückzuführen ist.

Ein für die Diagnose Bronchialkarzinom nicht unwichtiges Symptom ist das Auftreten von Trommelschlegelfingern bzw. der Forme fruste derselben, der Uhrglasnägel, freilich nicht immer als Frühsymptom und keineswegs verwertbar gegenüber Bronchiektasien, auch solchen auf tuberkulöser Basis. Finden wir die Zeichen der Zwerchfellähmung einer Seite, so wird dieses Symptom die Diagnose Bronchuskarzinom wesentlich zu stützen in der Lage sein. Denn es gehört zu den ausgesprochensten Seltenheiten, daß ein tuberkulöser Prozeß die Ursache für dieses Symptom abgibt. Man muß vielmehr stets an das

Vorliegen eines malignen Prozesses im Bereiche des Mediastinums denken, vor allem an Erkrankungen der Lymphknoten, die durch Druckwirkung eine Läsion des Nervus phrenicus verursachen und so zur Zwerchfellähmung führen. Die häufigste Ursache stellt ja das Bronchialkarzinom dar. Aber es gibt natürlich auch vereinzelte Fälle, wo tuberkulöse Mediastinalknoten solche Zwerchfellläsionen verursachen können. So steht mir ein junger Landwirt in Erinnerung, der schon deswegen in meiner dauernden Beobachtung stand, weil er mich während des ganzen Krieges mit Butter versorgte, den ich erstmalig im Jahre 1940 zu sehen Gelegenheit hatte. Schon damals wies er Erscheinungen einer rechtsseitigen Zwerchfellähmung auf, zusammen mit relativ geringfügigen pleuralen Erscheinungen basal und am Mediastinum. Abgesehen von geringer Atemnot bei starker körperlicher Anstrengung, ist er praktisch gesund und seit Jahren frei von irgend welchen sonstigen Symptomen der Lunge. Von großer Wichtigkeit ist auch das röntgenologisch feststellbare Mediastinalpendeln, das für das Vorliegen einer Bronchusstenose einen wertvollen Fingerzeig darstellt.

Wie unsere eigenen klinischen Erfahrungen im Verein mit denen der Röntgenologen in den letzten Jahren gezeigt haben, stellt die Höhlenbildung in der Lunge bei Bronchialkarzinom kein seltenes Vorkommnis dar. Ich verweise hier auf die Untersuchungen R. P a p e s über Höhlenbildung beim Lungenkarzinom, denen ja das Material des Wilhelminenspitals zugrunde liegt. Ich möchte hierzu allerdings gleich bemerken, daß Zerfallserscheinungen, ebenso wie dies für den Lungenabszeß gilt, auskultatorisch meist keine typischen Kavernensymptome hervorrufen, wie wir sie von der Phthise her kennen.

Fall 90. Am 14. Mai 1946 kam der 45jährige Tanzmeister H. R. an der Abteilung zur Aufnahme. Seit 20 Jahren magenleidend, als deren Ursache im April 1945 ein vernarbtes Ulcus im Bereiche des Bulbus duodeni festgestellt wird. Vor zwei Monaten stellt sich eine Hämoptoe ein. Seither zeitweise Nachtschweiße, subfebrile Temperaturen und Atemnot. Er läßt sich in einem Wiener Spital röntgenisieren und wird unter der Diagnose eines kavernös-phthisischen Prozesses an uns gewiesen.

Der blasse und in herabgesetztem Ernährungszustand befindliche Patient weist folgenden Lungenbefund auf: Linker Krönig 5 cm, rechter 4 cm. Das rechte Oberfeld bis zum sechsten Brustwirbeldorn mäßig schallverkürzt. Darüber etwas unreines Atmen mit einzelnen spärlichen, nicht klingenden mittelblasigen Rasselgeräuschen. Vorne findet sich eine intensivere Dämpfung neben dem Sternum, die ohne scharfe Grenze lateralwärts sich allmählich aufhellt. Darüber abgeschwächtes Atmen mit unreinem Inspirium, aber keinen Rasselgeräuschen. Im Epigastrium ein zirkumskripter Druckschmerz. Patient hatte dauernd Temperaturen, die gelegentlich 38⁰ überschritten. Die Senkung betrug 26 mm, es bestand eine Leukozytose von 15.500 Zellen mit 12% Stabkernigen und 6% Jugendformen.

Der Röntgenbefund, s. Abb. 146, ergab nun eine beträchtliche Höhle im rechten Oberlappen, die rein bildmäßig eine eindeutige Diagnose nicht zuließ. Der Sputumbefund war bei wiederholten Untersuchungen negativ, hingegen waren elastische Fasern im Auswurf vorhanden. Schon allein der so charakteristische physikalische Befund der Lunge, vor allem auch das Fehlen typischer auskultatorischer Kavernensymptome erlaubte die Diagnose: Zerfallendes Bronchialkarzinom mit großer Wahrscheinlichkeit anzunehmen. Diese aber ließ sich durch den Umstand fast mit Sicherheit stellen, daß ein destruktiver Prozeß an der vierten Rippe das Übergreifen des malignen Prozesses auf den Knochen bereits in der ersten Aufnahme zeigte.

Unter dauernd fieberhaftem Verlauf kam der Patient am 2. September ad exitum, nachdem spätere Untersuchungen eine weitgehende Destruktion der vierten Rippe und Vergrößerung der Höhle ergeben hatten. Auch im Verlauf der Erkrankung trat wieder eine stärkere Hämoptoe auf, eine besonders profuse aber endigte das Leben des Patienten.

Die von Prof. W i e s n e r vorgenommene Obduktion ergab ein primäres kavernöszerfallendes Karzinom des rechten Lungenoberlappens, wobei der primäre Ausgangspunkt des Tumors nicht mehr feststellbar war. Mehrere Lungenarterienäste waren arrodiert. Im Duodenum fand sich eine überhäutete Ulcusnarbe.

Das Thema Bronchuskarzinom und Höhlenbildung ist aber mit der Feststellung, daß beim Zerfall karzinomatösen Gewebes eine „Kaverne" entstehen kann, nicht erschöpft, sondern es muß darauf hingewiesen werden, daß es auch fernab vom Sitze des Karzinoms zu Höhlenbildungen kommen kann, bedingt durch das recht häufige Auftreten von Bronchopneumonien hinter Bronchusstenosen. Diese aber führen dann gelegentlich zur Abszedierung. Haben wir

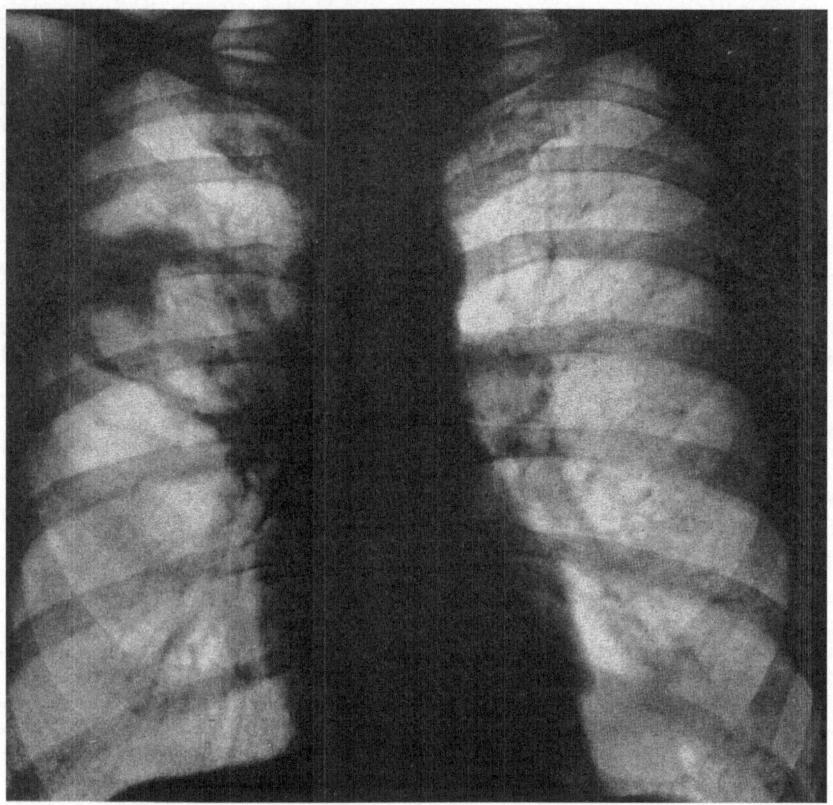

Abb. 146.　Bronchuskarzinom des rechten Oberlappens mit Zerfall.

etwa daneben noch ältere tuberkulöse Veränderungen der Lunge, so kann sich die Diagnose oft recht schwierig gestalten, zumal wenn sich Tuberkelbazillen im Auswurf befinden. Fall 91 möge dies illustrieren, wenn er auch vermöge der Kürze der Beobachtungszeit vor seinem Ableben klinisch nicht restlos geklärt werden konnte.

Fall 91. Es handelt sich um einen 67jährigen Altersrentner J. E., der in somnolentem Zustand am 17. Oktober 1949 an der Abteilung zur Aufnahme gelangte und aus dessen Anamnese nur soviel bekannt war, daß er mehrmals an Magengeschwüren und einmal an Lungenentzündung gelitten haben soll.

Patient befand sich in einem ausgesprochen schlechten kardialen Zustand, war stark cyanotisch und leicht subikterisch. Die Haut war trocken und zeigte die Zeichen der Pityriasis tabescentium. Die Zunge dick grau-weiß belegt. Langer asthenischer Thorax mit spitzem epigastrischem Winkel. Krönigsche Felder beiderseits mäßig eingeengt mit geringer Schallverkürzung. Intensivere Dämpfung über dem rechten Unterfeld, sonst hypersonorer Klopfschall. Über der ganzen Lunge abgeschwächtes Emphysematmen mit reichlichem Giemen und disseminiertem, grobem, nicht klingendem Rasseln. Das Herz vom Emphysem überlagert, perkutorisch nicht eindeutig verbreitert. Die Leber fast handbreit unter dem Rippenbogen mäßig derb, kaum druckschmerzhaft.

Der Kranke fieberte bis 38⁰, zeigte eine Senkung von 32 mm, eine Leukozytose von 11.950 Zellen mit 6% Stabkernigen.

Der Röntgenbefund, Abb. 147, zeigte nun vor allem im rechten Mittel- und Untergeschoß eine ausgedehnte konfluierende Infiltration mit deutlichen Einschmelzungs-

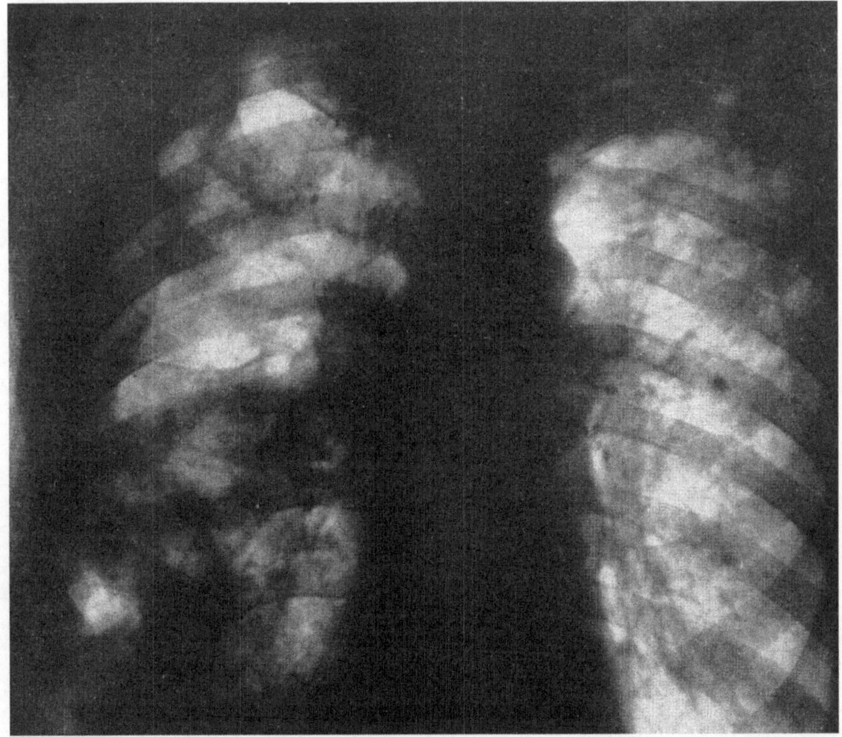

Abb. 147. Karzinom des rechten Unterlappenbronchus mit abszedierender Pneumonie im rechten Unterlappen bei alter schwieliger Oberlappentuberkulose beiderseits.

herden, deren Zerfallsnatur durch das Vorhandensein kleiner Sekretspiegel außer Zweifel blieb. Daneben aber fanden sich in beiden Oberfeldern streifig-fleckige Herdbildungen, deren tuberkulöse Natur kaum anzuzweifeln war.

Der schlechte Allgemeinzustand des Patienten ließ eine eingehendere tomo- bzw. bronchographische Untersuchung nicht zu, auch war kein Sputum zu erhalten und auch von einer Magensaftgewinnung mußte Abstand genommen werden. Unter diesen Umständen war es nicht möglich, dem Obduzenten — Patient war nach sechs Tagen ad exitum gekommen — mehr als die Diagnose: destruierender Prozeß im rechten Unterlappen bei älteren tuberkulösen Herden in beiden Oberlappen und dekompensiertem Emphysemherzen, vorzulegen.

Die Obduktion ergab ein stenosierendes nicht verhornendes Plattenepithelkarzinom eines Astes des rechten Unterlappenbronchus mit Metastase in der rechten Nebenniere, eine abszedierende Pneumonie des rechten Unterlappens sowie eine beiderseitige fibrös abgeheilte Oberlappentuberkulose. Substantielles Lungenemphysem. Ausgedehnte Myocardschwiele in der linken Kammerwand bei Coronarsklerose. Chronische Stauung der verfetteten Leber.

Hätte man in diesem Fall, bei dem sich Tuberkulose, Karzinom und abszedierende Pneumonie gleichzeitig fanden, im Sputum Tuberkelbazillen gefunden, so hätte man klinisch und röntgenologisch die Diagnose einer Unterlappenphthise kaum in Zweifel gezogen.

Selbstverständlich werden wir in jedem auf Karzinom verdächtigen Fall ehestens eine Röntgenuntersuchung veranlassen, ich darf aber hier bemerken,

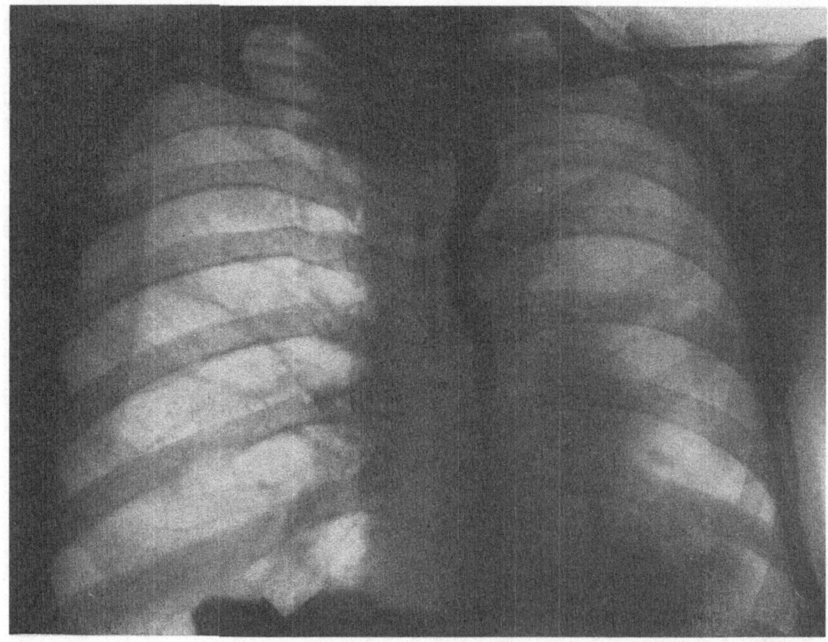

Abb. 148.   Karzinom im linken Oberlappenbronchus nahe der Teilungsstelle im Hauptbronchus.
Atelektase der linken Lunge.

daß man doch gelegentlich immer wieder Fälle sieht, bei denen der klinische Befund eindeutiger die Karzinomdiagnose stellen läßt als der Röntgenbefund. Das ist natürlich nicht die Regel, sondern die Ausnahme. Die Röntgendiagnose des Bronchialkarzinoms ist keineswegs leicht und einfach. Auch hier ist die Zusammenarbeit zwischen Kliniker und Röntgenologen von allergrößtem Wert. Sie ist um so wichtiger, als wir uns ja nicht nur mit der Diagnose Bronchuskarzinom begnügen dürfen, sondern auch nach Möglichkeit die Frage beantworten sollen, wie weit der Prozeß fortgeschritten ist, ob noch eine Aussicht auf radikale Heilung durch Operation gegeben ist. Hier wird es vielfach darauf ankommen, festzustellen, ob ein Übergreifen auf die mediastinalen Lymphknoten im Röntgenbild feststellbar ist bzw. eine Alteration der im Mediastinum verlaufenden Nerven durch Drüsentumoren, etwa eine Zwerchfelllähmung oder eine Rekurrensparese, ein Hornerscher Symptomenkomplex den Fall inoperabel erscheinen läßt; selbstverständlich auch eine Pleuritis carcinomatosa, auch ausgesprochene Schmerzen, über die der Kranke zu klagen hat, insbesondere Magenbeschwerden (Einscheidung des Nervus vagus durch

Lymphknotenmetastasen), sind in diesem Sinne zu bewerten. Nicht nur die übliche Röntgenuntersuchung genügt in vielen Fällen, sondern wir müssen trachten, über den Bronchialbaum einen genaueren Aufschluß zu bekommen. Das kann einerseits durch Vornahme der Tomographie geschehen, die es erlaubt, Stenosen des Bronchialbaums auf diesem Wege festzustellen, das für den Kranken jedenfalls viel angenehmere Verfahren als die Bronchographie, die allerdings manchmal viel eindrucksvollere Bilder liefert, wenn sie eindeutig den Stopp der Lipiodollösung in einem Bronchialast aufzeigt. Hier als Beispiel Fall 92.

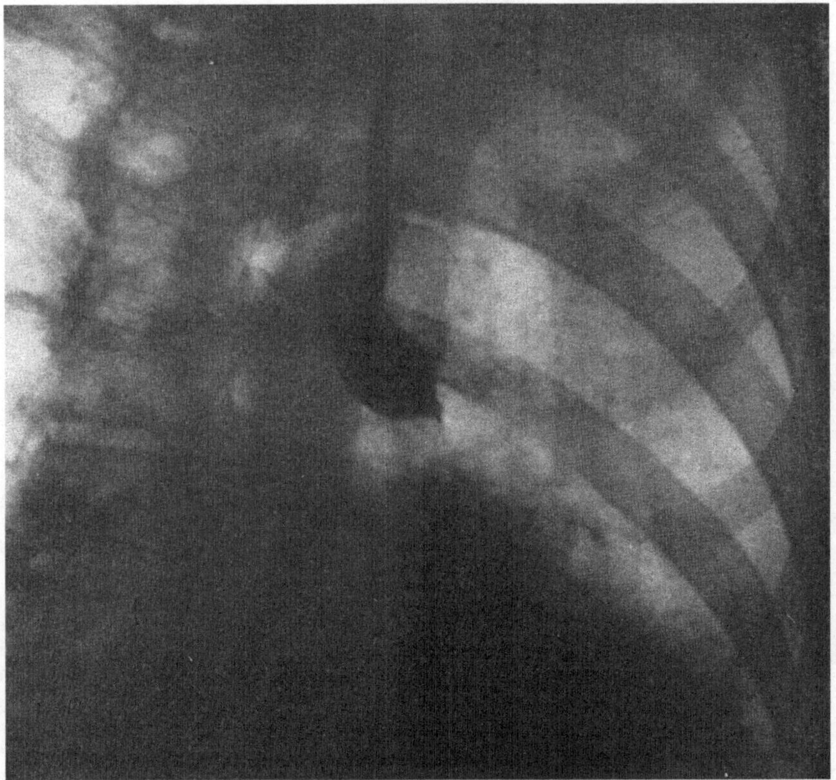

Abb. 149. Bronchogramm: Stopp im Hauptbronchus.

Fall 92. Der 64jährige Pensionist A. B. gelangte am 28. Juni 1949 an der Abteilung zur Aufnahme, da er sich seit März 1948 nicht mehr wohl fühlte. Er hatte sich damals erkältet und soll an einer leicht fieberhaften Bronchitis erkrankt gewesen sein. Seither besteht dauernd etwas Auswurf, in dem nie Tuberkelbazillen gefunden wurden. Auch traten zeitweise Nachtschweiße auf. Da sich vor 14 Tagen Temperatursteigerungen bis 39,8° einstellten und die Atemnot zunahm, wurde er von einem Wiener Lungenfacharzt zwecks Streptomycinbehandlung der Abteilung überwiesen.

Bei dem in gutem Allgemein- und Ernährungszustand befindlichen Patienten, der einen etwas blassen Eindruck machte, zeigte die linke Thoraxseite eine leichte Einengung gegenüber rechts, blieb bei der Atmung deutlich zurück, auch war der Krönig links fehlend und die ganze linke Lunge gedämpft, wobei der Oberlappen etwas intensivere Schallverkürzung aufweist. Die Lungengrenze links hochstehend und unverschieblich. Rechts gleichmäßig hypersonorer Klopfschall bei tiefstehender Grenze. Auch links vorne gleichmäßige Dämpfung. Auskultatorisch links die Zeichen des Emphysems, etwas abgeschwächtes Atmen bei verlängertem Exspirium. Rechts das Atemgeräusch noch undeutlicher als links, im Mohrenheim leises Bronchialatmen, keine Rasselgeräusche.

Im Röntgenbild, Abb. 148, zeigt sich die rechte Lunge bis auf Emphysem o. B. Die linke Thoraxseite etwas eingeengt, Herz und Mediastinum deutlich nach links verschoben. Im Lungenfeld finden sich ausgedehnte Schatten, so liegt ein apfelgroßes Schattenareal basal-dorsal und ist gegen den linken Herzrand schlecht abgrenzbar und verliert sich unscharf gegen den Unterlappen. Ein im Film schlecht sichtbarer ausgedehnter, aber nicht sehr dichter homogener Schatten liegt im Oberfeld ventral der Thoraxwand breit an. Die Speiseröhre zeigt ein deutliches Mediastinalpendeln nach links. Das linke Zwerchfell steht etwas höher als rechts.

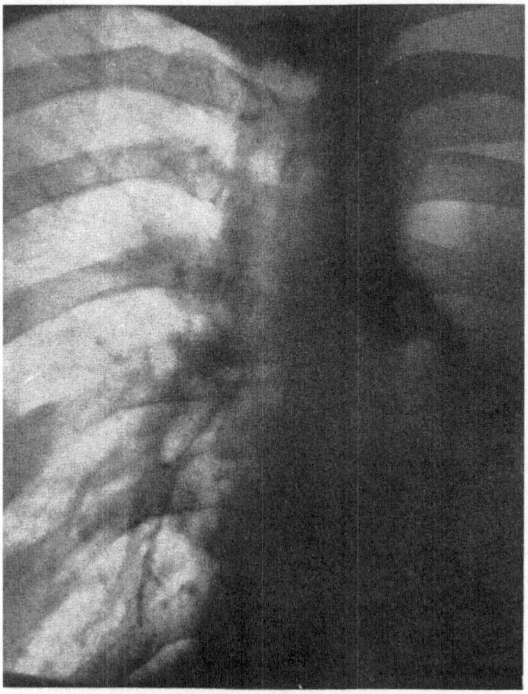

Die so ausgesprochene Atelektase der ganzen linken Lunge mußte hier natürlich sofort den Verdacht auf ein Bronchialkarzinom erwecken, der durch das inspiratorische Mediastinalpendeln nach links und die wenn auch undeutlichen Schattenbildungen in der Lunge verstärkt wurde. Die Bronchographie ergab hier die erwartete Klärung: Gezielt mit nur 10 ccm Joduron B ausgeführt, ließ sie vorerst einen zapfenartigen Verschluß des Hauptbronchus erkennen (Abb. 149). Erst nach einigen Minuten füllte sich ein schmaler Stenosekanal zum Unterlappen, während die Füllung in den Oberlappen nicht vordrang (Abb. 150).

Da die Sputumuntersuchung keine Tuberkelbazillen, wohl aber das Vorhandensein von elastischen Fasern einerseits und Tumorzellen andererseits erkennen ließ, bereitete die Diagnose hier wohl kaum Schwierigkeiten. Der ausgesprochen febrile Verlauf muß auf pneumonische Prozesse hinter den stenosierten Bronchien zurückgeführt werden, wofür auch die bestehende Leukozytose von 23.150 Zellen sprach.

Es ist die Regel, daß solche pneumonische Prozesse beim Bronchuskarzinom in atelektatischen Lungenpartien sich meist physikalisch nicht eindeutig nachweisen lassen.

Abb. 150. Nach einigen Minuten Füllung des stenosierten Unterlappenbronchus.

Natürlich leisten auch verschiedene Laboratoriumsbefunde Wichtiges in diagnostischer Hinsicht. Klarerweise wird das Fehlen von Tuberkelbazillen im Sputum einen gewissen Hinweis bieten, insbesondere wenn etwa röntgenologisch Zerfallserscheinungen bereits nachweisbar sind. Der Befund von elastischen Fasern hingegen wird nur dort festzustellen sein, wo es zu Destruktionserscheinungen innerhalb der Lunge kommt, was ja nur in einer Minderzahl der Beobachtungen der Fall ist. Viel aufschlußreicher aber ist die Untersuchung des Sputums auf Tumorzellen, wofür die Methode von Papanikolao sich als wertvoll erwiesen hat. Näheres darüber ist ja im Gang der Untersuchung ausgeführt. Des weiteren geben die biologischen Reaktionen auf Abbaufermente von Krebsgewebe brauchbare Resultate, wenn man auch nicht erwarten darf, hundertprozentig positive Ausfälle zu bekommen. Unsere Erfahrungen mit der Freund-Kaminerschen Reaktion sind hinlänglich befriedigende. Ich verweise aber auch auf die von Dischreit mitgeteilten günstigen Erfahrungen, die an der Chirurgischen Universitätsklinik Prof. Denk in Wien mit der Abderhaldenschen Reaktion erzielt werden konnten.

Schließlich hat sich die Bronchoskopie als eine wertvolle Methode in der Diagnostik des Bronchialkarzinoms erwiesen. Es gelingt mit ihr insbesondere dort, wo das Karzinom eine mehr zentrale Lage im Bronchialbaum einnimmt, dieses direkt zu Gesicht zu bekommen, wobei naturgemäß die in den Unterlappen liegenden leichter zu erfassen sind als die im Oberlappen. Aber auch dort, wo das Karzinom nicht direkt gesehen werden kann, ermöglicht manchmal die Bronchoskopie mediastinale Drüsentumoren anzunehmen, da durch sie der Bronchialbaum oft charakteristische Abweichungen von der Norm aufzuweisen pflegt. Und schließlich kann die Aspiration von Bronchialsekret gerade aus jenem Bronchus, der der vermutliche Sitz des Karzinoms ist, für histologische Untersuchungen auf Tumorzellen sich als wertvoll erweisen. Gelegentlich kann auch eine Probeexzision tumorverdächtigen Gewebes aus dem Bronchus zu histologischen Untersuchungen gewonnen werden.

Aber nicht nur das primäre Karzinom des Bronchus gibt zur Differentialdiagnose mit der Lungentuberkulose Veranlassung, sondern auch die metastatische Karzinose. Da kann es sich einmal um den Fall handeln, daß das primäre Bronchuskarzinom relativ klein bleibt und sich sowohl der physikalischen als auch der röntgenologischen Untersuchung entzieht, sondern nur die miliare Karzinose in der Lunge ein Symptomenbild erzeugt, das an eine miliare oder grobmiliare Streuungstuberkulose erinnert. Als Beispiel diene Fall 93.

Fall 93. Am 2. Jänner 1948 gelangte der 56jährige Mechaniker L. H. an der Abteilung zur Aufnahme. Einer seiner Brüder starb an Lungentuberkulose. Er selbst war bis zum Jahre 1924 gesund, in welchem Jahre er infolge eines Unfalles eine Osteomyelitis am rechten Unterschenkel durchmachte.

Seit drei Wochen verspürt Patient nur bei schnellerem Gehen etwas Atemnot und empfindet bei tiefem Atmen Beklemmungsgefühl. Seit einigen Wochen starker trockener Husten, kein Fieber, keine Nachtschweiße. Er sucht einen Facharzt auf, der bei der Röntgenuntersuchung ein Infiltrat im rechten Unterlappen feststellt und ihn deswegen auf die Abteilung einweist. Seit drei Wochen wenig Appetit und 4 kg Gewichtsabnahme.

Bei dem in körperlich reduziertem Zustand befindlichen Kranken konnten wir einen stark kyphotisch faßförmigen Thorax feststellen mit hinlänglicher Verschieblichkeit der Basen hinten. Durch die bestehende Kyphose war der Perkussionsbefund hinten schlecht verwertbar, doch schien der Schall rechts basal etwas kürzer zu sein als links. Entsprechend dem Emphysem über beiden Lungen abgeschwächtes Atmen mit verlängertem Exspirium. Rechts vorne war eine drei Querfinger hohe Dämpfung bei fehlender Verschieblichkeit feststellbar, darüber war der Stimmfremitus verstärkt und das Atmen eher etwas verschärft mit leichtem pleuralem Reiben. Die Lungendämpfung reichte bis zum linken Sternalrand, die Incisura cardiaca war etwas eingeengt. Über dem rechten Schienbein, das nach vorne konvex und stark verdickt ist, fand sich ein ausgedehnter bräunlich-schwarz verfärbter glatter Hautbezirk. Bei einer Leukozytose von 12.350 Zellen, die teilweise toxische Granulation aufwiesen, und einer Senkung von 20 mm fanden sich im Sputum keine Tuberkelbazillen. Vereinzelt kleine subfebrile Zacken. Der Röntgenbefund, Abb. 151, zeigte Adhäsionen am rechten Zwerchfell, eine zarte Lamelle an der rechten Thoraxwand. Im rechten Mittel- und Untergeschoß eine unscharf begrenzte inhomogene, fleckig-umschriebene Infiltration. Der rechte Hilus verbreitert und verdichtet. Die übrige Lunge beiderseits von kleinen und kleinsten Herden dicht durchsetzt. Eine Höhle nicht abgrenzbar. Kein Mediastinalpendeln, keine Zwerchfellparadoxie.

Aus dem Röntgenbefund ließ sich ein eindeutiger Schluß nicht ziehen, ob es sich hier um einen tuberkulösen Infiltrationsprozeß des Unterfeldes mit disseminierter Streuung in beide Lungen, oder aber um ein Karzinom mit miliarer bzw. submiliarer Karzinose der Lunge handelt. Bei unverändertem Befund traten dann in der Folge eine stärkere Schwellung und intensive Schmerzen mit Fistelbildung am rechten Unterschenkel auf. In der Annahme, daß der Lungenbefund als blastomatös zu deuten sei, vermuteten wir Metastasenbildung daselbst, doch auch hier konnte der Röntgenbefund eine eindeutige Klärung mit Rücksicht auf das Bestehen alter osteomyelitischer Veränderungen nicht

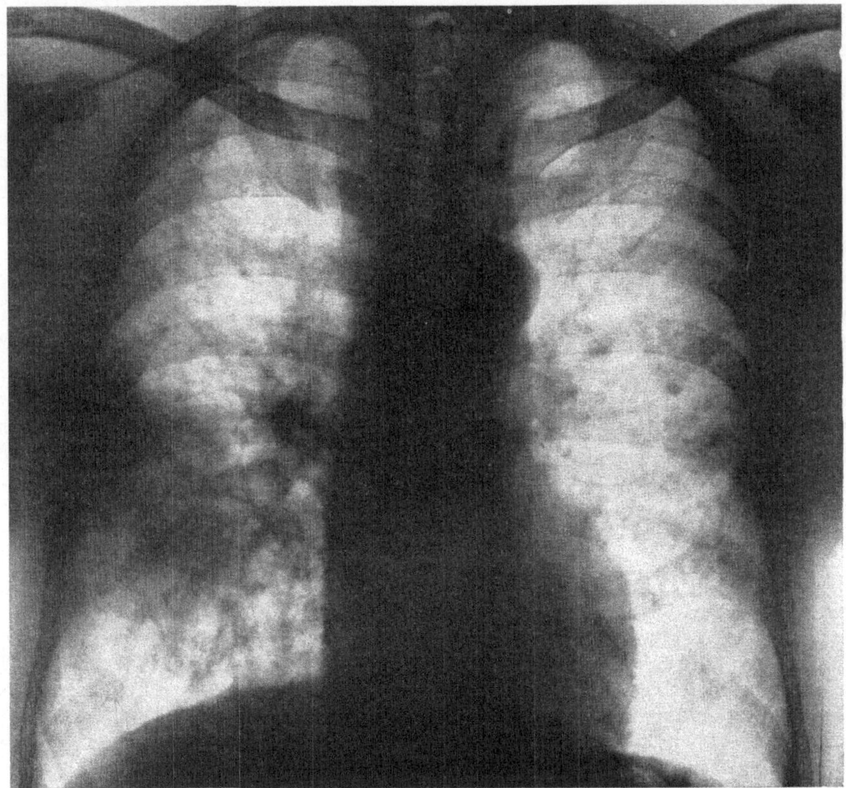

Abb. 151. Bronchuskarzinom des rechten Unterlappens mit disseminierter Karzinose beider Lungen.

herbeiführen. Erst die Obduktion zeigte die Richtigkeit unserer Annahme, daß sich offenbar daselbst als einem Locus minoris resistentiae eine karzinomatöse Osteomyelitis entwickelt hatte. Das Karzinom der Lunge fand sich übrigens nicht, wie wir nach dem Perkussionsbefund anzunehmen geneigt waren, im Bereich des Mittellappens, sondern war zentral gelegen im Unterlappen lokalisiert, Walnußgröße erreichend. Daneben bestand eine knötchenförmige disseminierte Karzinomatose beider Lungen und beider Pleuren mit Einbruch in den Herzbeutel. Kleine verstreute Metastasen in der Leber. Patient hatte während der ganzen Erkrankung kein Fieber, nach meiner Erfahrung ist das beim Lungenkarzinom eher selten.

Aber auch maligne Neoplasmen, die nicht in der Lunge, sondern in anderen Organen, wie Nebenniere (Hypernephrom), Hoden (Seminom), Mamma u. a., primär lokalisiert sind bzw. es waren und operativ exstirpiert worden waren, können vorzugsweise pulmonale Erscheinungen machen, einmal in der schon geschilderten Form der miliaren Karzinose, zum anderen in Form großknotiger

Metastasen. Letztere sind ja zumeist recht typisch im Röntgenbild erkennbar durch ihre oft kugelförmige, scharf begrenzte Gestalt. Als Beispiel hierfür das Röntgenbild des Falles 94, Abb. 152, das in seiner Erscheinung so typisch ist, daß die richtige Diagnose auf den ersten Blick gelingt.

Fall 94. Hier handelt es sich um einen 68jährigen Patienten bei dem vor sieben Jahren ein Karzinom der Glandula submaxillaris operativ entfernt worden war und der wegen zunehmender Atemnot im Mai 1948 an der Abteilung Aufnahme fand.

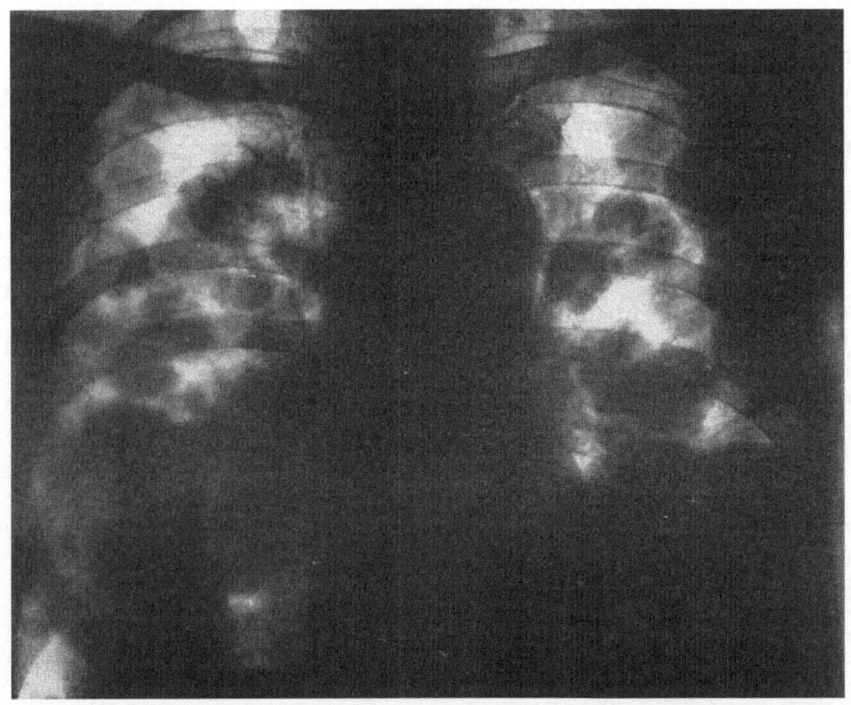

Abb. 152. Multiple Karzinom-Metastasen der Lunge nach Carcinoma glandulae submaxillaris.

Aber auch eine karzinomatöse Pleuritis ohne wesentliche Mitbeteiligung der Lunge ist kein seltenes Krankheitsbild. Neben den eindeutig malignen primären oder sekundären Neoplasmen der Lunge muß auch noch auf Krankheitsbilder hingewiesen werden, denen ein eindeutig maligner oder benigner Charakter nicht zukommt. So den *Bronchialadenomen.* Sie sitzen meist in den größeren Bronchien und wachsen meist nur sehr langsam teils in das bronchiale Gewebe hinein, teils aber führen sie zum Verschluß des Bronchus. Hinter der Stenose kommt es zu entzündlich pneumonischen, bronchiektatischen und auch abszedierenden Prozessen im Lungenparenchym. Meist besteht Hämoptoe. Trotz oft jahrelangen Verlaufes können einerseits die geschilderten Komplikationen, andererseits die maligne Entartung die Lebenszeit verkürzen, so daß sich die Lobektomie oder Pneumektomie bei derartigen Fällen indiziert erweist.

Weiters muß auch auf die papillären Schilddrüsenkarzinome hingewiesen werden, die eine Karzinose der Lunge verursachen können, die im Röntgenbild durchaus den Eindruck einer Miliartuberkulose machen kann und die von auffallend gutartigem Charakter ist. So konnte E. D i s s m a n n auf zwei Fälle hinweisen, bei denen sich dieser Lungenbefund bereits durch 12 bis 15 Jahre stationär gehalten hatte und deren Diagnose durch die Exzision bestehender Halslymphome verifiziert werden konnte. Es widerspricht der üblichen Auffassung, hier von einer bösartigen Geschwulst zu sprechen, zumal wenn wir hören, daß die Patienten fast beschwerdefrei sind. Man muß daher E. D i s s - m a n n zustimmen, wenn er für dieses Krankheitsbild den Ausdruck: „metastasierendes papilläres Adenom der Schilddrüse" vorzuziehen vorschlägt.

Sonstige Tumoren.

Neben dem Bronchialkarzinom spielen die übrigen Neubildungen in der Lunge eine relativ untergeordnete Rolle, wie das Sarcom und die intrathorakalen neurogenen Tumoren. Letztere geben allerdings kaum zu differentialdiagnostischen Erwägungen gegenüber der Tuberkulose Veranlassung. An und für sich benigner Natur neigen sie zu maligner Entartung. Ihre klinischen Erscheinungen sind wenig charakteristisch, manchmal werden sie nur bei der Röntgenuntersuchung zufällig entdeckt, häufig aber machen sie Verdrängungserscheinungen im Brustkorb, wobei es auch zu Druckusuren am Skelett kommen kann. Für die Diagnose wird eine intensive Dämpfung hinten mit fehlendem Atemgeräusch neben der Röntgenuntersuchung heranzuziehen sein. Die Lage im Costovertebralwinkel eines meist kugelförmigen, scharf begrenzten, dem Mediastinum breit aufsitzenden Tumors wird die richtige Diagnose meist unschwer ermöglichen. Auch kann ein diagnostischer Pneumothorax die extrapulmonale und retropleurale Lage klären.

Doch darf nicht vergessen werden, daß von der Pleura visceralis ausgehende Tumoren nach angelegtem Pneumothorax ihre Wandständigkeit verlieren und mit der kollabierten Lunge medialwärts rücken, solcherart den Eindruck des intrapulmonalen Sitzes hervorrufen. Als gutartige Lungengeschwülste kommen Fibrome, Chondrome und Hämangiome in Frage, die im allgemeinen kaum mit der Lungentuberkulose differentialdiagnostisch in Konkurrenz treten. Immerhin ist es doch manchmal der Fall, wie Beobachtung 95 zeigt.

Fall 95. Der 1891 geborene Hilfsarbeiter J. A. war im Jänner 1949 an einer schweren Grippe und Husten erkrankt und fand deswegen in einem Wiener Spital Aufnahme. — Da röntgenologisch neben einer faustgroßen Verschattung rechts basal lateral auch einzelne Herde in den Oberfeldern gefunden worden waren, wurde er in die Lungenheilstätte Alland überwiesen. Nachdem dort für einen aktiven spezifischen Prozeß kein Anhaltspunkt gefunden wurde, wurde er am 22. Juli an meine Abteilung verlegt.

Hier fand sich bei dem etwas dyspnoischen, weil emphysematösen Kranken rechts axillar basal ein umschriebener Dämpfungsbezirk bei schlechter Verschieblichkeit und etwas leiserem Atemgeräusch. Den Röntgenbefund zeigt Abb. 153.

Die Frage, ob es sich hier um einen abgesackten Erguß oder um eine Tumorbildung handelt, war schon in Alland durch eine Probepunktion, die keinerlei Flüssigkeit zutage bringen konnte, in letzterem Sinne entschieden worden. Somit stand nur die Frage zur Diskussion, ob der Tumor malign oder benign sei, und von wo er seinen Ausgang nimmt. Nach dem Röntgenbild glaubten wir vorerst annehmen zu sollen, daß dies die Thoraxwand, etwa die Pleura parietalis wäre. Der angelegte künstliche Pneumothorax widerlegte sogleich diese Auffassung, da, wie Abb. 154 zeigt, der Tumor sich mit der Lunge von der Pleura her retrahiert. Bei einer Punktion des Tumors konnten im Ausstrich vereinzelte Gruppen polygonaler Zellen mit relativ großem ungleichmäßigem Kern, der den Zelleib fast völlig einnimmt, gefunden werden, ein Befund, der zumindest den Verdacht auf die maligne Natur des Tumors erwecken mußte. Die beabsichtigte Endoskopie mußte unterbleiben, da Patient die Pneuanlegung des bestehenden Emphysems wegen recht schlecht vertragen hat, sie hätte wohl auch kaum eine eindeutige Klärung herbeigeführt, da der makroskopische Befund der Tumoroberfläche kaum ein Urteil über Gutartigkeit oder Bösartigkeit desselben gestattet hätte. Dem stand allerdings die auffallende Tatsache gegenüber, daß der Patient während seines Heilstättenaufenthaltes um 11 kg an Gewicht zugenommen hatte, auch daß die Senkung ganz normal war.

Bei der von Prof. S t a r l i n g e r am 12. Dezember 1949 vorgenommenen Operation zeigte sich nach Eröffnung der Pleurahöhle der Tumor außerhalb der Lunge von der

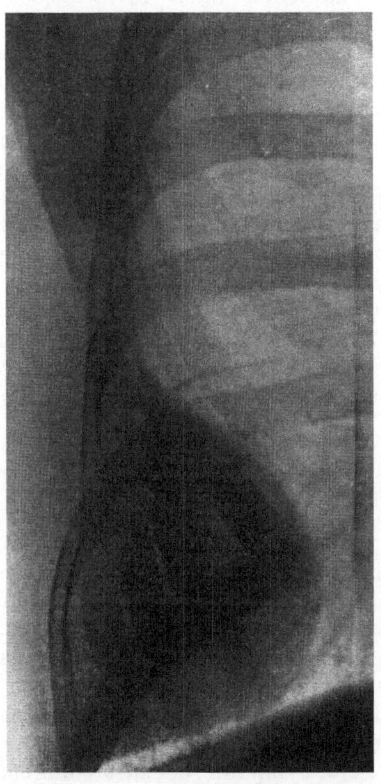

Abb. 153. Fibrom der Pleura pulmonalis.

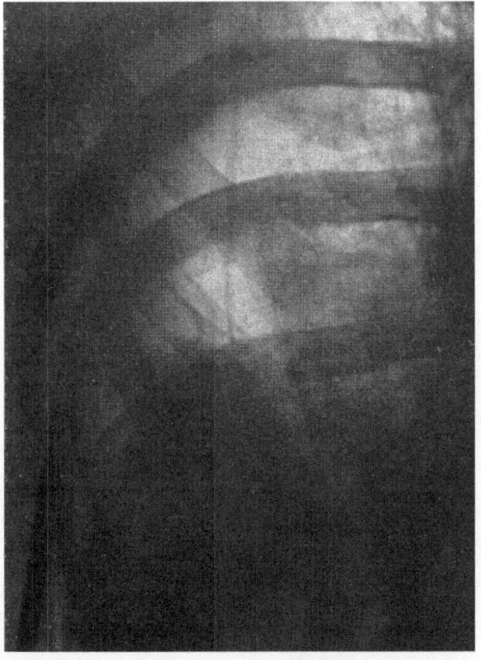

Abb. 154. Der angelegte Pneumothorax läßt das Abrücken des Tumors von der Thoraxwand erkennen.

Pleura visceralis ausgehend. Er wurde von dieser abgetrennt und die Wundfläche mit Catgutnähten wieder gedeckt. Die histologische Untersuchung der Geschwulst ergab keinen Anhaltspunkt für Malignität, sondern zeigte den typischen Charakter des harten *Fibroms*.

Als tumorbildend sind alle Prozesse zu betrachten, die zu einer Vergrößerung der mediastinalen Organe und mehr weniger zu Druck- oder Verdrängungserscheinungen führen. Das gilt auch vom *Aortenaneurysma*, auf dessen Differentialdiagnose hier nicht näher eingegangen werden soll. Vorzugsweise sind es ja Prozesse, die sich in den mediastinalen Lymphknoten lokalisieren. Sie treten differentialdiagnostisch gegenüber der tuberkulösen mediastinalen Lymphomatose in Konkurrenz. Nicht immer ist die Abgrenzung hier eine einfache. Im allgemeinen kommt den tuberkulösen Lymphomen im Mediastinum ein gutartiger Charakter zu, sie führen nicht zu Kompressionserscheinungen wie etwa die *Lymphogranulomatose* oder das *Lymphosarkom*, die ja die Hauptrepräsentanten der unter dem Begriff Mediastinaltumor bezeichneten Symptomenkomplexe darstellen. Auch Lymphogranulome können zerfallen und so zu

Höhlenbildungen in der Lunge Veranlassung geben. Die Differentialdiagnose zwischen Lymphogranulom und Lymphosarkom ergibt sich vielfach aus der Strahlensensibilität, da letzteres auf Röntgenbestrahlung oft einen überraschend schnellen Rückgang erkennen läßt. Bestehen gleichzeitig Drüsenschwellungen außerhalb des Mediastinums, so wird eine Probeexzision meist unschwer die Diagnose klären lassen. Daß natürlich auch metastatische Drüsen im Mediastinum von einem andernorts gelegenen Karzinom oder Sarkom in Betracht zu ziehen sind, muß ebenso berücksichtigt werden wie die Möglichkeit, daß eine leukämische Erkrankung vorliegt, worüber ja der Blutbefund Aufschluß geben wird. Schließlich sei das *Teratom* oder die *Dermoidzyste* des Mediastinums erwähnt. Ihre Diagnose wird wohl immer auf große Schwierigkeiten stoßen, es wäre denn, daß einer jener seltenen Fälle vorliegt, wo es zu einem Durchbruch in die Lunge oder den Bronchialbaum kommt. Ausgehustete Haare oder Zähne werden dann die Diagnose eindeutig stellen lassen. Auch der Durchbruch in die Pleura mit Bildung eines Pleuraempyems kann die richtige Diagnose dann klären, wenn im Probepunktat Haare gefunden werden. Auch des *Lungenechinokokkus* muß hier gedacht werden, dessen scharf begrenzte Zysten im Röntgenbild kaum an Tuberkulose denken lassen. Eine bestehende Eosinophilie und manchmal auch Blasen und Haken im Nativpräparat des Sputums werden zur Klärung der Diagnose beitragen.

8. Spontanpneumothorax.

Ein Krankheitsbild, das nicht selten mit schwersten lebensbedrohlichen Erscheinungen einhergeht, muß hier kurz besprochen werden, obwohl es in der Mehrzahl der Fälle nicht unmittelbar der Tuberkulose der Lunge seine Entstehung verdankt, der Spontanpneumothorax. Die Erscheinungen können sehr stürmische sein. Der verfallen aussehende, in kaltem Schweiß gebadete Kranke ringt schwer nach Luft, oft von Todesangst beseelt. Dieser Zustand erlaubt es nicht, erst sehr lange eingehend zu untersuchen, zumal da ja das Symptomenbild die Diagnose meist leicht stellen läßt, denn die Auftreibung der einen Thoraxseite und ihr Stillstand trotz angestrengter Atmung, das Verstrichensein der Interkostalräume auf dieser Seite, die tiefe Tympanie bei fast völligem Fehlen des Atemgeräusches oder das Vorhandensein eines amphorischen Atmens mit manchmal leicht metallischem Beiklang, der maximale Tiefstand des Zwerchfells und die Verdrängungserscheinungen des Herzens und Mediastinums werden sich in Kürze feststellen lassen und so die rasche Diagnose ermöglichen. Zumeist hören wir in der Anamnese solcher Kranker, daß sich die Atemnot mehr weniger unmittelbar nach einer körperlichen Anstrengung eingestellt hat, manchmal aber auch sich nur allmählich entwickelte. In der Mehrzahl der Fälle sind es Menschen, die bisher an einer Lungenerkrankung nicht gelitten haben, bei denen sich das Bild eines Spontanpneumothorax entwickelt. Die Ursache dafür ist das Platzen einer Emphysemblase. Das gilt wohl auch dort, wo eine Lungentuberkulose besteht, da ja bekanntlich narbige Veränderungen in ihrer Umgebung sehr häufig Emphysembildung aufweisen. Demgegenüber treten jene Fälle zurück, bei denen es durch Verkäsung und Zerfallserscheinung zu einer Kommunikation zwischen Bronchialbaum und Pleurahöhle kommt. Dies hat wohl seine Ursache darin, daß phthisische Prozesse, die bis an die Pleura heranreichen, meist zu Verklebungen zwischen Pleura parietalis und pulmonalis führen.

Wir können wohl annehmen, daß wir diese unter stürmischen Erscheinungen einhergehenden Spontanpneumothoraces als Ventil- oder Überdruckpneumothoraces anzusprechen haben, doch scheinen mir exakte pathologisch-anatomische Beweise, die den Ventilmechanismus aufklären, nicht vorzuliegen. Neben dem Überdruckpneumothorax mit dem Ventilmechanismus gibt es aber auch Fälle, die subjektiv kaum Erscheinungen machen und auch objektiv bei der physikalischen Untersuchung sehr leicht übersehen werden, wo manchmal nur die Röntgenuntersuchung überraschenderweise das Bestehen von Luft im Pleuraraum erkennen läßt. Das ist nicht zu verwundern, denn außer etwas abgeschwächtem Atmen und einem geringen Tiefstand der Lungengrenze machen solche Fälle ja keine weiteren Symptome. Sie brauchen ja auch keine Behandlung, weil sich die geplatzten Ränder der Emphysemblase aneinanderlegen und es zu einer baldigen Resorption der Luft aus dem Pleuraraum kommt. Natürlich spielen auch vorhandene Verwachsungen eine wichtige Rolle, bis zu welchem Ausmaß sich ein Pneumothorax entwickeln kann. Neben dem bullösen zirkumskripten Emphysem — das allgemeine Lungenemphysem älterer Leute spielt hier pathogenetisch keine Rolle — und dem Durchbruch verkäsender tuberkulöser Prozesse spielen andersartige Erkrankungen der Lunge in der Pathogenese des Spontanpneumothorax nur eine untergeordnete Rolle. Ich selbst sah einmal einen schweren Überdruckpneumothorax bei einer Pneumonie auftreten, ein wohl ganz seltenes Vorkommen. D e n k beschrieb ein solches bei einer Bronchuszyste. Das Auftreten eines Exsudates kann gelegentlich die Diagnose, so weit sie nicht schon vorher röntgenologisch gestellt ist, durch seine typischen physikalischen Symptome erleichtern. Es wird meist durch eine Infektion der Pleura verursacht und gibt bei Durchbruch verkäster Lungenpartien infolge der eintretenden Mischinfektion eine üble Prognose.

Über die Beziehungen des Spontanpneumothorax zum artefiziellen Pneumothorax und die Therapie desselben findet sich im Kapitel der Kollapstherapie Näheres ausgeführt.

II. Krankheitszustände mit auf Lungentuberkulose verdächtigen Beschwerden.

Die Differentialdiagnose der Lungentuberkulose wäre unvollständig, würde sie sich nicht auch auf jene Erkrankungen ausdehnen, bei denen ein durchaus normaler Lungenbefund und überhaupt keine Erkrankung der Respirationsorgane besteht, die subjektiven Erscheinungen, aber auch objektive Befunde eine solche vortäuschen. Wurde auch bereits im Kapitel Perkussion auf gewisse Fehlerquellen hingewiesen, so möchte ich doch noch auf einen Symptomenkomplex eingehen, der besonders häufig zu Fehldiagnosen Veranlassung gibt, nämlich der *Pseudotuberculosis scoliotica*. Menschen mit einer Verkrümmung der Wirbelsäule haben oft das Bestreben, den einseitigen Schulterhochstand durch einseitige Muskelanspannung auszugleichen. Es ist nur zu begreiflich, daß sich bei ihnen oft Ermüdungsschmerzen in der Muskulatur einstellen, die sie dann zum Arzt führen, in der Annahme, es liege bei ihnen eine Lungenerkrankung vor. Nun hat ja bekanntlich, wie im Kapitel Perkussion schon ausgeführt, jede Verkrümmung der Wirbelsäule von der Norm abweichende perkutorische Verhältnisse im Gefolge. Auf Seite der Konvexität der Skoliose tritt eine stärkere Krümmung der Rippen auf, die eine Schallverkürzung im Verhältnis zur anderen Seite mit sich bringt. Das gilt keineswegs nur von höhergradigen Skoliosen, die etwa auf den ersten Blick zu erkennen wären, nein, auch von leichteren Abweichungen, die erst bei einer genauen Inspektion der Wirbelsäule erkannt werden, die vielfach keinerlei Hochstand einer Schulter erkennen lassen, weil die Konvexität in einem Abschnitt der Wirbelsäule durch eine Konkavität in einem anderen bzw. Konvexität nach der anderen Seite hin kompensiert wird. Durch die Veränderungen des Skeletts erfährt aber auch die darunter liegende Lunge eine Beeinflussung in dem Sinn, daß der Innenraum eines solchen Brustkorbes verengt und die darunter liegende Lunge hierdurch verdichtet wird. Auch die Lage der großen Bronchien wird durch die Torsion der Rippen verändert. Auf Seite der Konvexität ist die Entfernung der großen Bronchien von der Thoraxwand größer, während sie auf der konkaven Seite viel näher dem auskultierenden Ohr liegen. Dadurch aber erfährt auch der Auskultationsbefund eine Abweichung vom normalen in dem Sinn, daß auf der konkaven Seite Bronchovesikuläratmen, auf der konvexen aber ein abgeschwächtes Atmen zu hören ist, dem sich bei stärkerer Skoliose infolge Atelektase der Lunge auch noch ein feines Krepitieren zugesellen kann. Auch die Lage der Krönigschen Felder erfährt durch die Skoliose eine Verschiebung, wie K o l l e r t gezeigt hat, da dieses auf der Seite der Konvexität weiter lateralwärts liegt. All diese Symptome lassen die Fehldiagnose: „tuberkulöser Spitzenprozeß“, in solchen Fällen begreiflich erscheinen.

Freilich dürfen wir uns bei der Feststellung derartiger Verhältnisse nicht so ohneweiters damit begnügen, die gefundenen Veränderungen lediglich als Folge der Skoliose anzunehmen, denn vielfach ist ja die Skoliose der Brustwirbelsäule nicht das Primäre, sondern eine Folge abgelaufener, vorwiegend pleuraler Prozesse mit Neigung zur Schrumpfung. Das bezieht sich nicht nur auf das oft hochgradige rétrécissement thoracique nach exsudativen Pleuritiden, sondern auch auf geringere Adhäsionsbildungen, und zwar nicht nur basal, sondern auch im Spitzenbereich. Um so mehr müssen wir daher in derartigen Fällen auch immer an das gleichzeitige Bestehen tuberkulöser Lungenveränderungen denken, deren Vorhandensein einerseits durch die Anamnese vermutet, andererseits durch den physikalischen Befund nach Möglichkeit festgestellt, unbedingt aber durch eine Röntgenuntersuchung schließlich geklärt werden muß. Allerdings mögen auch hierbei Schwierigkeiten entstehen, so etwa wenn ein Cor kyphoskolioticum zu Stauungserscheinungen im kleinen Kreislauf Veranlassung gegeben hat.

In Kürze sei auch noch der *Struma* gedacht, die zu Spitzendämpfung Veranlassung geben kann, insbesondere wenn sie einseitig ausgebildet ist, die aber bekanntlich auch insoferne mit der Tuberkulose in differentialdiagnostische Konkurrenz tritt, als die subjektiven Erscheinungen der Hyperthyreose nur allzu leicht an eine beginnende Tuberkulose denken lassen können: Müdigkeit, Abmagerung, Schweiße, Temperatursteigerung. Dafür, daß gelegentlich auch bei Hyperthyreose miliare Tuberkel in der Thyreoidea gefunden werden, liegen vereinzelte Beobachtungen vor. Ob hier ein kausaler Zusammenhang besteht, erscheint nicht unwahrscheinlich, doch wäre es völlig abwegig, aus solchen vereinzelten Beobachtungen irgend welche generelle Schlüsse auf die Pathogenese des Morbus Basedowi zu ziehen.

Ein Symptomenkomplex, der die darunter Leidenden sehr häufig unter der Annahme einer Lungenerkrankung zum Arzt führt, wird durch muskuläre Überanstrengung hervorgerufen. Wir finden ihn viel seltener bei Männern, meistens bei Frauen, die mit Klagen über Schmerzen im Rücken die Sprechstunde aufsuchen. Besonders sind es Berufe, bei denen langdauernde sitzende Beschäftigung, wie Stenotypistinnen, Schneiderinnen, vorwiegt. Bei schwächlichen Personen führt eine derartige Überanstrengung bestimmter Muskelgruppen zu Myohypertonie, es kommt zu einer Sukkulenzerhöhung, meist auch zu einer leichten Druckempfindlichkeit des Thorax, insbesonders des Musculus trapezius. Auch finden wir manchmal eine Spinalgie, die hier durch einen Reizzustand des Periosts durch Zerrung verursacht ist. Müdigkeit, Abmagerung stellen sich ein. Gerade in den letzten Kriegs- und Nachkriegsjahren war dieses Symptomenbild, offenbar durch Unterernährung in seinem Auftreten begünstigt, recht häufig zu sehen und gab zur Differentialdiagnose gegenüber der vermeintlichen Lungentuberkulose Veranlassung.

Natürlich sind neben diesen statischen Beschwerden auch rheumatische Erkrankungen der Muskulatur, entzündliche Affektionen der Schleimbeutel, neuralgische und neuritische Prozesse im Bereiche des Thorax zu berücksichtigen.

Zu den Kardinalsymptomen der Lungentuberkulose zählt auch die Temperatursteigerung, ferner die Abmagerung. Auf diese Themen differentialdiagnostisch näher einzugehen, würde den Rahmen dieses Buches ungebührlich überschreiten.

Sachverzeichnis.